现代脊柱外科学

（第三版）

MODERN SPINE SURGERY

（3rd）

主 编 赵定麟

副主编 （按姓氏笔画排序）
严力生 吴德升 沈 强 陈德玉
赵 杰 侯铁胜 袁 文 倪 斌

6

脊柱骨盆肿瘤、炎症、韧带骨化和其他脊柱疾患

（按姓氏笔画排序）
主 编 肖建如 张玉发 邵增务 蔡郑东
副主编 王新伟 杨兴海 梁 伟 谢幼专

世界图书出版公司

上海·西安·北京·广州

图书在版编目（CIP）数据

现代脊柱外科学 / 赵定麟主编 . — 3 版 . — 上海：
上海世界图书出版公司 , 2017.1
ISBN 978-7-5192-0949-0

Ⅰ . ①现… Ⅱ . ①赵… Ⅲ . ①脊椎病 – 外科学 Ⅳ .
① R681.5

中国版本图书馆 CIP 数据核字 (2016) 第 087856 号

出 版 人：陆　琦
责任编辑：金　博
装帧设计：姜　明

现代脊柱外科学（第三版）

赵定麟　主编

上海世界图书出版公司 出版发行
上海市广中路88号
邮政编码　200083
上海界龙艺术印刷有限公司印刷
如发现印装质量问题，请与印刷厂联系
（品管部电话：021-58925888）
各地新华书店经销
开本：889×1194　1/16　印张：240.75　字数：5 760 000
2017 年 1 月第 1 版　2017 年 1 月第 1 次印刷
ISBN 978-7-5192-0949-0 / R·367
定价：3980.00元
http://www.wpcsh.com

《现代脊柱外科学》（第三版）编写人员

按姓氏笔画排序

主　编	赵定麟	
副主编	严力生　吴德升　沈　强　陈德玉　赵　杰　侯铁胜　袁　文　倪　斌	
特邀作者	王予彬　朱丽华　刘大雄　李也白　李国栋　张文明	
	周天健　侯春林　党耕町　富田胜郎　Kenji Hannai	
主编助理	于　彬　刘忠汉　李　国　鲍宏玮	

参编作者

丁　浩　于　彬　于凤宾　万年宇　川原范夫　马　敏　马　辉　马小军　王　冰　王　亮
王　晓　王　霆　王义生　王予彬　王占超　王成才　王向阳　王良意　王秋根　王素春
王海滨　王继芳　王新伟　亓东铎　牛惠燕　尹华斌　石　磊　卢旭华　叶晓健　田海军
史国栋　史建刚　匡　勇　吕士才　吕国华　朱　亮　朱　炯　朱丽华　朱宗昊　朱海波
刘　林　刘　洋　刘　菲　刘大雄　刘志诚　刘忠汉　刘宝戈　刘洪奎　刘祖德　刘晓光
刘晓伟　刘雁冰　刘锦涛　池永龙　许　鹏　许国华　许建中　纪　方　孙　伟　孙京文
孙钰岭　孙梦熊　孙韶华　严力生　杨　操　杨立利　杨兴海　杨述华　杨建伟　杨胜武
杨海松　杨维权　杨惠林　李　华　李　国　李　侠　李　博　李　雷　李也白　李立钧
李国栋　李宝俊　李建军　李临齐　李盈科　李铁锋　李增春　肖建如　吴志鹏　吴晓东
吴德升　邱　勇　何志敏　何海龙　沙卫平　沈　彬　沈　强　沈晓峰　沈海敏　张　丹
张　伟　张　振　张　颖　张文林　张文明　张玉发　张世民　张兴祥　张志才　张帮可
张秋林　张彦男　张继东　张清港　陆爱清　陈　宇　陈红梅　陈利宁　陈峥嵘　陈德玉
陈德纯　邵增务　范善钧　林　研　林在俊　林浩东　罗旭耀　罗卓荆　罗益滨　金根洋
金舜瑢　周　杰　周　晖　周　跃　周　强　周天健　周许辉　孟祥奇　赵　杰　赵　鑫
赵卫东　赵长清　赵定麟　郝跃东　胡玉华　胡志前　胡志琦　战　峰　钮心刚　侯　洋
侯春林　侯铁胜　俞鹏飞　姜　宏　祝建光　袁　文　袁红斌　袁琼英　顾庆国　党耕町
钱海平　倪　斌　徐　辉　徐　燕　徐成福　徐华梓　徐荣明　徐海涛　郭永飞　郭群峰
席秉勇　唐伦先　海　涌　黄　权　黄宇峰　黄其衫　章祖成　梁　伟　蒋家耀　富田胜郎
谢幼专　鲍宏玮　蔡郑东　臧鸿声　廖心远　缪锦浩　潘孟骁　戴力扬　藏　磊　Giovanni
Kenji Hannai　Luc F. De Waele

第六卷
编写人员

按姓氏笔画排序

主　　编　　肖建如　　张玉发　　邵增务　　蔡郑东
副 主 编　　王新伟　　杨兴海　　梁　伟　　谢幼专
主编助理　　杨海松　　何志敏
参编作者

丁　浩	于　彬	于凤宾	川原范夫	马小军
王　冰	王　晓	王　霆	王成才	王良意
王秋根	王继芳	王新伟	亓东铎	尹华斌
卢旭华	田海军	史国栋	史建刚	吕国华
朱　炯	朱宗昊	刘　洋	刘志诚	刘忠汉
刘祖德	刘晓伟	池永龙	许　鹏	孙　伟
孙钰岭	孙梦熊	严力生	杨立利	杨兴海
杨胜武	杨海松	杨惠林	李　博	李也白
李立钧	李国栋	李临齐	李盈科	李铁锋
肖建如	吴志鹏	吴晓东	吴德升	何志敏
沈　强	沈海敏	张　丹	张　颖	张玉发
张兴祥	张志才	张彦男	陈　宇	陈德玉
邵增务	林　研	林在俊	罗旭耀	罗益滨
金根洋	金舜瑢	周天健	赵　杰	赵卫东
赵定麟	胡玉华	胡志琦	侯铁胜	祝建光
袁　文	顾庆国	倪　斌	徐成福	徐华梓
徐海涛	郭永飞	席秉勇	黄　权	黄宇峰
章祖成	梁　伟	富田胜郎	谢幼专	鲍宏玮
廖心远	蔡郑东	缪锦浩		

第三版前言

当今是互联网的时代，也是各行各业都向互联网靠拢和攀亲的时代，"互联网 +"已成为时尚的代名词。

由于信息传递的方式变了，速度也快了，手续也简化了，只要打开手机或电脑，一切都历历在目，好不快捷清晰，而且形象逼真。由于这一现状，当今执笔写文章、写书，甚至阅读书本和看报的人也少了！用电脑著书立说的人也未见增加！尤其是富有朝气的中青年一代受其影响更甚。在此情况下要想下功夫完成一部专著的修订与增删工作可真是今非昔比了。当年的应约撰稿者大多是提前，至少是按时交稿；当前却成了明日黄花，往事只好存在浓浓的记忆和回味之中了！

说也奇怪，世上诸事往往说不清、道不明！譬如使用互联网，什么都快了！但是患颈椎病的速度也快了；在 20 世纪数十年间大学生中患颈椎病者不足 1%，可自从电脑、手机、游戏机等出现后，患颈椎病的人数像各种设施更新换代一样，迅速增加，自新纪元开始后在大学生中颈椎病的发生率逐年上升，数年前从 2% 到 5% 已令人惊讶！但 2014 年的统计，每百位大学生中颈椎病发病率已超过 25%，达 27% 之多！此种直线上升速度比 iPad 的更新换代还快！像与网速、宽带竞赛一般，仅仅 15 年，以超越 20 倍的速度直线上升怎不让人震惊！过去在青少年中难以遇到的肩颈腰背痛患者，目前也是成倍地增加！

大家千万不要误会，我并非老拔贡，而且对新生事物的认知一向走在前面。例如当年在长征医院骨科主持工作时，全院第一台传真机在骨科，我们率先购置了打印材料的四通机和复印机，电脑问世后，我们也是在全院率先鼓励全科医生购置个人电脑，并在经济上予以无息贷款支持……同样，我也每天上网了解天下大事，用微信、用 4G 手机等均和年轻人一样，包括在网上、在手机上查地图、找航班、选物和购物等等；但我从不玩游戏，也确实没有时间去网聊；微信主要是用于传递 X 线片、CT 和 MR 等会诊资料和国际信息交流。我的颈椎虽用了 80 年尚属正常，究其原因，大概是每当我浏览网页或看手机时都是采取平视体位。即便是主刀手术时，也是在操作间歇择机仰颈；如此每天低头的时间也就有限了，从而也保护了自己。

任何事物都有正反两面，尤其是新生事物，在接受它的同时应加以全面了解，并力求掌握分寸，这也就是"度"；在分享网络便捷和快乐的同时，且勿忘乎所以。当你天天埋头在屏幕下、长时间陶醉在视听享受的梦幻时，你的颈椎椎间盘由于长时间屈颈(低头)而处于高压状态下岂能不退变。时间越长、压力越大，持续愈久，退变就越严重。也就是说，此种持续长时间低头就是颈椎病高发的罪魁祸首。

虽然不能将"低头族"与"颈椎病"画等号，但天长日久地持续下去也就"基本如此"了。这也是老子所讲的"福祸相依"吧！试想，在年纪轻轻的学子中就有1/4人群在风华正茂时患上颈椎病，毕业后步入社会再继续维持如此生活工作习惯（性），大概到了30多岁中青年期时发病率至少再增加一倍。那么到了壮年，正是事业有成、步入成功人士群体时岂不都成了脊柱病患者了！未老先衰！届时何来生活质量，想去旅游也只好心有余而力不足，更不要说登山下海了！当然"梦游"还是可行的！

鉴于上述情况，即便是为了年轻一代，我们也必须下定决心，在广泛开展科普知识宣传的同时，努力完成《现代脊柱外科学》（第三版）修订和补充工作，并从"互联网＋"的角度审视诸多相关问题，以求降低脊柱伤病患者的发生率，提高自愈率；尤其针对低头族人群，对长时间埋头弯腰工作生活、学习者提出告诫：为了您和你们的亲人，更是为了您的未来，请抬（仰）起头，挺起胸！无论是上网看文件、看手机都务必把页面向上提升到可以保持仰颈、两眼平视的状态下阅读，力求减轻颈椎间隙内压，达到防患于未然之目的。当然，您一定要任性也没关系。我国的脊柱外科水平处于世界领先地位，届时您需要手术也会替您安排床位和主刀医师，欢迎光临！哈！哈！笑话而已。相信每个人都会珍惜自己的健康、提高生活质量和对未来美好的期待！愿与您共勉之。

本书的雏形源自1983年定稿、1984年5月由上海科学技术文献出版社出版的《脊柱外科临床研究》一书。之后又在同一出版社出版了《颈椎病》（1987年完稿、1988年2月出版，责任编辑是王慧娟女士）和《下腰痛》（1990年元月完稿，同年8月出版，责任编辑仍是王慧娟女士）；此两本书除简装本外，另有一批高标准的精装本。这在当年缺书、少刊物、纸张紧张的年代十分难得，难怪当我将《颈椎病》（精装本）（全为道林纸、硬壳）送给重庆三军大黎鳌教授请他指教时，他十分惊讶地说："多少年见不到如此精美的出版物了！"

5年后更为精致的《现代脊柱外科学》正式出版，此书完稿于1995年春节，正式出版发行为次年11月，有50多位中外学者参与撰写，全书内容除涵盖颈椎病、下腰痛和脊椎损伤外，凡与脊柱外科有关的基本理论和临床专题，包括先天畸形、炎症、肿瘤、外伤、退变和劳损等涉及脊柱外科临床的课题几乎都纳入本书，期望能为当年异军突起的脊柱外科贡献一分力量。本书的责任编辑是陆琦女士，一位富有创新精神的女强人。主编助理由老军医、老编辑和撰稿人刘大雄主任担任；全书139万字，图文并茂，绘图员都是新中国成立前上海美专毕业、新中国成立后数十年间一直在中国人民解放军第二军医大学绘图室从事教学绘图工作的宋石清老师等担当。每幅图不仅精美，而且与人体结构的形状和比例相一致，确保了其科学性和真实性。

1996年时一本百余万字的精装巨著能够出版确非易事。首印3000册，很快售罄，之后又接二连三的加印。1996年前的专业出版物甚少，但一批批医科大学毕业生陆续进入临床，从住院医师、住院总医师和主治医师，一般在10年后就会面临专科的选择。当年脊柱外科是刚刚从骨科中脱颖而出的新型专业学科，临床患者又多，不少中年资医师都期望专攻脊柱外科。在此前提下，急需一本脊柱外科专著；正好本书问世，这无疑是雪中送炭。因此，后来每当我遇到许多已是主任级（或专家级）同道们时，他们就对我半开玩笑半安慰地说："我（们）当年都是看着您写的书长大的……"欣喜和惭愧之余，想想也是。1996年的年轻医师，20年后的今天当然是老医师、老专家了！在那百废待兴的断层年代，除了上课的讲义外，几乎找不到新的出版物，而这些医师每时每刻都要面临各式各样脊柱疾病患者！我国又是人口大国，多数大中城市医院每天都有各种疑难杂症患者前来求医问药，而在当年，脊柱外科专业又是新兴学科。因此，由50多位富有临床经验、处理过各种疑难杂症的专业人士撰写的理论专著当然有利于各位医师们对涉及脊柱各种伤患进行系统、全面的了解。读者可以在翻阅中获取知识，亦可根据临床需要反复与临床病例进行核对，以期最后能为痛苦的患者指点迷津，使其早日康复，重返工作生活岗位。

本书的指导思想是"学以致用"，因此，在内容上采取理论结合实际、文图并重的方式，加之绝大多数论著出自本专业专家之手，当然更适合解决本土病例的实际问题和久拖未愈的各种疑难杂症。对各种专题在阐述中除了重点强调认症、诊断、鉴别诊断和防治原则外，更要明白无误地让读者知晓实施治疗的具体方法，包括手术步骤等均按照恩师屠开元教授教导："要让年轻医师看着你的书不仅可以确定诊断，还要能顺利完成手术操作，真正解决实际问题……"他这种源自德国留学时期的理念也传递了临床医生的务实精神和学以致用的基本观念，并通过我们再传播下去！在此前提下，《现代脊柱外科学》（第三版）各章内容也都本着这种"学以致用和学即可用"的原则，凡涉及手术或各类技术操作等问题尽可能地详加阐述；不仅让读者看得懂并在操作时心中有数，而且对操作中可能发生的意外或容易误解之处均反复提醒，以确保患者的安全。

近年国外翻译专著盛行，虽有其特点，但由于译文在确切表达上十分困难，尤其是一词多义时常会误读、误解，进而影响阅读效率和对内容的判定，加之国情不同、技术条件差异和译者的临床水平等因素常使读者的收益大打折扣。当然如果您对专题需要深入探索，尤其是准备开展实验性或临床性课题前就必须博览群书，拓宽思路，拜读世界各国尤其是欧美先进国家各种专题原文资料，其内容不仅丰富，而且技术先进，尤以斯堪的纳维亚（Scandinavian）地区文献更为超前，以原版为主。记得我在20世纪60年代初准备撰写股骨颈骨折文献综述时，就利用年假时间在中国人民解放军第二军医大学图书馆（曾接收了上海巴士德研究所大量原版图书）整整待了两周，中午馆员休息时我就被锁在馆内继续工作，先后查阅了150篇以上原文专著，包括1900年以前的原版资料，受益颇丰。但要解决临床难题，仍以国内文献为主，尽管少、陈旧、纸张泛黄发脆，但内容紧接地气，十分有益。

在漫长的岁月中，1996年出版的《现代脊柱外科学》确实发挥了它的历史作用，在此应该向各位撰稿人、出版者、发行者表示由衷的谢意！当年大家的辛苦为今日我国脊柱外科的发展与繁荣起到了添砖加瓦的作用。潺潺涓水汇成大河，大海！同道们的齐心协力成就了祖国的强盛。为了保证脊柱外科学能与时俱进，我们在2004年经修正补充后出版发行了《现代脊柱外科学》（第二版），全书从百余万字增补到280万字，整整翻了一倍。《现代脊柱外科学》（第二版）由陆琦女士和冯文兵先生任责任编辑。现在又过了10年，由于医学的发展，与之伴随的工程学、材料学、影像学等等又上了一个新的台阶，为了尽可能保持本书的实用性、先进性和科学性，我们又汇集了多位专家对本书加以增删和补充，以适应脊柱外科继续前进之需要。在此期间我们发现一些老照片，在怀念既往岁月的同时，选择十余张具有纪念意义的留影附在文中，期望心中的恩师、前辈、挚友、国际友人和合作者共同见证时代的步伐和曾经的梦想与追求。由于当年条件的限制，失去的画面更多！只能用文字补充了。

在《现代脊柱外科学》（第二版）前言中，我曾建议作为一个成熟的骨科医师，尤其希望专门从事难度较高、风险更大、在国外被称为"大医生（big doctor）"的脊柱外科医师，除了要掌握医学本科、大外科学和其他相关学科的理论知识（如神经内科、神经外科、影像学科、电生理技术等）之外，还应具备一定素质。在严格自我要求下，以勤奋为基础，开动脑筋，不断创新，并在服务患者的实践中寻找问题，解决问题，走创新之路。我在20世纪70年代后期所开始的各种颈椎、胸腰椎伤患的诊断、治疗以及各种术式的设计等也可以说都是被疑难疾病"逼"出来的；无临床实践就遇不到难题，何来解题和发明呢？这也就是"时势造英雄"的医道解读吧！此外，在平日生活、工作和学习中更要注意对个人悟性的培养，包括"举一反三""活学活用""一点就破"等能力，此既与先天相关，又来自后天知识的积累。当今世界的教育界都在对青少年一代强调"多学知识"的理念，只有知识爆炸了，才华才能溢出来。而且书读多了，写作能力也就自然提升。

10年后的今天，"互联网+"的时代，我更相信勤奋、创新、实践和悟性对每一位学者的重要性，尤其是将要步入"资深专家"的行列时更需如此。当然，如再具备"三无精神"（no Sunday,no Holiday,no Birthday）则必成大器。当前社会已今非昔比，共识者不乏其人，真正能做到的恐怕要百里挑一了！可是"江山易改，本性难移"，我虽已是耄耋之年，天天要干活的习性已根深蒂固，除非哪天真得不行了，那就只好老老实实了！哈！哈！80年也算够本了！

我是"九一八"国难后的1935年元月出生（农历应为1934年12月），在动荡与战乱中读过小学、私塾和中学，1950年从开封高中跳入哈尔滨医科大学，1956年毕业分配到当年在上海的解放军军事医学科学院，后又转至同年成立的上海急症外科医院（隶属于解放军总后勤部，是新组建的三个直属医院之一，另两个是北京整形科医院和北京阜外医院），师承屠开元教授，当年裘法祖教授和盛志勇教授等亦在此指导工作，使我们初出茅庐的青年学子获益匪浅。

地处上海市中心汉口路的急症外科医院成立于1956年6月，原址在上海滩著名的惠（汇）中旅馆，也是解放军医学科学院外科所的研究基地（所长为沈克非教授）；1958年医科院迁至北京，上海急症外科医院则由中国人民解放军第二军医大学托管。因该院只有普外科（以急腹症为主）和创伤科（主为骨折及颅脑外伤等）两个专业，难以完成医本科生的临床实习和全科教学要求。此时恰逢上海同济医院全院奉命内迁至武汉地区。1959年年底，上海急症外科医院就顺理成章地从汉口路迁至凤阳路上海同济医院旧址（原址留做宿舍，后被置换改建），仍沿用"上海同济医院"院名（同济为上海四大名医院之一，另三院为仁济、中山、华山）。至1968年因众所周知的时代原因更名为上海长征医院；更名后不久就奉令调往西安古都（中国人民解放军第四军医大学从西安奉令调至重庆，中国人民解放军第三军医大学调至上海，呈三角形走马灯式换防），6年后又返回原地。人受折腾是小，所有科研记录资料、实验标本、病理切片、X线片、临床病历以及图书都不准随迁，以致多年心血付诸东流，至今仍深感心痛。我多年前日以继夜地用India ink和让工厂特意加工精制的超细钡粉灌注的一批大型肢体标本，以及特制的微观显微标本切片和影像学资料再也找不到了！专题文章刚开始发表首篇，余稿再也无法延续下去。大家也只好面对现实，重新开始。当年在这条路上走过的人，深知当年的处境何等艰难心酸！但能够平平安安、健健康康活下来就是最大的胜利，也是对社会、对单位、对家庭最好的报答；所以有人说，灾难也是一种收获。不管怎么讲，从1950年起能够渡过那么多关口，人健在，这就是命！是命运的安排，尤其是能够和大家一步步地走入大发展的国家盛宴大厅，实现中国梦的时代，每位老朋友们再相聚时都深有感触，真是来之不易！在珍惜之同时，也深深羡慕青年一代能与时俱进，步伐一致！

作为交班者，我们除了尽力继续发挥余热外，也应回报社会，尤其对我们的接班者，在庆幸他们茁壮成长的同时，也应给予适当鼓励，因此设立骨科学术发展基金的念头也就应运而生。

不少朋友知道我在 1992 年当大家都对"股票认购证"心存疑虑之际，我以支援国家改革开放之心用 3000 元之本金认购 100 张上海证券公司股票认购证，既是支持国家建设的善举，也是投资；没想到一系列政策的推广使本来收益平平的 3000 元认购证突然升值达百万元。这就是我的第一桶金，也是我后来能资助幼子赵杰出国深造的经济基础（另一半由他哥哥支付，这样可以直接在美国医院做进修医师参与临床工作）。有了股票就要操作，正好让专职在股市大户室炒股的大女儿和做金融工作的小女儿帮我操作理财。股市风云多变，二十多年间经历了各种风暴、股灾，但至今仍有相当结余。金钱来自社会，也应该回报社会，加之在我八十华诞之日，各位同道、同事、学生和子女们在欢庆同时送给我的礼金也有数十万之巨，应该将其放在一起设置一个"青年骨科医师学术发展奖励基金"，以求鼓励年轻人中的佼佼者。当然具体落实到哪个单位、操作程序及相应安排等等均在操办中，相信不久即可实现。

正当本书收尾时，于 2015 年 10 月 22 日我突然被授予有突出贡献的"终身成就奖"，表彰我"在40 年前突破禁区首创颈椎前路扩大性减压术获得成功，确立了我国颈椎外科的国际地位……"在此，深感社会、组织和大家对我既往工作的认可和鼓励，今后当继续努力回报各位的深情厚谊。

最后衷心感谢为本书再版的各位作者们，并感激你们的家人和各位助理人员促使本书得以顺利完成！

谢谢大家！谢谢受本书牵累的协作者和你们的家人！

赵定麟

2015 年 11 月 12 日于上海

第二版前言

十年前,《脊柱外科学》一书问世,承蒙同道们的厚爱,曾多次加印。但随着医学专业的不断发展,临床诊断及治疗水平的日新月异,一本新的脊柱外科专著更为大家所期盼,尤其是年轻的专科医师总希望在案边能有一本与国际诊治水平接轨的脊柱外科方面专著以备参考。加之近年来脊柱外科学方面的新理论、新技术和新型设计不断涌现,对来自不同国家和不同学派的观点亦有加以归纳、确认的必要。基于上述认识,本书在经过将近一年的准备、撰写及反复修改后终于今日面世,以期起抛砖引玉之功效,盼有更多新著出版,并望同道们予以指教。

众所周知,由于我国经济的高速发展,全社会卫生条件的改善及全民健康水平的提高,在我国人均寿命延长这一喜讯到来之同时,退变性疾患也开始与日俱增,真是"福祸相依";在诸多退变疾患中,尤以人体负荷沉重的大梁——脊柱的退行性变之发病率更高,以致引发一系列与退变直接相关或间接相关的各种伤患,其中最为多发的颈椎病、椎间盘脱出症及椎节不稳症等几乎见于半数以上中老年人群,其次是人生晚年发生的骨质疏松及各种在脊柱上发生或转移的肿瘤亦非少见;此类随年龄增加而发生或加重的病变必将增加诊治上的难度,并将影响疗效及预后。

与我国经济高速发展之同时,我国的工农业、交通运输业以及竞技性体育事业等亦获得蓬勃发展。在此状态下,因外伤所引起的脊柱骨折、脱位甚至伤及脊髓的病例亦呈逐年上升趋势。特别是家用汽车的普及和高速公路的网络化,更增加了脊柱受损的概率,其中病情严重的脊髓伤者中有40%的病例源于此类意外。实际上,逐年递增的致伤率更能反映出这一客观现实。

另一方面,当前我国人民生活水平已普遍提高,并有一批中产阶级出现;在这网络普及、信息瞬间传递的WTO时代,在对当代科技发展现状了如指掌之同时,人们对医疗技术水平的理解和要求亦已开始与国际接轨,尤其是上网一族。在此前提下,对专科临床医生的要求也必然更高;因此作为拯救患者于痛苦之中的医师势必更应深入掌握当代医学发展的现状与相关技术,以适应当今整体社会的共同发展。

鉴于以上诸多因素,一本现代化的脊柱外科学专著也就应运而生。我们企图以此书作为骨科临床医师,尤其是对脊柱外科兴趣颇浓之年轻医师们的案边书,以备随时翻阅及查询,并为临床病例的诊断、治疗及预防提供依据。

本书在编写过程中,除强调科学性与新颖性外,在内容上力求全面;除与脊柱外科相关的解剖学基础、生物力学、影像学、麻醉学等加以阐述外,我们更为重视的是脊柱外科的临床部分,包括发病机制、临床特点、诊断依据，与诸相关疾患的鉴别要点、治疗原则、手术程序、并发症的防治以及预防等，尽可能地加以详述，使每位临床医师展卷有益；并对其中容易发生误解及操作失误之处加以提醒，以求防患于未然。

本书属于"外科学"范畴，因此在倡导"动脑"之同时，亦强调"动手"能力的训练与指点。当然，全能式人才更为社会所需，但此种能想、能作、能讲、能写、能研的天才、地才、全才者毕竟是少数，尤其是同时具有创新精神的精英更属罕见；但罕见并非不见，愿各位临床医师都能向此方向发展。事实上，天才式的人物绝非是天生的，大多是随着社会生活的延续和业务活动的积累而逐渐形成。在诸多成功因素中，"勤奋"(diligent) 尤为重要；当然，diligent 的前提必然是三无精神，即 no Sunday，no Holiday，no Birthday，这也是本人所一向倡导、并身体力行的基本原则。

我们并不提倡苦行僧主义，但一个受患者欢迎的脊柱外科医生必然要有吃苦精神。美国政府规定每位医师每周工作时间不能超过 50 小时，也从另一侧面反映出一个医生成长过程的现状；尽管世界各国的发展是不平衡的，但条件优越、设备先进的美国医师每周尚需工作 50 小时以上，作为发展中国家的我们更应奋力追赶，努力超越。作者在美国等先进国讲学及学术交流时曾亲眼看见每位临床骨科医生大多在早晨 7 时前进入病房处理患者，8 时左右进入手术室，持续工作到晚上 8 时还下不了班（离不开手术室或病房）。这种勤奋精神对一个创业者是非常需要的。当然你还要量力而行，切勿勉强。行行出状元，你并非非要干外科医生不行；但你如果一旦决定要做一个称职的临床专家就必然要辛苦在前，几乎每天都要泡在病房中，包括节假日。

其次，一个成功的外科临床专家还应该学会不断创新 (create)，除了接受他人的新见解、新技术外，更应活学活用，外为中用，并在不断总结临床经验的基础上，创造出具有中国特色的新理论与新技术。此种创新精神不仅可促进自身发展，更能使中华民族在脊柱外科领域中获得长足的发展。因此，本书对国人的新见解、新设计等均持欢迎态度。事实上，我国的临床外科水平并不低于欧美国家，尤其是近年来随着 WTO 时代的到来，无保密可言的医疗技术与最新设计完全处于公开化和商业化状态。我们当然用不到客气，花钱买我们需要的东西；十余年前由美国设计生产的 TFC(颈椎界面内固定器) 就是首先在我国用于临床 (1995)。我国是一个人口大国，按绝对人口计算，中国外科医生拥有更多的临床病例和医疗资源，当然也具有更多的临床诊治（包括手术操作技术）机遇与经验。因此，在脊柱外科领域超越世界水平并非不可能，事实上我国的颈椎外科水平，无论是从诊断角度，或是手术技术均处于世界一流水平。曾有一位在沪施术的外籍颈椎患者返回美国纽约后、经该国医师复查时，当看到颈部沿皮纹淡淡一条 3 ~ 3.5 cm 长之横切口时，竟说"如此小切口，不可能做颈椎手术"。但当他复查 X 光片后，却惊呼"perfect"。手巧、心细，这是我们中国人的骄傲。一个 3 ~ 4 cm 的横切口可以顺利完成 3 ~ 4 节颈椎前路扩大减压＋内固定术；这在欧美国家认为是不可思议之举，但东方人可以。因此，当我们看到自己不足之处的同时，更应发掘我们的优势、强项，促使我们早日立于世界先进之林，并力争成为先进之首。

第三，一个成功的外科医师，也必然是一个实践 (practice) 者，因为作为我们服务对象的人，是生物界最为复杂的生命体，几乎每个在正常状态下的人都是一个有别于其他人的另一型号，含有不可复制的密码；更不用说在患病、负伤之时。因此，要想对每个不同型号的伤患者做到判断正确和处理（含手术）合理，除了不断地实践、更多的实践外，别无他法可供选择。也只有如此，方有解读和破译各个不同密码的可能性。因此，我们在提倡多读书的同时，更强调"实践"，在使自己成为高级医师的同时，也是一个能动手的高级手术师（技师），即目前众所瞩目的"双师"人物。否则，你就是读破万卷书也仍然无济于事，更不会治好患者。个别高职（学）位缺乏实践经验者，竟会在手术台上找不到椎管；颈椎前路减压时竟将环锯旋至 4.7 cm 深度；甚至在术中将正常脊髓组织误认为是肿瘤加以切除……此并非笑话，更不是耸人听闻的"故事新编"。没有实践经验的"纸上谈兵者"、"到处插一脚者"和"脚插多行者"，我们当然劝其切勿随意处置患者，以免在延误患者病情之同时，自己也会陷入医疗纠纷之中。因此，必需再次强调：实践，是一个成功的外科医师必由之路。

第四，已经在临床上经历过长期磨炼的脊柱外科专科医师，在处理各种常见伤患之同时，更应不畏艰难，争取对为数不多、但却十分痛苦的疑难杂症病例予以帮助，特别是那些诊断不清，久治无效，甚至已施术多次至今未愈者。一个人的悟性 (comprehension) 固然重要，但更应重视理论上的升华和精湛技术的修炼，在对疑难病例认真检查和仔细观察的基础上，首先是明确诊断（或拟诊），再确定有无手术适应证，需否翻修术或功能重建术。我们曾多次面对已施术三次、四次，甚至五次、六次之多的难题。由于患者痛苦，影响正常生活，并强烈要求再次手术时；作为主治医生责无旁贷，唯有"知难而上"一条道。在强烈责任感的驱使下去处理每一疑难病例；先是大胆假设、认真设计和充分准备，再落实到手术全程中，术中对每一步骤操作都要细心、耐心；宁慢十分，不抢一秒。我们曾对一例已施术五次的腰椎病例第六次施术，术中持续操作 7 个多小时，终于攻克难题，使患者获得满意恢复。每成功一例，都是对大家的鼓舞，尽管在既往 50 年的临床生涯中尚属顺利，但从不敢预卜未来，我们仍感如履薄冰，视每次手术为第一次，小心，谨慎，认真。并愿与大家共克难关。

衷心感谢大家多年的合作和帮助。趁本书出版之际，仅以个人之见解与同道们共勉之；不当之处，尚请各位见谅，并给予指正。

赵定麟

2006 年 6 月 20 日

写于上海长征医院

完稿于同济大学东方（医院）定麟骨科

第 一 版 前 言

近年来世界各国脊柱外科正以迅猛之势高速发展，我国亦不例外。随着高、精、尖新颖设备的不断问世，对各种伤患的诊断率明显提高，并促进脊柱外科治疗技术的发展，加之各种新型器材及植入物的研制成功，从而使大量既往认为无法治疗的伤患今日已有起死回生之术。鉴于这一认识，本书特邀请在不同专题上具有特长的专家执笔，以期集各家之长、客观地反映我国在各个专题上的最新水平。本书仅个别新技术邀请国外学者撰写。

本书分为概论、颈椎疾患、腰骶椎疾患、脊椎脊髓伤及其他等五篇、四十章加以阐述。在概论篇中，除有关脊椎的解剖及生物力学外，对脊椎伤患的诊断学基础及脊髓受损的定位诊断等作了较详细的介绍，此对初学者至关重要。在颈椎及腰骶椎两篇脊椎疾患中，较细致地介绍了各种常见的病变，对较少见之疾患亦加以介绍，可作为临床医师参考之用。脊椎脊髓伤一篇虽仅有六章，但内容较为全面。第五篇是将不属于以上四篇之专题归在一起，因其内容较多，也显得有点杂乱。本书原则上每个专题一章，但个别内容较多的题目则分为两章，以便平衡各章节之篇幅。

本书力求全面、新颖和实用，因此在内容上尽可能地包罗脊椎外科的方方面面；在诊断治疗技术上多与国际水平接轨。事实上，我国的临床技术水平并不低于欧美先进国家，这也是本书以国内专家撰写为主的原因。为了易使年轻读者掌握有关内容，本书在文字上深入浅出，并注重文图并茂，使读者一目了然，以便于临床工作的开展而有利于广大脊椎伤病患者。但由于我们水平有限，不当之处在所难免，尚请各位同道给予指正为盼。

衷心感谢为本书早日出版给予大力帮助的朋友们和同道们，感谢周旭平医师、张莹医师、王岚副教授和邱淑明工程师为本书的文字处理及编写做了大量的工作，感谢宋石清画师为本书的制图所给予的全力支持，同时更应感谢鼓励、支持与促进本书出版的同道们。

谢谢大家。

赵定麟

1995 年春节于上海

目　　录

第一卷　脊柱外科总论

索引

第二卷　脊柱脊髓损伤

第一篇

枕寰、枕颈与上颈椎损伤　465

第五篇

其他损伤 977

第三卷　颈椎疾患

第三章　颈椎病的非手术疗法及预防　1125

第五篇

颈椎的融合与非融合技术 　1449

第六篇

颈椎手术并发症、疗效变坏、术中难题解码及颈椎病的康复和预防　1525

（赵　杰　倪　斌　陈德玉

李临齐　王新伟　赵定麟）

第二章　颈椎后路手术并发症及其防治　1561

（陈德玉　袁　文　吴德升　廖心远　赵定麟）

索引

第四卷　胸、腰、骶尾椎疾患

第一篇

第三篇

腰椎间盘突出症 　1725

第四篇

腰椎椎间盘源性腰痛　1821

第六篇

退变性腰椎滑脱症　1891

第七篇

腰椎韧带骨化症与腰椎小关节疾病　1925

第九篇

颈、胸、腰椎手术其他并发症 1985

索引

第五卷 脊柱畸形与特发性脊柱侧凸

第一篇

先天发育性和遗传性畸形 2037

目录

第三篇

特发性脊柱侧凸　2161

第五篇

脊髓与脊髓血管畸形及病变 2385

索引

第六卷　脊柱骨盆肿瘤、炎症、韧带骨化和其他脊柱疾患

第一篇

脊柱肿瘤 2459

（蔡郑东　孙梦熊　孙　伟　马小军）

第三篇

脊柱炎症性疾病 2705

（王　晓　李临齐　张玉发　赵定麟）

第五篇

脊柱其他疾患 2875

索引

第六卷

脊柱骨盆肿瘤、炎症、韧带骨化和其他脊柱疾患

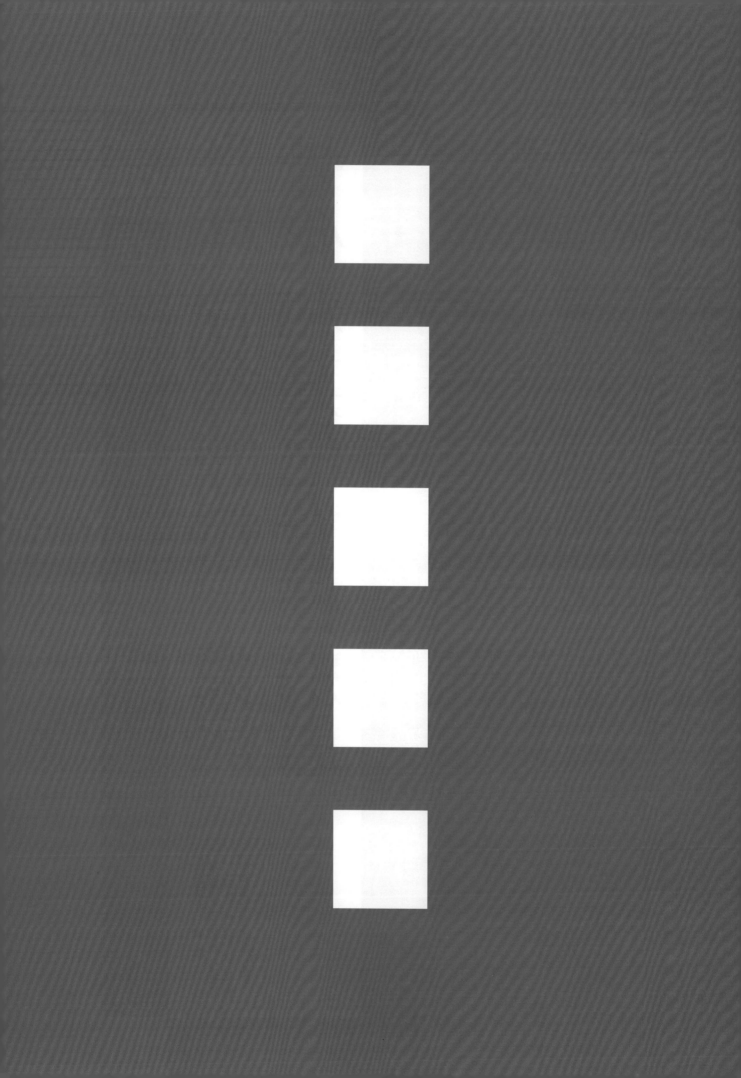

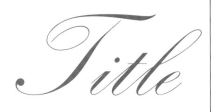

第一篇

脊柱肿瘤

第一章　脊柱肿瘤分类及诊断

第一节　脊柱肿瘤分类

脊柱肿瘤按肿瘤来源及性质不同可分为原发性脊柱肿瘤、椎管内肿瘤和转移性脊柱肿瘤等三大类，现分述于后。

一、原发性脊柱肿瘤

原发性脊柱肿瘤指直接起源于脊柱骨及其附属组织的肿瘤，其组织来源可以是纤维组织、软骨、骨形成组织、血源性的、脂肪、血管、神经和脊索组织，也可能是未知来源的。原发性脊柱肿瘤相对较为少见，仅占所有肿瘤发病率的0.4%。脊柱原发性肿瘤中累及胸腰椎较为常见，颈椎则较为少见。脊柱原发性肿瘤的类型与四肢肿瘤并不一致。在四肢中多见的骨软骨瘤、内生骨瘤、骨肉瘤及尤文氏肉瘤等，在脊柱发病率低。据1990年我国骨肿瘤及瘤样病变统计资料显示，我国脊柱肿瘤中原发良性肿瘤主要为：骨软骨瘤、骨血管瘤、骨母细胞瘤、软骨瘤、神经纤维瘤、骨样骨瘤、软骨母细胞瘤、神经鞘瘤等；主要的瘤样病变为：嗜酸性肉芽肿、动脉瘤样骨囊肿、纤维异样增殖症、孤立性骨囊肿；主要的原发恶性肿瘤为：骨巨细胞瘤、脊索瘤、骨髓瘤、恶性淋巴瘤、软骨肉瘤和恶性纤维组织细胞瘤和骨肉瘤等。

二、转移性脊柱肿瘤

转移性脊柱肿瘤是指原发于骨外的恶性肿瘤，通过血行、淋巴等途径转移至脊柱，并继续生长。由脊柱邻近的软组织肿瘤直接侵犯脊柱而发生继发性骨损害者，不属脊柱转移性肿瘤。转移性脊柱肿瘤远较原发性脊柱肿瘤常见，其发病率是原发性肿瘤的35~40倍，其中以胸腰椎为多见，其次为颈椎。据统计转移至脊椎的恶性肿瘤仅次于肺和肝脏，居第三位。研究表明约有40%以上死于恶性肿瘤的病人发生脊椎转移。最容易产生脊椎转移的恶性肿瘤依次为：乳腺癌、肺癌、前列腺癌、肾癌、甲状腺癌、胃肠道肿瘤、妇科肿瘤和黑色素瘤，其中乳腺癌、肺癌，前列腺癌最为多见。

三、椎管内肿瘤

椎管内肿瘤是指生长于脊柱椎管和脊髓相邻组织如神经根、脊膜、血管、脂肪组织及胚胎残余组织等的原发或转移性肿瘤。Fogelholm等研究认为平均每年每十万人中约有1.3人发生椎管内肿瘤。在原发性的髓内肿瘤中，星形细胞瘤最为多见，其次为室管膜瘤和血管网状细胞瘤，较少见的是非胶质源性肿瘤、胚胎源性肿瘤和髓内转移。大多数硬膜内髓外肿瘤是脊膜瘤和神经鞘瘤。椎管内肿瘤按发病部位可分为硬膜外、髓外硬膜内和髓内肿瘤。硬膜外肿瘤主要为发生于椎体的肿瘤，由原发性和转移性肿瘤组成，以转移性为多见，这一类肿瘤是本书今后讨论的重点。髓外硬膜内肿瘤主要为：脊膜瘤、神经纤维瘤和转移瘤等。髓内肿瘤主要有：胶质瘤、室管膜瘤等。

第二节　脊柱肿瘤的诊断与鉴别诊断

脊柱肿瘤的诊断主要依据以下四个方面。

一、脊柱肿瘤临床表现

（一）概述

由于脊柱肿瘤早期缺乏特征性的临床表现，难以在早期发现，易出现误诊、漏诊，大部分患者就诊时往往已处于中晚期，给治疗带来一定的困难并影响治疗效果。脊柱肿瘤的早期及时的诊断及治疗，对患者的疗效、预后具有非常重要的影响。

无论是原发性或转移性脊柱肿瘤，其典型的临床表现为局部疼痛、神经功能障碍、局部包块或脊柱畸形（表 6-1-1-2-1）。而无症状脊柱肿瘤通常是在常规体检中被发现，这种情况并不少见。

表 6-1-1-2-1　原发性脊柱肿瘤的症状和体征

症状（体征）	发生率（%）
疼痛	80~95
无力	40~75
反射变化	35~45
自主功能障碍	5~20
感觉缺失	30~50
包块	15~60
侧弯（后凸畸形）	10~40

（二）疼痛

【最为多发】

疼痛是脊柱肿瘤患者最常见、最主要的症状。80%~95% 的原发性脊柱肿瘤在确诊时疼痛是首发症状，有时是唯一症状。脊柱肿瘤所致疼痛的机制可能包括：骨的浸润和破坏（尤其是骨膜的膨胀）、骨病变组织的压迫、病理性骨折、脊柱椎节不稳、脊髓、神经根或神经丛的

压迫和侵蚀等。

【肿瘤性质决定疼痛特点】

根据肿瘤性质的不同，疼痛发生的时间、性质等亦有所区别。从疼痛发生的时间上看，疼痛可出现在脊柱肿瘤得到确诊前的数月或数年，其中脊柱良性肿瘤疼痛病程一般较长，可为数月甚至数年，而恶性脊柱肿瘤，如成骨肉瘤、尤文氏肉瘤或骨转移瘤等，其疼痛病史的时间相对较短。Weinstein 等的临床研究显示，原发性脊柱良性肿瘤患者从症状初发到确诊的疼痛持续平均时间是19.3 个月，恶性肿瘤患者的平均时间为 10.4 个月，脊柱转移瘤患者的平均时间为 1~2 个月，但最长可以达到三年。

【以夜间痛更剧为特色】

夜间疼痛几乎是所有骨肿瘤的特征性表现，同样也是脊柱肿瘤患者的常见表现。其原因主要在于：

1. 夜间患者通常采取卧位，静脉压力相对较高，而对肿瘤周围的末梢神经形成刺激；

2. 夜晚患者的精神注意力相对较为集中，对疼痛变得较为敏感；

3. 肿瘤释放的一些炎性介质对神经形成刺激等；患者出现咳嗽、打喷嚏、用力或其他增加腹内压的动作可诱发疼痛加重。

（三）肿块

以肿块为首发表现的患者并不常见，主要见于颈椎或脊柱后部附件结构的肿瘤，由于脊柱骨肿瘤多发生在椎体，因椎体的位置深在，难以在体表发现。恶性脊柱肿瘤的包块增长较快，对周围组织常形成压迫等，故常有局部疼痛、不适等表现。转移性脊柱肿瘤由于有原发病灶的存在，

以及转移肿瘤一般恶性程度较高，生长比较迅速，易于诱发脊柱疼痛和神经症状等，故在形成较大包块前即可被发现。

（四）畸形

脊柱肿瘤导致的脊柱畸形并不少见，其主要机制包括：肿瘤对椎体和/或附件的破坏；脊柱周围组织的痉挛性反应，以及肿瘤体积较大对周围结构形成挤压等。如骨样骨瘤常可出现凹向病灶侧的侧凸畸形，其侧弯顶点常为病灶所在部位。

（五）神经功能障碍

脊髓压迫症状可由肿瘤本身直接侵袭引起，也可由肿瘤破坏骨性结构导致的畸形继发引起。由于脊柱肿瘤主要位于椎体，往往从前方压迫锥体束或前角细胞，故常以运动功能损害先出现。脊髓压迫症状视压迫程度的不同而出现不同表现如脊髓前角综合征、脊髓后角综合征及脊髓半切综合征等，并视肿瘤的部位不同而表现各异。

（六）全身症状

转移性肿瘤患者晚期出现原发恶性肿瘤的恶病质表现如：贫血、消瘦、低热、乏力等。但在早期阶段可不具备上述症状。

二、脊柱肿瘤实验室检查

（一）一般实验室检查

包括：血沉、肝肾功、血清钙、血磷、碱性磷酸酶、尿钙及尿磷等。溶骨性骨转移先在尿内有尿钙显著增多，若病情进展血钙将进一步增高。

（二）生化标志物

酸性磷酸酶（ACP）、碱性磷酸酶（AKP）、血尿 Bence-Jones 蛋白等。当骨骼有正常形成或异常成骨时，如骨折愈合、骨肉瘤、成骨性转移性肿瘤、畸形性骨炎等 AKP 将会增高。血清中 ACP 增高，多见于前列腺转移。血尿 Bence-Jones 蛋白增高常见于骨髓瘤。

（三）肿瘤标志物

多发性骨髓瘤病人可出现尿和血清中 M-蛋白。转移性肿瘤根据原发肿瘤的不同可有一些不同的肿瘤相关标志物，如结直肠癌血清 CEA、CA199、CA120 多为阳性，前列腺癌血清 PSA 多为阳性。

三、脊柱肿瘤影像学检查

（一）X 线检查

X 线平片简便、低廉仍是目前骨肿瘤诊断主要的、首选的常规检查方法。对于可能发生病理性骨折造成脊髓压迫，移位可能性大和全身情况较差者，如果必须检查，应由医师陪同进行。

脊柱肿瘤可在 X 片上出现成骨性、溶骨性和混合性表现。椎弓根破坏常提示恶性肿瘤侵犯。但骨肿瘤来源复杂种类繁多，大多数肿瘤的 X 线表现并无特征性，许多的骨肿瘤及非肿瘤疾患中可出现同样的 X 线影像如骨的溶骨破坏，囊状改变、致密硬化，骨膜反应等征象；同一骨肿瘤在不同的发展阶段 X 线征象也可不同。在临床工作应不断地积累经验加以鉴别。

（二）CT 扫描

【临床意义】

CT 扫描图像具有较高的密度分辨率，可直接显示 X 线平片无法显示的器官和病变，是诊断骨肿瘤的重要手段。

【临床作用】

CT 在脊椎部肿瘤中的主要应用为：

1. 能较平片更清楚、更早期的显示肿瘤对骨皮质、松质骨等部位的侵蚀破坏以及肿瘤突破皮质形成瘤性软组织肿块等表现；

2. 能通过 CT 值的测量和分析，初步判断肿瘤的性质；

3. CT 能显示横断面结构，能较平片更充分的显示病变的解剖位置、范围及与临近结构，如与肌肉、脏器、血管、神经之间的关系；

4. 有助于手术入路的选择；

5. CTM（CT 脊髓造影）可进一步了解脊髓受压和程度。

（三）MR 检查

MR 检查对于脊椎肿瘤是一种重要的诊断手段。其主要的优点如下。

【无损伤】

MR 是一种无创性的检查方法。

【分辨率高】

T_1 加权像提供了清晰的解剖图像；T_2 加权像可达到脊髓造影的效果，能清晰地显示髓内病变如水肿、出血、胶质增生、肿瘤、炎症等。同时也能清晰地显示肿物与其周围组织的关系，从而很容易地了解肿瘤的界面、侵犯范围，对手术治疗方式选择、手术范围的确定及放、化疗后的疗效观察极有帮助。

【能有助于早期发现骨髓病变】

肿瘤侵犯替代骨髓后可使正常骨髓信号消失而产生不正常的信号，因此用 MR 检查很容易发现占据正常骨髓的病变，也是诊断脊柱转移性肿瘤的重要手段。

【其他】

MR 可以显示肿块与重要血管的关系，不仅如此，而且在增强情况下动态扫描病灶内的信号强度的变化，可以进一步区别大部分肿瘤的良、恶性；MR 检查对于界定肿瘤的反应区也有重要的意义，能为手术中行整体或广泛切除的范围提供依据。

（四）放射性核素检查

放射性核素骨显像（Bone Scintigraphy）对于骨与软组织肿瘤的诊断具有高灵敏和准确的资料，同时具有安全、简便、灵敏等优点，便于临床应用，目前已成为临床在诊断脊柱肿瘤（尤其是骨转移瘤）和随访治疗效果中一种有力的手段。常用为 SPECT（单光子发射型计算机断层成像 Single Photon Emission Computed Tomography）。

PECT（正电子发射计算机断层成像 single photon positive emission computed tomography）是近年来新出现的一种核素骨显像技术。与 CT、MR 不同，PECT 显像是在分子水平上反映人体生理或病理变化，是一种代谢功能显像，能在形态学变化之前发现代谢或功能异常。有助于发现一般手段难以发现的微小原发灶和软组织转移灶。

（五）数字减影血管造影（DSA）

可清晰地显示肿瘤的主要供血动脉来源及其分支、侧支循环状况、血管分布。同时通过 DSA 血管介入治疗可栓塞肿瘤供血血管及注入化疗药物。

四、脊柱肿瘤病理检查

脊柱肿瘤的病理学检查在其诊断和治疗中有重要的意义。在做出一个正确的骨肿瘤诊断时应严格掌握临床、影像和病理三结合的原则。术前行病理活检，既有助于明确病变的类型、原发肿瘤或转移肿瘤，同时也能为制定化疗、放疗、手术方案及评估预后提供依据。

五、脊柱肿瘤鉴别诊断

就每个肿瘤的诊断不同，需与相应病变加以鉴别；并将在以后诸章节中阐述。本文仅将良性脊柱肿瘤与恶性肿瘤加以鉴别，其主要特征见表 6-1-1-2-2。

表 6-1-1-1-2　脊柱良、恶性肿瘤鉴别

分　类	症状及表现	良性肿瘤	恶性肿瘤
症 状	骨破坏（肿瘤生长）	缓慢	迅速
	疼痛程度	无或轻微	剧烈
	神经脊髓受压情况	无或轻微	有、进行性加重
	全身变化	无	发热、贫血、晚期恶病质

（续　表）

分　类	症状及表现	良性肿瘤	恶性肿瘤
体 征	局部触及肿块	不易	不易
	脊柱活动限制	无	有
	转移	无	晚期可有
	骨破坏程度	局限	广泛
	影像显示骨破坏边界	清楚	不规则
	软组织影像	无软组织肿块影	有软组织肿块影
	检验血象及酶		贫血、血沉及 AKP 增高

第三节　脊柱肿瘤治疗的基本要求

一、脊柱肿瘤治疗概述

近年来，脊柱肿瘤的治疗逐渐受到广泛的重视。研究表明彻底地切除脊柱肿瘤是减少复发、转移、缓解神经症状和保护脊髓功能的关键所在。同时，脊柱肿瘤，尤其是转移性肿瘤，只有充分的综合治疗，才有可能得到更长的生存期和更好的生存质量。

二、脊柱肿瘤治疗原则

（一）基本要求

综合考虑多方面因素的影响，以决定治疗方法，主要有:年龄、一般状况评分、预后、肿瘤类型、肿瘤负荷、局部稳定性和脊髓功能等。

（二）手术治疗的目的

【充分切除肿瘤】

对于脊柱肿瘤而言，局部充分的整体切除对于术后减少复发率，恢复和保留脊髓功能是相当重要的。

【重建脊柱稳定性】

行即时或永久的稳定性重建,恢复椎间高度,避免脊髓、神经根受压。

【解除神经压迫】

解除脊髓、神经根压迫,保持或恢复神经功能。

（三）综合治疗

强调综合治疗包括化疗、放疗、激素治疗、免疫治疗。以减少术后复发和转移。

（四）对症支持治疗

脊柱肿瘤治疗尤其是恶性肿瘤治疗，应尤其注意到支持治疗的重要性，如维持水电解质平衡、止痛、抗恶液质的治疗。

三、脊柱肿瘤外科治疗

（一）术前评估

【概述】

脊柱肿瘤患者在术前必须进行严格而准确的术前评估，从而决定所采取治疗的原则。

【评估内容】

术前评估应包括：

1. 患者的一般状况是否能耐受手术；

2. 预后情况；

3. 脊柱肿瘤的分期和局部椎体侵袭情况；

4. 是否具备手术适应证，是行放疗、化疗和综合治疗还是行手术治疗；

5. 手术方式是行根治为目的的手术还是姑息性的手术治疗；

6. 手术时机是继观察后择期手术还是立即行手术。

（二）评估标准

目前对于脊柱肿瘤的临床评估系统尚未统一。在临床上大致分为两种。

【以全身评估为基础】

侧重于预后的判断：主要有 Tomita 评分、Tokuhashi 评分；

【以评估肿瘤局部病变为基础】

侧重于手术方式的判断：主要有 Harrington 分型、Tomita 分型、Enneking 分期及 WBB 分期。

（三）手术目的及适应证

【脊柱肿瘤的手术治疗目的】

1. 尽可能除去病灶；

2. 维持即时的或永久的脊柱稳定性；

3. 恢复或充分保留神经功能、防止脊髓压迫；

4. 缓解疼痛；

5. 最大限度地保留和改善患者的生存质量、延长生存期。

【脊柱肿瘤的手术适应证】

目前关于脊柱肿瘤的手术适应证尚存在不少的争论，对于一些个别的肿瘤其适应证也不尽相同，尚未达到统一。一般而言，脊柱肿瘤主要的手术适应证是：

1. 进行性的椎体不稳或塌陷，可能或已经引起脊髓受压，神经功能损害；

2. 脊髓受压，引起进行性的神经功能障碍，非手术治疗无效；

3. 顽固性疼痛对非手术治疗无效；

4. 明确病变性质；同时在进行手术时也应充分考虑到社会经济因素，了解患者的期望值，取得患者的理解和充分的配合。

四、脊柱肿瘤放射治疗

（一）临床作用

由于脊柱肿瘤所处解剖位置的特殊性，手术常难以实现完整的病灶切除。因此放射治疗是治疗脊柱肿瘤的一种重要辅助治疗方法。

（二）放射治疗的作用

1. 局部治疗椎体转移性肿瘤，直接杀灭肿瘤细胞；

2. 缓解疼痛，防治病理性骨折；

3. 缩小瘤体，引起肿瘤血管栓塞，减少出血，以便于手术切除，即术前治疗为手术准备。

（三）放射治疗的分类

1. 根据放疗的方式　外放射和内放射；

2. 根据放疗的时机　术前放疗、术中和术后放疗。

为避免脊髓在放疗后出现放射性脊髓炎，一般总剂量控制应小于 50Gy。

（四）选用时机

对于放疗的时机，目前仍有一定的争论。一些研究表明术前的放疗增加了术后并发症的发病率主要为感染、切口不愈合等。主要原因为放疗对正常组织的损伤，降低了正常组织的抗感染能力；同时局部的胶原组织增生、疤痕化所造成的。Tomita 等认为放疗对于椎体肿瘤软组织侵犯有效，但一旦病理性骨折发生，放疗对于预防椎体进行性塌陷是无效的。

五、脊柱肿瘤化学治疗

对于全身化疗敏感的肿瘤如尤文氏瘤、淋巴瘤、骨髓瘤、精原细胞瘤和神经母细胞瘤等，化疗可作为一线治疗方案。

对于脊柱转移性肿瘤而言，手术即使能以边缘切除方式切除的瘤体，但也不能消除所有的局部所有微转移灶。单纯依靠手术治疗的效果是有限的，而微转移灶的存在是肿瘤复发和转移的主要原因，也是影响存活的主要原因。全身化疗可以对原发瘤本身进行治疗，同时能有效地消灭亚临床病灶，减少肿瘤复发和转移。因此，手术辅以放、化疗，能有效提高转移性肿瘤患者的 5 年存活率。但应该看到，对于转移性肿瘤出现脊髓压迫时，单纯行全身化疗是不充分的。即使是对于化疗高度敏感的淋巴瘤，仍应联合放疗及手术治疗以避免因脊髓压迫而导致不可逆的神经功能障碍。化学药物很多，目前多主张行多药联合化疗以提高疗效，尽量降低肿瘤耐药性。

（杨兴海　肖建如）

第二章　原发性脊柱肿瘤及治疗原则

第一节　原发性脊柱肿瘤基本概念

一、原发性脊柱肿瘤概述

脊柱肿瘤按来源可分为原发良性骨肿瘤、原发恶性骨肿瘤、转移瘤。原发恶性骨肿瘤发病率略高于原发良性骨肿瘤，而转移瘤则是发病率最高的，占脊柱肿瘤的大多数。由此可见脊柱肿瘤恶性多于良性。

二、原发性脊柱肿瘤分类

（一）原发良性骨肿瘤

常见的有骨样骨瘤、成骨细胞瘤、动脉瘤样骨囊肿、血管瘤、嗜酸性肉芽肿、骨软骨瘤和骨巨细胞瘤等。

【骨样骨瘤及成骨细胞瘤】

多见于儿童和青年人，男性多于女性，好发于胸腰椎，半数病变在椎弓或椎板，也有在关节突处。以疼痛为主要临床表现。X线可见大小1~2cm的圆形或卵圆形的病灶（图6-1-2-1-1）。

【血管瘤】

多见于中年人，好发于胸椎椎体，颈椎和腰椎较少。主要表现为疼痛。部分患者可以无症状。X线可见椎体中有竖状条纹（图6-1-2-1-2）。

【嗜酸性肉芽肿】

好发于青年，多见于胸椎。主要表现为进行性疼痛。X线可见溶骨性缺损，也可最初只表现为扁平椎体，以后可由于压缩骨折出现部分或完全塌陷。

【骨巨细胞瘤】

在脊柱主要是破坏椎体，临床表现亦是疼痛。

【其他】

骨软骨瘤和非骨化性纤维瘤等。

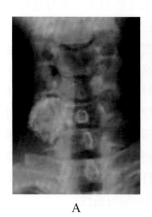 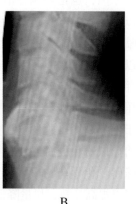

图6-1-2-1-1　临床举例　C₆骨样骨瘤（A、B）
A.正位X线片显示；B.侧位X线片所见

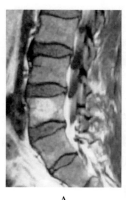 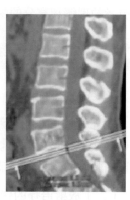

图6-1-2-1-2　临床举例　L₅椎体血管瘤（A、B）
A.MR矢状位所见；B.同前，CT扫描所见

（二）原发恶性骨肿瘤

常见有脊索瘤、骨髓瘤、恶性淋巴瘤及肉瘤等。

【脊索瘤】

好发于50~60岁的中老年，脊柱的脊索瘤最多见于寰枕部及骶尾部。疼痛为最常见症状。X线可见溶骨性缺损（图6-1-2-1-3）。

【骨髓瘤】

好发于中年人，以腰椎部多见。主要症状是持续的脊柱疼痛，呈进行性加重。

【其他】

软骨肉瘤较成骨肉瘤少见（图6-1-2-1-4）。

【转移瘤】

骨骼是恶性肿瘤第三常见的转移部位，仅次于肺和肝。脊柱是骨骼系统中转移瘤最易侵犯的部位。脊柱转移性肿瘤的发生率远较原发性恶性肿瘤为高，是发生于脊柱的常见肿瘤，占脊柱肿瘤的大多数。脊椎转移瘤以胸椎为多见，其次为腰椎、颈椎和骶椎。最容易产生脊椎转移的恶性肿瘤有乳腺癌、肺癌、前列腺癌、宫颈癌、肾癌、甲状腺癌、肝癌、胃癌和直肠癌等。原发肿瘤脊柱转移的主要途径为血液播散、直接蔓延及脑脊液播散。脊柱转移瘤主要累及椎体（图6-1-2-1-5）。

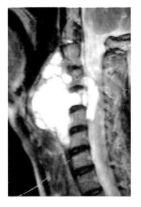　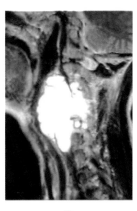

A　　　　　　　　　B

图6-1-2-1-3　临床举例　C$_2$脊索瘤MR显示病变累及范围（A、B）

A.MR T$_2$矢状位观；B.MR T$_1$矢状位观

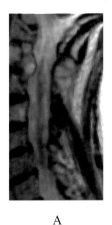　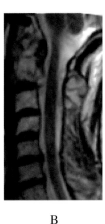　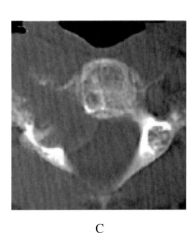　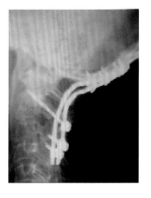

A　　　　　　B　　　　　　C　　　　　　D

图6-1-2-1-4　临床举例　上颈椎软骨肉瘤行肿瘤切除内固定术（A~D）

A、B.MR T$_2$、T$_1$矢状位观所见；C.CT扫描；D.肿瘤切除 + 枕颈内固定术后X线侧位片

三、原发性脊柱肿瘤临床表现

良性骨肿瘤起病缓慢，病史长，症状轻微，多在体检时发现或有疼痛时发现。随着病变的进展疼痛可进行性加剧，并根据部位不同可向颈部、上肢、腰腿部放射。严重时肿瘤侵犯脊髓可出现脊髓受压表现。恶性肿瘤起病快，疼痛症状明显，常需强镇痛剂方可缓解。

四、原发性脊柱肿瘤辅助检查

（一）X 线检查

主要是骨破坏。良性病变呈膨胀性破坏，界限清楚。恶性病变密度不均，边缘不清。转移病变多呈溶骨性破坏。

（二）CT 及 MR

可以显示病变范围、肿瘤与脊髓的关系。MR 可以在早期发现病变，显示脊髓受压情况（见图 6-1-2-1-5）。

（三）核素扫描

可显示骨代谢的异常，全身骨扫描可显示单发或多发病灶，并能发现早期的转移灶。

（四）DSA

可以显示肿瘤的血运，由此判断良恶性及肿瘤与大血管的关系。

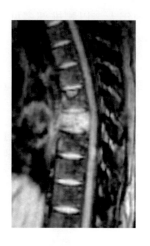

图 6-1-2-1-5　临床举例
MR 显示 T_8 椎体转移性肿瘤（前列腺癌），已出现病理性骨折及硬膜囊受压征

第二节　脊柱肿瘤治疗原则

一、脊柱肿瘤概述

脊柱肿瘤的组织来源具有多样性，脊柱脊髓及其邻近器官解剖复杂，功能重要。因此对不同来源、不同部位肿瘤的治疗方法，有不同的选择。但无论治疗方法如何选择，都应遵循脊柱外科的基本原则，即脊柱稳定性、神经功能、脊柱序列的保持及邻近器官结构和功能的保护。同时还应遵循肿瘤治疗的基本原则，即早期诊断、早期治疗、综合治疗。

二、脊柱原发性良性肿瘤和瘤样病变的治疗原则

脊柱良性肿瘤本身发展缓慢，对脊柱稳定性影响较小，未造成脊髓压迫，无症状或症状较轻。许多患者仅在体检时发现。这类肿瘤常见的有脊柱血管瘤、骨囊肿及动脉瘤样骨囊肿等。这类病变可暂时不考虑手术治疗，但应定期随访，密切观察。如果病情有进展，应采取进一步的治疗。对于有症状，且对放、化疗敏感的肿瘤，如椎体血管瘤、动脉瘤样骨囊肿及嗜酸性肉芽肿等可先采用非手术治疗方法（放疗、化疗、选择性动脉栓塞等方法）。病变造成脊柱不稳、椎体病理性骨折、脊髓受压者应积极手术治疗，手术方法可选择单纯减压、肿瘤切除、稳定性重建（植骨融合及内固定）等方法（图 6-1-2-2-1）。

三、脊柱原发恶性肿瘤的治疗原则

对放、化疗敏感的肿瘤，如骨髓瘤、恶性

淋巴瘤和 Ewing's 肉瘤等，应以放、化疗为主要治疗手段。对于单发、范围局限、无明显转移的瘤体，可采取根治性切除手术。瘤体影响脊柱稳定性时应在瘤体切除的同时，进行脊柱稳定性的重建（图 6-1-2-2-2）。肿瘤组织压迫脊髓，出现神经功能障碍者，应积极手术减压。即使瘤体不能完整切除，姑息手术也能改善生活质量。

四、脊柱转移瘤的治疗原则

原发病灶的治疗是转移性脊柱肿瘤治疗的关键。当怀疑脊柱占位性病变为转移性肿瘤时，应积极寻找原发病灶及其他部位转移病灶。常见的原发肿瘤有乳腺癌、前列腺癌、肾癌等。如原发病灶具备根治条件，应结合全身情况，进行积极治疗。

对于全身广泛转移、原发病灶无法进行根治性治疗的晚期肿瘤患者，可选择放疗、化疗及姑息手术等综合治疗。

五、脊柱肿瘤的药物治疗

（一）类固醇激素

适用于有脊髓压迫症状的患者，可以减轻脊髓水肿，保护神经功能，防治截瘫。

（二）化疗

适用于对全身化疗敏感的肿瘤，如淋巴瘤、骨髓瘤、神经母细胞瘤等。

（三）性激素治疗

对前列腺癌和乳腺癌的脊柱转移癌较为敏感。

（四）二磷酸盐

缓解骨痛，预防病理性骨折、脊髓压迫及高钙血症；作用机制是抑制破骨细胞的功能，促进破骨细胞的凋亡，抑制其增殖，从而达到抑制骨吸收的作用。

六、脊柱肿瘤的放射治疗

针对放射治疗敏感的肿瘤，其主要目的是：
1. 局部治疗椎体转移性肿瘤，直接杀灭肿瘤细胞；
2. 缓解疼痛，防治病理性骨折；
3. 缩小瘤体，以便于手术切除。

七、脊柱肿瘤的微创治疗

微创治疗因其创伤小、疗效显著、并发症少、功能恢复时间短和心理效应好等优势而使

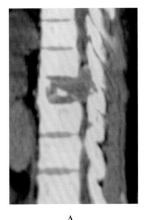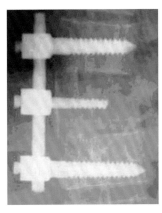

A   B

图 6-1-2-2-1　临床举例　T_9 椎体骨巨细胞瘤（A、B）
A. CT 二维重建；B. 肿瘤切除植骨内固定术后

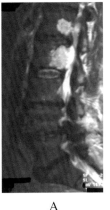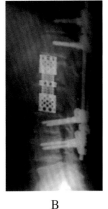

A   B

图 6-1-2-2-2　临床举例　脊索瘤（A、B）
A. L_{1-2}MR 矢状位观；B. 肿瘤切除后行脊柱稳定及重建术后 X 线侧位片

多数患者可以耐受，已逐渐成为脊柱转移性肿瘤的重要治疗手段。包括经皮椎体成形术（图6-1-2-2-3）、后凸成形术、射频消融以及胸腔镜等。

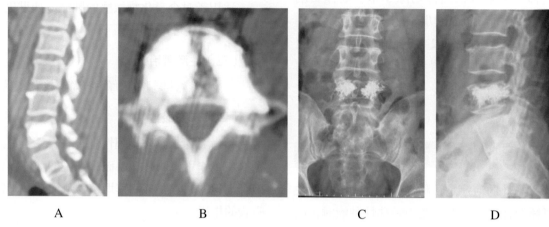

A   B   C   D

图 6-1-2-2-3　临床举例　L₅ 血管瘤（A~D）
A、B. CT 扫描侧位及水平位观；C、D. 已行椎体成形术及术后 X 线正侧位观

八、脊柱肿瘤的手术治疗

（一）手术治疗目的

1. 稳定脊柱，缓解疼痛，提高生活质量；
2. 切除瘤体，解除肿瘤或骨折对脊髓的压迫；
3. 明确病理诊断，指导进一步检查和治疗。

（二）手术适应证

1. 单一的原发或转移病灶，孤立的复发病灶；
2. 脊柱不稳或椎体塌陷者；
3. 放、化疗不敏感的原发或转移性肿瘤；
4. 保守治疗不能缓解的顽固性疼痛；
5. 进行性的神经功能障碍。

（三）手术前的病理诊断

脊柱肿瘤无论其为原发性还是转移性，均包括多种病理类型，且各病理类型间在肿瘤性质、特点、对放疗或化疗的敏感程度、复发倾向以及预后等方面存在着显著差异。因此，如能在手术前即明确肿瘤的病理诊断，将在很大程度上增强手术方案的合理性，并便于对手术前、后辅助治疗的选择，从而大大提高脊柱肿瘤的治疗水平。迄今为止，经皮穿刺活组织检查仍是诊断脊柱肿瘤最可靠的方法，尤其是 CT 引导下经皮穿刺活检术（图 6-1-2-2-4），更以其安全、创伤较小及取材部位准确等优点受到临床医生的重视，近几年来得到越来越多的应用，并在脊柱肿瘤的诊治中发挥出日益重要的作用。

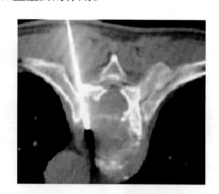

图 6-1-2-2-4　临床举例
CT 引导下经皮穿刺活检扫描图

第三节　脊柱肿瘤的手术分期与全脊椎（体）切除术

一、Enneking外科分期

作为骨与软组织肿瘤的外科分期，在过去很长一段时间内被广泛接受，这种分期根据肿瘤的组织学有无突破间室及转移进行分级，从而进行手术方案的选择。对脊柱肿瘤而言，前纵韧带、后纵韧带、覆盖椎管的骨膜、黄韧带、椎板和棘突的骨膜、棘间和棘上韧带、软骨终板以及软骨纤维环可被视为肿瘤生长的生理性屏障。因此，可将一个脊椎看作是肿瘤生长的间室，而上述结构可看作是肿瘤生长的天然屏障。具体分期：T_0 指位于骨或椎旁软组织的包膜完整的良性肿瘤，T_1 指包膜外位于椎体或附件内的良性肿瘤，T_2 病变原发或侵及椎旁软组织，或侵及硬膜，或侵及间盘外组织（图 6-1-2-3-1）。由于脊柱结构的特殊性，根据这样的分期进行手术方案的选择有一定局限性，往往不能达到治疗目的。

二、三个国际性肿瘤机构提出脊柱肿瘤的 WBB手术分期法（1996）

（一）概况

其方法是在脊椎的横截面，依顺时针方向将脊椎均分为 12 个放射状的区域，并由椎体边缘向椎管方向分为 A~E 五个层次，同时在纵向上记录肿瘤侵犯的椎体数。每例脊柱肿瘤都根据其侵犯的区域数、层次数及椎体数进行术前评估（图 6-1-2-3-2）。

（二）根据 WBB 手术分期方法

肿瘤切除方式有以下几种。

【椎体切除】

对位于 4~8 区或 5~9 区的肿瘤行前后路联合手术。前路切除椎体，后路在椎弓根处离断，并行重建。

【扇形切除】

肿瘤位于 3~5 区或 8~10 区，行前后路联合手术，后路切除受累椎弓根等后成分，前路切除椎体的一部分，也可以侧方入路切除肿瘤。

【附件切除】

肿瘤位于 10~3 区，可仅行后路自椎弓根处

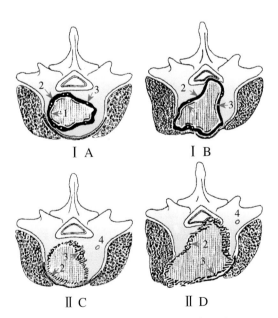

ⅠA　ⅠB　ⅡC　ⅡD

图 6-1-2-3-1　Enneking 外科分期示意图

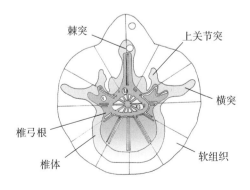

图 6-1-2-3-2　WBB 外科分期示意图

切除肿瘤。

【全脊椎切除】

肿瘤同时累及 10~3 区和 4~9 区时，行前后路联合切除椎体、后弓及侧块，同时进行重建。

三、全脊椎（体）切除术

（一）概况

病灶较小且部位局限的良性脊柱肿瘤或瘤样病变多可通过刮除及局部切除的方法进行治疗。除非位于特殊节段，上述肿瘤的切除一般技术上并不十分困难。然而，当难治性脊柱肿瘤侵及范围较广时，手术显露、切除以及清除病灶之后脊柱稳定性的重建过程都相对复杂。对手术技术也要求较高，有些问题迄今尚未得到根本解决。在上述难治性脊柱肿瘤的治疗中，全脊椎切除术为比较常用的手术方法，且具有代表性。

（二）手术入路

全脊椎切除术手术入路的选择取决于肿瘤的生长程度及所累及的脊柱节段水平。通常有三种入路可供选择。

【单一后侧入路】

当病变位于 L_4 脊椎以上且没有前方的大血管时可以采用此入路。其最大优点就是在手术全程，特别是在前柱截骨、椎体切除以及脊柱重建时都可以观察到脊髓情况，避免误伤脊髓。

【前后联合入路】

当脊柱肿瘤侵犯前方大血管或节段血管时可先前路进行分离松解，再经后路行 TES。目前有医生运用胸腔镜或小切口进行前路分离操作。

【后前联合入路】

因髂骨翼和腰骶神经丛的存在，L_4、L_5 脊柱肿瘤可先行后路椎板切除和内固定，再经前路行椎体整块切除及重建。因 L_3 椎体较大，后路手术将 L_3 椎体从神经根之间取出时容易引起神经根损伤，故对其也可行后前联合入路手术（图 6-1-2-3-3）。

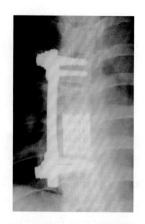

图 6-1-2-3-3　临床举例

T_8 椎体前列腺癌骨转移，已行病椎切除＋钛网植骨＋椎弓根钉棒内固定术，术后 X 线正位片所见

四、全脊椎（体）切除术并发症

（一）术中大量渗血

术中的出血主要来自瘤体及椎管内静脉丛，术前介入栓塞肿瘤的营养动脉及术中控制性降压可以减少出血。

（二）大血管和节段血管的损伤

后路手术进行前方剥离易损伤大血管和节段血管，尤其是在 T_5 节段以下切除椎体时要加倍小心。

（三）肿瘤细胞的污染

尤其是在瘤体侵犯椎弓根时，手术不可避免地会造成肿瘤细胞的污染。

（四）脊柱不稳

重建手术的内固定仅能提供脊柱短期稳定性，长期的稳定性需依靠前路植骨的融合。

植骨块的骨融合需坚强的内固定，而过于坚强的内固定又会引起应力遮挡，导致植骨块不能接受有效应力的刺激而影响骨融合。这一治疗矛盾尺度的把握偏差会造成后期脊柱不稳的出现。

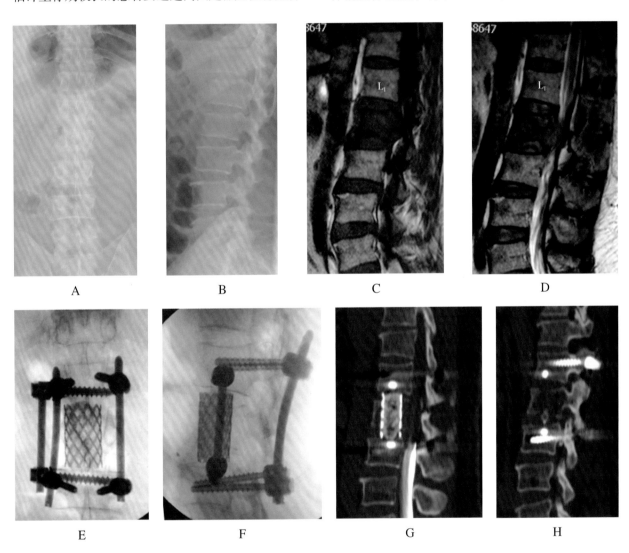

五、脊柱稳定性重建

根据肿瘤性质部位，预期寿命的长短，选择不同的稳定重建方式。对预期寿命短的患者可通过各种内固定器加骨水泥获得暂时性的稳定，疗效好。估计生存期较长的患者要通过内固定器加植骨融合获得永久性的稳定。必须明确的是，靠内固定器的稳定是短暂的，依靠植骨融合获得的稳定性是长久的，其重建方式也分为后路重建、前路重建与前后路联合重建。内固定物包括钛板、椎弓根钉内固定系统、侧块螺钉内固定系统等。重建植入物包括人工椎体、钛网、自体骨和异体骨等，需根据患者具体情况合理选择（图6-1-2-3-4）。

图 6-1-2-3-4　临床举例　男性，55 岁，因 L_2 病理骨折，源自肺癌转移，行病椎切除 + 前后路内固定术，以求获得病变椎节稳定性重建（A~H）

A、B. 术前正侧位 X 线片；C、D. MR 矢状位 T_1、T_2 加权；E、F. 术中正侧位透视观；G、H. 术后 CT 矢状位扫描（自李立钧）

（邵增务　张彦男）

参 考 文 献

1. 卢旭华，赵定麟. 360° 环状减压、固定重建术治疗 T4 椎体血管瘤一例报告［J］. 中华骨科杂志,2007,27（5）

2. 饶书诚，宋跃明. 脊柱外科手术学(第三版). 北京：人民卫生出版社，2006

3. 孙洪瀑，许建波，杨祚璋. 经皮椎体成形术中取材活检在脊柱肿瘤诊疗中的应用. 中国微创外科杂志，2008,8（9）：815-818.

4. 韦峰，党耕町，刘忠军，等. 脊柱原发肿瘤切除术后复发原因的探讨. 中华外科杂志，2005,43（4）：221-224.

5. 肖建如，贾连顺，廖建春，倪斌，陈德玉，袁文，赵定麟. 原发性寰椎肿瘤的临床特点与手术治疗 颈腰痛杂志 2002 年 23 卷 3 期

6. 肖建如，贾连顺，倪斌，陈德玉，袁文，包聚良，侯铁胜，赵定麟. 寰枢椎肿瘤的手术治疗（附 22 例报告），中国脊柱脊髓杂志 2001 年 11 卷 6 期

7. 肖建如，袁文，滕红林等. 前、后联合入路全脊椎切除附加内固定治疗颈椎骨肿瘤 39 例报告［J］. 中华外科杂志,2005,43（12）

8. 徐万鹏. 脊柱肿瘤手术治疗的思考. 中国脊柱脊髓杂志，2004,14(8)：453.

9. 严宁，侯铁胜，曾绍林. 椎管内血管脂肪瘤 9 例报告［J］. 中国矫形外科杂志,2008,16（23）

10. 于彬，倪春鸿. 胸椎海绵状血管瘤一例［J］. 中国骨与关节损伤杂志,2007,22（8）

11. 于淳秀，刘晓平，周银. 脊柱肿瘤切除术后稳定性重建的临床探索. 中华肿瘤防治杂志，2006,13（22）：1749-1751.

12. 周强，陈德玉，史建刚等. 髓外硬膜下肿瘤的手术治疗与临床效果［J］. 中国矫形外科杂志,2009,17（7）

13. Alexander HS, Koleda C, Hunn MK. Peripheral Primitive Neuroectodermal Tumour(pPNET)in the cervical spine. J Clin Neurosci. 2010 Feb; 17(2): 259-61.

14. Bilsky MH, Gerszten P, Laufer I, et al. Radiation for primary spine tumors. Neurosurg Clin N Am, 2008, 19（1）：119-123.

15. Chang SI, Tsai MC, Tsai MD An unusual primitive neuroectodermal tumor in the thoracic epidural space. J Clin Neurosci. 2010 Feb; 17（2）: 261-3.

16. Donthineni R. Diagnosis and staging of spine tumors. Orthop Clin North Am, 2009, 40（1）：1-7.

17. Elwatidy S, Jamjoom Z, Elgamal E, et al. Efficacy and safety of prophylactic large dose of tranexamic acid in spine surgery: a prospective, randomized, double-blind, placebo-controlled study. Spine, 2008, 33（24）：2577-2580.

18. Jankowski R, Nowak S, Zukiel R, et al. Application of internal stabilization in the surgical treatment of spinal metastases. Neurol Neurochir Pol, 2008, 42（4）：323-331.

19. Jingyu C, Jinning S, Hui M, Hua F. Intraspinal primitive neuroectodermal tumors: Report of four cases and review of the literature. Neurol India. 2009 Sep-Oct; 57（5）：661-8.

20. Jin-Tang Wang, Xiao-Wei Zhang, Shu-Ming Li. Surgical treatment of cervical bone tumors. SICOT Shanghai Congress 2007

21. Jin-Tang Wang, Xiao-Wei Zhang, Shu-Ming Li,etal. Surgical treatment of cervical bone tumors. SICOT Shanghai Congress 2007

22. Kiatsoontorn K, Takami T, Ichinose T. Primary epidural peripheral primitive neuroectodermal tumor of the thoracic spine. Neurol Med Chir（Tokyo）. 2009 Nov; 49（11）：542-5.

23. Koehler SM, Beasley MB, Chin CS. Synovial sarcoma of the thoracic spine. Spine J. 2009 Dec; 9（12）: e1-6.

24. Melcher RP, Harms J. Biomechanics and materials of reconstruction after tumor resection in the spinal column. Orthop Clin North Am, 2009, 40(1): 65-74.

25. Morales Alba NA. Posterior placement of an expandable cage for lumbar vertebral body replacement in oncologic surgery by posterior simple approach: technical note. Spine, 2008, 33（23）：E901-905.

26. Schwender JD, Casnellie MT, Perra JH, et al. Perioperative complications in revision anterior lumbar spine surgery: incidence and risk factors. Spine, 2009, 34（1）：87-90.

27. Shamji MF, Vassilyadi M, Lam CH. Congenital tumors of the central nervous system: the MCH experience. Pediatr Neurosurg. 2009; 45（5）：368-74.

28. Swift PS. Radiation for spinal metastatic tumors. Orthop Clin North Am, 2009, 40（1）：133-144.

29. Tokuhashi Y, Ajiro Y, Umezawa N. Outcome of treatment for spinal metastases using scoring system for preoperative evaluation of prognosis. Spine, 2009, 34（1）：69-73.

30. Tseng YY, Lo YL, Chen LH, et al. Percutaneous polymethylmethacrylate vertebroplasty in the treatment of pain induced by metastatic spine tumor. Surg Neurol, 2008, 70（suppl 1）：78-93.

31. Wilkinson AN, Viola R, Brundage MD. Managing skeletal related events resulting from bone metastases. BMJ, 2008, 337: a2041.

32. Yuen KK, Shelley M, Sze WM, et al. Bisphosphonates for advanced prostate cancer. Cochrane Database Syst Rev, 2006, 4: CD006250.

第三章　脊柱骨与软骨良性肿瘤

第一节　脊柱骨样骨瘤

一、脊柱骨样骨瘤概述

骨样骨瘤是一种由骨母细胞及其所产生的骨样组织所构成的良性肿瘤。其特征是体积小（通常小于1cm），境界清楚，病变周围常存在反应性骨形成区。

脊柱骨样骨瘤发病率低，在脊柱肿瘤中的发病率为7.5%，约13%的骨样骨瘤发生于脊柱。好发于儿童及青年人，多为5~30岁（平均14.5岁），90%患者年龄在30岁以内。男性居多，男性与女性患者之比为2：1。Jackson报告的860例骨样骨瘤中，仅10%发生在脊柱。国内刘子君等报道6010例良性骨肿瘤中，100例为骨样骨瘤，其中8%位于脊椎。相对而言，在脊柱中该肿瘤多见于胸腰椎。

二、脊柱骨样骨瘤病理

术中可见肿瘤之切面于反应性硬化骨中央可见肿瘤的核心，圆或卵圆形，直径多小于1cm，棕红色，颗粒状，杂黄白色斑点。组织形态示：肿瘤核心由骨母细胞、骨样组织和编织骨组成，间质为富含扩张小血管的疏松结缔组织，有多少不等之破骨细胞。中期骨样组织和编织骨增多，伴破骨细胞性骨吸收。最后，骨小梁可互相连接成网状，但不会形成成熟的板层骨。

三、脊柱骨样骨瘤临床表现

（一）疼痛

疼痛常为就诊的主要原因。这种体积小的肿瘤可发生于脊柱的任何部位，在胸椎主要表现为胸背部的疼痛，为持续性疼痛，负重时加重，常常夜间加重。研究认为瘤巢内及周围的感觉神经末梢可能与这种特发性的疼痛有关。在某些病例由于肿瘤压迫神经根，可引起下肢根性痛。

（二）侧凸

骨样骨瘤可引起痛性轻度脊柱侧凸，侧凸的顶点常为病灶所在部位。患者局部肌肉痉挛，压痛明显，并可出现神经根受压症状。主要为脊神经根受到刺激或压迫时，为缓解疼痛，脊柱向一侧弯曲，呈保护性反应状。

四、脊柱骨样骨瘤辅助检查

（一）X线表现

X线摄片上因肿瘤体积较小，故常易漏诊。病变常局限于一个椎体，约一半以上患者病灶位于椎板或椎弓；1/5的病灶在关节突，另1/5发生在横突、棘突和椎体上；病变为一瘤巢，呈圆形或椭圆形，直径1cm~2cm，周围有大量硬化的反应骨，密度增高，瘤巢相对为一透亮区。当瘤巢较大，内有圆形钙化，周边有较宽透亮带时，颇似牛眼状，称为"牛眼征"。

（二）CT

优于 MR，典型的骨样骨瘤表现为椎板或横突局部膨大，呈骨样高密度信号，可突出于椎板外，呈类圆形肿块，高密度中心有个小圆形低密度区，低密度区中心有高密度的致密核（图6-1-3-1-1）。

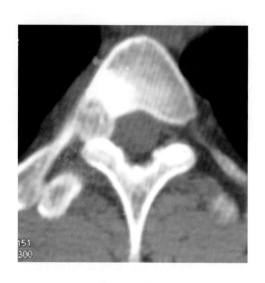

图 6-1-3-1-1　临床举例　男性，22 岁，T₄ 附件骨样骨瘤 CT 横断位所见

（三）骨扫描

可见异常性的放射性浓聚，对于行 X 线、CT 诊断仍不明的患者，可行此检查以进一步明确。

五、脊柱骨样骨瘤诊断

根据患者的发病年龄，反复发作的腰背部疼痛，伴或不伴有脊柱的侧凸畸形，结合 X 线及 CT 上的特征性表现，可基本明确诊断，进一步明确有赖于病理诊断。

六、脊柱骨样骨瘤治疗

Kneisl 等报道四肢的骨样骨瘤予非甾体类抗炎药治疗长程（两年以上），疗效显著。目前认为对于脊柱的骨样骨瘤，当骨骼发育成熟，无结构性侧凸危险时可先予非甾体类抗炎药治疗。侧凸主要是由于痛性痉挛引起。有研究认为对于骨样骨瘤及部分骨母细胞瘤可行刮除术。

对于症状明显的骨样骨瘤可行切除术，范围必须包括骨样骨瘤的巢穴及周围的反应性硬化骨，术后约 95% 的患者疼痛消失。如果手术中未能将骨样骨瘤切除干净，术后病理检查没有发现巢穴，在这种情况下临床症状也可以消失，但术后易复发。Ozaki 等报道九例胸椎骨样骨瘤病例其中两例因骨样骨瘤瘤核切除不彻底而复发。因此手术治疗仍应行肿瘤的广泛切除。术前可行放疗或栓塞治疗。

第二节　脊柱骨母细胞瘤

一、脊柱骨母细胞瘤概述

也曾称为成骨性纤维瘤及巨大骨样骨瘤，1956 年 Jaffe 正式命名为骨母细胞瘤。目前认为骨母细胞瘤是一种良性或局部侵袭性肿瘤。脊柱骨母细胞瘤一般均起源于后结构，仅累及椎体的极为少见。

在脊柱肿瘤中的发病率为 11%。33% 的骨母细胞瘤发生于脊柱，一般以腰椎、胸椎为多见。该瘤好发于 10~25 岁的青少年，男性与女性患者之比为 2：1。

二、脊柱骨母细胞瘤病理

直径多大于 1.5cm（2~12cm），不形成瘤核，缺乏明显反应骨形成区。肿瘤边界清楚，周围仅有一薄层硬化骨，无瘤核形成，内为暗红或棕红色、质脆易碎的沙砾状组织，较大病变者可发生囊性变。

组织形态可见骨母细胞增生常较显著，细胞密集，形态规则，无异型性。细胞间有丰富的血管及网状排列的骨样组织。骨母细胞增生活跃及出现异型的巨型上皮样骨母细胞可作为恶性骨母细胞瘤的组织学诊断依据。有时散在分布多核巨细胞。电镜下骨母细胞瘤和骨样骨瘤是关系非常密切的两种骨母细胞性肿瘤，相对而言前者电镜下幼稚阶段细胞较多，而后者粗面内质网极发达。

三、脊柱骨母细胞瘤临床表现

（一）疼痛

与骨样骨瘤相似多为局部腰背部疼痛。少数病例可出现神经根受压症状。

（二）侧凸畸形

正如骨样骨瘤，常可出现凹向病灶侧的侧凸畸形。

四、脊柱骨母细胞瘤辅助检查

（一）X线检查

为一囊性膨胀性改变，有反应骨形成及不同程度的钙化，周围大量的骨质硬化。10%的病例可见侵袭性特征，如月食状的特征和生长迅速。

（二）CT

能更清楚地显示病变破坏程度，有利于手术方案的制定。肿瘤区呈骨质溶解改变，边界清楚，周边硬化，向外突出的软组织肿块较大，常被钙化环包绕。肿瘤内可见钙化或新骨形成（图6-1-3-2-1）。

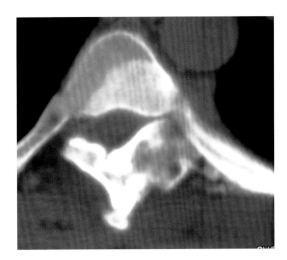

图 6-1-3-2-1 临床举例 男性，26 岁，T₇椎体附件骨母细胞瘤 CT 横断位所见

（三）MR

瘤体和周围软组织肿块在 T_1 加权像为低信号，在 T_2 加权像为高信号。钙化和硬化的边缘在 T_1 加权像和 T_2 加权像都为低信号。如有脊髓受压，MR 可显示脊髓受压的程度和范围。

五、脊柱骨母细胞瘤诊断

本病病程较长。好发于青少年，根据临床反复发作腰背部疼痛史，结合影像学上的表现，可做出诊断。但必须与骨样骨瘤、动脉瘤样骨囊肿及骨巨细胞瘤相鉴别。

六、脊柱骨母细胞瘤治疗

手术切除为主要的治疗方法，保守治疗一般无效。如肿瘤血供丰富可考虑行术前血管造影，栓塞大的营养血管。骨母细胞瘤的恶性潜能不易预测，但约15%的骨母细胞瘤手术后复发，尤其是刮除术。因此主张手术中应尽量行广泛切除术，避免病灶内切除。术后可行放射治疗，尤其是对于术中无法实行边缘切除的病例。但有少数报道放疗后骨母细胞瘤恶性转化为骨肉瘤。

第三节　脊柱骨软骨瘤

一、脊柱骨软骨瘤概述

骨软骨瘤又称外生骨疣，为最常见的良性骨肿瘤，为骨的错构瘤。多发生于靠近关节的长管状骨，可单发或多发。单独发生于脊柱者少见。骨软骨瘤好发于 10~20 岁年龄段，男性多于女性，男与女的比例为 1.5~2∶1。

二、脊柱骨软骨瘤病理

（一）大体病理

肿瘤形态多种多样，一般分为基底部与冠部两部分。冠部为软骨层，厚薄不一，多在 1~10mm 间，其厚度与病人年龄有关。在儿童和青少年，正处于骨生长活跃期，软骨厚度可达 3cm。

（二）镜下观

组织学可见肿瘤分三层：表层为纤维组织；基底部由海绵状松质骨构成；中间为软骨层，主要为透明软骨，这一层最重要。软骨细胞离包膜越近，则越幼稚；越靠近基底部的软骨细胞，分化越成熟，其结构与生长状态的骨骺软骨相似。在年轻病人肿瘤生长活跃，可见多数的双核软骨细胞。当肿瘤停止生长后，软骨细胞停止增殖，并出现退行性变。当软骨层偶因生长紊乱时，软骨中可有钙质碎屑沉积。当肿瘤发生恶性变而为软骨肉瘤时，亦有显著的钙化和骨化，且软骨细胞具有不典型的细胞核。骨软骨瘤为广基者则软骨层面积较大，而带蒂者只在顶端才有软骨覆盖，亦即"软骨帽"。

三、脊柱骨软骨瘤临床表现

发生于脊柱的骨软骨瘤，多见于颈椎和上胸椎，多发生在附件。瘤体小者可无任何症状，常于体检 X 片时发现；瘤体大者可压迫椎管内血管、神经根和脊髓，出现脊髓和神经根的压迫症状。部分患者可发生脊柱侧弯。大多数患者发现骨软骨瘤后 20 年可无痛，病变可向骨骺端扩大。大约 1% 的单发性骨软骨瘤和 5% ~25% 的多发性骨软骨瘤可恶变为软骨肉瘤，局部出现疼痛、肿胀、软组织包块等症状。

四、脊柱骨软骨瘤辅助检查

（一）X 线、CT 表现

X 线检查和 CT 检查均清楚显示病变的形态及局部骨质特征性的改变。肿瘤瘤体为起自椎弓皮质骨的骨性突起. 以广基底附着于母骨表面，瘤体内骨小梁与正常松质骨一样，肿瘤尖端可见与透亮软骨阴影相间的不规则钙化与骨化影。多发性脊柱骨软骨瘤特别好发于棘突和横突（图 6-1-3-3-1）。

（二）MR 表现

肿瘤瘤体部分在 T_1 加权像为高信号，在 T_2

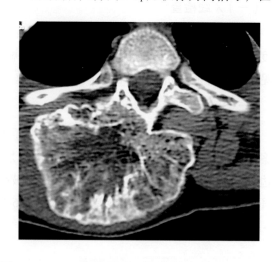

图 6-1-3-3-1　临床举例　男性，12 岁，T_1~T_6 附件巨大骨软骨瘤 CT 横断位所见

加权像为中等或高信号；软骨帽呈分叶状，T$_1$加权像为低信号，T$_2$加权像为高信号，软骨帽分叶之间存有低信号间隔。T$_2$加权像的高信号代表肿瘤处于骨生长期，或静止状态的软骨残存；软骨帽高信号消失，则代表肿瘤生长停止。肿瘤区Gd-DTPA增强扫描常无强化。

（三）骨软骨瘤恶变的表现

【加速生长】

肿瘤停止生长后又突然加快生长；30岁以上肿瘤体积突然增大，生长迅速；或生长缓慢的肿瘤近期增大迅速，并出现疼痛。

【软骨帽增厚】

软骨帽增厚：一般认为年龄越小软骨帽越厚，但如超过1cm，则应高度怀疑恶变的发生。

【软骨帽变淡】

软骨帽的钙化密度变淡，钙化环残缺不全，边缘模糊或骨端出现不规则的骨质破坏。

【其他】

1. 骨软骨瘤内出现透亮区。
2. 软组织肿块形成。
3. 肿瘤同周围软组织失去清晰界限。

（四）骨扫描检查

儿童活动性骨软骨瘤的骨扫描检查结果常呈阳性，而成人不活动性骨软骨瘤的骨扫描结果常为弱阳性或阴性。

五、脊柱骨软骨瘤治疗

如肿瘤静止无症状，不需手术治疗，但应密切观察。当邻近软组织受压引起疼痛，或肿瘤侵及神经或血管引起功能障碍时，则应手术切除。手术前行CT、MR检查重点评估骨软骨瘤软骨帽的异常增厚情况。为了避免遗留可能导致再生长的软骨帽碎片，对儿童，手术时应将肿瘤充分显露，将骨膜、软骨帽盖、骨皮质及基底周围正常骨质一并切除。对成年人，没有必要切除骨软骨瘤的干或基底，因为其骨质部分已经没有增殖能力，而且即使在囊内切除骨软骨瘤的顶部，一般也不会出现复发。脊柱骨软骨瘤多发生在附件，应施行包膜或广泛切除，其复发率较低。

怀疑肿瘤恶性变时，必须实施严格的囊外、边缘或广泛切除。在切除过程中避免脱落骨软骨瘤的软骨面和瘤囊，并注意防止损伤瘤体，以免病变组织碎屑遗留于体内，导致局部复发。

骨软骨瘤预后良好。发生恶变的软骨肉瘤，常分化较好，生长相对缓慢，恶性度低，转移较晚，早期彻底手术切除，仍可获满意效果。

第四节　软骨母细胞瘤

一、软骨母细胞瘤概述

软骨母细胞是一种少见的良性肿瘤，有时也称为Codman瘤。是一种由软骨母细胞样细胞、少量软骨样基质及散在多核巨细胞共同组成的良性肿瘤。好发于10~19岁青少年，以男性居多。有时可伴有继发性动脉瘤样骨囊肿。少数软骨母细胞瘤在临床上有侵袭性行为。

二、软骨母细胞瘤病理

（一）肉眼观

肿瘤致密而柔软，与周围骨的界限清楚，肿瘤体积小，呈灰红色，不规则碎片，钙化区似粗糙的湿木屑，可有出血和囊变。肿瘤组织以手触之可有结节感。

（二）镜下观

组织学可见肿瘤由密集，较不成熟圆形或多边形软骨母细胞样细胞组成，瘤细胞核大，可见分裂象，可含有多核巨细胞。细胞之间有网状支架，可有钙盐沉着。

三、软骨母细胞瘤临床表现

肿瘤多生长在骨骺内，症状有些类似于邻近节段的关节紊乱，表现为局部的胸背部疼痛，可有放射痛。

四、软骨母细胞瘤辅助检查

（一）X线平片

可见病损呈畸形或椭圆形，边缘清晰，并有成熟的反应缘，内有细的点状钙化。可以破坏关节软骨，进入关节间隙。

（二）断层摄片或CT

均有助于发现肿瘤内部的钙化。

（三）MR表现

椎体附件呈囊状膨胀性改变，软组织病灶在 T_1 加权上呈等、低信号；在 T_2 加权上呈高信号，其内可见点状 T_1WI、T_2WI 低信号钙化和骨化影。

（四）血管造影

可见肿瘤较富含血管。部分软骨母细胞瘤伴有动脉瘤样骨囊肿，可在血管造影中清晰显示。对于手术中预防出血具有指导意义。

五、软骨母细胞瘤治疗

（一）对症处理

口服水杨酸类制剂可明显缓解疼痛。

（二）手术治疗

单纯采用病灶内的搔刮术，手术简易，但术后的复发率较高。因此对于该型肿瘤目前主张以病灶外的广泛切除术为主；尤其是对部分侵袭性病灶而言。

（三）放射治疗

软骨母细胞瘤对放疗中度敏感，有一定的疗效，但多数患者仍处在生长期，接受照射的软骨母细胞瘤中有发生放射性肉瘤的可能。对一些无法手术的部位，可慎用放疗。

（四）化疗

一般无效。

（杨兴海　肖建如）

参 考 文 献

1. Alexander HS, Koleda C, Hunn MK. Peripheral Primitive Neuroectodermal Tumour (pPNET) in the cervical spine.J Clin Neurosci. 2010 Feb;17(2):259–61.

2. Arnold PM, Roh S, Ha TM, Anderson KK. Metastatic synovial sarcoma with cervical spinal cord compression treated with posterior ventral resection: case report.J Spinal Cord Med. 2010;33(1):80–4.

3. Bilsky MH, Boakye M, Collignon F, Kraus D, Boland P. Operative management of metastatic and malignant primary subaxial cervical tumors. J Neurosurg Spine. 2005 Mar;2(3):256–64.

4. Bilsky MH, Gerszten P, Laufer I, et al. Radiation for primary spine tumors. Neurosurg Clin N Am, 2008, 19(1):119–123.

5. Boriani S, Saravanja D, Yamada Y, Varga PP, Biagini R, Fisher CG. Challenges of local recurrence and cure in low grade malignant tumors of the spine. Spine (Phila Pa 1976). 2009 Oct 15;34(22 Suppl):S48–57.

6. Bostroem A, Hans FJ, Moeller–Hartmann W. Spontaneous vertebral arteriovenous fistula simulating a cervical spine tumour.Minim Invasive Neurosurg. 2008 Feb;51(1):54–6.

7. Cha JH, Kwon JW, Cho EY, Lee CS, Yoon YC, Choi SH. Ossifying fibromyxoid tumor invading the spine: a case report and review of the literature. Skeletal Radiol. 2008 Dec;37(12):1137–40.

8. Chang SI, Tsai MC, Tsai MD. An unusual primitive neuroectodermal tumor in the thoracic epidural space.J Clin Neurosci. 2010 Feb;17(2):261–3.

9. Cloyd JM, Chou D, Deviren V, Ames CP. En bloc resection of primary tumors of the cervical spine: report of two cases and systematic review of the literature. Spine J. 2009 Nov;9(11):928–35. Epub 2009 Aug 28.

10. DH, Heck DA, Holland EC, Jallo GI. Defining future directions in spinal cord tumor research: proceedings from the National Institutes of Health workshop.Claus EB, Abdel–Wahab M, Burger PC, Engelhard HH, Ellison DW, Gaiano N, Gutmann J Neurosurg Spine. 2010 Feb;12(2):117–21.

11. Donthineni R. Diagnosis and staging of spine tumors. Orthop Clin North Am, 2009, 40(1):1–7.

12. Eleraky M, Setzer M, Vrionis FD. Posterior transpedicular corpectomy for malignant cervical spine tumors. Eur Spine J. 2010 Feb;19(2):257–62. Epub 2009 Oct 13.

13. Erlemann R. Imaging and differential diagnosis of primary bone tumors and tumor–like lesions of the spine. Eur J Radiol. 2006 Apr;58(1):48–67.

14. Fehlings MG, Chua SY. Editorial: Spinal cord tumor research. J Neurosurg Spine. 2010 Feb;12(2):115–6; discussion 116.

15. Fridley JS, Chamoun RB, Whitehead WE, Curry DJ, Luerssen TG, Adesina A, et al. Malignant rhabdoid tumor of the spine in an infant: case report and review of the literature. Pediatr Neurosurg. 2009;45(3):237–43.

16. Garg S, Dormans JP. Tumors and tumor–like conditions of the spine in children. J Am Acad Orthop Surg. 2005 Oct;13(6):372–81.

17. Garvey PB, Rhines LD, Dong W, Chang DW. Immediate soft–tissue reconstruction for complex defects of the spine following surgery for spinal neoplasms.Plast Reconstr Surg. 2010 May;125(5):1460–6.

18. Guarnieri G, Ambrosanio G, Vassallo P. Vertebroplasty as treatment of aggressive and symptomatic vertebral hemangiomas: up to 4 years of follow–up.Neuroradiology. 2009 Jul;51(7):471–6.

19. Harms J, Melcher RP. Oncological surgery of the spine. Chirurg. 2008 Oct;79(10):927–8, 930–6.

20. Hashimoto K, Miyamoto K, Hosoe H, Kawai G, Kikuike K, Shimokawa K, et al. Solitary fibrous tumor in the cervical spine with destructive vertebral involvement: a case report and review of the literature. Arch Orthop Trauma Surg. 2008 Oct;128(10):1111–6.

21. Hrabalek L, Kalita O, Svebisova H, Ehrmann J, Jr., Hajduch M, Trojanec R, et al. Dumbbell–shaped peripheral primitive neuroectodermal tumor of the spine––case report and review of the literature. J Neurooncol. 2009 Apr;92(2):211–7.

22. Jankowski R, Nowak S, Zukiel R, et al. Application of internal stabilization in the surgical treatment of spinal metastases. Neurol Neurochir Pol, 2008, 42(4):323–331.

23. Jingyu C, Jinning S, Hui M, Hua F. Intraspinal primitive neuroectodermal tumors: Report of four cases and review of the literature.Neurol India. 2009 Sep–Oct;57(5):661–8.

24. Kiatsoontorn K, Takami T, Ichinose T. Primary epidural peripheral primitive neuroectodermal tumor of the thoracic spine.Neurol Med Chir (Tokyo). 2009 Nov;49(11):542–5.

25. Koehler SM, Beasley MB, Chin CS. Synovial sarcoma of the thoracic spine. Spine J. 2009 Dec;9(12):e1–6.

26. Mateo L, Massuet A, Sola M, Perez Andres R, Musulen E, Sanchez Torres MC. Brown tumor of the cervical spine: a case report and review of the literature. Clin Rheumatol. 2011 Mar;30(3):419–24.

27. Melcher RP, Harms J. Biomechanics and materials of reconstruction after tumor resection in the spinal column. Orthop Clin North Am, 2009, 40(1):65–74.

28. Meyer SA, Singh H, Jenkins AL. Surgical treatment of metastatic spinal tumors. Mt Sinai J Med. 2010 Jan;77(1):124–9.

29. Munshi A, Talapatra K, Ramadwar M, Jalali R. Spinal epidermoid cyst with sudden onset of paraplegia. J Cancer Res Ther. 2009 Oct–Dec;5(4):290–2.

30. Nakamura M, Ishii K, Watanabe K, Tsuji T, Takaishi H, Matsumoto M, Toyama Y, Chiba K. Surgical treatment of intramedullary spinal cord tumors: prognosis and complications. Spinal Cord. 2008 Apr;46(4):282–6. Epub 2007 Oct 2.

31. Prieto R, Pascual JM, Garcia–Cabezas MA, Lopez–Barea F, Barrios L, Gonzalez–Llanos F. Low–grade malignant triton tumor in the lumbar spine: a rare variant of malignant peripheral nerve sheath tumor with rhabdomyoblastic differentiation. Neuropathology. 2012 Apr;32(2):180–9.

32. Rodesch G, Gaillard S, Loiseau H, Brotchi J..Embolization of intradural vascular spinal cord tumors : report of five cases and review of the literature.Neuroradiology. 2008 Feb;50(2):145–51.

33. Sandalcioglu IE, Gasser T, Asgari S, Lazorisak A, Engelhorn T, Egelhof T, Stolke D, Wiedemayer H. Functional outcome after surgical treatment of intramedullary spinal cord tumors: experience with 78 patients. Spinal Cord. 2005 Jan;43(1):34–41.

34. Shamji MF, Vassilyadi M, Lam CH. Congenital tumors of the central nervous system: the MCH experience.Pediatr Neurosurg. 2009;45(5):368–74.

35. Swift PS. Radiation for spinal metastatic tumors. Orthop Clin North Am, 2009, 40(1):133–144.

36. Tokuhashi Y, Ajiro Y, Umezawa N. Outcome of treatment for spinal metastases using scoring system for preoperative evaluation of prognosis. Spine, 2009, 34(1):69–73.

37. Tseng YY, Lo YL, Chen LH, et al. Percutaneous polymethylmethacrylate vertebroplasty in the treatment of pain induced by metastatic spine tumor. Surg Neurol, 2008, 70(suppl 1): 78–93.

38. Vural M, Arslantas A, Ciftci E. Multiple intradural–extramedullary ependymomas: proven dissemination by genetic analysis.J Neurosurg Spine. 2010 May;12(5):467–73.

39. Wilkinson AN, Viola R, Brundage MD. Managing skeletal related events resulting from bone metastases. BMJ, 2008, 337: a2041.

40. Wilson PE, Oleszek JL, Clayton GH. Pediatric spinal cord tumors and masses. J Spinal Cord Med. 2007;30 Suppl 1:S15–20.

41. Wu FZ. Intramedullary spinal metastasis from breast cancer.Arch Neurol. 2010 Mar;67(3):360–1.

42. Yoon SH, Kim KJ, Chung SK, Kim HJ, Choe G, Chung SB, et al. Inflammatory myofibroblastic tumor in the intradural extramedullary space of the lumbar spine with spondylolisthesis: case report and review of the literature. Eur Spine J. 2010 Jul;19 Suppl 2:S153–7.

43. 陈德玉. 颈椎伤病诊治新技术, 北京：科学技术文献出版社，2003

44. 卢旭华 赵定麟 陈德玉 袁文 360° 环状减压、固定重建术治疗 T4 椎体血管瘤一例报告 中华骨科杂志 2007 年 27 卷 5 期

45. 孙洪瀑，许建波，杨祚璋. 经皮椎体成形术中取材活检在脊柱肿瘤诊疗中的应用. 中国微创外科杂志，2008, 8(9):815–818.

46. 韦峰，党耕町，刘忠军，等. 脊柱原发肿瘤切除术后复发原因的探讨. 中华外科杂志，2005, 43(4):221–224.

47. 肖建如 贾连顺 廖建春 倪斌 陈德玉 袁文 赵定麟 原发性寰椎肿瘤的临床特点与手术治疗 颈腰痛杂志 2002 年 23 卷 3 期

48. 肖建如 贾连顺 倪斌 陈德玉 袁文 包聚良 侯铁胜 赵定麟. 寰枢椎肿瘤的手术治疗（附 22 例报告）中国脊柱脊髓杂志 2001 年 11 卷 6 期

49. 肖建如 赵法章 王鑫 贾连顺 包聚良 侯铁胜 赵定麟 上颈椎管内肿瘤的诊断与外科治疗 第二军医大学学报 2000 年 21 卷 7 期

50. 肖建如. 脊柱肿瘤外科学. 上海：上海科学技术文献出版社，2004.

51. 于淳秀，刘晓平，周银. 脊柱肿瘤切除术后稳定性重建的临床探索. 中华肿瘤防治杂志，2006, 13(22): 1749–1751.

52. 赵定麟. 临床骨科学 --- 诊断分析与治疗要领, 北京：人民军医出版社出版. 2003 年

53. 赵定麟. 现代骨科学, 北京：科学出版社，2004

54. 赵定麟. 现代脊柱外科学, 上海：上海世界图书出版社公司，2006

第四章 脊柱瘤样病变

第一节 嗜酸性肉芽肿

一、嗜酸性肉芽肿概述

骨嗜酸性肉芽肿一般是指局限于骨的组织细胞增殖症，可为单发或多发。所谓组织细胞增殖症是指一组原因不明的、以组织细胞异常增殖为特征的疾病。本病多起自于儿童。本病在 1929 年由 Finzi 首次报道，后由 Jaffe 命名为嗜酸性肉芽肿。

本病可发生于任何年龄，以 30 岁以下男性多见，约 1/3 见于 4 岁以下的幼儿，3/4 见于 20 岁以下的青少年，平均年龄为 10 岁。在脊柱肿瘤中的发病率约为 4%，胸腰椎较常见。脊柱椎体是最常见的受累部位，后柱结构很少受累，仅在活跃期病损会累及椎体和脊椎后柱结构。

二、嗜酸性肉芽肿病理

病变往往包裹于厚的反应环内，切面呈灰色、灰红色或黄色，质软而脆，可有灶性出血，局限性骨质破坏的边缘有骨硬化。组织学观察主要以良性组织细胞为基底，内含数量不等的嗜酸性粒细胞。在组织细胞密集呈实质团块的分布区，嗜酸粒细胞较少，而在嗜酸粒细胞较多的分布区，除嗜酸粒细胞较多外，可见特殊的 Langerhans 细胞以及嗜酸细胞、淋巴细胞、浆细胞等，有时尚可见巨细胞散在于骨髓腔中。

三、嗜酸性肉芽肿临床表现

本病发病较慢，发病属隐匿性，症状前的潜伏期较长，有的仅轻度疼痛，患椎功能障碍。疼痛呈轻度到中度，卧床休息或非甾体类镇痛剂可以缓解。后期表现为疼痛、脊柱活动受限、畸形、局部炎性反应和发热，最常见的临床表现为局部疼痛和后凸畸形。亦可导致脊髓或马尾神经压迫并出现相应的症状。

四、嗜酸性肉芽肿辅助检查

（一）实验室检查

白细胞和嗜酸性细胞可有中度增多，血清钙、磷和碱性磷酸酶均在正常范围内。

（二）X 线表现

为孤立的、界限分明的溶骨性改变，椎体遭到破坏后可塌陷，使椎体上、下骺板合并在一起，椎间隙无异常，边界清楚，无死骨和钙化，椎旁无软组织肿块影；其典型的 X 线表现描述为"扁平椎"（图 6-1-4-1-1）。

（三）CT

显示溶骨性破坏的准确范围，破坏区内无脓肿、死骨和钙化等。

（四）MR

病变在 T_1 加权上表现为中—高信号，在 T_2 加权上表现为高信号。

五、嗜酸性肉芽肿诊断

该病起病年龄较小，潜伏期长，较少出现神经压迫症状，结合 X 线、CT 及 MR 的特征性表现可明确诊断。

六、嗜酸性肉芽肿治疗

（一）以非手术疗法为主

本病为自限性疾病，应首先考虑保守治疗。保守治疗主要包括卧床休息及支具治疗。

（二）其他疗法

有报道局部注射皮质激素有较好疗效。本病对放射治疗亦较敏感，一般给予 4~6Gy 放射治疗即可奏效，胸椎部不易刮除者术后加用放射治疗有较好的效果；多发病变以化疗为主；氮芥、甲氨碟呤、长春新碱或类固醇等药物联合应用有一定疗效。

（三）必要时可行手术疗法

对于有脊髓和（或）神经损伤的患者可以进行手术治疗；对单发性局限性病变，刮除后植骨

即可治愈，极少复发。椎体破坏严重者，可行肿瘤椎体切除前方减压植骨内固定术。

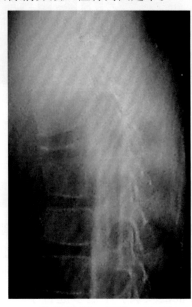

图 6-1-4-1-1　临床举例　男性，11 岁，T₃ 椎体嗜酸性肉芽肿 X 线断层扫描所见

第二节　动脉瘤样骨囊肿

一、动脉瘤样骨囊肿概述

动脉瘤样骨囊肿是一种可以独立发病，也可以在其他病变的基础上并发的瘤样病变。本病好发于四肢长骨，但在脊椎也时有遇到，肿瘤向骨外膨胀生长，有特殊的 X 线表现。其内容物为充满血液的囊腔血窦，以纤维组织为间隔，中有多核巨细胞聚积，并有骨化存在。

动脉瘤样骨囊肿约占脊椎原发性肿瘤的10%。本病好发于 10~20 岁，男女均等。发生于骶骨部位比腰椎更多见。有时在腰骶交界处很难断定属于哪一部位。约 2/3 病例同时累及椎体与椎弓，约 1/4 的病例仅累及椎弓。

Levy 等报道 57 例继发性动脉瘤样骨囊肿，伴随的病变为：孤立性骨囊肿 18 例；骨巨细胞瘤14 例；骨肉瘤 12 例和其他的一些肿瘤。目前已证实约 1/3 的动脉瘤样骨囊肿伴随着其他病变。

二、动脉瘤样骨囊肿病理

（一）概述

动脉瘤样骨囊肿病损区的骨壳外很少有骨膜反应，为膨胀型球形肿块，表面为薄层骨壳，切面见蜂窝状血腔。内可见多数充满似血液的大小不等的囊腔，呈暗红色或棕色，以纤维组织为间隔。

（二）分型

按囊壁特点可分以下两型。

【肉芽肿型】

囊壁厚薄不等，主要由丰富的多核巨细胞及间质细胞所构成。

【纤维型】

主要为成熟的纤维组织，亦可见不等量纤维性骨化；囊壁的血管改变为中小静脉明显扩张充血，

血管壁呈不同程度的增厚；肿块中有多数含血裂隙和窦状血管，其无内皮细胞被覆，直接由纤维结缔组织和多核巨细胞组成，窦状血管周围被以内皮细胞内含大量红细胞，在腔面深部常有反应性增生的骨样组织或骨小梁绕腔排列；需和血管扩张型骨肉瘤及巨细胞瘤鉴别。

三、动脉瘤样骨囊肿临床表现

主要临床表现为疼痛和/或局部肿胀、局部包块，症状常常持续六个月以上；疼痛主要表现为后背部局部疼痛或一侧肢体疼痛；10%以上的患者会出现脊椎侧弯和后凸畸形；压迫脊髓和神经根可导致神经损伤体征，主要为乏力、感觉过敏或感觉减退、轻瘫。病理性骨折较为少见。

四、动脉瘤样骨囊肿影像学检查

（一）X线表现

动脉瘤样骨囊肿有其特殊的X线表现，溶骨性、膨胀性、气球样改变。棘突、椎板及横突上的病变是偏心性向骨外膨出，囊肿表面为一薄层骨壳，病变呈局限性透亮区，境界清晰，边缘有狭窄的硬化带。但这些特殊的X线表现在棘突、椎板与横突上也不易清晰辨认出，以致诊断有困难。

（二）CT

椎体及附件密度增高、膨胀，呈泡沫状改变，椎管可变形、不对称。当动脉瘤样骨囊肿突破骨膜向骨周围软组织生长时，约80%的病例CT上

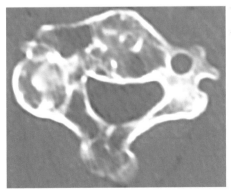

图6-1-4-2-1　临床举例　男性，17岁，C₄椎体及附件动脉瘤样骨囊肿CT横断位所见

可发现软组织肿块边缘的薄层骨壳。造影后增强扫描可有助于鉴别（图6-1-4-2-1）。

（三）MR

表现为类圆形、分叶状或多房状病损。在T_1加权上常表现为异质性，在T_2加权上常表现为同质性。在囊内，有时可见到液—液平面，囊腔内的信号取决于囊液的成分，陈旧性的血液由于细胞和血浆的分离，可见液-液平面改变，T_1加权上呈低信号，T_2加权上呈高信号；有时可见到低信号的囊肿分隔。

五、动脉瘤样骨囊肿诊断

本病多见于青少年的脊椎椎板，没有明显的症状。在X线表现为多囊性骨质破坏或呈远心性"气球样"膨出，结合CT、MR应考虑到本病的可能。本病主要与骨囊肿和骨巨细胞瘤相鉴别。必要时可行活检进一步明确诊断。

六、动脉瘤样骨囊肿治疗

（一）无明显压缩性骨折或神经症状者

考虑行保守治疗。Fidler等认为对于此类病人单纯行活检并予血管造影、栓塞治疗可导致病灶骨化，疗效满意。也可行局部放疗，剂量为20Gy，效果较好，但警惕有变成骨肉瘤的可能。

（二）有神经症状或畸形进行性加重者

可行手术治疗。术前均应尽可能行栓塞治疗，尽量减少术中出血。位于椎弓的病变，若范围局限或有神经压迫症状者，可行肿瘤切除术。位于椎体的病变，若范围局限可行刮除术并予以植骨，但易复发，仍以广泛切除术为宜。Hay等报道单纯行刮除术，术后复发率为25%。因此，可能时应行肿瘤切除术。病变范围大且有神经和脊髓压迫症状者，宜行肿瘤切除脊髓减压椎间植骨融合术。

（三）放疗

对大多数动脉瘤样骨囊肿无效，不建议单独使用。

第三节　孤立性骨囊肿

一、孤立性骨囊肿概述

孤立性骨囊肿亦称为单纯性骨囊肿，病因目前尚未明了。多发生于四肢长管骨，发生于脊柱较少。本病有自愈倾向，好发于 20 岁的青少年，男性多于女性，男女比率大于 2：1。孤立性骨囊肿可分为活跃期及迟发期。活跃期多发于 10 岁以前，有逐渐膨胀生长倾向，易发生病理性骨折。迟发期则多见于 12 岁以后，壁较厚，内缘可有骨化，囊肿无进一步增大趋势，近期不发生病理性骨折。

二、孤立性骨囊肿病理

大体观为一孤立性囊腔，充满透明或血性液体，整个囊壁内衬菲薄白色囊壁膜。组织学可见内有疏松血管性结缔组织及分散的破骨细胞性巨细胞，可有新近或陈旧出血、胆固醇裂隙区域。

三、孤立性骨囊肿临床表现

一般症状轻微，以局部不适及隐痛为多见。可出现脊髓或神经根的刺激症状。出现病理性骨折压迫脊髓后出现相应的症状。

四、孤立性骨囊肿影像学表现

X 线片上表现为边缘清晰的 X 线透亮缺损，囊壁光滑，边界清楚。出现病理性骨折后可出现相应改变。在诊断本病之前应与骨巨细胞瘤、纤维异常增殖症、嗜酸性肉芽肿及动脉瘤样骨囊肿相鉴别。

五、孤立性骨囊肿治疗

（一）手术治疗

囊肿位于椎弓附件可行切除术，对于位于椎体者，切除后应行椎体间植骨融合；对于囊肿处于活跃期者，单纯行病灶内刮除复发率可达30%~50%，应行广泛切除术。

（二）注入疗法

研究表明病灶内注入泼尼松龙的方法可使囊肿的活跃相转变为迟发相。

第四节　纤维结构不良

一、纤维结构不良概述

纤维结构不良（Fibrous dysplasia，亦称 Jaffe-Lichtenstein 病、纤维异样增殖症）属于良性骨肿瘤，约占全部骨肿瘤的 2.5% 和良性骨肿瘤的 7%，好发于 5~20 岁之间，没有明显的性别差异，其特点是增生的纤维结缔组织中含有编织骨性原始骨小梁结构。

二、纤维结构不良病理

大体观为增生的纤维结缔组织中有呈岛状分布的不成熟骨小梁，这些不成熟骨小梁是由矿物质类骨生长不良形成的圆形丰硕块，它较正常骨小梁厚，但没有黏合线，其内的骨细胞陷窝较正常为大，因此病变区骨类似胎儿骨表现。在偏光显微镜下，胶原纤维排列杂乱，类似编织骨。在病灶中有弥散的多核巨细胞，部分类似破骨细胞，异常增生的纤维组织部分表现为不成熟状态，细胞为梭形，有长的梭形突出，没有有丝分裂相，在不成熟纤维组织中有大量增殖但正常的毛细血管。

若发生恶变时均匀排列的纤维结构不良骨中出现破坏区，病损区呈现灰白色组织，类似纤维肉瘤表现。镜下表现类似恶性纤维组织细胞瘤核纤维肉瘤的改变。纤维结构不良的恶性变多发于多发性纤维结构不良。

三、纤维结构不良临床表现

纤维结构不良早期通常没有临床症状，随着病变的发展和扩大可以出现畸形、神经和脊髓压迫症状。多发性纤维结构不良患者85%会出现病理性骨折，其中0.4%~6.7%的病例会出现恶变（主要为骨肉瘤、纤维肉瘤、软骨肉瘤），此恶变主要发生在30~40岁的男性患者中，放疗会增加纤维结构不良的恶变概率。

脊柱单发性纤维结构不良，临床上可以长时间无症状，通常是在偶然体检中，或在其他外伤后检查时发现的。已发现的脊椎单发性纤维结构不良中有1/3是因损伤才发现的。临床症状因病变的部位不同而各异，主要表现为下腰痛、背痛、胸痛、颈痛、外周神经和脊髓压迫症状。

四、纤维结构不良辅助检查

血清学检查发现1/3纤维结构不良患者血钙和磷正常，而血清碱性磷酸酶、尿羟脯氨酸水平升高和尿中I类胶原蛋白C端片段分泌增多（尿中I类胶原蛋白C端片段多少反映了纤维结构不良疾病的活跃程度）。

X线平片多表现为溶骨性膨胀性椭圆形骨质缺损，皮质骨变薄，病变处呈现透明、半透明状或磨砂玻璃样改变。放射性核素骨扫描时病变区域通常表现为放射性核素浓聚。CT扫描显示病损灶为膨胀形、溶骨性、非匀质样病变，在病灶周边有高密度的硬化带，但病灶部侵犯皮质骨。CT检查临床上有助于判断是否有周边软组织的浸润和椎管的变化，判断脊髓、神经受压的可能性。MR检查时：在T_1加权相的表现不一，有18%表现为信号的减低，部分表现为中等程度的信号增高；在T_2加权相，60%病灶显示中等程度信号的增高，到病变的晚期随着病灶中血管成分的增多，T_2加权相上病灶显示为高信号。

五、纤维结构不良治疗

对于无症状、不发展、又不影响脊柱功能和没有神经、脊髓压迫症状的患者可以暂时观察，定期随访。有文献报道采用二磷酸盐治疗纤维结构不良，疗效明显，常用方法：在为期二年的过程中，每六个月连续静脉给药三天，成人为60mg/d；儿童为1mg/kg/d，在给药期间同时补充钙（1g/d）和维生素D（800IU/d）。临床结果表明18月后有50%的患者疼痛和影像学表现得到改善。

对于放疗，由于可以增加纤维结构不良的恶变概率，临床上不提倡使用。

对于有脊椎纤维结构不良病灶，尤其有神经、脊髓症状的患者，通常在病灶活检时采用病灶切除植骨和脊椎内固定。临床植骨通常采用自体骨移植，异体骨移植和人工骨。完全病灶切除的患者临床症状改善明显，没有复发的病例。如果不能完全切除病灶，则可能在病灶中有更多的纤维结构不良骨填充。

（李　博　肖建如）

参 考 文 献

1. Carangelo B, Peri G, Tacchini D, Mariottini A, Palma L. Operative case of Langerhans'cell histiocytosis of the skull with dural invasion. An immunohystochemical study of ki-67 expression of eosinophilic granuloma: case report and review of the literature. J Neurosurg Sci. 2012 ,56(1):67-72.

2. Cho HS, Seo SH, Park SH, Park JH, Shin DS, Park IH. Minimal invasive surgery for unicameral bone cyst using demineralized bone matrix: a case series. BMC Musculoskelet Disord. 2012;13:134.

3. Cottalorda J, Kohler R, Chotel F, de Gauzy JS, Lefort G, Louahem D, et al. Recurrence of aneurysmal bone cysts in young children: a multicentre study. J Pediatr Orthop B. 2005 ,14(3):212-8.

4. Denaro L, Longo UG, Papalia R. Eosinophilic granuloma of the pediatric cervical spine. Spine (Phila Pa 1976). 2008 Nov 15;33(24):E936-41.

5. Díaz-Martín AA, Guerrero-Moyano N, Guerado-Parra E. Spine cord descompresion and instrumentation in a case of solid aneurysmal bone cyst in the lumbar spine. Neurocirugia (Astur). 2010 Jun;21(3):240-4.

6. Endo T, Takahashi T, Jokura H. Surgical treatment of spinal intradural arachnoid cysts using endoscopy. J Neurosurg Spine. 2010 Jun;12(6):641-6.

7. Eyesan SU, Idowu OK, Obalum DC, Nnodu OE, Abdulkareem FB. Surgical consideration for benign bone tumors. Niger J Clin Pract. 2011 ,14(2):146-50.

8. Gogia N, Marwaha V, Atri S, Gulati M, Gupta R. Fibrous dysplasia localized to spine: a diagnostic dilemma. Skeletal Radiol. 2007 ,36 Suppl 1:S19-23.

9. Gurjar HK, Sarkari A, Chandra PS. Surgical management of giant multilevel aneurysmal bone cyst of cervical spine in a 10-year-old boy: case report with review of literature. Evid Based Spine Care J. 2012 Nov;3(4):55-9.

10. Huang W, Yang X, Cao D. Eosinophilic granuloma of spine in adults: a report of 30 cases and outcome. Acta Neurochir (Wien). 2010 Jul;152(7):1129-37.

11. Hung JK, Chang IL. Surgical treatment of symptomatic sacral cysts: report of 5 cases. Int Surg. 2010 Apr-Jun;95(2):130-4.

12. Karampalis C, Lenthall R, Boszczyk B. Solid variant of aneurysmal bone cyst on the cervical spine of a child: case report, differential diagnosis and treatment rationale. Eur Spine J. 2013 Mar;22(3):523-31.

13. Kukuk GM, Ringel F, Wilhelm K. Eosinophilic granuloma of the spine. Rofo. 2006 ,178(5):548-9.

14. Kulbacki E, Wang E. Pathological bone fractures in a 20-year old athletic male with multifocal solitary plasmacytoma of bone. Am J Hematol. 2012 Jun;87(6):626-7.

15. Lange T, Stehling C, Fröhlich B. Denosumab: a potential new and innovative treatment option for aneurysmal bone cysts. Eur Spine J. 2013 Jun;22(6):1417-22.

16. Lim JB, Sharma H, Reid R. Aneurysmal bone cysts of the vertebrae. J Orthop Surg (Hong Kong). 2012 Aug;20(2):201-4.

17. Manipadam MT, Abraham R, Kavunkal AM, Gibikote S, Cherian VK. Aneurysmal cyst of soft tissue of the diaphragm presenting as posterior mediastinal mass. Indian J Pathol Microbiol. 2011 Jul-Sep;54(3):616-7.

18. Mathur S, Aswani Y, Sankhe SS, Hira PR. Aneurysmal bone cyst of thoracic spine mimicking spinal tuberculosis. J Craniovertebr Junction Spine. 2011 Jul;2(2):99-101.

19. Mavrogenis AF, Abati CN, Bosco G, Ruggieri P. Intralesional methylprednisolone for painful solitary eosinophilic granuloma of the appendicular skeleton in children. J Pediatr Orthop. 2012 ,32(4):416-22.

20. Mavrogenis AF, Rimondi E, Ussia G. Successful treatment of a bifocal eosinophilic granuloma of the spine with CT-guided corticosteroid injection. Orthopedics. 2011 Mar 11;34(3):230.

21. Mesfin A, McCarthy EF, Kebaish KM. Surgical treatment of aneurysmal bone cysts of the spine. Iowa Orthop J. 2012;32:40-5.

22. Montalti M, Amendola L. Solitary eosinophilic granuloma of the adult lumbar spine. Eur Spine J. 2012 Jun;21 Suppl 4:S441-4.

23. Nathan DP, Woo EY, Fairman RM, Wang GJ, Pochettino A, Desai ND, et al. Stent grafting for aneurysmal degeneration of chronic descending thoracic aortic dissections. J Vasc Surg. 2012 Apr;55(4):963-7.

24. Naughton PA, Park MS, Kheirelseid EA, O'Neill SM, Rodriguez HE, Morasch MD, et al. A comparative study of the bell-bottom technique vs hypogastric exclusion for the treatment of aneurysmal extension to the iliac bifurcation. J Vasc Surg. 2012 Apr;55(4):956-62.

25. Naval NS, Chang T, Caserta F, Kowalski RG, Carhuapoma JR, Tamargo RJ. Impact of pattern of admission on outcomes after aneurysmal subarachnoid hemorrhage. J Crit Care. 2012 Oct;27(5):532 e1-7.

26. Papadaki ME, Troulis MJ, Kaban LB. Advances in diagnosis and management of fibro-osseous lesions. Oral Maxillofac Surg Clin North Am. 2005 ,17(4):415-34.

27. Plotkin H, Rauch F, Zeitlin L, Munns C, Travers R, Glorieux FH. Effect of pamidronate treatment in children with polyostotic fibrous dysplasia of bone. J Clin Endocrinol Metab. 2003,88(10):4569-75.

28. Rastogi S, Varshney MK, Trikha V, Khan SA, Choudhury B, Safaya R. Treatment of aneurysmal bone cysts with percutaneous sclerotherapy using polidocanol. A review of 72 cases with long-term follow-up. J Bone Joint Surg Br. 2006,88(9):1212-6.

29. Rimondi E, Mavrogenis AF, Rossi G. CT-guided corticosteroid injection for solitary eosinophilic granuloma of the spine. Skeletal Radiol. 2011 Jun;40(6):757-64.

30. Salunke P, Futane S, Jain V. Aneurysmal bone cyst of cervical spine: true 360° resection with emphasis on lateral masses. Neurol India. 2012 Jan-Feb;60(1):113-5.

31. Sheth MB, Sujan SG, Poonacha KS. Maxillary aneurysmal bone cyst: report of a rare case. J Indian Soc Pedod Prev Dent. 2010 Oct-Dec;28(4):307-10.

32. Suzuki S, Ito O, Sayama T, Goto K. Intra-arterial colforsin daropate for the treatment of cerebral vasospasm after aneurysmal subarachnoid hemorrhage. Neuroradiology. 2010 Sep;52(9):837-45.

33. Thakur NA, Daniels AH, Schiller J. Benign tumors of the spine. J Am Acad Orthop Surg. 2012 Nov;20(11):715-24.

34. Wu Z, Yang X, Xiao J. Aneurysmal bone cyst secondary to giant cell tumor of the mobile spine: a report of 11 cases. Spine (Phila Pa 1976). 2011 Oct 1;36(21):E1385-90.

35. Yalcinkaya E, Yildirim E, Yuksel UC, Celik T, Bozlar U. Left common pulmonary venous ostium mimicking aneurysmal left atrial appendage on transthoracic echocardiography. Eur Heart J Cardiovasc Imaging. 2013

Mar 1.

36. Yameogo NV, Ndiaye MB, Diao M, Cabral–Ciss EC, Sarr M, Ba SA. [Aneurysmal dilatation of pulmonary artery and its branches on mitral stenosis: a case report]. Ann Cardiol Angeiol (Paris). 2013 Feb;62(1):60–3.

37. Yang TC, Chang CH, Liu YT, Chen YL, Tu PH, Chen HC. Predictors of Shunt–Dependent Chronic Hydrocephalus after Aneurysmal Subarachnoid Haemorrhage. Eur Neurol. 2013 Feb 26;69(5):296–303.

38. Zileli M, Isik HS, Ogut FE. Aneurysmal bone cysts of the spine. Eur Spine J. 2013 Mar;22(3):593–601.

39. 肖建如 . 脊柱肿瘤外科学 . 上海科学技术文献出版社 ,2004

第五章 脊柱血管瘤

第一节 脊柱血管瘤的概述与检查

一、脊柱血管瘤概述

脊柱血管瘤是较为常见的骨附属组织良性肿瘤，其发病率约为 10%~12%。女性的发病率略高于男性。其发病率有随年龄增加而增高的趋势。在脊柱中其发生率依次为胸椎、腰椎、颈椎和骶椎。在大宗尸检报告中，约 12% 脊柱标本发现血管瘤，而大多数病变无临床症状。80% ~90% 的脊柱血管瘤是单发病变。但是病变可能是多发的，邻近的脊椎会被累及。这在 X 线平片上可能与动脉瘤样骨囊肿相混淆。有症状的脊柱血管瘤常发生于 30~40 岁，病变常位于椎体前部，但是 40% 以上病变有椎体后部受累，尤以胸椎易于发病。妇女发病率略高，有报道证实，怀孕期间脊柱血管瘤症状可能增加，在首次怀孕的 6~9 月期间，肿瘤常会出现症状。以往曾列举几种诱因，但尚未发现确切的发病机制。

发病年龄更倾向于中年以后。但在有症状病人组中，中青年占大多数。在一组 409 例的患者中，发生在单一椎体的为 66.5%，两个椎体为 32.8%，五个椎体以上的为 0.7%。很少有骨血管瘤的发生在头面骨或脊柱外。

二、脊柱血管瘤发病率及发病部位

脊椎血管瘤在临床上和尸检中所见差异很大。Topter 在 2154 个尸体解剖中发现有 11.93%

的脊椎一个或几个椎体上有血管瘤。在临床上有症状的血管瘤并不常见。在收集到的 262 例骨血管瘤中，发生于脊椎者 35 例（占 13.4%）。

发病部位：脊椎血管瘤以胸椎段多见。尤以 T_2~T_7 最多见。腰椎次之，颈椎及骶椎最少。Schmorl 报道 579 例脊椎血管瘤病例中，颈椎 32 例，胸椎 350 例，腰椎 170 例，骶椎 27 例。

三、脊柱血管瘤病理

（一）肉眼外观

大体观肿瘤为骨皮质所包裹，骨表面可有较粗的骨嵴，骨皮质变薄而软，色紫红，肿瘤本身无包膜。切面可见海绵状小窦，其中充满血液和血栓，血栓可机化，有时可形成所谓静脉石。

（二）镜下观

组织学可见肿瘤组织主要为增生的毛细血管或扩张的血窦所构成。若以毛细血管增生为主，称为毛细血管瘤。两者可混合存在。有些血管瘤尚有大量淋巴管参与组成，形成所谓血管淋巴管瘤病。

四、脊柱血管瘤临床表现

由于骨血管瘤生长缓慢，可在生长过程中静止或退化，故可长期不出现症状。Huvos 统计在活检穿刺中的发病率为 11%，Daphlin 报告 47

例有症状的病人（共在 3981 例血管瘤中）发病率为 1.2%，Jacobson 的统计结果是 0.9% 的病人有症状。脊柱血管瘤主要症状有局部疼痛和局限性肿胀，患椎棘突压痛，叩击痛或有脊柱侧凸，后凸畸形，有时产生神经受压症状。严重者可合并病理性骨折或脊髓、神经压迫症状，表现为放射痛、下肢麻木、无力，甚至截瘫。血管瘤表现疼痛进而发展成为神经损害并不常见。表现为神经损害的肿瘤更多见于胸椎。据统计近 10% 有症状的血管瘤会发生病理性骨折，60% 仅表现为局部疼痛，近 30% 有神经压迫或刺激症状。

五、脊柱血管瘤辅助检查

（一）X 线表现

【椎体呈栅栏状及网格状改变】

这是由于大部分骨小梁被吸收，而小部分骨小梁则增粗，在 X 线片上呈现垂直性条纹密影，俗称栅栏样改变。破坏主要限于椎体或后部结构，皮质骨和椎间盘是完整的，椎间隙正常（图 6-1-5-1-1）。

【椎体蜂窝状改变】

在肿瘤破坏的囊状透亮区内，出现自中央向四周放射的骨间条纹阴影。

【单纯附件内栅栏状改变】

肿瘤主要位于后侧附件上。

（二）CT

椎体呈点状密度增高表现。可以较明确性显示病变的范围和软组织的浸润程度。增强扫描可进一步显示病变（图 6-1-5-1-2）。

（三）MR

【典型表现】

主要表现为境界清楚的类圆形病损，横断面 T_1 加权显示累及椎体一侧或整个椎体的不均匀占位，椎体外形正常或轻度膨胀。病灶呈低信号，其内可见多个更低点状，代表增粗的骨小梁。椎体附件也常有信号异常（图 6-1-5-1-3）。

【非典型表现】

肿瘤几乎占据整个椎体，受累椎体压缩变扁，不见典型的栅栏状征象，仅见信号相对均匀的占位，肿瘤边缘模糊不清，可突入椎管而压迫脊髓或马尾。

（四）血管造影

可以明确诊断。通常血管瘤的供应血管是肋间动脉，造影可显现扩张的血管丛。

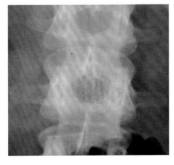 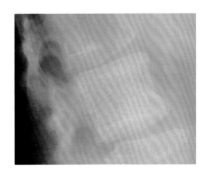

A　　　　　　B

图 6-1-5-1-1　临床举例　椎体血管瘤 X 线所见（A、B）
A、B. 正侧位片显示典型栅栏状改变（自徐华梓）

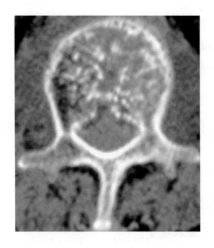

图 6-1-5-1-2　临床举例　女性，36 岁，
L₁ 椎体血管瘤 CT 横断位所见

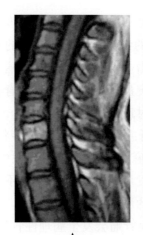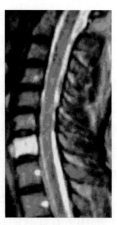

A　　　　　　　　　B

图 6-1-5-1-3　临床举例　椎体血管瘤 MR 所见（A、B）
A.C₇ 椎体血管瘤示 T₁ 加权像呈高信号；
B.T₂ 加权像呈高信号（自徐华梓）

第二节　脊椎血管瘤的诊断与治疗

一、脊椎血管瘤诊断与鉴别诊断

本病进展缓慢，脊柱血管瘤在中青年为多。如有上述典型表现，并结合 X 线片、CT 及 MR 表现诊断不难。脊柱血管瘤应与骨巨细胞瘤、转移性肿瘤及结核做鉴别。如果怀疑血管瘤，尽量不做活组织检查，因为容易出血，有时因出血，反而误认为恶性肿瘤。

二、脊椎血管瘤治疗

（一）自愈疗法

血管瘤无症状者可随诊观察其变化，一般无需治疗，血管组织可由纤维组织代替，血管瘤自行愈合。

（二）放射治疗

血管瘤对放疗敏感，对有症状的血管瘤可首先考虑放疗，放疗剂量在 3000~4000cGy。

【⁶⁰Co 治疗】

单野垂直照射病变椎体，每次 1.5cGy，每周六次，中位剂量 3cGy/3 周。

【深部 X 线照射】

电压 180~220kV，DT20~30Gy/2~3 周。放射治疗的机理是血管瘤组织受到照射后充血、水肿、血栓形成，然后瘤体萎缩，椎骨在应力作用下重新改建、钙化。X 线片所表现的栅栏状改变消失或变得不明显。放射治疗腰椎血管瘤剂量多小于脊髓耐受量 4Gy/4 周，极少造成放射性脊髓炎。在放射治疗中应以神经营养药物辅助治疗，以利于脊髓功能恢复。

【减压性椎板切除 + 放疗联合应用】

这种治疗是为了减轻疼痛，有报告 77% 的患者获得 6~44 个月的显著缓解期，Glanzman 及同事在 62 例患者中共获得 36 年的疼痛缓解，由于过去血管瘤的死亡率不能接受，减压术仅仅用于那些有脊髓压迫症状的患者。通过针吸穿刺可以明确诊断而没有出血的危险，如果术前不进行活检，可进行血管内栓塞和椎体切除术。

（三）介入治疗

通过血管内介入技术和放射治疗血管瘤在过去十五年已在世界各地进行。Hskster 等通过经皮血管栓塞滋养血管来解决，Benati 联合应用栓塞和椎板切除减压来治疗椎体血管瘤，在减压后进行放疗。

（四）手术治疗

如有神经症状或有瘫痪出现的应行手术治疗。手术能迅速解除脊髓压迫，有利于脊髓功能早期完全恢复。术前应行血管造影，如可能应尽量行术前栓塞治疗。手术应尽量行肿瘤总体切除而非单纯的行病灶内肿瘤切除，并行植骨以提供长期的稳定性重建。可行内固定以提供暂时的支持。若肿瘤切除困难也可考虑行椎板切除减压加放射治疗。截瘫程度越重、进展快者宜早期手术。

（五）椎体成形术

对于仅有疼痛，椎体后缘骨结构完整，无明显神经压迫的胸、腰椎椎体血管瘤患者，可选用椎体成形术，使用骨水泥（聚甲基丙烯酸甲酯）缓解疼痛、增加椎体强度，避免椎体塌陷（图6-1-5-2-1）。

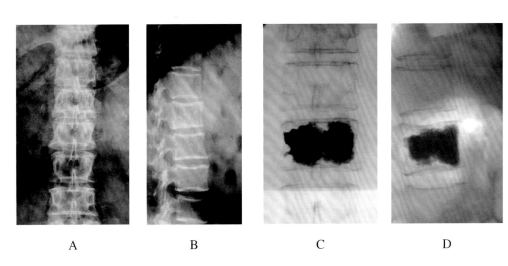

A　　　　　B　　　　　C　　　　　D

图 6-1-5-2-1　临床举例　脊柱血管瘤骨水泥注入疗法（A~D）
A、B. 腰椎 X 线正侧位片，见 L_1 椎体呈栅栏状改变；
C、D. 术中 C– 臂透视影像，正侧位观见血管瘤已完全为骨水泥所填充（自徐华梓）

（尹华斌　肖建如）

参 考 文 献

1. Agarwal V, Sreedher G, Weiss KR. Sacroplasty for symptomatic sacral hemangioma: a novel treatment approach. A case report. Interv Neuroradiol. 2013 Jun 25;19(2):245–9.

2. Aich RK, Deb AR, Banerjee A. Symptomatic vertebral hemangioma: treatment with radiotherapy. J Cancer Res Ther. 2010 Apr–Jun;6(2):199–203.

3. Akhaddar A, Oukabli M, En–Nouali H, Boucetta M. Acute postpartum paraplegia caused by spinal extradural capillary hemangioma. Int J Gynaecol Obstet. 2010 Jan;108(1):75–6.

4. Aksu G, Fayda M, Saynak M, Karadeniz A. Spinal cord compression due to vertebral hemangioma. Orthopedics. 2008 Feb;31(2):169.

5. Alexander J, Meir A, Vrodos N. Vertebral hemangioma: an important differential in the evaluation of locally aggressive spinal lesions. Spine (Phila Pa 1976). 2010 Aug 15;35(18):E917–20.

6. Al–Khuwaitir TS, Mohammed HB, Al–Ghamdi AG, Rzayev RA. Spinal intramedullary cavernous hemangioma. Neurosciences (Riyadh). 2007 Oct;12(4):330–2.

7. Antunes A, Beck MF, Strapasson AC. Extradural cavernous hemangioma of thoracic spine. Arq Neuropsiquiatr. 2011 Aug;69(4):720–1.

8. Blecher R, Smorgick Y, Mirovsky Y. Symptomatic spinal hemangioma in pregnancy. Isr Med Assoc J. 2010 May;12(5):311–3.

9. Boschi V, Pogorelić Z, Gulan G. Management of cement vertebroplasty in the treatment of vertebral hemangioma. Scand J Surg. 2011;100(2):120–4.

10. Cetinkal A, Colak A, Topuz K. Capillary hemangioma of the cervical intervertebral disc. Eur Spine J. 2011 Jul;20 Suppl 2:S157–60.

11. Cheung NK, Doorenbosch X, Christie JG. Rapid onset aggressive vertebral haemangioma. Childs Nerv Syst. 2011 Mar;27(3):469–72.

12. Chung SK, Nam TK, Park SW, Hwang SN. Capillary hemangioma of the thoracic spinal cord. J Korean Neurosurg Soc. 2010 Sep;48(3):272–5.

13. Dang L, Liu C, Yang SM. Aggressive vertebral hemangioma of the thoracic spine without typical radiological appearance. Eur Spine J. 2012 Oct;21(10):1994–9.

14. Demir MK, Ozdemir H, Unlu E, Temizoz O, Genchellac H. Differential diagnosis of spinal epidural meningioma and hemangioma at MR imaging. Radiology. 2007 Sep;244(3):933; author reply –4.

15. Ergun T, Lakadamyali H, Mukaddem A. Acute spinal cord compression from an extraosseous vertebral hemangioma with hemorrhagic components: a case report. J Manipulative Physiol Ther. 2007 Oct;30(8):602–6.

16. Fernandez–Torron R, Palma JA, Riverol M. Brown–sequard syndrome after endovascular embolization of vertebral hemangioma. Spinal Cord. 2012 Aug;50(8):636–7.

17. Haque MU, Wilson AN, Blecher HD. Lumbar hemangioma masking a plasma cell tumor–case report and review of the literature. Spine J. 2013 Apr 2.

18. Hasan A, Guiot MC, Torres C, Marcoux J. A case of a spinal epidural capillary hemangioma: case report. Neurosurgery. 2011 Mar;68(3):E850–3.

19. Hrab á lek L, Starý M, Ros í k S. Surgery for symptomatic vertebral hemangiomas. Rozhl Chir. 2011 May;90(5):264–9.

20. Hu MH, Wu CT, Lin KL, Wong AM, Jung SM, Hsia SH. Intramedullary

21. Jankowski R, Nowak S, Zukiel R. Surgical treatment of symptomatic vertebral haemangiomas. Neurol Neurochir Pol. 2011 Nov–Dec;45(6):577–82.

22. Jull P, Walmsley GL, Benigni L, Wenzlow N, Rayner EL, Summers BA, et al. Imaging diagnosis––spinal cord hemangioma in two dogs. Vet Radiol Ultrasound. 2011 Nov–Dec;52(6):653–7.

23. Kaneko Y, Yamabe K, Abe M. Rapid regrowth of a capillary hemangioma of the thoracic spinal cord. Neurol Med Chir (Tokyo). 2012;52(9):665–9.

24. Kim KH, Song SW, Lee SE, Lee SH. Spinal epidural arteriovenous hemangioma mimicking lumbar disc herniation. J Korean Neurosurg Soc. 2012 Oct;52(4):407–9.

25. Kim KJ, Lee JY, Lee SH. Spinal intradural capillary hemangioma. Surg Neurol. 2006 Aug;66(2):212–4.

26. Kirkbride M, Heitman K, Szallasi A. Spinal solitary fibrous tumor mimicking hemangioma. Clin Neuropathol. 2011 May–Jun;30(3):149–51.

27. Kiroglu Y, Benek B, Yagci B, Cirak B, Tahta K. Spinal cord compression caused by vertebral hemangioma being symptomatic during pregnancy. Surg Neurol. 2009 Apr;71(4):487–92; discussion 92.

28. Kondziella D, Brodersen P, Laursen H, Hansen K. Cavernous hemangioma of the spinal cord – conservative or operative management? Acta Neurol Scand. 2006 Oct;114(4):287–90.

29. Kulcsar Z, Veres R, Hanzely Z, Berentei Z, Marosfoi M, Nyary I, et al. Rare angioproliferative tumors mimicking aggressive spinal hemangioma with epidural expansion. Ideggyogy Sz. 2012 Jan 30;65(1–2):42–7.

30. Lopez–Gutierrez JC, Perez–Grueso FJ. Re: Giant multilevel thoracic hemangioma with spinal cord compression in a patient with Klippel–Weber–Trenaunay syndrome: case report. Spine (Phila Pa 1976). 2009 Dec 1;34(25):2834.

31. Melcher C, Wegener B, Niederhagen M. An intramedullary capillary hemangioma of the spine with an underlying plasmocytoma. Spine J. 2013 Mar 13.

32. Mozhdehipanah H, Samiei F, Sayadnasiri M. Masson's hemangioma: A very rare cause of spinal cord compression. Neurol India. 2013 Jan–Feb;61(1):89–90.

33. Nakayama M, Okizaki A, Ishitoya S. "Hot" vertebra on (18)F–FDG PET scan: a case of vertebral hemangioma. Clin Nucl Med. 2012 Dec;37(12):1190–3.

34. Schumacher WE, Drolet BA, Maheshwari M, Horii KA, Nopper AJ, Newell BD, et al. Spinal dysraphism associated with the cutaneous lumbosacral infantile hemangioma: a neuroradiological review. Pediatr Radiol. 2012 Mar;42(3):315–20.

35. Shilton H, Goldschlager T, Kelman A. Delayed post–traumatic capillary haemangioma of the spine. J Clin Neurosci. 2011 Nov;18(11):1546–7.

36. Sonawane DV, Jagtap SA, Mathesul AA. Intradural extramedullary capillary hemangioma of lower thoracic spinal cord. Indian J Orthop. 2012 Jul;46(4):475–8.

37. Vinay S, Khan SK, Braybrooke JR. Lumbar vertebral haemangioma causing

pathological fracture, epidural haemorrhage, and cord compression: a case report and review of literature. J Spinal Cord Med. 2011;34(3):335-9.

38. Zhong W, Huang S, Chen H, Sun H, Cai B, Liu Y, et al. Pure spinal epidural cavernous hemangioma. Acta Neurochir (Wien). 2012 Apr;154(4):739-45.

39. Zhong W, You C. Spinal cavernous hemangioma: a controversial terminology. Acta Neurochir (Wien). 2012 Jul;154(7):1251-2.

40. 肖建如. 脊柱肿瘤外科学. 上海科学技术文献出版社,2004

第六章 脊柱骨巨细胞瘤

第一节 脊柱骨巨细胞瘤概述与检查

一、脊柱骨巨细胞瘤概述

骨巨细胞瘤是一种以多核巨细胞散在分布于圆形或纺锤形单核基质细胞中为特征的原发性骨肿瘤。发病年龄多见于11~50岁，70%~80%的病例发生于20~40岁，尤其好发于20~30岁的女性。骨巨细胞瘤在原发性脊柱肿瘤中较为常见，约占脊柱原发性肿瘤的15%。颈、胸、腰、骶椎均可受累，但以胸椎和骶椎发生率较高。多见于椎体，随着肿瘤的发展，可侵犯椎弓根、椎板、关节突和棘突。可突破皮质，侵犯椎间孔，或包围硬膜，或侵犯邻近肌肉。

骨巨细胞瘤来源尚不清楚，一般认为起源于骨髓内间叶组织。以大量破骨细胞型巨细胞均匀分布在卵圆形或短梭形单核的间质细胞中为特征，又称为破骨细胞瘤。1940年Jaffe对骨巨细胞瘤做了详细的描述，提出骨巨细胞瘤是与其他骨肿瘤完全不同的独立病变。20世纪60年代以来骨巨细胞瘤开始被公认为低度恶性或潜在恶性的肿瘤。

二、脊柱骨巨细胞瘤病理

（一）肉眼观

肿瘤大体观多为灰褐色破碎软组织，其中有黄褐色坏死及出血灶。若为截除的大标本则可见骺端偏心性膨胀，骨皮质变薄。体积较大者可伴病理性骨折，切面为实性，可见灶性囊变区，在实体肿瘤中有纤维性或骨性分隔。

（二）镜下观

组织学示骨巨细胞瘤由单核基质细胞及多核巨细胞组成，多核巨细胞大多由单核基质细胞融合而成。基质细胞中常见核分裂，且体外繁殖传代接种可以致瘤，而多核巨细胞则不能，故一般认为基质细胞是主要的肿瘤成分。

巨细胞瘤中的成骨现象，过去常强调巨细胞瘤中无成骨现象，但实际并非如此绝对，近年来，已有巨细胞瘤中出现骨和骨样组织沉积的报道。

（三）分级

过去将巨细胞瘤分为三级，经长期临床观察认为原分级标准与肿瘤生物学行为不平行。近年来通过DNA研究也发现骨巨细胞瘤的二倍体偏离指数分布广泛，呈明显异质性，其两端分别与良性和恶性肿瘤交壤，此结果支持骨巨细胞瘤属低恶度肿瘤的观点。故现认为除组织学已够肉瘤标准的划入恶性巨细胞瘤外，I、II级区分已无意义，它们分别属于潜在恶性和低度恶性，其复发率为30%~50%，转移率5%~10%，转移几乎都发生在做过手术之后。巨细胞瘤中血管浸润与预后无平行关系，与一般病理概念不同，其预后与手术时肿瘤所处阶段及手术方法有关，初治行刮除手术复发率为 34%，行局部切除术复发率为 7%，若手术时已有骨皮质破坏，软组织已被浸润，手术切除不易干净，预后欠佳。此外预后与组织学上基质细胞密集程度和基质细胞异型性有关。

三、脊柱骨巨细胞瘤临床表现与检查

疼痛是常见的主诉。早期为患椎棘突周围广泛性疼痛，呈间歇性，一般不影响睡眠，肿瘤内部可出血坏死，呈囊性变。最常见的临床表现是椎旁肌痉挛。后期呈持续性并逐渐加剧。出现病理性骨折常有神经、脊髓或邻近器官受压的症状和体征。如果肿瘤位置比较表浅，可出现局部皮温升高，静脉怒张。当骨皮质破坏，形成软组织内肿块时，皮温增高明显。

四、脊柱骨巨细胞瘤辅助检查

（一）X 线检查

骨巨细胞瘤呈膨胀性偏心性生长及多房状，其重要特征是单纯溶骨性破坏，既没有周围反应性硬化也没有基质钙化。无死骨、无椎旁脓肿，无椎间隙变窄等可与结核鉴别，以无钙化块影或碎骨片影像可与脊索瘤鉴别。后期可显示溶骨性破坏，骨质缺损，皮质膨胀变薄，椎体、椎弓均可累及，边缘清楚，中间常有囊状分隔，无新生骨与骨膜反应。

（二）CT 扫描

CT 扫描能清晰显示 X 线片不能显示的或显示不清楚的微小骨破坏病灶，对椎弓根、椎板等附件病灶，显示优于 X 线片；更能清晰显示肿瘤侵犯椎管内外组织情况。CT 能显示骨巨细胞瘤的溶骨性、膨胀性、偏心性及多房性特点。但脊柱骨巨细胞瘤很少出现像四肢骨巨细胞瘤那样的典型"肥皂泡"样外观（图 6-1-6-1-1A）。

（三）MR 检查

骨巨细胞瘤在 MR 上境界一般很清楚，椎体形态消失，肿瘤在 T_1 加权呈现低信号强度，在 T_2 加权表现为高强度信号。肿瘤皮层的骨质在肿瘤 T_2 高信号的衬托下，呈明显的低信号，边界清晰。肿瘤的皮质骨受到侵害时，周围的低信号环表现为不完整。肿瘤内常可见到囊变区，表现为明显的 T_2WI 高信号。肿瘤内出血时，在 T_1WI 和 T_2WI 均可出现高信号（亚急性期）。在评价肿瘤软组织肿块的大小和范围以及对脊髓和神经根的压迫程度方面，MR 明显优于 CT。MR 及 CT 能早期发现骨巨细胞瘤的复发（图 6-1-6-1-1 B）。

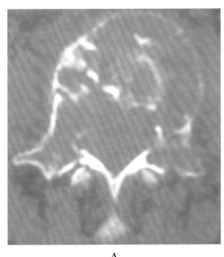
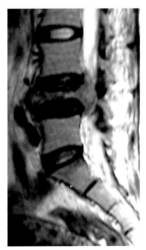

A   B

图 6-1-6-1-1　临床举例　女性，33 岁，L_4 椎体及附件骨巨细胞瘤（A、B）
A. CT 横断位所见；B. MR T_2 加权矢状位观

第二节　脊柱骨巨细胞瘤诊断、鉴别诊断与治疗

一、脊柱骨巨细胞瘤诊断

脊柱骨巨细胞瘤的初步诊断主要依靠病史、体征和影像学表现，最终确诊需要依靠病理检查结果。

二、脊柱骨巨细胞瘤鉴别诊断

本病主要与以下疾患鉴别。

（一）动脉瘤样骨囊肿

动脉瘤样骨囊肿常破坏脊椎后部结构，多在 20 岁以前发病，囊状膨胀改变明显，周围有蛋壳样骨壳包绕，囊内可有细小分割。有时两者鉴别困难，少数骨巨细胞瘤可合并继发性动脉瘤样骨囊肿，只能依靠病理鉴别。

（二）脊索瘤

亦以骶骨最为多见，但往往位于骶骨中央，影像学上病灶内常有钙化块影或碎骨片，便于同骨巨细胞瘤鉴别。

（三）骨母细胞瘤

大多侵犯椎弓，尤好发于棘突和横突、椎板及椎弓根。X 线表现为边界清楚的孤立性溶骨性破坏区，可有骨膨胀改变。周围有较薄的、轻度不规则的钙化边界。

三、脊柱骨巨细胞瘤治疗

（一）手术治疗

骨巨细胞瘤是一种有潜在恶性的肿瘤，目前单纯刮除术加自体植骨术因复发率较高已很少应用。手术应以彻底手术为主，应行肿瘤广泛切除术把瘤组织及椎体的边缘正常组织一起切除，但手术难度较大。Campanacci 等报告，对脊柱骨巨细胞瘤行病变内手术复发率为 27%，边缘切除为 8%，广泛切除为 0。彻底而有效的外科干预能对骨巨细胞瘤的预后起到积极的影响。骨巨细胞瘤完整切除可以取得最佳效果。脊柱稳定性遭到破坏后，应重建脊柱稳定性（图 6-1-6-2-1）。

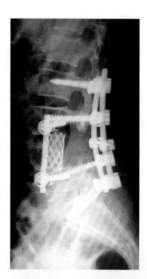

图 6-1-6-2-1　临床举例　L_4 椎体及附件骨巨细胞瘤切除内固定重建术后中立侧位 X 线片所见

（二）放射治疗

脊柱骨巨细胞瘤对射线中度敏感。对某些不能进行手术的病例，可进行深部 X 线或 ^{60}Co 照射治疗。手术切除不彻底的病例，如术中无法实行边缘切除的病例可行术后辅助放疗，以减少复发。肿瘤范围大、出血多、手术困难者，可行术前辅助放疗，使肿瘤缩小，出血减少，方便手术彻底切除。但放射治疗效果不可靠，尤其对于巨大肿瘤病灶，有可能转变为纤维肉瘤，多出现在照射后三年左右。

（三）化疗

对于少数骨巨细胞瘤恶性变或肺转移的患者，可采用大剂量 MTX 化疗。笔者曾对一例骨巨细胞瘤恶变患者行 HD-MTX 全身化疗，取得了较好的疗效。

四、脊柱骨巨细胞瘤预后

脊柱骨巨细胞瘤复发率高，应定期随访，以便早期发现复发，及时再手术切除或进行放疗等。

（吴志鹏　肖建如）

参 考 文 献

1. Balke M, Henrichs MP, Gosheger G, Ahrens H, Streitbuerger A, Koehler M, et al. Giant cell tumors of the axial skeleton. Sarcoma. 2012;2012:410973.

2. Benhalima K, Mertens A, Van den Bruel A, Laga K, Vanderschueren D, Samson I, et al. A brown tumor after biliopancreatic diversion for severe obesity. Endocr J. 2009;56(2):263–8.

3. Blankenbaker DG, Tuite MJ, Koplin SA, Salamat MS, Hafez R. Tenosynovial giant cell tumor of the posterior arch of C1. Skeletal Radiol. 2008 Jul;37(7):667–71.

4. Boriani S, Bandiera S, Casadei R. Giant cell tumor of the mobile spine: a review of 49 cases. Spine (Phila Pa 1976). 2012 Jan 1;37(1):E37–45.

5. Cebula H, Boujan F, Beaujeux R. Giant cell tumor of the C2 colonized by an aneurismal bone cyst. Report of case. Neurochirurgie. 2012 Dec;58(6):376–81.

6. Chekrine T, Tawfiq N, Bourhaleb Z. Giant-cell bone tumors of the spine: report of two cases and literature review. Cancer Radiother. 2009 Sep;13(5):451–4.

7. Donthineni R, Boriani L, Ofluoglu O, Bandiera S. Metastatic behaviour of giant cell tumour of the spine. Int Orthop. 2009 Apr;33(2):497–501.

8. El Haddad A, Bassou D, Chaouir S. Rare lumbar spine localization of a giant cell tumor. J Radiol. 2011 Jul–Aug;92(7–8):732–4.

9. Fisher PG, Tihan T, Goldthwaite PT, Wharam MD, Carson BS, Weingart JD, et al. Outcome analysis of childhood low-grade astrocytomas. Pediatr Blood Cancer. 2008 Aug;51(2):245–50.

10. Gille O, Oliveira Bde A, Guerin P, Lepreux S, Richez C, Vital JM. Regression of giant cell tumor of the cervical spine with bisphosphonate as single therapy. Spine (Phila Pa 1976). 2012 Mar 15;37(6):E396–9.

11. Gille O, Soderlund C, Berge J, Sacko O, Vital JM. Triple total cervical vertebrectomy for a giant cell tumor: case report. Spine (Phila Pa 1976). 2005 May 15;30(10):E272–5.

12. Guo W, Ji T, Tang X. Outcome of conservative surgery for giant cell tumor of the sacrum. Spine (Phila Pa 1976). 2009 May 1;34(10):1025–31.

13. Hasegawa K, Homma T, Hirano T, Ogose A, Hotta T, Yajiri Y, et al. Margin-free spondylectomy for extended malignant spine tumors: surgical technique and outcome of 13 cases. Spine (Phila Pa 1976). 2007 Jan 1;32(1):142–8.

14. Jonathan A, Rajshekhar V, Chacko G. Chondromyxoid fibroma of the seventh cervical vertebra. Neurol India. 2008 Jan–Mar;56(1):84–7.

15. Kaltoft B, Kruse A, Jensen LT, Elberg JJ. Reconstruction of the cervical spine with two osteocutaneous fibular flap after radiotherapy and resection of osteoclastoma : a case report. J Plast Reconstr Aesthet Surg. 2012 Sep;65(9):1262–4.

16. Karampalis C, Lenthall R, Boszczyk B. Solid variant of aneurysmal bone cyst on the cervical spine of a child: case report, differential diagnosis and treatment rationale. Eur Spine J. 2013 Mar;22(3):523–31.

17. Kathiresan AS, Johnson JN, Hood BJ. Giant cell bone tumor of the thoracic spine presenting in late pregnancy. Obstet Gynecol. 2011 Aug;118(2 Pt 2):428–31.

18. Kim HS, Lee JE, Jung SS. Spinal Cord Injury due to the Giant Cell Tumor of the Second Thoracic Vertebra: A Case Report. Ann Rehabil Med. 2013 Apr;37(2):269–73.

19. Kwon JW, Chung HW, Cho EY, Hong SH, Choi SH, Yoon YC, et al. MRI findings of giant cell tumors of the spine. AJR Am J Roentgenol. 2007 Jul;189(1):246–50.

20. Martin C, McCarthy EF. Giant cell tumor of the sacrum and spine: series of 23 cases and a review of the literature. Iowa Orthop J. 2010;30:69–75.

21. Matsumoto M, Ishii K, Takaishi H, Nakamura M, Morioka H, Chiba K, et al. Extensive total spondylectomy for recurrent giant cell tumor in the thoracic spine. Case report. J Neurosurg Spine. 2007 Jun;6(6):600–5.

22. Metkar U, Wardak Z, Katz DA. Giant cell tumor of a lumbar vertebra in a 7-year-old child: a case report. J Pediatr Orthop. 2012 Dec;32(8):e76–80.

23. Onishi H, Kaya M, Wada T. Giant cell tumor of the sacrum treated with selective arterial embolization. Int J Clin Oncol. 2010 Aug;15(4):416–9.

24. Ozaki T, Ueda T, Wakamatsu T. Intramedullary spinal cord metastasis following spontaneous malignant transformation from giant cell tumor of bone 16 years after pulmonary metastasis. J Orthop Sci. 2011 Jan;16(1):119–24.

25. Rendina D, Gennari L, De Filippo G, Merlotti D, de Campora E, Fazioli F, et al. Evidence for increased clinical severity of familial and sporadic Paget's disease of bone in Campania, southern Italy. J Bone Miner Res. 2006 Dec;21(12):1828–35.

26. Rock JP, Ryu S, Shukairy MS, Yin FF, Sharif A, Schreiber F, et al. Postoperative radiosurgery for malignant spinal tumors. Neurosurgery. 2006 May;58(5):891–8; discussion –8.

27. Rodrigues LM, Nicolau RJ, Puertas EB, Milani C. Vertebrectomy of giant cell tumor with vertebral artery embolization: case report. J Pediatr Orthop B. 2009 Mar;18(2):99–102.

28. Ross AE, Bojescul JA, Kuklo TR. Giant cell tumor: a case report of recurrence during pregnancy. Spine (Phila Pa 1976). 2005 Jun 15;30(12):E332–5.

29. Ruggieri P, Mavrogenis AF, Ussia G. Recurrence after and complications associated with adjuvant treatments for sacral giant cell tumor. Clin Orthop Relat Res. 2010 Nov;468(11):2954–61.

30. Shen CC, Li H, Shi ZL. Current treatment of sacral giant cell tumour of bone: a review. J Int Med Res. 2012;40(2):415–25.

31. Shih WJ, Van Wyk C. Tc-99m depreotide SPECT demonstrates photon-deficiency in the thoracic vertebrae after adjunct radiation therapy of lung cancer: correlation with MRI and bone scintigraphy. Ann Nucl Med. 2003 May;17(3):245–8.

32. Shirzadi A, Drazin D, Bannykh S. Giant cell tumor of the odontoid in an adolescent male: radiation, chemotherapy, and resection for recurrence with 10-year follow-up. J Neurosurg Pediatr. 2011 Oct;8(4):367–71.

33. Smitherman SM, Tatsui CE, Rao G, Walsh G, Rhines LD. Image-guided multilevel vertebral osteotomies for en bloc resection of giant cell tumor of the thoracic spine: case report and description of operative technique. Eur Spine J. 2010 Jun;19(6):1021–8.

34. Takeda N, Kobayashi T, Tandai S. Treatment of giant cell tumors in the sacrum and spine with curettage and argon beam coagulator. J Orthop Sci. 2009 Mar;14(2):210–4.

35. Thangaraj R, Grimer RJ, Carter SR. Giant cell tumour of the sacrum: a suggested algorithm for treatment. Eur Spine J. 2010 Jul;19(7):1189-94.

36. Turel MK, Joseph V, Singh V, Moses V, Rajshekhar V. Primary telangiectatic osteosarcoma of the cervical spine. J Neurosurg Spine. 2012 Apr;16(4):373-8.

37. Witt BL, Garcia CA, Cohen MB. Giant cell tumor of bone presenting in the lumbar spine of a 35-Year-old Female: Cytodiagnosis and Other Diagnostic Considerations. Diagn Cytopathol. 2013 May 2.

38. Zairi F, Tetard MC, Thines L, Assaker R. Management of delayed oesophagus perforation and osteomyelitis after cervical spine surgery: review of the literature. Br J Neurosurg. 2012 Apr;26(2):185-8.

39. Zbojniewicz AM, Hartel J, Nguyen T, Wilks K, Mace A, Hogg JP. Neoplastic disease of the vertebral column: radiologic-pathologic correlation. Curr Probl Diagn Radiol. 2010 Mar-Apr;39(2):74-90.

40. Zhang W, Zhang Y, Li P. Administration of sodium ibandronate in the treatment of complicated giant cell tumor of the spine. Spine (Phila Pa 1976). 2011 Aug 1;36(17):E1166-72.

41. 肖建如. 脊柱肿瘤外科学. 上海科学技术文献出版社, 2004

第七章　脊柱常见恶性肿瘤

第一节　脊柱软骨肉瘤

一、脊柱软骨肉瘤概述

软骨肉瘤为恶性软骨源性肿瘤，是常见的原发恶性骨肿瘤之一，其发病率仅次于成骨肉瘤。但在脊柱原发性恶性骨肿瘤中，软骨肉瘤发病率远高于成骨肉瘤。软骨肉瘤可分为中央型、周围型、骨膜型、间充质型和透明细胞型等五种类型。按发病过程可分为原发性和继发性。继发性软骨肉瘤多继发于多发性骨软骨瘤及多发性内生软骨瘤。软骨肉瘤在脊柱的发病率约为6%，在各节段之间无明显分布差异。

发病的年龄范围较广，分布在11~60岁，以30~60岁为多见。Mayo医院报告的634例软骨肉瘤患者中有55例发生在脊柱（占8.7%），其中颈椎9例、胸椎18例、腰椎12例及骶椎16例。

二、脊柱软骨肉瘤病理

（一）肉眼观

大体观软骨肉瘤发生病变与周围境界清楚，但骨皮质可有侵蚀并可伸展到软组织中，在肿瘤外面形成一层薄的纤维性假包膜。肿瘤内部可形成紧密贴连分叶，肿瘤内部的软骨比正常的软骨灰暗、柔软而透明，有分散的质地坚硬的钙化及骨化，形状不规则。

（二）镜下观

组织学可见肿瘤由肿瘤性软骨细胞及软骨基质构成，软骨细胞在小叶边缘处较密集，中央稀疏，基质易钙化，肿瘤细胞核可为梭形、三角形或星形，在软骨肉瘤的诊断上，低分化的软骨肉瘤诊断不难，但高分化软骨肉瘤与良性软骨瘤之间的鉴别却非常困难。在其鉴别上主要靠细胞核的异型性和肿瘤对宿主骨有无浸润。软骨细胞核肥大，出现双核或多核软骨细胞表示恶性；肿瘤对宿主骨浸润可表现为肿瘤与宿主骨毗邻或肿瘤包绕宿主骨，或在哈弗氏管内有肿瘤组织等现象。

（三）分级

软骨肉瘤的组织分化程度与临床预后有平行关系故分级有重要意义。

【I级（低度）】

软骨肉瘤中可见巨核肿瘤细胞，偶见双核肿瘤细胞，无多核肿瘤细胞，软骨内常见钙化和骨化。

【II级（中度）】

软骨肉瘤中易见多数巨核瘤细胞，常见双核瘤细胞，偶见多核瘤细胞，软骨的钙化和骨化较I级少。

【III级（高度恶性）】

软骨肉瘤肿瘤细胞异型明显，见多数巨核瘤细胞及双核瘤细胞，可见多核瘤细胞，不见软骨钙化。

三、脊柱软骨肉瘤临床表现

脊柱软骨肉瘤的临床表现取决于肿瘤的发病部位和肿瘤的侵犯情况。继发者可有良性病变突然增大的表现。

（一）疼痛

疼痛是患者最常见的主诉，这种疼痛病程较长，发展缓慢。最初的疼痛多数为脊柱区隐痛，间歇性发作或逐渐加重，也有少数患者在发病的初期疼痛就较严重。随着病程的发展，疼痛逐渐剧烈，甚至会出现无法控制的进行性疼痛，夜间及俯卧位时疼痛加重。脊柱区疼痛最严重的部位常常是肿瘤的发病部位，如果出现脊柱区以外部位的疼痛甚至麻木则是肿瘤侵犯神经或压迫脊髓而引起。

（二）神经症状

当脊髓和神经根受压时可出现肢体的乏力和反射异常。肢体无力发生的部位与肿瘤部位有关。当肿瘤侵犯神经根时，则肢体的无力较为局限，仅仅在神经根支配的肌肉，同时会出现该区域的麻木、感觉异常、肌肉牵张反射减弱或丧失。在脊髓受压时则产生该节段支配区域以下肢体肌力减弱。

（三）恶病质

一旦肿瘤步入晚期则可有消瘦、乏力、发热等肿瘤晚期恶病质表现。

四、脊柱软骨肉瘤辅助检查

（一）X线

中央型软骨肉瘤在X片上表现不太明显，其主要表现为透亮区，其间可见钙化。周边型软骨肉瘤在X片上呈叶状肿块，呈透亮区，其间有较多的斑状钙化。继发性软骨肉瘤可在原发良性病变X线表现的基础上发展而来，常较明显。

（二）CT、MR

CT扫描不仅能正确反映病灶的骨内和软组织内的范围，也可清楚地显示病灶钙化的量，同时可以为手术的进行界定范围。为区分叶状肿物与扁平骨或长骨相连，肿瘤内有钙化。MR有助于界定肿瘤的反应区。

（三）ECT

ECT可显示病损的侵袭范围和程度。一般而言病灶内核素浓聚越高，肿瘤的恶性程度越高。但有些高度恶性的类型，由于钙化很少而无明显的放射性核素浓聚，可呈现冷区，应加以注意。

五、脊柱软骨肉瘤治疗

（一）手术切除

脊柱软骨肉瘤的手术治疗原则是彻底地切除肿瘤组织，恢复和重建脊柱的稳定性。由于脊柱解剖结构的特殊性，要达到彻底的肿瘤根治是不可能的，理想的治疗方式是广泛的切除，但更多的是边界切除或瘤内切除。由于脊柱软骨肉瘤的恶性程度一般相对较低，如果手术方式和技巧掌握恰当，达到临床治愈并非不可能（图6-1-7-1-1）。

（二）放疗与化疗

软骨肉瘤对于放疗及化疗均不敏感，不宜选用，亦无有效药物可用。

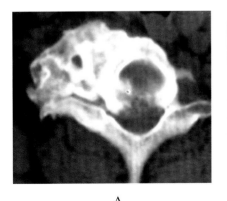 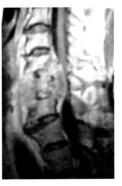 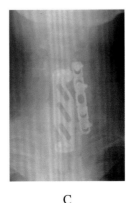 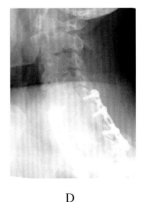

A　　　　　　　B　　　　　　　C　　　　　　　D

图6-1-7-1-1　临床举例　男，42岁，C_5~C_7软骨肉瘤（A~D）

A. CT横断位扫描所见；B. MR T_1加权矢状位所见；C、D. 术后正位和中立侧位X线片

第二节 脊柱骨髓瘤

一、脊柱骨髓瘤概述

骨髓瘤是骨髓中浆细胞进行性增殖的恶性疾病，这些异常增殖的细胞可产生大量的单克隆球蛋白，K 或 λ 轻链蛋白（M 蛋白）。偶有患者的肿瘤细胞不能分泌免疫球蛋白或轻链。临床上，一般将骨髓瘤分为单发性及多发性两种。单发性骨髓瘤系指肿瘤组织仅局限于个别骨骼，尿液中无 Bence-Jones 蛋白。多发性骨髓瘤可能一开始即在全身骨骼系统出现病灶，亦可能由单发性发展而来，一般伴有全身症状。因单发性骨髓瘤仅在个别骨髓内有局限性病灶，以后可能发展成为多发性骨髓瘤，因此，真正的单发性骨髓瘤非常少见。

骨髓瘤是最常见的恶性原发性骨肿瘤，占所有原发性骨肿瘤的 45%。近二十年来发病率略有增加，可能与诊断水平提高及人均寿命延长有关。本病多见于 40 岁以上的男性，主要发生于 50~70 岁。脊柱为好发部位，其中胸腰椎更为常见，其他部位如胸骨、髂骨等也常发现。骨髓瘤主要侵犯骨髓，但也可在骨外形成浸润灶，如发生于肝、脾、肾、淋巴结等，后者大多见于本病的晚期阶段。初期骨髓瘤多发生于椎体。本病主要与骨转移癌做鉴别。

二、脊柱骨髓瘤病理

肿瘤大体观呈多发性瘤结节，也可呈浸润性瘤块。切面呈灰白色或灰红色，有时可见胶冻状骨溶解区、出血区和坏死灶。组织学示瘤细胞弥漫性分布，其分化程度不一。分化良好细胞的表现为圆形或卵圆形，大小较一致，胞质丰富。分化较差的表现为大小不一致，胞质中可见空泡、胞核异型性，核仁较明显，核分裂象多见，形状较似组织细胞或网织细胞。介乎这两种分化程度之间的有各种过渡型的细胞。肿瘤的间质少，由纤维血管组织构成，有时有丰富的网状纤维。

三、脊柱骨髓瘤临床表现

（一）早期

骨髓瘤初期有一个长短不一的无症状期，有的长达数十年。在这期间，唯一发现是红细胞沉降率升高，蛋白尿、血清蛋白改变等征象。

（二）中期

随着病变发展，骨髓瘤的病理变化可涉及许多脏器和系统。全身性征象主要是因进行性贫血和恶病质引起的症状，如消瘦、乏力、头晕和食欲减退等。

局部可表现为胸背疼痛，可向肋间放射。骨髓瘤常导致脊柱椎体溶骨性破坏，进而发生椎体病理性骨折、压迫脊髓或神经根，导致相应的神经功能障碍。

（三）后期

病情进展达终末期，体内瘤细胞总数接近 3×10^{12}，可发生慢性肾功能衰竭。由于单克隆球蛋白增高与正常 γ - 球蛋白减低，骨髓瘤患者易发生感染。肾功能衰竭与感染是骨髓瘤患者主要死亡原因。

四、脊柱骨髓瘤辅助检查

（一）实验室检查

【血象】

由于肿瘤组织广泛侵犯骨髓，造血系统的解剖和功能均受损，再加上长期病程，致使出现不同程度的贫血、血沉率明显增快。

【血液生化】

约有半数病人的血清蛋白增高，白蛋白可正常或降低，A/G 倒置。约有 25%~50% 的患者血清钙升高。常伴有肾功能不全。并可导致继发性甲状旁腺增生。

【骨髓象】

骨髓涂片检查可发现有少量骨髓瘤细胞，即畸形浆细胞。浆细胞增多而无畸形者，应结合临床才能做出诊断或改换其他部位再做骨髓穿刺。

【尿与肾功能检查】

多数患者有蛋白尿，少量有血尿和管型尿。由于血钙增高，尿中草酸钙结晶增加，碱性磷酸盐也明显增多。尿本-周（Bence-Jones）蛋白在 60% 的病人出现阳性。这种蛋白是由分化不良的浆细胞所合成和分泌的轻型多肽链。早期可间歇出现，晚期可持续大量排出。本-周蛋白并非骨髓瘤的特异性表现，它可以发生于慢性白血病、转移性肿瘤、红细胞增多症、老年性骨质软化症等，故在做出诊断时，先要将上述病变排除。

（二）影像学检查

【X 线表现】

病灶主要表现为多个溶骨性破坏，呈广泛性骨质疏松或多发病理性骨折。溶骨性病灶的边缘呈穿凿状，锐利而清晰，周围无骨膜反应和新骨形成。小的缺损可呈弥漫性的斑点状，大的缺损可达 4~5cm，骨皮质变薄，甚至形成软组织肿块。若发生病理性骨折时，可见轻度骨膜反应和骨痂形成。

【CT】

可更清楚地显示溶骨性破坏，可进一步明确骨皮质的破坏程度和椎旁软组织的侵犯程度。MR 对于骨髓瘤的诊断更为敏感。Moulopoulos 等发现，只有 18% 的椎体病变既能在 MR 上显影，也可通过 CT 发现（图 6-1-7-2-1 A）。

【MR】

MR 典型表现为"椒盐状"改变。病理基础为脂肪细胞和弥漫性不均匀的颗粒状肿瘤细胞和红骨髓混合。T_1 加权上呈弥漫性、黑白相见、点状或颗粒状混杂信号。在脂肪抑制图像上表现为弥漫不均匀点状高信号，呈"椒盐状"改变。此时也可以呈弥漫性浸润改变，T_1 加权表现为广泛、弥漫性低信号，T_2 加权表现为中高信号，与正常骨髓脂肪成分信号强度之间缺乏对比，病变常显示不清。脂肪抑制常可见病变境界清楚。易并发压缩性骨折（图 6-1-7-2-1B）。

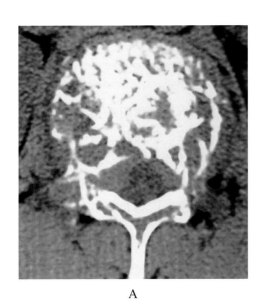

A

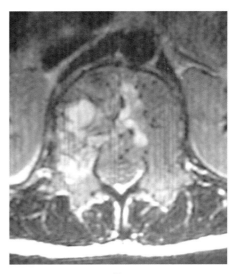

B

图 6-1-7-2-1　临床举例　男，20 岁，L_1 椎体及附件浆细胞瘤（A、B）

A. CT 横断位所见；B. MR T_2 加权横断位所见

五、脊柱骨髓瘤治疗

多发性骨髓瘤的治疗需考虑全身系统情况、代谢的并发症、骨骼的破坏情况。化疗和放疗是标准治疗方法。如果用大剂量化疗后仍是脊柱单发病变，或有脊柱不稳现象，就应考虑手术治疗。

（一）支持疗法

疼痛剧烈者应给予止痛，同时给予输血，纠正水电解质紊乱与维持酸碱平衡。苯丙酸诺龙可改善食欲，纠正贫血。每日静脉注射羟基二脒锑250mg，可在两周内使骨骼钙化。也可给予骨化三醇，每日0.5μg，连续口服一周，可使疼痛减轻，骨质脱钙现象缓解。

（二）手术治疗

孤立性骨髓瘤出现神经症状可行手术治疗。手术应行肿瘤总体切除术，并植骨内固定。多发性骨髓瘤出现以某个节段为主的脊髓受压症状，也可考虑行减压术。由于疾病本身和治疗的因素而致显著的骨质稀疏，行内固定较困难，需要前、后柱重建才能使结构内部获得稳定。

（三）化疗

烷化剂仍是主要的化疗药物。常用的有美法仑、氮甲、长春新碱等。可采用多种药物联合治疗，常有化疗方案有 MP、BCP 等。同时可合用肾上腺皮质激素和睾酮。近年来，一些靶向药物如硼替佐米 Bortezomib，商品名"万科"（Velcade）为临床治疗骨髓瘤提供了新途径。数个跨国多中心的大规模临床试验结果均显示万科在复发或救援治疗，或是第一线的治疗使用上有卓著的疗效，并且对于一些预后较差的多发性骨髓瘤病患，也能有不错的疗效。

（四）放射治疗

可口服 ^{32}P 2~5 mCi，4~6 周后可再给 2~3 mCi，疗效好，作用快，也可做局部深度 X 线照射。

第三节　脊柱恶性淋巴瘤

一、脊柱恶性淋巴瘤概述

恶性淋巴瘤是一组起源于淋巴结和结外其他淋巴组织的恶性肿瘤，20岁以上者多见。原发性骨恶性淋巴瘤是少见的结外淋巴组织的恶性肿瘤，脊柱恶性淋巴瘤以非何杰金氏病常见。1901年 Wieland 首先描述此瘤的表现；1932年 Oberling 等将此瘤命名为网状细胞肉瘤以区别于 Ewing 肉瘤；1939年 Parker 等首先报告17例骨网状细胞肉瘤，从临床病理角度确立了本瘤的诊断；1993年 WHO 骨肿瘤组织学分类为骨恶性淋巴瘤。由于它的多样性或称异质性，造成诊断困难。

二、脊柱恶性淋巴瘤病理

大体形态示瘤组织主要位于骨髓腔内，灰红色，质软，鱼肉状；偶可灰白色，质脆；可见出血和坏死。组织学恶性淋巴瘤在病理学上分成何杰金氏病和非何杰金氏病两大类，根据瘤细胞大小、形态和分布方式可进一步分成不同类型。

三、脊柱恶性淋巴瘤临床表现

恶性淋巴瘤的主要症状或体征是浅表淋巴结无痛性肿大。何杰金氏病通常有颈或锁骨上淋巴结受累，NHL 除横膈上、下淋巴结受累外，经仔细临床检查可发现其他淋巴样组织部位如滑车、眼窝淋巴结和韦氏环受侵。患者多伴有发热、盗汗或体重减轻等症状。皮肤瘙痒在何杰金氏病较 NHL 多见，通常用抗组织胺药物治疗无效。何杰金氏病患者偶尔发生饮酒后疼痛，疼痛部位局限于受累区域。除淋巴结肿大外，体检尚可发现脾肿大。且脾大的患者常并有肝大。晚期患者因纵隔淋巴结肿大可出现上腔静脉受阻。

累及脊柱的恶性淋巴瘤主要表现为脊柱区有局部疼痛，当有神经或脊髓损害时可表现出神经支配区域的感觉和（或）运动功能、括约肌功能障碍，部分患者可以出现截瘫。

四、脊柱恶性淋巴瘤辅助检查

（一）X 线表现

多为不规则、边界不清楚的溶骨性破坏和不同程度的反应性骨质增生，但无特异性。X 线可表现为椎体的溶骨性破坏且压缩变扁，但椎间隙基本正常，椎旁可以有软组织肿块影，也有部分患者椎体表现为成骨样的改变而密度增高。

（二）CT 平扫

可以发现椎体及其附件结构有破坏，密度不均。

（三）MR

除可以发现椎体及其附件结构信号异常外，还可以观察脊髓、神经的受累情况，最值得注意的是大多数患者还可以发现椎体邻近淋巴结呈串珠样改变。当椎旁淋巴瘤由椎间孔侵入椎管时，病变在硬膜外蔓延。MR 上，硬膜外淋巴瘤在 T_1 加权和 T_2 加权均呈中等强度信号，其脊髓侧的线条状低信号代表硬脊膜。由于占位效应，硬脊膜向硬膜囊或脊髓方向移位。未经治

疗的淋巴瘤对比增强非常明显。另外，胸片显示纵隔阴影增宽，胸腹部 CT 发现纵隔和腹腔淋巴结肿大。

五、脊柱恶性淋巴瘤治疗

恶性淋巴瘤的治疗以放疗、化疗为主，辅以手术治疗。

（一）放疗与化疗

淋巴瘤对于化疗非常敏感，疗效较好。可以获得较长期的无瘤生存期。恶性淋巴瘤的治疗以放疗、化疗为主，辅以手术，可根据免疫表型选择不同的化疗方案。常用的针对非何杰金氏淋巴瘤的化疗方案如：CHOP、MOPP 均有较好的效果。局部放疗对于控制局部复发有较好的效果。

（二）手术治疗

【病例选择】

大多数恶性淋巴瘤不需要手术治疗，手术治疗的适应证包括：

1. 椎体破坏、塌陷，造成椎节后凸畸形或椎节不稳；

2. 脊髓、神经根或马尾神经受压或刺激，出现相应的感觉、运动、括约肌功能障碍或神经根痛。

【术式选择】

手术应该在放疗或化疗的基础上进行，根据脊柱肿瘤所在部位，可采取肿瘤切除、植骨（自体骨或人工骨）或骨水泥填塞和脊柱内固定，以重建、恢复脊柱的稳定性。手术应强调广泛切除术或根治性切除术，可明显降低复发率。其固定方式可为前路钛网＋钉板或钉棒系统以及后路经椎弓根螺钉系统内固定，其目的在于解除椎管压迫，重建脊柱稳定性。

（王　霆　胡志琦　肖建如）

参 考 文 献

1. Aribas BK, Arda K, Yologlu Z. Imaging findings and clinical features of patients with multiple myeloma with the prognostic effect of bone marrow focal and diffuse infiltration patterns on spine MRI. Minerva Med. 2011 Apr;102(2):115–24.

2. Cabraja M, Abbushi A, Costa–Blechschmidt C, van Landeghem FK, Hoffmann KT, Woiciechowsky C, et al. Atypical cervical spondylotic myelopathy mimicking intramedullary tumor. Spine (Phila Pa 1976). 2008 Mar 15;33(6):E183–7.

3. Che XM, Xu QW, Shou JJ, Gu SX, Zhang MG, Sun B, et al. [The diagnosis and surgical management for intramedullary spinal cord cavernous angioma]. Zhonghua Yi Xue Za Zhi. 2008 May 20;88(19):1306–8.

4. Chotai N, Dutta R. Primary intradural Hodgkin's lymphoma in lumbosacral spine: a rare location. Clin Neuroradiol. 2010 Dec;20(4):247–9.

5. Cianfoni A, Distefano D, Chin SH, Varma AK, Rumboldt Z, Bonaldi G. Percutaneous cement augmentation of a lytic lesion of C1 via posterolateral approach under CT guidance. Spine J. 2012 Jun;12(6):500–6.

6. Dasenbrock HH, Gandhi D, Kathuria S. Percutaneous plasma mediated radiofrequency ablation of spinal osteoid osteomas. J Neurointerv Surg. 2012 May;4(3):226–8.

7. Douglas S, Schild SE, Rades D. A new score predicting the survival of patients with spinal cord compression from myeloma. BMC Cancer. 2012 Sep 25;12:425.

8. Eads TA, Hattab EM, Rodgers RB. Metastatic pancreatic endocrine tumor presenting as thoracic spinal cord compression. Spine (Phila Pa 1976). 2010 May 15;35(11):E510–3.

9. Erdem E, Akdol S, Amole A. Radiofrequency–targeted vertebral augmentation for the treatment of vertebral compression fractures as a result of multiple myeloma. Spine (Phila Pa 1976). 2013 Jul 1;38(15):1275–81.

10. Esin S, Tarim E, Abali H. Management of precursor B–lymphoblastic lymphoma/leukaemia of thoracic spine in a pregnancy presenting with acute paraplegia. J Obstet Gynaecol. 2012 Jul;32(5):485–6.

11. Falavigna A, Righesso O, Volquind D, Salgado KB, Teles AR. Intraosseous sacral paraganglioma with extradural extension: case report. Acta Neurochir (Wien). 2010 Mar;152(3):475–80.

12. Hyun SJ, Rhim SC, Huh J. Simultaneous Occurrence of Hodgkin's Lymphoma and Langerhans Cell Histiocytosis of the Spine : A Rare Combination. J Korean Neurosurg Soc. 2010 Apr;47(4):302–5.

13. Iwamoto N, Murai Y, Yamamoto Y, Adachi K, Teramoto A. Supratentorial extraventricular anaplastic ependymoma in an adult with repeated intratumoral hemorrhage. Brain Tumor Pathol. 2013 Apr 2.

14. Jiang L, Lv Y, Liu XG, Ma QJ, Wei F, Dang GT, et al. Results of surgical treatment of cervical dumbbell tumors: surgical approach and development of an anatomic classification system. Spine (Phila Pa 1976). 2009 May 20;34(12):1307–14.

15. Kasper EM, Lam FC, Luedi MM. Primary epidural lymphocyte–depleted Hodgkin's lymphoma of the thoracic spine – presentation of a rare disease variant. BMC Neurol. 2012 Aug 3;12:64.

16. Katonis P, Alpantaki K, Michail K. Spinal chondrosarcoma: a review. Sarcoma. 2011;2011:378957.

17. Kiatsoontorn K, Takami T, Ichinose T, Chokyu I, Tsuyuguchi N, Ohsawa M, et al. Primary epidural peripheral primitive neuroectodermal tumor of the thoracic spine. Neurol Med Chir (Tokyo). 2009 Nov;49(11):542–5.

18. Kitahara T, Kondoh K, Kizawa K, Horii A, Kubo T. Two cases of spinal cord extramedullary tumor with positional vertiginous sensation. Acta Otolaryngol Suppl. 2009 Jun(562):50–2.

19. Kumar S, Satija B, Mittal MK, Thukral BB. Unusual mediastinal dumbbell tumor mimicking an aggressive malignancy. J Clin Imaging Sci. 2012;2:67.

20. La Maida GA, Giarratana LS, Acerbi A. Cement leakage: safety of minimally invasive surgical techniques in the treatment of multiple myeloma vertebral lesions. Eur Spine J. 2012 May;21 Suppl 1:S61–8.

21. Lang N, Su MY, Yu HJ. Differentiation of myeloma and metastatic cancer in the spine using dynamic contrast–enhanced MRI. Magn Reson Imaging. 2013 Jan 2.

22. le Chevoir M, Thibaud JL, Labruyere J, Uriarte A, De Fornel–Thibaud P, Moissonnier P, et al. Electrophysiological features in dogs with peripheral nerve sheath tumors: 51 cases (1993–2010). J Am Vet Med Assoc. 2012 Nov 1;241(9):1194–201.

23. Lin YY, Lin CJ, Ho DM. Primary intramedullary spinal cord lymphoma. Spine J. 2012 Jun;12(6):527–8.

24. Liu CW, Tsai TY, Li Y. Infected primary non–Hodgkin lymphoma of spine. Indian J Orthop. 2012 Jul;46(4):479–82.

25. Liubinas SV, Morokoff AP. An unusual cause of skull and cervical spine masses. Multiple myeloma. J Clin Neurosci. 2011 Jul;18(7):945, 1005.

26. Low K, Culbertson M, Bradke F, Tessier–Lavigne M, Tuszynski MH. Netrin–1 is a novel myelin–associated inhibitor to axon growth. J Neurosci. 2008 Jan 30;28(5):1099–108.

27. Manduch M, Dexter DF, Ellis PM, Reid K, Isotalo PA. Extraskeletal Ewing's sarcoma/primitive neuroectodermal tumor of the posterior mediastinum with t(11;22)(q24;q12). Tumori. 2008 Nov–Dec;94(6):888–91.

28. Okada M, Kitagawa M, Shibuya H, Kanayama K, Sato T, Yamamura H, et al. Malignant peripheral nerve sheath tumor arising from the spinal canal in a cat. J Vet Med Sci. 2007 Jun;69(6):683–6.

29. Park DA, Park SG, Kim SW. Solitary lymphoblastic lymphoma of the thoracic spine. J Korean Neurosurg Soc. 2012 Dec;52(6):564–6.

30. Pawar A, Schlader E, Mac–Thiong JM, Maurais G, Dion D, Bedard D. Rare metastatic adenocarcinoma to the spine infiltrating three adjacent foramen in lumbar vertebrae. Orthopedics. 2010 Dec;33(12):928.

31. Porensky P, Muro K, Ganju A. Adult presentation of spinal dysraphism and tandem diastematomyelia. Spine J. 2007 Sep–Oct;7(5):622–6.

32. Potluri S, Jefferies SJ, Jena R. Residual postoperative tumour volume predicts outcome after high–dose radiotherapy for chordoma and chondrosarcoma of the skull base and spine. Clin Oncol (R Coll Radiol). 2011 Apr;23(3):199–208.

33. Ramdial PK, Hadley GP, Sing Y. Spinal cord compression in children with Wilms' tumour. Pediatr Surg Int. 2010 Apr;26(4):349–53.

34. Sanoufa M, Walid MS, Parveen T. B–cell lymphoma of the thoracic spine presenting with spinal cord pressure syndrome. J Clin Med Res. 2010

Feb;2(1):53–4.

35. Schoenfeld AJ, Hornicek FJ, Pedlow FX. Chondrosarcoma of the mobile spine: a review of 21 cases treated at a single center. Spine (Phila Pa 1976). 2012 Jan 15;37(2):119–26.

36. Smith ZA, Sedrak MF, Khoo LT. Primary bony non–Hodgkin lymphoma of the cervical spine: a case report. J Med Case Rep. 2010 Feb 2;4:35.

37. Strike SA, McCarthy EF. Chondrosarcoma of the spine: a series of 16 cases and a review of the literature. Iowa Orthop J. 2011;31:154–9.

38. Stuckey RM, Marco RA. Chondrosarcoma of the mobile spine and sacrum. Sarcoma. 2011;2011:27481.

39. Switlyk MD, Hole KH, Skjeldal S, Hald JK, Knutstad K, Seierstad T, et al. MRI and neurological findings in patients with spinal metastases. Acta Radiol. 2012 Dec 1;53(10):1164–72.

40. Tang Y, Yang X, Xiao J. Clinical outcomes of treatment for spinal cord compression due to primary non–Hodgkin lymphoma. Spine J. 2013 Jun;13(6):641–50.

41. Tatsui CE, Lang FF, Gumin J, Suki D, Shinojima N, Rhines LD. An orthotopic murine model of human spinal metastasis: histological and functional correlations. J Neurosurg Spine. 2009 Jun;10(6):501–12.

42. Terzi S, Mobarec S, Bandiera S, Gasbarrini A, Barbanti–Brodano G, Alberghini M, et al. Diagnosis and treatment of benign notochordal cell tumors of the spine: report of 3 cases and literature review. Spine (Phila Pa 1976). 2012 Oct 1;37(21):E1356–60.

43. Than KD, Ghori AK, Wang AC, Pandey AS. Metastatic malignant peripheral nerve sheath tumor of the cauda equina. J Clin Neurosci. 2011 Jun;18(6):844–6.

44. Truszczy ń ska A, Nowak–Misiak M, Rąpała K. Tuberculosis of the spine masquerading as a spine lymphoma. A case report and discussion of diagnostic and therapeutic traps. Neurol Neurochir Pol. 2013 Mar–Apr;47(2):189–93.

45. Tsutsumi S, Abe Y, Yasumoto Y, Ito M. Lumbar congestive myelopathy mimicking neoplasia without concurrent vascular malformation. Neurol Med Chir (Tokyo). 2009 Jul;49(7):316–9.

46. Tsutsumi S, Yasumoto Y, Ito M. Solitary spinal extradural plasmacytoma: a case report and literature review. Clin Neuroradiol. 2013 Mar;23(1):5–9.

47. Von der Brelie C, Kuchelmeister K, Stein H. Coexistence of spinal schwannoma with unusual malignant peripheral T–cell lymphoma within a lumbar spine lesion. Acta Neurochir (Wien). 2011 Aug;153(8):1723–4.

48. Yamashita T, Sakaura H, Oshima K, Iwasaki M, Yoshikawa H. Solitary intradural extramedullary lymphoma of the cervical spine. J Neurosurg Spine. 2010 Apr;12(4):436–9.

49. Yan Y, Xu T, Chen J, Hu G, Lu Y. Intraspinal Ewing's sarcoma/primitive neuroectodermal tumors. J Clin Neurosci. 2011 May;18(5):601–6.

50. Yu T, Wang ZY, Ma CC. [A case of peripheral T cell lymphomas–unspecified in vertebra canal]. Beijing Da Xue Xue Bao. 2007 Aug 18;39(4):343–5.

51. Zheng JS, Wang M, Wan S. Isolated primary non–Hodgkin's lymphoma of the thoracic spine: a case report with a review of the literature. J Int Med Res. 2010 Jul–Aug;38(4):1553–60.

52. 肖建如 . 脊柱肿瘤外科学 . 上海科学技术文献出版社 ,2004

第八章 脊髓肿瘤的基本概念

第一节 脊髓肿瘤的分布与病理特点

一、脊髓肿瘤概述

脊髓肿瘤一般都列入椎管内肿瘤范畴，除脊髓本身可以有原发或继发性肿瘤外，椎管内脊髓的邻近组织都可发生各类占位性病变，直接或间接侵犯脊髓，造成脊髓功能的严重损害。由此，常把椎管内肿瘤简称脊髓肿瘤。

根据肿瘤与脊髓和硬脊膜的关系可分为脊髓内肿瘤和脊髓外肿瘤。后者又分为硬脊膜内肿瘤和硬脊膜外肿瘤。有的肿瘤可同时位于脊髓内和脊髓外，或跨越硬脊膜内外。最多见的还是跨越硬脊膜内外的神经鞘瘤和神经纤维瘤。

二、脊髓肿瘤发生率

椎管内肿瘤的发生率据国外统计为每年 2.5 人 /10 万人口，国内约占神经系统疾病住院患者数的 2.5%，与颅内肿瘤相比为 1：6~1：10.7。如按脊髓和脑体积的比值 1：8 计算，两者发生肿瘤的机会是相当的。椎管内肿瘤可发生于脊髓任何节段，但以胸段最多，占 42%~67%；其次为颈段，占 20%~26%；而腰骶段和马尾部较少，占 12%~24%（图 6-1-8-1-1）。成人脊髓全长为 44.5cm，胸髓长 26cm，颈髓长 10cm，腰骶髓长 8.5cm。胸、颈、腰骶段各占脊髓全长的 58%、23% 和 19%。如此看来，椎管内肿瘤在各节段的分布大致也是符合这个比例的。但在横断面上肿

瘤所在位置的比例则迥然不同，以脊髓外硬脊膜内者最多，脊髓内最少。其比例是脊髓外硬脊膜内、硬脊膜外、脊髓内肿瘤之比为 6：3：1。

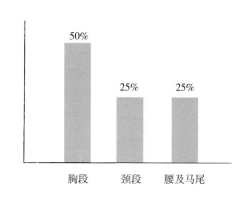

图 6-1-8-1-1　脊髓肿瘤在椎管内分布

大多数肿瘤如神经鞘瘤、神经纤维瘤、脊膜瘤、星形细胞瘤、少突胶质细胞瘤其生长的部位都按各脊髓节段的长度成比例地分布。但有些肿瘤则好发于脊髓的某部位，如室管膜瘤好发于圆锥和终丝部，表皮样囊肿和皮样囊肿多见于腰骶部，而脊索瘤常在脊髓的两端、颅颈移行部的底部。神经鞘瘤和脊膜瘤绝大多数位于脊髓背侧，极少位于脊髓腹侧。

椎管内肿瘤多数为原发性良性肿瘤，少数可继发于椎管外的恶性癌肿。椎管外肿瘤进入椎管内的途径，可通过转移、侵入和种植三个方面，而构成继发性椎管内肿瘤。椎管内肿瘤以神经鞘瘤最多，占 55%~66%，其次为脊膜瘤，以下顺

序为神经纤维瘤、胶质瘤、血管瘤、转移瘤等。转移瘤转移到硬脊膜外者少，而转移到脊髓内者更少。

哑铃型肿瘤（图6-1-8-1-3），多为单发，也可多发。肿瘤为实质性，也可因退行性变成为囊性或中心坏死。

三、脊髓外硬脊膜内肿瘤

髓外膜内肿瘤最常见，约占椎管内肿瘤的59.5%~66%，绝大多数为良性肿瘤（图6-1-8-1-2）。主要有神经鞘瘤、神经纤维瘤和脊膜瘤，多为局限性缓慢生长，有完整的包膜。神经鞘瘤为椎管内最常见的肿瘤，占40%，起源于神经根的鞘膜。起源于神经纤维者称神经纤维瘤，有光滑的包膜。约2/3的肿瘤位于硬脊膜内间隙，其余的位于硬脊膜外和跨居硬脊膜内外。跨居椎管内外者又称

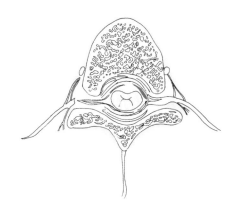

图6-1-8-1-2　硬脊膜内、脊髓外肿瘤示意图

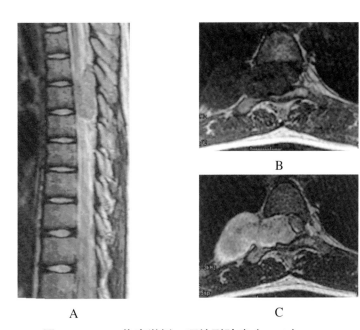

图6-1-8-1-3　临床举例　哑铃型肿瘤（A~C）
A. MR矢状位示胸椎神经纤维瘤；B、C. 横切片观，显示哑铃形肿瘤

脊膜瘤约占椎管内肿瘤的25%，起源于蛛网膜内皮细胞，与硬脊膜紧密相连，80%以上位于胸段。瘤体大小不一，一般为2~3.5cm³，单发良性者多，也可多发或恶性变。血运丰富，有完整包膜，瘤内多有钙化。

此外还有位于脊髓表面、范围广泛的血管瘤和常见于小儿马尾部的表皮样囊肿和皮样囊肿。

四、硬脊膜外肿瘤

硬脊膜外肿瘤约占椎管内肿瘤的25%~26.5%。大多为神经鞘瘤和神经纤维瘤，好发于胸段（图6-1-8-1-4），其次为恶性转移瘤，此外还有血管瘤、脂肪瘤、脊索瘤。转移瘤多来自乳

腺、肺、前列腺或肾脏的癌肿，多位于胸段，其次为腰段，常围绕硬脊膜或神经根生长，累及范围比较广泛。脊索瘤起源于胚胎残余的脊索组织，好发于骶尾部，多为良性，也可恶性变，突破硬脊膜，随脑脊液环流，种植于脊髓的其他部位。

五、脊髓内肿瘤

脊髓内肿瘤在椎管内肿瘤中所占比例较小，为10%~14%。绝大多数为胶质瘤，包括星形细胞瘤、室管膜细胞瘤和胶质母细胞瘤。星形细胞瘤约占髓内肿瘤的40%，恶性程度低，细胞分化较好，呈浸润性沿脊髓纵轴生长，多发生在胸髓（图6-1-8-1-5），累及多个节段，与周围组织分界不清。室管膜瘤多位于胸腰段以下的部位，源于中央管的室管膜细胞或终丝，在脊髓中央向上下蔓延，大多累及3~5个髓节，与周围组织有明显分界。神经胶质母细胞瘤恶性程度高，呈浸润性生长，较少见。此外还有较少见的血管网状细胞瘤、脂肪瘤、淋巴瘤（图6-1-8-1-6）等。

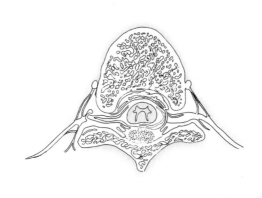

图 6-1-8-1-4　硬膜外肿瘤示意图

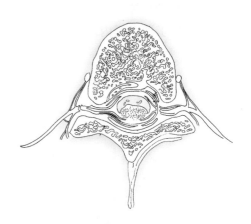

图 6-1-8-1-5　脊髓内肿瘤示意图

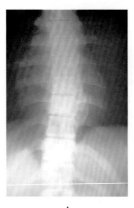
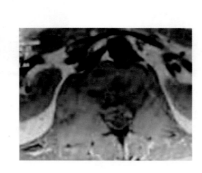
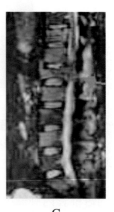

A　　　　　　　B　　　　　　　C

图 6-1-8-1-6　临床举例　淋巴瘤影像学所见
A. X 线示椎旁软组织肿块，拟诊淋巴瘤；B、C. MR T_2 加权像示髓内占位病变

第二节　脊髓肿瘤的分类与发病机制

一、脊髓肿瘤起源分类

根据脊髓肿瘤的起源，可将脊髓肿瘤分为原发性和继发性两种类型。

（一）原发性脊髓肿瘤

是指起自脊髓、脊髓膜、脊神经、神经胶质、血管等脊髓及其附属组织的肿瘤。

（二）继发性脊髓肿瘤

主要包括椎骨及椎骨旁组织的肿瘤侵入，如

椎骨肿瘤、从远处部位转移而来的转移瘤（如肺癌、肝癌、甲状腺癌、胃癌等）。亦可见于淋巴肉瘤、霍奇金病及恶性网状组织细胞瘤等。

二、脊髓肿瘤病理特点分类

根据肿瘤生长的发生和来源将其分为神经胶质瘤、神经纤维瘤、脊膜瘤、血管瘤、胆脂瘤、纤维瘤、软骨瘤、脊索瘤、肉瘤、转移瘤、感染性肉芽肿（结核瘤、淋巴肉芽肿病）和寄生虫性囊肿（囊虫病、包虫病）（表 6-1-8-2-1）。

表 6-1-8-2-1　2279 例椎管内肿瘤的部位（纵位）分布

肿瘤类型	总例数	颈　段			胸　段			腰骶段		
		例数	占颈段（%）	占分类（%）	例数	占胸段（%）	占分类（%）	例数	占腰骶（%）	占分类（%）
神经上皮源性肿瘤	290	74	13.2	25.5	127	11.6	43.8	89	14.2	30.7
星形细胞的肿瘤	117	38	6.8	32.5	54	4.9	46.2	25	4.0	21.4
少突胶质细胞的肿瘤	5	2	0.4	40.0	3	0.3	60.0			
室管膜的肿瘤	109	15	2.7	13.8	39	3.6	35.8	55	8.8	50.5
胶质母细胞瘤	35	8	1.4	22.9	18	1.6	51.4	9	1.4	25.7
神经元的肿瘤	24	11	2.0	45.8	13	1.2	54.2			
脊膜瘤	369	80	14.3	27.1	252	23.0	68.3	37	5.9	10.0
神经膜的肿瘤	1005	327	58.4	32.5	450	41.1	44.8	228	36.5	22.7
先天性肿瘤	294	27	4.8	9.2	67	6.1	22.8	200	32.0	68.0
表皮样、皮样囊肿	33	1	0.2	3.0	4	0.4	12.1	28	4.5	84.8
其他囊肿	33	5	0.9	15.2	9	0.8	27.3	19	3.0	57.6
畸胎瘤	161	15	2.7	9.3	37	3.4	23.0	109	17.4	67.7
脂肪瘤	52	1	0.2	1.9	14	1.3	26.9	37	5.9	71.2
脊索瘤	15	5	0.9	33.3	3	0.3	20.0	7	1.1	46.7
血管的肿瘤和畸形	95	20	3.6	21.1	62	5.7	65.3	13	2.1	13.7
原发性肉瘤	75	5	0.9	6.7	46	4.2	61.3	24	3.8	32.0
继发性（侵入和转移）肿瘤	85	14	2.5	16.5	55	5.0	64.7	16	2.6	18.8
其他（杂类和未分类）	66	13	2.3	19.7	35	3.2	53.0	18	2.9	27.3
总　　计	2279	560	100.0	24.6	1094	100.0	48.0	625	100.0	27.4

三、脊髓肿瘤生长部位分类

可将脊髓肿瘤分为硬膜外、硬膜下和脊髓内肿瘤三类。

（一）硬膜外肿瘤

以转移瘤与肉瘤为最多见，亦可见血管瘤、脂肪瘤。

（二）髓外硬膜下肿瘤

髓外硬膜下肿瘤是脊髓肿瘤中最常见者，以脊膜瘤及神经鞘膜瘤为最多见。前者起源于神经根附近的脊髓膜，后者起源于神经根的神经膜。两者均为良性，有包膜，对脊髓的损伤只是压迫，可以完全切除。神经鞘膜瘤还可由椎间孔向外生长呈哑铃状或葫芦状。椎管内肿瘤部位分布以硬膜下髓外最多，硬膜外、髓内最少。

（三）髓内肿瘤

以神经胶质瘤为最常见，室管膜瘤多见于儿童和青年，来源于中央管之室管膜。室管膜瘤为生长缓慢、界线清楚、不浸润脊髓之良性肿瘤。其他胶质瘤在脊髓内浸润生长，部分生长快、分化不良者，在切面上可见出血及坏死。

四、肿瘤在脊髓的高度或平面分类

据此可分为颈、胸、腰、骶、圆锥、马尾及与它们交界的部位，也包括颅骨与脊柱交界的部位、延髓与脊髓交界部位的肿瘤。临床以胸段为最常见，其次为颈段、腰骶段和马尾部位。

五、脊髓肿瘤发病机制

脊髓位于骨质坚硬的脊椎管内，周围环绕三层脊膜。脊髓是人体感觉、运动功能传入和传出径路的集聚地，又是排尿、排便和各种内脏活动的脊髓反射中心。一旦脊椎内发生肿瘤，势必影响脊髓功能，以致破坏正常组织产生相应症状。其损害脊髓功能的机制可分为三个方面。

（一）侵蚀破坏

脊髓内肿瘤呈扩张性或浸润性生长，可直接挤压破坏邻近组织，使神经纤维髓鞘断裂消失，轴突破坏，神经细胞退行性变，胞核和尼氏小体消失，肿瘤周围有胶质增生。

（二）脊髓受压

脊髓在椎管内被齿状韧带和神经根所固定，限制了脊髓向各方向移动范围，尤其神经根从椎间孔两侧向前外方走行，更加限制了脊髓向后移动的范围。一旦椎管内发生肿瘤，必然挤压脊髓使其移位变形。早期脊髓虽有移位变形，但神经传导路径并未中断，故不出现症状。后期脊髓代偿作用消失后即可出现症状。但在脊髓畸形受压以致代偿功能不能发挥作用时，脊髓损害严重，所以很快出现瘫痪。又因脊椎管径以胸椎最小，出现肿瘤后脊髓回旋余地减小，所以较早出现症状。位于脊髓腹侧的肿瘤向后挤压脊髓，由于神经根的限制也会较早地出现症状。相反在圆锥马尾部的肿瘤因有较大的空间移动，故常在较长的时间内无症状出现或症状出现的较晚。另外脊髓内部各种组织对压力的耐受性也不同，一般锥体束、薄束、楔束的神经纤维较粗，比较容易受到损害，因此运动障碍往往重于感觉障碍。硬脊膜外肿瘤和髓外硬脊膜内肿瘤从一侧压迫脊髓时，由于硬脊膜的阻挡，其对脊髓的压迫相对较轻，所以症状进展比较缓慢。

（三）脊髓缺血

椎管内发生肿瘤后压迫根动脉和软脊膜上的小动脉，可引起分布区的缺血、水肿和肿瘤邻近的静脉扩张瘀血，产生静脉高压，也可引起水肿。持久的缺血、缺氧即可造成脊髓部分组织的软化坏死。

第三节　脊髓肿瘤的临床表现与辅助检查

一、脊髓肿瘤临床表现概述

本病好发于青壮年，以 20~40 岁最多，占 70%。男性多于女性，男女之比为 1.2 : 1~2 : 1，一般起病缓慢，呈进行性发展。但在恶性肿瘤或肿瘤出血时则快速进展，或症状突然加重。血管瘤在月经期间和热水浴时症状多有起伏。

脊髓肿瘤的临床表现主要为肿瘤所在部位的脊髓神经损害和肿瘤平面以下传导束受累的症状和体征。一般将肿瘤的发展阶段分为三个时期，即神经刺激期、脊髓部分受压期和脊髓性瘫痪期。

二、脊髓肿瘤神经刺激期临床表现

神经根和脊髓膜的刺激症状是最常见的早期症状，表现为根性疼痛和感觉异常。可出现颈部、背部或腰部剧烈的刀割、针扎、撕裂、电击样疼痛。初为间歇性，以后转为持续性。引起疼痛的原因如下：

1. 脊神经后根和后角细胞受刺激；

2. 脊髓丘脑束受刺激；

3. 硬脊膜受牵拉或被挤压。常在咳嗽、打喷嚏时诱发或加重。

客观检查可发现局部感觉过敏带或轻微的感觉减低，这对早期肿瘤定位具有重要意义。有感觉异常，如麻木、蚁走感、束带感、针刺、烧灼或寒冷感，虽有时为最早症状，但多在疼痛发生以后才出现，与疼痛的分布区基本相同。检查可在相应区有感觉减退或消失。在小儿早期疼痛容易被忽略，往往表现为走路困难或尿失禁，常与成人症状有所不同。

脊髓内脊髓丘脑束受到刺激后所引起的疼痛，可表现为肿瘤平面以下的一侧肢体出现广泛性灼痛，或难以忍受的刺痛，一般称为束性疼痛。约有 2/3 的脊髓内肿瘤患者出现这种现象。硬脊膜外肿瘤多表现为脊背深部的隐痛或酸痛，是硬脊膜刺激的一种表现。同时还伴有椎旁肌肉痉挛和脊柱活动受限，转动脊柱可诱发或加重疼痛。检查可有相应部位的脊椎疼痛和叩击痛。

三、脊髓部分受压期临床表现

在神经刺激症状之后，随着肿瘤的不断发展增大，由于髓外肿瘤的压迫使脊髓移位变形，出现脊髓受压症状。

（一）感觉障碍

如肿瘤发生在脊髓腹侧，首先压迫两侧脊髓丘脑束的内侧，在颈段脊髓由于纤维排列分层，支配颈段的纤维在内，支配骶段的纤维在外，因此颈部的感觉障碍要比骶部出现的早而且重。脊髓背侧肿瘤因先压迫后索，出现两侧肢体的本体感觉障碍和感觉性共济失调，多见于脊膜瘤。

髓外硬脊膜内的神经鞘瘤从一侧压迫脊髓，使其半侧或部分半侧脊髓功能发生障碍，可出现脊髓半横切或不全性半横切综合征。典型的脊髓半横切综合征表现为肿瘤平面以下的同侧肢体肌力减弱和深感觉缺失，对侧的痛觉、温度觉缺失，而触觉保留。与肿瘤水平相应的皮节区感觉消失，肿瘤所在水平上方出现感觉过敏带。由于肿瘤发生的部位及其进展过程的不同，如此典型的表现实际上是难以见到的，大多是不典型的脊髓半横切综合征。而髓内肿瘤多无此现象。

硬脊膜外肿瘤从一侧压迫脊髓时可使对侧脊髓被挤压在椎弓根上，由此所造成的脊髓损害反而重于肿瘤侧脊髓，而出现相反的脊髓半横切综合征。在对肿瘤进行定位时必须加以注意，并仔细分析判断。发生在下腰段髓节部的肿瘤可不产生脊髓半横切综合征，痛温觉的缺失是在肿瘤同侧，而不在对侧的下肢和会阴。这是因为此处的脊髓丘脑束大部来自同侧传导痛觉的纤维，尚未进行交叉之故。

尽管髓内或脊髓外的肿瘤压迫脊髓丘脑束都出现痛温觉障碍，但其发展过程却不同，这对肿瘤所在部位的判断比较重要。脊髓外肿瘤从侧面压迫脊髓，是先压迫骶段的纤维，感觉障碍是自下肢远端或会阴部起始，随着压迫的加重，感觉改变平面逐渐上升，到后期才固定于肿瘤所在水平，其进展过程是自下而上。脊髓内肿瘤是从髓内向外压迫脊髓丘脑束的，感觉障碍是由肿瘤所在平面开始，由上向下进展的。感觉障碍的程度也是上重下轻，由于触觉和痛觉所在部位不同，早期可出现痛温觉缺失而触觉保留的感觉分离现象。另外，当损害尚未累及到最外层的骶段纤维时，会阴部痛温觉可保留，这一现象称为后期固定下来的感觉障碍平面，其在肿瘤以下的一两个髓节的水平。

圆锥马尾部肿瘤皆出现鞍区感觉障碍，但圆锥肿瘤所引起的感觉障碍时常是两侧对称的，并有感觉分离现象。而马尾肿瘤的感觉障碍两侧多不对称，可呈根性分布，各种感觉呈同等程度的损害，根性疼痛也比较明显。

在脊髓部分受压期中，脊髓性感觉障碍即传导束性与根性感觉障碍，一般都较运动障碍突出明显，而痛觉又比触觉损害严重，因此对痛觉的检查是非常重要的。

（二）运动障碍

可表现肢体无力，上肢肌力减弱，手的精细动作失灵，下肢僵硬，走路困难。如脊髓前角或前根受压可引起病节段支配区内的肌肉弛缓性瘫痪，并伴有肌肉萎缩和肌肉颤动。胸腹部的带状捆扎感有可能是前根运动功能障碍的早期表现。锥体束受压可引起病变节段以下的同侧肢体痉挛性瘫痪，表现为肌张力增高，肌腱反射亢进，浅反射消失，有髌、踝阵挛和病理征阳性，在颈膨大和腰膨大发生肿瘤时更为明显。圆锥马尾部的肿瘤均造成弛缓性瘫痪，肌张力减低，肌腱反射和肛门反射消失，可有下肢肌肉萎缩，而不出现上述的运动神经元损害症状。

由于锥体束在脊髓内的层次排列与脊髓丘脑束相同，故脊髓内肿瘤所引起的运动障碍也是自上而下地发展，两侧肢体瘫痪同时或相继出现，而且程度相当。脊髓外肿瘤所引起的瘫痪是在肿瘤侧的肢体，而且是从下向上进展的瘫痪，以后才逐渐累及到对侧肢体。颈膨大的脊髓外肿瘤从一侧压迫脊髓时，可出现一种有序进展的瘫痪过程，呈现双上肢弛缓性瘫痪、双下肢痉挛性瘫痪的四肢瘫征象。一般是左侧肿瘤呈顺时针进展，右侧肿瘤呈逆时针进展。这对颈膨大脊髓外肿瘤的定位具有参考价值。这种现象也偶见于一侧的脊髓内肿瘤。

（三）反射改变

肿瘤所在平面由于脊神经和脊髓前角受压，使该节段的反射弧也被阻断，而致反射减低或消失。但在该节段以下的肌腱反射增强、亢进，浅反射减低或消失，并出现病理反射。因此检查肌腱反射的变化也有助于肿瘤的定位。

1. 在 C_{5-6} 水平的肿瘤，肱二头肌腱反射消失，肱三头肌腱反射亢进；

2. $C_7 \sim T_1$ 水平的肿瘤，肱三头肌腱反射消失，肱二头肌腱反射正常；

3. T_{7-12} 水平的肿瘤分别出现两侧或一侧的上、中、下腹壁反射消失；

4. L_1 水平的肿瘤提睾反射消失，膝反射亢进；

5. L_{2-4} 水平的肿瘤膝反射消失，踝反射亢进；

6. L_5 以下水平的肿瘤踝反射消失，膝反射正常；圆锥肿瘤肛门反射消失。

四、脊髓性瘫痪期临床表现

肿瘤进展到后期常由脊髓半侧受压综合征的不完全性瘫痪进入到脊髓功能完全丧失阶段，呈脊髓横断性全瘫痪。在肿瘤平面以下所有深浅感觉完全丧失，双侧肢体呈痉挛性瘫痪，初起为伸直性痉挛性瘫痪，之后功能损害进一步加重，即呈屈曲性瘫痪，并出现排尿、排便障碍。先是尿频尿急，随后排尿困难、尿潴留，最后成为尿失禁。由于瘫痪导致肠蠕动发生障碍，以致粪便滞留在直肠内，水分被吸收后大便秘结，很少出现大便失禁。但马尾圆锥部肿瘤早期即出现排尿、排便障碍，而且主要是尿失禁，无尿潴留现象。此外还可有性功能障碍，瘫痪肢体因血管运动功能和泌汗功能障碍，可出现肿瘤平面以下少汗或无汗，皮肤干燥、脱屑和立毛、肤色的改变。颈胸连接部的脊髓内肿瘤还可有霍纳综合征。

老年性椎管内肿瘤多以根痛为首发症状，出现肿瘤平面以下的感觉、运动障碍症状者亦不少见。颈段肿瘤多表现为颈肩痛，双手麻木无力，部分病例有下肢感觉异常，走路不稳。胸段肿瘤常在胸腹部出现紧束感或腹部不适感，后者易被误诊为腹腔内疾患。腰骶部肿瘤多为腰腿痛，并有下肢肌肉萎缩、反射异常等体征出现。

由于小儿椎管内肿瘤常为先天性肿瘤，如皮样囊肿、表皮样囊肿、畸胎瘤等，常可在脊背部见有皮样凹陷或小孔，多毛，血管痣，以及各种皮肤异常，所以不能忽视对背部皮肤的检查。又因小儿难以表达感觉障碍，早期的疼痛容易被忽略，直至有步态异常或下肢活动失常时方被发现。

严重的脊髓性瘫痪常并发肺部炎症、尿路感染、褥疮和全身营养障碍等。

五、辅助检查之一：脑脊液检查

脑脊液动力学和实验室检查是诊断椎管内肿瘤的重要方法之一。

（一）脑脊液蛋白含量增高，而细胞数正常

脑脊液的蛋白含量在肿瘤压迫脊髓产生蛛网膜下腔梗阻时均有不同程度的增高。其含量的多少与以下因素有关：

1. 阻塞的程度愈重蛋白含量愈高；

2. 阻塞的部位愈低蛋白含量愈高；

3. 硬脊膜内肿瘤较低，脊膜外和脊髓内肿瘤蛋白含量高；

4. 神经鞘瘤、神经纤维瘤、脊膜瘤和室管膜瘤蛋白含量较其他肿瘤高。

蛋白量超过 1.0g/L（100mg/dl）时脑脊液即呈黄色，并在体外室温下自动凝固。这种蛋白含量高、黄变和自动凝固现象称为弗洛因（Froin）综合征。脑脊液黄变是在肿瘤附近血管漏出液中含有胆红素和肿瘤少量出血的分解产物所致。

脑脊液蛋白含量增高，而细胞数正常，称为蛋白细胞分离现象，是诊断椎管内肿瘤的重要依据之一，提示应进一步做脊髓造影或 CT 扫描检查以明确诊断。但在髓外硬脊膜内肿瘤也可见有淋巴细胞轻度增多，或为脱落的肿瘤细胞，可做细胞涂片检查，以求进一步确定肿瘤的性质。

（二）压颈试验（Quelkenstedt's Sign）

压颈试验是确定蛛网膜下腔有无梗阻及其梗阻程度的重要检查。椎管内肿瘤脑脊液压力多数正常，少数可高于 2.0kPa，但都有程度不等的蛛网膜下腔梗阻。在完全性梗阻时，梗阻平面以下的脑脊液压力比正常低，放出少量脑脊液后脑脊液压力会明显下降。一般是肿瘤所在部位愈低，这种现象愈明显。有不少病例在放出脑脊液后，使症状加重，这是因为肿瘤失去了原有液垫的烘托，使之移位后加重了脊髓压迫的结果。

（三）腰穿无脑脊液

如腰椎穿刺正确无误，而无脑脊液流出或被抽出，有可能是刺入肿瘤内，可将穿刺点向上或向下移动 1~2 个棘突间隙另行穿刺，如有脑脊液流出可帮助确定肿瘤的上界或下界水平。对疑有皮样囊肿或表皮样囊肿并发局部皮肤感染者，应避免在其附近进行穿刺，以免引起脑脊膜炎。

六、辅助检查之二：放射性同位素扫描

经静脉注入 ^{99m} 锝-过锝酸盐 185~370MBq，1~3h 后可在扫描图上显示肿瘤影像。此项检查适用于胸腰段的硬脊膜外肿瘤，如转移瘤、肉瘤等。脊髓内肿瘤多不能显示。

另外也可用 ^{131} 碘 3700kBq 或 ^{113} 铟 18.5~37MBq，用脑脊液稀释至 2ml，缓慢注入蛛网膜下腔，1~2h 后患者取仰卧位，由骶尾部向头段扫描。正常情况下蛛网膜下腔图形清晰，放射性同位素分布均匀。椎管内肿瘤可引起蛛网膜下腔狭窄和阻塞，完全性阻塞表现为放射性同位素中断，中断处即为肿瘤所在部位。

第四节 脊髓肿瘤的影像学检查

脊髓位于椎管管腔内，有脊髓发出的脊神经横行或斜行通过相应的椎间孔，脊髓外表被有三层脊膜，脊髓周围环绕着供养血管，硬脊膜外有脂肪组织。这些组织结构如发生肿瘤，可累及椎骨而出现骨质改变。因此脊髓的影像学检查对椎管内肿瘤的诊断具有极其重要的价值。一般可通过 X 线平片检查、脊髓造影、选择性脊髓动脉造影、CT 扫描和 MR 检查来诊断。

一、脊髓肿瘤X线平片检查

椎管内肿瘤生长扩大，可直接压迫邻近椎管结构，使其移位、变形和破坏。以硬脊膜外肿瘤最易引起骨质改变，占 70%。脊髓外硬膜内肿瘤次之，有 48% 病例有骨质改变。脊髓内肿瘤有 43% 病例有骨质改变，尤其是皮样囊肿、脂肪瘤、血管瘤、神经鞘瘤等易有骨质改变，而位于腰骶部的胆脂瘤、畸胎瘤、皮样囊肿因瘤体大，往往同时累及数个椎体。脊椎骨质改变的主要表现如下。

（一）椎弓根的变形和骨质破坏

椎弓根的变形和骨质破坏是椎管内肿瘤最常见的骨质改变，表现为椎弓内缘变平直或凹陷，如两侧同时受累，即呈括弧样。椎弓根骨质吸收、密度减低、轮廓模糊以至消失。这种改变是对称

性的连续数个椎体，但也有局限于一侧，或单个椎弓根移位、消失（图 6-1-8-4-1）。

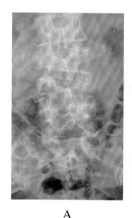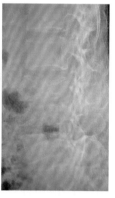

A   B

图 6-1-8-4-1 临床举例 $L_{3~4}$ 椎体转移瘤骨质破坏 X 线所见（A、B）
A. 正位 X 线片示椎弓根破坏、椎体骨密度减低；
B. 侧位 X 线片显示椎体压缩变形

（二）椎弓根间距离增宽

椎弓根内缘的最短距离代表椎管的横径，各个椎弓根间都有一定的宽度。一般在颈膨大部和马尾部最宽，胸中部最窄。正常椎弓根间距最高值见表 6-1-8-4-1。正常椎弓根间距的连线称 Elsberg-Dyke 曲线。椎弓根间距的增减是逐渐的。一对或数对椎弓根间距的骤然增宽，无论绝对值超过或未超过最高值，伴有椎弓根变形者对诊断椎管内肿瘤都具有重要意义（见表 6-1-8-4-1）。

（三）椎体改变

脊髓腹侧的肿瘤压迫椎体后缘易使骨质吸收，轻者出现有曲度的硬化缘，严重的呈向前的弧形凹陷，而椎体上下缘则不受损害。

（四）椎间孔扩大

生长于神经根的神经鞘瘤、神经纤维瘤可沿神经根向外扩展，跨距椎间孔内外侧，呈哑铃形，使椎间孔扩大，邻近的横突出现骨质吸收破坏。

（五）椎旁软组织阴影

椎管内肿瘤向椎管外扩张可呈椎旁软组织阴影，少数脊膜瘤和血管网状细胞瘤有钙化影出现。此外还可见脊柱曲度变直，或于肿瘤部位出现侧弯畸形。先天性肿瘤可并发隐性脊椎裂、脊椎融合畸形等。

二、脊髓肿瘤脊髓造影检查

脊髓造影以往是诊断椎管内肿瘤最有效的辅助检查，因其不仅能检查出蛛网膜下腔有无梗阻与梗阻的程度，而且能确定肿瘤的部位、范围和性质。梗阻的部位提示肿瘤所在位置，根据阻塞端的形态还可以明确肿瘤所在平面的位置及其与脊髓、脊膜的关系。椎管内肿瘤脊髓造影的特征及其鉴别见表6-1-8-4-2。

三、选择性脊髓动脉造影检查

选择性脊髓动脉造影检查是近年来脊髓放射诊断技术上的新进展。将造影剂经导管选择性地分别注入脊髓根动脉内，以显示相应节段的脊髓动脉。主要适用于脊髓血管畸形、血管瘤、脊髓肿瘤等，可清晰地显示畸形血管的影像及其供养动脉和引流静脉。如用数字减影除去脊柱阴影，则血管畸形及其供养动脉更为清晰。

四、脊髓肿瘤CT扫描检查

CT扫描检查能清晰地显示肿瘤的部位、形状、大小及其与脊膜的关系。平扫表现为椎管内软组织块状影，密度略高。CTM可显示硬脊膜囊扩大，硬脊膜外间隙消失，硬脊膜内肿瘤压迫脊髓。

表 6-1-8-4-1　正常椎弓根间距最高值（mm）

	颈		椎			胸						椎						腰		椎		
	C_2	C_3	C_4	C_5	C_6	C_7	T_1	T_2	T_3	T_4	T_5	T_6	T_7	T_8	T_9	T_{10}	T_{11}	T_{12}	L_1	L_2	L_3	L_4	L_5
男	30	31	32	33	33	31	28	24	22	21	21	21	22	22	22	22	24	27	29	31	32	34	39
女	27	28	31	32	32	30	27	21	20	20	20	20	20	20	21	22	24	26	26	27	29	31	35

表 6-1-8-4-2　脊髓造影椎管内肿瘤的鉴别

项　　　目	脊髓外硬脊膜内肿瘤	硬脊膜外肿瘤	髓　内　肿　瘤
阻塞端形状	弧状充盈缺损呈杯口状	呈火焰状或锯齿状	完全梗阻呈冠状，不全梗阻呈梭状
脊髓改变	受压变细，多向健侧移位	脊髓改变不明显，向健侧移位	脊髓呈梭形膨大，无移位
蛛网膜下腔改变	肿瘤侧增宽，对侧变窄	两侧均窄，同时向健侧移位	两侧对称性变窄
蛛网膜下腔内缘与椎弓根内缘的距离	在正常范围内，1.5mm以下	增大，常在2mm以上	两侧贴近椎弓根，甚至超过上下弓根内缘的连线
肿瘤类别	脊膜瘤，神经纤维瘤	恶性肿瘤，转移瘤	胶质瘤

（一）脊髓内肿瘤

室管膜瘤 CT 平扫可见脊髓密度均匀性降低，外形呈规则性扩大，边缘模糊，肿瘤与脊髓分界不清。有时为等密度，增强后呈轻度强化，或不强化。CTM 可见蛛网膜下腔变窄、闭塞或移位。

星形细胞瘤 CT 平扫可见脊髓不规则增粗，邻近蛛网膜下腔狭窄。横断面上可见脊髓正常结构消失，肿瘤呈略低密度或等密度，少数呈高密度，累及多个髓节。增强后可见不均匀强化，囊性变后脊髓密度下降。CTM 显示脊髓扩张，很少钙化。

血管网状细胞瘤 CT 平扫可显示在颈胸段大范围的低密度区，脊髓不规则扩大，有时可见多数条状钙化影，增强扫描后呈明显强化，在脊髓背侧可见迂曲的血管影。

（二）脊髓外硬脊膜内肿瘤

神经鞘瘤 CT 平扫可见椎管或椎间孔扩大，椎弓根吸收破坏，肿瘤密度略高，脊髓受压移位，增强后呈中等均一强化。CTM 可清晰显示阻塞部位，可见硬脊膜内外哑铃状肿瘤部分。

脊膜瘤 CT 平扫常见胸段蛛网膜下腔后方邻近骨质增生，肿瘤密度高于脊髓，有不规则钙化影，增强扫描呈中度强化。CTM 可见蛛网膜下腔部分或完全梗阻，脊髓受压变细，并有明显移位。

（三）硬脊膜外肿瘤

转移瘤 CT 平扫显示椎骨有不等程度的破坏，瘤体 CT 值低于或等于邻近骨质，形状不规则，呈弥漫性浸润，可穿破硬脊膜向硬脊膜内或脊髓内生长。脊髓受压移位，增强扫描后部分强化。

脂肪瘤平扫可见低密度肿瘤组织，多位于脊髓背侧，增强扫描多无强化。

五、脊髓肿瘤MR检查

MR 检查可直接观察脊髓本身、蛛网膜下腔和椎骨等结构，并能显示肿瘤的部位、形状、范围及其与周边组织的关系。

（一）脊髓内肿瘤

由于脊髓髓内肿瘤症状缺乏特异性，诊断主要依靠影像学检查。CT、MR 问世前，仅靠脊柱平片和脊髓造影诊断，诊断既困难，又常会加重病情。MR 的出现使髓内肿瘤能够早期、简便、确实地得到诊断。一般肿瘤的病理性质不同，影像学特征也有所不同。

【星形细胞瘤】

常见于 10~50 岁，占椎管内肿瘤的 6%~8%，最常发生于颈段和胸段脊髓，多为良性，约 75%。多数星形细胞瘤单独发生，神经纤维瘤病一型常合并星形细胞瘤。组织学形态常有两种类型，即浸润生长的星形细胞瘤和局限生长的星形细胞瘤。MR 常无特征性改变，T_1 示受累脊髓广泛增粗，可以有高信号（出血）或低信号（囊变）混杂。T_2 常为高信号。增强可见肿瘤强化，并可见与水肿带分界。部分星形细胞瘤无强化，生长越缓慢的肿瘤强化越不明显。肿瘤增强程度与病变区域血流增加和脊髓屏障破坏有关，也就是说与肿瘤良性程度有关。星形细胞瘤增强常不规则且呈多样性，肿瘤增强对活检和手术有帮助。增强扫描有助于鉴别囊性肿瘤和脊髓良性囊肿。有报道，脊髓囊肿发生于肿瘤内者 13%。邻近肿瘤的囊肿液清亮，囊壁有胶质细胞，而肿瘤内囊变囊液为血性或高蛋白液呈橙色。邻近肿瘤的囊变不强化提示为非肿瘤性囊变。星形细胞瘤可同时存在新鲜和陈旧出血，其影像学表现与出血时间有关。急性出血（三天之内）T_2 像为低信号，3~7d T_1 像主要以高信号为主，T_2 像常为混杂信号。组织学上，恶性星形细胞瘤富于血管，与脊髓无边界，所以手术中辨认肿瘤-脊髓边界困难（图 6-1-8-4-2、3）。

【室管膜瘤】

好发年龄为 40~50 岁，可发生于脊髓任何部位，以胸段和颈段最常见。影像学表现与星形细胞瘤有一定程度的区别，肿瘤上端及尾端合并囊变是常见的标志。但肿瘤内囊变少见，MR 为较均匀强化，或混杂信号。部分病例肿瘤可突出于脊髓表面，甚至达蛛网膜下腔（图 6-1-8-4-4）。

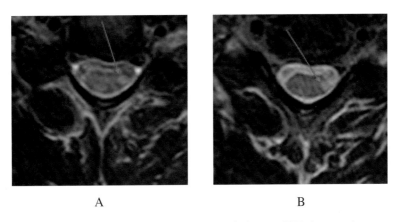

A   B

图 6-1-8-4-2　临床举例　星形细胞瘤 MR 所见（A、B）

颈髓星形细胞瘤 MR 横断位表现示脊髓内占位，在 T_1、T_2 加权像均表现为中等偏高信号，边界不清

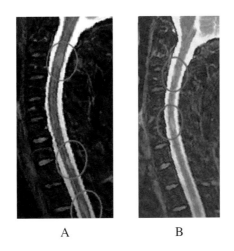

A   B

图 6-1-8-4-3　临床举例　同前病例（A、B）

A、B. 颈髓星形细胞瘤 MR 矢状位显示多发病灶，中等偏高信号

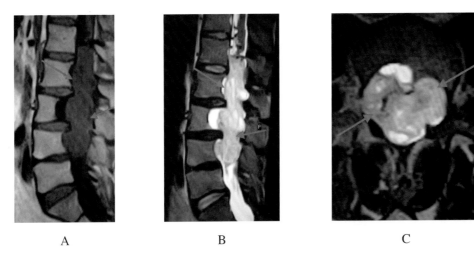

A   B   C

图 6-1-8-4-4　临床举例　室管膜瘤 MR 所见（A~C）

A. 腰椎室管膜瘤 MR T_1 加权显示髓内占位，椎管相应扩大，呈低信号；B、C. MR T_2 加权像呈高信号

【血管网织细胞瘤】

不常见，有报道占脊髓肿瘤的2%。均发生在髓内，分两种类型：

1. 完全位于脊髓髓内中心；

2. 软膜性肿瘤，部分突出到脊髓表面，有学者将软膜性肿瘤归为髓外肿瘤。

肿瘤好发于30~50岁成人，男性多见。在临床上常常发生于Von Hippel-Lindau's病。Von Hippel-Lindau's病中，50%合并脊髓血管网织细胞瘤，36%~60%合并颅内血管网织细胞瘤。髓内血管网织细胞瘤常常合并脊髓空洞症。据报道，肿瘤有囊或病变上下脊髓增粗者占67%。影像学表现为囊性病变，壁上有结节，T_1为边界清楚的低信号，T_2高信号，增强可见肿瘤结节明显强化。

【脂肪瘤】

少见，可发生于脊髓内或终丝，T_1均为高信号，脂肪抑制像可鉴别出血或脂肪。

【转移瘤】

转移瘤主要累及椎体或硬膜外组织，髓内转移瘤少见。髓内转移癌占中枢神经系统转移癌的1%。来源包括肺癌、乳腺癌、淋巴癌、结肠癌、头颈区肿瘤、肾上腺肿瘤等。以胸段最为常见，起病急，影像学示病变较局限，可见不规则强化。

（二）脊髓外硬脊膜内肿瘤

常表现为局部脊髓受压变扁并移位，局部蛛网膜下腔被撑开而增宽，多为神经鞘瘤和脊膜瘤。神经鞘瘤最常见，T_1加权像呈略高或等脊髓信号，为局限性团块，边界清楚光滑，局部椎管扩大，T_2加权像可见肿瘤表现为高信号，肿瘤可穿过硬膜囊经神经根鞘向椎管外生长，位于硬膜的内、外，即可见哑铃形占位，在冠状位上显示最清楚，并可观察脊髓左右移位情况和相应椎间孔扩大，注药后可见肿瘤明显均匀增强。脊膜瘤好发于胸段蛛网膜下腔后方，T_1加权像为等信号，位于脊髓背侧，呈圆形或卵圆形，脊髓受压变形并移位，T_2加权像肿瘤信号略高或等脊髓信号，注药后有均匀明显强化（图6-1-8-4-5~9）。

（三）硬脊膜外肿瘤

硬脊膜外肿瘤多为神经鞘瘤和转移瘤。MR检查表现基本上与脊髓外硬脊膜内肿瘤相似。神经鞘瘤呈圆形或椭圆形的硬脊膜外占位，如同时累及硬脊膜内外，则表现为哑铃形占位，椎间孔扩大。T_1加权像为低信号，T_2加权像为高信号。脊髓受压移位，可见硬脊膜外征象，即在脊髓与肿瘤之间T_1和T_2加权像上均显示有低信号带，或在此带之内外均有肿瘤。

转移瘤T_1像呈长T_1低信号影，取代正常松质骨的高信号，矢状T_1像上可见椎体形态改变。邻近蛛网膜下腔受累及脊髓受压，椎间隙良好，无改变。轴位T_1像椎骨的信号变化区有椎体后部结构改变，如椎间孔狭窄及神经根粗大等。

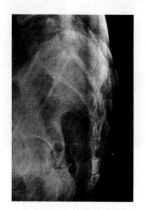

图6-1-8-4-5 临床举例 骶骨脊索瘤X线所见
骶骨脊索瘤X线侧位片示S_{4-5}骨密度减低，呈虫蚀状改变

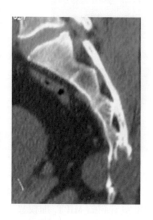

图6-1-8-4-6 临床举例 同前病例CT扫描所见
骶骨脊索瘤CT矢状位重建示S_{4-5}骨质破坏及软组织肿块

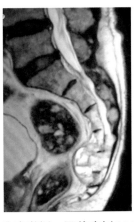

图 6-1-8-4-7　临床举例　同前病例 MR、T₁ 加权所见

骶骨脊索瘤 T₁ 加权像示低信号肿块中间混杂高信号区

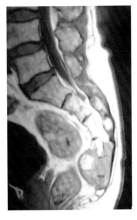

图 6-1-8-4-8　临床举例　同前病例 MR、T₂ 加权所见

骶骨脊索瘤 T₂ 加权像示混杂高信号

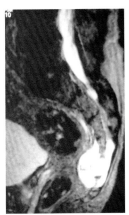

图 6-1-8-4-9　临床举例　同前病例 STIR 所见

骶骨脊索瘤 STIR 像示高信号

第五节　脊髓肿瘤的诊断、鉴别诊断与预后判定

一、脊髓肿瘤诊断概况

对椎管内肿瘤症状典型，已发展到脊髓型瘫痪者诊断比较容易，但在早期刺激性疼痛阶段能明确诊断的确实不多。其原因是症状和体征不典型，或对病情缺乏认识，或忽视了脑脊液常规检查。由于诊断上的延误，往往造成脊髓不可逆性损害，使本来可以获得满意治疗效果的大部分病例失去了治愈的机会。因此必须对椎管内肿瘤早期表现给予足够的重视和充分的认识，才能达到早期诊断、早期治疗的目的。

详细询问病史和系统的体格检查是正确诊断椎管内肿瘤的基本方法。单纯依靠新仪器，并不能完全避免误诊的发生。CT 扫描和 MR 检查的出现，虽然提高了早期诊断的准确率，但 CT 扫描等也受到仪器性能、扫描部位和专业知识水平等因素的影响，而难以避免漏诊或误诊。

椎管内肿瘤一般起病多较缓慢，呈进行性加重，有的在病程中可有暂时缓解，或在外伤、妊娠、腰椎穿刺后使病情加重。而血管瘤、血管畸形常有反复发作，遇有血管破裂出血或肿瘤内出血也可出现卒中样脊髓型瘫痪。以往有恶性肿瘤史者极大可能是转移瘤。如有反复发作性脑脊髓炎者

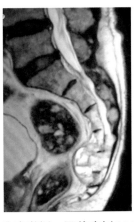

可为胚胎残余肿瘤。脊背部的血管痣和皮下多处的神经纤维瘤提示有可能在椎管内有相同的病变。腰骶部中线皮肤上的窦道或陷窝，往往提示椎管内的病变为胚胎瘤、皮样囊肿或表皮样囊肿。这些都是在诊断椎管内肿瘤过程中不可忽视的有益经验。

对椎管内肿瘤的诊断尤应根据症状和体征进行定位、定性诊断，并与其他疾病进行鉴别。

二、脊髓肿瘤平面纵位诊断

（一）概述

疼痛、根性感觉缺失、束性感觉障碍的上界平面，肌肉萎缩和深浅反射的改变，以及棘突的叩压痛，对肿瘤平面的定位皆具有重要意义。脊髓各节段发生肿瘤的重要和特殊的临床表现，更是诊断肿瘤所在位置不可缺少的依据，分述如下。

（二）颈段

【高颈段（C_{1-4}）肿瘤】

枕颈部疼痛，麻木感，颈部活动受限，膈神经受损可有呼吸困难、窒息感。胸锁乳突肌和斜方肌等肌肉萎缩和四肢痉挛。

【颈膨大（$C_5 \sim T_1$）肿瘤】

手臂部肌肉萎缩，肱二头肌、肱三头肌腱反射消失，上肢弛缓性瘫痪，下肢痉挛性瘫痪，并出现霍纳综合征。

（三）胸段

【上胸段（T_{2-8}）肿瘤】

胸部、上腹部根性疼痛和束带感，腹壁反射消失和痉挛性瘫痪；

【下胸段（T_{9-12}）肿瘤】

背部、下腹部根性疼痛和束带感，中、下腹壁反射消失和痉挛性截瘫，比佛征阳性。

（四）腰骶段

【腰膨大（$L_1 \sim S_2$）肿瘤】

股前及外阴部根性疼痛，膝、踝反射消失，双下肢迟缓性瘫痪，括约肌障碍明显。

【圆锥、马尾肿瘤】

膀胱、直肠括约肌障碍出现早而且明显，无根性疼痛，或有也不剧烈。鞍区感觉障碍两侧对称，或有感觉分离现象，多为圆锥肿瘤。圆锥肿瘤较马尾肿瘤起病急、进展快，两者的鉴别要点如下表所示（表6-1-8-5-1）。

三、脊髓肿瘤横位诊断

可查明肿瘤与脊髓和硬脊膜的关系。

（一）脊髓内肿瘤

根性疼痛较少出现，且出现晚，早期可出现分离性感觉障碍，传导束性感觉、运动障碍出现较早，且为对称性，呈下行性进展，也可发生不

表6-1-8-5-1　圆锥和马尾肿瘤的鉴别要点

项　目	圆　锥　肿　瘤	马　尾　肿　瘤
起　病	较急，多两侧同时发病	较缓，多先起于一侧
疼　痛	少见或不剧烈，两侧对称性痛	根性疼痛剧烈，单侧或双侧不等
感觉障碍	在会阴部，可有感觉分离	单侧多不对称，在会阴部和下肢背面
运动障碍	对称而不明显，可有肌肉颤动	不对称，肌萎缩明显，无肌肉颤动
反射改变	双侧踝反射消失	膝、踝反射皆消失，可限于一侧
括约肌障碍	出现早而且明显	出现晚，多不明显
营养性改变	常有褥疮发生	很少出现
性功能障碍	有	较少出现

典型的脊髓半横切综合征。受压节段所支配肌肉萎缩明显，括约肌障碍出现较早且重。蛛网膜下腔梗阻程度轻，脑脊液蛋白含量轻度增高。脊椎X线片较少有阳性发现，脊髓造影显示受压的蛛网膜下腔变窄，局部脊髓增粗。

（二）脊髓外硬脊膜内肿瘤

病程进展缓慢，早期出现一侧根性疼痛，持续时间长，此后出现部分脊髓压迫症状——脊髓半横切综合征，感觉改变呈上行性，括约肌障碍出现晚或不明显。蛛网膜下腔梗阻出现较早，且重，脑脊液蛋白含量增高明显，腰椎穿刺后症状明显加重。脊柱X线片多有改变，椎弓根变扁，间距增宽，椎间孔扩大等。脊髓造影可见边缘锐利的充盈缺损，呈杯口状，脊髓移向对侧。

（三）硬脊膜外肿瘤

由于硬脊膜外肿瘤多数为恶性肿瘤，一般起病较快，早期常有剧烈的根性疼痛和背痛，尤其在夜晚明显。脊髓压迫症状出现较晚，多两侧同时受累。运动障碍出现较早，感觉障碍呈上行性进展，出现较晚。括约肌障碍出现也晚。蛛网膜下腔梗阻后期才出现。脑脊液蛋白含量中度增高。脊柱X线片常有阳性发现。脊髓造影梗阻边缘不锐利，阻塞端呈火焰状或锯齿状，脊髓向对侧轻度移位。

硬脊膜内外肿瘤的鉴别如表6-1-8-5-2。

单就感觉障碍的主要表现可大致判断肿瘤的所在部位。一般是呈现剧烈的根性疼痛者，多为硬脊膜外肿瘤。分离性感觉障碍倾向于脊髓内肿瘤，而出现脊髓半横切综合征者，常提示为脊髓外硬脊膜内肿瘤。

此外，发生在脊髓背侧和腹侧的肿瘤，其临床表现与进展过程也不相同。如脊髓背面和侧面的肿瘤，早期即有根性疼痛，之后出现脊髓半横切综合征表现。一般运动障碍出现较晚且进展缓慢。脊髓背面正中肿瘤，多表现为两侧对称性感觉、运动障碍，而且深浅感觉障碍平行进展。

脊髓腹侧或腹侧面肿瘤，早期即出现运动障碍，两侧相继出现受累症状，表现为肿瘤水平节段性肌肉萎缩和弛缓性瘫痪，感觉障碍多在运动障碍之后出现，括约肌障碍出现较早。

四、脊髓肿瘤鉴别诊断

由于椎管内肿瘤的症状不典型，或对其认识不足，常被误诊为椎间盘突出、颈椎病、颈椎骨质增生、骶髂关节炎、腰椎管狭窄、肋间神经炎等病。因此，在鉴别诊断上需注意下列疾病。

（一）椎间盘突出症

起病急，有外伤史，出现一侧或两侧根性疼痛。多位于腰骶椎，有坐骨神经刺激症状，直腿抬高试验阳性。直立活动时疼痛加重，躺卧休息后减轻。脊柱X线检查正常生理曲度消失，椎间

表6-1-8-5-2　硬脊膜内和硬脊膜外肿瘤的鉴别

项　　目	硬脊膜内肿瘤	硬脊膜外肿瘤
病程发展	较慢	较快
神经体征	两侧不对称	两侧基本对称
脊柱叩压痛	多无	较明显
脑脊液改变	较明显	不明显
脊柱X线改变	较少	多见
脊髓造影	阻塞端边缘锐利，呈杯口状	阻塞端不锐利，呈梭状或火焰状
性质	神经鞘瘤，脊膜瘤	转移瘤

隙变窄。脊髓造影椎间盘处有硬脊膜外充盈缺损，或呈蜂腰状改变。

（二）退行性脊椎骨关节病

多见于中老年人，为非进行性自限性疾病。起病缓慢，出现根性疼痛。重症者有脊髓受压症状。劳累后症状加重，休息后症状减轻。脑脊液多无改变。脊柱 X 线检查椎体骨缘有骨质增生、椎间隙和椎间孔变窄，无骨质破坏。

（三）脊髓粘连性蛛网膜炎

起病缓慢，病前多有感染或发热病史。病程长，多有波动起伏，遇有发热、感冒可使症状加重。神经症状和体征弥散，呈多发性分布。感觉障碍可呈根性、节段性或斑块状不规则分布，两侧多不对称。压颈试验可有梗阻，脑脊液蛋白含量轻度增高。脊髓造影碘油流动缓慢，呈油滴状分布。

（四）脊椎结核

多见于青壮年人，有结核病史，可伴有低热、盗汗、全身乏力、消瘦、红细胞沉降率增快等全身症状。脊柱叩压痛明显。脑脊液蛋白含量轻度增高，糖、氯化物降低，细胞数略增多。脊柱 X 线检查可见椎骨破坏、变形，呈溶骨性破坏。椎间隙明显变窄或消失，椎体呈楔形变，椎旁有脓肿阴影出现。

（五）脊髓空洞症

多见于青壮年，好发于颈胸髓部，病程长而进展缓慢，有明显而持久的节段性分离性感觉改变，手部小肌肉萎缩，皮肤排汗障碍明显，常伴有其他脊柱先天性畸形。脑脊液蛋白含量正常，无梗阻。脊椎无骨质改变。CTM 和 MR 检查可显示空洞的形状、大小和位置。

（六）其他

某些疼痛性疾病如胸膜炎、心绞痛、肾结石、十二指肠溃疡、腰肌劳损、神经炎等与肿瘤早期的神经根痛很容易混淆。但这些疾病多呈发作性进行性加重，检查多无神经体征，也不出现瘫痪，脑脊液正常，脊柱 X 线检查皆无异常发现，可资鉴别。

五、脊髓肿瘤预后

椎管内肿瘤的预后取决于肿瘤的性质、生长部位、脊髓受压的程度、时限和患者的一般状况。一般来说，肿瘤所在的节段愈高，神经功能损害的范围愈大，预后愈差。颈段肿瘤易并发肺部炎症，腰骶部肿瘤易发生泌尿系感染而危及生命，胸段肿瘤较少发生上述并发症，能存活较长时间。其次是肿瘤分化好、异型性小者预后好；反之，肿瘤分化差，异型性大者预后差。脊髓受压的时间长短和功能障碍的程度也密切相关，受压时间愈短，治疗愈早者效果越好，反之则效果差。对慢性受压者因脊髓能发挥其代偿功能，所以预后较急性压迫者好。伸展性痉挛性截瘫又较屈曲性痉挛性截瘫或弛缓性截瘫预后要好。后者往往意味着脊髓功能完全损害，已无恢复余地。

由于椎管内肿瘤良性者多，大多数都能达到全切除治愈的目的，很少复发。即使是脊髓内肿瘤胶质细胞瘤患者经积极治疗后，也可存活较长时间。

（李也白　徐华梓　杨胜武）

第九章　椎管内肿瘤

第一节　椎管内肿瘤概述与分类

一、椎管内肿瘤概述

椎管内肿瘤是指生长于脊柱和脊髓相邻组织如神经根、脊膜、血管、脂肪组织及胚胎残余组织等的原发或转移性肿瘤。按肿瘤部位可分为硬膜外及硬膜内。硬膜内肿瘤又分为髓内及髓外。硬膜内肿瘤以原发性为多见，硬膜外肿瘤以转移性肿瘤多见。Fogelholm 等研究认为平均每年每 10 万人中约有 1.3 人发生椎管内肿瘤。椎管内肿瘤好发于髓外，可见于脊髓的任何节段和马尾神经，但以胸段最多，约占 42%~67%，颈段占 20%~26%。大多数硬膜内髓外肿瘤是脊膜瘤和神经鞘瘤。在原发性的髓内肿瘤中，星形细胞瘤最为多见，其次为室管膜瘤和血管网状细胞瘤，较少见的是非胶质源性肿瘤、胚胎源性肿瘤和髓内转移。

二、椎管内肿瘤分类

椎管内肿瘤分类较多，目前采用以下分类，见表 6-1-9-1-1。

表 6-1-9-1-1　主要椎管内肿瘤分类

硬膜外肿瘤	转移瘤
	脂肪瘤
	畸胎瘤
	脊索瘤
	神经纤维瘤
	血管瘤
	表皮样囊肿、皮样囊肿
硬膜内髓外肿瘤	脊膜瘤
	神经鞘瘤
	表皮样囊肿、皮样囊肿、肠源性囊肿
	血管畸形及血管源性肿瘤
	脂肪瘤
	畸胎瘤
	转移瘤
髓内肿瘤	室管膜瘤
	星形细胞瘤
	神经节细胞胶质瘤
	血管畸形及血管源性肿瘤
	淋巴瘤、脂肪瘤、畸胎瘤
	转移瘤

第二节 神经鞘瘤

一、神经鞘瘤概述

神经鞘瘤又称雪旺氏瘤。为椎管内最常见的一种良性肿瘤。在各种肿瘤中，以神经鞘瘤最常见。据文献记载，1753 年 Lecat 首次报道的椎管内肿瘤手术可能是一个多发性神经鞘膜肿瘤。19 世纪一些学者陆续报道了单发和多发的周围神经肿瘤。1882 年，Von Recklinghausen 出版了关于多发性神经纤维瘤病（Neurofibromatosis）的经典专著，对多发性神经肿瘤进行了阐述。随后又有学者详细报道了脊髓旁神经根肿瘤的临床表现，并对其胚胎来源进行了研究。1910 年 Verocag 首次引入术语"Neurinoma（神经鞘瘤）"。1919 年，Mallory 提出神经鞘瘤与脑膜瘤同源，均来自中胚层。1920 年，Antoni 将此类肿瘤分为原纤维型（或 Antoni A 型）和网状型（或 Antoni B 型）。1934 年，Stout 又引入另一个术语"Nerolemmoma"，当时的主要含义是"Lemmomas（神经膜瘤）"或"Schwannomas（雪旺细胞瘤）"。而在美国文献中，曾常采用术语"Neurofibromaosis（神经纤维瘤）"。多数文献认为，在椎管各类肿瘤中，神经鞘瘤的发生率最高。Sloff 等统计 1322 例椎管内肿瘤中，神经鞘瘤占 29%，Nittner 统计 4885 例中占 23.1%。本病好发于 20~40 岁年龄，10 岁以前少见，尤其位于硬脊膜外者甚为罕见，男性多于女性。国外报道发病年龄高峰在 40~50 岁。神经鞘瘤好发于髓外硬脊膜内，若能做到早期诊断、早期治疗，预后良好。

二、神经鞘瘤发生机理

（一）神经丛学说

中枢神经系统内血管周围神经丛上可发现雪旺氏细胞。一些研究表明髓内神经鞘瘤起源于该细胞。早在 1941 年，Kemohan 随机研究了 36 例尸检，14 例发现脊髓动脉的内分支有发育良好的神经丛，均来自脊髓前动脉的分支，其结构与周围神经相似。神经丛限于 Virchow-Robin 间隙。脑血管周围亦有类似发现。Darwish 报告的一例颈髓髓内神经鞘瘤由脊髓前动脉的两个分支供应，支持血管周围神经丛学说。

（二）错构学说

该学说认为胚胎发育时期的第四周神经管闭合时，部分雪旺氏细胞异位。类似于皮样囊肿和表皮样囊肿的起源。认为该机理可解释病变的稀少，异位的细胞可能比正常解剖部位的细胞更容易转变为肿瘤。一些肿瘤远离根区和脊髓前动脉分布区亦支持异位起源的说法。

（三）损伤学说

大鼠损伤的脊髓后柱内有神经芽生和雪旺氏细胞出现。故推测，髓内神经鞘瘤可能起源自创伤性脊髓损伤或慢性 CNS 疾患。对 76 例截瘫患者的脊髓检查发现 12 例的损伤节段轴突再生，被成髓的雪旺氏细胞包绕。Riffaud 报道了 684 例常规脊髓尸检中发现有轴突周围的髓鞘形成，并与增生的雪旺氏细胞有关。认为是诸如物理脊髓空洞、代谢糖尿病性损伤之后，继发雪旺氏细胞增生的结果。

（四）软膜细胞起源学说

Russell 认为中胚层软膜细胞与神经外胚层的雪旺氏细胞类似，软膜细胞可能转换成雪旺氏细胞，从而成为髓内神经鞘瘤的来源。多能神经间质细胞干细胞也可能分化成雪旺氏细胞。

三、神经鞘瘤病理变化

（一）光镜

以 Antoni A 型为特征，许多区域的表现为栅栏样排列的核、丰富的纤维平行于纺锤细胞的长轴延伸，由大量纺锤形细胞交织成的细胞束组成，核为长条形。可见大量的 Verocay 体。也可见 Antoni B 型。部分血管壁增厚，有玻璃样变。肿瘤周围组织有反应性胶质增生。特殊染色显示肿瘤有丰富的 reticulin 纤维。免疫组织化学染色显示 S-100 蛋白（+）、胶质纤维酸性蛋白（Glial Fibrillary Acidic Protein，GFAP）（-）和髓鞘碱性蛋白（Myelin Basic Protein，MBP）（-）。

（二）电镜

卵圆形细胞有大量的连锁（Interdigitating）细胞突起。浆膜周围为基膜，肿瘤细胞质可见游离核糖体、粗面内质网、线粒体，部分可见高电子密度物质可能为溶酶体。核一般为卵圆形，内有散在的染色质。细胞间隙一般较小，部分区域有大量胶原纤维。

四、神经鞘瘤临床表现

（一）性别与年龄

男女两性之间的发病率无明显差异。但也有报道男多于女或女性略高。而在天坛医院的 292 例神经鞘瘤患者中，男女比例为 1.8∶1。神经鞘瘤的好发年龄为 25~40 岁，也有文献报道为 20~40 岁、35~50 岁。仅个别患者的年龄可小于 10 岁或大于 60 岁。男性患者尤多见于 10~25 岁，女性患者多见于 25~40 岁。在儿童患者和老年患者中，以女性居多。硬膜外肿瘤多见于 30~35 岁。颈段神经鞘瘤以 35 岁以前多见，胸段神经鞘瘤在 35~60 岁之间为发病高峰，尤其是 45~50 岁，腰段神经鞘瘤多见于 20~25 岁和 30~40 岁。

（二）病程

像椎管内其他良性肿瘤一样，神经鞘瘤的病程较长，多为缓慢发展。若肿瘤内发生出血，则也可出现卒中样表现，如急性发病或病情突然加重。

通常确诊时半数患者的病程不超过两年，其中，近 1/3 患者不超过一年，其余患者为 2~7 年，超过 7 年的病例很少。据文献报道，病程最长者为 28 年，最短者为 4 周。近年来，由于医疗水平的提高，早期诊断率已明显增高。多数病例（62.5%）都可在发病两年内获得确诊。但仍有 21.3% 的病例超过 4 年。

一般来说，脊髓外硬膜内肿瘤病程较短，约半数病例不超过两年。而硬膜外型和硬膜内、外混合型的病程较长，多在 2~7 年。其中，混合型可能更长，甚至可超过 15 年。胸段肿瘤的病程较短，半数以上的病例少于两年。近半数颈段和腰段肿瘤患者的病程为 2~7 年，约 20% 的病例超过 7 年。约 15% 的颈段肿瘤甚至超过 15 年。颈段哑铃状或沙漏样肿瘤的平均病程为 4 年，而胸段哑铃状或沙漏样肿瘤的病程为 3.2 年。腹侧肿瘤的病史往往较长。

（三）神经鞘瘤各期临床症状

【刺激期】

早期最常见的症状为神经根痛，可累及一根或多根神经根。疼痛沿神经根分布区域扩展。特点为疼痛在四肢呈线条状分布，在躯干呈带状分布，多为阵发性发作。当各种原因致使椎管内压力增高时疼痛加重。如果肿瘤压迫脊髓后根时，可有绞痛、烧痛、扎痛、刺痛。卧位时疼痛加重，因此时神经根张力增高，易被肿瘤压迫，故患者常常采取坐姿睡眠。

【脊髓部分受压期】

随着肿瘤病变程度的发展，在刺激期症状的基础上可出现脊髓传导束受压症状，如当脊髓丘脑束受压时，病变对侧 1~2 个节段以下平面可出现痛、温觉减退或消失。如果病变累及脊髓后束，则病变以下同侧的深感觉、触觉减退及共济失调。也可表现为病变节段以下同侧运动神经元性麻痹，以及触觉、深感觉的减退，对侧的痛温觉消失，即脊髓半切综合征。

【脊髓完全受压期】

此期表现为病变平面以下肢体运动、感觉丧失，肌肉萎缩，尿潴留，大便失控，即所谓的脊髓压迫综合征。此外，到晚期时因椎管完全梗阻，脑脊液蛋白含量增高，严重时脑脊液呈黄色。

五、神经鞘瘤辅助检查

（一）脑脊液检查

多数病例的蛋白含量增高。一般来说，蛋白升高的水平与脑脊液动力学（梗阻程度）的变化相平行。在疾病早期（第一阶段），2/3 病例可出现明显的蛋白升高。而在过渡期，可见于 90% 的病例。脑脊液正常的情况多见于某些硬膜外型或混合型病例（特别是疾病早期）。脑脊液动力学检查（Queckenstedt 试验）近 2/3 病例为完全性梗阻，1/4~1/3 病例为不完全性梗阻，约 5%~10% 可畅通。

（二）电生理检查

在早期，可提供神经部分或完全性功能改变的资料。不少情况下，具有节段定位价值。

（三）普通放射学检查

包括直接征象、间接征象和反应性改变三个方面。

【直接征象】

主要为肿瘤钙化影，但仅见于个别病例。

【间接征象】

主要是指肿瘤压迫椎管及其附近骨质结构而产生的相应改变，包括椎弓根破坏或变扁、椎弓根间距离加宽、椎体凹陷或破坏、椎间孔扩大。神经鞘瘤引起的椎间孔扩大常比脊膜瘤更明显。上述这些表现一般只具定位意义。

【反应性改变】

脊柱弯曲，如脊柱后凸、前凸，或侧凸等。

（四）脊髓造影

多数病例完全性梗阻。在典型病例多可见杯口状充盈缺损。在硬膜内型和混合型，完全梗阻与不完全梗阻的比率为 4:1，而在硬膜外型为 6:1。在颈段，完全性梗阻与不完全性梗阻比率 3:1，胸段为 7:1，腰骶段也为 3:1。

造影可见肿瘤侧蛛网膜下间隙增宽，健侧变窄。部分阻塞时，于肿瘤的边缘出现充盈缺损。完全阻塞时，在阻塞端出现典型的双杯口状充盈缺损。脊髓受压并向健侧移位。

（五）CT 扫描

CT 平扫可见，肿瘤呈椭圆形或圆形实质性肿块影，常比脊髓密度略高。个别病例可见钙化。部分病例可见肿瘤经椎间孔从椎管内向椎管外生长，犹如哑铃状。甚至有时还可见硬膜内肿瘤穿过硬膜囊，经神经鞘向硬膜外生长。脊髓受压向健侧移位。椎管或椎间孔可见扩大，椎弓根骨质可有吸收或破坏。增强扫描肿瘤多呈均一的中等度强化。椎管造影 CT 扫描可显示肿瘤阻塞蛛网膜下腔的部位、肿瘤与脊髓的分界，以及脊髓移位的情况。阻塞部位上、下方的蛛网膜下间隙常扩大。

（六）MR

MR 扫描可见肿瘤常位于脊髓后外侧，为局限性肿块影。T_1 图像上呈略高信号或与脊髓信号相似，边缘较光滑。肿瘤体积较大时可同时累及数个神经根。脊髓受压、移位。蛛网膜下隙扩大。在 T_2 或质子图像上，肿瘤信号常高于邻近组织。在冠状面或横断面像上，可见到椎间孔扩大，有时还能见到经椎间孔穿出的哑铃状肿瘤。增强扫描多呈均一强化，并可清晰显示肿瘤与脊髓的分界。有时，下腰段神经鞘瘤的下界可能无法辨认，其原因可能是椎管下段的脑脊液蛋白大量积聚，使富含蛋白的脑脊液信号与肿瘤信号混为一体（图 6-1-9-2-1、2）。

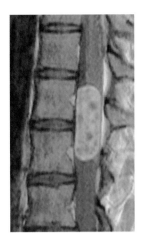

图 6-1-9-2-1　临床举例　胸段神经鞘瘤 MR 所见
下胸段神经鞘瘤 MR 显示膜内髓外病变，T₁ 加权
像高信号中混杂低信号表现，边界清楚

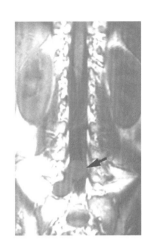

图 6-1-9-2-2　临床举例　腰椎神经鞘瘤 MR 所见
腰椎神经鞘瘤 MR 冠状位示沿神经根走向的
肿瘤组织，T₁ 加权像呈低信号

六、神经鞘瘤诊断

脊椎管内神经鞘瘤由于肿瘤位置特殊，早期的症状和体征无特异性，故误诊率高。早期多为肩背、腰骶部及肢体放射性痛。其次为肢体麻木、乏力、跛行等症状。往往与肩周炎、颈椎病、神经根炎、腰肌损伤、腰椎间盘突出症等混淆，应仔细鉴别。脊椎管内神经鞘瘤起病缓慢，无明显外伤史，症状及体征呈进行性加重，经治疗无明显好转则应做影像学的进一步检查。对于无明显诱因出现神经根疼痛及肢体乏力、麻木，并呈渐进性加重者应及早行包括 X 线、CT、脊髓造影或 MR 等影像学的检查，结合病史、体征等综合分析，可获得早期的较为准确的诊断。MR 是脊椎管内肿瘤诊断的首选方法，其分辨率高，并可通过增强对椎管内肿瘤显示较为清晰。即便如此，仍有部分病例需手术探查，方可做出正确的诊断，病理诊断是最后的诊断。要提高本病的早期诊断，关键在于详细的询问病史以及详尽的体检，结合必需的影像学检查综合分析，做出诊断。

七、神经鞘瘤鉴别诊断

在疾病的早期或不典型病例，有时常常与某些疼痛性疾病或其他脊髓疾病相混淆。因此，应与下列疾病相鉴别。

（一）其他非肿瘤性疾病

在早期（根痛期），由于疼痛常常是首发症状，而且可在很长时期内（数月、甚至 1~2 年）都只是唯一的症状，所以，诊断较为困难，常误诊为其他疼痛性疾病。在枕大孔区或颈段的肿瘤，可出现枕神经痛、颈肩神经痛、臂神经痛，甚至颈、肩、上肢活动受限。因此，需与相应的疼痛疾病相鉴别。在胸段的肿瘤，常因胸痛而误为肋间神经痛，因腹痛而误为急腹症。既往曾有不少病例报道，因误诊而行阑尾切除术、胆囊切除术、剖腹探查术等手术。在腰段肿瘤，可与下腹部疾病、坐骨神经等相混淆。特别要注意与椎间盘疾病相鉴别。脊柱本身的疾病如脊柱骨软骨病（Scheuermann 病），有时可与神经鞘瘤的神经根痛混淆。若患者既往史中曾有神经痛、神经炎或脊神经根炎的病史，则常误诊为风湿病。

在脊髓压迫症发展的过程中，需与炎症（特别是肉芽肿、脓肿）和变性疾病相鉴别，如多发性硬化、弥散性脑脊髓炎。此外，尚需与少见的疾病鉴别，如脊髓空洞症、肌萎缩性侧索硬化症、血管性病变、蛛网膜炎和蛛网膜囊肿等。

（二）椎管内脊膜瘤

在颈段，神经鞘瘤的发病率略高于脊膜瘤。在胸段，脊膜瘤略多见。而在腰段，神经鞘瘤比较多见。神经鞘瘤常位于脊髓后外侧或前外侧，与其神经根有关，只有 10% 位于脊髓前方。而脊膜瘤常位于脊髓外侧、背侧或齿状韧带前方。脊膜瘤的病程一般较神经鞘瘤短。

脊膜瘤以女性多见，可高达 80%，男女比例为 1：5。而在神经鞘瘤，两性之间无明显差异。神经鞘瘤的发病高峰在 25~40 岁。而脊膜瘤以中老年人多见。尤多见于 40~70 岁，仅 10% 的病例在 30 岁以下。

神经鞘瘤的疼痛发生率（85%）常高于脊膜瘤（67%），且以神经根痛最为常见（占 95%），而脊膜瘤却相对少见（60%）。神经鞘瘤的运动障碍发生率（85%）略低于脊膜瘤。神经鞘瘤的感觉障碍发生率（68%）常低于疼痛发生率，而脊膜瘤的感觉障碍（88%）较疼痛（67%）常见。神经鞘瘤的自主神经功能障碍发生率（55%）则低于脊膜瘤。

在 X 线上，脊膜瘤的间接反应（如椎骨和椎弓的改变）较神经鞘瘤少见，而反应性改变（如脊柱弯曲）较神经鞘瘤多见（30%：15%）。在 CT 和 MR 影像上，脊膜瘤密度或信号虽与神经鞘瘤相似，但更易出现钙化，且较少向椎骨侵犯，较少出现哑铃状生长。

八、神经鞘瘤治疗基本原则

凡属椎管内之神经鞘瘤均应视为恶性肿瘤，并按此及早手术处理。此主要由于椎管内容积有限，神经鞘瘤的发展速度可时快、时慢，一旦侵及脊髓神经即出现明显之锥体束征，轻者运动感觉障碍，重者可引起截瘫（胸腰段）或四肢瘫（颈段），因此一经确诊，应及早手术。

九、神经鞘瘤手术疗法

（一）麻醉、切口与显露

【麻醉与体位】

多选择气管插管、全麻，常规俯卧位。

【切口及显露椎板】

无论颈段、胸段或腰段之神经鞘瘤均选择后方入路，锐性分离椎旁肌，显露椎板，两侧达小关节外缘，并予以定位，确认病变椎节。

（二）椎弓根钉或侧块螺钉置入

为减少对脊髓及脊神经根之刺激和意外，笔者建议在减压、摘除肿瘤前先予以椎节固定，颈胸段多选择侧块螺钉，下胸段及胸腰段则多为椎弓根钉，并锁紧、撑开、固定。

（三）切开椎板摘除肿瘤

此为手术之关键步骤，操作仔细，定位准确，当椎板切开后即可发现肿瘤所在位置。尽可能在不碰及脊髓和不对脊髓加压的情况下摘除肿瘤。

（四）留置引流、闭合切口

清理术野，冰盐水冲洗局部，留置橡皮片（条）引流后依序缝合切开诸层。

第三节　脊膜瘤

一、脊膜瘤概述

脊膜瘤（Meningioma）是指生长在硬脊膜上的肿瘤，脊膜瘤与脑膜瘤一样均是来源于中胚层的肿瘤，是位于不同部位的同一病理组织形态。

在早期的文献中被称为上皮瘤（epitthelioma）、或称之为神经上皮瘤（neuroepithelioma）、内皮瘤（endothelioma）、脑膜或硬膜内皮瘤（meningioma 或 duraendothelioma）或沙样瘤（psammoma）。1922 年 Cushing 将这类肿瘤命名为脊（脑）膜瘤，

并沿用至今。医学史上第一例通过手术成功切除脊膜瘤的是 Horsley（1887）。

本病的发病率，在椎管内仅次于神经鞘瘤，大宗病例报道占椎管内肿瘤的 9%~35.5%，Jellinger 和 Slowik 统计 1237 例脑膜瘤中，发生于脊膜上的 208 例，占 16.9%。大量病例统计分析表明，脊膜瘤不同于其他脊髓肿瘤，存在明显的性别差异，常见于 40~70 岁之间，15 岁以下少见。脊膜瘤为良性肿瘤，少数可发生恶变。

二、脊膜瘤病因

脊膜瘤的病因不十分清楚，可能的致病因素有以下几方面。

（一）组织学因素

脊膜瘤起源于脊膜，但关于脊膜的来源意见不一，有人认为脊膜起源于外胚层的神经嵴。有人把脊膜说成来自中外胚层，有多种分化能力，它可产生结缔组织和软骨。有人认为原始脊膜来自能向多方面分化的间叶细胞，在脊膜形成的过程中可分化成为脊膜瘤。

（二）激素因素

国内外大量统计资料表明，脊（脑）膜瘤多发于女性，与男性相比，国内报道为 1：0.92，国外报道为 1：0.79，提示肿瘤的发生与雌激素有关，人们

已在肿瘤组织中发现有雌激素受体及黄体酮受体，临床也发现妊娠期肿瘤生长加快，并积累了很多脊（脑）膜瘤合并有子宫肌瘤、乳腺癌或卵巢癌的病例。

（三）物理因素

椎管内肿瘤术后放射治疗，若干年后可在照射区附近发生脊膜瘤。另外有外伤后发生脊膜瘤的报道。

（四）病毒学因素

有的研究者通过实验观察，把脱氧核糖核酸病毒（DNA Viruses）类的 Papovaviruses 病毒接种到椎管内，能诱发出脊膜瘤。

三、脊膜瘤演变过程

（一）脊膜瘤好发部位

脊膜瘤一般生长于软脊膜及脊髓蛛网膜，少数生长于神经根，以胸段最多见，颈段次之，腰骶段少见。以硬脊膜外、髓外硬脊膜内多见，少数位于髓内。多位于髓外硬膜内脊髓前方或后方，侧方者少见（图 6-1-9-3-1、2）。

（二）临床表现

【概述】

此类肿瘤生长缓慢，除非发生瘤内出血或囊性变等使其体积短期内明显增大，病程较长，主

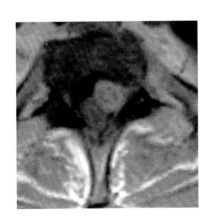

图 6-1-9-3-1　临床举例　脊膜瘤 MR 所见
上胸段（T_{1-2}）脊膜瘤 MR 横断位示椎管内占位，脊髓受压

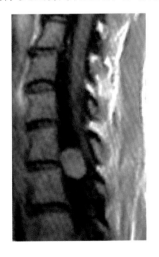

图 6-1-9-3-2　临床举例　同前，矢状位观
脊膜瘤 MR 矢状位示肿瘤位于 T_1、T_2 椎管内，T_1 加权像示高信号，边界清楚

要表现为慢性进行性脊髓压迫症状。临床症状酷似神经鞘瘤，只是患病年龄较高，神经根痛较少见，好发于胸段，病程中容易有波动等可作为定性诊断的参考。手术时出血较多，在个别病例需将受累硬脊膜一并切除方能根治。

【脊髓刺激期】

脊膜瘤在此期常表现为病变水平以下相应的肢体麻木、烧灼、蚁走、寒冷、痒感等，这是由于脊髓内各种感觉传导束的受累而产生的主观感觉异常。脊膜瘤很少生长于神经根，故神经根痛症状少见，少数生长在神经根部时，可表现为沿四肢的线条状疼痛及躯干部的带状疼痛。常被描述为电击样、切割样、针刺样、牵拉样疼痛，可因用力、咳嗽、喷嚏、大便等加剧，或具有强迫体位。这种不适常为阵发性，但间隙期相应神经根支配区也有麻木、针刺、蚁走、虫爬样感觉异常。随着神经根受压时间的延长及肿瘤的增大，该神经根的传导功能受损，并可能伴有邻近神经根的受累，出现相应支配区的感觉减退或消失，肌肉乏力，肌束颤动等，但神经根痛并非是脊膜瘤的特征表现，也并非见于所有患者，相当一部分脊膜瘤患者缺乏此期表现。因为脊膜瘤以胸段最常见，发生在胸段时可表现为肋间神经痛及胸背部束带感，亦可被误诊为胸膜炎、心绞痛、胆囊炎等内科疾病，有的患者因疼痛向腹部放射而表现为内脏痛。

【脊髓部分受压期】

随着病变的发展，除有各种主观的异常外，因为脊膜瘤常发生在脊髓后方，故病变累及脊髓后束，常出现病变以下同侧的深感觉、触觉减退及感觉性共济失调。如果脊髓丘脑束受压时，则出现病变对侧1~2个节段以下痛温觉减退或消失。病变累及到运动传导束时，同侧病变以下肢体表现为上运动神经元性瘫，肢体无力瘫痪，肌张力增强，腱反射亢进，病理征阳性。有些患者表现为病变节段以下，同侧上运动神经元性瘫以及触觉、深感觉减退，对侧的痛温觉丧失，即脊髓半切综合征。

【脊髓完全受压期】

随着病程的进展，脊髓实质受到完全横贯性损害。病变成为不可逆性。此时病变以下肢体运动感觉丧失，大小便失禁或小便潴留，不能自解大便，肢体肌肉萎缩等。

【不同节段脊膜瘤的症状与体征】

1. 枕大孔区（高颈段）脊膜瘤　可由颅后窝脑膜瘤向枕大孔及椎管侵犯形成，亦可由上颈段脊膜瘤向枕骨大孔及颅后窝侵犯形成（图6-1-9-3-3），病例较少，但具有特殊的临床症状与体征，处理也有别于其他节段的脊髓肿瘤，故临床常有人将其专门列为一组予以研究。

枕骨大孔与寰椎结合处周围有韧带固定并保证其稳定性，枕骨大孔处枕大池及上颈段蛛网膜下腔较宽大，呈漏斗状，生长于该处的肿瘤较隐蔽，早期症状不明显，缺乏阳性体征，肿瘤刺激附着处的硬膜，挤压邻近神经根，可能出现枕颈肩部活动不适、僵硬、枕下疼痛等，随着疾病进展，颈神经根痛会逐渐明显，多为单侧，可反射至指端，因肢体活动而加剧，相应皮肤区域会出

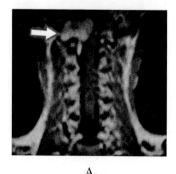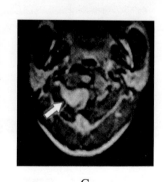

A B C

图6-1-9-3-3　临床举例　枕大孔区肿瘤MR所见（A~C）
A、B、C.分别为冠状位、矢状位、横断位（早年病例，小焦点MR机）

现感觉障碍，如麻木、痛触觉过敏或减退、颈部及上肢肌痉挛、萎缩等。肿瘤体积的增大，势必导致上颈髓受压，出现四肢上运动神经元型功能障碍，肌张力增高，腱反射亢进，病理征阳性，肌力减退等，感觉障碍以痛触觉减退为主，深感觉及括约肌功能障碍不多见。当肿瘤向后颅窝发展时，可出现脑干、小脑及后组脑神经受压症状，如交叉性肢体感觉、运动功能障碍，步态不稳，共济运动失调，构音不良，声音嘶哑，吞咽困难等。到了晚期，肿瘤充填枕大孔及上颈段蛛网膜下间隙，挤压脑干，导致脑脊液循环受阻，形成继发性颅内压升高，由于延髓的血管运动中枢和呼吸中枢受累，可伴发高热，甚至导致死亡。

2. 颈段脊膜瘤 为脊膜瘤的第二多发区，尤其多发于颈椎下段（图 6-1-9-3-4）。早期可表现为颈肩部不适，之后常首先出现神经根性疼痛，用力、咳嗽、打喷嚏或变换体位均可使疼痛加剧。后根受累，相应皮肤支配区可表现出感觉过敏、麻木、束带感。前根受累则出现节段性肌萎缩、腱反射减退、消失，其后可出现脊髓受压表现，下颈段受压可导致上肢下运动神经元型瘫，下肢上运动神经元型瘫，病灶以下各种感觉减退、丧失。上颈段受压则可导致同侧上、下肢上运动神经元型瘫，典型表现为脊髓半切综合征。上颈段脊髓前角细胞受损，将出现膈神经麻痹，导致腹式呼吸运动减弱，表现为吸气时上腹凹陷，呼气时腹部突出，咳嗽无力。下颈段脊髓侧角细胞受损，临床可出现霍纳综合征，其他的自主神经功能异常还有括约肌障碍和体温异常（多为高热）。

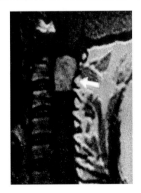

图 6-1-9-3-4　临床举例　早期病例，颈部肿瘤 MR 矢状位观

3. 胸段脊膜瘤 为脊膜瘤最多发节段，约占全部脊膜瘤病例的 69.7%。病变早期常出现环绕躯干的神经根痛或（和）束带感，还有少数患者以腹部绞痛为首发症状。由于胸髓是脊髓中最长而血液供应较差的区域，兼之胸段椎管相对狭小，脊膜瘤易压迫脊髓产生症状，临床可出现脊髓半切综合征，甚至脊髓横贯性损害，双下肢呈上运动神经元性瘫，病灶平面以下感觉丧失，大小便障碍，出汗异常等。如肿瘤位于第十胸髓附近时，可导致该段胸髓支配的下半部腹直肌无力，而上半部肌力正常，患者仰卧用力抬头时，可见其肚脐向上移动，即为 Beevor 征，上、中、下腹壁反射的消失与否有助于确定胸髓受损的病变节段。胸椎管下段为脊髓腰膨大（第 1 腰髓至第 2 骶髓），其上部受损可导致膝、踝、足趾上运动神经元型瘫，膝反射亢进，巴宾斯基征阳性，提睾反射消失，大腿前上方及腹股沟区有根性痛或感觉减退；其下部受损则出现下肢下运动神经元型瘫，下肢及会阴部感觉减退，大小便障碍，坐骨神经痛，膝反射减退或消失，提睾反射正常。

4. 腰骶段脊膜瘤 正常人脊髓止于第一腰椎水平，故该段主要为脊髓的圆锥部分（图 6-1-9-3-5、6），其受损不会出现双下肢瘫痪，但马尾神经受损可出现下运动神经元性瘫。肿瘤压迫导致的神经根痛出现于会阴部，圆锥与马尾受损均可出现会阴部感觉减退或丧失，但后者常呈不对称分布。圆锥受损还可出现阳痿与射精不能，大小便失禁或潴留，肛门反射消失。相对于其他节段，该处脊膜瘤少见，但肿瘤有明显的恶性生长倾向。

（三）扩散及转移

脊膜瘤绝大多数为良性肿瘤，极少数发生恶变的肿瘤可通过脑脊液转移到脑内形成脑膜瘤。

四、脊膜瘤病理

大多数椎管内脊膜瘤为良性，具有恶性行为的脊膜瘤十分少见。病理上，绝大多数长于髓外膜内，少数可长出膜外，通常发生在临近神经根穿过的突起处，大多数呈圆形或椭圆形，大小可有很大不同，一般直径为 2~3.5cm，以单发为多，呈实质性，质地较硬，包膜上覆盖有较丰富的小血管网。肿瘤基底较宽，与硬脊膜粘连较紧，很少附着于蛛网膜和浸润到脊髓内。肿瘤压迫脊髓使之移位、变形，在受压部位的远端由于血供障碍可出现脊髓水肿、软化，甚至囊变。少数脊膜瘤可发生恶变为不典型性或恶性脊膜瘤。

组织学上，同脑膜瘤一样可分为多种类型。以上皮型最多，成纤维细胞型和沙粒型次之，其他类型较少见。切片中大部分肿瘤组织可见钙化。90% 的脊膜瘤位于髓外膜内，5% 位于膜内外呈哑铃状，以脊髓背侧为著。脊膜瘤最常发生于胸段（80%），颈段次之（15%），腰段较少见（5%）。

五、脊膜瘤影像学检查

（一）X 线

脊膜瘤属于髓外膜内缓慢生长的良性肿瘤，在其发展至相当程度时，必将引起脊柱的骨质变化，以骨质的吸收、变形为主，范围一般较局限，常见到的有椎弓根变形（如变扁、变小、内缘变直或凹陷呈括弧状、八字状），受累椎体后缘凹陷及边缘硬化，椎管前后径增宽等，少数向椎管外发展的肿瘤还可导致该侧椎间孔扩大，并可显示椎旁软组织块影。除少数脊膜瘤可见小点片状病理性钙化影。大部分椎管内脊膜瘤在平片上缺

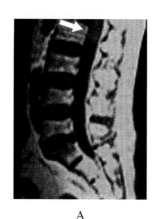
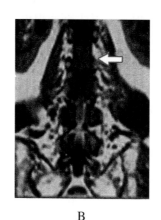
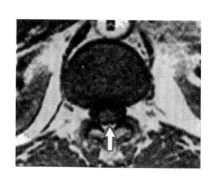

A   B   C

图 6-1-9-3-5　临床举例　腰段脊膜瘤 MR 所见（A~C）
同一年代，上腰段肿瘤；A. MR 矢状位；B. 冠状位；C. 横断面

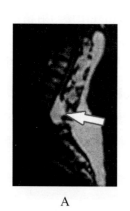
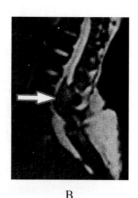
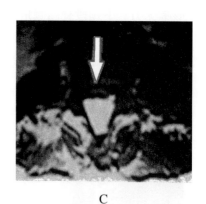

A   B   C

图 6-1-9-3-6　临床举例　腰骶段脊膜瘤 MR 所见（A~C）
同一年代，圆锥 – 终丝部肿瘤 MR 所见　A、B. 矢状位；C. 水平位

乏直接征象。

（二）CT 扫描

平扫下脊膜瘤表现为椎管内软组织块影，可有钙化或骨化，还可显示椎管局部或全部硬膜外脂肪间隙闭塞，椎管扩大，椎弓根侵蚀，椎板变薄，椎体后缘凹陷，少数病例亦可出现一侧椎间孔扩大及椎管外软组织块影。脊髓造影 CT 扫描可见肿瘤节段蛛网膜下间隙内充盈缺损及其下方同侧蛛网膜下隙增宽，脊髓向对侧移位。少数向椎管外生长的脊膜瘤可呈现哑铃状，与神经鞘瘤较难鉴别。

（三）MR

可以直接观察脊髓、蛛网膜下间隙、椎体及其附件，并可做三维空间扫描，了解肿瘤与周围结构的关系。T_1 加权像下脊膜瘤显示等或稍高信号块影，与低信号的脑脊液呈现良好对比，局部脊髓受压变扁、移位，局部蛛网膜下间隙增宽，低信号的硬脊膜位于肿瘤外侧为髓外硬膜下占位的特征，予 Gd-DTPA 增强后呈点状低信号或无信号区。少数位于硬脊膜外椎管内的脊膜瘤，除表现为脊髓受压变形、移位外，肿瘤上下蛛网膜下间隙变窄，低信号的硬脊膜位于肿瘤与脊髓之间为其特点。长至椎管外的脊膜瘤可使一侧椎间孔扩大，在冠状面及横断面上呈现哑铃状软组织块影。

随着神经放射技术及设备的飞速发展，磁共振成像（MR）检查已成临床了解脊髓、椎管、脊柱情况的主要方法，CT 检查作用居次，其了解肿瘤周围骨质变化的能力要强于 MR。新近出现 MR、CT 仿真内窥镜成像技术，可显示椎管内的立体影像，使脊膜瘤的占位效应更加形象化。

六、脊膜瘤诊断

完整的诊断应包括以下方面：

1. 是否存在椎管内肿瘤及肿瘤是否是脊膜瘤。

2. 肿瘤的横向与纵向定位。

3. 与其他疾病的鉴别诊断 由于脊膜瘤起病隐匿，虽为髓外占位，但根痛及其他早期症状并不明显，要做到早期诊断比较困难。但如患者为女性，年龄偏大，病史较长，有神经根痛（或根性感觉障碍）伴长束（锥体束和脊髓丘脑束）受损征象者，应高度怀疑脊膜瘤可能。横向定位可判明肿瘤位于髓内、髓外硬膜下还是硬膜外。纵向定位可判明肿瘤位于哪一脊髓（或脊椎）节段，最好还能确定肿瘤的上下极。临床查体中，对确定肿瘤上极最有价值的阳性体征是根痛或根性感觉障碍的上界，其上 1~3 个脊髓节段即为肿瘤上极，而反射亢进的最高节段为肿瘤下极，精确定位尚需辅助检查。

七、脊膜瘤鉴别诊断

（一）神经鞘瘤

为最常见的椎管内肿瘤，最突出的临床症状为根痛，其发生率远较脊膜瘤高，且发病年龄较脊膜瘤小，无明显性别差异。脊椎 X 线常可见一侧椎间孔扩大，相当一部分神经鞘瘤可产生囊变，但除非伴有椎间孔扩大，有时 CT 或 MR 较难将两者明确区分。脑脊液检查中，其蛋白含量较脊膜瘤明显升高，经验表明，脑脊液蛋白含量超出 2000mg/L（200mg/dl），神经鞘瘤的可能性最大。

（二）神经胶质瘤

主要包括室管膜瘤和星形细胞瘤，以前者多见，均属髓内肿瘤。虽可有疼痛，但定位不明确，其感觉、运动障碍不如髓外肿瘤明显，且呈离心方向发展，自主神经功能障碍如排尿异常、泌汗异常、皮肤营养障碍等出现早，且显著，而椎管梗阻、脑脊液蛋白改变均不明显。

（三）脊椎退变性疾病

即常称的颈椎病、腰椎病（或称颈、腰椎间盘突出症），患者年龄偏大，多有外伤诱因，起病慢，病程长，病情有波动，对理疗、牵引等非手术治疗有一定效果，脊椎 X 线可见有脊椎骨质增生、椎间隙狭窄、脊柱生理曲度消失等，脊椎

MR 可予明确区分。

（四）转移瘤

多见于中老年人，有原发部位恶性肿瘤病史。由于硬膜外静脉丛丰富而血流缓慢，经血播散的瘤细胞常滞留于此并迅速繁殖，病情进展快，短期内即可导致脊髓横断性损害。病程中疼痛显著，局部棘突叩击痛明显，脊柱 X 线可见局部骨质破坏明显，MR 除可显示椎体及附件骨质破坏外，还可见到硬脊膜、脊髓明显受压。

（五）运动神经元疾病

是一组脊髓变性疾病的总称，包括肌萎缩侧索硬化症、进行性脊肌萎缩症和原发性侧索硬化症。临床呈隐袭起病，缓慢加重的上和（或）下运动神经元性瘫痪，肌束颤动和肌萎缩，多有腱反射亢进和病理反射，缺乏感觉障碍，脑脊液常规及动力学检查无明显异常，肌电图检查较 MR、CT 更有诊断价值。

八、脊膜瘤治疗

对椎管内肿瘤，包括脊膜瘤，尽管其发生与发展速度并不太快，但由于其位于椎管硬膜囊内，对脊髓必然形成刺激、压迫，甚至引起瘫痪，时间愈长，后果愈严重，甚至形成不可逆转之后果。因此凡确认为椎管内肿瘤的均应尽早手术，以防形成不良后果。

手术步骤与方式与前节一致，定位后显露病变椎节，先行椎弓根钉或侧块螺钉固定后，即可切开椎板，清除肿瘤（图 6-1-9-3-7）。

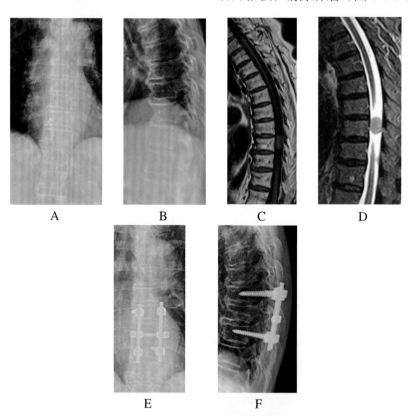

A　　　　　B　　　　　C　　　　　D

E　　　　　F

图 6-1-9-3-7　临床举例（A~F）

85 岁，女性，双下肢无力、麻木六个月余，病情进行性加重，入院双下肢肢体肌力 I 级，肌张力减弱，T₁₀ 以下针刺痛觉减退，腱反射亢进、病理反射阳性，MR 提示：T₉ 平面椎管内占位，已出现骶尾部及足部褥疮。全麻下行胸椎后路探查减压＋肿瘤摘除＋植骨融合内固定术，术中切开硬膜见直径 2.5×2 cm 椭圆形肿物，有包膜，与周围神经根及脊髓粘连，其内为鱼肉样灰白色组织。病理切片诊断为脊膜瘤，术后双下肢感觉恢复，肌力 III 级 ⁺，已能自主排尿

A、B. 术前正侧位 X 线片；C、D. 术前 MR T₁、T₂ 加权矢状位影像显示病变部位及范围；

E、F. 胸椎后路减压、肿瘤摘除术后正侧位 X 线片（自严力生　鲍宏玮等）

第四节 神经胶质瘤

一、脊髓胶质瘤概述

脊髓胶质瘤是指发源于脊髓胶质细胞的肿瘤。约占脊髓肿瘤的 7.4%~22.5%，好发年龄为 20~50 岁。男女发病率无显著差异。大多数在髓内，约占髓内肿瘤的 90%。脊髓胶质瘤是较为常见的椎管内肿瘤，发病率仅次于神经鞘瘤、脊膜瘤居第三位，神经胶质瘤（Gliomas）亦称为神经胶质细胞瘤，简称胶质瘤。由于是发生在神经外胚层的肿瘤，故又称之为神经外胚层肿瘤（Neuroedotermalutumer）或神经上皮肿瘤（Neuroepithelial Tumors）。肿瘤起源于神经间质细胞即神经胶质、室管膜、脉络丛上皮和神经实质细胞，即神经元。大多数肿瘤起源于不同类型的神经胶质，但根据组织发生学来源及生物学特殊类型，对发生于神经外胚层的各种肿瘤，一般都称为神经胶质瘤。Nittner 综合国外 4885 例脊髓内肿瘤患者，胶质瘤占 15.9%，天坛医院神经外科报道，占椎管内肿瘤的 14.5%。其中最常见的类型为室管膜瘤和星形细胞瘤，前者占髓内肿瘤的 60%，后者占髓内肿瘤的 30%，而少见的为少支胶质细胞瘤及胶质母细胞瘤等。各类型神经胶质瘤好发年龄不同，如室管膜瘤多见于儿童及青年，星形细胞瘤多见于壮年，多形胶质母细胞瘤多见于中年。

二、神经胶质瘤病因

胶质瘤的病因至今未明，发病因素比较复杂，可能为多种因素共同作用的结果。大量的研究表明，它与细胞染色体上存在癌基因及遭受物理、化学、生物因素等多重因素有关。

三、神经胶质瘤病理

神经胶质瘤是脊髓内最常见的肿瘤之一，其病理类型也很多，现就几种多见的脊髓胶质瘤的病理分型予以介绍。

（一）室管膜瘤

又称室管膜胶质瘤、室管膜细胞瘤或室管膜上皮瘤等。在胶质细胞中最为常见。约占髓内肿瘤的 60%，约占胶质瘤的 7.8%。约半数位于圆锥终丝处。以 10~20 岁青少年为最多见，50% 在 20 岁以下。男多于女，男女之比为 2：1。

（二）星形细胞瘤

约占髓内肿瘤的 30%，多见于青年女性，80% 发生在 40 岁以下，10~30 岁约占 50%。

【星形细胞瘤的大体形态】

星形细胞瘤的大体形态与其生长部位和良恶性程度有关。脊髓的星形细胞瘤多为实体性，灰白色。界限不清。有时呈胶冻状，并有囊腔形成。

【星形细胞瘤的组织学形态】

变异很大，一般可分为以下几种类型。

1. 纤维星形细胞瘤；

2. 原浆型星形细胞瘤；

3. 毛状星形细胞瘤；

4. 肥大型星形细胞瘤。

【分化不良】

分化不良性星形细胞瘤（星母细胞瘤）。

【其他形态】

1. 少支胶质细胞瘤；

2. 混合型胶质母细胞瘤；

3. 多形性胶质母细胞瘤。

四、神经胶质瘤临床表现

（一）概况

胶质瘤是神经系统常见肿瘤，约占脊髓肿瘤的 7.4%~22.5%，小儿与青壮年多见，平均发病年龄 21 岁（9 个月 ~70 岁），40 岁以下约占 50%~60%，男多于女。李士月等报道 90 例椎管内肿瘤，其中胶质瘤 10 例，杨树源等报道髓内肿瘤 71 例，其中星形细胞瘤占 29.6%。

（二）症状与体征

神经胶质瘤的症状体征与肿瘤生长的部位和速度有关。因其多为髓内肿瘤，故临床根痛症状无或轻微。因其多发生在颈髓、腰骶部和马尾部，故其感觉、运动障碍多在四肢部，严重者可出现高位截瘫。良性胶质瘤生长较慢，临床表现为病程长。恶性胶质瘤进展快，临床发展快，预后差，其感觉障碍从上肢开始向下蔓延，而运动障碍则从下肢开始向上蔓延是其特点。有时可出现感觉分离现象。圆锥与马尾部多见。故其括约肌功能障碍和下肢根痛症状很明显。有时可能为首发症状。高位颈髓病变时查体可发现四肢中枢性瘫，表现为瘫肢肌张力增高，腱反射活跃，病理征阳性。位于颈膨大部的肿瘤则为双上肢下运动神经元性瘫，表现为肌张力降低，腱反射减弱或消失，病理征阴性和双下肢中枢性瘫，并出现感觉传导束型障碍。感觉障碍平面常有定位意义。胸髓病变主要表现为双下肢中枢性瘫，腰膨大部位病变则为双下肢迟缓性瘫痪，圆锥部病变则主要表现为括约肌功能障碍、大小便失禁和鞍区感觉障碍；马尾部肿瘤则表现为根性痛。如坐骨神经痛和节段性感觉、运动障碍以及肌萎缩，括约肌障碍亦出现较早且明显。

五、神经胶质瘤影像学检查

（一）脊髓造影

除可显示椎管梗阻外，尚能显示髓内肿瘤的某些特征，如脊髓梭形增粗，蛛网膜下腔对称性变窄，故有一定的诊断意义。

（二）脊髓 CT 检查

表现为脊髓局限性增粗，蛛网膜下间隙及硬膜外间隙变窄甚至消失。大多数肿瘤呈低或等密度，少数高密度，密度较为均匀。肿瘤与正常脊髓边界不清。

（三）MR 影像

为目前首选检查手段，T_1 加权肿瘤呈略低或等信号，T_2 加权呈高信号，尽管分级不同，几乎所有的星形细胞肿瘤均可强化，肿瘤的空洞和囊腔可在 MR 扫描中见到。对脊髓肿瘤的部位、上下缘界限、位置及性质均能提供有价值的信息。王忠诚等通过总结 147 例髓内肿瘤 MR 检查结果指出，髓内肿瘤 MR 平扫，增粗的髓内有关长 T_1 和短 T_2 信号处无特殊性，但 GdDTPA 强化后，星形细胞瘤呈片状强化或部分强化，边界不清，囊肿和空洞少见。而室管膜瘤长 T_1 信号呈均匀一致强化，边界清，几乎全部伴有囊变和（或）空洞，故借此可做出术前定性诊断，对这两类最常见的髓内肿瘤进行鉴别。从影像学上区分星形细胞瘤与室管膜瘤是困难的，但以下情况可资鉴别，即室管膜瘤好发于脊髓圆锥和终丝，CT 和 MR 增强后可见肿瘤节段中央管轻度强化，并常见瘤体囊变及脊髓空洞形成（图 6-1-9-4-1、2）。

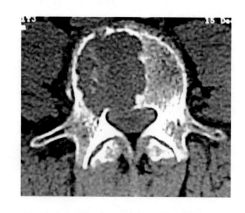

图 6-1-9-4-1　临床举例　胶质母细胞瘤 CT 扫描所见
腰椎胶质母细胞瘤 CT 扫描横断面
示椎体骨质破坏，椎管内占位

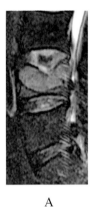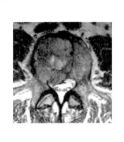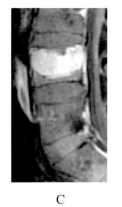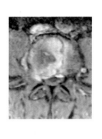

A B C D

图 6-1-9-4-2　临床举例　同前病例（A~D）
A、B.胶质母细胞瘤 T_2 加权像呈中等偏低信号；C、D.T_1 加权像呈高信号

六、神经胶质瘤的诊断

（一）概述

尽管近年神经影像学发展很快，但详细的病史询问及完整的神经系统检查对诊断脊髓胶质瘤仍是十分必要的。

（二）脊髓胶质瘤诊断要点

1. 起病往往以感觉障碍为主，且特点是离心式自肿瘤所在平面向远端发展，可出现感觉分离现象，而根性痛较少见；

2. 运动障碍在感觉障碍稍后或同时出现，也呈离心式向远端发展；

3. 括约肌功能障碍出现较早，这里强调一旦出现大小便功能障碍就应怀疑此病，争取在括约肌功能部分障碍时得到治疗；

4. 脊髓胶质瘤病程较其他椎管肿瘤相对短、进展快，且症状波动小；

5. 影像学检查表现出髓内肿瘤特点，易出现肿瘤囊变出血及脊髓空洞形成等。

七、神经胶质瘤鉴别诊断

脊髓胶质瘤应与以下疾病鉴别。

（一）脊髓血管网状细胞瘤

近年来发现该病并不少见，其好发于颈椎，多位于脊髓背外侧，属髓内肿瘤。肿瘤呈暗红色实体，有包膜，血供丰富，可见数根供血小动脉及怒张的回流静脉。由于瘤内及其周边存在迂曲的血管，故在 MR T_1、T_2 加权像上可见不规则点状或曲线状低信号影，此为脊髓血管网状细胞瘤特征之一。此外脊髓血管网状细胞瘤也常发生囊性变及脊髓空洞形成。

（二）表皮样囊肿和皮样囊肿

好发于脊髓圆锥，可位于髓内或髓外，常伴脊髓裂及皮肤附近窦道。曾有报道该病的发生与鞘内注射有关，但目前认为其仍为先天性肿瘤。CT 扫描两者均为低密度灶。皮样囊肿病灶内有时可见粗糙的毛发团或不完全钙化环等。MR 检查表皮样囊肿 T_1 加权像为低信号，T_2 加权像为高信号，增强后病灶无强化，皮样囊肿 T_1、T_2 加权像均为高信号或高低混合信号，增强后也无强化。

（三）脂肪瘤

约占整个椎管肿瘤的 1%，好发年龄 10~30 岁，性别差别不大。好发于胸段、腰骶段，可位于硬脊膜外，也可位于髓内。髓内脂肪瘤呈条索状，边界不清，手术难以全切，位于腰骶段者常伴有先天性脊柱脊髓发育畸形。脂肪瘤的 MR 表现与脊髓胶质瘤不同，前者 T_1、T_2 加权像均为高信号，且无囊性变及脊髓空洞形成。

（四）脊髓蛛网膜炎

脊髓蛛网膜炎造成的脊髓功能障碍与髓内肿瘤的早期临床表现相似，有时难以鉴别。但脊髓蛛网膜炎的患者存在结核性脑膜炎或其他中枢神经系统感染史，病程长，波动性大，MR 上脊髓轻或中度增粗，伴散在而细小的低信号改变，无囊性变和脊髓空洞形成，增强 MR 影像上病变区无强化。

八、神经胶质瘤治疗

本病一经发现，即应考虑及早手术治疗，尤其是对脊髓神经构成致压者。

由于手术的风险性较大，甚易引起或加重脊髓神经损伤，术中务必小心，缺乏临床经验者可请神经外科医师辅导，或是转至神经外科处理更为安全。

九、神经胶质瘤临床举例

［例1］图 6-1-9-4-3　男性，21 岁，因四肢不全性瘫痪入院，确诊为颈椎椎管内肿瘤后即在全麻下行肿瘤切除术。

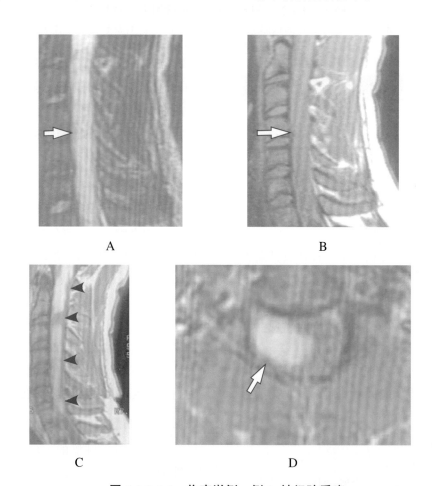

A　　　　　　　　　　B

C　　　　　　　　　　D

图 6-1-9-4-3　临床举例　例 1　神经胶质瘤
A. 矢状面 T_1 加权像，肿瘤呈现中低信号；B. 矢状面 T_2 加权像，呈现中高信号；
C. 矢状面增强、可见肿瘤信号增高；D. 横断面增强，可见肿瘤信号增高

［例2］图 6-1-9-4-4　女性，5 岁，因四肢不全性瘫痪入院，确诊为颈椎椎管内肿瘤后即在全麻下行肿瘤切除术。

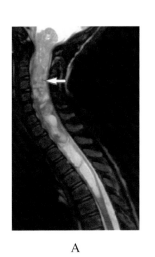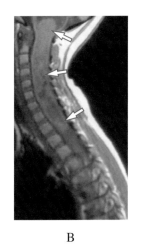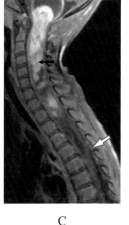

A   B   C

图 6-1-9-4-4　临床举例　例 2　神经胶质瘤
A. T_2 加权像，呈现中高信号；B. T_1 加权像，呈中低信号；C. 增强后可见肿瘤信号增高

（徐华梓　李也白　杨胜武）

第五节　椎管内脂肪瘤

一、椎管内脂肪瘤概述

椎管内脂肪瘤是一种较少见的先天性肿瘤，常合并其他先天性畸形，如脊柱裂、低位脊髓和脊膜膨出等，可位于硬脊膜内外或髓内，并可在脊髓内任何节段发生。一般认为椎管内脂肪瘤可能源于异位生长的胚胎残余组织，占椎管内肿瘤的 1%~2%。易侵犯胸段脊柱，颈段相对为少见。因其发展较慢，故可见于任何年龄发病。但临床以 20~30 岁者多发。男女无明显差异。

二、椎管内脂肪瘤病理

其由大量空泡状的脂肪细胞所构成，可侵犯整个脊髓，且界限不清。其中血管支较一般脂肪组织增加，并有不均匀的结缔组织间隔存在，偶有钙质沉积。

三、椎管内脂肪瘤临床症状

与前者相似，唯发展较慢，程度较轻，根性症状较少。

四、椎管内脂肪瘤影像学检查

（一）X 线

常见有脊椎骨质改变，如椎管腔扩大，椎弓根和椎体侵蚀受压的表现。

（二）CT

肿瘤边界清楚，表现为密度均匀的低密度肿块，低于脊髓和脑脊液，增强后无强化。

（三）MR

其定性特点如下：

1. 因脂肪瘤只含有中胚层成分，故 MR 表现为具有特征性的 T_1WI 均匀高信号，T_2WI 中等高信号，经脂肪抑制术后，脂肪成分转变为低信号；

2. 所有病灶内部均无强化；

3. 肿瘤与脊髓交界融合处可有一低信号带。

五、椎管内脂肪瘤诊断与鉴别诊断

【诊断】

主要依靠临床症状、MR、CT 扫描或脊髓造影确诊。位于硬膜外之脂肪瘤，多呈纵形生长，MR 表现为：T_1 加权呈均匀高信号，T_2 加权呈中等高信号，脂肪抑制序列上信号被抑制。其中不少患者同时有脊髓低位畸形或腰骶部皮下脂肪瘤，应注意观察。此外，术中可通过冰冻切片协助诊断。

【鉴别诊断】

与前者相似。

六、椎管内脂肪瘤治疗

原则上应早期手术切除，术中尽可能彻底摘除之。

七、椎管内脂肪瘤预后

一般均较良好，切除不彻底者易复发。

（黄　权　肖建如）

第十章　脊柱转移肿瘤

第一节　脊柱转移肿瘤概述、病理及临床表现

一、脊柱转移性肿瘤概述

脊柱转移性肿瘤是指原发于脊柱外的恶性肿瘤，通过血行、淋巴途径转移至脊柱，并继续生长形成肿瘤病灶。由脊柱邻近的软组织肿瘤直接侵犯脊柱而发生继发性损害者，不属于转移性脊柱肿瘤。转移是恶性肿瘤最重要的标志之一，约70%的癌症患者出现不同部位的转移。脊柱是骨转移最常见的部位。据统计转移至脊椎的恶性肿瘤仅次于肺和肝脏，居第三位。研究表明约有40%以上死于恶性肿瘤病人发生脊椎转移。脊柱转移性肿瘤以胸、腰椎为多见，其次为骶椎和颈椎。最容易产生脊椎转移的恶性肿瘤有：乳腺癌、肺癌、前列腺癌、宫颈癌、肾癌、甲状腺癌、肝癌、胃癌、直肠癌等，其中乳腺癌、肺癌，前列腺癌最为多见。转移的主要途径为血行，少数为淋巴道转移。

脊柱转移性肿瘤的诊断与治疗长期以来一直存在着不少争论。近年来，由于诊断手段的日益进步，脊柱转移性肿瘤的早期发现率明显提高。同时随着外科治疗理念和技术的更新，外科治疗日益成为脊柱转移性肿瘤治疗的重要手段。

二、脊柱转移性肿瘤病理

（一）概况

脊柱转移瘤是原发的恶性肿瘤通过血循环或淋巴系统，转移到脊柱所产生的继发性肿瘤。目前肿瘤学研究只知转移是恶性肿瘤的生物学特性之一，而不甚清楚为何会转移，更不知如何阻止转移。恶性肿瘤转移到脊柱，多发生于原发瘤切除之前，但转移灶的发展速度不尽相同。不同的恶性肿瘤，有其独特的生物学特点，如神经母细胞瘤多在早期即可发现骨转移。肺癌、肝癌、骨肉瘤及肾癌骨转移的发现也较早，而乳腺癌、甲状腺癌及前列腺癌骨转移的发现则较晚。转移瘤大部分为腺癌，鳞癌较少。绝大多数都发生于硬脊膜外，一部分还同时侵犯椎体。多数引起溶骨性破坏，少数则引起成骨性反应，成骨者若发生于椎体常表现骨密度增加，椎体轮廓保持良好。

（二）镜下形态

转移瘤的组织学特点本应与原发瘤相同，但实际上常变异很大。若无原发瘤的证据，单靠转移瘤，常很难判断来源，但对分化较好的鳞癌、乳头状移行细胞癌、甲状腺癌、黏液性腺癌及黑色素瘤，则不难做出判断。如甲状腺的转移瘤常见滤泡状或乳头状结构等。其间质较少，瘤组织易发生变性坏死，有时瘤组织大部为坏死组织，仅于边缘部见存活的瘤组织，坏死灶多位于瘤结的中央。对分化差的癌，尤其是低分化腺癌，常需结合患者的临床表现、影像学检查、免疫组织化学和病理切片的特殊染色综合判断。

三、脊柱转移性肿瘤临床表现

脊柱转移性肿瘤患者中，仅有约 40%~50% 有原发恶性肿瘤的病史。多数患者以转移为首发症状，在临床上应引起足够的重视。脊柱转移性肿瘤临床主要表现为肿瘤侵犯部位的局部疼痛和相应节段脊髓以及神经根受损引起的继发症状。

（一）疼痛

最常见的症状，约有 70% 患者均以疼痛起病。疼痛常逐渐变为持续性加剧，夜间痛明显，制动多无效，疼痛严重者服止痛药也无效。疼痛因病灶部位不同而不同。胸椎转移可出现胸背疼痛、神经根性疼痛。腰椎转移可表现为腰背和腹痛。上颈椎转移常伴有枕大神经分布区域的放射痛。对于上颈椎转移应注意，由于上颈椎椎管相对较宽，早期患者并没有脊髓的压迫症状，此时疼痛可为唯一的症状。

凡有过恶性肿瘤病史者，不明原因的脊柱夜间疼痛，应高度怀疑是否有椎体转移。

（二）脊髓压迫症状

转移性肿瘤常很快出现神经根或脊髓的压迫症状。由于脊柱转移性肿瘤主要位于椎体，往往从前方压迫锥体束或前角细胞，故常以运动功能损害先出现。表现为截瘫和大小便功能障碍。与其他脊髓病损类似，括约肌功能损害往往提示不良预后。研究表明术前 Frank 分级低常与术后预后不良或并发症增多有关。如颈椎肿瘤累及交感神经丛则可出现 Horner 综合征。

（三）活动受限及畸形

当脊柱椎节破坏、塌陷，可出现不同程度的脊柱活动受限和畸形。如上颈椎转移肿瘤累及枕寰关节或寰枢关节会引起头颈部的活动受限、僵硬。部分患者可出现斜颈，长期斜颈导致头面部发育不对称。其余部位的脊柱转移肿瘤压迫神经根也可出现相应的畸形。

（四）病理性骨折

有轻微外伤或根本没有任何诱因，可发生椎体压缩性骨折，此时疼痛加剧，可以很快出现截瘫等。

（五）全身症状

有原发癌表现者，全身情况差，常有贫血、消瘦、低热、乏力等。

第二节　脊柱转移肿瘤影像学表现、病理组织活检、实验室检查与诊断

一、脊柱转移肿瘤影像学表现

（一）X 线

X 线平片分辨率较低，尤其是对软组织分辨率较差，因此对于早期脊柱转移灶无法显现。研究表明大约有 30%~50% 患者出现 X 线改变以前椎体就有破坏。轻微的椎体破坏，X 线片不能显示，有报道认为只有当椎体骨小梁破坏达50%~70% 时，才能在平片上表现出来。脊柱转移癌 X 线平片早期仅表现出松质骨的稀疏，椎体发生压缩性骨折后，病椎的上、下椎间隙常保持不变。

脊椎转移瘤 X 线片大致可有三种表现：
1. 溶骨型；
2. 成骨型；
3. 混合型。

直肠癌、结肠癌、前列腺癌发生腰椎转移，

主要表现为溶骨性破坏。成骨型变化可见于部分前列腺癌、乳腺癌的硬癌及鼻咽部和骨肉瘤等肿瘤发生脊柱转移时。X片上如显示椎弓根的破坏，称为椎弓根阳性，对于诊断椎体转移具有很大意义。

（二）CT及CTM（CT脊髓造影）

主要的优点在于可明确骨皮质及小梁的微小破坏，能准确显示椎体的溶骨性或成骨性病灶以及肿瘤侵入硬膜外腔或椎旁软组织，肿瘤边缘多无硬化，基质钙化亦不多见。肿瘤侵出椎体可显现椎旁软组织肿块，增强扫描肿瘤呈不规则强化。于脊柱转移性肿瘤应注意单纯行CT扫描时容易遗漏跳跃的多发病灶。

（三）MR检查

是诊断脊柱转移性肿瘤的重要手段。MR的敏感性可以和同位素骨扫描相媲美。MR对松质骨的变化尤为灵敏，成人松质骨中以黄骨髓为主，肿瘤侵犯替代黄骨髓后，可使正常骨髓信号消失而产生不正常的信号。MR能反映转移灶的分布、数目、大小及与毗邻组织的关系（图6-1-10-2-1）。

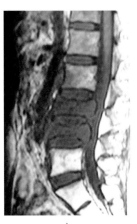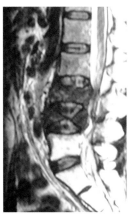

A   B

图6-1-10-2-1　脊柱转移瘤MR所见（A、B）
A. L_{3-4}椎体转移瘤T_1加权像示低信号，已侵及椎管
B. L_{3-4}椎体转移瘤T_2加权像低信号中间混杂中等信号区
（自徐华梓）

脊柱椎体转移瘤的MR表现主要特点如下。

【脊柱转移瘤分型】

一般分为溶骨型、硬化型及混合型，其中以后者为多见。其在MR表现为：

1. 溶骨型　在T_1加权呈低信号，质子密度及T_2加权呈高信号，STIR上呈高信号；
2. 硬化型　在T_1加权、T_2加权上均呈低信号，STIR上呈高信号；
3. 混合型　常为不均匀的混合信号。

【常伴附件骨质破坏】

约90%以上的脊柱转移瘤伴附件破坏，而良性病变不侵及附件。因此，附件破坏对鉴别良恶性的压缩性骨折很有帮助。

【椎旁肿块】

脊柱转移瘤可侵及椎旁软组织，如腰大肌等，形成椎旁脓肿外观。这亦有助于鉴别良性与恶性脊柱压缩性骨折。

【椎体压缩】

大多数转移瘤不发生压缩性骨折，除非椎体完全被肿瘤替代，骨质疏松症常引起压缩性骨折，此有助于鉴别。

【不侵及椎间盘】

一般而言，椎体骨髓的异常信号常局限于终板，恶性肿瘤常不侵及椎间盘。

【常引起脊髓压迫及椎管狭窄】

主因肿瘤的侵犯性生长及肿块占位性改变所致。

【脊髓的髓内转移】

少见，常伴有脊髓空洞症。位于髓内的转移瘤主要源于颅内肿瘤（髓母细胞瘤、室管膜瘤及少突胶质瘤经脑脊液种植转移，使软脊膜受侵，再直接累及到脊髓）及血性转移（如肺癌、乳腺癌、黑色素瘤、淋巴瘤等）。其MR表现与原发性髓内肿瘤一样，T_1加权呈低信号，T_2加权呈高信号，灶周水肿明显。增强后可见软脊膜增厚、明显强化，大多数只能在增强对比下才能显示转移肿瘤的存在。

（四）核素骨扫描（ECT）

放射性同位素骨扫描在检测椎体骨转移灶局部代谢改变时非常敏感，诊断价值较大，可早期发现原发灶。核素扫描阳性时，异常骨至少占正常骨的5%~10%。应注意到肿瘤侵袭、创伤和感染均可产生反应性新骨形成，在ECT上表现为异常浓聚。

（五）PET-CT(Positron Emission Tomography-CT，正电子发射型计算机断层显像）

近年来一项前沿医学科学显像诊断技术，以解剖形态学方式进行功能、代谢和受体显像并提供分子水平信息，主要利用构成人体基本元素的超短半衰期同位素如氧 (O)、氮 (N)、碳 (C)、氟 (F) 等示踪生命的基本物质代谢过程，具有灵敏度高、创伤性小等特点，可在分子水平上反映人体生理或病理变化。PET-CT 对于发现脊柱转移性肿瘤原发病灶及其他部位转移情况等方面具有很高的价值。

二、脊柱转移肿瘤病理组织活检

对于难于判别性质的脊柱占位病变，可考虑进行术前活检以明确病变的性质。活检主要有切开活检或穿刺活检。如病变位于椎体，在椎旁无法取到活检样本，可选择经椎弓根的穿刺活检，但其风险较大。一般在 CT 引导下，由熟练的医师完成。如患者的原发肿瘤为一些富含血管的肿瘤，同时肿瘤已经累及椎体后缘皮质，则活检后由于可造成出血及对脊髓的压迫，此时穿刺活检应慎重。

对于首发于椎体，同时又分化比较好的转移癌，可根据活检或切除后的标本，识别其组织来源，如甲状腺癌、肝细胞癌等。

三、脊柱转移肿瘤实验室检查

（一）一般实验室检查

包括：血沉、肝肾功、血清钙、血磷、碱性磷酸酶、尿钙及尿磷等。脊柱转移癌患者可出现血红蛋白降低、血红细胞减少、血白细胞计数略升高、血沉增快、血浆蛋白下降和白蛋白与球蛋白倒置。溶骨性骨转移先在尿内有尿钙显著增多，若病情进展血钙将进一步增高。

（二）肿瘤标志物

根据原发肿瘤的不同可有一些不同的肿瘤相关标志物，如 CEA、PSA、CA199、CA120 等。

（三）生化标志物

研究发现血清含有多种反映骨代谢早期改变的生化标志物，与溶骨反应相关的有 I 型胶原 C 末端（C-telopeptide of collagen I）、α 1 链 C 末端（C-telopeptide of an α 1 chain）等；与成骨反应有关的有：骨钙素、骨碱性磷酸酶、前胶原 I C 末端前肽（Procollagen I Carboxy-Terminal Propeptide）、前胶原 I N 末端前肽（Procollagen I N-Terminal Propeptide）、吡啉啶等。然而这些标志物的特异性还有待于进一步临床验证。溶骨性标志物还可用于双磷酸盐治疗骨转移的疗效评价。

四、脊柱转移肿瘤诊断

脊柱转移性肿瘤的诊断应遵循临床、影像和病理三结合的原则；并除外以下三类疾患。

（一）骨质疏松症

【概述】

多见于 50 岁以上老年女性，可以在此基础上发生压缩性骨折。骨质疏松所引起的椎体骨折 X 片上可表现为双凹或楔形改变，后缘相对较直。椎间隙一般不狭窄，但合并椎间盘突出，可引起间隙的狭窄。

【鉴别要点】

MR 上椎体转移灶可依据以下特点与骨质疏松性骨折相鉴别：

1. 椎体转移灶椎体后缘骨皮质后凸；

2. 转移灶可伴有硬膜外肿块；

3. 转移灶 T_1 加权像椎体或椎弓根弥漫性低信号改变；

4. 转移灶 T_2 加权像或增强后高信号或不均匀信号改变；

5. 如既往有原发肿瘤病史，则更便于转移性病灶的诊断。

（二）椎体结核

椎体结核全身症状常不明显，可有发热、全

身不适、倦怠、乏力等症状。局部可有明显的疼痛，炎症涉及神经根时可出现放射痛。脊柱结核可出现相应部位的寒性脓肿，颈椎结核可出现咽后壁脓肿，腰椎结核可出现腰大肌、髂窝、腹股沟及大腿两侧脓肿，血沉可明显升高，抗核治疗有效。脊柱结核出现病理性骨折时影像学上可示椎体后凸，成角畸形明显、椎间隙狭窄甚至消失，椎旁脓肿阴影等表现，与转移性肿瘤明显不同。同时

椎体结核一般不累及附件，出现椎弓根信号的异常，常提示为恶性病变。椎体结核在活动期，椎体呈长 T_1，长 T_2 不均匀信号，陈旧性结核多为等信号。

（三）良性疾病鉴别

在诊断中还应注意与椎间盘突出、良性肿瘤、原发恶性肿瘤、血管及脊髓疾病相鉴别。

第三节　脊柱转移肿瘤治疗

一、脊柱转移肿瘤外科治疗

恶性肿瘤患者一旦发生脊柱转移，其生存期有限。脊柱转移癌的治疗策略仍然存在争论。对于何种患者应于何时行手术治疗仍是目前在临床工作中研究的焦点问题。脊柱转移肿瘤患者的生存期受多种因素的影响，如肿瘤病理类型、转移情况、脊髓压迫情况、患者一般状况及基础疾病等。相对而言，骨髓瘤、淋巴瘤和部分软组织肉瘤转移生存期较长。腺癌转移中，以乳腺癌、肾透明细胞癌、前列腺癌生存期相对较长，肺癌和肝癌生存期则较短。一般认为准备行手术治疗时，患者的预期存活时期一般不应短于半年。

（一）手术目标及适应证
【手术目标】

目前众多学者经研究认为脊柱转移性肿瘤外科手术治疗的目标是：

1. 恢复或保留充分的神经功能；
2. 缓解疼痛；
3. 切除肿瘤或肿瘤减压；
4. 确保即时的或永久的脊柱稳定。

【手术适应证】

一般认为脊柱转移肿瘤手术主要适应证为：

1. 预期生存寿命大于六个月；
2. 脊柱不稳与畸形或椎间盘、骨折片压迫脊髓、马尾和（或）神经根引起进行性神经功能损害；
3. 顽固性疼痛经非手术治疗无效；
4. 转移灶对放、化疗不敏感或经放、化疗后复发引起脊髓压迫；
5. 病理活检明确椎体病变性质。

【神经组织受累分型】

Harrington 等将脊柱转移肿瘤依据其骨性结构破坏程度和神经损害分为五种类型：

1. 无严重神经损害；
2. 累及骨性结构但无椎体塌陷及不稳；
3. 重要的神经功能损害（感觉或运动），但无明显的骨性结构破坏；
4. 椎体塌陷并由此引起疼痛，但无明显神经功能损害；
5. 椎体塌陷或不稳，伴明显神经功能损害。

【分型与治疗要求】

1. 建议对 1、2、3 型患者可行非手术治疗，包括化疗、激素治疗和放疗；
2. 对 3 型患者根据具体情况，若脊髓受压并且肿瘤对放疗不敏感或则可行手术治疗；
3. 对 4 和 5 型患者可行手术治疗（图 6-1-10-3-1、2）。

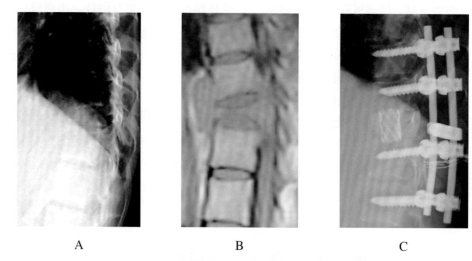

A   B   C

图 6-1-10-3-1　临床举例　T_{11} 椎体腺癌转移施术前后（A~C）
A. 中立侧位 X 线片；B. MR T_1 加权矢状位观；C. 肿瘤切除内固定术后中立侧位 X 线片所见

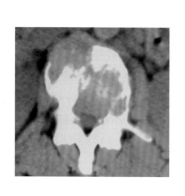 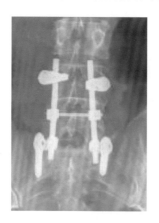 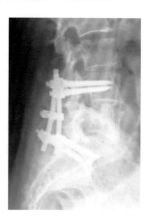

A   B   C

图 6-1-10-3-2　临床举例　前列腺癌腰椎骨转移施术前后（A~C）
A. CT 扫描示明显虫蚀状破坏区
B、C. 前列腺癌 L_5 转移行肿瘤切除 + 内固定术，术后正侧位 X 线片（自邵增务）

（二）转移性肿瘤治疗之新概念

近来，一些学者将肿瘤学的治疗概念引入脊柱转移性肿瘤的手术治疗中，认为手术选择应与患者的全身状况、预后相联系。

【预后因素】

近年，Tomita 等建立了一种脊柱转移肿瘤的评分系统，由三种预后因素组成，包括：

1. 原发肿瘤病理分级　生长缓慢 -1 分，中度 -2 分，生长迅速 -4 分；

2. 脏器转移情况　可治疗 -2 分，不可治疗 -4 分；

3. 骨转移情况　单发或孤立 -1 分，多发 -2 分。

对每例累计评出总分。

【治疗目标】

每例患者的手术治疗策略依据其治疗目标：

1. 生存期长，需长期局部控制（评分为 2~3 分）行广泛切除或边缘切除；

2. 生存期中等，需中期局部控制（评分为 4~5 分）行边缘或病灶内切除；

3. 生存期短，仅需短期局部控制（评分 6~7 分）行姑息性手术治疗；

4. 终末期（8~10 分）　仅行非手术支持治疗（表 6-1-10-3-1）。

表 6-1-10-3-1　Tomita 脊柱转移肿瘤分期

预后因素				预后评分	治疗目标	外科策略
评分	原发肿瘤	内脏转移	骨转移	2	长期局部控制	广泛或边缘切除
1	生长缓慢		单发或孤立	3		
				4	中期局部控制	边缘或病灶内切除
				5		
2	中度生长	可治疗	多发	6	短期局部控制	姑息治疗
				7		
4	快速生长	不可治疗		8	肿瘤晚期治疗	支持治疗
				9		
				10		

这一治疗评分系统不单纯从外科治疗出发决定患者的治疗选择，而是立足于肿瘤治疗的综合治疗概念决定患者的治疗方式。进一步推广有待于更多的研究。

二、脊柱转移肿瘤放射治疗

（一）概述

放射治疗是治疗脊柱转移性肿瘤的一种重要方法。淋巴瘤、骨髓瘤和精原细胞瘤对放疗敏感，乳腺癌、前列腺癌对放疗中度敏感。尽管某些转移性肿瘤患者的生存期较短，但是合理的运用手术、放疗、化疗及其他综合治疗手段，也能有效地提高患者生存期。根据放疗的方式可分为外放射和内放射；根据放疗的时机可分为术前放疗、术中放疗和术后放疗。

（二）目的

对于脊柱转移性肿瘤，放射治疗的主要目的为：

1. 杀灭肿瘤细胞　局部治疗椎体转移性肿瘤，直接杀灭肿瘤细胞；

2. 缓解疼痛　约 60%~80% 的患者在行放疗后其疼痛能得到有效地缓解；研究表明放疗后 2 个月后可见到溶骨性破坏出现重新钙化；一般总剂量在 50Gy 左右，超过这一剂量则可能引起放射性脊髓炎。

（三）时机

对于放疗的时机，目前仍有一定的争论。一些研究表明术前的放疗增加了术后并发症的发病率主要为感染、切口不愈合等。主要原因为放疗对正常组织的损伤，降低了正常组织的抗感染能力；同时局部的胶原组织增生、瘢痕化所造成的。Tomita 等认为放疗对于椎体肿瘤软组织侵犯有效，但一旦病理性骨折发生，放疗对于预防椎体进行性塌陷是无效的。

三、脊柱转移肿瘤综合治疗

脊柱转移癌的综合治疗主要包括激素治疗、化疗和免疫治疗等疗法。

（一）激素及内分泌治疗

乳腺癌和前列腺癌是激素治疗敏感性肿瘤。研究表明皮质类固醇在脊柱转移癌中的作用主要有两方面：

1. 减轻脊髓水肿，保护神经功能，防治截瘫；

2. 对于淋巴瘤、精原细胞瘤及尤文氏瘤有较为显著的治疗作用。研究表明以皮质类固醇单剂治疗髓外淋巴瘤可发现明显肿瘤负荷减小。

（二）化疗

对于全身化疗敏感的肿瘤化疗可作为一线治疗方案。Bertino 认为，目前通过药物治疗取得根治性治疗的肿瘤（治愈率在30%以上）有淋巴瘤、睾丸肿瘤、滋养叶细胞肿瘤、某些儿童肿瘤和急性白血病等；术后应用能在一定程度提高治愈率的肿瘤有：乳腺癌、大肠癌、卵巢癌和软组织肿瘤；可以明显延长生存期（治愈率在30%以下）的晚期肿瘤有：小细胞肺癌、非小细胞肺癌、大肠癌、胃癌、卵巢癌、头颈部癌等；有一定疗效，但尚未证实能延长生存期的有：肾癌、黑色素瘤、前列腺癌、子宫内膜癌等。对于转移性肿瘤，手术即使能从边缘广泛切除的瘤体，但不能消除所有的亚临床病灶。单纯依靠手术治疗的效果是有限的，而亚临床病灶的存在是肿瘤复发和转移的主要原因，也是影响存活的主要原因。全身化疗可以对原发瘤本身进行治疗，同时能有效地消灭亚临床病灶，减少肿瘤复发和转移。目前多主张行多药联合化疗以提高疗效，尽量降低肿瘤耐药性。

化学药物很多，目前多主张行多药联合化疗以提高疗效，尽量降低肿瘤耐药性。化疗方案可根据肿瘤类型的不同选择不同的方案。

（三）免疫治疗

近年来由于分子生物学技术的进步，肿瘤疫苗、单克隆抗体、细胞因子、免疫活性细胞输注以及基因转移技术等在临床上的应用逐渐成为现实。生物反应调节剂概念的提出，进一步奠定了肿瘤免疫治疗的理论基础，并建立了手术、放射治疗、化学治疗和肿瘤免疫治疗的综合治疗模式。

目前肿瘤免疫治疗尚未取得令人满意的疗效，主要与肿瘤患者突变的基因并没有成为有效的免疫靶、病人的免疫状况个体差异及各自特异性免疫的病理生理变化不尽相同等有关。

脊柱转移性肿瘤是脊柱肿瘤中最常见的类型。目前随着外科治疗、放射治疗、综合治疗方面的进步及肿瘤分子生物学研究的深入，对于脊柱转移性肿瘤的诊断和治疗已有了一定的进步。尤其是外科治疗由既往较为消极的姑息治疗，正转变为较为积极的根据不同患者状况的合理手术治疗。但是对于脊柱转移性肿瘤的诊治仍存在不少不足。应该认识到，对于脊柱转移性肿瘤的治疗应强调多学科，如骨外科、肿瘤科、放疗科、影像科等的协同诊治，以制定最为合适的治疗方案，才能有效地延长患者的生存期并更大程度地提高患者的生活质量。同时还应看到只有进一步强调基础研究，深入对脊柱转移肿瘤病因和形成机制的认识才能最终提高脊柱转移肿瘤的治愈率。

四、脊柱转移肿瘤临床举例

图 6-1-10-3-3　女性，38岁，因腰部疼痛一月入院，三年前有甲状腺癌手术史。体检未见明显神经功能障碍。确诊为腰椎肿瘤后，即在全麻下行肿瘤切除并内固定术。术后病理报告为甲状腺癌腰椎转移。

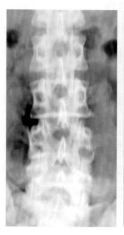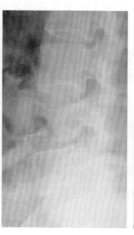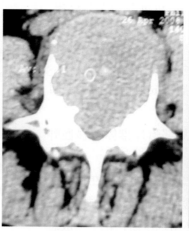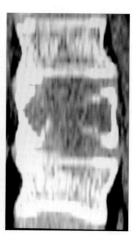

A B C D

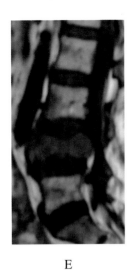 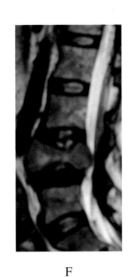 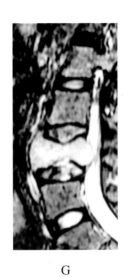 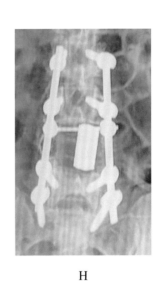

E   F   G   H

图 6-1-10-3-3　临床举例　脊柱转移瘤（A~H）

A、B. X 线正位片见 L_4 椎体左侧椎弓根影消失，侧位片见 L_4 椎体破坏；C. 术前 CT 扫描见椎体组织 CT 值降低；

D. CT 二维重建见 L_4 椎体呈溶骨性改变；E. MR 矢状位观（T_1 加权）见肿瘤呈中低信号改变，椎体塌陷，高度下降；

F. MR 矢状位观（T_2 加权）见肿瘤呈中高信号改变；G. MR 矢状位观（脂肪抑制像）见肿瘤呈高信号；

H. 术后腰椎正位 X 线片，肿瘤被切除，并行椎弓根螺钉及钛网内固定（自徐华梓、李也白等）

（张　丹　肖建如）

参 考 文 献

1. Biodistribution of the recombinant heat shock protein rhHsp70 in the models of intracranial C6 glioma in Wistar rats and subcutaneos B16/F10 melanoma in C57BL/6 mice. Vopr Onkol. 2013;59(2):78–83.

2. Cabraja M, Abbushi A, Costa-Blechschmidt C, van Landeghem FK, Hoffmann KT, Woiciechowsky C, et al. Atypical cervical spondylotic myelopathy mimicking intramedullary tumor. Spine (Phila Pa 1976). 2008 Mar 15;33(6):E183–7.

3. Che XM, Xu QW, Shou JJ, Gu SX, Zhang MG, Sun B, et al. [The diagnosis and surgical management for intramedullary spinal cord cavernous angioma]. Zhonghua Yi Xue Za Zhi. 2008 May 20;88(19):1306–8.

4. Chen YS, Chen ZP. Vasculogenic mimicry: a novel target for glioma therapy. Chin J Cancer. 2013 Jul 2.

5. Cho HR, Lee JK, Paik AL. An unusual cervical spinal meningioma in a child. J Korean Neurosurg Soc. 2013 Feb;53(2):129–31.

6. Dham BS, Kwa DM, Campellone JV. Postpartum paraparesis from spinal neurofibroma. Spine J. 2012 Jul;12(7):e5–8.

7. Gelabert-Gonz á lez M, Castro-Bouzas D, Serramito-Garc í a R. Tumours of the nerve root sheath in the spine. Rev Neurol. 2011 Oct 1;53(7):390–6.

8. Hafiz MG, Rahman MR, Yeamin MB. Intradural intramedullary spinal cord meningioma in a seven years old female child. Mymensingh Med J. 2013 Jan;22(1):180–5.

9. Iacoangeli M, Gladi M, Di Rienzo A. Minimally invasive surgery for benign intradural extramedullary spinal meningiomas: experience of a single institution in a cohort of elderly patients and review of the literature. Clin Interv Aging. 2012;7:557–64.

10. Jankowski PP, Baird LC, Keshavarzi S. A single spinal lesion arising from an intradural meningioma contiguous with an extradural lymphoma. J Neurosurg Spine. 2012 Sep;17(3):263–7.

11. Jiang L, Lv Y, Liu XG, Ma QJ, Wei F, Dang GT, et al. Results of surgical treatment of cervical dumbbell tumors: surgical approach and development of an anatomic classification system. Spine (Phila Pa 1976). 2009 May 20;34(12):1307–14.

12. Kang HJ, Hwang YJ, Kim YH. Follow-up MR findings of spinal foraminal nerve sheath tumors after stereotactic irradiation. Jpn J Radiol. 2013 Mar;31(3):192–6.

13. Kiatsoontorn K, Takami T, Ichinose T, Chokyu I, Tsuyuguchi N, Ohsawa M, et al. Primary epidural peripheral primitive neuroectodermal tumor of the thoracic spine. Neurol Med Chir (Tokyo). 2009 Nov;49(11):542–5.

14. Kitahara T, Kondoh K, Kizawa K, Horii A, Kubo T. Two cases of spinal cord extramedullary tumor with positional vertiginous sensation. Acta Otolaryngol Suppl. 2009 Jun;(562):50–2.

15. Liu JX, Zhou HZ, Yang SH. Clinical analysis of 73 cases of intraspinal nerve sheath tumor. J Huazhong Univ Sci Technolog Med Sci. 2013 Apr;33(2):258–61.

16. Low K, Culbertson M, Bradke F, Tessier-Lavigne M, Tuszynski MH. Netrin-1 is a novel myelin-associated inhibitor to axon growth. J Neurosci. 2008 Jan 30;28(5):1099–108.

17. Manduch M, Dexter DF, Ellis PM, Reid K, Isotalo PA. Extraskeletal Ewing's sarcoma/primitive neuroectodermal tumor of the posterior mediastinum with t(11;22)(q24;q12). Tumori. 2008 Nov–Dec;94(6):888–91.

18. Mittal MK, Rabinstein AA. Spinal cord meningioma: a treatable cause of paraplegia. J Clin Med Res. 2012 Aug;4(4):286–8.

19. Muroi C, Fandino J, Coluccia D. 5-Aminolevulinic Acid Fluorescence-Guided Surgery for Spinal Meningioma. World Neurosurg. 2012 Dec 13.

20. Okada M, Kitagawa M, Shibuya H, Kanayama K, Sato T, Yamamura H, et al. Malignant peripheral nerve sheath tumor arising from the spinal canal in a cat. J Vet Med Sci. 2007 Jun;69(6):683–6.

21. Papanagiotou P. Extramedullary intradural spinal tumors. Radiologe. 2011 Dec;51(12):1025–31.

22. Patnaik A, Mishra SS, Senapati SB. Primary intraosseous malignant peripheral nerve sheath tumor of spine with a giant paraspinal and retrospinal subcutaneous extension. Surg Neurol Int. 2012;3:157.

23. Porensky P, Muro K, Ganju A. Adult presentation of spinal dysraphism and tandem diastematomyelia. Spine J. 2007 Sep–Oct;7(5):622–6.

24. Sharma MS, Morris JM, Pichelmann MA. L5–S1 extraforaminal intraneural disc herniation mimicking a malignant peripheral nerve sheath tumor. Spine J. 2012 Dec;12(12):e7–e12.

25. Singh M, Cugati G, Singh AK. Limited unilateral partial laminectomy and lateral dural incision: One of the best approaches for spinal meningioma in selected cases. Asian J Neurosurg. 2012 Jan;7(1):46–7.

26. Tatsui CE, Lang FF, Gumin J, Suki D, Shinojima N, Rhines LD. An orthotopic murine model of human spinal metastasis: histological and functional correlations. J Neurosurg Spine. 2009 Jun;10(6):501–12.

27. Tomii M, Itoh Y, Numazawa S. Surgical consideration of cervical dumbbell tumors. Acta Neurochir (Wien). 2013 Jun 5.

28. Tsuda K, Akutsu H, Yamamoto T. Benign spinal meningioma without dural attachment presenting delayed CSF dissemination and malignant transformation. Brain Tumor Pathol. 2012 Aug 23.

29. Tuli J, Drzymalski DM, Lidov H. Extradural en-plaque spinal meningioma with intraneural invasion. World Neurosurg. 2012 Jan;77(1):202.e5–13.

30. Yu T, Wang ZY, Ma CC. [A case of peripheral T cell lymphomas-unspecified in vertebra canal]. Beijing Da Xue Xue Bao. 2007 Aug 18;39(4):343–5.

31. Yuan D, Liu D, Yuan XR. Intramedullary Thoracic Spinal Cord Meningioma: A Rare Case Report and Review of the Literature. J Neurol Surg A Cent Eur Neurosurg. 2013 Feb 26.

第十一章　脊柱肿瘤外科手术特点

外科治疗目前已日益成为脊柱肿瘤治疗的重要手段。脊柱肿瘤外科治疗中的一个重要问题是如何实现脊柱肿瘤的切除。由于脊柱肿瘤在部位上具有一定的特殊性，手术具有相当的风险性，难度较大，手术治疗常无法做到肿瘤的完整切除，因此对于该领域的研究较少。近几年来，随着外科治疗在脊柱肿瘤中的作用越来越受到重视，应用于四肢肿瘤的分期与手术方式等概念被逐渐引入脊柱肿瘤的手术治疗中，使得脊柱肿瘤外科的治疗发生了巨大的进步。

第一节　脊柱肿瘤外科分期

脊柱肿瘤的正确分期不仅对于正确选择治疗方式是极其重要的，同时对于判断预后、评价治疗结果也有极大的意义。

一、Enneking分期

（一）概述

在过去的二十多年中，Enneking 的关于骨与软组织肿瘤的外科分期系统已被广泛接受。在 Enneking 分期中，肿瘤按分级（G）、部位（T）和转移（M），进行外科分期。其主要按照组织学标准，结合临床和影像学表现。

在 Enneking 分期中部位（T）分为间室内和间室外。间室是肿瘤的天然屏障。间室外的肿瘤可以是原发于间室外，也可是继发于间室内，即由间室内肿瘤向周围侵袭所至。Enneking 分期与临床预后有较好的相关性，得到广泛应用。

由于脊柱周围解剖结构的特殊性，间室的概念可能要进一步说明。

【间室内】

1.肿瘤位于椎体或附件内；

2.骨内病变侵及椎管、硬膜外；

3.侵及椎间盘但未穿出。

【间室外】

指病变原发或侵及椎旁软组织，或侵及硬膜，或侵及椎间盘外组织。

近年来随着脊柱外科技术的进展，用于肌肉骨骼肿瘤的 Enneking 分期系统被引入了原发性脊柱肿瘤的治疗。其目的是通过系统的分期能判断肿瘤的生物学行为，并确定手术方式及范围。在脊柱肿瘤中间室的概念是一定要清楚的。

（二）Enneking 分期：良性肿瘤

【Ⅰ期】

肿瘤生长不活跃，无明显临床症状。肿瘤包膜完整，分界清楚。这类肿瘤通常不需手术治疗，必要时可行姑息性手术，进行减压或稳定。

【Ⅱ期】

肿瘤表现出一定的生长活性，出现较轻的临床症状。肿瘤包膜较薄或不完整，主要为假包膜。但肿瘤仍限于间室内。这类肿瘤通常以病灶外切除为主，复发率较低，也可行广泛切除、整体切除或根治性切除。可辅以其他治疗如：冷冻治疗、栓塞治疗及放疗。

【Ⅲ期】

肿瘤生长活跃，呈侵袭性。肿瘤无包膜或包膜非常不完整。肿瘤侵袭至间室外。对于这类肿瘤应行整体切除或至少应行边缘切除，单纯行病灶内刮除易复发。应辅以其他综合治疗手段。

（三）Enneking分期：恶性肿瘤

【Ⅰ期】

低度恶性的肿瘤，肿瘤限于椎体（ⅠA）或侵入椎旁间室（ⅠB），肿瘤组织包膜不完整或极菲薄，瘤旁组织形成较厚的假包膜。由于假包膜中，存在着肿瘤侵袭的卫星病灶，故单纯行囊内切除易导致肿瘤复发。手术治疗应以整体切除为主。应辅以综合治疗手段。

【Ⅱ期】

肿瘤生长较迅速，肿瘤缺乏连续的假包膜。肿瘤可局限于椎体（ⅡA）或侵及间室外（ⅡB）。瘤周存在卫星病灶或跳跃转移。以尽可能行整体切除，术中应尽量做到切除边界充分。术后的放、化疗相结合。

【Ⅲ期】

肿瘤位于肿瘤可局限于椎体内（ⅡA）或侵及间室外（ⅡB），伴有远处转移。应以综合治疗为主，可行局部姑息性手术。

将Enneking分期应用于脊柱肿瘤分期，用于指导治疗方法是脊柱肿瘤的治疗的一次突破。但由于最初Enneking分期是应用于长管骨肿瘤的，故应用于脊柱肿瘤还应进行调整。在四肢长干骨，可行根治性切除。在脊柱肿瘤则无法行根治性切除，因为按这一概念则不得不切除脊髓或神经根，这是患者所不能接受的。

二、WBB分期

（一）概述

自1996年起由三个国际性的肿瘤机构（Rizzoli Institute，Mayo Clinic，University of Iowa Hospital）提出一种新的分类方法–WBB分期（Weinstein-Boriani-Biagini）。该分期是在基于术前对脊柱肿瘤的CT及MR等影像学依据的基础上，详细判断肿瘤侵袭范围，进而制订合理的肿瘤切除边界。该系统包括三部分内容：

（二）脊椎横断面上按顺时针方向

呈辐射状分12个扇区，其中4~9区为前部结构，1~3区和10~12区为后部结构；

（三）组织层次

从椎旁至椎管内共分成A~E五层。

A为骨外软组织；

B为骨性结构浅层；

C为骨性结构深层；

D为椎管内硬膜外部分；

E为椎管内硬膜内部分（图6-1-11-1-1）。

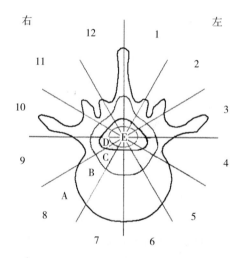

图6-1-11-1-1　WBB分期示意图

（四）肿瘤涉及的纵向范围（节段）

每例分期记录其肿瘤的扇形区位置、侵犯组织层次及受累椎体。

WBB分期方法力求兼顾脊柱肿瘤总体切除的同时力求保留脊髓这一重要结构。WBB分期方法的应用和推广，对于国际学术交流与比较也有了一个相对统一的标准。

WBB方法是基于术前详细的三维影像学依据制定的。在实际应用中，正确的广泛或总体切除的手术边界应根据病理学决定。在肉眼上，可能认为达到了一个合理的肿瘤切除边界，但是在病理上可能在切缘存在的微卫星病灶，这时就不是一个整体切除。

Boriani 等报道 43 例脊柱肿瘤病例，均根据 WBB 分期行整体切除术，平均随访 30 个月，其中 33 例患者均无瘤生存。

第二节　脊柱肿瘤切除方式

一、基于Enneking分期

（一）囊内切除（Intracapsule Excision）或病灶内切除（Intralesion Excision）

指在肿瘤的包膜或反应区内行肿瘤切除术，肿瘤切除不彻底。

（二）总体切除（En Bloc Excision）

总体切除术目前名称较为混淆，大致可分为：

【边缘切除（Marginal Excision）】

即沿肿瘤包膜或反应区的切除；

【广泛切除（Wide Excision）】

即在包膜或反应区以外的切除。

总体切除手术较为彻底，预后好，尤其是对于放、化疗不敏感的肿瘤是治疗的最有效手段，因此成为目前脊柱肿瘤切除的趋势。

（三）根治切除（Radical Excision）

根治性切除指切除肿瘤及肿瘤起源的整个间隔，手术彻底，但手术创伤大，由于涉及保存脊髓的功能问题，难以实施。

对于脊柱肿瘤而言，由于其解剖结构的复杂性，部位深在，不易显露。加之许多脊柱肿瘤早期症状、体征多不明显，一旦出现脊髓、神经根压迫症状，肿瘤多已广泛浸润。由于术中一旦损伤脊髓，则后果严重可能导致瘫痪甚至危及生命。因此在手术中既要做到避免损伤脊髓又要做到尽可能切除肿瘤是非常困难的。手术中常常是行广泛切除已是非常困难，边缘切除或广泛的刮除术辅以术后合适的放化疗常常是一个较切实的选择。

二、基于WBB分期

WBB 分期力求保留脊髓这一重要结构的同时行脊柱肿瘤总体切除。WBB 分期方法的应用和推广，对于国际学术交流与比较也有了一个相对统一的标准。以 C_2 椎体肿瘤为例可行以下四种肿瘤总体切除方式。

（一）椎体切除

肿瘤位于 4~8 区或 5~9 区。行前后联合入路，后路于椎弓根处离断，切除后纵韧带等后成分；前路切除椎体，可包括上下相邻椎体边缘，并行前路重建。

（二）矢状或扇形切除

肿瘤位于 3~5 区或 8~10 区。行前后联合入路，后路切除受累椎弓根等后成分，前路切除椎体一部分；也可从侧方入路行肿瘤切除。

（三）后弓切除

肿瘤位于 10~3 区。可仅行后方入路，自椎弓根处离断肿瘤。

（四）全椎节切除

肿瘤位于同时累及 10~3 区和 4~9 区，行前后联合入路，切除椎体、后弓及侧块，其后应行重建（图 6-1-11-2-1）。

WBB 方法是基于术前详细的三维影像学依据制定的。在实际应用中，正确的广泛或总体切除的手术边界应根据病理学决定。在肉眼上，

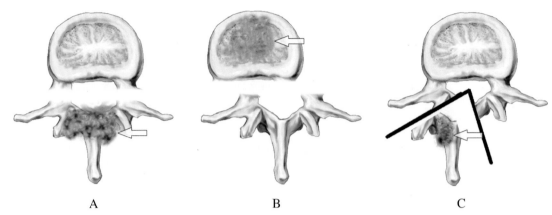

图 6-1-11-2-1　脊柱全椎体切除术示意图（A~C）
A.后弓切除；B.椎体切除；C.扇形切除

可能认为达到了一个合理的肿瘤切除边界，但是在病理上可能在切缘存在的微卫星病灶，这时就不是一个整体切除。在枕颈部肿瘤中评价这一分期系统尚有待于更广泛地推广及应用。

三、脊柱肿瘤椎体成形术

椎体成形术（Vertebroplasty，VP）是指通过椎弓根或直接向椎体内注入人工骨水泥以达到增强椎体强度和稳定性、防止塌陷、缓解腰背疼痛、甚至部分恢复椎体高度的目的。椎体成形术最初源于通过进行骨移植或骨水泥局部填塞以增强椎体力学强度的开放手术。1984年Deramond首先应用经皮椎体内注射骨水泥（甲基丙烯酸甲酯PMMA）的方法成功地治疗了一例 C_2 椎体血管瘤患者，开创了经皮椎体成形术（Percutaneous Vertebraplasty，PVP）的先河。1989年Kaemmerlen等报道采用该技术治疗椎体转移瘤。1994年PVP开始在美国应用。1997年Lane首次采用经皮、椎弓根向椎体内注入骨水泥（PMMA）进行椎体骨质疏松症的治疗，四例患者均无并发症，疼痛均明显缓解。1998年John MM等报道对一例长期服用激素引起骨质疏松的长期卧床患者，一次性从第11胸椎到第3腰椎行椎体成形术，术后患者疼痛缓解，恢复日常活动。近年来椎体成形术的应用逐渐推广，除了应用于脊椎血管瘤、骨髓瘤、溶骨性转移瘤、骨质

疏松性椎体压缩骨折合并顽固性疼痛的患者外，国外有人将其用于新鲜的椎体骨折，甚至严重的爆裂性骨折。

经皮椎体后凸矫形术（Percutaneous Kyphoplasty，PKP）是经皮椎体成形术的改良与发展，该技术由Mermelstein首创，采用经皮椎体内气囊扩张的方法使椎体复位，在椎体内部形成空间，这样可减小注入骨水泥时所需的推力，而且骨水泥置于其内不易泄露。这种方式和常规方式相比，两者生物力学性质无区别，临床应用显示其不仅可解除或缓解疼痛症状，还可以明显恢复被压椎体的高度，增加椎体的硬度和强度，使脊柱的生理曲度得到恢复，改善胸腹腔的容积与脏器功能，提高患者的生活质量。

四、脊柱肿瘤全椎节切除术

（一）概述

侵犯脊椎前后柱的原发性或转移性脊柱肿瘤的外科治疗一直是脊柱肿瘤治疗的一个难点，胸腰椎肿瘤的治疗和预后取决于肿瘤的病理类型、切除方式、辅助化疗和放疗。由于胸腰椎与周围大血管相毗邻，位置深邃，手术入路的设计和肿瘤切除困难。传统的肿瘤切除方式，采用椎体瘤内肿瘤组织刮除（Curetage）和肿瘤组织逐块咬除（Piecemeal）方式来达到切除肿瘤之目的，目前肿瘤组织逐块咬除仍然是最常用的方式。但

是传统肿瘤切除方式容易造成肿瘤对周围组织的污染，和肿瘤组织与正常组织的边界难以确定。为了降低术后肿瘤复发和增加患者的生存率，Stener 和 Roy-Camille（1981）首先经后路行胸椎全脊椎切除。1996 年 Katsuro 介绍了一种改良的后路全椎节切除（Total En Bloc Spondylectomy TES）的外科方法，应用这种方法能够将胸腰椎肿瘤沿肿瘤边界整块切除。2001 年 Forney 等采用前后联合入路行胸腰椎肿瘤全椎节切除术。

（二）全脊椎切除的适应证

主要包括如下。

【可延长寿命】

患者术后生存期限能延长三个月至半年以上，通过手术能明显提高患者的生活质量。

【肿瘤有被切除条件】

符合以下标准的原发性恶性脊柱肿瘤和侵袭性良性肿瘤：未发现肿瘤侵犯前方内脏器官；肿瘤与下腔静脉和主动脉无粘连；未见多发转移；受累椎体少于三个椎节。

【符合手术外科分期要求】

术前手术设计应该结合脊柱肿瘤的外科分期，文献报道，对于 WBB 分期 4~8 或 5~9 区，可行前路椎体整块切除，对 3~5 或 8~10 区肿瘤可行矢状切除，对位于 10~3 区的肿瘤实行后弓切除。因为椎体和椎弓根、椎板、棘突位于同一间隔内，笔者主张对于良性侵袭性肿瘤和恶性肿瘤，A~D 区的病变，病变在三个椎节范围内，均有全椎节大块切除适应证。

【孤立型肿瘤】

孤立性的脊椎转移瘤，未发现原发病灶，或原发肿瘤灶被控制，也视为全脊椎切除的适应证。

（杨兴海　肖建如）

参 考 文 献

1. Acosta FL Jr, Sanai N, Cloyd J. Treatment of Enneking stage 3 aggressive vertebral hemangiomas with intralesional spondylectomy: report of 10 cases and review of the literature. J Spinal Disord Tech. 2011 Jun;24(4):268–75.

2. Akbar M, Eichler M, Hagmann S. Role and limitations of vertebroplasty and kyphoplasty in the management of spinal metastases. Orthopade. 2012 Aug;41(8):640–6.

3. Basaldella L, Ortolani V, Corbanese U, Sorbara C, Longatti P. Massive venous air embolism in the semi–sitting position during surgery for a cervical spinal cord tumor: anatomic and surgical pitfalls. J Clin Neurosci. 2009 Jul;16(7):972–5.

4. Boriani S, Bandiera S, Casadei R. Giant cell tumor of the mobile spine: a review of 49 cases. Spine (Phila Pa 1976). 2012 Jan 1;37(1):E37–45.

5. Chan P, Boriani S, Fourney DR. An assessment of the reliability of the Enneking and Weinstein–Boriani–Biagini classifications for staging of primary spinal tumors by the Spine Oncology Study Group. Spine (Phila Pa 1976). 2009 Feb 15;34(4):384–91.

6. Chanplakorn P, Chanplakorn N, Pongtippan A. Recurrent epithelioid sarcoma in the thoracic spine successfully treated with multilevel total en bloc spondylectomy. Eur Spine J. 2011 Jul;20 Suppl 2:S302–8.

7. Chung JY, Kim SK, Jung ST. New posterior column reconstruction using titanium lamina mesh after total en bloc spondylectomy of spinal tumour. Int Orthop. 2013 Mar;37(3):469–76.

8. Clarençon F, Cormier E, Pascal–Moussellard H. Transoral approach for percutaneous vertebroplasty in the treatment of osteolytic tumor lesions of the lateral mass of the atlas: feasibility and initial experience in 2 patients. Spine (Phila Pa 1976). 2013 Feb 1;38(3):E193–7.

9. Demura S, Kawahara N, Murakami H. Total en bloc spondylectomy for spinal metastases in thyroid carcinoma. J Neurosurg Spine. 2011 Feb;14(2):172–6.

10. Druschel C, Disch AC, Melcher I. Surgical management of recurrent thoracolumbar spinal sarcoma with 4–level total en bloc spondylectomy: description of technique and report of two cases. Eur Spine J. 2012 Jan;21(1):1–9.

11. Eleraky MA, Setzer M, Papanastassiou ID, Baaj AA, Tran ND, Katsares KM, et al. Role of motor–evoked potential monitoring in conjunction with temporary clipping of spinal nerve roots in posterior thoracic spine tumor surgery. Spine J. 2010 May;10(5):396–403.

12. Fang T, Dong J, Zhou X. Comparison of mini–open anterior corpectomy and posterior total en bloc spondylectomy for solitary metastases of the thoracolumbar spine. J Neurosurg Spine. 2012 Oct;17(4):271–9.

13. Feng D, Yang X, Liu T. Osteosarcoma of the spine: surgical treatment and outcomes. World J Surg Oncol. 2013 Apr 18;11(1):89. doi: 10.1186/1477–7819–11–89.

14. Gok B, McGirt M, Sciubba DM, Ayhan S, Bydon A, Witham TF, et al. Surgical resection plus adjuvant radiotherapy is superior to surgery or radiotherapy alone in the prevention of neurological decline in a rat metastatic spinal tumor model. Neurosurgery. 2008 Aug;63(2):346–51; discussion 51.

15. Guo C, Yan Z, Zhang J. Modified total en bloc spondylectomy in thoracic vertebra tumour. Eur Spine J. 2011 Apr;20(4):655–60.

16. Halm H, Richter A, Lerner T. En–bloc spondylectomy and reconstruction for primary tumors and solitary metastasis of the spine. Orthopade. 2008 Apr;37(4):356–66.

17. Huang L, Chen K, Ye JC. Modified total en bloc spondylectomy for thoracolumbar spinal tumors via a single posterior approach. Eur Spine J. 2013 Mar;22(3):556–64.

18. Kaloostian PE, Zadnik PL, Awad AJ. En bloc resection of a pheochromocytoma metastatic to the spine for local tumor control and for treatment of chronic catecholamine release and related hypertension. J Neurosurg Spine. 2013 Jun;18(6):611–6.

19. Kato S, Murakami H, Higashino K. The effect of spinal shortening after total en bloc spondylectomy: a biomechanical study in the thoracic spine. J Spinal Disord Tech. 2012 Aug;25(6):E183–90.

20. Klekamp J. Treatment of intramedullary tumors: analysis of surgical morbidity and long–term results. J Neurosurg Spine. 2013 Jul;19(1):12–26.

21. Kolstad F, Rygh OM, Selbekk T, Unsgaard G, Nygaard OP. Three–dimensional ultrasonography navigation in spinal cord tumor surgery. Technical note. J Neurosurg Spine. 2006 Sep;5(3):264–70.

22. Kothbauer KF. Intraoperative neurophysiologic monitoring for intramedullary spinal–cord tumor surgery. Neurophysiol Clin. 2007 Dec;37(6):407–14.

23. Lin B, Chen ZW, Wang N. Total en bloc spondylectomy of L3 vertebra for histiocytic sarcoma. Orthopedics. 2012 Apr;35(4):e610–4.

24. Omeis IA, Dhir M, Sciubba DM, Gottfried ON, McGirt MJ, Attenello FJ, et al. Postoperative surgical site infections in patients undergoing spinal tumor surgery: incidence and risk factors. Spine (Phila Pa 1976). 2011 Aug 1;36(17):1410–9.

25. Purzner T, Purzner J, Massicotte EM, Bernstein M. Outpatient brain tumor surgery and spinal decompression: a prospective study of 1003 patients. Neurosurgery. 2011 Jul;69(1):119–26; discussion 26–7.

26. Richter A, Halm HF, Lerner T. Long–term follow–up after en bloc resection and reconstruction of a solitary paraganglioma metastasis in the first lumbar vertebral body: a case report. J Med Case Rep. 2011 Feb 1;5:45.

27. Sciubba DM, Liang D, Kothbauer KF, Noggle JC, Jallo GI. The evolution of intramedullary spinal cord tumor surgery. Neurosurgery. 2009 Dec;65(6 Suppl):84–91; discussion –2.

28. Shofty B, Roth J, Ben–Sira L, Brotchi J, Korn A, Constantini S. Massive hematomyelia following intramedullary spinal cord tumor surgery. Acta Neurochir (Wien). 2012 Apr;154(4):751–2.

29. Sohn S, Chung CK, Kim CH. Is closed–suction drainage necessary after intradural primary spinal cord tumor surgery? Eur Spine J. 2013 Mar;22(3):577–83.

30. Tancioni F, Navarria P, Pessina F, Attuati L, Mancosu P, Alloisio M, et al. Assessment of prognostic factors in patients with metastatic epidural spinal cord compression (MESCC) from solid tumor after surgery plus radiotherapy: a single institution experience. Eur Spine J. 2012 May;21 Suppl 1:S146–8.

31. Wakao N, Imagama S, Ito Z. Total en bloc spondylectomy for L2 chordoma: a case report. Nagoya J Med Sci. 2011 Aug;73(3–4):197–203.

32. Walton GL, Paul WE. The classic: Contribution to the study of spinal surgery: one successful and one unsuccessful operation for removal of

tumor. 1905. Clin Orthop Relat Res. 2011 Mar;469(3):635–8.

33. Wang Y, Xu W, Yang X. Recurrent Upper Cervical Chordomas After Radiotherapy: Surgical Outcomes and Surgical Approach Selection Based on Complications. Spine (Phila Pa 1976). 2013 May 21.

34. Weitao Y, Qiqing C, Songtao G. Open vertebroplasty in the treatment of spinal metastatic disease. Clin Neurol Neurosurg. 2012 May;114(4):307–12.

35. Yang Z, Tan J, Zhao R. Clinical investigations on the spinal osteoblastic metastasis treated by combination of percutaneous vertebroplasty and (125)

I seeds implantation versus radiotherapy. Cancer Biother Radiopharm. 2013 Feb;28(1):58–64.

36. Zhang D, Yin H, Wu Z, Yang X, Liu T, Xiao J. Surgery and survival outcomes of 22 patients with epidural spinal cord compression caused by thyroid tumor spinal metastases. Eur Spine J. 2013 Mar;22(3):569–76.

37. Zhu Q, Qian M, Xiao J. Myelopathy due to calcified meningiomas of the thoracic spine: minimum 3-year follow-up after surgical treatment. J Neurosurg Spine. 2013 May;18(5):436–42.

38. 肖建如 . 脊柱肿瘤外科学 . 上海科学技术文献出版社 ,2004

第十二章　胸腰段恶性肿瘤动脉栓塞术

第一节　选择性动脉栓塞术

一、选择性动脉栓塞术概述

脊柱胸腰段的椎体肿瘤，因其位置深在，周围组织器官解剖结构复杂，肿瘤体积较大，血运丰富，术中暴露及切除过程中易出血，且量多、速度快，因而手术治疗十分棘手；笔者之一于 12 年前曾对一椎体血管瘤伴不全性瘫痪病例在施术过程中输血 1.6 万毫升之巨，虽然手术成功，术后 3 个月瘫痪恢复，但毕竟风险甚大。近年来由于经皮选择性动脉栓塞（Selective Arterial Embolization, SAE）的发展，使脊柱部位骨肿瘤的保守和手术治疗有了很大进展，特别是全椎体切除更有了长足的进步。

二、脊髓与脊椎的血运供应

脊髓的血运是由位于脊髓前方、后方两侧的三条动脉供给。位于脊髓前中央沟的脊髓前动脉是供应脊髓血运的主要动脉，为脊髓前部 4/5 范围提供血运。然而，这样重要的动脉在解剖上却存在着很大的弱点，即该动脉是由少数前根髓动脉升降支吻合而成，分别供应自己所属部分的脊髓血运，相互之间无重要的吻合支。前根髓动脉由锁骨下动脉发出 2~3 支、上胸段发出一支，胸腰段发出一支大根髓动脉，又称为 Adamkiewicz 动脉。三组前根髓动脉中任何一支如果被肿瘤压迫，则可引起所供应区的血运破坏，使其脊髓功能受到影响，以至脊髓软化。Carrot 指出，脊柱髓内、髓外肿瘤压迫可使 Adamkiewicz 动脉变得紧张，如果受到牵拉使动脉管腔狭窄可以逐渐或突然出现临床症状。两条后根髓动脉供应脊柱后柱和脊髓灰质的后角，血管较小，但数量多，上、下方有较多的吻合支，因而堵塞其中一支均不会造成严重后果。两侧后外脊髓动脉与 Adamkiewicz 动脉在脊髓圆锥处相交通，形成交叉吻合弧。后根髓动脉其临床的意义不如前根髓动脉大。

按 Markhashov 等描述胸腰段脊椎的血运是由两组血管供应。前外侧组是自主动脉后壁两侧发出腰动脉和肋间动脉，其近端可发出 30 支以上的分支供应椎体血运。后、中组是由位于椎体背面的两条根动脉相连接形成的动脉弓，由此弓发出两个主要的和一些小的分支，在椎体表面吻合形成纵、横血管连接成血管网。营养动脉穿透骨质，在椎体中心形成中心吻合环。椎体内前、后组血管所供应血运比例有较大的变异。横突和棘突的血液由相应的肋间动脉、腰动脉供应。

三、原发脊柱骨肿瘤发病情况

胸腰段脊柱肿瘤对患者健康威胁很大，但是真正的脊柱原发性肿瘤却较少见。脊椎原发性骨肿瘤的发病率很难得到精确资料，据大宗病例报告有以下粗略统计：骨源性肿瘤在脊柱发病最高者为骨母细胞瘤，在一组298例普通型骨母细胞瘤中脊柱发病为30例；而另一组47例侵袭性骨母细胞瘤，脊柱发病为23例。软骨源性骨肿瘤中在脊柱发病最高者为软骨肉瘤，最高的统计为92例软骨肉瘤竟有11例发生在脊柱，其次为软骨黏液纤维瘤。发生在脊柱的软骨瘤也有报道。纤维源性骨肿瘤发生在脊柱者有纤维瘤、硬化性纤维瘤、恶性纤维组织细胞瘤等。巨细胞瘤国外资料表明在脊柱发病较少，1949例中在脊柱发病仅有7例。瘤样病变在脊柱发病者以动脉瘤样骨囊肿较多，在一组465例动脉瘤样骨囊肿中，发生在脊柱者为14例。Ewing肉瘤在脊柱者罕见，在一组1974例Ewing肉瘤中脊柱发病仅为6例。脊索瘤在脊柱和骶骨发病高，在一组503例脊索瘤中，脊柱（含骶骨）受侵者高达75例。此外，在脊柱常见的骨肿瘤还有血管瘤和骨样骨瘤等。不同肿瘤侵及脊柱的部位也不尽相同。例如，骨样骨瘤和动脉瘤样骨囊肿易侵及脊柱的后侧附件，如横突基底、椎板、椎弓等处，侵及椎体者罕见。成骨细胞瘤其侵袭性强的成骨细胞侵及脊柱附件者约占30%。易于单独侵及椎体的病变有骨巨细胞，约占7%，骶骨以上的脊柱好发部位依次为胸、颈、腰椎。骨血管瘤最常侵及胸椎的椎体，颈、腰椎者次之。软骨肉瘤侵及椎体者约占7%。以上病变并非绝对不侵及脊椎的附件，晚期肿瘤脊椎的前、后部分均可受累。

四、继发脊柱骨肿瘤发病情况

脊柱为骨骼转移性癌最好发的部位，虽然骶部也经常有转移，但在胸、腰段最为常见。而颈部发病者较少。脊柱转移癌发生在椎体者多于在后部附件者。脊柱转移癌常来自肺癌、乳腺癌、前列腺癌、骨淋巴细胞瘤和浆细胞瘤。脊柱转移癌可表现为包块、脊柱骨折、脊柱不稳定或脊髓受压。脊柱转移癌发生脊髓受压者，约占5%，多为硬膜外压迫，而硬膜内受压者罕见。脊髓受压常表现为由转移癌所致的椎体塌陷、成角畸形或病理性骨折脱位。

椎体塌陷在转移癌中发生率最高者为乳腺癌，其次为肺癌，再次为前列腺癌。在脊柱节段水平的发生与原发癌症的性质有关，第2腰椎椎体在乳腺癌转移时最易塌陷，而第12胸椎塌陷常为肺癌的典型表现之一。上述转移癌中也可表现为两个椎体同时塌陷。

椎体硬化在转移癌中可出现在一个或两个以上的椎体，可呈均匀或不均匀硬化，在老年男性应考虑到前列腺癌，但同时应与椎体其他肿瘤或疾病相鉴别。

椎弓根部的破坏为转移癌的典型X线表现，可发生于一侧或两侧。脊柱转移癌也可表现为椎弓根硬化，但较为少见。

五、经皮选择性动脉血管内栓塞术简介

血管内栓塞技术的最早应用可以追溯到1904年，Dawbarn将石蜡和凡士林混合制成的栓子注射到颈外动脉，为恶性肿瘤进行术前栓塞。但直到1953年Seldinger发明经皮穿刺插管作选择性血管造影技术之后（即目前所谓的"Seldinger"插管造影技术），选择性动脉造影得到了迅速的发展。为此，Seldinger获得了1956年诺贝尔医学奖金。20世纪60年代末70年代初法国神经放射学的Djindjian教授开始行颈外动脉的超选择性造影和选择性脊髓血管造影。在此基础上，以后Dichiro、Doppman、Newton等对脊髓血管畸形进行开创性的栓塞治疗。20世纪70年代初球囊导管技术的发展，使介入神经放射学飞速发展，已形成一门成熟的学科。治愈了大量颈内动脉海绵窦瘘病患者，并保持了动脉通畅。1976年Wallace首先用介入放射学（Interventional Radiology）一词，与血管造影有关的介入放射学又称治疗性血管造影（Therapeutic Angiography），即应用血管造影的插管技术，行选择性或超选择性血管造影，明确诊断后，进一步经导管作栓塞等疗法。20世纪70年代末数字减影血管成像（Digital Subtraction Angiography, DSA）在美国动物实

验成功，20 世纪 80 年代数字减影 X 线机问世，DSA 是基于数字电子学和高敏感度影像增强器的发展，采用血管内注入造影剂通过减影技术，消除与血管的重叠阴影，如骨骼和其他影像，使造影血管清晰显影。法国和美国相继研制出 Magic 微导管系列和 Tracker 导管，更细、更柔软，使微导管技术更向前推进一步，扩大了治疗范围，使超选择性血管造影和栓塞技术更趋于安全、合理、完善和方便。

在骨科应用方面首先由 Hekste（1972）和 Feldman（1975）报道了用 SAE 给椎体血管瘤和骨肿瘤做术前栓塞和姑息治疗。此后，一些学者相继报道了 SAE 在许多骨肿瘤治疗中的应用，取得了令人鼓舞的疗效。国内在 1983 年已有应用微弹簧血管内栓塞治疗外伤性颈动脉海绵窦瘘的病例，次年解放军总医院开展了 SAE 对骨肿瘤行术前栓塞，但都在 X 线机下操作完成。国内 1984 年引进 DSA 设备，1985 年初应用于临床，1986 年法国 Merland 和 Picard 等来我国讲学，并在解放军总医院举办学习班，示范表演后，解放军总医院、广州军区武汉总医院、天坛医院等国内许多医院开展了微导管血管内治疗工作。在神经外科，介入治疗发展尤为突出。目前国内已研制成功了 IBCA、微弹簧圈、真丝微粒、可脱性球囊充填材料、HEMA 和导管鞘，为降低治疗费用、便于推广迈出了可喜的一步。

六、导管及栓塞材料

栓塞所用的导管与选择性血管造影相同，导管的粗细用 F（1F=0.3mm）来表示导管外周径。根据所检查及栓塞的血管选用不同型号的导管。最常用的为含钡聚乙烯导管。目前又有 Magic 微导管系统，如 Magic-BD 和 Magic-MP 等。为逐渐变细、前端可以任意弯曲的微导管，有不同型号。Tracker 微导管，全长 150cm，前端是 2.2F。18cm 长的 Teflon 导管，后面为 3F。132cm 长的导管，末端有金属环标示，并配有直径为 0.33~0.36mm 无创伤铂金导丝。栓塞材料目前常用有以下几种。

（一）可吸收性固体栓塞剂

有吸收性明胶海绵，直径 2~3mm 颗粒，多用于暂时性或术前栓塞，栓后 7~12d 开始被吸收，四个月完全被吸收。

（二）不可吸收性固体栓塞剂

有聚乙烯醇泡沫（Polyvingl Alcohol PVA/Ivalon），颗粒与吸收性明胶海绵相仿，数月后成为含有纤维组织及部分钙化的血栓，不被吸收，对人体无毒，可用于永久性栓塞。微弹簧圈为直径 0.33mm 或 0.36inch 铂金属丝制成，可通过 2.2 F 的导管，国产为钨微弹簧圈。第一级螺旋直径有 0.17mm 和 0.25mm 两种。0.17mm 者带化学纤维。第二级螺旋直径为 3mm、4mm、5mm、6mm、8mm、10mm 和 15mm 共七种规格。还有真丝微粒、冷冻硬膜等。

（三）可脱性

Balt 带 X 线标记球囊，主要用于颈内动脉海绵窦瘘、颅内动脉瘤、颈动脉巨大动脉瘤及椎动静脉瘘。将装配好的球囊的同轴微导管或 Magic-BD 导管，经 Y 形接头插入 8F 导引导管。其前部进入患侧动脉，利用血流冲击将球囊带入拟堵塞部位，即瘘口或动脉瘤腔内，经造影证实球囊堵塞满意后，观察病情 15min，若患者无明显不适，未出现阳性神经体征，则轻轻牵拉导管，使球囊与导管脱离，球囊则永远存留于病变部位。

（四）液性栓塞剂

氰基丙烯酸异丁酯（Isobutgl-2-Cyanoacry-Iate，IBCA），在血液中可瞬间聚合，在盐水中聚合需 15~40s，而在 5％葡萄糖中却不聚合，加不同剂量的碘苯酯，可相对延缓聚合时间，常用浓度为 20％~60％。甲基丙烯酸-2-羟基乙酯（2-Hydroxyethylmethacrylate，HEMA），是一种随人体温聚合的物质，用于充填置入动脉瘤内的可脱性球囊，作永久性栓塞。目前国外还有用微纤维胶原（Microfibrillar Collagen，MFC），能栓塞直径为 20μm 毛细血管，栓塞血管较彻底，使之不再建立侧支循环，栓塞效力高，但对超选择插管要求高。

还有用无水酒精等。骨肿瘤术前栓塞常用吸收性明胶海绵栓塞，因其易进入较小血管，用于减少术中失血为目的的栓塞，效果较理想。而作为永久性栓塞的姑息治疗时常用吸收性明胶海绵加微弹簧圈或PVA，常用的方法是先用吸收性明胶海绵、PVA或MFC栓塞肿瘤周围的供血小动脉，然后再用微弹簧圈栓塞较大一级的近端动脉。

七、血管内栓塞术操作方法

局麻或全麻下，用Seldinger技术经股动脉选择性血管造影，了解肿瘤的供血动脉。然后，逐支超选择地插入需栓塞的肿瘤供血动脉，注射造影剂证实导管位置无误，不会损伤供到其他重要脏器的动脉，如根髓大动脉（Adamkiewicz动脉）时，开始缓慢注射与造影剂混合的栓塞剂，直到该肿瘤动脉血流完全停止。用造影剂少许注入清洗净导管内栓塞剂，并证实栓塞效果后再作另一所需栓塞的肿瘤动脉栓塞。术中宜给镇痛或镇静剂，以免患者因栓塞时疼痛而躁动，出现DSA伪像。

第二节　选择性节段性动脉栓塞在脊柱肿瘤治疗中的应用

一、选择性节段性动脉栓塞治疗目的

（一）减少术中出血

【概述】

术前行SAE可有效地减少术中出血量，降低手术危险性，从而为彻底手术创造了条件。Roscoe等报道一组16例肾细胞癌转移性骨肿瘤，其中10例股骨或肱骨的骨转移性肿瘤已发生病理性骨折或将要骨折的患者。术前用微弹簧圈做永久性血管栓塞，24h内手术。根据不同患者的情况施行了全髋关节置换或加压钢板固定术。患者术中失血量平均为940ml（350~1550ml）。而在栓塞术开展之前，与其相似20例骨转移瘤患者行内固定术，术中失血平均为1975ml（450~5500ml）。Broaddus等报道6例脊柱转移性肿瘤和骶骨巨细胞瘤，行9次栓塞，用吸收性明胶海绵颗粒、微弹簧圈和微纤维胶原（MFC），术中失血量为400~1600ml，而未栓塞的患者为1500~3000ml。一例T_{10-11}肾细胞癌转移瘤患者神经症状加重而紧急行椎管减压，未行栓塞，仅行肿瘤部分切除，术中出血量3500ml。而施行栓塞后，作更广泛的肿瘤切除，术中出血仅为400ml。另一例S_{1-4}巨细胞瘤瘤体非常大，累及骶骨及腹膜后，第一次手术行肿瘤内切除，术中广泛出血，为5200ml。第二次在栓塞后手术，肿瘤体积大且复杂的切除，失血量为500ml，明显减少。9次手术中6次术后不需输血。Gelled等报道一组24例脊柱转移性肿瘤，并施行了手术减压，在动脉造影过程中，发现两例肿瘤血管较少，另两例供养动脉粥样硬化而未行栓塞。其余20例行了术前SAE。34处血管使用吸收性明胶海绵，9处血管用PVA，7处用微弹簧圈，24h内手术。

【疗效评定】

笔者的评定效果标准如下。

1. 满意　肿瘤染色（Tumor Stain）消除大于75％，失血量少于3000ml。14例平均失血量为1850ml，判定为满意。

2. 不满意　肿瘤染色少于75％或术中失血量大于3000ml。8例失血量为3500~15000ml，判定为不满意。

【经验谈】

在笔者开展栓塞工作早期，有两例虽然栓塞时肿瘤染色消除大于 75%，但分别在栓塞后 3d 和 5d 手术，平均失血量达 9450ml，效果不佳。认为临时血管栓塞剂在 7~21d 内经蛋白分解酶降解并重吸收。血管内血栓实际上于栓塞后 24h 内就开始溶解了，所以用吸收性明胶海绵栓塞后最好在 24h 内手术。以防血管再通和肿瘤侧支循环的重建。此外，术前行 SAE 可缩短手术时间，使手术野无血，有助于从容地施行手术，从而改善手术效果。

（二）阻止肿瘤生长、缩小肿瘤体积

大多数良性肿瘤，尤其是动脉瘤样骨囊肿和血管瘤，栓塞后肿瘤体积缩小，而出现明显愈合常需一年或更长的时间。对血管丰富的转移性脊柱肿瘤术前 SAE 也有缩小肿瘤的作用，但大多不很明显。Biaginc 报道一例脊柱巨大的巨细胞瘤，左腹部体表可触及 15cm 直径的肿块，栓塞前后行 CT 扫描对照，SAE 后可见腹部肿块明显缩小。9 个月后行腹部残留肿块切除，肿块易碎，直径只有 3cm。

（三）减轻疼痛

疼痛是表明骨肿瘤活动的可靠信号，在肿瘤再复发时常首先出现疼痛。在良性的血管丰富的肿瘤术前行 SAE，在几天或几周内疼痛减轻或完全消失，且维持时间长，甚至不再复发。而恶性肿瘤术前 SAE 后到手术可收到良好的止痛效果。但术后的止痛效果与手术有关，一般可维持数月，常随肿瘤的复发而疼痛加重。

二、栓塞技术分类

（一）术中栓塞

术中用 SAE 治疗未见报道，但 Nicola 报道了 2 例椎体血管瘤患者，用术中直接向病灶注射甲基丙烯酸树脂多聚混合物的方法，术后不需要其他固定或放疗。患者症状完全消失，随访 11 个月和 6 年，X 片示椎体完全钙化。

（二）术后栓塞

术后栓塞一般常在术后数月肿瘤复发而需行再次手术前栓塞或作姑息栓塞治疗，或对良性肿瘤作为分期增补性栓塞。未见肿瘤术后因大出血或按术前治疗计划而在术后即行 SAE 治疗的报道。

三、治疗方式选择之一：良性骨肿瘤的最终治疗

（一）血管瘤或血管畸形的 SAE 治疗

1972 年 Hekster 曾报道一例椎体血管瘤引起脊髓受压致截瘫的患者用栓塞附加放疗，栓塞后 7 个月患者恢复极好。15 年后作了随访，该女患者运动功能基本恢复正常，但尚有右脚痛觉及双踝振动觉轻度减退。1975 年 Hilal 报道 27 例外周血管瘤和动静脉畸形，其中 21 例（75%）取得了明显的临床效果。此后又有许多学者用 SAE 治疗了不同部位骨内血管瘤及血管畸形。Rossi 报道一例骶骨血管瘤经两次用微弹簧圈和吸收性明胶海绵栓塞治愈。Raco 报道 5 例脊椎血管瘤伴脊髓受压患者，其中两例均为 T_4 血管瘤，单纯用 PVA 栓塞，DSA 显示 80% 血管栓塞，一周后患者出院，3 个月后神经症状改善，随访三年病情稳定。另一例用 PVA 栓塞后肿瘤血管完全消失，患者症状消失，随访 18 个月，已恢复体力劳动。Cristofaro 报道 5 例腰椎、骶骨、肱骨和股骨远端的骨血管瘤，栓塞一次一例，栓塞两次 4 例，用 PVA 和微弹簧圈，随访 7~60 个月，症状均消失，X 片见完全骨化 2 例，部分骨化 1 例，少许骨化 2 例。其中 1 例 L_2 血管瘤患者脊髓压迫致瘫痪已部分恢复，椎体进行了再塑形，结果令人满意，避免了手术。

除用经导管动脉栓塞外，还有用其他方法的栓塞。Gomes 报道 22 例先天性外周性动静脉畸形患者。39 次应用直接注射与经导管静脉栓塞技术交替治疗。其方法为经静脉导管和套针直接插入到血管畸形处或病灶的血管中心直接注入栓塞

剂。另一种为标准的经股血管技术,通过选择通向病变的静脉实施,插入静脉导管后,异常的静脉行球囊闭塞,而后向远端病灶处注入栓塞剂。使用的栓塞材料为PVA、硫酸十四(烷)基钠(Sodium Tetradecyl Sulfate)、MFC和无水酒精。其中4例动静脉畸形用经导管选择性静脉栓塞。结果11例血管瘤有10例症状得到了控制(91%)。11例高流量动静脉畸形患者有7例症状得到了控制(64%)。笔者介绍了技术要点,认为对较大的病灶或病变涉及重要结构的血管畸形用交替方法治疗是一种有效方法。

(二)动脉瘤样骨囊肿的SAE治疗

在以往文献中动脉瘤样骨囊肿用SAE治疗效果较理想。Cristofaro报道19例动脉瘤样骨囊肿,其中股骨近端和股骨干5例,L_2 2例,骶髂部2例,坐骨2例,髂骨翼1例,肩胛骨1例,肱骨干1例。5例因血管原因放弃栓塞,14例行微弹簧圈和PVA栓塞。栓塞一次5例,两次4例,三次4例,四次1例。随访6~71个月,平均22个月。症状消失12例,X片几乎完全骨化9例,少许骨化2例,无变化1例,有效率85.7%,2例复发。栓塞后几天或几周内疼痛普遍消失,2~4个月出现骨化,从囊壁周围开始出现,大多数病例完全骨化需8~12个月或几年时间。主张动脉瘤样骨囊肿用SAE治疗,可避免手术。Rossi报道6例动脉瘤样骨囊肿用微弹簧圈和吸收性明胶海绵1~3次栓塞,疼痛完全消失。囊肿体积没增大,而出现钙化壁,有效率达100%,栓塞的治疗效果极好。

(三)巨细胞瘤的SAE治疗

Soo(1982)报道7例不能手术切除的巨细胞瘤患者(1例有放疗和化疗史,一例有放疗史),经用吸收性明胶海绵或(和)PVA和(或)微弹簧圈栓塞治疗,有4例疼痛缓解,肿瘤处钙化增加,有骨愈合征象。但此后未见进一步随访的结果。Rossi报告的一组病例有5例巨细胞瘤,行SAE后,2例肿瘤体积部分缩小,3例无改变。而Biagiane报告的1例脊柱巨大的巨细胞瘤行SAE后效果极好。

四、治疗方式选择之二:姑息治疗

许多骨肿瘤,无论是原发性或转移性,良性或恶性,晚期常规的治疗方法为放疗、化疗或激素治疗。但往往效果欠佳。SAE则可以缓解疼痛,阻止或缩小肿瘤,提高生活质量,延长患者的生存时间,与化疗、放疗等交替治疗可以达到良好的效果。自1972年Hekster和1975年Fedmon、Hilal报道应用于骨肿瘤以来,已逐渐被应用于骨转移性肿瘤的姑息治疗。

O'Reilly等报道4例脊柱转移性肿瘤,其中3例胸椎肿瘤患者已出现截瘫,经全身激素、放疗症状无改善,用PVA和MFC栓塞1~2次后,4例患者24h内神经症状都有改善,两周后症状稳定。肌力逐渐恢复到Ⅲ级,3~9个月可在帮助下行走。1例L_4椎体肿瘤SAE后24h内运动和感觉功能恢复。Nagate报道7例肝癌多发性骨转移瘤,其中6例患者有骨盆病灶,5例有胸腰骶椎病灶,1例有肩胛骨转移灶。5例各处转移灶SAE完全成功,2例各有一处转移瘤栓塞未成功。一周内症状消失。用患者主观上感觉和对止痛药的需求来评估疼痛减轻的程度,15处转瘤SAE治疗有9处疼痛减轻,肿块缩小,认为SAE作用快,对椎体肿瘤不易损伤脊髓。对骨盆转移瘤压迫坐骨神经或迅速增长的肿瘤引起的疼痛,尤有用SAE的治疗指征。

肿瘤血管栓塞是否彻底与栓塞疗效有一定关系。PVA和MFC可起到协同作用,使混合栓塞剂随血流到低于组织压的肿瘤床。栓塞后使肿瘤中静脉池缩小并形成血栓,肿瘤体积缩小,降低了肿瘤扩展所致的压力,使脊髓压迫缓解,骨膜上神经纤维引起的疼痛随之缓解。当然,某些部位肿瘤不宜或不可能一次栓塞所有的肿瘤血管,而分期行SAE常可达到满意效果。需要时可反复进行栓塞。

SAE可与化疗、放疗联合应用,Rossi报道的一组15例恶性骨肿瘤,10例患者在SAE治疗同时辅以局部放疗加手术，其中6例症状改善，疼痛减轻或完全消失。2例无变化，2例恶化，3例栓塞并辅以环磷酰胺动脉注入化疗，效果不佳。也有人试用丝裂霉素C微球体作为栓塞材料在肾细胞癌骨转移瘤行SAE。丝裂霉素C作为重要的抗有丝分裂药在缺氧细胞中增强了治疗效率。栓塞可引起肿瘤局部缺血，缩小血管丰富的骨转移瘤体积，并利用药理作用杀死肿瘤细胞，可能会增强局部化疗效果。

五、治疗方式选择之三：脊柱肿瘤栓塞后全椎体切除术

（一）脊柱肿瘤切除的范围

胸腰段脊柱肿瘤的治疗是一个非常困难的问题，但是真正的脊柱原发肿瘤却较少。近年来因肿瘤保守治疗，包括化疗、放疗、免疫治疗的发展，使脊柱转移癌的治疗成为既常见而又棘手的问题。脊柱肿瘤的处理与四肢骨肿瘤的处理有很大的区别。在四肢肿瘤的治疗中，病灶内切除、边缘性切除、广泛性切除和根治性切除易于掌握。

但在脊柱肿瘤的治疗中则不可能像四肢肿瘤那样做到根治性切除，因为有脊髓、神经根、血管结构的影响，并且这些结构与肿瘤占据同一解剖"间隔"。因此对某些肿瘤来说，所谓的"根治"术，难度巨大。

（二）脊柱肿瘤切除的方式

【单纯脊柱附件部位的病变】

骨样骨瘤和动脉瘤样骨囊肿常侵及脊柱的后侧附件，如横突基底、椎板、椎弓等处，而侵及椎体者罕见。对这部分肿瘤可以选择动脉栓塞、放疗或做单纯的脊柱附件切除术。

【局限于椎体上的病变】

可以开胸或腹膜外入路行椎体切除术或采用其他方法治疗。

【椎体及附件均侵及的病变】

这样广泛的病变常常是前述肿瘤发展结果，除全椎体破坏外，易于合并脊髓神经受压，为彻底治疗需做全椎体切除术。

（章祖成　王继芳　赵定麟）

参 考 文 献

1. 赵定麟, 王义生. 疑难骨科学. 北京: 科学技术文献出版社, 2008

2. 赵定麟. 现代骨科学. 北京: 科学出版社, 2004

3. Görich J, Solymosi L, Hasan I, Sittek H, Majdali R, Reiser M. [Embolization of bone metastases] Radiologe. 1995 Jan; 35 (1): 55-9.

4. Ishiguchi T, Itoh S, Fukatsu H, Itoh Y, Horikawa Y, Tadokoro M, Itoh K, Ishigaki T, Sakuma S. [Arterial embolization therapy for metastatic bone and soft-tissue tumors with microcatheter and microcoils] Nippon Igaku Hoshasen Gakkai Zasshi. 1991 Mar 25; 51 (3): 260-9.

5. Rodesch G, Gaillard S, Loiseau H, Brotchi J. Embolization of intradural vascular spinal cord tumors: report of five cases and review of the literature. Neuroradiology. 2008 Feb; 50 (2): 145-51.

6. Tanaka O, Hashimoto S, Narimatsu Y. Can selective CT angiography reduce the incidence of severe complications during transcatheter arterial embolization or infusion chemotherapy for thoracic diseases? Diagn Interv Radiol. 2006 Dec; 12 (4): 201-5.

第十三章　后路大块全脊椎切除术治疗原发肿瘤（或孤立性脊椎转移癌）

第一节　椎体全切术的基本概念

一、椎体全切术概述

脊柱除原发性肿瘤外，也是各系统恶性肿瘤最易转移的部位之一。以往认为，脊柱转移癌患者痛苦不堪，外科治疗仅限于脊髓减压、脊柱内固定等，旨在减轻痛苦的姑息性手术。而今，诸如 MR、CT 等新的诊断技术使人们更易早期发现脊柱癌转移和（或）孤立性的转移，同时由于严密的化疗和根治等方法的采用，使患者存活率提高，人们渐渐取得共识，即原发性或局限的脊柱转移癌采用积极的外科手术，对患者可能更为有益。

脊柱外科领域内，诸如外科技术的提高、器械的更新、人工脊椎假体的研制以及脊髓监护技术的应用等一些重大进展，促使脊柱重建外科的革新，将所有这些进展结合在一起，建立一种新的外科措施来治疗脊柱转移癌便有了可能。

本节将主要介绍经后路施行大块脊椎切除的手术经验。

二、脊柱肿瘤的外科分期（VST）

这种分期概念类似于肢体肌肉骨骼系统肿瘤的外科分期（Enneking ISOLS），并参照Enneking "骨骼肿瘤切除分类系统"、Denis 的 "三柱理论" 以及 Weinstein 的 "区域分类外科进路" 等而制定。

按照脊柱肿瘤的外科分期（VST），将脊椎分成五大解剖区域（图 6-1-13-1-1）。

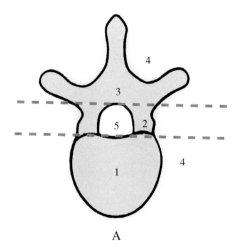

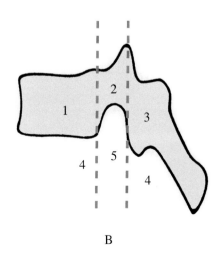

图 6-1-13-1-1　脊椎的解剖分区示意图（A、B）
A. 横断面观；B. 侧方观
1. 椎体区　2. 椎弓根区　3. 椎板　4. 椎旁区　5. 硬膜区

任何椎体肿瘤或转移癌均按这些区域进行定位。

VST 包含四期（图 6-1-13-1-2），就某一椎体肿瘤的进展水平而言划分的。

Ⅰ期　局限于椎体或椎板内（1 区或 3 区）；

Ⅱ期　病变累及椎弓根（1 区 +2 区或 3 区 +2 区）；

Ⅲ期　病变从前至后累及到整个脊椎（1+2+3区）；

Ⅳ期　病损扩展到椎旁区域（1+2+3+4 区）。

椎体、椎弓根和（或）椎板的病损可以认为是脊椎复合体内的，而有椎旁损害则被认为是复合体外的。硬膜外间隙的肿瘤如果很小或被周围的反应组织所局限包绕，也被认为是复合体内的。

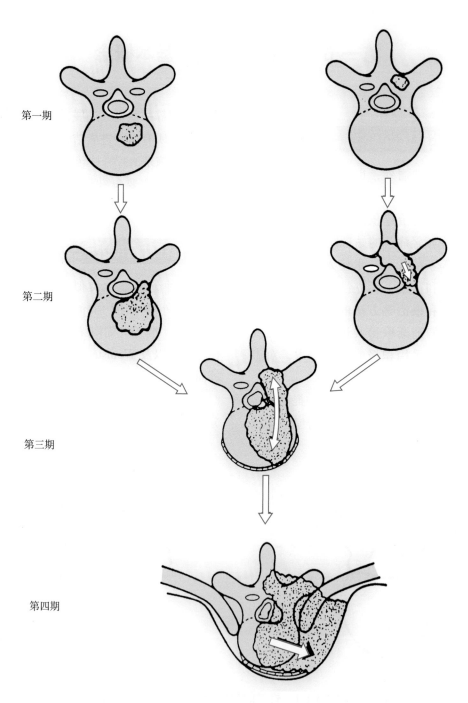

图 6-1-13-1-2　脊柱肿瘤的外科分期示意图
第一期：1 或 2 或 3（指累及的解剖分区，下同）；第二期：1+2 或 3+2；第三期：1+2+3；第四期：1+2+3+4

一般而言，对于脊柱的恶性肿瘤，经前路的椎体大块切除适合 I 期（1 区）病变，而经后路的椎板大块切除适用于 I 期（3 区）病损，至于 II 期，可行椎体大块切除或椎板切除，本文将提到的根治性大块脊椎切除术均可采用。III 期病变，往往试用经前路或后路刮除或咬除的方法作脊椎切除，以去除所有病变。而笔者则极力推荐作根治性大块脊椎切除的手术方法。对于 IV 期病变，肿瘤已穿过韧带屏障累及胸膜或纵隔的，则无外科手术指征。然而，若肿瘤比较局限，患者整体状况稳定，根治性大块脊椎切除也可以考虑。

当肿瘤病损累及多个相邻节段的脊椎，以 VST 来进行评估则需按各个独立的受累脊椎进行，手术则按最高分期的病损来考虑。当然，对于跳跃性多节段或播散性的脊柱转移癌，则不是本手术的适应证。

总之，笔者所述的经后路根治性大块脊椎切除术最适合于 III 期病变，有些进展中的 II 期病变亦可采用，对于 IV 期病变，可慎重选择采用。

三、椎体全切术手术适应证

手术适应证为脊柱转移癌伴有神经损害、牵涉痛及脊柱不稳。在患者的选择方面，肿瘤因素中要考虑的有原发灶的治疗是否成功，转移灶是局限或孤立性的，孤立的转移灶是否能被控制，患者的预计存活期是否可以达到至少半年，肿瘤在脊椎上转移的范围是手术适应证中应该考虑的一个非常重要的因素，基于这种考虑，我们自行设计了脊柱肿瘤分期系统。

第二节　根治性大块脊椎切除的手术技术

一、根治性大块脊椎切除施术步骤概述

术前三日，采用选择性血管造影，栓塞肿瘤的营养动脉，这些措施可作为术前处理来进行。

大部分手术操作只需在肿瘤屏障组织的周围进行，而无需暴露肿瘤组织，手术分两步施行。现以胸椎部为例进行描述，腰椎部手术与此大同小异，只是无需处理肋骨及胸膜。

二、第一步，椎板大块切除，后路脊柱固定

（一）暴露全椎板及后部结构

患者俯卧位，后正中切口，暴露病变椎节上下各两节（包含病变椎节至少五节）的椎板。

骨凿凿除近侧椎板之下半部以及下位小关节突，暴露受累之椎节的双侧上位小关节突，受累

椎节的两侧横突同时也被暴露出来。

（二）切除肋骨、处理肋间血管

将受累椎节相应之两侧肋骨暴露出来，并将其自胸肋关节处切除 3~4cm，肋骨头、颈通过切断肋横突韧带及肋头韧带而加以切除，然后将胸膜自两侧椎节上钝性分离，清理椎弓根及椎间孔，后支的肋间动脉及其分支（包括背侧支和分布到受累椎体和神经根的脊椎支）便清晰可见，将其烧灼电凝后切断，整个肋间动脉连同胸膜一齐推向一侧。

（三）椎弓根切除，大块切除椎板

仔细分清受累椎节椎间孔、椎弓根、横突。以一种特制的直径为 0.54mm 不锈钢线锯（具有一定的韧性）（图 6-1-13-2-1），由"椎板下引导器"从椎板下硬膜外间隙穿入自椎间孔拉出，将线锯

两端向侧方拉紧，正好靠近椎弓根内壁，注意避开神经根，拉动线锯，椎弓根就能准确切断（图6-1-13-2-2），两侧椎弓根切断后，椎板松动，再将黄韧带切断，至此，后部结构（包括椎板，横突，上、下小关节以及棘突等）就可被完整切除下来。

（四）后路脊柱内固定

以 CD 系统的椎弓根螺钉固定受累椎节上下各两节的脊椎，CD 杆依脊椎生理曲线调整固定椎弓根，这样下一步作椎体全切时，CD 固定装置起到了稳定脊柱的作用。

三、第二步，椎体大块切除，脊椎假体置换（脊柱重建）

（一）椎体周围复合体外结构的暴露

将两侧胸膜与覆盖在脊椎上的前纵韧带、肋

椎韧带和肋横韧带仔细分离，同时将横跨椎体的肋间动脉（节段）仔细游离，并随胸膜一起推到椎体前面，肋间神经任其留在原处，如影响下一步操作，亦可将其切断。术者用手指尖部及"铲锉"在胸膜外椎体前方相互探及，此时，左手指可感觉到椎体前方动脉之搏动，必须十分当心既看不到又摸不着的奇静脉和腔静脉，受累椎节与纵隔器官分离后，将"铲锉"由两侧紧贴椎体前壁避开大血管和其他一些器官插入。所有这些手术过程均在肿瘤屏障组织外进行（图6-1-13-2-3、4）。

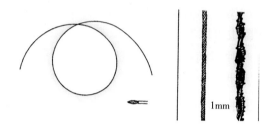

图 6-1-13-2-1　特制的不锈钢线锯示意图

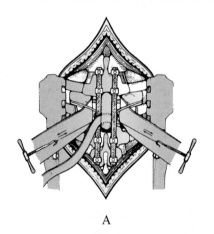

A

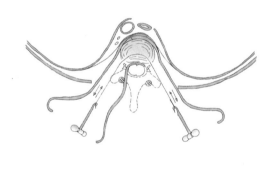

B

图 6-1-13-2-2　采用不锈钢线锯切断椎弓根部示意图（A、B）

A.后方观；B.横断面观

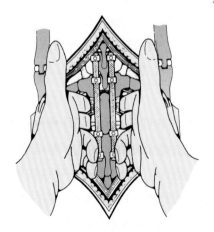

图 6-1-13-2-3　暴露椎体周围复合体外结构示意图

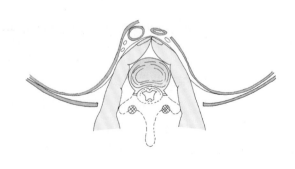

图 6-1-13-2-4　椎体周围复合体外结构分离、显露示意图

（二）脊柱周围减压、保护脊髓

将受累椎节水平的硬膜和神经根与后纵韧带和椎体后壁分离开，如果肿瘤组织或肿瘤性假囊突入椎管，更需仔细将其与硬膜分离，这样就达到脊柱周围减压的目的，然后，将一把"铲锉"仔细插入硬膜囊与脊椎之间以保护脊髓免遭以下操作中所致的危险。

（三）椎间盘切除，椎体大块切除

将两根线锯插入椎体前方并分别置于要切断的水平（即受累椎体的上位和下位椎间盘处），驱动线锯，由前至后，椎间盘处就能被整齐地切断，当线锯快到椎体后缘时必须十分细心，此时，助手须紧紧把牢"脊髓铲锯"，以免即将锯断椎间盘时线锯跳出或滑落损伤脊髓。上、下两处椎间盘切断后，椎体即呈游离状态。将其脊髓前旋转取出，这样连同肿瘤屏障组织一并大块切除（复合体外切除），至此便完成了全椎体大块切除及

脊椎周围减压的操作，相应的脊髓及神经根便暴露出来。通过肉眼大体观察切除部位周边无残存肿瘤组织后，冲洗手术野，用丝裂霉素或顺铂等抗癌药物灌洗创面。此时，切除之脊柱远近端仅靠后路固定来连接。

（四）植骨或其他人工假体植入，完成脊柱前后固定

对缺损之椎体及椎间关节，可通过植骨或将人工脊椎植入重建脊柱前部结构，但从后路放入人工椎体难度较大，应酌情选择。前路术毕应进一步调整 CD 杆与假体固定牢，在假体与 CD 杆周围植入一些皮质及松质骨。

（五）术后处理

术后一周，患者一般情况改善后，可让患者坐起，带躯干支架行走。当然，这些必须根据神经损害情况及下肢瘫痪程度而定。

图 6-1-13-2-5 为本组手术病例之一。

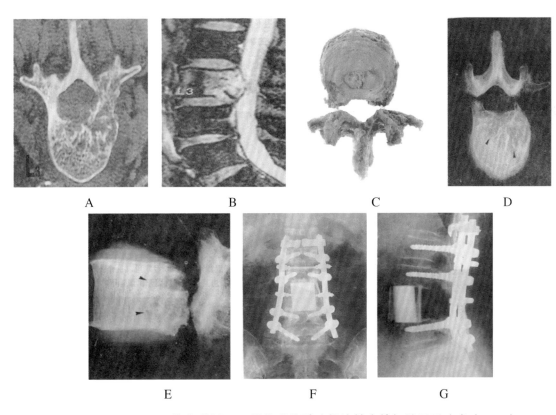

图 6-1-13-2-5　临床举例　L₃ 椎体附件肿瘤根治性大块切除及重建术（A~G）
A. 术前 CT 横断位；B. 术前 MR 矢状位；C. 标本大体观；D. 标本轴位透视；
E. 标本侧位透视；F. 术后正位 X 线片；G. 术后侧位 X 线片

四、全脊椎切除的历史背景

1966 年，Lievre 等施行了首例全椎体切除术，患者为 L$_4$ 椎体巨细胞瘤患者，他们的手术方法是通过逐步咬除达到椎体整个切除，手术分两步，先行后路切除，两周后再以前路刮除椎体。接着，Stener 等于 1968 年施行了一期切除胸腰段脊椎巨细胞癌的手术，从而奠定了经后路施行脊椎全切术的基础。此后，陆续有脊柱全切重建治疗肿瘤的报道，Roy-Camille 等（1981）起先采用后部结构咬除融合的手术方法，后来采用 Gigli 锯施行大块椎体切除加 Roy-Camille 钢板固定重建的方法取得了成功，此后，他在教科书上详细介绍了这一优良技术，Steffee 等介绍了用他自己的专利装置施行椎弓关节成形术，Mager 建议应用 AO 内固定器和甲基丙烯酸甲酯植入块来处理这一类问题。

Stener 报道五例低度恶性肿瘤的患者施行全脊椎切除术，其中巨细胞瘤三例，脊索瘤一例，软骨内瘤一例，随访 7~20 年均未见复发，而一例浆细胞瘤和一例肾细胞癌却分别于术后 5.5 年和 15 年死于其他脏器的转移。

Sundavesan 等分两步成功地进行全脊椎切除，手术先后以前路和后路进行，其间隔时间长短不一，分别用于治疗八例恶性脊柱肿瘤患者（其中原发四例，转移四例），他报道六例存活（平均随访时间 36 个月），但术后三年，有一例死于肾细胞癌，二例死于骨软骨瘤，Sunderesan 强调这样的手术不仅适用于原发肿瘤，而且也适用于转移癌。Roy-Camille 最近的一项报道提出了后路全脊椎切除技术上的可能性。但他们的大部分手术采用的是刮除或咬除的方法，这样的切除势必侵及肿瘤组织。

五、大块全脊椎切除的概念与技术

我们开始采用 Stener 和 Roy-Camille 的技术以后路进行脊椎全切，并且以根治和整个脊椎（包含前后结构）大块切除方面考虑作了改进。我们

认为对于肌肉骨骼系统的肿瘤手术有一点非常重要，恶性肿瘤必须作广泛的局部和根治性的复合体边界大块切除。经多年的动物实验和临床探索，采用自行设计的器械，发明了一种新的手术技术，满足了这种需求，并命名这一术式为"大块全脊椎切除术"，笔者经临床应用，认为这一技术与传统的术式相比，有以下几点不同。

（一）大块全脊椎切除分两部分

Roy-Camill 等成功地进行了胸椎椎体大块切除，但不包含脊柱后部结构及侧方结构，其手术主要是通过逐步咬除椎板达到脊髓减压的目的，以前路进行的侧方结构切除是一种简化了的外科手术。

对于Ⅲ期病例，行全脊柱切除时必在有些地方侵及瘤体，通过努力，我们研制了一种新的术式，减少了涉及瘤体的可能，理想的术式应是在骨上的切口尽可能地小，并尽量不触及要切除的瘤体。由于椎弓是整个脊椎中最小的结构，同时也最窄，我们选择此处作为瘤体外切口满足了上述要求。椎弓是联系脊椎前后结构之间的桥梁，同时也起到一种较弱的屏障作用，这些事实支持了在胸腰段全脊椎切除中选择椎弓切断方法的应用。

（二）范围大但局限的肿瘤，对复合结构切除的切口选择问题

我们下一步目标是按照现知的肿瘤概念切除前后部复合结构，为达此目的，必须设法既能大块切除脊椎又不暴露肿瘤，换言之，即如何进行包含肿瘤屏障在内的复合体结构外切除。其中的难点是如何尽可能既精确又完全地切断椎弓和椎体（或间盘），我们发现，术中使用电锯十分有用、有效。比之 Gigli 锯，其优点是表面相对圆滑不易损伤软组织，且柔韧性好易于手工制作。其直径为 0.54mm，切割起来既锐利切口又小，因而在靠近脊髓及神经周围切割时就比较精确和安全。

（三）大块全脊椎切除的效果

1991 年，King 等报道了 33 例脊柱肾细胞转

移癌施行前路或后路切除的结果：术后 60% 的病例神经症状得到改善，但 48% 术后平均 5.2 个月肿瘤复发。他们报道治疗失败的原因是由于局部肿瘤复发，这种复发往往是切除前面椎体复发来自后部结构，切除后路椎板则复发源于前部复合结构。因此，他们认为很有必要施行脊椎的根治性肿瘤切除。在我科施行根治性大块全脊椎切除的患者，术后神经症状明显改善，直到最近的随访或死亡时未发现有局部复发。结果提示，采用我们所设计的术式作脊椎转移癌肿瘤根治切除是非常合理的。

一般说来，确诊为脊柱转移癌的患者，其存活期大约是六个月，然而，在我们的病例组中，有一些存活期达到二年以上，这一结果提示，即便是脊柱转移癌患者，其存活期仍有可能足够长，慎重选择病例进行大块全脊椎切除来延长其寿命是可能实现的。

六、大块全脊椎切除术结论

为确定大块全脊椎切除术之手术适应证，根据脊椎肿瘤或转移癌不同的生长方式，提出了一种新的脊椎肿瘤的外科分期标准。目前认为，Ⅲ 期脊椎肿瘤是大块全脊椎切除的绝对适应证。Ⅱ 期或 Ⅳ 期则为相对适应证，可选择进行此手术。

笔者 Tomita Katsurou（富田胜郎）所介绍的大块全脊椎切除术，是在 Stener 及 Roy-Camille 等手术的基础上改进的。此术式在其可靠性及预防肿瘤复发方面堪称是当前最佳之设计（图 6-1-13-2-6）。

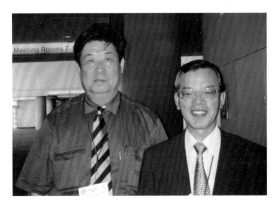

图 6-1-13-2-6　Tomita Katsurou（富田胜郎）与赵定麟合影于 AAOS 会议中

脊柱肿瘤外科治疗的目的在于减轻神经症状，改善患者存活质量。大块全脊椎切除术不可能治愈整个转移癌，也不可能直接延长患者的存活期，但经慎重选择病例，大块全脊椎切除术可作为整个癌肿治疗过程的一部分，通过控制局部转移灶从而间接延长患者的寿命，可以预见，脊柱外科医师在治疗脊柱转移癌方面将发挥其越来越重要的作用。

（富田胜郎　川原范夫　徐成福　刘祖德）

参 考 文 献

1. 赵定麟，王义生 . 疑难骨科学 . 北京：科学技术文献出版社，2008

2. 赵定麟 . 现代骨科学 . 北京：科学出版社，2004

3. Boriani S, Saravanja D, Yamada Y, Varga PP, Biagini R, Fisher CG. Challenges of local recurrence and cure in low grade malignant tumors of the spine. Spine（Phila Pa 1976）. 2009 Oct 15; 34（22 Suppl）: S48–57.

4. Cloyd JM, Chou D, Deviren V, Ames CP. En bloc resection of primary tumors of the cervical spine: report of two cases and systematic review of the literature. Spine J. 2009 Nov; 9（11）: 928–35. Epub 2009 Aug 28.

5. Eleraky M, Setzer M, Vrionis FD. Posterior transpedicular corpectomy for malignant cervical spine tumors. Eur Spine J. 2010 Feb; 19（2）: 257–62.

Epub 2009 Oct 13.

6. Rodrigues LM, Nicolau RJ, Puertas EB, Milani C. Vertebrectomy of giant cell tumor with vertebral artery embolization: case report. J Pediatr Orthop B. 2009 Mar; 18（2）: 99–102.

7. Simşek S, Belen D, Yiğitkanli K. Circumferential total resection of cervical tumors: report of two consecutive cases and technical note. Turk Neurosurg. 2009 Apr; 19（2）: 153–8.

8. Zhong-Jun Liu, Geng-Ting Dang, Qing-Jun Ma. Spinal tumors treated with total vertebrarectomy and spinal stability reconstruction. SICOT Shanghai Congress 2007

第十四章　脊柱肿瘤手术临床举例

脊柱原发性肿瘤较为少见，在人均寿命延长的今天，发病率有增多趋势。根据统计学研究，脊柱肿瘤约占全身肿瘤的 3‰～4‰，但其解剖部位特殊，易危及脊髓神经而为大家高度重视，尤其是椎管内肿瘤，其在临床上虽非多见，发生率为 1/10 万人左右，但由于其直接波及脊髓神经，因此无论是良性、恶性或转移性，均应视为"恶性"，需尽早处理，或密切观察下待处理，以免失去最佳手术时机引发严重后果。

椎管内肿瘤以硬膜内髓外为多见，包括神经鞘瘤、脊膜瘤及脂肪瘤等，而髓内肿瘤相对少见。

其次是椎体肿瘤，原发者更为少见，大多为转移性肿瘤。现结合临床病例，对相对多见的肿瘤分节介绍于后。

第一节　椎管内肿瘤

一、神经鞘瘤

（一）基本概念

神经鞘瘤（Nerve Sheath Tumor）病变组织均源于 Schwann's 鞘，属良性肿瘤；因发病缓慢，大多发现于中年后年龄段，占脊柱椎管肿瘤发生率的 1/4，颈、胸、腰均可发生。其临床症状多见于肿瘤体积发展至一定程度、压迫脊髓或脊神经根时。因瘤体多见于椎管侧后方，因此，发病早期大多先出现根性症状，在颈段亦表现为根性，或以根性症状为主的混合型颈椎病症状。一般均需 MR 检查证实，一旦发现，应酌情及早手术摘除，尤其是恶性病变，应彻底切除。

（二）临床举例

［例 1］　图 6-1-14-1-1　女性，57 岁，上颈段椎管神经鞘瘤。

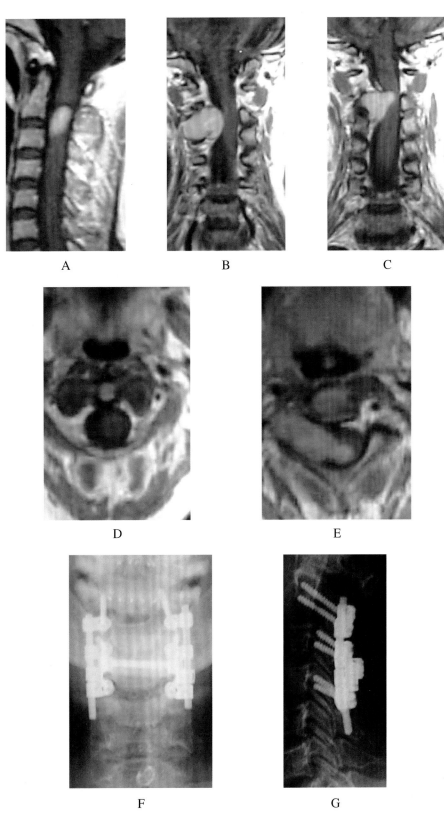

图 6-1-14-1-1　临床举例　例 1（A~G）

A. MR 矢状位，见肿瘤位于 C_2、C_3 节段椎管内；B、C. MR 冠状位，显示椎管内肿瘤偏向左侧；D、E. MR 水平位观；
F、G. 颈后入路摘除肿瘤。先行 C_{2-4} 侧块螺钉固定，稍许撑开后切除椎板，于蛛网膜下腔摘除肿瘤，缝合硬膜，冰盐水冲洗，
清理术野后放置横连接，术后正侧位片显示固定良好，原症状逐渐消失；病理切片报告为椎管内神经鞘瘤

[例2] 图6-1-14-1-2 女性，45岁，因"左肩酸痛两年，加重伴左上肢及双侧大腿酸麻三个月余"入院。该患者因不全性瘫痪入院，确诊为椎管内肿瘤后即在全麻下行椎节侧块固定＋肿瘤切除术。体检显示：颈椎生理曲度存在，颈椎棘突及棘间压痛，双侧Spurling征（－），双侧Hoffmann征（＋），双侧肱二头肌反射、肱三头肌反射及桡骨膜反射（＋＋），左上臂、前臂及尺侧三个手指针刺觉减退，左手握力5⁻级，右上肢感觉、肌力正常，未见四肢肌肉萎缩。双侧乳头至髂前上棘水平针刺觉轻度减退，腹部束带感，腰椎棘突无明显压痛及叩击痛，腰椎各方向活动无明显受限，双下肢等长，双侧大腿针刺觉减退，双侧膝关节以下感觉正常，左下肢股四头肌肌力4级，右下肢股四头肌肌力5⁻级，双膝反射（＋＋＋），双侧踝反射（＋＋）。术后病理诊断为：颈段椎管内神经鞘瘤。

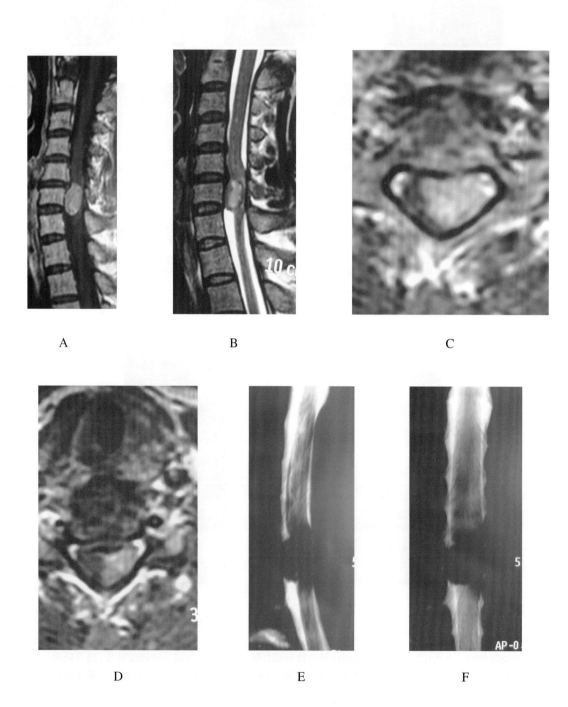

A B C

D E F

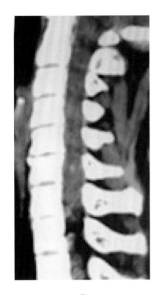
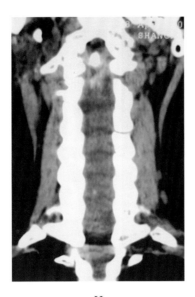
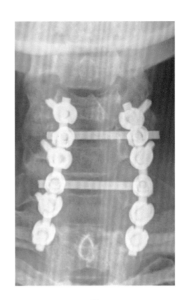

G   H   I

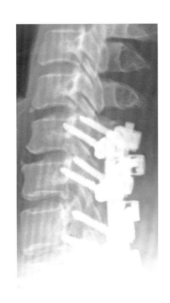
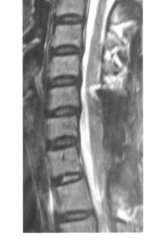

J   K

图 6-1-14-1-2　临床举例　例 2（A~K）

A、B. 术前 MR 矢状位观（T_1、T_2 加权），显示肿瘤位于 C_6 椎节椎管内；C、D. 术前 MR 水平位观（T_1、T_2 加权），见肿瘤位于偏右椎管内；E、F. 术前颈髓水成像（MRS），显示肿瘤范围；G、H. 术前 CT 二维重建图像；I、J. 颈椎侧块螺钉固定 + 肿瘤切除；术后正侧位 X 线片所见；病理报告：颈椎椎管内神经鞘瘤；K. 一年后随访，原神经受损症状消失，MR 矢状位观，未见肿瘤复发。

［例 3］图 6-1-14-1-3　男性，35 岁，因"左下肢麻木反复发作一年"入院。双侧 Hoffmann 征（＋），双侧肱二头肌反射、肱三头肌反射及桡骨膜反射（＋＋），双上肢感觉、肌力正常，未见四肢肌肉萎缩。腹壁反射正常，腹部有束带感，腰椎棘突无压痛及叩击痛，腰椎各方向活动无明显受限，双下肢等长，左下肢针刺觉减退，右大腿内侧针刺觉轻度减退，双下肢肌张力无异常，双膝反射（＋＋＋），双侧踝反射（＋＋），双侧髌阵挛及双侧踝阵挛（－），双下肢直腿抬高 75° 受限，拟诊为胸段（T_{4-5}）椎管内肿瘤予以手术切除，术后诊断：胸段椎管内神经鞘瘤。

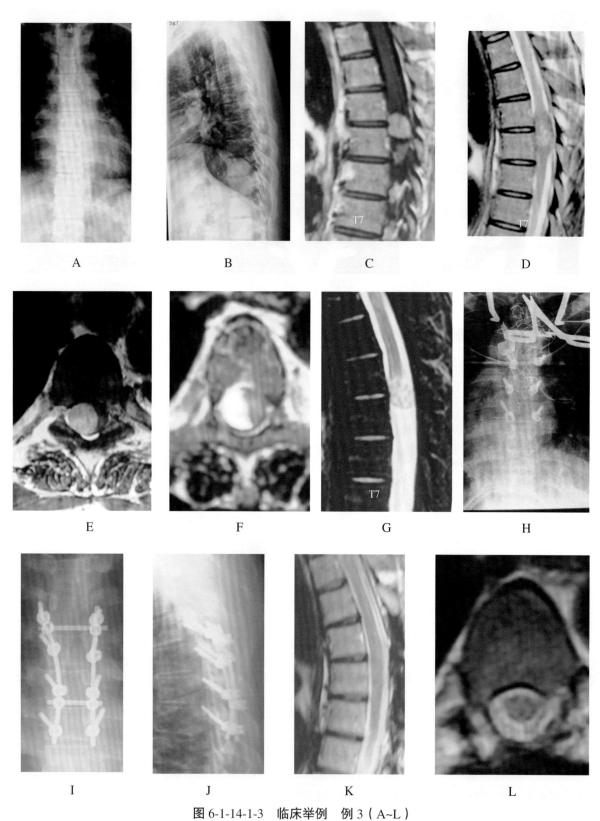

A   B   C   D

E   F   G   H

I   J   K   L

图 6-1-14-1-3　临床举例　例 3（A~L）

A、B. 术前胸椎正侧位 X 线片；C、D. 术前 MR 矢状位观（T1、T2 加权），见 T4、T5 节段椎管内有新生物显现；
E、F. 术前 MR 水平位观，见肿瘤在椎管内，偏左侧；G. 术前胸髓水成像（MRS）征；
H. 术中先予以侧块螺钉固定，用 C– 臂 X 线机透视螺钉位置；I、J. 侧块螺钉固定确实后切除椎板、摘除肿瘤及附加
横连接；K、L. 一年余随访，原症状消失，MR 未见肿瘤复发

［例4］图 6-1-14-1-4　女性，43 岁，上腰段椎管内神经鞘瘤。患者因双下肢麻木、乏力入院，确诊为 L_1、L_2 段椎管内肿瘤后行手术切除术。

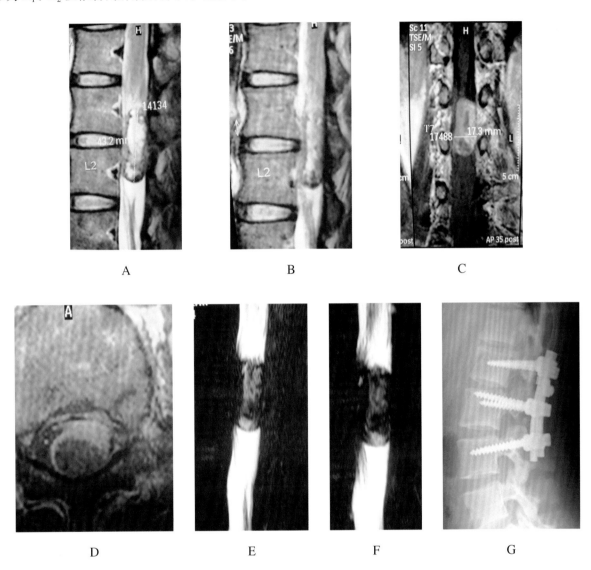

图 6-1-14-1-4　临床举例　例 4（A~G）
A、B. 术前 MR 矢状位，见 L_1、L_2 椎节交界处椎管内肿瘤；C. 术前 MR 冠状位，肿瘤中心点位于 L_1、L_2 椎间盘后方；D. 术前 MR 水平位观；E、F. 术前胸腰段脊髓水成像（MRS），显示肿瘤范围；G. $L_{1~3}$ 椎弓根钉固定后行肿瘤切除术，术后侧位 X 线片，显示椎节高度与弧度恢复正常；术后病理报告为神经鞘瘤

［例5］图 6-1-14-1-5　女性，21 岁，因"腰痛八个月加重伴活动受限、双下肢放射痛二周余"入院。双上肢腱反射（++）；双下肢浅感觉减退，尤以左下肢为明显，双膝反射（+），双侧踝反射（+）。拟诊腰椎椎管内神经鞘瘤行手术治疗。

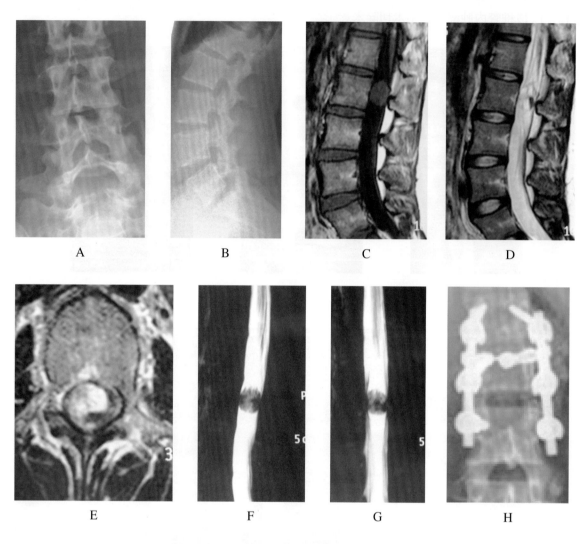

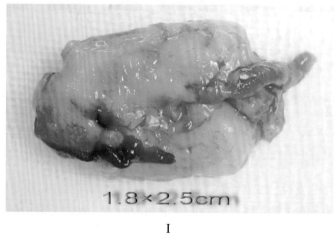

图 6-1-14-1-5　临床举例　例 5（A~I）

A、B. 术前正侧位 X 线片；C、D. 术前 MR 矢状位观、T_1、T_2 加权，显示 L_2 椎管内肿瘤；E. MR 水平位观；F、G. 水成像（MRS）矢状位及正位；H. 后路 L_{1-3} 椎弓根钉置入，稍许撑开、固定，椎板切除 + 蛛网膜下腔探查 + 肿瘤切除术，术后正位 X 线片，显示内固定位置满意；I. 病理标本外观，切片诊断"下腰椎椎管内神经鞘瘤"

［例6］图 6-1-14-1-6　女性，67 岁，上颈椎椎管内神经鞘瘤，曾两次手术清除肿瘤。

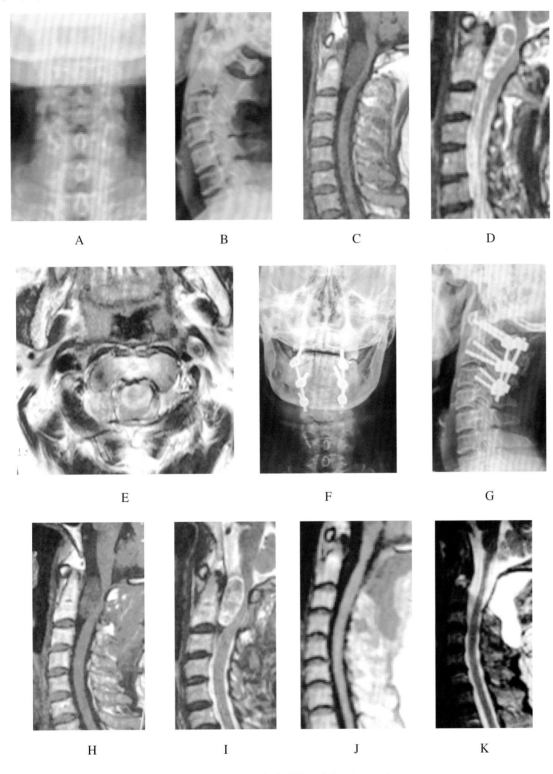

A　　　　　　B　　　　　　C　　　　　　D

E　　　　　　　　F　　　　　　　　G

H　　　　　　I　　　　　　J　　　　　　K

图 6-1-14-1-6　临床举例　例 6（A~K）

A、B. 第一次手术术前 X 线正侧位片；C、D. 第一次术前 MR 矢状位 T_1、T_2 加权，显示椎管内肿瘤位于腹侧；
E. 第一次术前 MR 横断面显示肿瘤位于腹侧正中；F、G. 第一次手术从后路 $C_{1~3}$ 椎板切除减压，摘除部分肿瘤，
C_1、C_2 椎弓根和 C_3 侧块螺钉固定，术后正侧位 X 线片；H、I. 术后三个月复查 MR 矢状位（T_1、T_2 加权）显示腹侧肿瘤残留；
J、K. 第二次手术仍然从后路减压摘除肿瘤，术后三个月再次复查 MR 矢状位（T_1、T_2 加权）示肿瘤完全摘除。
病理诊断为上颈段椎管内神经鞘瘤

［例7］图6-1-14-1-7　男性，45岁，C₃₋₅椎管内外恶性神经鞘瘤。

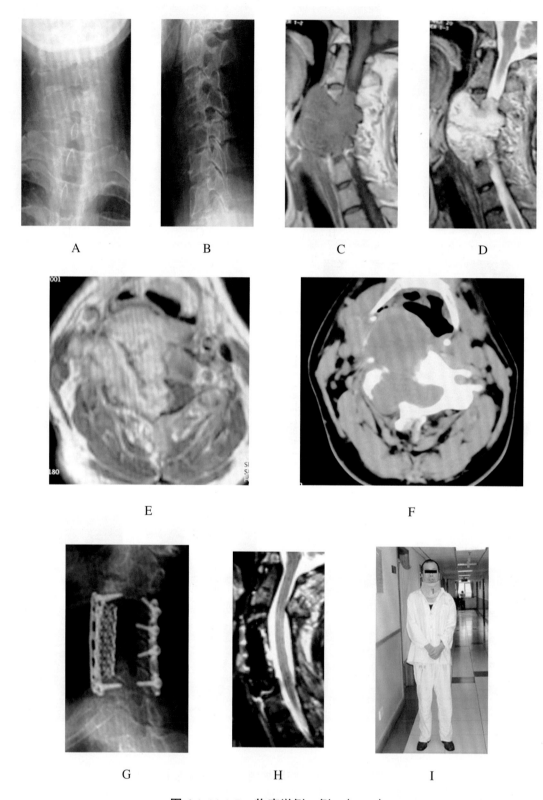

图 6-1-14-1-7　临床举例　例 7（A~I）

A、B. 术前正侧位 X 线片；C、D. 术前 MR 矢状位 T₁、T₂ 加权像，显示 C₃₋₅ 椎管内外恶性神经鞘膜瘤；
E. 增强 MR 横断面显示肿瘤侵袭范围；F. CT 横断面显示骨质破坏；G. 前后路联合手术切除肿瘤，术后 X 线侧位片；
H. 术后 MR 显示肿瘤已切除，脊髓减压良好，病理切片报告：颈椎椎管内外恶性神经鞘膜瘤；I. 术后患者人物照

二、脊膜瘤

（一）基本概念

脊膜瘤发病率与前者相似，占脊柱椎管内肿瘤 1/4 左右，各段均可发生。临床症状与肿瘤的大小、生长速度及部位等直接相关。依据MR所见，诊断与鉴别诊断均无困难。治疗主要强调及早手术摘除，尤其是症状发展较快者。

（二）临床举例

［例1］图 6-1-14-1-8　女性，65 岁，颈段椎管内脊膜瘤。

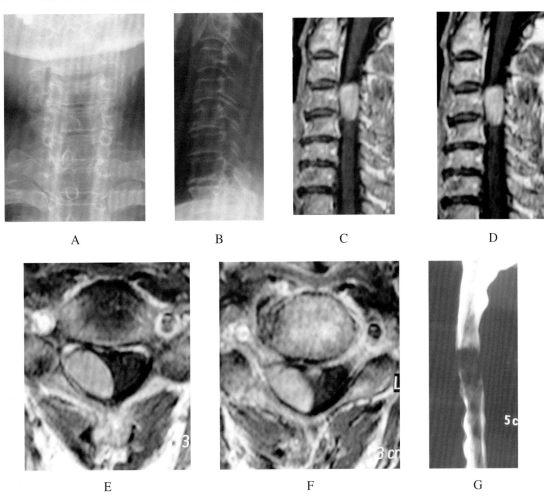

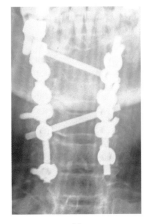
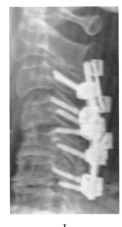

图 6-1-14-1-8　临床举例　例 1（A~I）

A、B.术前正侧位 X 线；C、D. MR 矢状位观，见肿瘤位于 C₄ 椎体后方椎管内；E、F. MR 水平位观，显示肿瘤位于侧后方；G.颈段脊髓水成像（MRS）；H、I.颈后路 C₃₋₆ 侧块螺钉置入，稍许撑开，切除椎板，于蛛网膜下脊髓外切除肿瘤，缝合硬膜囊，放置横连接杆，X 线正侧位片示固定概况，术后病理切片诊断为颈段椎管内脊膜瘤

［例2］图 6-1-14-1-9　胸段脊膜瘤。

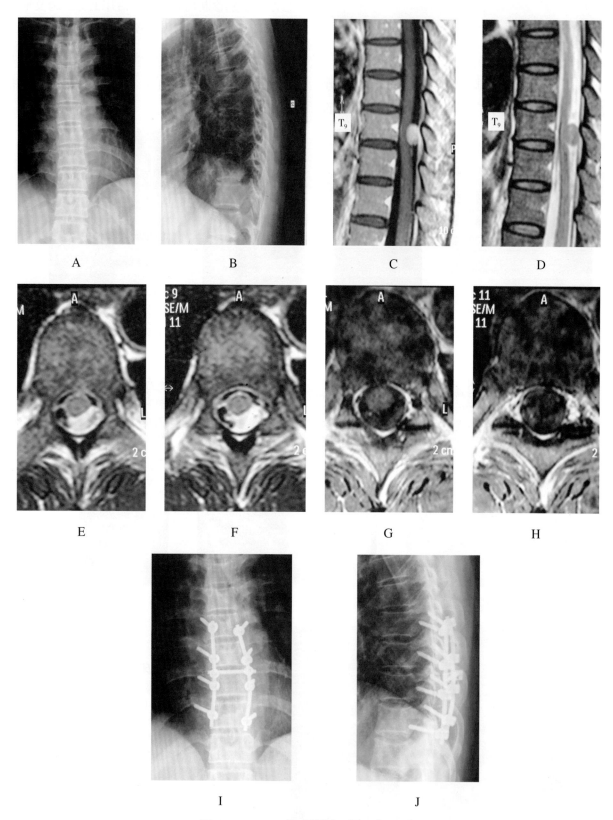

图 6-1-14-1-9　临床举例　例 2（A~J）

A、B.术前 X 线正侧位片；C、D.术前 MR 矢状位观（T₁、T₂）加权，见 T₉椎管肿瘤，稍偏下方；E~H.术前 MR 不同平
面水平位观，T₂、T₁加权，肿瘤偏向左后方；I、J.胸椎后路侧块螺钉固定后切除肿瘤，正侧位 X 线片显示固定满意

［例 3］图 6-1-14-1-10　女性，41 岁，T_2 段椎管内脊膜瘤。

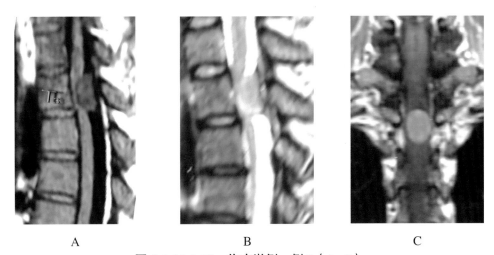

A B C

图 6-1-14-1-10　临床举例　例 3（A~C）
A、B. MR 矢状位显示 T_2 段椎管内后方肿瘤；C. MR 冠状位观

［例 4］图 6-1-14-1-11　女性，57 岁，胸椎椎管内脊膜瘤。

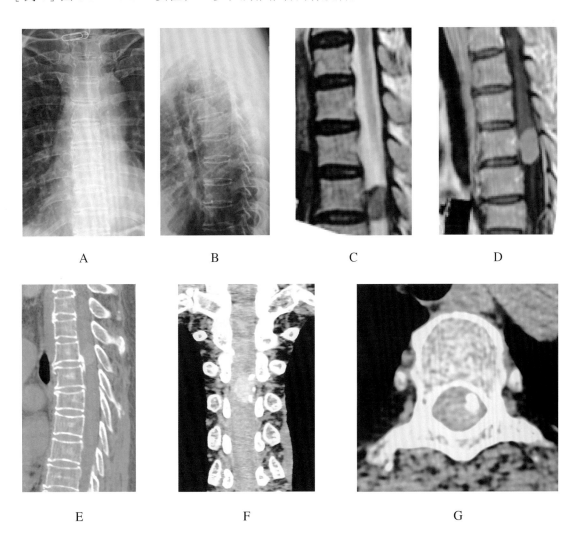

A B C D

E F G

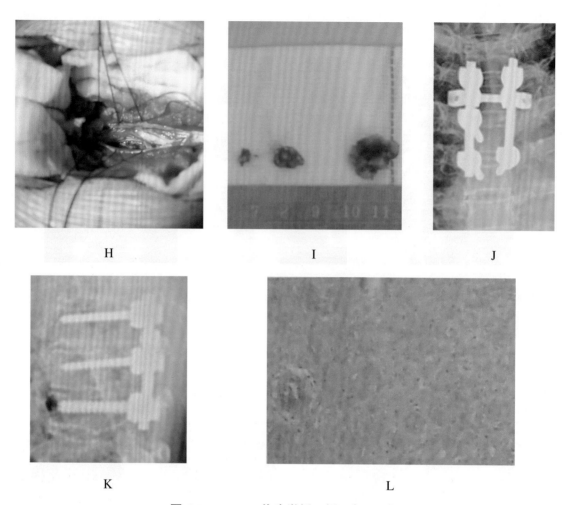

H   I   J

K   L

图 6-1-14-1-11　临床举例　例 4（A~L）

A、B. 术前 X 线正侧位片；C、D. 术前 MR 见 T_3 水平椎管内占位，病灶椭圆形，脊髓明显受压；
E~G. 术前 CT，椎体及附件均未见骨质破坏；H. 给予后路减压椎管内肿瘤切除减压内固定，术中见肿瘤位于硬膜下；
I. 术中完整取出肿瘤；J、K. 术后 X 线；L. 术后病理提示为脊膜瘤

三、其他肿瘤

［例 1］图 6-1-14-1-12　男性，46 岁，胸椎椎管内恶性淋巴瘤。

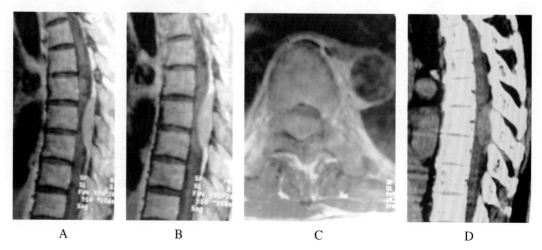

A   B   C   D

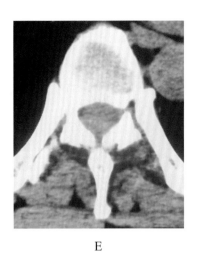
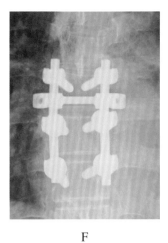
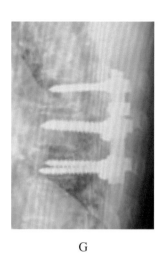

E　　　　　　　　　　　F　　　　　　　　　　　G

图 6-1-14-1-12　临床举例　例 1（A~G）

A~C. 术前 MR 矢状位 T₁、T₂ 加权及横断面显示胸椎管内占位性变；D、E. 术前 CT 矢状位二维重建及横断面显示胸椎管内
占位病变；F、G. 行后路减压 + 肿瘤摘除 + 椎弓根螺钉固定术，术后正侧位 X 线片；病理报告：胸椎椎管内恶性淋巴瘤

［例 2］图 6-1-14-1-13　男性，44 岁，颈椎管内巨大骨软骨瘤。

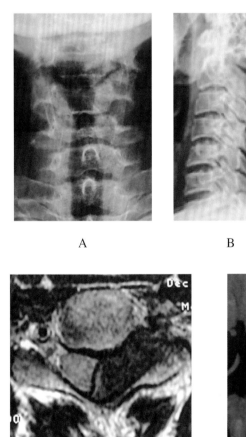
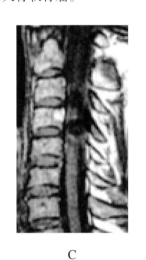
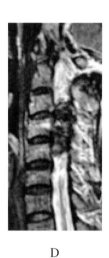

A　　　　　　　　B　　　　　　　　C　　　　　　　　D

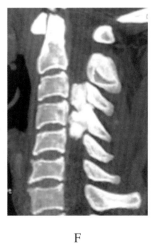
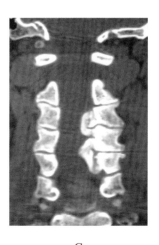

E　　　　　　　　　　　F　　　　　　　　　　　G

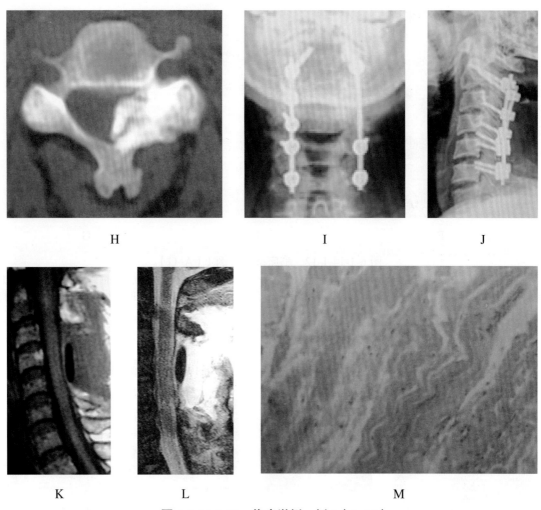

H　　　　　　　　　　　　I　　　　　　　　　　　　J

K　　　　　　　　　L　　　　　　　　　　　M

图 6-1-14-1-13　临床举例　例 2（A~M）

A、B. 术前正侧位 X 线片；C~E. 术前 MR 矢状位 T_1、T_2 加权像及横断面显示 C_{2-4} 水平椎管内占位，病变位于椎管左后方；F~H. 术前 CT 矢状位、冠状位二维重建及横断面显示椎管内占位病变显影密度类似骨性；I、J. 手术行经后路减压、肿瘤切除及侧块螺钉固定式，术后正侧位 X 线片；K、L. 术后 MR T_1、T_2 加权像显示减压彻底；M. 术后病理提示为骨软骨瘤

［例 3］图 6-1-14-1-14　女性，56 岁，腰椎管内肿瘤伴 L_5~S_1 椎间盘突出。

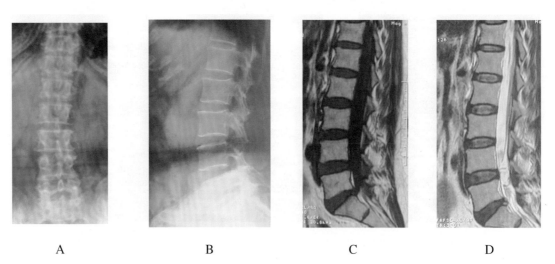

A　　　　　　　　　　B　　　　　　　　　　C　　　　　　　　　　D

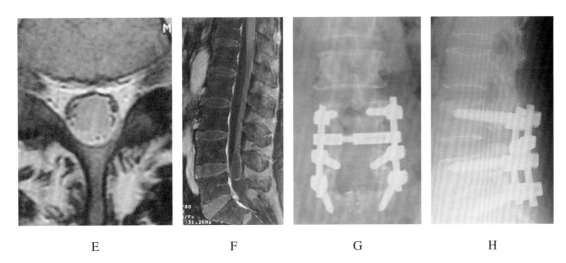

E   F   G   H

图 6-1-14-1-14 临床举例 例 3（A~H）

A.B. 术前 X 线正侧位片；C~F. MR 检查示 L_4 水平椎管内占位病变，增强后无强化，L_5~S_1 椎间盘突出；
G.H. 给予腰椎后路椎管内肿瘤摘除，L_5~S_1 椎间盘切除减压植骨内固定术，术后病理提示表皮样囊肿

［例 4］图 6-1-14-1-15 女性，64 岁，颈椎椎管内淋巴瘤。

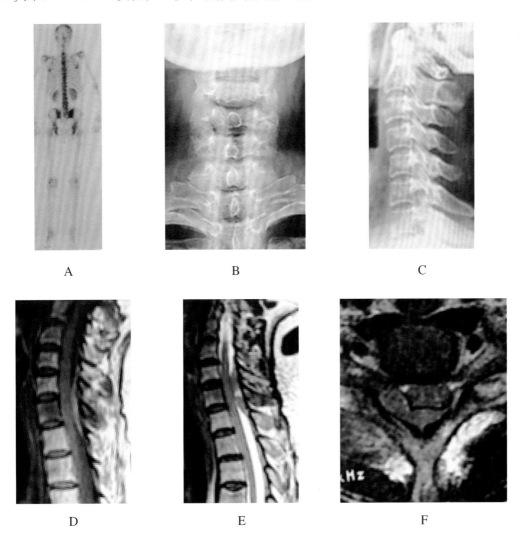

A   B   C

D   E   F

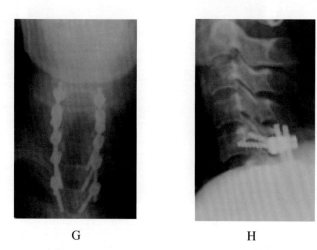

G   H

图 6-1-14-1-15　临床举例　例 4（A~H）

A. 术前骨扫描图像；B、C. 术前 X 线正侧位片；D~F. MR 示 C_4~C_7 水平椎管后方占位性病变，脊髓明显受压；
G、H. 给予减压 + 病灶清除 + 植骨内固定术，术后正侧位 X 线见内固定位置良好

［例 5］图 6-1-14-1-16　女性，60 岁，胸腰段椎管内囊肿。

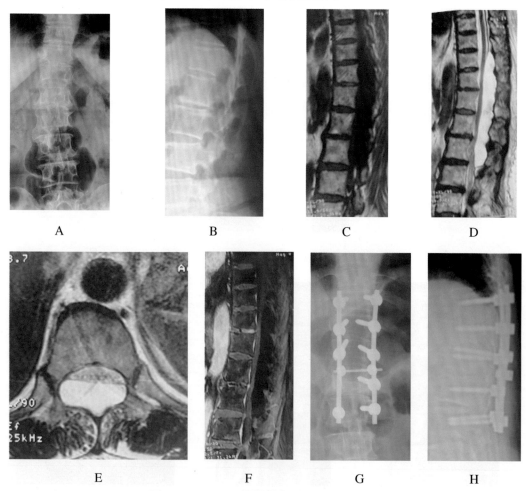

A   B   C   D

E   F   G   H

图 6-1-14-1-16　临床举例　例 5（A~H）

A、B. 术前正侧位 X 线片；C~F. MR 见 T_{10}~L_2 水平椎管后方巨大囊肿；
G、H. 给予胸腰段椎管广泛减压 + 囊肿清除 + 内固定术；术后正侧位 X 线片见内固定位置良好

第二节　椎体肿瘤

椎体肿瘤较为少见，但随着人均寿命延长，其发病率相对增多，其中以胸腰段为多发，其中原发性肿瘤如骨母细胞瘤、血管瘤、脊索瘤、骨软骨瘤等均可遇见，而更为多发的则是转移性肿瘤，其与原发性肿瘤之比例约为 35∶1 左右。

一、原发性椎体肿瘤基本概念

原发性椎体肿瘤与四肢肿瘤的类型有所差别，在四肢多见的骨软骨瘤、骨肉瘤及内生软骨瘤等较为罕见，而血管瘤、巨细胞瘤、浆细胞瘤及骨母细胞瘤较为多见。由于 CT 及 MR 的广泛应用，椎体肿瘤的诊断已不存在问题。在治疗上主要强调手术切除，尤其已对脊髓或脊神经根形成压迫者，更需及早处理，并酌情辅以化疗或放疗。

二、原发性椎体肿瘤临床举例

［例 1］图 6-1-14-2-1　女性，62 岁，因"腰痛五年余加重伴右下肢放射痛 5 月余"入院。左侧 Hoffmann 征（＋），右侧 Hoffmann 征（－），双侧肱二头肌反射（+++），双侧肱三头肌反射（++），双侧桡骨膜反射（+++），双膝反射（＋），双侧踝反射（++），双侧髌阵挛及双侧踝阵挛（－），右下肢直腿抬高 70°受限，加强试验（＋），左下肢直腿抬高试验（＋），双下肢静脉曲张；术后病理诊断：L_4 椎体浆细胞瘤。

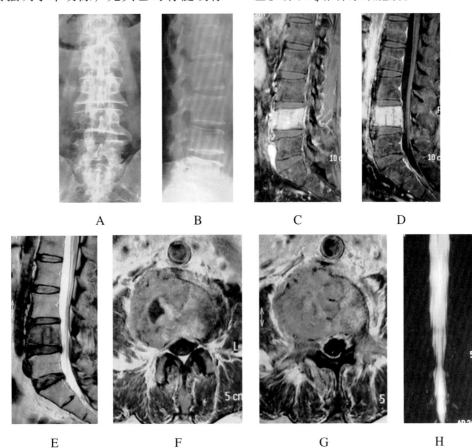

A　　　　　B　　　　　C　　　　　D

E　　　　　F　　　　　G　　　　　H

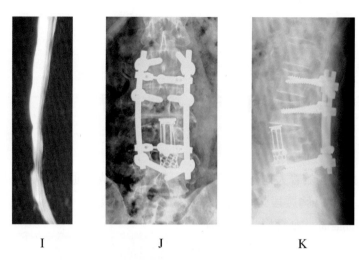

I   J   K

图 6-1-14-2-1   临床举例   例 1（A~K）

A、B.术前正侧位 X 线片；C~E.术前 MR 矢状位观，显示第 4 腰椎病变，伴下腰段椎管狭窄征；F、G.MR 水平位观，见椎管明显狭窄；H、I.腰椎 MRS（水成像）所见，正位（H）及侧位（I）均显示硬膜囊严重狭小及硬膜囊受压征；J、K.先行前路第四腰椎病变椎体切除，予以人工椎体＋植骨固定术；而后再行腰后路 L_{2-5} 椎弓根钉撑开固定术，正侧位 X 线片显示腰椎高度与曲度与正常相似。术后病理切片报告为 L_4 椎体浆细胞瘤

［例 2］图 6-1-14-2-2   男性，33 岁，T_{12} 椎体巨细胞瘤。

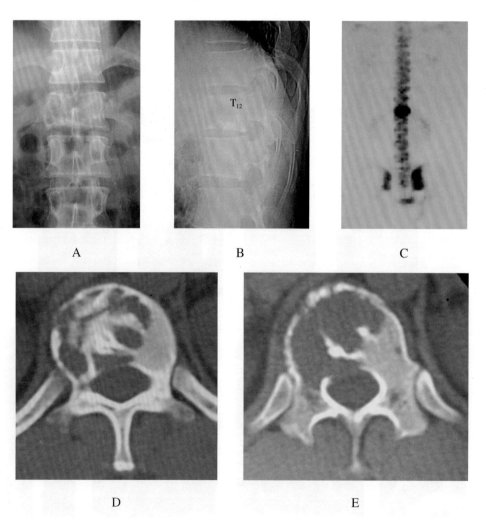

A   B   C

D   E

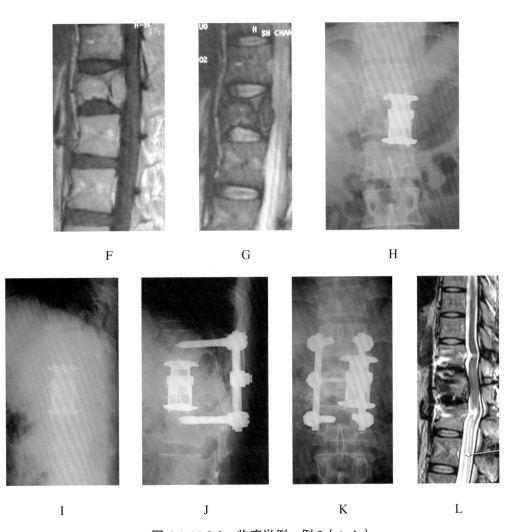

F　　　　　　　　　G　　　　　　　　　H

I　　　　　　　J　　　　　　　K　　　　　　　L

图 6-1-14-2-2　临床举例　例 2（A~L）

A、B. 术前正侧位 X 线片；C. 全身核素扫描所见；D、E. T$_{12}$ CT 水平位扫描，见椎体破坏征；F、G. MR 矢状位观，病节椎体后缘已侵及硬膜囊；H、I. 先行前路病椎椎体切除＋人工椎体植入＋植骨；J、K. 再行后路 T$_{11}$~L$_1$ 椎弓根钉固定；L. 术后一年复查 MR 矢状位，未见肿瘤复发

［例 3］图 6-1-14-2-3　男性，36 岁，T$_1$ 椎体巨细胞瘤伴 C$_5$~C$_6$ 椎间盘突出（A~S）。

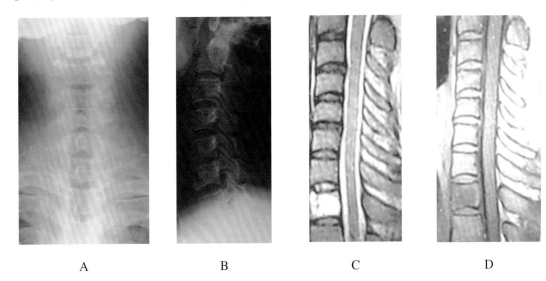

A　　　　　　　　B　　　　　　　　C　　　　　　　　D

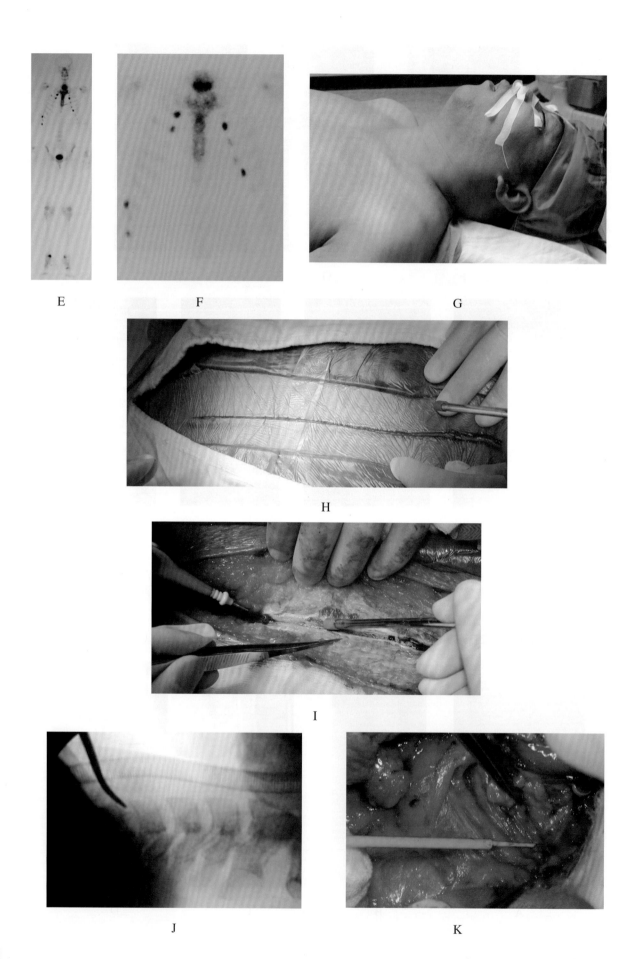

E

F

G

H

I

J

K

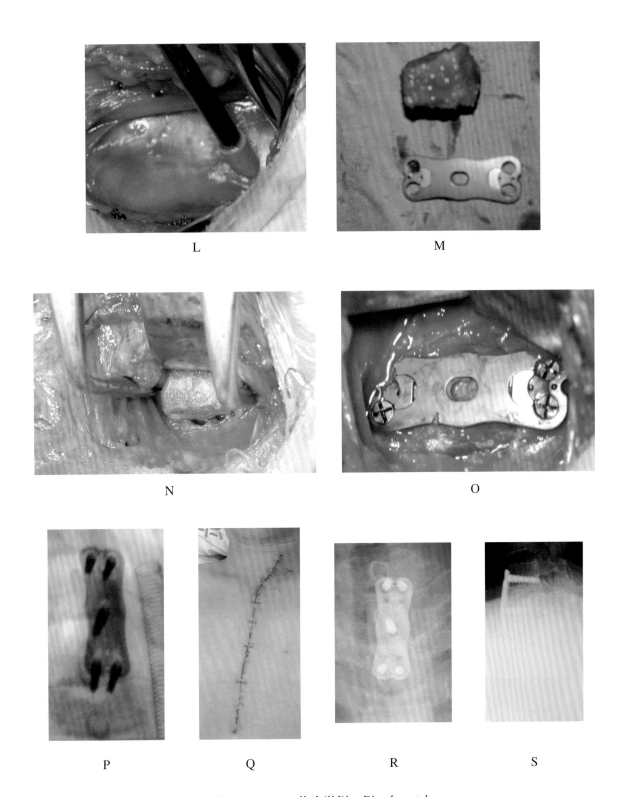

L   M

N   O

P   Q   R   S

图 6-1-14-2-3　临床举例　例 3（A~S）

A、B. 术前正侧位 X 线片；C、D. 术前 MR 矢状位片；E、F. 全身及局部核素扫描；G. 手术体位；H、I. 前方正中劈（切）
开胸骨；J. 术中定位；K、L. 切除病变组织及清理，冲洗术野；M. 准备钛板及植骨块（髂骨）；N. 放入植骨块；
O. 放置钛板固定；P. 术中透视（斜位）；Q. 闭合切口；R、S. 术后正侧位 X 线片所见，该患者同时施以 C_5、C_6 椎间盘切除术

［例4］图6-1-14-2-4　男性，55岁，患者13年前因"T$_{12}$椎体血管瘤"在外院行胸椎后路肿瘤切除减压术；现T$_{12}$椎体血管瘤复发伴不全瘫。

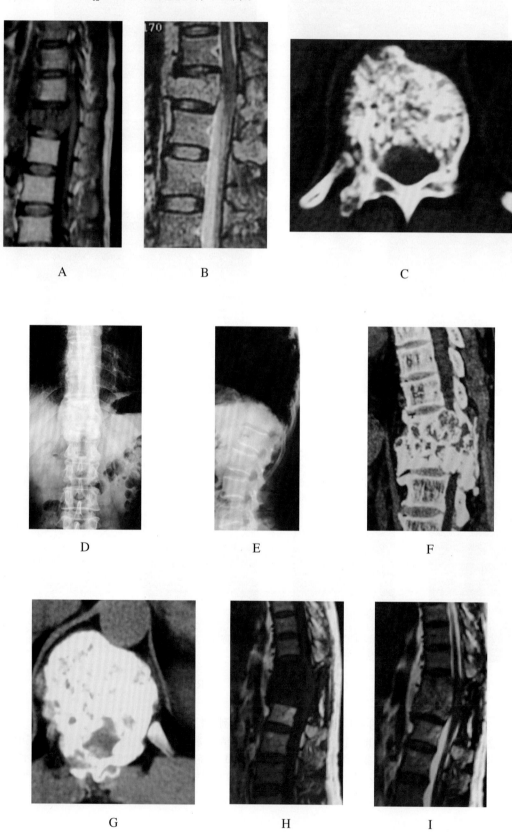

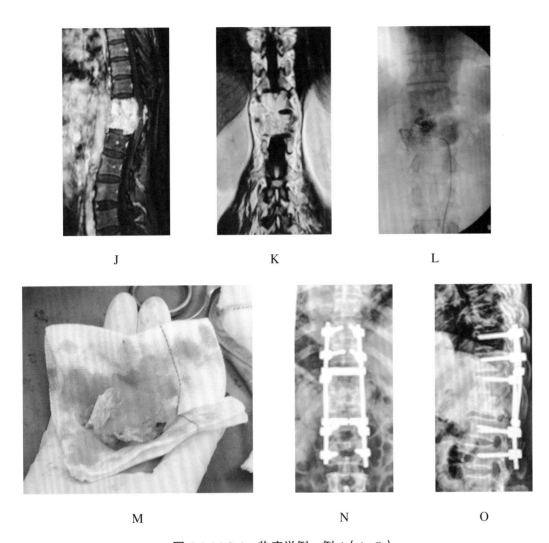

J　　　　　　　　K　　　　　　　　L

M　　　　　　　　N　　　　　　　　O

图 6-1-14-2-4　临床举例　例 4（A~O）
A、B. 第一次术前 MR（T_1、T_2 加权）示 T_{12} 椎体血管瘤；C. 第一次术前 T_{12} 椎体 CT 水平扫描；
D、E. 第二次术前正侧位 X 线片；F. 第二次术前 CT 二维重建示 T_{11}、T_{12} 椎体血管瘤复发；G. 第二次术前 CT 平扫示椎管
内占位性变；H、I. 第二次术前 MR T_1、T_2 加权；J、K. 第二次术前增强 MR 矢状面和冠状面；L. 第二次术前血管栓塞；
M. 术中切除病灶标本；N、O. 第二次术后正侧位 X 线片，术中组织切块病理诊断：T_{11}、T_{12} 椎体复发性血管瘤

［例 5］图 6-1-14-2-5　男性，39 岁，L_2 骨母细胞瘤。

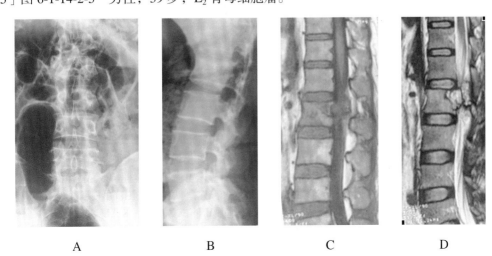

A　　　　　　　　B　　　　　　　　C　　　　　　　　D

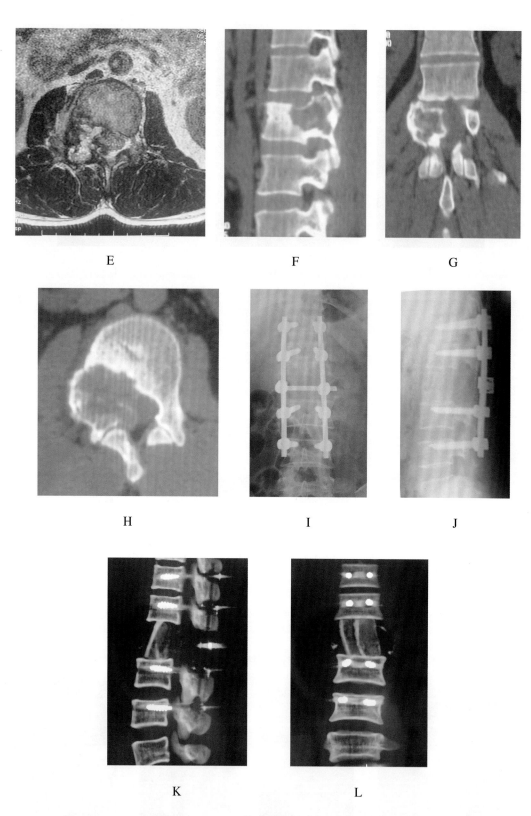

图 6-1-14-2-5　临床举例　例 5（A~L）

A、B. 术前正侧位 X 线片；C、D. 术前 MR 矢状位 T_1、T_2 加权像，显示 L_2 椎体占位性病变；E. MR 横断面显示肿瘤主要侵袭右侧椎体及附件；F、G. CT 矢状面及冠状面二维重建显示肿瘤破坏骨质范围；H. CT 横断面显示肿瘤侵袭右侧附件及椎管；I、J. 后路施术行减压、切除病椎及椎弓根螺钉固定，术后正侧位 X 线片；K、L. 术后 CT 矢状面及冠状面二维重建显示病椎完全切除并行植骨，术后病理报告为：L_2 骨母细胞瘤

［例6］图6-1-14-2-6　男性，41岁，L₅椎体及附件占位性病变，病理诊断为 Langerhans 组织细胞增多症。

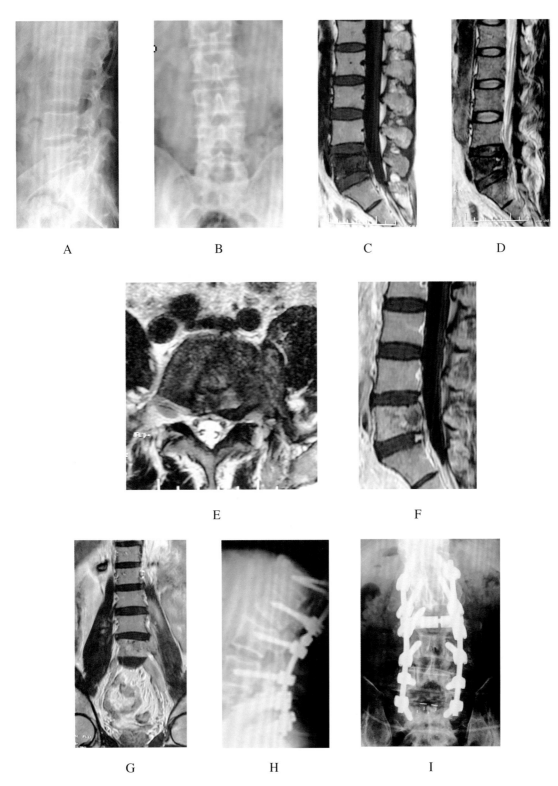

图 6-1-14-2-6　临床举例　例 6（A~I）

A、B.术前正侧位 X 线片示 L₅ 椎体病理性骨折；C、D.术前 MR 矢状位 T_1、T_2 加权；

E~G.术前增强 MR 水平位、矢状位及冠状位；H、I.手术行后路减压、肿瘤切除及椎弓根螺钉固定术，术后正侧位 X 线片

[例7] 图 6-1-14-2-7　男性，41 岁，T$_{12}$ 椎体骨巨细胞瘤七年后复发。

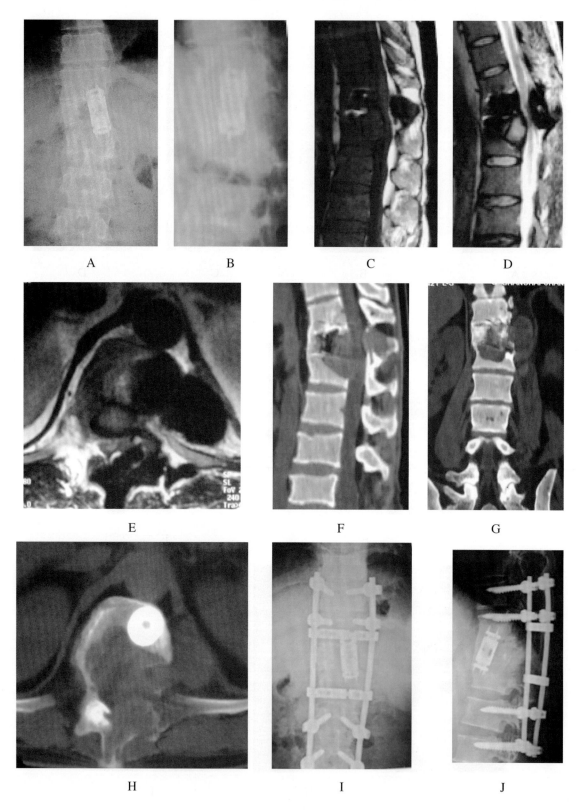

图 6-1-14-2-7　临床举例　例 7（A~J）

A、B. 术前正侧位 X 线片显示患者七年前 T$_{12}$ 椎体骨巨细胞瘤已行前路手术，病灶切除 + 人工椎体置换；C~E. 术前 MR 矢状位 T$_1$、T$_2$ 加权及横断面显示椎管内外占位性病灶；F~H. 术前 CT 矢状位、冠状位二维重建及横断面示病椎椎体及附件骨质破坏；I、J. 行后路减压 + 病灶清除 + 椎弓根螺钉固定术，术后正侧位 X 线片

［例8］图 6-1-14-2-8　男性，33 岁，T$_9$ 椎体血管瘤伴病理性骨折。

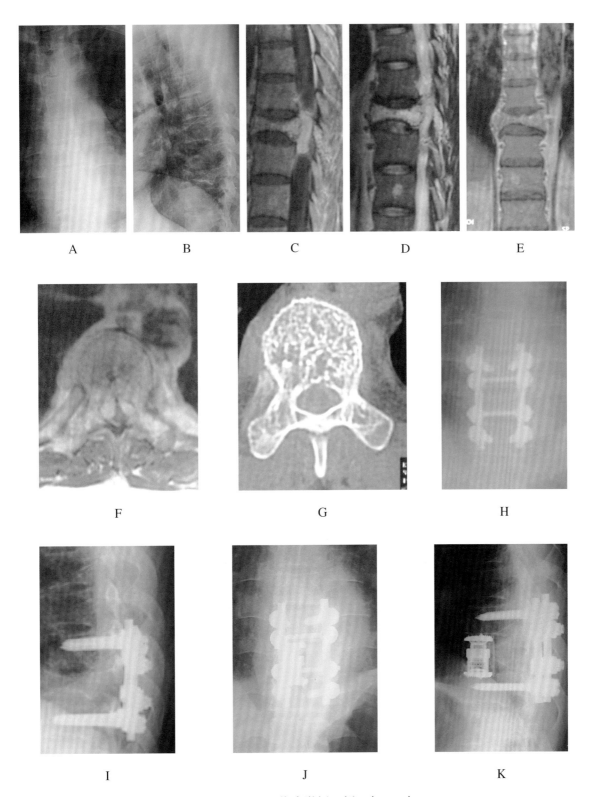

图 6-1-14-2-8　临床举例　例 8（A~K）

A、B. 术前正侧位 X 线片示 T$_9$ 椎体病理性骨折；C~F. 术前 MR 矢状位 T$_1$、T$_2$ 加权和冠状位及横断面示 T$_9$ 椎体病理性骨折，并对脊髓造成压迫；G. 术前 CT 横断面呈典型血管瘤栅栏状改变；H、I. 手术一期先行后路减压椎弓根螺钉固定；
J、K. 二期手术行前路病灶切除人工椎体置换，术后 X 线正侧位片所见

［例9］图6-1-14-2-9　女性，22岁，T$_{12}$椎体动脉瘤样骨囊肿。

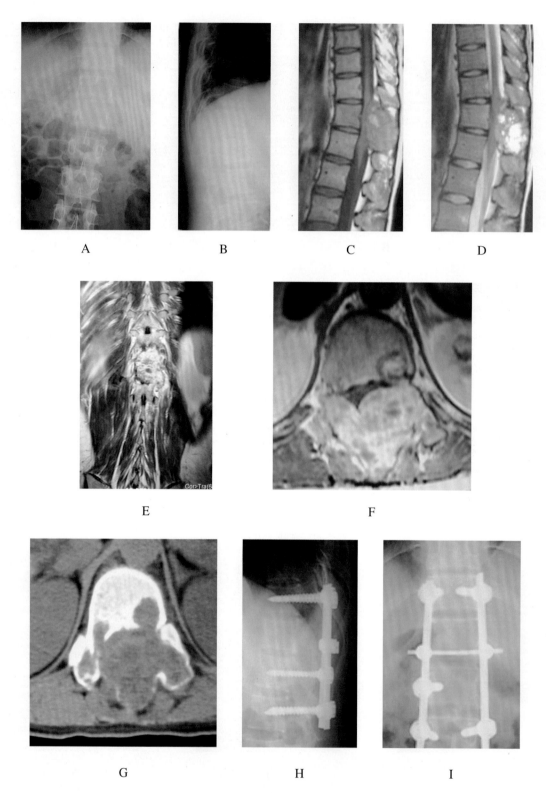

图6-1-14-2-9　临床举例　例9（A~I）

A、B.术前正侧位X线片；C、D.术前MR矢状位T$_1$、T$_2$加权显示T$_{12}$椎管后方占位性病变；E、F.术前MR冠状位及横断面；G.术前CT横断面显示病变主要侵占椎体后方附件；H、I.手术行胸椎后路减压＋病灶切除＋椎弓根螺钉固定术，术后正侧位X线片所见；病理报告为T$_{12}$椎体动脉瘤样骨囊肿

［例 10］图 6-1-14-2-10 男性，30 岁，C_5 椎体嗜酸性肉芽肿。

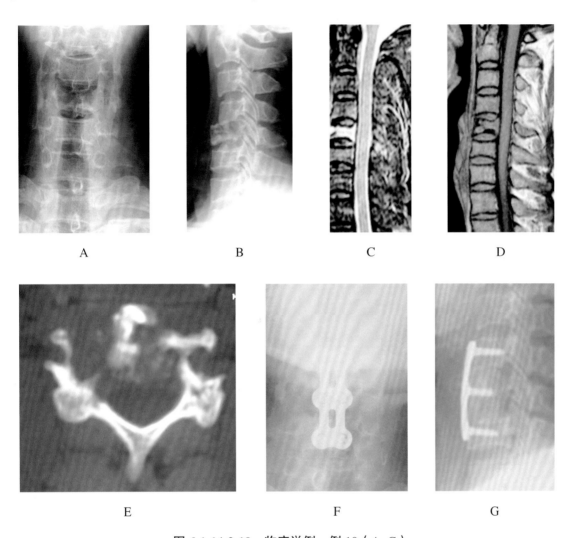

图 6-1-14-2-10 临床举例 例 10（A～G）

A、B. 术前正侧位 X 线片显示 C_5 椎体骨质破坏，病理性骨折；C、D. 术前 MR T_1、T_2 加权像显示 C_5 椎体占位病变；
E. 术前 CT 横断面显示骨质破坏；F、G. 手术行颈前路 C_5 椎体切除、髂骨植骨钛板内固定术

［例 11］图 6-1-14-2-11 男性，38 岁，T_{12} 浆细胞骨髓瘤。

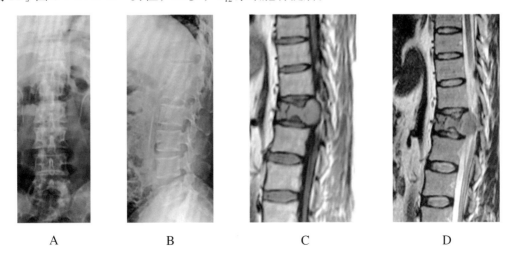

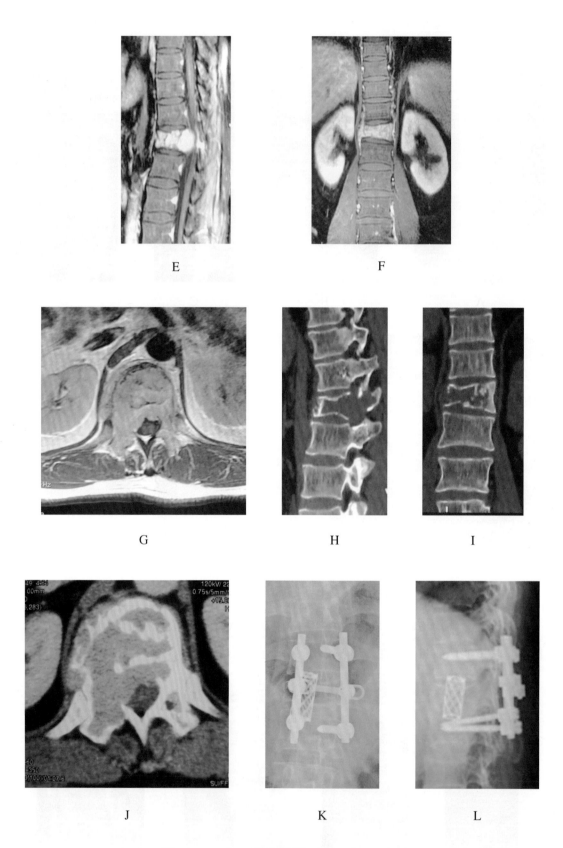

图 6-1-14-2-11　临床举例　例 11（A~L）

A、B. 术前 X 线显示 T_{12} 椎体明显压缩骨折；

C~G. MR 示 T_{12} 椎体及附件均受明显侵蚀，肿瘤组织压迫椎管，增强后明显强化；H~J. CT 扫描示椎体及双侧附件骨质破坏；

K、L. 行前后路联合病灶清除 + 减压 + 植骨 + 钛网 + 椎弓根钉内固定术，术后正侧位 X 线片所见

［例 12］图 6-1-14-2-12　　男性，11 岁，颈椎嗜酸性肉芽肿；术前颈部疼痛，双手麻木，四肢腱反射亢进，肌力尚可。

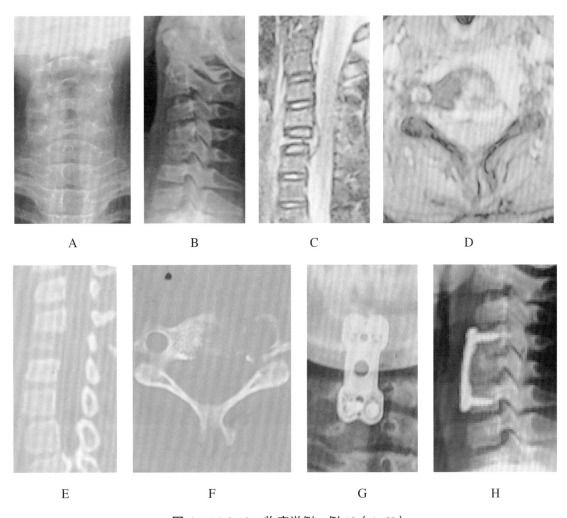

图 6-1-14-2-12　临床举例　例 12（A~H）

A、B. 术前 X 线见 C_5 椎体压缩骨折，颈椎后凸畸形；C、D. 术前 MR 示 C_5 椎体占位，病灶向后生长进入椎管，压迫脊髓；E、F. CT 示 C_5 椎体骨质破坏，椎体明显塌陷；G、H. 前路减压病灶清除，髂骨植骨融合内固定术后

［例 13］图 6-1-14-2-13　男性，34 岁，腰椎上皮源性恶性肿瘤。

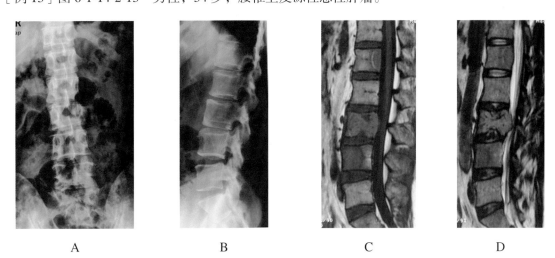

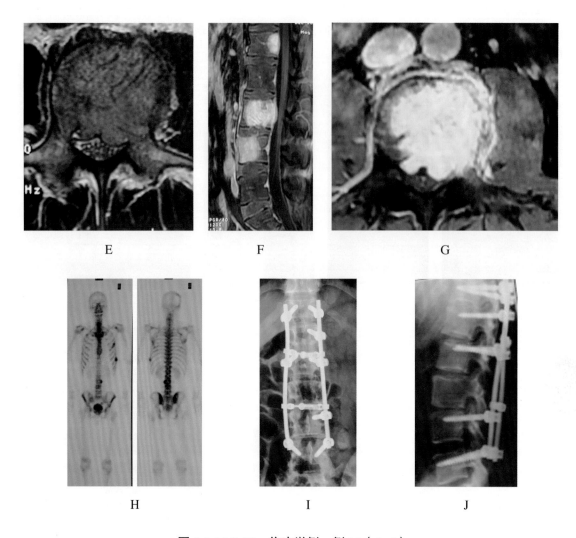

E   F   G

H   I   J

图 6-1-14-2-13　临床举例　例 13（A~J）

A、B. 术前 X 线见腰椎代偿性侧弯；C~G. 术前 MR 见 L_1、L_3、L_4 椎体占位，椎管明显受压，增强后病灶明显强化；H. 骨扫描见相应水平放射性浓聚；I、J. 行腰椎后路减压＋病灶清除＋植骨及内固定术，术后正侧位 X 线片所见

［例 14］图 6-1-14-2-14　男性，29 岁，胸椎动脉瘤样骨囊肿。

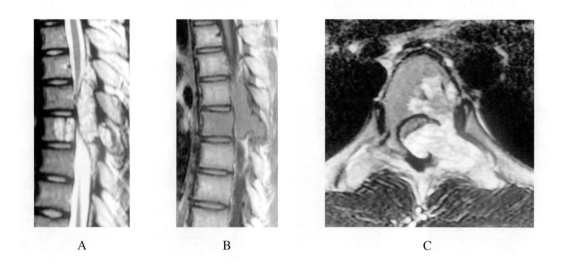

A   B   C

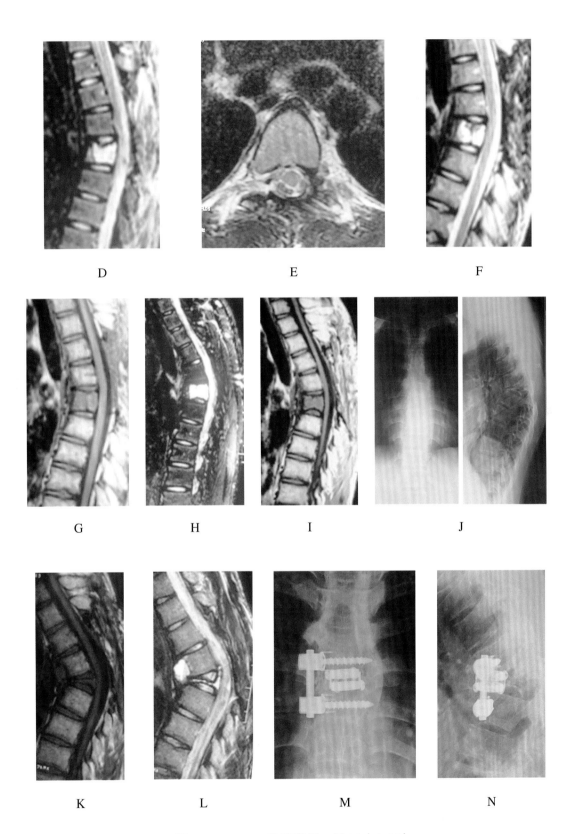

D　　　　　　　　　　　　　E　　　　　　　　　　　　　F

G　　　　　　H　　　　　　I　　　　　　J

K　　　　　　L　　　　　　M　　　　　　N

图 6-1-14-2-14　临床举例　例 14（A~N）

A~C. 四年前发现胸椎占位性变，曾行后路单纯病灶清除减压术，而未行内固定；D、E. 术后三个月 MR 见减压良好；F、G.
术后半年 MR 所见；H、I. 术后 15 个月出现腰痛，MR 见 T_6 椎体轻度压缩骨折；J. 术后二年半腰痛加重，X 线见 T_6 压缩
骨折明显，胸椎后凸畸形；K、L. 术后三年半 MR 显示肿瘤复发，T_6 压缩骨折加重，给予前后联合入路病灶清除 + 减压
+ 植骨及内固定术；M、N. 二次术后 X 线见内固定位置良好

［例15］图 6-1-14-2-15　男性，15岁，因双下肢麻木无力及行走不稳两个月，近一周加剧于2002年入院，经 MR 等检查确诊为 T_4 椎体血管瘤伴脊髓变性及严重型不全瘫行手术治疗，共施术三次。

第一次手术：胸椎后路肿瘤切除＋椎板切除＋椎弓根钉内固定术，术后症状改善。两周后行第二次手术：开胸后行病变椎体切除＋人工椎体植入；术后病情稳定，但神经功能无明显恢复，双下肢仍呈痉挛性瘫痪状。五周后第三次手术；全麻下行侧后方病灶清除＋减压术，切除位于椎管前壁之瘤体组织及广泛减压。术后一个月症状明确改观，三个月后即可步行上学，八年后大学毕业，现已正常工作。

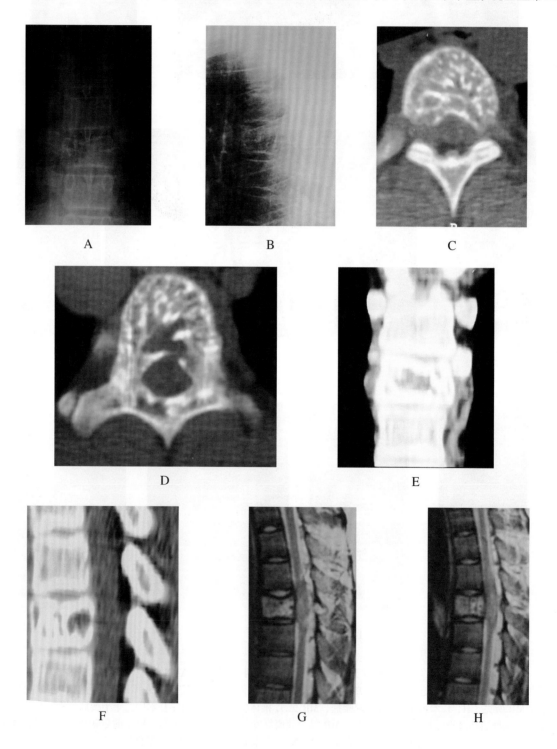

A

B

C

D

E

F

G

H

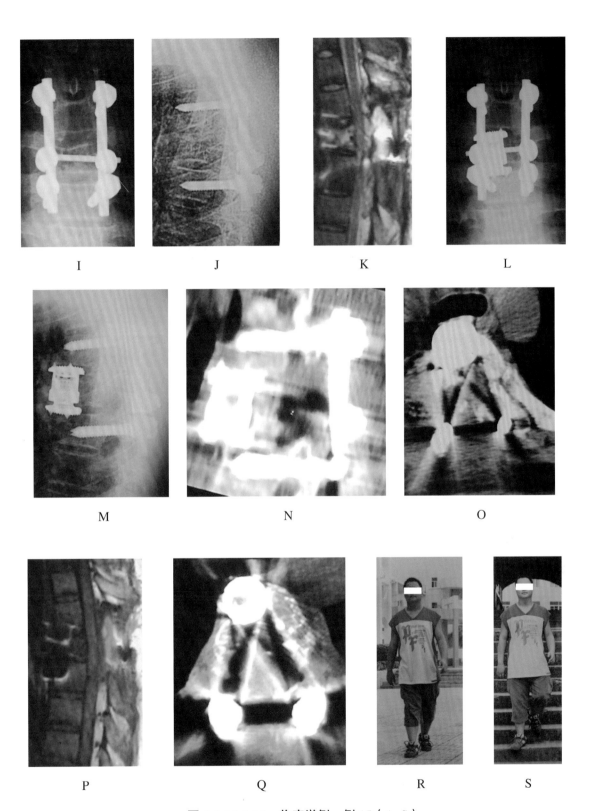

图 6-1-14-2-15 临床举例 例 15（A~S）

A、B.术前正侧位 X 线片；C、D.术前 CT 扫描水平位观；E.CT 扫描冠状面观；F.CT 扫描矢状位观；
G、H.MR 矢状位观，T$_4$ 血管瘤已波及椎管内，胸髓受压；I、J.全麻下行 T$_{3-5}$ 椎弓根钉及椎板切除减压，术后正侧位 X 线片；
K.MR 矢状位显示 T$_4$ 段后方已减压；L、M.第二次手术行前路 T$_4$ 椎体切除＋人工椎体植入＋内固定，术后正侧位 X 线片；
N、O.术后 CT 扫描矢状位及水平位观；P. 术后一年 MR 矢状位显示椎管形态；Q. 三年后 CT 扫描水平位观；
R、S.术后一年步态、行走均恢复正常；八年后大学毕业

［例16］图 6-1-14-2-16　男性，46岁，C₂ 椎体脊索瘤行前后路肿瘤切除＋内固定术。

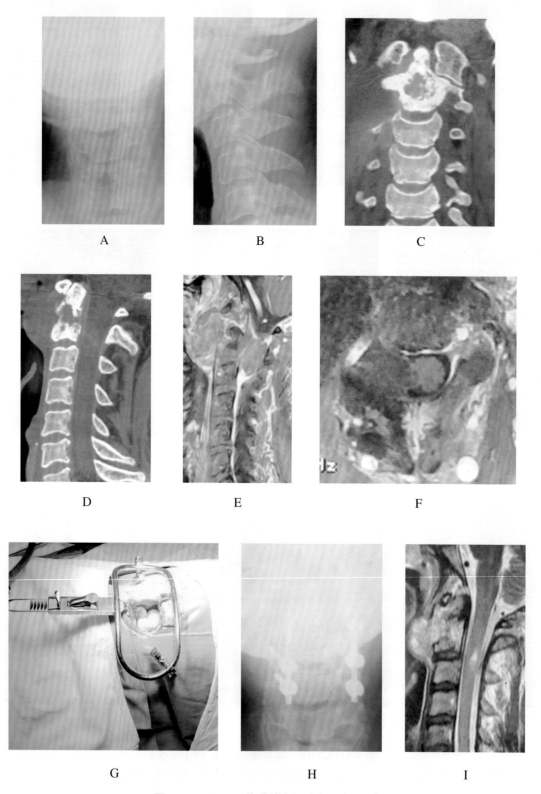

图 6-1-14-2-16　临床举例　例 16（A~I）

A、B. 术前正侧位 X 线片；C、D. 术前 CT 正侧位扫描所见；E、F. 术前 MR 矢状位及水平位显示前方肿瘤已侵及咽后壁，
后方已波及脊髓，对硬膜囊形成压迫征；G. 前路经口肿瘤切除术术中；H. 已行前路经口、后路枕颈入路切除肿瘤＋后
路融合术术后正位 X 线片；I. 术后 MR 矢状位显示肿瘤切除，致压物消失，术后肿瘤病理切片诊断为脊索瘤

［例17］图 6-1-14-2-17　　男性，49岁，因腰背部酸痛伴双下肢麻木无力两年，近两月逐渐加重入院。呈跛行步态，胸椎棘突及棘间 $T_{8\sim12}$ 压痛明显，躯干 T_8 平面以下皮肤浅感觉减退，腹壁浅反射消失，双下肢皮肤浅感觉及温痛觉减退，双下肢各肌肌力 IV 级，肌张力增高。双膝反射及踝反射亢进，踝阵挛阳性。术后病理报告为 T_9 椎体海绵状血管瘤。

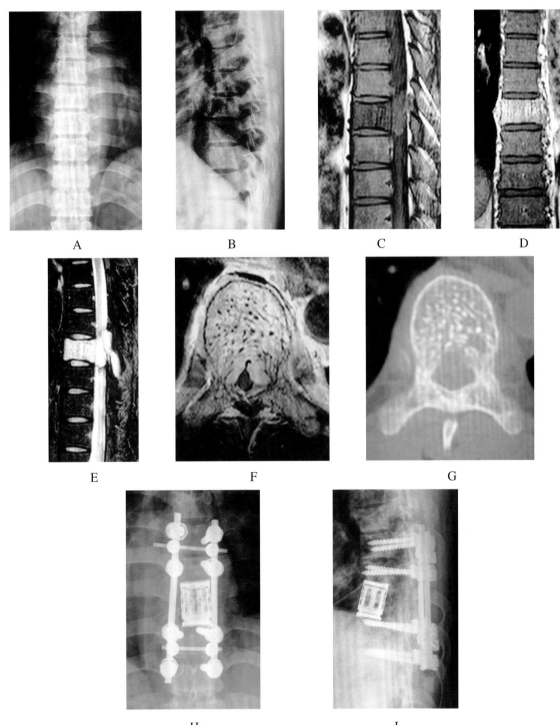

图 6-1-14-2-17　临床举例　例 17（A~I）

A、B. 术前正侧位 X 线片；C、D. CT 扫描显示 T_9 椎体病变；E. MR 矢状位观，见病变已进入椎管并波及后柱；F、G. T_9 椎体 CT 水平位扫描所见；H、I. 先行前路 T_9 病变椎体切除，再行后路 $T_{7\sim11}$ 椎弓根钉固定、椎板切除减压及肿瘤病切除术；术中出血约 4000ml，次日症状明显好转，术后正侧位 X 线片显示椎节概况

三、原发性椎体附件肿瘤基本概念

原发性椎体附件肿瘤相对少见，大多来自椎体肿瘤后期，由椎体肿瘤蔓延而至，尤以转移性肿瘤更为多发。

四、原发性椎体附件肿瘤临床举例

［例1］图 6-1-14-2-18　女性，54岁，C₇ 椎板及侧块骨母细胞瘤。

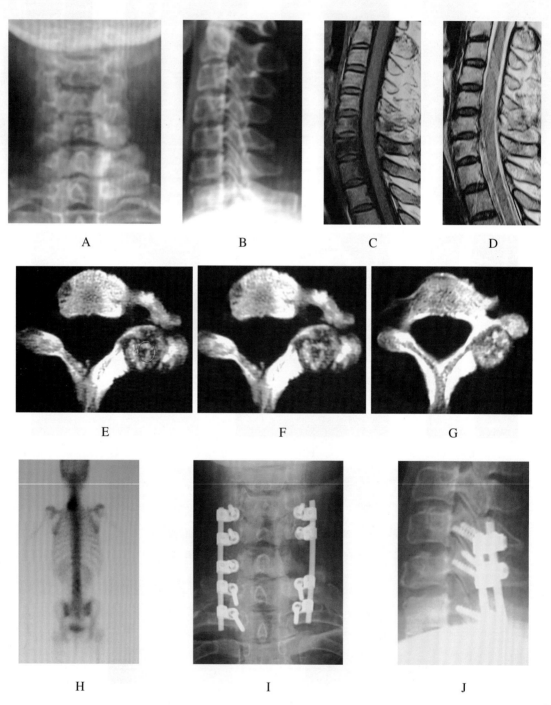

图 6-1-14-2-18　临床举例　例1（A~J）

A、B. 术前 X 线正侧位片；C、D. MR 矢状位观，T_1、T_2 加权；E~G. CT 扫描水平位像，显示左侧椎板及侧块瘤样病变；H. 核素扫描所见；I、J. 颈后路以 C_7 椎节为中心切口，依序将患侧椎板及侧块肿瘤组织切（刮）除，对相邻节段椎管减压，并以侧块螺钉行 C_5~T_2 固定，X 线正侧位片显示内固定良好；术后病理报告为 C_7 侧块及椎板骨母细胞瘤

［例2］图 6-1-14-2-19　女性，30岁，首次在外院因 T$_{11}$ 右侧椎板骨质破坏行减压及病灶切除术，病理报告为"软骨黏液纤维瘤"，一个月后肿瘤复发再次手术，术后病理报告为软骨肉瘤。

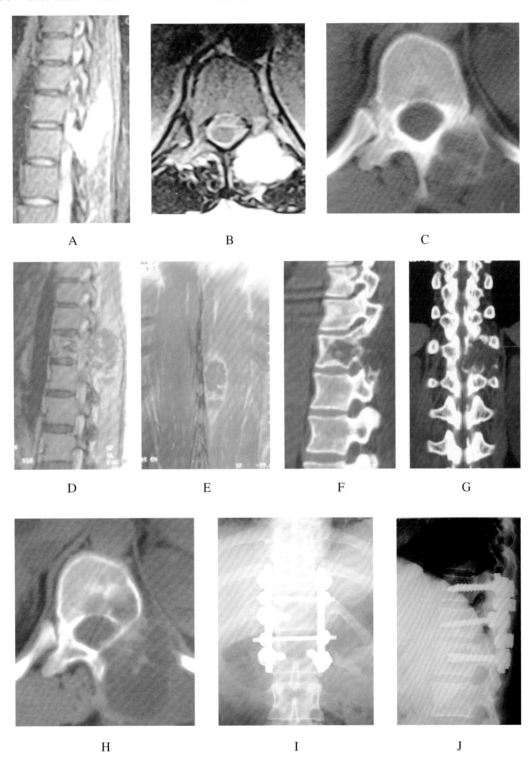

图 6-1-14-2-19　临床举例　例 2（A~J）

A、B. 第一次术前 MR 矢状位及横断面显示 T$_{11}$ 右侧椎板及椎旁占位性病变；C. 第一次术前 CT 横断面；D、E. 第一次术后一个月患者因背部疼痛复查 MR 矢状位及冠状位显示肿瘤复发；F~H. 第二次术前 CT 矢状位、冠状位重建及横断面，显示肿瘤侵犯 T$_{11}$ 椎体及右侧附件；I、J. 二次手术行后路减压、病灶切除及椎弓根螺钉固定术，术后正侧位 X 线片

　　[例3] 图 6-1-14-2-20　男性，25 岁，腰痛伴左下肢放射痛二十天，术后确诊为 L$_5$ 附件及椎体骨母细胞瘤。

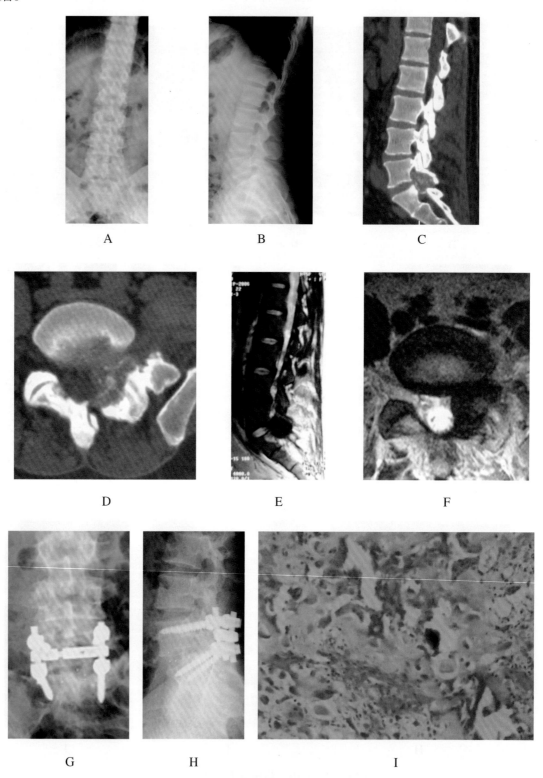

图 6-1-14-2-20　临床举例　例 3（A~I）

　　A、B. 术前 X 线见腰椎代偿性侧弯；C、D. CT 扫描示 L$_5$ 附件及椎体骨质破坏；E、F. MR 示 L$_5$ 病灶侵蚀右侧附件及椎体，L$_5$ 神经根明显受压；G、H. 后路病灶切除＋减压＋植骨及内固定术，术后 X 线正侧位片所见；I. 病理切片显示骨母细胞瘤

第三节 脊柱转移瘤

一、脊柱转移瘤基本概念

脊柱是恶性肿瘤最易发生转移的部位之一，仅次于肺脏和肝脏，居第三位，包括乳腺癌、胃癌、肝癌、直肠癌及前列腺癌等，大多通过血运转移，少数为淋巴结转移，局部蔓延者罕见。

临床上常发现脊柱转移癌为恶性肿瘤的首发症状，而原发灶甚至难以发现。

转移癌的症状主为剧痛，尤以夜晚为重，非用强烈镇痛剂而无法止痛。其次是脊髓或脊神经根受压症状，病理性骨折、脊柱畸形等相对少见。

本病的诊断已无困难，CT、MR 是确诊的主要手段之一，但肿瘤来源确认，则多需手术取材后病理切片判定。

对转移性瘤的处理，由于学科发展及医疗设施和内固定器材的进步，大多取积极手术的态度，尤以引起神经致压症状者；即便是已经全瘫者，为便于护理，亦多采取椎节内固定术处理。

二、脊柱转移瘤临床举例

［例 1］图 6-1-14-3-1 女性，51 岁，T_{10} 椎体转移瘤。

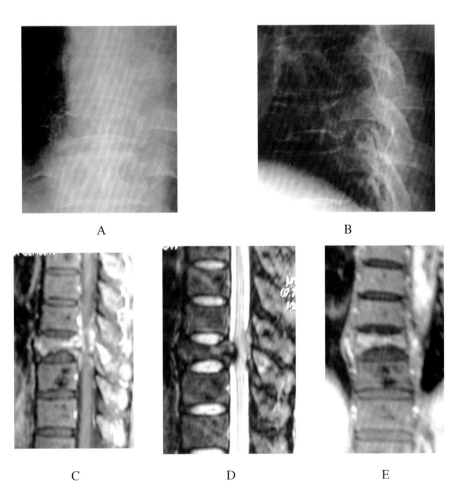

A

B

C

D

E

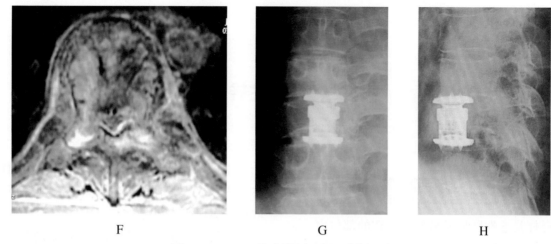

F   G   H

图 6-1-14-3-1 临床举例 例 1（A~H）

A、B.术前正侧位 X 线片，显示椎节压缩 2/5；C~F.MR 矢状位、冠状位及水平位所见，显示椎体压缩 3/5；
G、H.前路切除病变后放置人工椎体＋植骨，正侧位 X 线片显示椎节高度已恢复，原症状明显改善

［例 2］图 6-1-14-3-2 男性，77 岁，脊柱多发性转移瘤。

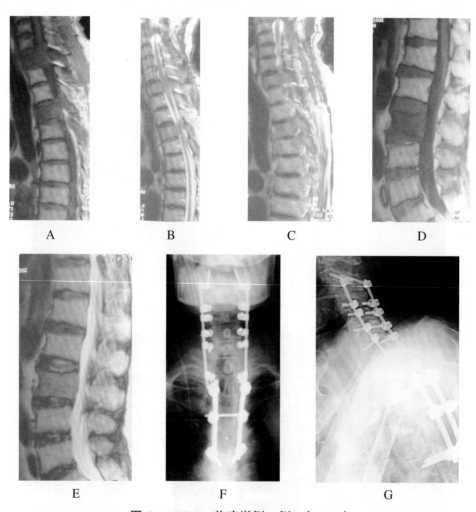

A   B   C   D

E   F   G

图 6-1-14-3-2 临床举例 例 2（A~G）

A~C.术前 MR 矢状位观，显示颈胸节段多椎体病变；D、E.腰椎椎体亦有转移病变；
F、G.颈胸段后路侧块螺钉及椎弓根钉固定＋前路转移瘤切除术

［例 3］图 6-1-14-3-3　女性，66 岁，脊柱胸腰段转移癌（乳腺）。

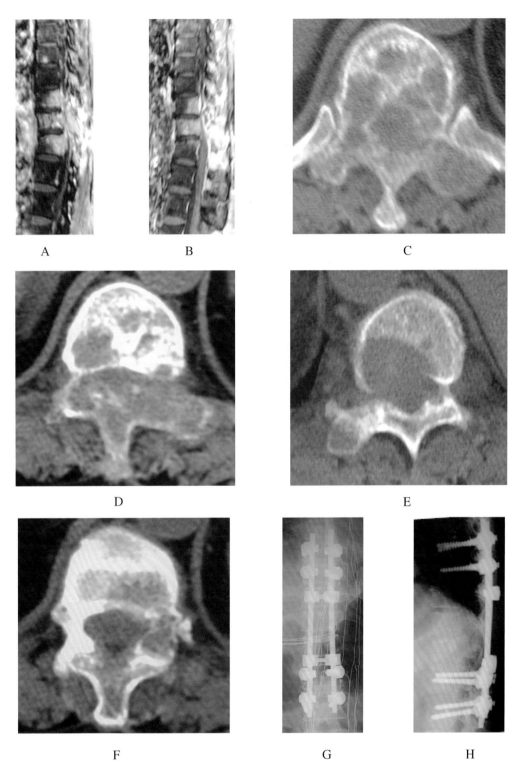

图 6-1-14-3-3　临床举例　例 3（A~H）

A、B. 术前 MR 矢状位观，见 T_{11}~L_1 多发性转移病灶；C~F. CT 水平位观；

G、H. 前路减压及后路椎弓根钉固定后正侧位 X 线片

［例4］图 6-1-14-3-4　男性，54岁，肝癌脊柱转移。

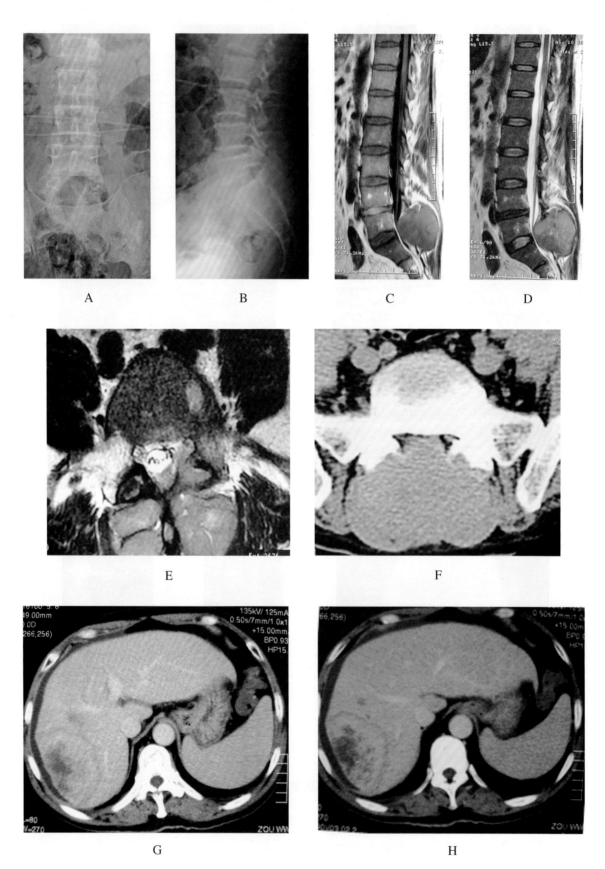

A　　　　　　　　B　　　　　　　　C　　　　　　　　D

E　　　　　　　　　　　　　　　　F

G　　　　　　　　　　　　　　　　H

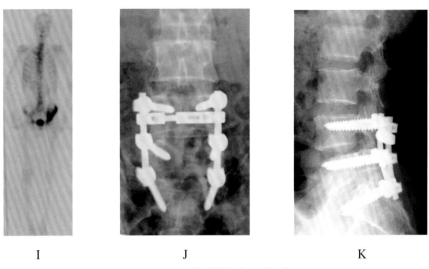

I   J   K

图 6-1-14-3-4　临床举例　例 4（A~K）

A、B. 术前正侧位 X 线片；C~E. 术前 MR 显示 L$_5$、S$_1$ 椎管后方巨大占位性病变；
F. 术前 CT 横断面；G、H. 上腹部 CT 扫描提示原发性肝癌；I. 全身骨扫描提示骨盆及髋臼放射性聚集；
J、K. 行后路减压、肿瘤切除及椎弓根螺钉固定术，术后正侧位 X 线片

［例 5］图 6-1-14-3-5　男性，65 岁，胃癌术后八年 T$_7$ 椎体转移瘤。

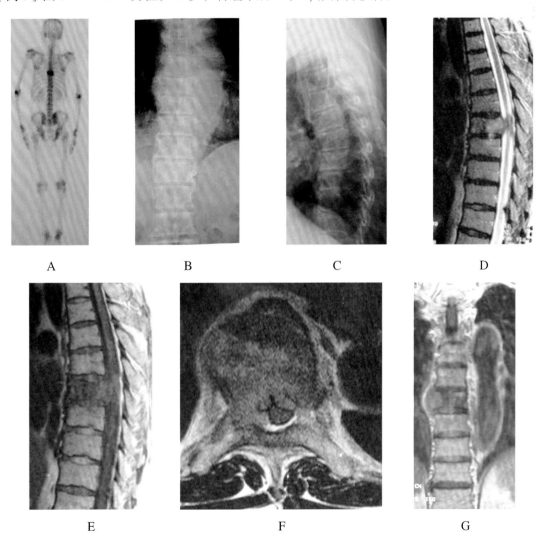

A   B   C   D

E   F   G

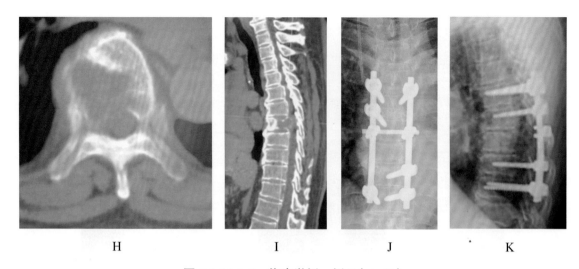

H   I   J   K

图 6-1-14-3-5　临床举例　例 5（A~K）

A. 术前骨扫描检查显示 T_7 水平放射性浓聚；B、C. 术前 X 线正侧位片；D~G. 术前 MR T_1、T_2 加权及横断面片显示肿瘤侵蚀椎体，椎管受压；H、I. CT 横断面及三维重建显示椎体骨质破坏明显；
J、K. 后路肿瘤切除 + 减压 + 植骨及内固定术，术后 X 线正侧位观

［例 6］图 6-1-14-3-6　女性，58 岁，C_2 椎体转移性肿瘤伴颈椎病及四肢不全瘫和颈部剧痛行颈椎肿瘤及髓核切除 + 内固定 + 肿瘤切除 + 侧块螺钉固定 + 钛网固定植骨术。

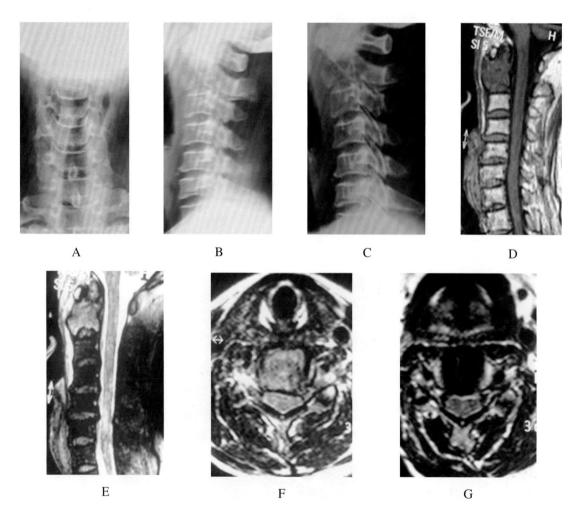

A   B   C   D

E   F   G

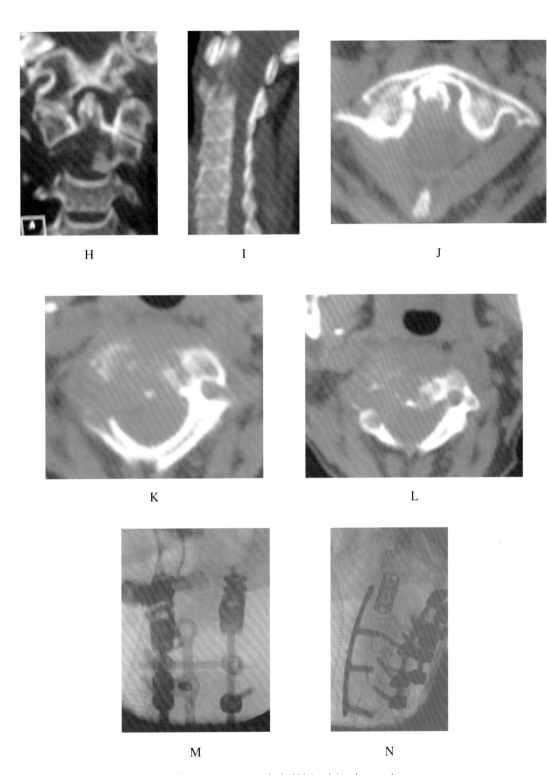

H I J

K L

M N

图 6-1-14-3-6 临床举例 例 6（A~N）

A、B. 术前正侧位 X 线片；C. 术前屈颈侧位片，显示 C_2 椎体破坏状；D~G. 术前 MR 矢状位及水平位，显示 C_2 椎体肿瘤
范围，伴多节段颈椎病；H~L. 术前 CT 冠状位、矢状位及水平位扫描，显示肿瘤部位及范围，寰 – 枢椎呈半脱位状态；M、N.
先行后路枕颈固定＋适度撑开＋植骨；再行前路颈椎髓核切除+Cage 植入，保护下方术野后再切除 C_2 椎体，并刮除侧
块及右侧后弓内肿瘤组织，再植入钛网（＋碎骨块），最后放置钛板固定钛网及 Cage，术毕正侧位 X 线透视显示对位满意，
术后颈痛消失，四肢不全瘫痪症状明显改善，病理诊断：转移性腺癌

（陈德玉 陈宇 郭永飞 赵杰 林研 刘忠汉 赵定麟）

参 考 文 献

1. 饶书诚, 宋跃明. 脊柱外科手术学(第三版). 北京: 人民卫生出版社, 2006

2. 于彬, 倪春鸿. 胸椎海绵状血管瘤一例[J]. 中国骨与关节损伤杂志, 2007, 22 (8)

3. 赵定麟, 王义生. 疑难骨科学. 北京: 科学技术文献出版社, 2008

4. 赵定麟. 现代骨科学. 北京: 科学出版社, 2004

5. 周强, 陈德玉, 史建刚等. 髓外硬膜下肿瘤的手术治疗与临床效果 [J]. 中国矫形外科杂志, 2009, 17 (7)

6. Bostroem A, Hans FJ, Moeller-Hartmann W. Spontaneous vertebral arteriovenous fistula simulating a cervical spine tumour. Minim Invasive Neurosurg. 2008 Feb; 51 (1): 54-6.

7. Eleraky M, Setzer M, Vrionis FD. Posterior transpedicular corpectomy for malignant cervical spine tumors. Eur Spine J. 2010 Feb; 19 (2): 257-62. Epub 2009 Oct 13.

8. Fehlings MG, Chua SY Editorial: Spinal cord tumor research. J Neurosurg Spine. 2010 Feb; 12 (2): 115-6; discussion 116.

9. Jin-Tang Wang, Xiao-Wei Zhang, Shu-Ming Li. Surgical treatment of cervical bone tumors. SICOT Shanghai Congress 2007

10. Jin-Tang Wang, Xiao-Wei Zhang, Shu-Ming Li, etal. Surgical treatment of cervical bone tumors. SICOT Shanghai Congress 2007

11. Meyer SA, Singh H, Jenkins AL. Surgical treatment of metastatic spinal tumors. Mt Sinai J Med. 2010 Jan; 77 (1): 124-9.

12. Raco A, Piccirilli M, Landi A. High-grade intramedullary astrocytomas: 30 years' experience at the Neurosurgery Department of the University of Rome "Sapienza". J Neurosurg Spine. 2010 Feb; 12 (2): 144-53.

第十五章　骶骨肿瘤

原发性骶骨肿瘤占骨肿瘤总数的1%左右，包括良性及原发性恶性肿瘤，常见的为脊索瘤、骨巨细胞瘤、软骨肉瘤等。由于部位深在，四周解剖关系复杂，骶骨前方有直肠及膀胱，如果肿瘤位置高些，更有肠腔脏器存在，早期不易发觉，一旦有症状出现，肿瘤往往已很大，骨质破坏已很明显，增加了手术治疗难度。

第一节　骶骨脊索瘤

一、骶骨脊索瘤概述与病因

脊索瘤（Chordoma）是一种起源于胚胎残余脊索组织的原发性恶性骨肿瘤。脊髓瘤多见于男性，男：女约为2∶1，发病年龄主要在50~70岁。脊索瘤主要分布在中轴骨的头末端，约50%发生在骶尾部、30%在颅骨斜坡、20%分布在颈、胸、腰椎，极少见于中轴骨骼系统以外。

在胚胎发育过程中，由中胚层发生的脊索，最早是由原条头端的细胞团增生形成，后沿胚胎中轴生长成柱状的细胞团，上起自颅颊，下终于尾端。在胚胎第四周时，它位于神经管和原肠之间。不久，它与神经管一起形成原始脊柱，并逐渐呈软骨化和骨化。脊索组织也随之退化和消失，只有一小部分脊索组织的遗迹，以髓核形式存留下来。但在胚胎发育过程中，脊索组织仍可能残留或迷走，通常残存于体轴的两端，即颅底蝶骨、枕骨部和骶尾部。脊索瘤就是这些残留或异位的脊索组织发生的，并有恶变倾向。其特点是以局部骨性破坏为主，晚期可发生远处转移。约有10%的脊索瘤发生转移。

二、骶骨脊索瘤病理

（一）肉眼观

大体观为质软、凝胶状肿瘤，呈灰白色，有时瘤体很大，表面为高低起伏的形状，肿瘤呈明显的分叶现象。有不完整的假包膜，包膜很薄，紧贴于瘤体上。切面可见肿瘤组织为灰白色的胶状物，出血后可表现为暗红色，形成坏死区。部分区域可发生液化、囊性变和钙化。钙化越多，肿瘤的恶性倾向也越大。

（二）镜下观

镜检下可见大小不等、形状各异的上皮样细胞，排列成束状或成片状，细胞间为黏液基质。大的瘤细胞的胞质内含有大量的空泡，这些大细胞多位于瘤小叶的中央，有时细胞的大空泡胀破或将胞核推到外围，形成印戒状空泡细胞。分化较差的脊索瘤，瘤细胞排列紧密，细胞体积较小，边缘清晰，细胞内外的黏液成分较少；小的细胞呈梭形或多边形，空泡较小，核和核仁清晰，若用特殊的染色法，可显示细胞内的空泡为黏液蛋白。凡肿瘤富含黏液者；其恶性程度一般较低，核分裂较少见。当肿瘤呈高度恶性时，常可见到核分裂象，有时尚可见骨和软骨小岛，甚至出现骨肉瘤或纤维肉瘤的结节，故不能混淆，应予以鉴别。

三、骶骨脊索瘤临床表现

脊索瘤发病缓慢，隐袭性进展，常在发病后数年，病情已转入中、晚期才开始出现症状。

位于骶尾部者，多表现为腰骶部疼痛，疼痛性质为钝痛，部分病例有一侧或双侧下肢放射痛，但极少有感觉运动障碍。初起时不严重，以后出现腰腿痛，随着肿瘤的增大，可在盆腔内或腹膜后形成巨大肿块，肿瘤向前生长，可压迫直肠、膀胱或其他脏器，可引起直肠和膀胱压迫症状，可误诊为直肠炎和膀胱炎。

脊索瘤若波及或压迫骶神经，可出现大小便困难或失禁。由于骶尾部脊索瘤向前发展多于向后生长，所以在骶骨后的肿块不太明显。查体可发现骶后叩击痛、压痛、局部隆起或肿块突起，骶神经分布区感觉减退、肌力减弱、肛门括约肌松弛。肛指检查时，可扪及巨大肿块，位于直肠后壁，质硬，表面光滑，基底宽而固定，有压痛。

四、骶骨脊索瘤辅助检查

（一）X线表现

在早期，骨膨胀明显，骨内正常结构改变，呈磨砂玻璃样阴影。但由于肠腔内气体存在，有时在X线正位片上很难判辨。晚期时，表现为广泛性溶骨性破坏，并在骨病灶周围可见大而边缘清楚的软组织肿块阴影，肿块内可见残存的骨片或钙化斑。如果仅见到溶骨性破坏而未见到肿块内骨片或钙化斑，很难肯定是骶骨脊索瘤。为获得清晰度较好的X线片，在摄片前应做清洁灌肠，有助于确定肿瘤的范围、部位及与脏器的关系。

（二）CT与MR检查

对骶骨肿瘤的大小，侵犯椎节的范围及与神经根的关系，同周围组织、血管、坐骨神经的关系等辨别较清楚。尤其MR检查能辨清肿瘤在骶骨上向前生长还是向后生长，有否压迫直肠、膀胱等，肿瘤向软组织侵犯情况。摸清这些情况，对于手术前准备，确定手术方案有较大意义。CT上脊索瘤表现出与肌肉相似的密度。MR检查显示脊索瘤呈膨胀性改变，局部见一软组织肿块影，边缘清楚，可累及多个椎体和附件，脊柱旁见软组织影。病灶T_1加权呈低信号，T_2加权呈不均匀高信号，肿瘤内见散在片状T_1低信号、T_2低信号钙化影，增强后强化明显，常呈不均匀强化，死骨及钙化部分无信号（图6-1-15-1-1）。

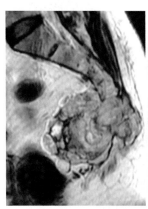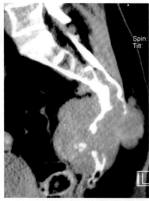

A	B

图6-1-15-1-1　临床举例　骶骨脊索瘤（A、B）
A. MR T_2加权矢状位所见；B. CT矢状位重建所见

（三）实验室检查

血常规有时可见血色素偏低，呈贫血貌，白细胞有轻度升高。

五、骶骨脊索瘤诊断与鉴别诊断

本病好发于50~70岁，多位于骶椎及颅底蝶骨，发病缓慢，腰骶部疼痛，可引起直肠和膀胱压迫症状。查体可发现骶后叩击痛、压痛、局部隆起或肿块突起、骶神经分布区感觉减退、肌力减弱、肛门括约肌松弛。肛指检查时，可扪及巨大肿块。结合影像学检查有助于诊断本病。鉴别诊断：

（一）骨巨细胞瘤

20~40 岁为多见，更有年轻者出现。好发于骨骺端，类似于脊索瘤的部位。X 线片为一膨胀性骨破坏。在年轻人患者易于鉴别，以骨巨细胞瘤可能性大。但在 40 岁以上甚至 50 岁以上患者，以脊索瘤的可能大。当然也不能排除骨巨细胞瘤，需在手术中或术后病理检查鉴别。

（二）软骨肉瘤

为一恶性程度高于脊索瘤，病情发展较快的肿瘤。好发年龄大致与脊索瘤相同。X 线片为一密度减低的阴影，病灶中有斑点或块状钙化点，肿瘤生长过程中，周围皮质骨膨胀变薄，但很少有皮质骨穿破现象，有时不易鉴别，需依赖病理检查。

六、骶骨脊索瘤治疗

（一）概述

脊索瘤的治疗手段主要包括放疗、化疗和手术治疗。大剂量的放疗虽然能治疗颅骨斜坡脊索瘤，但骶尾部脊索瘤往往很大且敏感性差，放射治疗难以奏效。因此，常采用手术切除与术后放射治疗结合。骶骨脊索瘤的手术切除，因解剖复杂，肿瘤很大，与盆腔脏器及大血管广泛粘连，手术比较困难，所以手术也带有一定的危险性。

（二）手术治疗

【肿瘤内刮除】

能部分刮除肿瘤组织，但残留瘤体常可迅速复发或远处转移

【根治性肿瘤切除术】

较刮除术彻底，是根治骶骨脊索瘤的理想方法。但由于脊索瘤所在部位毗邻颅脑、脊髓或神经根，手术时很难彻底根除肿瘤。位于 S_{2-3} 以下者，宜从 S_2 以下行骶骨大部分截除 en-bloc 整块切除术，位于 S_{1-2} 者，宜做骶骨次全截除或骶骨全截除术。术后应行骨盆稳定性重建。

（三）放射治疗

术后可局部辅助放疗，剂量 50Gy 左右，发现复发后应再手术切除，以提高疗效。

第二节　骶骨骨巨细胞瘤

骶骨骨巨细胞瘤（Giant Cell Tumor）相对比较多见。

一、骶骨巨细胞瘤临床表现

一侧下肢或两下肢酸痛，伴会阴部剧痛，进行性加重，大小便失控，行走困难、好发于 40 岁以下的年龄。

二、骶骨巨细胞瘤影像学检查

（一）X 线片

示骶椎广泛性溶骨性破坏。以骶椎近端多见，骶尾部或尾部少见。破坏灶偏于一侧或另一侧稍有受累。

（二）CT

显示破坏灶所在一侧为严重，并可显示肿瘤与邻近组织的关系。

（三）MR

示骶骨骨巨细胞瘤范围和部位，明确上界、下界与正常组织情况，由于部分骶骨骨巨细胞瘤侵入髂骨及第 5 腰椎：应注意马尾受压情况（图 6-1-15-2-1）。

三、骶骨骨巨细胞瘤治疗

骶骨骨巨细胞瘤治疗与骶骨脊索瘤大致相同，一般分以下几种方法。

（一）骶骨骨巨细胞瘤刮除术

只能把瘤体局部刮除，出血多、在很短时间内复发，由于出血。手术野不清晰、容易损伤神经等组织。

（二）骶骨骨巨细胞瘤肿瘤切除术

把肿瘤彻底刮除后，可用氯化锌烧灼瘤壁，使残余瘤体不易复发。但只能适用于较小的或早期的骨巨细胞瘤。巨大的骨巨细胞瘤或瘤体侵及软组织、皮质骨已破坏者不能用氯化锌烧灼，因骶神经或骶丛可能遭受损伤。

（三）骶骨骨巨细胞瘤肿瘤根治切除术

破坏严重的骶骨骨巨细胞瘤，为了根治肿瘤，手术分两步操作，先结扎髂内动脉，以减少术中出血。俯卧位或半俯卧位截除骶骨上界及下界，如果累及第 5 腰椎，做部分截除，取髂骨条植入于腰椎与髂骨之间，以维持负重稳定作用，并行骨盆稳定性重建。骶骨骨巨细胞瘤手术，一般输血 800~1200ml。

（四）骶骨骨巨细胞瘤人工骶椎置换术

采取先做腹膜外两侧髂内动脉结扎和骶前分离，再于后方做"U"形切口作骶骨肿瘤分块切除，安置人工骶椎；术中保护好骶神经。

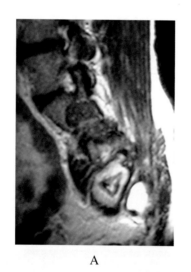 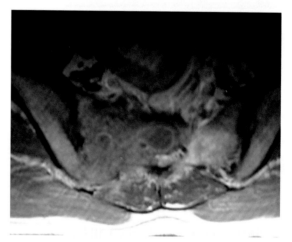

A   B

图 6-1-15-2-1　临床举例　骶骨骨巨细胞瘤（A、B）
A. MR 矢状位所见；B. MR 横断位所见

第三节 骶骨肿瘤外科治疗

一、骶骨肿瘤术前准备

（一）一般准备

1. 改善全身情况，对有明显贫血和全身情况差者，术前酌情补液和输血；

2. 术前 3d 开始进无渣饮食，口服泻药；

3. 术前 1d 开始用抗生素准备肠道，术前 1d 下午清洁灌肠；

4. 术日晨安置尿管和肛管。

（二）数字减影血管造影 (Digital Subtraction Angiography，DSA)

DSA 血管介入治疗在骶椎肿瘤中应用较为广泛。其主要意义在于：

1. 了解肿瘤血供情况，为设计手术方案提供依据，同时有助于进一步协助诊断；

2. 介入治疗：DSA 对肿瘤供血血管可做到超选水平，可清晰显示肿瘤供血血管。一般于术前 1~3d 进行血管栓塞。栓塞与手术时间间隔过长，可导致肿瘤供血血管侧支循环的形成，从而影响栓塞效果。栓塞剂一般选用中期栓塞剂，如吸收性明胶海绵（图 6-1-15-3-1）。

二、骶骨肿瘤前后联合入路途径

（一）前路手术途径

【体位】

平卧位，骶下垫枕。取经下腹旁正中切口或倒"八"字切口。一般不用经腹腔切口，可避免肿瘤向腹腔蔓延。

【显露途径】

旁正中切口为切开腹直肌前鞘，术者再用手指包以湿纱垫沿腹膜表面向外侧分离，直达外侧腹膜反折处；倒"八"字切口逐层切开皮肤、皮下组织、腹外斜肌、腹内斜肌和腹横肌，均将腹膜内脏器向中线牵开。可见骶骨前上方，输尿管跨过髂总动脉，慎勿损伤。结扎双侧或单侧髂内动脉，从腹膜后向下游离到肿瘤前方，结扎骶中动、静脉，切除 L_5 椎间盘，直达后纵韧带。沿肿瘤包膜分离肿瘤，松解粘连，结扎肿瘤供血血管，并行肿瘤切除。

（二）后路手术途径

【体位】

患者由平卧位改成侧卧或俯卧位。在骶后，由 L_3 棘突到尾骨尖中线上，以病变为中心，做足够长度的 I 形或 X 形切口。

【显露途径】

切开皮肤、皮下组织、臀大肌和耻骨肌附着于骶骨后侧，将肌肉向两侧行骨膜下剥离，显露骶骨后面。切除髂后上、下棘和部分髂骨，可显露骶髂关节。

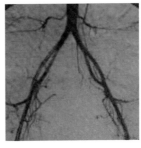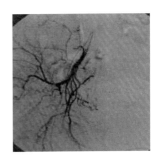

| A | B |

图 6-1-15-3-1 临床举例 血管造影（A、B）

A. 显示双侧髂内动脉；

B. 同前，显示右侧髂内动脉栓塞（自邵增务）

三、骶骨肿瘤外科治疗策略

骶骨肿瘤手术切除难度大，主要原因：骶骨周围毗邻关系复杂，大血管多，损伤易导致大出血，同时骶骨肿瘤血循环丰富，术中出血多，因此即使手术也往往不能做到整体切除；骶椎与两侧髂骨相连，支撑躯干，骶骨全切除术后骨盆难以支持体重，而骶骨的重建困难。

从解剖来看骶骨肿瘤可分高位（位于 S_2 以上）和低位（位于 S_3 及以下）。由于 S_{1-3} 神经参与坐骨神经的组成和括约肌的支配，若手术损伤，会带来下肢和膀胱、直肠功能障碍。因此，高位骶骨肿瘤尽量应于手术中保留神经根。低位骶骨肿瘤则可避免在手术中损伤 S_{1-3} 神经根。累及骶骨近端和全骶骨的肿瘤切除的手术入路需前后联合入路。目前临床上最常用的手术入路为 Stener 于 1978 年提出的骶骨根治术的手术入路。Stener 已经证实，仅保留一侧骶神经根就能维持直肠和膀胱功能。手术中必须坚持肿瘤外科的原则，不应单纯地为了保留骶神经功能而仅行囊内切除手术，导致肿瘤术后复发。这样必然会影响下肢和膀胱、直肠括约肌功能，造成大小便失禁、鞍区麻痹、臀部与足部肌力减弱、感觉减退。个别病例需做永久性结肠造瘘。

四、与手术相关的问题

（一）手术范围的选择

应根据肿瘤的累及部位而定，对于比较局限的良性肿瘤或低度恶性肿瘤并放、化疗敏感，可行骶骨肿瘤的局部切除术；对于 S_{2-3} 以下的肿瘤，可行经 S_{2-3} 椎骨间骶骨大部切除术；对于骶骨原发高度恶性肿瘤可经 L_5~S_1 行骶骨全切除术，并行骨盆稳定性重建术；对于 S_{2-3} 椎骨的恶性肿瘤可行经 S_1 或 S_{1-2} 之间的肿瘤切除术。

（二）入路选择

应根据肿瘤累及范围和手术方式：若肿瘤位于 S_{2-3} 以下，行经 S_{2-3} 椎骨间骶骨大部切除术，则只采用后入路手术；若肿瘤累及近端两个节段或全骶骨就需行前后联合入路。这种入路首先为 McGarty 等报告，用以治疗脊索瘤。

（三）骶骨肿瘤的手术切除

国外学者多主张从健康组织连同骶神经一起切除骶骨肿瘤，但术后残留病人大小便失禁，双下肢不能行走，造成残废和工作生活上的困难。Wuisman 等报道九例骶骨原发性肿瘤行全骶骨切除术病人，其中骨肉瘤一例，骨巨细胞瘤二例，软骨肉瘤二例，软骨瘤四例，手术三例经 L_5 平面切除，六例经 L_5~S_1 平面切除，术后均行骨盆重建，其中六例患者平均随访 73 个月无复发或转移。但由于均切除了所有骶神经，所有患者均有严重的膀胱、直肠及性功能障碍，同时下肢运动功能严重受损，患者足背伸无力、臀肌功能障碍。国内切除骶骨肿瘤多尽量保存骶神经，这虽可能导致不够彻底，但可保留大小便功能，使患者恢复正常工作与学习。

（四）稳定性重建

【概述】

Grunterberg 等认为，骶骨切除 S_2 以下，将丢失骨盆承重力的 30%，而 S_1 切除则失去骨盆承重力的 50%。骶骨重建术应用于骶骨全切除及仅保留 S_1 椎上半或 S_1 椎一侧侧块的骶骨切除术后（图 6-1-15-3-2）。

【自体或骨库异体骨移植】

一般采用异体股骨、胫骨或肱骨的一长段，横置于 L_5 椎体的下方支撑 L_5 椎体，两端与髂骨相连，使之骨性愈合。

【Galveston 技术与植骨】

Galveston 技术原先用于治疗儿童神经肌肉性脊柱侧弯的骨盆倾斜问题。当骶骨结构力量不足时，能获得良好的固定。手术将两根 Lugue 棒和钢丝固定 L_{3-5} 的椎板，棒的下端分别折弯插入其左右侧髂骨内。在两髂骨间再植长段异体与自体骨。Galveston 改良技术用 Cotrel-Dubousset 棒替代 Lugue 棒。CD 棒的椎弓根钉和钩可替代

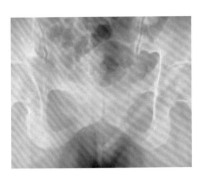
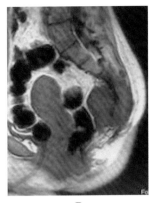

图 6-1-15-3-2 临床举例 S₄脊索瘤，肿瘤切除后无需行重建术（A、B）
A. X 线正位片；B. MR 矢状位（自邵增务）

椎板下穿钢丝固定，以增加从腰椎获得力量的可能性。

【大块髂骨植骨与钛板固定】

截取自体髂骨（3~5）cm×（5~6）cm 移植于第 5 腰椎下缘，并在植骨块背侧用两条弧形钢板，用钢丝和螺钉固定于双侧髂骨翼及第 5 腰椎椎体上。McCord 等检测了十种不同的腰骶内固定系统，证实经髂骨棒或螺钉具有最强的抗负荷能力。笔者曾行 37 例骶骨肿瘤切除，S₁ 及 S₁ 以下切除者均采用 TSRH 技术行骨盆稳定性重建，术中沿双侧髂后上棘沿髂骨翼方向植入椎弓根螺钉，通过两根钛棒与螺钉及横连接予以下腰椎骨盆内固定重建术。笔者认为相对于 Galveston 技术的长髂骨棒，TSRH 技术调节灵活，安装方便，既降低了弯棒的难度又便于手术时内固定的连接，缩短了手术时间，同时螺纹的抗拉力较强。

【其他】

包括骶骨螺钉固定及髂骨棒或螺钉及金属或高分子塑料骶骨假体置换等，均可酌情选择。

（林在俊 肖建如）

第四节 高位骶骨肿瘤切除后稳定性重建

研究发现，在 S₁ 至 S₂ 之间切除部分骶骨，骨盆环强度降低 30%，在骶岬下 1cm 处切除则降低 50%。多数学者认为，经 S₂ 以下切除部分骶骨的患者骶髂关节破坏不大，不必重建，而全骶骨切除会造成骶髂关节面完全破坏，应当进行重建（图 6-1-15-4-1）。

一、ISOLA钉棒系统固定

选择性将骶骨钉植入 S₁ 椎体，若骶骨切除较多、无法植钉者，下方将钉植入双侧髂骨，上方将钉植入 L₄ 和 L₅ 椎弓根，连接金属棒，病灶及骶髂关节处采用自体髂骨或混合人工骨进行大量植骨，重建骶骨及骨盆环的稳定性。

髂骨钉棒系统具有最强的抗负荷能力。这样患者可以早期佩戴支具下床活动，没有由于脊柱不稳而产生的神经根症状。但是，该手术也存在许多并发症，由于骶骨肿瘤切除后，留有很大空腔，表面缺乏肌肉层覆盖，再加上局部血循环较差，空腔易出现积液，植骨容易出现不愈合，甚

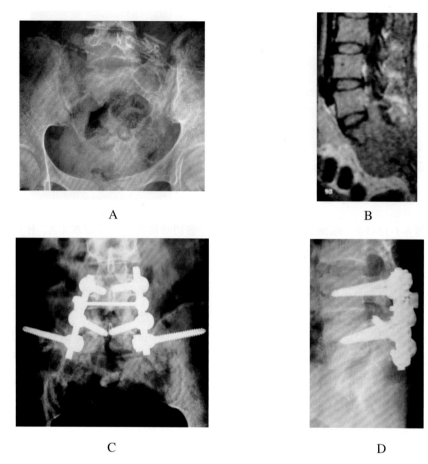

图 6-1-15-4-1　临床举例　S_1 巨大脊索瘤切除后重建术（A~D）

A、B.X 线正位及 MR 矢状位显示脊索瘤之部位及范围；

C、D. 为术后 X 线正侧位片,显示 L_5 椎体下缘与两骶髂关节之间植骨及双侧 $L_{4,5}$ 经椎弓根及髂骨后翼固定（自邵增务）

至感染。若一旦出现感染，内固定器械就必须立即取出，否则可能出现严重后果。

二、改良的Galveston 技术

　　Galveston 技术是将两根 L 形棒固定在 L_{3-5} 椎体的两侧，棒的远端经弯棒塑形后，从髂后上嵴插入髂骨的两层皮质之间，棒之间另加有两三个横连杆。现多用椎弓根螺钉来进行固定，为防止出现"翻书现象"，在两侧髂骨间水平放置一根骶骨棒，并在髂骨间植入异体骨以促进愈合。

　　与以前的重建技术相比，该技术的强度和稳定性大为改善，是目前大多数患者通常采用的重建方式。但由于承重时全部负荷通过棒传递至骨盆棒上会产生过度的应力集中，也可能出现断棒现象。

三、骶骨前后路联合重建

　　由前后两部分组成，后面使用改良的 Galveston 技术，前面部分是在 L_5 椎体下放置一个充填有同种异体骨和有机骨基质的钛笼网，再将一个骶骨棒穿过网笼后固定在双侧髂骨上，这样在前面也对腰椎形成一个支撑。生物力学实验表明这种重建方式在承重时未见局部的过度应力集中，发生损坏和松动的风险相对较低。

四、骶骨定制型假体重建

　　适应于连带部分髂骨的全骶骨切除患者。

依据 1mm 薄层 CT 图像，在计算机辅助下重现仿真三维骨盆模型，按模型设计假体而进行重建。目前定制型假体重建报道不多，还缺乏大样本、长期随访的结果。另外这种方式在操作上的缺点是术中无法对假体进行调整，且费用昂贵。

五、骶骨异体骨重建

骶骨切除后，测量两骶髂关节髂骨面间的距离，取一冷冻干燥的异体胫骨或股骨中段，根据所测长度进行修整，异体骨两端修成斜面。用一骶骨棒穿过两侧髂骨及异体骨髓腔，固定异体骨于 L_5 椎体下，骶骨棒以两端露出髂骨 1.5~2cm 为宜。之后，在骶骨棒两端，以张力带钢丝八字形固定骶骨棒，使异体骨与两侧髂骨紧密接触，并与 L_5 椎体下面接触。

六、术式的优点

1. 节省时间，减少出血，有利患者恢复；

2. 因内植物较少，术后感染率下降；

3. 冷干骨段与 L_5 椎体下面接触，既恢复了骨盆环，同时又可使身体重力沿腰、冻干骨及骶骨棒传至骨盆；骶骨棒在初期维持了骨盆的稳定，类似髓内钉的作用，最终冻干异体骨可成为具有生物活性的骨，由简单的机械固定变成生物固定，更接近生理状态；

4. 减少患者的费用。

但冻干骨与自体骨间的愈合是一种缓慢的爬行替代的过程，有时会发生病理性骨折，而且有些患者会对异体骨产生一定的排斥反应。

（邵增务　张志才）

参 考 文 献

1. Atalay B, Caner H, Yilmaz C, Altinors N. Sacral kyphoplasty for relieving pain caused by sacral hemangioma. Spinal Cord. 2006 Mar;44(3):196-9.

2. Balasubramanian C, Rajaraman G, Singh CS, Baliga DK. Benign fibrous histiocytoma of the sacrum--diagnostic difficulties facing this rare bone tumor. Pediatr Neurosurg. 2005 Sep-Oct;41(5):253-7.

3. Bandyopadhyay A, Goswami BK, Pramanik R. Cytopathological dilemma of anaplastic sacral chordoma with radiological and histological corroboration. Turk Patoloji Derg. 2011 May;27(2):157-60.

4. Behaeghe M, Denis A, Jans L. Sacral chordoma. JBR-BTR. 2013 Jan-Feb;96(1):51.

5. Chaudhary P, Khadim H, Gajra A. Bisphosphonate therapy is effective in the treatment of sacral giant cell tumor. Onkologie. 2011;34(12):702-4.

6. Chugh R, Tawbi H, Lucas DR, Biermann JS, Schuetze SM, Baker LH. Chordoma: the nonsarcoma primary bone tumor. Oncologist. 2007 Nov;12(11):1344-50.

7. Clarke MJ, Hsu W, Suk I. Three-level en bloc spondylectomy for chordoma. Neurosurgery. 2011 Jun;68(2 Suppl Operative):325-33.

8. Collins GR, Essary L, Strauss J. Incidentally discovered distant cutaneous metastasis of sacral chordoma: a case with variation in S100 protein expression (compared to the primary tumor) and review of the literature. J Cutan Pathol. 2012 Jun;39(6):637-43.

9. De Freitas RM, de Menezes MR, Cerri GG, Gangi A. Sclerotic vertebral metastases: pain palliation using percutaneous image-guided cryoablation. Cardiovasc Intervent Radiol. 2011 Feb;34 Suppl 2:S294-9.

10. Diaz RJ, Cusimano MD. The biological basis for modern treatment of chordoma. J Neurooncol. 2011 Sep;104(2):411-22.

11. Guo W, Ji T, Tang X. Outcome of conservative surgery for giant cell tumor of the sacrum. Spine (Phila Pa 1976). 2009 May 1;34(10):1025-31.

12. Haddad H, Dejean C, Henriques de Figueiredo B, Sargos P, Caron J, Stoeckle E, et al. [Helical tomotherapy for axial and paraspinal tumours: experience of Institut Bergonie (14 cases)]. Cancer Radiother. 2011 Aug;15(5):404-12.

13. Hofmann MI, Boni T, Alt KW, Woitek U, Ruhli FJ. Paleopathologies of the vertebral column in medieval skeletons. Anthropol Anz. 2008 Mar;66(1):1-17.

14. Honda H, Yoshida T, Shibue C. Use of aortic occlusion balloon catheter for sacral giant cell tumor resection]. Masui. 2012 Jun;61(6):610-3.

15. Imai R, Kamada T, Sugahara S. Carbon ion radiotherapy for sacral chordoma. Br J Radiol. 2011 Dec;84 Spec No 1:S48-54.

16. Ji Z, Long H, Hu Y. Expression of MDR1, HIF-1α and MRP1 in sacral chordoma and chordoma cell line CM-319. J Exp Clin Cancer Res. 2010 Dec 8;29:158.

17. Khan IS, Thakur JD, Chittiboina P, Nanda A. Large sacral osteoblastoma: a case report and review of multi-disciplinary management strategies. J La State Med Soc. 2012 Sep-Oct;164(5):251-5.

18. Li G, Fu D, Chen K. Surgical strategy for the management of sacral giant cell tumors: a 32-case series. Spine J. 2012 Jun;12(6):484-91.

19. Martin C, McCarthy EF. Giant cell tumor of the sacrum and spine: series of 23 cases and a review of the literature. Iowa Orthop J. 2010;30:69-75.

20. Muacevic A, Drexler C, Kufeld M, Romanelli P, Duerr HJ, Wowra B. Fiducial-free real-time image-guided robotic radiosurgery for tumors of the sacrum/pelvis. Radiother Oncol. 2009 Oct;93(1):37-44.

21. Oda Y, Takahira T, Yokoyama R. Diffuse-type giant cell tumor/pigmented villonodular synovitis arising in the sacrum: malignant form. Pathol Int. 2007 Sep;57(9):627-31.

22. Onishi H, Kaya M, Wada T. Giant cell tumor of the sacrum treated with selective arterial embolization. Int J Clin Oncol. 2010 Aug;15(4):416-9.

23. Ruggieri P, Angelini A, Pala E. Infections in surgery of primary tumors of the sacrum. Spine (Phila Pa 1976). 2012 Mar 1;37(5):420-8.

24. Ruggieri P, Mavrogenis AF, Ussia G. Recurrence after and complications associated with adjuvant treatments for sacral giant cell tumor. Clin Orthop Relat Res. 2010 Nov;468(11):2954-61.

25. Schmidt-Rohlfing B, Willis S, Schumpelick V, Niethard FU. Orthopedic/visceral surgery cooperation in pelvic tumors. Chirurg. 2001 Dec;72(12):1407-12.

26. Shen CC, Li H, Shi ZL. Current treatment of sacral giant cell tumour of bone: a review. J Int Med Res. 2012;40(2):415-25.

27. Sierra-Montenegro E, Sierra-Luzuriaga G, Carrilo-Vedova C, Leone-Stay G. Externalization of a soft tissue chordoma. Case report. Cir Cir. 2010 Nov-Dec;78(6):541-4.

28. Takeda N, Kobayashi T, Tandai S. Treatment of giant cell tumors in the sacrum and spine with curettage and argon beam coagulator. J Orthop Sci. 2009 Mar;14(2):210-4.

29. Thangaraj R, Grimer RJ, Carter SR. Giant cell tumour of the sacrum: a suggested algorithm for treatment. Eur Spine J. 2010 Jul;19(7):1189-94.

30. Thornton E, Krajewski KM, O'Regan KN. Imaging features of primary and secondary malignant tumours of the sacrum. Br J Radiol. 2012 Mar;85(1011):279-86.

31. Walcott BP, Nahed BV, Mohyeldin A. Chordoma: current concepts, management, and future directions. Lancet Oncol. 2012 Feb;13(2):e69-76.

32. Williams BJ, Raper DM, Godbout E. Diagnosis and treatment of chordoma. J Natl Compr Canc Netw. 2013 Jun 1;11(6):726-31.

33. Yu X, Xu M, Xu S. Long-term outcome of giant cell tumor of bone involving sacroiliac joint treated with selective arterial embolization and curettage: a case report and literature review. World J Surg Oncol. 2013 Mar 18;11:72.

34. Zhang W, Zhang Y, Li P, Rhodes SD, Wang Y, Xue X, et al. Administration of sodium ibandronate in the treatment of complicated giant cell tumor of the spine. Spine (Phila Pa 1976). 2011 Feb 1.

35. Zhang W, Zhang Y, Li P, Rhodesm SD, Wang Y, Xue X, et al. Administration of sodium ibandronate in the treatment of complicated giant cell tumor of the spine. Spine (Phila Pa 1976). 2011 Aug 1;36(17):E1166-72.

36. Zhang W, Zhang Y, Li P. Administration of sodium ibandronate in the treatment of complicated giant cell tumor of the spine. Spine (Phila Pa 1976). 2011 Aug 1;36(17):E1166-72.

37. Zhang Y, Reeve IP, Lewis DH. A case of giant cell tumor of sacrum with unusual pulmonary metastases: CT and FDG PET findings. Clin Nucl Med. 2012 Sep;37(9):920-1.

38. 肖建如. 脊柱肿瘤外科学. 上海科学技术文献出版社, 2004

第十六章 神经纤维瘤

第一节 神经纤维瘤的基本概念

神经纤维瘤（Neurofibromatosis, NF）是一种少见的起源于神经上皮组织、累及外胚层和中胚层的常染色体显性遗传疾病，主要表现为神经嵴细胞的异常增生。其发生率为1/5000~1/4000。早于1768年先由Akiniside首先报道了NF的皮肤病变，1882年Daniel Friedrich及Von Recklinghausen又通过病理学研究对其组织学特点及其与神经系统的关系做了详细阐述，故本病又称Von Recklinghausen病。1987年美国国立卫生研究院以不同染色体抑癌基因的发育异常将NF分为两型，即NF_1型和NF_2型。

一、神经纤维瘤的分型

（一）NF_1型

【概述】

NF_1型异常基因于1990年被克隆出来，位于第17号染色体的长臂上，即17q11.2，其长度与高自发突变率相一致，大约50%的NF_1患者是由于新发突变所致。除了基因突变的影响外，影响NF_1基因表达的基因及NF编码的神经纤维瘤的翻译后调节等都可能影响疾病的表型。常表现为多发牛奶咖啡斑、雀斑、虹膜错构瘤、骨骼畸形、认知功能障碍及其他肿瘤，故又称为外周型神经纤维瘤病。

【分型标准】

美国国立卫生研究院于1988年提出了NF_1的分型诊断标准如下：

1. 6个或6个以上的皮肤牛奶咖啡色斑，青春期前其直径应超过5mm，而青春期后其直径应超过15mm；

2. 2个或2个以上任何类型的神经纤维瘤，或一个丛状神经纤维瘤；

3. 腋窝或腹股沟区雀斑样色素斑；

4. 视神经胶质瘤或其他脑实质胶质瘤；

5. 2个或2个以上虹膜色素错构瘤（Lisch结节）；

6. 特征性的骨性损害，包括蝶骨发育不良、假关节形成、长骨骨皮质变薄等；

7. 直系一级亲属（父母、子女和兄弟姐妹）中存在经正规诊断标准确诊的NF_1患者。

符合上述两项或两项以上即可诊断为NF_1型。

（二）NF_2型

NF_2型异常基因定位在22q11.2-12，特征是双侧听神经瘤，故又称为中枢型神经纤维瘤病，没有骨科方面的表现，不赘述。

二、发生于椎管内的神经纤维瘤

神经纤维瘤亦可发生于椎管内，而发生于椎管内的神经纤维瘤，表现为慢性神经根痛和在晚期出现脊髓或马尾压迫症，有文献报道该肿瘤占椎管内良性肿瘤的6.1%，多位于髓外硬膜下，生长于后根处，少部分位于硬膜外，并可突出椎管向椎旁发展，使椎间孔扩大，甚至破坏椎体。其中合并脊柱侧凸较为常见，发病率占到 NF$_1$ 患者群的 10% ~26%，其中需要行矫形融合术者约为 25%。

神经纤维瘤引起脊柱畸形的确切病因至今尚不十分清楚。有学者研究发现神经纤维瘤病合并脊柱侧凸患者骨矿含量较低，并推测骨生长过程中合成与分解代谢的异常破坏了骨量的动态平衡。Kolanczyk 等最近（2007）的一项研究发现，神经纤维瘤病引起骨骼肌肉系统的异常可能与成骨细胞异常增殖及其分化、矿化能力下降有关，而由此引起的软骨组织分化缺失及皮质骨发育不良可能是导致骨骼畸形的原因。

在治疗上，仍应先行非手术治疗，特别是神经纤维瘤合并脊柱畸形的患者，如果支具疗法等效果不佳、不能控制畸形发展时，应积极早期手术。对椎管内的病变应尽早切除，笔者曾施术多例，包括颈段神经纤维瘤切除后畸形翻修术等（图 6-1-16-1-1）。

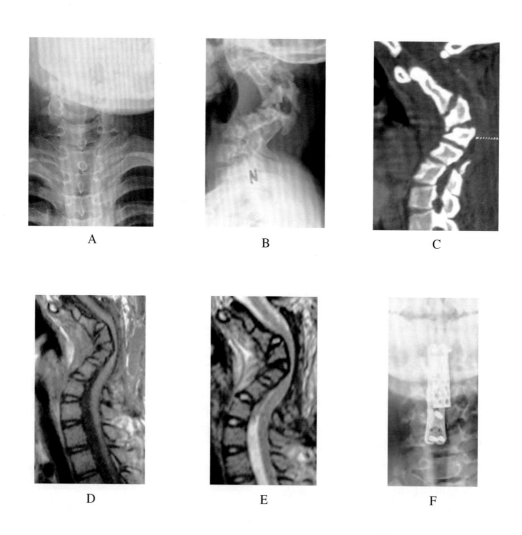

A B C

D E F

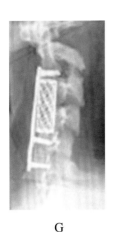 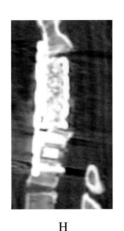 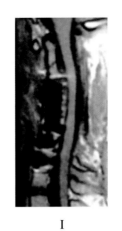 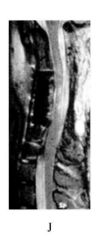

| G | H | I | J |

图 6-1-16-1-1　临床举例　例 1　男性，16 岁，因颈后部神经纤维瘤在外院行肿瘤切除术，未行固定而引发颈椎后凸畸形而再次施术矫正（A~J）

A、B.术前正侧位片；C. CT 矢状位观；D、E. MR 矢状位，T_1、T_2 加权像显示颈髓已变形，高度受压；F、G.行前路多节段切骨减压＋钛网＋Cage＋植骨＋钛板固定术后正侧位 X 线片；H~J.术后 CT 及 MR 矢状位显示减压及固定满意

（严力生　罗旭耀　鲍宏玮　陈德玉）

第二节　皮下浅在病变型神经纤维瘤

一、皮下浅在病变型神经纤维瘤概述

神经纤维瘤症状表现各异，若病变主要位于全身各处皮内及皮下形成结节状，包括颈、胸、腰背部，一般不伴有特殊症状，此时皮损特征为咖啡样色素斑和多发性结节（神经纤维瘤），主要引发全身外观失雅，但关节处病变有可能影响关节屈伸活动，如腘窝部较大肿块使膝部伸屈功能受限。对此类病例轻者予以观察，先护膝保护，一旦影响关节功能或增长较快有恶变可能时，则行手术切除。神经纤维瘤是发生于真皮或皮下的柔软肿瘤，有别于神经纤维瘤病，又称孤立性神经纤维瘤，常无家族史。

二、皮下浅在病变型神经纤维瘤典型病例

（一）病情及体检

男性，40 岁，因为其右膝后部长有一肿物，

疼痛，且伴有活动不便，故前来就医。查患者全身多发大小不等皮下和皮内结节，无压痛，质柔韧。脊柱有侧弯畸形（图 6-1-16-2-1~4）。右侧腘窝明显隆起，屈曲活动度受限（图 6-1-16-2-5）。肤色正常，无浅静脉怒张，于腘窝处可触及约 6cm×5cm 的肿物，与皮肤无粘连，轻度压痛，无活动度，质柔韧，双上肢亦有散在之结节状物（图 6-1-16-2-6）。

术前诊断为神经纤维瘤病。

（二）治疗

治疗时应视病情而定，对影响功能的肿块可予以切除；本例已行右下肢腘窝处肿物切除术，大小为 5.5cm×5cm，质硬。术后病理报告为神经纤维瘤，分化活跃，疑恶变；拟观察后酌情再行处理。

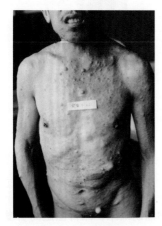

图 6-1-16-2-1　临床举例　患者
正面观

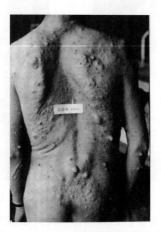

图 6-1-16-2-2　临床举例　患者
后面观

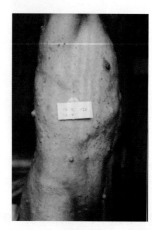

图 6-1-16-2-3　临床举例　患者躯
干部侧面观

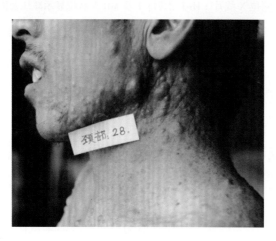

图 6-1-16-2-4　临床举例　患者颈部侧面观

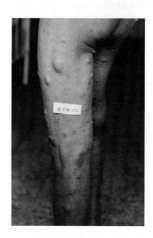

图 6-1-16-2-5　临床举例　患者双下
肢侧面观，见右侧腘窝处有囊肿状
隆起

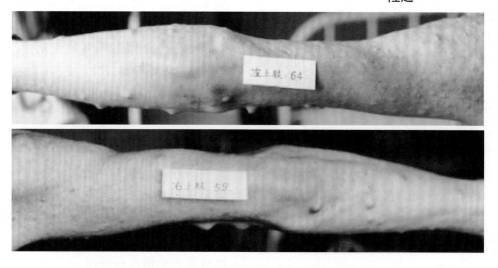

图 6-1-16-2-6　临床举例　双上肢后面观

第三节　肢体型神经纤维瘤

一、肢体型神经纤维瘤概述

神经纤维瘤病并非罕见，其发生率约占人群 1/4000~5000，但引发肢体畸形前来骨科就诊者为数不多。此种起自皮肤及其深部诸层组织达骨骼者虽属良性肿瘤范围，但因其在病情发展过程中可逐渐对骨组织形成压迫，以致出现肢体变形及发展为各种畸形。

先天性巨肢畸形，指肢体的部分或全部过度增长增粗而造成肢体巨大外形的先天性畸形。其发病原因尚有很多争议，但大多数学者倾向于患儿胚胎期间充质发育异常所致，分为原发性和继发性两种。原发性巨肢畸形，又称真性巨肢症，多是由丛状神经纤维瘤在局部过度生长所致，表现为巨指（趾）症畸形，可以是单或多指（趾），也可是肢体节段、整个肢体、甚至半侧身体。可在不同肢体上交叉存在，常合并其他各种先天性畸形，如肾囊肿及男性隐睾等。

从生长速度来看，原发性巨肢畸形又分为常态巨肢症和进行性巨肢症两类，后者在出生时不一定肥大，而是在儿童期迅速增粗增大，成年后停止增长。从组织来看，畸形肢体的各种成分（皮肤、脂肪组织、神经、血管、骨骼成分）均异常生长而导致肢体肥大。

继发性巨肢畸形又称获得性巨肢症，多继发于蔓状血管瘤神经纤维瘤、淋巴管瘤、脂肪瘤、动静脉瘘等部位疾病。

在四肢肢体肥大时可影响肢体的生理功能。其中巨形肢体肥大虽十分罕见，但其明显妨碍正常生活和工作。此时患者大多求治心切、期望切除肿瘤组织消除病因，进而改善外观和恢复功能，并可消除恶变之隐患。

二、肢体型神经纤维瘤治疗

神经纤维瘤病性巨肢症的治疗，目前还多集中在对于并发症的对症处理。通常选用外科手术，并辅以放、化疗和激光。

对于表浅丛状神经纤维瘤者，手术切除法是首选治疗手段，对于涉及神经的恶性神经纤维瘤建议截肢，其预后主要与肿瘤大小、恶性程度及手术切除彻底与否有密切关系。

一般性巨肢症则多以改善功能与外形为主。目前对许多疾病的研究已经深入到基因水平。而两者的发病机制都可能于胚胎发育时期的异常有关，如何找到其基因的突变点及其机制，做到早期诊断是本病诊治的关键。基因水平的靶向治疗将是未来治疗的趋势。

在手术操作上需小心谨慎，原则上应选择囊外切除增生组织为宜，如囊壁波及主要神经干者，则行囊内切除。恶变需截肢者，更需小心谨慎施术。

三、肢体型神经纤维瘤典型病例

（一）病情及体检

女性，16 岁，因右下肢逐渐增粗增长而就医。查体时发现：右下肢正面观，从腹股沟以下至足均较左下肢增粗（图 6-1-16-3-1），右下肢周径测量结果如下：髌上 10cm 较左侧多 8.2cm，髌下 10cm 较左侧多 9.8cm。双侧下肢长度测量从髂前上棘至内踝处，右下肢较左下肢长 8.6cm。右下肢肌力、感觉、运动、血循环均与左侧相似，基本正常，但皮肤触诊，显示皮下有大小不等的柔韧结节。

图 6-1-16-3-2、3 为患肢后方观及侧后方观。

（二）治疗

因影响步态及外观，患者要求手术，经术前

准备后行右下肢 1/3 周径皮下病灶切除，使双下肢外形相似。术后病理切片检查诊断为"神经纤维瘤"。

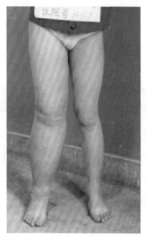

图 6-1-16-3-1　临床举例　患肢正面观

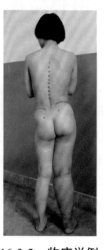

图 6-1-16-3-2　临床举例　患者后面观

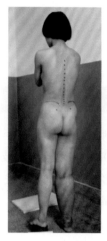

图 6-1-16-3-3　临床举例　患者侧后方观

第四节　家族性神经纤维瘤

一、家族性神经纤维瘤概述

　　家族性神经纤维瘤病不仅较为少见，且难以较完整地收集材料，本组病例能如此完整地记录祖孙三代人之资料非常难得，且均为男性，甚属罕见。每位临床医师均应有此追踪寻源的精神，观察患者之转归，并从中发现问题，以求能获得解决而促进临床医学发展。

　　本组病例仅对来诊之孙子的患肢进行矫形处理外，其父亲及祖父因无特殊主诉而未行治疗。

二、家族性神经纤维瘤典型病例

（一）患儿病情

　　男性患儿，8 岁。于三年前左胫腓骨下 1/3 闭

合骨折，相继在三家大医院手术治疗均失败，来院就诊时骨端外露，合并骨感染予以矫形外科治疗。因见身上有多发"咖啡斑"，考虑为"神经纤维瘤病"（图 6-1-16-4-1~3）。患肢侧位 X 线片显示骨折端假关节形成（图 6-1-16-4-4），骨密度检测正常。追问家族史，其爷爷和父亲均患此病。

（二）父亲病情

　　男性患儿父亲，44 岁，全身多发神经纤维瘤（图 6-1-16-4-5~7），从事体力劳动，骨密度检测正常。

（三）爷爷病情

　　男性患儿爷爷，72 岁，全身多发神经纤维瘤（图 6-1-16-4-8~10），患者一直从事体力劳动，骨密度检测正常。

　　三人骨密度测定见图 6-1-16-4-11~13。

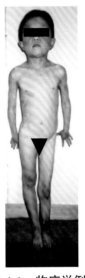

图 6-1-16-4-1 临床举例 患儿正面观

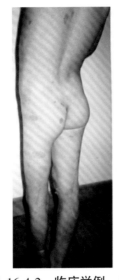

图 6-1-16-4-2 临床举例 患儿侧后方观

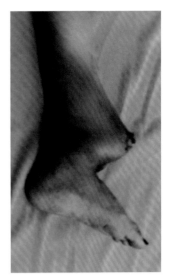

图 6-1-16-4-3 临床举例 患儿左小腿外观

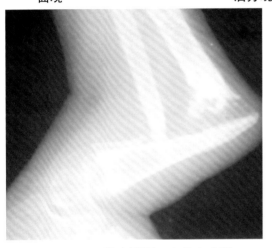

图 6-1-16-4-4 临床举例 患儿左小腿 X线侧位片，显示骨折断端假关节形成

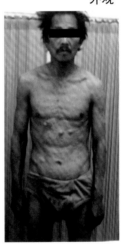

图 6-1-16-4-5 临床举例 患者父亲正面观

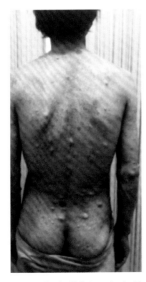

图 6-1-16-4-6 临床举例 患者父亲后面观

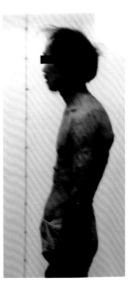

图 6-1-16-4-7 临床举例 患者父亲侧面观

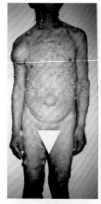

图 6-1-16-4-8　临床举例　患者祖父正面观

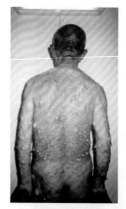

图 6-1-16-4-9　临床举例　患者祖父后面观

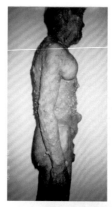

图 6-1-16-4-10　临床举例患者祖父侧面观

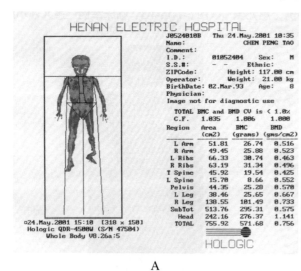

图 6-1-16-4-11　患儿骨密度测定结果（A~D）

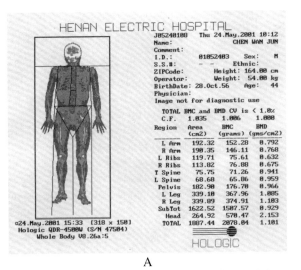

A

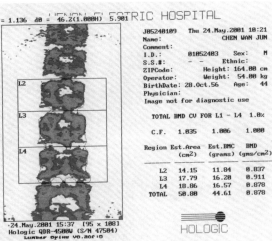

B

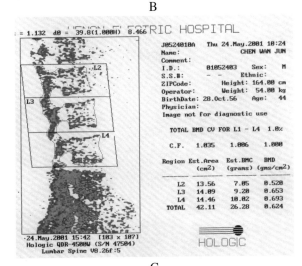

C

图 6-1-16-4-12　患儿之父骨密度测定结果（A~C）

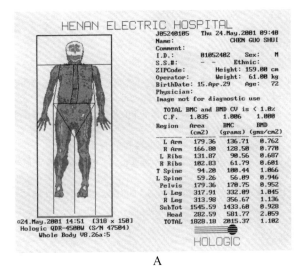

A

B

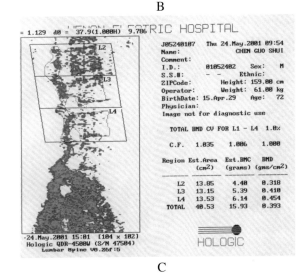

C

图 6-1-16-4-13　患儿祖父骨密度测定结果（A~C）

（刘志诚　刘忠汉　亓东铎）

参 考 文 献

1. 陈晖, 邱勇, 王斌等. Ⅰ型神经纤维瘤病成骨细胞生物学特性的研究 [J]. 中华骨科杂志, 2006, 26 (5)

2. 王亭, 邱贵兴. 神经纤维瘤病在骨科中的表现及治疗 [J]. 中华骨科杂志, 2005, 4: 245-2471.

3. 杨庆铭. 骨科学. 北京: 中国协和医科大学出版社. 2007

4. 章建林, 江华. 神经纤维瘤病的研究进展 [J]. 中国实用美容整形外科杂志, 2005, 4: 240-242.

5. 赵定麟, 王义生. 疑难骨科学. 北京: 科学技术文献出版社, 2008

6. Elefteriou F, Kolanczyk M, Schindeler A, et al. Skeletal abnormalities in neurofibromatosis type 1: approaches to therapeutic options.

7. Jett K, Friedman JM. Clinical and genetic aspects of neurofibromatosis 1. Genet Med. 2010 Jan; 12 (1): 1-11. Review.

8. Lammert M, Kappler M, Mautner VF, et al. Decreased bone mineral density in patients with neurofibromatosis 1 [J]. Osteoporos Int. 2005; 16 (9): 1161-1166.

9. Slam KD, Bohman SL, Sharma R, Chaudhuri PK. Surgical considerations for the familial cancer syndrome, neurofibromatosis 1: a comprehensive review. Am Surg. 2009 Feb; 75 (2): 120-8.

第十七章 脊柱（椎）肿瘤翻修术

第一节 脊柱肿瘤翻修术基本概念

一、脊柱肿瘤翻修术概述

近年来随着脊椎肿瘤的早期发现率明显上升，同时在治疗中外科治疗的地位愈来愈受到重视，脊椎肿瘤的治疗已从原来的较为消极和悲观以姑息治疗为主的治疗方法逐渐转向较为强调外科治疗的方向。众多研究已经证明对于脊椎肿瘤，无论是原发还是转移，彻底的外科治疗均能有效地降低局部复发率，并有可能有效地提高患者的生存期。但是同脊椎退变性疾病和外伤一样，脊椎肿瘤术后

也存在着一个翻修的问题。脊椎肿瘤的翻修术是脊椎翻修手术学的一部分，但同其他翻修术又有不同之处。这种翻修既可能由于肿瘤复发所引起，也可能是由于在初次手术中对于肿瘤的认识不足、内固定器械的限制、手术技术和方法的局限所造成；目前更为多见的是内固定变位、滑动、甚至滑出所致（图 6-1-17-1-1）。脊椎肿瘤翻修的目的主要是对初次脊椎肿瘤手术技术进行纠正或弥补存在的不足，治疗复发，改善患者的生存质量，延长生存期和重建脊椎的正常力学结构。

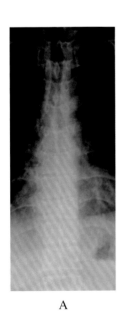
A

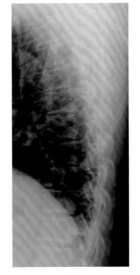
B

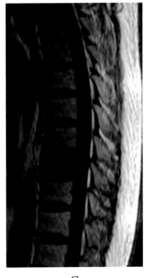
C

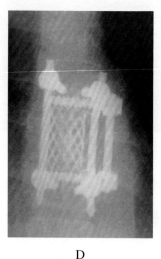 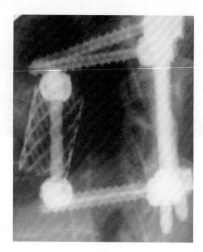

D   E

图 6-1-17-1-1 临床举例 男性，39 岁，曾在外院行 T_9 肿瘤行前 + 后路手术，因突发腰痛入院（A~E）
A、B.术前正侧位 X 线片；C.术前 MR 矢状位 T_1 加权；D.行 T_9 椎体切除 + 内固定术；
E.术后侧位片显示钛网向前滑出并引发腰痛等症状（自李立钧）

应该认识到脊椎肿瘤的翻修手术并不一定意味以往手术是失败和错误的，脊椎肿瘤手术是一种极其复杂和危险的手术，它不仅受到进行性脊椎肿瘤本身性质的影响，同时也受到内固定器械发展状况、手术操作局限的影响，因此即使是当时一个成功的脊椎手术，也有可能在将来是一个错误或不尽完善的手术。

二、脊柱肿瘤翻修术的特殊性与难度

脊椎肿瘤翻修术是用于治疗局部肿瘤复发或纠正以往手术存在问题的一种重要手段。由于手术是在原来手术部位的再次手术，或采用新的手术途径的再次手术，其手术难度、手术危险程度均远远大于首次手术。同时，局部肿瘤的复发、神经压迫症状的出现以及原先手术的失败等情况，患者和家属很难理解翻修手术。首次手术的失败结果、慢性疼痛、残留的神经体征、医疗诉讼和患者不切实际的期望都很难使医患双方对治疗方案达到统一认识。在脊椎肿瘤翻修术中，原先的手术入路受到首次手术的影响而难度大增，一些特殊部位如枕颈部、胸椎结构复杂，前者邻近大脑、延髓和小脑等中枢神经系统；以及原先手术的影响，如脊椎畸形、缺乏内固定所需的骨结构、持久性神经损伤和神经组织及其邻近部位软组织的瘢痕，将是对手术技术的一

种极大挑战。后者由于该处椎管狭窄，瘫痪发生率明显为高。同时在行脊椎原发恶性或转移肿瘤翻修术时应该充分估计到患者的生存期，绝不盲目地行再次手术，否则将不利于患者延长生存期和改善生活质量。因此行脊椎肿瘤翻修术前需要对患者进行仔细的综合评价和细致的计划，充分认识其特殊性与难度，做好准备，以期获得较佳的手术疗效。

当然在治疗其他脊柱疾患（以椎间盘突出症为多见）时，由于术前缺乏全面检查，以致将伴发之肿瘤遗漏而行翻修术者，在技术上难度不大，但医疗纠纷不可忽视。

三、脊柱肿瘤翻修术的基本原则与要求

（一）基本原则

【充分的术前评估】

应全面综合临床与影像学材料加以判定，明确再次手术的依据和可行性，保证手术的安全性与有效性。

【术式选择】

采取合适的手术方式，除入路（如前路、后路或前后联合手术）外，对术中处理程序等应全面考虑。

【防止再发】

无论何种术式，术前均应充分考虑切除肿瘤

后如何防止复发。

（二）施术要求

【可靠的内固定】

此对疗效至关重要，既可以提高骨愈合率，又可维持或恢复椎节间高度和生理曲度。

【对神经组织应充分减压】

尽可能彻底切除肿瘤组织，此对改善脊髓或神经压迫症状及缓解疼痛至关重要。

【正确的术后制动】

除依靠内固定外，术后体位的选择与基础护理均应注意，切忌让患者过度活动而引发意外。

【术后综合治疗】

包括放疗、化疗和其他治疗方式，后期则应配合康复疗法。

第二节　脊柱肿瘤翻修术病例选择与术前准备

一、脊柱肿瘤翻修术病例选择

（一）复发病例

指脊椎肿瘤术后局部复发而对其他非手术治疗如化疗或放疗等无效者。

（二）残留病变或属分期手术者

首次手术后脊椎局部仍然残存或逐渐发展的因肿瘤或其他原因（如分期手术）等所致的神经压迫而需进行彻底减压者。

（三）术后椎节不稳者

指手术后出现需要矫正的不稳症，尤其是伴有畸形进行性发展及神经损害或慢性疼痛者。

（四）因假关节、后凸畸形或固定物失败者

由于此类原因造成手术失败者亦需翻修。

（五）患者局部顽固性疼痛无法缓解

对非手术治疗无效，可能通过手术缓解者。

（六）无手术禁忌者

指患者一般状况尚好，能耐受手术治疗，且估计生存期超过半年以上者。

二、脊柱肿瘤翻修术术前全面了解病情

脊椎肿瘤翻修术前必须对患者的病史进行详尽地分析，发现认识本次手术的原因是上次手术技术上的修正还是由于肿瘤复发引起。术后患者的主诉与手术的关系具有相当的重要性，如果患者症状手术后没有立即改善，应考虑是否诊断有误或手术操作失误。如果手术后患者症状缓解，几周或数月后症状再次出现，应考虑有新的病理变化或为手术并发症。如果患者症状缓解数月至数年后再次出现症状，应该考虑假关节形成、新的病变或手术邻近部位退行性过程产生的症状。当然，肿瘤复发更是最为常见的原因。

三、脊柱肿瘤翻修术术前自身状况评估

（一）一般状况评估

患者一般状况评估主要包括年龄、性别、体重、营养状态、精神状况及一般实验室检查等，其主要目的是为了判断患者是否能耐受手术。对于脊椎恶性肿瘤，尤其是转移性肿瘤患者，还应注意在术前明确恶性肿瘤本身的性质（生长迅速

还是生长缓慢）、骨转移情况、其他脏器转移情况等，以对于其预后有一个初步的判断。

（二）患者的症状与期望

【概述】

必须对患者的病史进行全面的理解和仔细分析。了解患者手术前肿瘤的大小、病程持续时间，以及患者在手术后近期和远期手术疗效的自我评价。主要包括以下情况。

【神经压迫症状】

应了解患者术前有无脊髓或马尾压迫症状及体征，手术后近期或远期有无改善或是进行性恶化。

【疼痛症状】

疼痛常是患者要求再次手术的主要原因之一。应在术前做出充分而准确的评价。应明确疼痛是由于肿瘤复发引起还是由于内固定松动或减压不彻底等手术原因所引起。如为肿瘤复发所引起，由于脊椎特殊的解剖结构，再次手术难度很大，手术彻底切除的可能也不大，故首先应明确患者是否已经经过正规的止痛治疗。研究表明，放疗对于脊椎肿瘤术后防止复发和止痛具有重要意义。即使是对放疗不敏感的肿瘤，局部放疗也有一定的止痛作用。在药物治疗方面，应了解患者是否已经经过正规的止痛治疗，否则，盲目地手术极可能达不到预期的效果，尤其应明确手术后一段时间有没有疼痛消失。局部和四肢疼痛与患者慢性体征之间的关系也是重要的。

【其他】

主要是患者及家属预期的希望，脊椎肿瘤翻修术难度较大，可能达不到预期的目标。术前必须同时综合考虑到患者和家属对治疗的期望，患者当前的工作、生活状态，同样要考虑可能的医疗赔偿和医疗诉讼。

四、脊柱肿瘤翻修术术前影像学评估

（一）X线平片

可以显示患者原先脊椎手术的方式、骨性结构变化及有无畸形，动态片可判断脊椎的稳定性。

（二）CT扫描

CT对原先手术的评估十分有用，能提供脊椎骨性结构的详细资料，当内固定在MR上产生伪影时，CT可以提供良好的脊椎内固定后的影像学资料。能较平片更清楚地显示肿瘤对骨皮质、松质骨等部位的侵蚀破坏，肿瘤对皮质骨破坏所形成的溶骨缺损低密度，向髓腔内侵入时形成的较高密度区，以及肿瘤突破皮质形成瘤性软组织肿块等表现。CT所显示的横断面结构，能较平片充分地显示病变的解剖位置、范围及与邻近结构，如肌肉、器官、血管、神经之间的关系，有助于再次手术入路的选择。

（三）MR检查

有助于发现局部肿瘤复发征象，MR对松质骨的变化尤为灵敏，因此用MR很容易发现占据正常骨髓的病变。MR对致密骨有较好的空间分辨力，所以对皮质骨破坏的早期诊断比X线平片、CT扫描更为敏感，而对肿瘤的钙化、骨化、骨膜反应等改变的显示，MR图像不如平片和CT。

MR能较早发现X线平片、核素、CT不易检出的病变，显示出转移灶的分布、数目、大小以及是否侵犯邻近组织，还能显示肿瘤沿髓腔呈跳跃性转移的病灶。受累椎体多呈T_1加权像低信号、T_2加权呈高信号及高低混杂信号，但信号变化缺乏特异性，不能仅凭信号强度的改变而做出定性诊断，椎间盘嵌入征或椎间隙扩大征、附件受累等仍是脊柱转移瘤诊断与鉴别诊断的重要依据。

MR能显示脊髓信号的变化和脊髓邻近骨结构和软组织关系以及受压程度，对决定手术减压范围具有指导作用。然而MR成像受原先手术部位的金属内固定器械的影响，尤其是非钛内固定，将降低MR的质量，应予以注意。

（四）放射性核素骨显像

脊柱骨转移癌病灶多表现为异常放射性浓聚"热区"，"冷区"较少。因此，放射性核素骨显像中脊柱表现为多个"热区"几乎可诊断为骨转移癌。此外，放射性核素骨显像还能发现是否全身其他部位转移，这对翻修手术方案的选择及预后判断均具重要意义。

重要意义，可防术中意外。此外尚应检查各项化验，包括血常规、血沉、肝肾功能、血钙、血磷、碱性磷酸酶、尿钙及尿磷等。对于转移性肿瘤患者还应测定不同原发肿瘤的肿瘤相关标志物的变化，如 CEA、CA199、CA120、AFP 等，术前均应全面考虑。

五、脊柱肿瘤翻修术其他评估

主要是施术条件，包括人员与器械等均有

第三节　脊柱肿瘤翻修术的实施与术式选择

脊椎肿瘤需翻修者大多由于肿瘤复发或肿瘤病变残留（包括分期施术者）所造成，亦可由于手术后继发畸形引起。由于肿瘤性质及部位不同，复发表现各异，尤其合并有神经功能损害及椎节不稳和畸形时，翻修手术难度较大，应区别对待。现分述于后。

一、肿瘤复发伴神经功能损害

一旦形成脊髓压迫，如能直接解除压迫物，可直接行前路或后路手术清除肿瘤病灶，解除对脊髓的致压物。植骨块或骨水泥移位明显对脊髓形成压迫者，则需去除植骨块或骨水泥，重新进行植骨术或骨水泥重建，并辅以前路钛板或后路侧块螺钉（颈段）及椎弓根钉固定。

对神经根受压可根据程度和部位区别对待，单节段的椎间孔狭窄伴或不伴假关节形成时可行前路或后路手术，如伴脊椎椎节后凸和脊髓压迫症状，以前路减压和内固定为首选，如还不能重建足够的稳定性，则以前后路联合手术为宜，尤其在颈段和胸腰段，主要波及上、下肢的功能。

二、颈椎肿瘤切除术后不稳或反曲畸形

行脊椎肿瘤切除术，原则上均应彻底地切除肿瘤，因此手术可造成椎节完整性的损害，易出现术后不稳或反曲畸形。

治疗此类畸形的最有效方法是预防。如患者出现明显的神经压迫症状或畸形呈进行性加重，则应考虑手术治疗。术前大多应先行颈椎或骨盆带牵引，以求恢复良好的椎节序列。

（一）前路手术

压迫物大多来自脊髓前方，主要由于椎节后凸而导致椎体后缘逐渐后移所致，且后凸局限于 1~2 个节段，宜行前路撑开、植骨，人工椎体融合及钛板内固定。为获得满意的减压，可酌情行单节段或多节段椎体次全切除。前路减压后可采取三面皮质骨植骨、人工椎体或钛网＋植骨，若考虑到患者生存期有限，也可行骨水泥重建椎间高度，同时辅以钛板螺钉系统内固定，重建其稳定性。

（二）后路手术

对于后部肿瘤已切除者，如果畸形严重而广泛，后路植骨将椎节融合于正常位置是其最佳的治疗方法。

（三）前后联合入路手术

对于后方骨结构缺损或其愈合能力欠佳者，多节段前路椎间融合术辅以后路手术应为最佳的选择，特别是对转移性肿瘤而一般情况良好者。融合必须超过原来椎管减压的节段，术后酌情行外固定。

三、颈椎肿瘤翻修术

颈部由于解剖关系复杂，前路病变涉及血管、食管及气管等，翻修术难度较大，而后路，尤其是枕颈部肿瘤，且多位于C₂椎体处，以转移为主，问题更多。由于此处在解剖结构上的特殊性，毗邻脊髓及大血管，同时部位深在，不易显露。因此，如果第一次手术未能将肿瘤彻底切除，复发概率较高，且翻修术难度甚大。

颈椎肿瘤一旦复发，首先应考虑非手术疗法。非要翻修不可者，则应视肿瘤部位，详细设计手术方案，减少风险，提高翻修手术效果。翻修复发性肿瘤时，如果残留的骨性结构能够满足固定需要，可行寰枢椎融合术，其中以经关节突螺钉固定术为首选，尤其对缺乏寰枢椎后部结构者更为适用。如果术前显示螺钉无法安全置入，则应扩大融合范围，多需行枕颈融合术。

对颈椎后路肿瘤切除后未行固定者，易出现后凸畸形需翻修术，见例1（图6-1-17-3-1）。

下颈椎肿瘤第一次手术多较彻底，需翻修者甚少，笔者曾施术一例第六次翻修术病例，为一颈椎椎体骨巨细胞瘤复发者。

四、胸、腰段肿瘤翻修术

由于该处解剖复杂，第一次手术常难以彻底，尤其是行胸腰联合入路者。如果患者全身情况允许再手术，应在术前做充分准备，按最后一次手术要求尽量彻底完美，并准备充足血容量，尤其是涉及血管类肿瘤者，失血量可达10000mL以上。

对椎节严重不稳者，可在正式翻修术前先予以椎弓根钉（或前方椎节）固定，并同时恢复椎节高度与曲度。当然，同时或单独使用人工椎体亦可，均需依据病情而定。

其中某些病例因常见的腰椎间盘突出症合并肿瘤，如术前检查不够仔细，甚易漏诊而需再次手术，见例2，图6-1-17-3-2。

五、骶椎肿瘤翻修术

难度更大，由于周围血管神经和脏器密集，初次手术约1/4~1/2左右难以彻底切除肿瘤，因此两年内翻修术概率甚高。除严格术前准备和血管栓塞处理外，充足的血容量准备、多种内固定的选择和多学科专业人员协同参与才有可能使翻修术获得成功。

六、脊柱肿瘤翻修术临床举例

［例1］图6-1-17-3-1　女性，18岁，颈椎椎管内肿瘤行后路椎板切除后颈椎后凸畸形，再行前路矫正术。

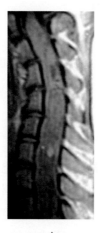
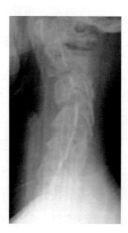
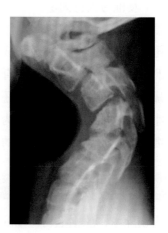

A　　　　　　　B　　　　　　　C

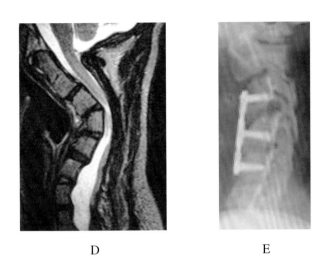

图 6-1-17-3-1　**临床举例　例** 1（A~E）

A. 第一次术前 MR 显示椎管内鞘膜瘤；B、C. 后路椎板切除＋肿瘤摘除术后颈椎后凸畸形（B），日渐加重（C）；
D. 翻修术前 MR 矢状观；E. 行颈椎牵引后前路矫正术＋植骨＋钛板固定后 X 线侧位片，临床症状明显改善

［例 2］图 6-1-17-3-2　女性，50 岁，先因 L_4、L_5 椎间盘病变施髓核切除＋椎间融合术，术后症状无缓解，MR 显示胸腰段肿瘤而再次施术。

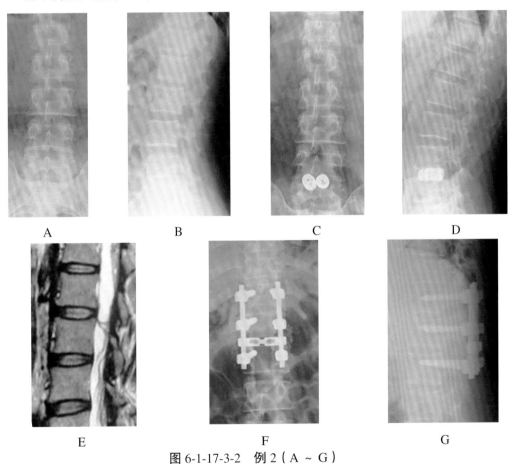

图 6-1-17-3-2　**例** 2（A ~ G）

A、B. 术前正侧位 X 线片；C、D. 行 L_{4-5} 髓核摘除＋椎间融合术后正侧位 X 线片；E. 术后 MR 矢状位复查显示
胸腰椎肿瘤；F、G. 腰段后路肿瘤切除＋椎弓根固定术后正侧位 X 线片；术后肿瘤病理诊断为脊膜瘤

（陈德玉　卢旭华　王新伟　杨兴海　赵定麟）

参 考 文 献

1. 饶书诚，宋跃明．脊柱外科手术学（第三版）．北京：人民卫生出版社，2006

2. 肖建如，袁文，滕红林等．前、后联合入路全脊椎切除附加内固定治疗颈椎骨肿瘤 39 例报告［J］．中华外科杂志，2005，43（12）

3. 赵定麟，王义生．疑难骨科学．北京：科学技术文献出版社，2008

4. 赵定麟．现代脊柱外科学．上海：上海世界图书出版公司，2006

5. Bilsky MH, Boakye M, Collignon F, Kraus D, Boland P. Operative management of metastatic and malignant primary subaxial cervical tumors. J Neurosurg Spine. 2005 Mar; 2（3）: 256–64.

6. Garvey PB, Rhines LD, Dong W, Chang DW. Immediate soft–tissue reconstruction for complex defects of the spine following surgery for spinal neoplasms. Plast Reconstr Surg. 2010 May; 125（5）: 1460–6.

7. Harms J, Melcher RP. Oncological surgery of the spine. Chirurg. 2008 Oct; 79（10）: 927–8, 930–6.

8. Schwender JD, Casnellie MT, Perra JH, Transfeldt EE, Pinto MR, Denis F, Garvey TA, Polly DW, Mehbod AA, Dykes DC, Winter RB, Wroblewski JM. Perioperative complications in revision anterior lumbar spine surgery: incidence and risk factors. Spine（Phila Pa 1976）. 2009 Jan 1; 34（1）: 87–90.

9. Zhong–Jun Liu, Geng–Ting Dang, Qing–Jun Ma. Spinal tumors treated with total vertebrarectomy and spinal stability reconstruction. SICOT Shanghai Congress 2007

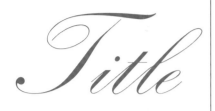

第二篇

骨盆肿瘤

第一章　骨盆肿瘤总论

第一节　骨盆肿瘤概述及骨盆解剖特点

一、骨盆肿瘤概述

扁平骨结构的骨盆是许多种良性和恶性肿瘤的好发部位之一。该部位肿瘤早期症状少且隐蔽，影像表现不典型，不易发现，容易误诊和漏诊；延误诊断常导致局部肿瘤非常巨大，而且骨盆解剖结构复杂，邻近重要的脏器、血管和神经，彻底切除肿瘤困难；骨盆肿瘤手术创伤和风险巨大，功能丧失严重，重建很困难，术后生活质量差；肿瘤术后复发率、转移率高，生存率低。因此对于骨科医生来说，诊治骨盆肿瘤一直是一项具有挑战性的任务。

于 20 世纪 70 年代以前，对恶性骨盆肿瘤多采用半骨盆切除术（即后 1/4 截肢术）治疗。目前，许多技术上的进展已极大地改变了骨盆肿瘤的诊治，明确的肿瘤分期体系（指导治疗），影像技术进步（早期诊断、准确定位），术前术后新辅助化疗和放疗，术前动脉造影、栓塞，手术及重建技术提高，使骨盆肿瘤诊断分期明确，手术前准备充分，手术创伤和风险降低，手术更为精确，保肢手术越来越普及，骨盆肿瘤的治疗效果也有了很大的改变。据最近的文献报道，骨盆保肢术的手术并发症明显降低，围手术期死亡率降低至 2%。1989 年以来总的五年存活率达 37%，有报道高度恶性肿瘤的五年存活率超过 50%，低度恶性肿瘤超过 80%，局部复发率低于 30%。围手术期死亡率接近零。

二、骨盆大体解剖及其特点

骨盆及其周围的软组织是良性和恶性结缔组织肿瘤的好发部位。骨盆松质骨内为具有造血功能的骨髓所充填，因此，髓性细胞病变和转移性肿瘤也容易侵及骨盆。

骨性骨盆包括两块髋骨，每个髋骨又可分为三个区：髂骨、坐骨、耻骨（图 6-2-1-1-1）。髋骨大部分为光滑面，其上有较多的营养血管穿入，有许多非腱性肌肉的起点和止点附着，占领几乎所有的骨盆面，因而，对肿瘤侵犯的屏障作用差，使软组织或骨肿瘤容易侵入骨性骨盆。

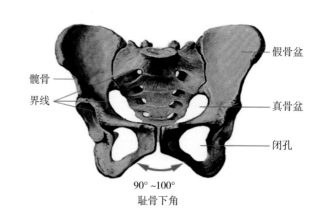

图 6-2-1-1-1　骨盆解剖　骨盆正位示意图

骨盆周围几乎完全由肌肉覆盖（图 6-2-1-1-2）。这些肌肉可阻止肿瘤侵犯周围的血管和神经，阻止肿瘤突破解剖间隔。在骨盆内侧的髂腰部有腰大肌和髂腰肌，两块肌肉的深面有筋膜与盆骨相隔。在髂嵴上附着有髂肌，上述肌肉对来自骨盆内和髂腰部的肿瘤具有天然的屏障作用，起源于髂骨和沿髂骨内壁生长的肿瘤即使软组织包块很大，也被髂肌所覆盖，如果手术时该肌尚未受侵，可于其边缘切除。通过骶骨构成两侧骶髂关节，其是骨盆应力传导的组成部分，易因肿瘤或其他病变而造成不稳定。

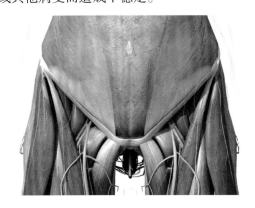

图 6-2-1-1-2　标本图示　骨盆内外由丰富的肌肉组织覆盖

在骨盆的外侧，即骨盆臀部由髂骨的筋膜、髂嵴上的肌腱附着点和大粗隆上的腱性附着点等结构所包裹，髂骨外侧面覆盖有臀中肌（髂骨上半）和臀小肌（髂骨下半），上述结构形成很好的间隔。但臀部远侧部分间隔不全，存在着隐蔽的通道，即：经臀大肌的下缘可进入大腿的后方；

通过坐骨大切迹，沿着臀部血管和坐骨神经可进入盆腔。梨状肌位于坐骨大切迹内，该肌肉可阻止该部位肿瘤侵及坐骨神经。

坐骨和耻骨周围的软组织间隔较差，近侧向腰腹部或远侧向大腿方向走行的肌肉周围均只有很少的疏松组织，阻止肿瘤从腹膜间隙或是从腹股沟韧带下方扩散的能力都非常差。耻骨上支前方紧邻血管神经束，耻骨支肿瘤靠近股动脉、静脉和神经，这些结构容易被肿瘤侵及，但是这些血管神经由厚的神经血管鞘所包裹，可阻止肿瘤的侵犯。手术时应将血管、神经解剖出来，将神经血管鞘与肿瘤一起切除。在坐骨大切迹处坐骨神经与骨盆紧密相邻，髂骨肿瘤长入坐骨切迹时常侵犯坐骨神经，此处也是原发性肿瘤最容易侵犯主要神经血管之处。通常在神经未被侵犯时，容易将其从肿瘤的假包膜上剥离下来。即使肿瘤靠近坐骨神经，经辅助化疗和放疗后，此部位的肿瘤也很容易切除。

前侧中线的肿瘤很少见，对于此部位的肿瘤，手术医生必须注意膀胱和尿道。膀胱与耻骨之间间隔有起于耻骨梳的纤维组织和耻骨后脂肪。尿道位于耻骨联合之下，由弓形韧带间隔。上述结构与坐骨神经周围的结构类似，因此手术时重要的脏器、神经和血管通常能够保留，同时能够获得足够的切除边缘。

第二节　骨盆肿瘤的发病率、临床表现及影像学检查

一、骨盆肿瘤的发病率

骨盆肿瘤在全部骨肿瘤中所占比例较小，表6-2-1-2-1 列出国内外部分作者的统计结果，结果表明良性骨盆肿瘤在骨肿瘤中所占比例约为2%～5%，恶性骨肿瘤约为2%～10%，瘤样病变约1%～6%。由于骨盆松质骨多，血供丰富，血窦内血流缓慢，具有肿瘤生长的良好条件，因此恶性肿瘤相对较多。

表 6-2-1-2-1　骨盆肿瘤在骨肿瘤中所占比例

作者与年代	统计	比例（%）		
	例数	良性	恶性	瘤样病变
Leticia[1]（2009）	566	3.0%	3.7%	–
冯乃实[2]（1997）	4327	3.18%	9.15%	6.29%
黄成彬[3]（2003）	2140	4.80%	6.61%	1.28%
辛林伟[4]（2008）	2317	2.95%	2.77%	1.14%

骨盆良性肿瘤中常见的是骨软骨瘤，其次包括软骨瘤、骨瘤和神经纤维瘤；恶性肿瘤成年人多见为软骨肉瘤，少年多发的恶性肿瘤为骨肉瘤，儿童常见的恶性肿瘤为 Ewing 氏肉瘤，其次还有多发性骨髓瘤。骨盆肿瘤样病变常见为孤立性骨囊肿、动脉瘤样骨囊肿、嗜酸性肉芽肿、纤维结构不良等。骨盆环上的转移癌多见于来自亲骨性肿瘤：主要有前列腺、甲状腺、乳腺、子宫癌、肾癌、肺癌、成纤维细胞瘤。厌骨性肿瘤:食道癌、胃癌及结肠癌骨盆转移的机会较少。

骨盆肿瘤以髂骨为多见，其次为坐骨，耻骨最少。表 6-2-1-2-2 为部分作者报道的各部位发病情况。

表 6-2-1-2-2　骨盆肿瘤发病部位的比例

作者与年代	髂骨	坐骨	耻骨
蔡郑东[5]（2002）	17	4	
张海栋[6]（2008）	17	9	9
Ilkyu Han[7]（2010）	20	5	

二、骨盆肿瘤的临床表现

（一）体积大

骨盆的肿瘤或肿瘤样病变在其确诊时常常体积较大，因此，同样性质的肿瘤发生在骨盆者死亡率较高。

（二）易恶变

骨盆部良性肿瘤，如：骨软骨瘤、骨盆的多发性骨软骨瘤、各种软骨发育不良、畸形性骨炎（Paget's Disease）和纤维异样增殖症等，较位于其他骨骼者更容易变为肉瘤。

（三）骨盆和骨盆周围肿瘤的症状特点

臀部肿瘤较容易发现，表现为臀部有一不对称的包块。当坐位或外部压迫坐骨神经时，可产生不适。髂嵴附近向盆腔内生长的或生长在髂窝内的肿瘤，最先的症状为诉说不清的下腹部不适。髋臼周围的肿瘤则可主诉为髋关节疼痛或类似于髋关节骨关节炎的症状。髋臼周围的髓细胞肿瘤、转移癌和纤维肉瘤，可因髋臼内病理骨折而出现股骨头中心性脱位。耻骨或耻骨周围肿瘤可因活动、外伤或肌肉牵拉而致疼痛，也可主诉为腹股沟疼痛，当发展到可触及的肿块时有时可误诊为疝。

（四）鉴别诊断面宽

骨盆部肿瘤的鉴别诊断涉及面甚广，应考虑除外代谢性疾病、良性肿瘤、恶性肿瘤、造血系统病变和转移性肿瘤等多种病变的可能性。骨盆肿瘤所出现的卫星病灶较其他部位更为常见，这一点在诊断时应该引起注意。

（五）软骨（肉）瘤多见

骨盆的骨性部分中以各种类型的软骨性肿瘤为多见，其中由良性软骨瘤转化为软骨肉瘤最为常见。故骨科医生在切除骨盆良性软骨瘤时，应考虑其有恶变的可能性，甚至在术中采取某些预防性措施。术后要严密随诊观察有无恶变的症状和体征。一般根据临床表现和影像学资料对骨盆原发或继发的软骨肉瘤可以做出明确诊断。偶尔，骨盆软骨肉瘤的诊断会遇到困难，此时应做活体组织检查加以证实。

（六）注意髓细胞瘤和转移癌

骨盆周围常见的另一组病变是髓细胞性瘤和转移癌。其特点是：好发于中年人，主诉为慢性持续性疼痛，普通 X 线片检查可发现骨质有不对称的、不规则的破坏。体检常不能发现其原发病灶，故难以说明其组织学的来源。

（七）注意骨盆周围良性病变

骨盆周围，特别是臀部、腰部和大腿的外侧面，有些非肿瘤性疾病的进展过程与软组织肉瘤相类似，如：骨化性肌炎、假性肉瘤样筋膜炎、纤维瘤病等，在诊断时应特别注意。

三、骨盆肿瘤各种影像学检查

（一）X 线平片

骨盆肿瘤的 X 线平片检查有一定的局限性，这是因为肿瘤的影像学表现可以错综复杂，而某些肿瘤的影像学缺少特殊的征象。骨盆骨大部分为松质骨，有些病变的边缘显示不清楚，加上肠气的遮挡，软组织的重叠，因而单单依据 X 线平片在诊断上常常会遇到困难。

（二）CT 扫描

CT 扫描对检查骨盆肿瘤有特殊价值，它不仅可发现肿瘤在骨盆内侵及的范围，并常常可发现病灶内早期矿化或半环状的钙化影，从而区别是否软骨源性病变；发现骨盆上较小的病灶和病灶与正常骨之间的移行带；区别内脏的气体与骨骼上小的病变，这些是普通 X 线平片难以做到的。

（三）放射性核素扫描

放射性核素扫描对检查骨盆肿瘤本身和全身有无多发或转移病灶有着其他方法所不能代替的作用。可显示出骨盆病灶在反应过程中的边缘，其范围常超过普通 X 线片所显示的图像。无论是来源于软组织，还是骨组织受到侵及或是发生于骨内的病变，放射性核素扫描被认为是发现骨内隐匿病变最准确的方法。临床应用时解释放射性核素扫描的结果可能会有较大的困难，例如在膀胱内和正常代谢活跃的骨骼中，如骶髂关节、坐骨、髋臼边缘，可有放射性核素浓集现象，这种正常的骨反应不仅会掩盖病理改变，也容易引起对早期病变的误诊。在评价骨盆放射性核素浓集的结果时应密切结合临床与 X 线片仔细考虑。

（四）血管造影与 DSA

骨盆的大体解剖如图 6-2-1-2-1 所示，血管十分丰富，从而对动脉造影以及骨盆肿瘤的诊断十分重要，特别是目前所采用的数字减影技术（DSA）不仅可以勾画出骨盆肿瘤的大小、位置、与周围组织的关系，而且可了解肿瘤的血供是否丰富。这对于发现肿瘤主要供血的血管，了解术中有可能出现的潜在的威胁生命的失血部位，避免在肿瘤的富血区做活体组织采取，均有着实际意义。

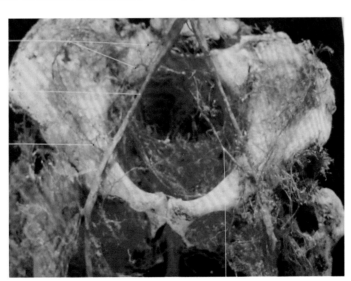

图 6-2-1-2-1　骨盆内血管造影解剖标本

（五）CT 与 MR

在发现骨内病变向骨外隐藏延伸、被重叠的软组织病变侵及、骨组织及软组织病变与内脏和各肌肉间隔之间的关系方面，CT 和磁共振（MR）检查的能力已超过以前放射线检查的总和。可以这样说，骨盆 CT 扫描对治疗骨盆病变的骨科医师来说，其重要性可以和 CT 对治疗颅脑病变的神经外科医师的作用相媲美。临床经验表明，骨盆局部肿瘤约有 25% 的患者所切除的边缘未能达到手术前的计划。因此，笔者认为：对于骨盆肿瘤，如果考虑做手术切除，除常规检查外，至少必须做 CT 检查。

第三节　骨盆肿瘤的临床、病理检查

一、骨盆肿瘤的临床与影像学诊断

（一）概况

骨盆恶性肿瘤病人典型的临床表现为髋部疼痛 6 ~ 12 个月，骨盆平片可有或没有异常改变。病人有骨盆周围的持续疼痛，骨盆 X 线片出现异常，此时可建立初步诊断。

（二）初步诊断的判定

1. 确定病变是肿瘤、退行性病变还是感染性病变。

2. 如果病变是肿瘤，属良性还是恶性。

3. 如果是恶性肿瘤，属原发性肿瘤还是转移性肿瘤。

4. 如果是原发性肿瘤，是低度恶性还是高度恶性。

（三）肿瘤性质的判定

患者的年龄对于确定骨肿瘤性质最有预测价值。如果患者年龄不到 40 岁，多半是原发性骨肿瘤，40 岁以上的患者，患转移癌的可能性明显增加。骨盆病变的早期 X 线片也能提供确定病变性质的线索，帮助鉴别感染、原发性肉瘤和转移癌。骨肉瘤有特征性的 X 线表现，表现为巨大的成骨性改变，向髂骨两侧发展，形成继发的软组织肿块。软骨肉瘤是成人最常见的骨盆恶性肿瘤，表现为小片的骨侵蚀或骨溶解，同时有少量的钙化，早期无论症状还是 X 线表现都很模糊。骨盆转移癌通常表现为溶骨性改变，有时累及软组织，但病变范围很小。

（四）对转移性肿瘤应确定来源

骨盆转移癌的来源、性质不活检通常难以确诊，一般来说，对于骨盆周围疼痛、骨盆骨骼异常的成年患者应详细询问病史，仔细查体，检查患者是否有肺或肾癌，女性患者还应检查是否有乳腺癌、男性患者是否有前列腺癌。溶骨型破坏而无明显的膨胀及骨膜反应，软组织阴影不大；要考虑为肾癌、甲状腺癌、结肠癌、神经母细胞瘤等。成骨型显示为不规则的致密阴影，边界不清，少有骨膨胀和骨膜反应，要考虑前列腺癌、肺癌、胃印戒细胞癌。以溶骨型为主，但有成骨的混合型者，要考虑来源于乳腺癌。对此类患者，早期实验室检查应包括全血检查、血沉、电解质、血尿素和肌酐、碱性磷酸酶、乳酸脱氢酶、尿液分析，男性还应进行前列腺特异抗原（PSA）检查。对于骨髓瘤患者，尤其是超过 40 岁的患者，应检查血清蛋白电泳（M 带）和免疫球蛋白定量分析，尿 Bence-Jones 蛋白检查。对怀疑患有骨髓瘤的患者还应检查血清钙，确定是否有高钙血症。

（五）全面的影像学检查

影像学检查包括骨盆平片、全骨放射性核素扫描、骨盆 CT 和 / 或 MR。全身 [99] 锝骨扫描可确定骨盆肿瘤的大致范围和其他部位是否有骨骼病变。[99] 锝扫描是评价病变是否活跃的有效手段，如果有浓集，通常表明病变活跃，需要进行活检。40 岁以上患骨盆肿瘤的患者需要拍胸片，如有必要，行肺 CT 扫描，排除肺癌。行腹部超声检查，排除肾癌和胃肠癌。女性超过 40 岁应详细进行乳腺检查、乳腺 X 线检查，排除乳腺癌。以上检查必须在活检之前进行。结肠镜检查和其他内镜检查对明显是转移癌的患者来说并不能有效地确定诊断。对于青少年或年轻患者（小于 40 岁），除非已有癌症病史，否则，应考虑肿瘤为原发性，进行相应的检查。

有时难以确定肿瘤的解剖来源，是原发于骨还是软组织，此时通过肿瘤的累及范围（骨及软组织）通常能预测肿瘤的原发组织。确定这一点需要进行适当的影像学检查，包括平片、骨放射性核素扫描（全身）、MR 或 CT。

二、骨盆肿瘤病理检查

在肿瘤诊断中，病理检查具有确诊性质，但在初期活检是最基本的确诊手段。对于骨盆肿瘤，术前及时、正确、准确的活检更重要，而错误的活检常常会延误或破坏肿瘤的治疗，使患者丧失治疗的机会，必须给予高度重视。成功治疗骨盆肿瘤的基础在于准确而恰当的早期活检，对绝大多数骨盆肿瘤来说，选择活检的时机、活检位置和选择活检工具极为讲究。

患者如有骨盆骨性异常，疼痛，骨放射性核素扫描显示有浓集，此时应行活检。如果患者初步的影像检查显示某些内脏可能有原发性腺癌，此时行骨盆病变的病理活检来确定是否为原发性腺癌的骨转移。如肺部 CT 检查发现肺部有中心型病变，与肺癌影像表现相似；或者腹部 CT 发现肾脏原发性增大，怀疑为肿瘤等。均应通过活检来明确骨盆肿瘤的性质、可能的来源，活检还能证明肿瘤是否进展，进行肿瘤细胞的体外培养、体外药敏等。

对于原发性骨盆肿瘤，冰冻切片提供的信息常不准确，通常需要行石蜡切片，对于骨盆肉瘤更是如此，因此在获得肿瘤的组织学诊断结果之前，不应进行切除活检、刮除或骨盆肿瘤切除术，必须进行活检，否则极易造成局部骨膜和骨盆的污染，导致肿瘤的局部控制非常困难。对于软骨肉瘤来说，这一点更重要，由于软骨肉瘤对化疗和放疗都不敏感，如果发生污染，局部控制肿瘤则很困难，使得本可以治疗的肿瘤患者丧失了治疗机会。

应在正确的位置进行活检，活检位置选择

错误可能会导致不得不行后 1/4 截肢。对于原发性骨盆肿瘤，活检的位置应恰好在最终切除的切口上，由于绝大多数骨盆肿瘤切除的切口必然经过髂嵴，因此通常直接在髂嵴上进行活检是最安全的。

肿瘤活检技术分为闭合活检（经皮穿刺活检）和开放活检（切开活检）两种，穿刺活检又分为细针穿刺活检和髓心活检。骨盆肿瘤一般应采用细针针吸活检或髓心活检，不应行切开活检。如选择闭合活检，在结束活检操作之前，必须取得足够量的标本。为减少污染，对骨盆肿瘤，一些医师只用细针穿刺活检，不用其他活检方法。细针穿刺活检通常用局麻即可。一般看法是对大多数骨盆肿瘤最好用针刺活检。通常软组织肿瘤或有巨大软组织包块的骨肿瘤，可直接行穿刺活检，不需要影像的引导。如果软组织包块小且深，则应在 CT 引导下活检。对没有软组织包块的骨肿瘤，活检时应采用粗大的套管针（3 ~ 6mm），套管针活检应在手术室进行，可用或不用透视引导，但是如果病变位于难以接近的部位，例如骶骨前侧或其他深在的部位（如骶骨、髂骨），或者是小而深的肿瘤，则需要在 CT 引导下进行活检。套管针活检可能需要硬膜外麻醉、局麻、区域阻滞麻醉或全麻。

穿刺活检如未能确定诊断，若为囊性大肿瘤样病变，应排除血友病所致，作者曾经遇见 1 例盆腔内巨大囊性大肿瘤，在肿瘤医院已行穿刺活检，病理报告为只见血细胞，在准备再进行手术切开活检前，仔细问病史，患者曾有碰伤后下肢大片皮下瘀血史，后确诊为血友病，经治疗肿块缩小。若为实体瘤，应在手术室行套管针活检或切开活检。若仍未能确诊，应与病理科医师一起讨论此病历或一起参加活检手术。切开活检应注意活检部位，术中应行冰冻切片，确定已取到肿瘤组织之后再结束操作。针刺活检与切开活检的部位都应在预计切除术的切口上。无论是针刺活检还是切开活检，应尽量避免污染盆腔内及后腹膜。

第四节 骨盆肿瘤术前栓塞的进展及应用

一、概述

位于骨盆的恶性肿瘤，常常体积较大、血运丰富，位置深在，周围组织器官解剖结构复杂。由于其外科手术治疗术中失血过多、手术视野不清而往往难以全部切除肿瘤，甚至终止手术，且术后死亡、并发症发生率较高，因而治疗十分棘手。近20年来由于经皮选择性动脉栓塞（Selective Arterial Embolization，SAE）的发展，使骨盆部位骨肿瘤的术前栓塞和手术治疗有了很大进展，骨盆肿瘤的术前栓塞为外科医生解决术中失血这一难题提供了一种有价值的新方法。

二、骨盆肿瘤术前栓塞的进展

（一）进展概况

骨科应用方面首先由 Hekste(1972) 和 Feldman(1975) 报道了用 SAE 给椎体血管瘤和骨肿瘤做术前栓塞和姑息治疗。此后，一些学者相继报道了 SAE 在许多骨肿瘤治疗中的应用，取得了令人鼓舞的疗效。骨盆肿瘤未经术前栓塞或栓塞不成功的病例平均术中失血多在 3500ml 以上，多者可达 15000ml，而栓塞满意者术中失血多在 3000ml 以内。Broaddus 等报道六例脊柱转移性肿瘤和骶骨巨细胞瘤，行九次栓塞，用吸收性明胶海绵颗粒、微弹簧圈和微纤维胶原（MFC）。术中失血量为 400~1600ml，而没栓塞的患者为 1500~3000ml。一例 S_{1-4} 巨大的巨细胞瘤，侵及骶骨及腹膜后，第一次手术行肿瘤内切除，术中广泛大量出血，为 5200ml。第二次在栓塞后手术，肿瘤大体积复杂的切除，失血量为 500ml，明显减少。术前行 SAE 可有效地减少术中出血

量，缩短手术时间，使手术野无血，有助于从容地行各种手术，降低手术危险性，从而为彻底手术创造了条件，改善手术效果。1984 年解放军总医院开展了 SAE 对骨盆肿瘤行术前栓塞，但都在 X 线机下操作完成。国内 1984 年引进 DSA 设备，1985 年初应用于临床，解放军总医院报道了 21 例骨盆肿瘤接受术前栓塞 22 次，其中软骨肉瘤十例，骨肉瘤五例，转移瘤三例，脊索瘤二例，动脉瘤样骨囊肿一例。栓塞物质为吸收性明胶海绵、钢丝圈和 Ivalon。栓塞后造影显示肿瘤染色均较栓塞前减少 75% 或以上，术中失血在 800～2800ml 之间，平均 1490ml。21 例中骶骨肿瘤三例，平均术中失血 2000ml；髂骨肿瘤 18 例，平均术中失血 1422ml。说明骶骨肿瘤的术中失血较髂骨肿瘤多，但均在 2000ml 以内，因此只要栓塞彻底，术前栓塞是能够有效地控制骨盆肿瘤的术中失血的。骨盆肿瘤术前栓塞为外科手术提供了一种减少术中失血的有效新方法。

（二）评定标准

Gelled 等评定栓塞效果的标准为：

【满意】

肿瘤染色（Tumor Stain）消除大于 75%，失血量少于 3000ml。

【不满意】

肿瘤染色少于 75% 或术中失血量大于 3000ml。

【作者意见】

作者开展栓塞工作早期，有二例虽然栓塞时肿瘤染色消除大于 75%，但分别在栓塞后 3d 和 5d 手术，平均失血量达 9450ml，效果不佳。认为临时血管栓塞剂在 7～21d 内经蛋白分解酶途径降解并重吸收。血管内血栓实际上栓塞

后 24h 内就开始溶解了，所以吸收性明胶海绵栓塞后最好在 24h 内手术。以防血管再通和肿瘤侧支循环的重建。

三、骨盆血管造影之解剖学基础

（一）大体解剖

腹主动脉在 $L_{3\sim5}$ 水平分为双侧髂总动脉。分叉多投影于 L_4 椎体下缘水平，部分可位于 L_3 或 L_5 椎体上、下缘，年龄轻者位置较高。分叉部中部后壁向下分出骶正中动脉，较细，是腹主动脉的终末支。双侧髂总动脉在双侧骶髂关节前方再分成髂内、外动脉，其分叉点在 X 线电视下常投影于骶髂关节的中上部。髂内动脉长 3 ~ 4cm，远端分为前、后两支，通常称前支为脏支，后支为壁支。与骨盆肿瘤栓塞联系密切的主要为壁支，其分支有髂腰动脉、骶外侧动脉、臀上动脉、臀下动脉和闭孔动脉。髂内动脉前支分为膀胱上动脉、膀胱下动脉（男）、阴部内动脉、子宫动脉（女）等（图 6-2-1-2-1）。虽然习惯上将髂内动脉分支分为前、后支，但实际上变异很多，并没有统一的分类，而且在血管造影时，其具体分支往往不易分辨清楚。

（二）髂内动脉之侧支

髂内动脉的主要侧支有：

1. 腰动脉与髂腰动脉之间的吻合；

2. 骶正中动脉与骶外侧动脉之间的吻合；

3. 直肠上动脉与直肠下动脉之间的吻合；

4. 卵巢动脉和子宫动脉之间的吻合；

5. 旋髂浅动脉、股深动脉与臀下动脉之间的吻合；

6. 腹壁下动脉之耻骨支与闭孔动脉之间的吻合等。

由于存在众多的吻合，用颗粒型栓塞剂栓塞髂内动脉后一般不致引起内脏器官或神经肌肉的坏死及功能障碍等严重并发症。

四、导管及栓塞材料

（一）导管之要求与规格

栓塞所用的导管与选择性血管造影相同，导管的粗细用 F 来表示导管外周径。根据所检查及栓塞的血管选用不同型号的导管，最常用的为含钡聚乙烯导管。目前又有 Magie 微导管系统；带端侧孔的直导管或猪尾巴导管，为逐渐变细，前端可以任意弯曲的微导管，有不同型号。Tracker 微导管，全长 150cm，前端是 2.2F，18cm 长的 Teflon 导管，后面为 3 F，132cm 长的导管，末端有金属环示标，并配有 0.013 ~ 0.014in（1in=2.54cm）无创伤铂金导丝。

（二）栓塞材料

栓塞材料目前常用有：

【可吸收性固体栓塞剂】

有吸收性明胶海绵，2~3mm 颗粒，多用于暂时性或术前栓塞，栓后 7~12d 开始被吸收，4个月完全被吸收。

【不可吸收性固体栓塞剂】

有聚乙烯醇泡沫（Polyvingl alcohol，PVA，Ivalon），颗粒与明胶海绵相仿，数个月后成为含有纤维组织及部分钙化的血栓，不被吸收，对人体无毒，可用于永久性栓塞。微弹簧圈为 0.013in 或 0.014in 铂金属丝制成，可通过 2.2 F 的导管，国产为钨微弹簧圈；第一级螺旋直径有 0.17mm 和 0.25mm 两种。0.17mm 者带化学纤维。第二级螺旋直径为 3、4、5、6、8、10 和 15mm 共 7 种规格。还有真丝微粒（即外科缝合用丝线剪切而成），冷冻硬膜等。

【可脱性球囊】

亦可选用。

【液性栓塞剂】

氰基丙烯酸异丁酯（Isobutgl-2-Cyanoacrylate，IBCA），在血液中可瞬间聚合，在盐水中聚合需 15 ~ 40s，而在 5% 葡萄糖中却不聚合。加不同剂量的碘苯酯，可相对延缓聚合时间，常用浓度为 20% ~ 60%。甲基丙烯酸 -2- 羟基乙酯（2-Hydroxyethylmethacrylate，HEMA），是一种随人体温聚合的物质，用于充填置入动脉瘤内的可脱性球囊，做永久性栓塞。

目前国外还有用微纤维胶元（Microfibrillar Collagen，MFC）。能栓塞 20 μm 毛细血管，栓塞血管较彻底，不使再建立侧支循环，栓塞效力高。但对超选择插管要求高。还有用无水乙醇等。骨盆肿瘤术前栓塞常用明胶海绵栓塞，因其易进入较小血管，用于减少术中失血为目的的栓塞效果较理想。而作为永久性栓塞的姑息治疗时，常用明胶海绵加微弹簧圈或 PVA，常用的方法是先用明胶海绵或 PVA 或 MFC 栓塞肿瘤周围的供血小动脉，然后再用微弹簧圈栓塞较大一级的近端动脉。

五、骨盆血管的造影方法

骨盆血管造影是骨盆部病变行血管介入栓塞治疗前的必要步骤，骨盆肿瘤术前血管造影还可帮助外科医生了解肿瘤的供血情况和侵犯范围。

在局麻下，应用 Seldinger 技术经股动脉穿刺插管，选择健侧或患侧做股动脉穿刺均可以。沿导丝将 6~7F 带端侧孔的直导管或猪尾巴导管送至腹主动脉分叉上方 3~5cm 处做双侧髂总动脉造影，用 40% ~60% 泛影葡胺 30~40ml，注射速率为 15~18ml/s，若用 DSA 机造影，则造影剂总量用 25~35ml 即可，注射速率为 10~12ml/s。因为双侧髂总动脉造影时，部分造影剂进入髂外动脉，高渗泛影葡胺造影剂可引起下肢远端剧痛。在经济条件许可的情况下，宜选用非离子型造影剂如优维显（Ultravist）、碘海醇（Omnipaque）、碘帕醇等。然后换成 Cobra 或 RH 导管，这样经一侧穿刺可顺利地超选择插入双侧髂内动脉。在 DSA 下，髂内动脉造影，用 40% ~ 60% 泛影葡胺 18 ~ 24ml，注射速率为 4 ~ 6ml/s，再将导管超选择地插入需栓塞的肿瘤供血动脉内，透视下手推造影剂以确定栓塞血管无误后，不会损伤供到其他重要脏器

的动脉，开始缓慢注射与造影剂混合的栓塞剂。栓塞物质直径为 1~2mm：吸收性明胶海绵颗粒、钢丝圈及 Ivalon。直到该肿瘤动脉血流完全停止。用造影剂少许注入清洗净导管内栓塞剂，并证实栓塞效果后，再做另一所需栓塞的肿瘤动脉栓塞。术中宜给镇痛或镇静剂，以免患者因栓塞时疼痛而躁动，出现 DSA 伪像。

六、骨盆血管造影表现

（一）恶性肿瘤

【肿瘤局部血循环增加】

表现为肿瘤边缘的供血动脉及其分支增多、增粗；如造影剂充盈肿瘤内，则使局部病变组织密度增高（图 6-2-1-4-1）。

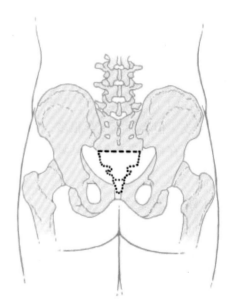

图 6-2-1-4-1　造影剂充盈肿瘤内，使病变组织密度增高示意图

【肿瘤边缘邻近的动脉局限性变细或突然中断】

又称肿瘤包绕血管征（Arterial Encasemen）；可以是跨越肿瘤的动脉受肿瘤挤压，或是肿瘤的供血动脉因肿瘤组织栓子产生的栓塞或梗死，或者肿瘤直接侵蚀、包裹血管所致。

【肿瘤异常血管】

肿瘤周围出现扭曲、杂乱的细小血管网，

肿瘤内、外粗细不均、走行不规则的幼稚血管，因血管无平滑肌，故不发生收缩。有时可见颗粒状或小斑片状造影剂滞留区，称"肿瘤湖"或"血池"、"血湖"，可能是缺乏弹性的肿瘤血管形成局限性腔隙或为肿瘤内部形成的出血性坏死腔。

【静脉早期显影】

在血管造影的动脉期即可见伴行的静脉显影，为肿瘤侵蚀动静脉形成动静脉瘘，或是新生的肿瘤血管缺乏正常的毛细血管网而致动静脉短路所致。

【肿瘤染色】

因恶性肿瘤大多富含血管，其实质内血管空间（Vascular Space）较多，造影剂常早期充盈，均匀或不均匀地分布于肿瘤内，使肿瘤密度增高。骨盆肿瘤中对于钙化较多的软骨肉瘤，因其分化程度较高，血管相对较少，与骶、髂骨及肿瘤钙化之高密度影重叠，肿瘤染色所致密度增高不很显著。

【肿瘤内的乏血管区】

在肿瘤中央，出现肿瘤坏死区。即在肿瘤染色高密度影中间有一低密度区。在部分病例中，可见低密度区周围有一细小血管巢，多见于恶性肿瘤及软组织脓肿，故在骨盆恶性肿瘤造影中，有时也可看到这一征象。

【异常增粗的引流静脉】

在动脉造影后期晚期静脉阶段，有时可见肿瘤周围有一些直线行走的静脉影，无瓣膜显示，为肿瘤之引流静脉。

【软组织影】

大多数恶性肿瘤均可形成突出骨骼轮廓的软组织影，尤其是在 DSA 下血管造影，可以将染色的软组织块清晰显示（图 6-2-1-4-2），对指导手术有很大的意义。良性肿瘤一般不形成软组织内肿块，血管造影发现软组织内肿块几乎都为恶性肿瘤。

骨盆恶性肿瘤并非都出现上述所有的造影表现。往往只表现其中一部分征象。骨盆转移性肿瘤的供血动脉增粗、肿瘤幼稚血管形成相对较少，但肿瘤染色可较明显。低度恶性的脊索瘤、分化

较好的软骨肉瘤，血管相对较少，肿瘤染色较少。骨盆肿瘤的血管造影阴性结果并不能完全排除恶性肿瘤的可能。

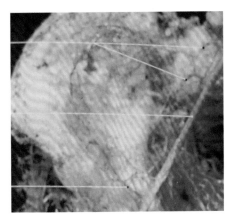

图 6-2-1-4-2　DSA 血管造影，可以将染色的软组织块清晰显示

（二）良性肿瘤

骨盆的良性肿瘤除大的骨软骨瘤有时可推移血管外，血管造影很少有异常发现。尤其在 DSA 行血管造影时，骶尾部神经纤维瘤、Ⅰ° 骨巨细胞瘤，往往可见较丰富的血管及瘤实质染色。低度恶性肿瘤和良性肿瘤，血管较成熟，肿瘤内造影剂出现较恶性程度高的肿瘤相对要迟，边缘也较清楚。

（三）骨肿瘤样病变

骨盆部较多见的肿瘤样病变为骨囊肿、动脉瘤样骨囊肿、骨嗜酸性肉芽肿、骨纤维异常增殖症等。血管造影可显示某些恶性肿瘤的征象，如大量的肿瘤的异常血管、血池、软组织块影及肿瘤染色。骨囊肿因有膨胀性的囊壁，其染色部分的边缘常常比较清楚，结合临床病史多能做出诊断。骨纤维异常增殖症，血管造影可以没有任何改变。

七、术前栓塞肿瘤动脉的时间

根据栓塞剂栓塞血管的时间，一般可分为短、中、长三种栓塞剂。短效栓塞剂仅栓塞血管 1～2d，不适用于肿瘤栓塞；中效栓塞剂如：吸收性明胶海绵，由于它无毒，栓塞血管后 7~21d 可再通，是一种较广泛使用的骨肿瘤动脉栓塞剂；长效栓塞剂，如无水酒精是一种蛋白变性剂，且为液态，

注入瘤血管后可致瘤体内微小血管内膜损伤，血液中蛋白变性，形成凝固混合物而起栓塞作用。骨盆肿瘤主要是在手术前将髂内动脉栓塞从而免去术中结扎髂内动脉，使手术简化，减少出血，用的栓塞材料以吸收性明胶海绵为首选，吸收性明胶海绵颗粒常呈点状栓塞，难以栓塞较细小的瘤血管，易使栓塞后再通，微循环侧支循环易重建。据报道，用吸收性明胶海绵颗粒栓塞骨肿瘤，血管内血栓栓塞后 24h 内开始溶解，为防血管再通和侧支循环建立，最好 24h 内手术。术中出血量的多少与术前栓塞肿瘤血管是否彻底、使用的栓塞剂及手术间隔的时间长短有关。若栓塞剂加以改进，先用粗的 7 # 真丝微粒栓塞，再用吸收性明胶海绵颗粒混合性栓塞，可比单纯使用吸收性明胶海绵栓塞效果为好，也可使手术在栓塞后晚几天实施。但太细的真丝微粒栓塞会出现局部剧痛和不适，或继发血管坏死易引起相邻脏器严重并发症。

八、血管栓塞的副作用及并发症

除股动脉穿刺插管的副作用和并发症外，髂内动脉栓塞术后，常见的反应是发热，以吸收性明胶海绵栓塞者尤为明显，可达 38℃ ~ 39℃，一般一周内消失。臀部疼痛也很常见，有时非常剧烈，系缺血引起，均只需对症处理即可。一过性感觉异常或消失也可出现。误栓可引起严重并发症；如膀胱坏死、排尿困难、大便失禁、阳痿等，但均比较少见，只要吸收性明胶海绵颗粒大小恰当，一般不会出现。

第二章　骨盆肿瘤手术疗法

第一节　保肢与截肢之争

一、保肢与截肢之争概述

对于放疗不敏感的原发性骨盆恶性肿瘤，经典治疗方法是半骨盆切除术。半骨盆切除术（Jaboulay 截肢术）也称为后 1/4 截肢术、腹与无名骨间截肢术、腹与髂骨间截骨术、腹与骨盆间截肢术、腹髂间截肢术、经髂骨截肢术和经骨盆截肢术。半侧骨盆切除术就肿瘤的边缘来说属于根治性切除，对骨盆肿瘤切除较彻底，并能较好地控制肿瘤局部复发。因而，迄今为止，半骨盆切除术仍然是骨盆原发性肉瘤的标准治疗手段。然而，由于术后患者失去了半侧骨盆和同侧下肢，这种手术造成巨大的残疾，术后并发症高，死亡率很高，术后功能很差，给病人精神和肉体上造成了巨大的创伤和病残，常使患者难以接受。如 Douglass 于 1975 年报道 50 例因骨盆和大腿近端恶性肿瘤行半骨盆截肢术的病例，术后五年生存率仅 30%，并发症高达 80%。主要的并发症是皮瓣坏死，其余还有感染、泌尿系损伤、肺炎、下肢静脉损伤等，另外有 15 例患者出现幻肢感。Apffelstaedt 等报道治疗性半骨盆截肢术的五年存活率仅为 21%。但是 Carter 报道半骨盆截肢术的五年存活率高达 83%，Masterson 等认为该组 34 例病例中仅 18 例为骨盆肿瘤，其余病例为股骨近端肿瘤，因此存活率较高。总之，到目前为止，半骨盆截肢术治疗骨盆恶性肿瘤的五年存活率仍然很低。

二、技术进步促使保肢可行

近二十余年来，随着影像学检查在多方面取得的发展，造影和动脉栓塞技术应用于临床，术前、术后有效的辅助化疗配合和一些新手术技术的进步，使骨盆恶性肿瘤的手术及重建技术有了较大的提高，保肢手术越来越流行。

三、首例保肢术起自1978年steel医师

1978 年 Steel 首先报告五例髋臼周围软骨肉瘤，做了部分或全部内半骨盆切除术，并保留了同侧肢体。但肿瘤切除后未行重建，将股骨头旷置，使其与髂骨残端形成假关节，利用周围软组织稳定股骨头。因全部病例均为恶性程度相对较低的软骨肉瘤，Steel 谨慎地将这种手术方式称之为"一种可选择的骨盆髋臼周围软骨肉瘤后 1/4 截肢的替代手术"。术后随诊结果令人鼓舞，局部均无复发，但望远镜征和 Trendelenburg 征阳性，肢体短缩在 2.5 ~ 7.6cm 之间，鞋跟垫高后可对肢体短缩有一定程度的纠正。虽然髋关节成为连枷关节，但内收、外展、屈曲、伸直甚至下蹲髋部均有满意的活动度。上述报告中虽然例数不多，但是在骨盆恶性肿瘤的治疗中开辟了保留肢体的新途径。同年 Enneking 报道 57 例骨盆肿瘤保肢手术病例，Johnson 报道两例病例。1979 年 Eilber 等报告了对五例骨盆高度恶性肿瘤，在

辅助化疗下行包括髋关节在内的部分内骨盆切除术，未重建骨性缺损。其结果不仅全部患者均达到了广泛切除边缘并保留了有功能的肢体，而且其中四例肿瘤得到控制。这一报道拓展了部分内骨盆切除术的治疗范围，即使是高度恶性的骨盆肿瘤也可以采用保肢治疗。此后，骨盆肿瘤保肢手术的报道逐渐增多。

四、近20年来保肢技术快速发展

初次手术的骨盆肿瘤通常可以切除而不截肢，保肢手术可获得与后 1/4 截肢手术相同的手术切除边缘。目前，在解放军总医院保肢手术已经是骨盆肿瘤常规的治疗方法。经过近二十年的经验积累，骨盆肿瘤的保肢手术已经非常安全，术后复发率、死亡率与截肢术已没有明显差别。

五、严格掌握截肢手术适应证

虽然骨盆肿瘤保肢手术发展很快，但是仍有一部分患者需行后 1/4 截肢术。首先，相对于内骨盆切除术来说，后 1/4 截肢术对于患者相对比较安全。原因有二，一是截肢术并发症发生率相对较少，二是虽然外科边缘相同，但截肢与保肢相比，复发的面积相对较小，危险相对小。其次截肢患者术后恢复快。因此对一些不适合保肢的患者应行截肢术。后 1/4 截肢术指征应为：过去曾行切除术后复发，如果复发后行保肢手术无法达到广泛切除边缘，或者从肿瘤学角度来讲保肢结果比截肢差，此时应行截肢术；如果肿瘤超过骶髂关节，侵及骶神经根孔，常应行后 1/4 截肢术；病变侵及坐骨切迹，出现坐骨神经受累症状（下肢放射痛或感觉减退），应行截肢术，虽然可以切除一段坐骨神经，能够获得足够的外科边缘，未必必须截肢。但是，由于手术切除主要是骨盆的骨性结构，骨盆功能已有丧失，如果同时合并下肢瘫痪、感觉丧失，通常不宜保肢。肿瘤向前侧发展累及股神经时通常不必截肢，股神经功能丧失并不会明显影响步态，而股血管（至少动脉）可再植，如果半骨盆稳定，此时更应选择保肢手术。如果骨性骨盆切除后半骨盆不稳定，则股神经功能丧失会产生巨大的影响，此时应选择截肢。

第二节　肿瘤外科分期和手术方式选择

一、肿瘤外科分期概述

肿瘤外科分期可以指导肿瘤的治疗，尤其是手术治疗。目前由于在骨骼肌肉肿瘤治疗中保肢手术的进展，术前确切的分期对于术前确定能否进行保肢手术，手术能否顺利进行非常重要。

二、肿瘤外科分期的意义

1. 建立一个肿瘤分期体系以利于判断预后。
2. 根据不同分期合理选择手术方案。
3. 指导辅助性治疗。

1980 年 Enneking 提出了肌肉骨骼系统骨肿瘤的外科分期系统，他根据肿瘤的解剖学部位提出解剖学间室的概念，认为解剖学间室是对微小肿瘤扩散的良好天然屏障。根据病理分度（G）、肿瘤与解剖学间室的关系（T）、有无远处转移（M），设计出"G - T - M"外科分级系统。

外科分级分为良性（G_0）、低度恶性（G_1）和高度恶性（G_2）。

外科部位分为病变局限于囊内（T_0）、间室内（T_1）、间室外（T_2）。

转移包括局部淋巴结转移和远隔转移，分为无局部及远隔转移（M_0）和（有局部及远隔转移 M_1）。

分期根据上述恶性肿瘤分级和转移，再根据其间室部位而组成。

良性肿瘤用阿拉伯数字 1、2、3 表示。分别代表潜隐性、活动性和侵袭性。

恶性肿瘤用罗马数字Ⅰ、Ⅱ、Ⅲ表示。Ⅰ期为低度恶性，Ⅱ期为高度恶性，Ⅲ期为所有区域性和转移性病损。

Ⅰ、Ⅱ期再根据解剖间室分为间室内（A）和间室外（B）。

三、肿瘤外科分期类型

Enneking 根据手术切除肿瘤时所能达到的切除缘，将肿瘤切除手术分为 4 种类型。

（一）病损内手术

即手术切除缘通过肿瘤组织内。

（二）边缘手术

即手术切除缘通过肿瘤组织的假包膜或反应区。

（三）广泛手术

即将包括病变、假包膜或反应区以及肿瘤周围部分正常组织一同切除，该手术适合于Ⅰ_A 期肿瘤，对于高度恶性肿瘤由于肿瘤沿筋膜间隙扩散广泛，因此切除后可能残留微小病灶。

（四）根治手术

即将肿瘤所侵及的一个或多个间室内的正常组织从起点至止点连同肿瘤一并切除，从理论上讲，根治性切除可完全切除局部的微小病灶。

根据肿瘤外科分期可在术前确定不同肿瘤应采取的手术方案（表 6-2-2-2-1）。

表 6-2-2-2-1　恶性骨肿瘤外科分期和治疗措施

分期	分级	部位	转移	治　　疗　　措　　施
Ⅰ_A	G_1	T_1	M_0	广泛手术：广泛局部切除
Ⅰ_B	G_1	T_2	M_0	广泛手术：截肢
Ⅱ_A	G_2	T_1	M_0	根治手术：根治性整块切除
Ⅱ_B	G_2	T_2	M_0	根治手术：根治性截肢
Ⅲ_A	$G_{1\sim2}$	T_1	M_1	根治性切除并转移灶切除或姑息性手术
Ⅲ_B	$G_{1\sim2}$	T_2	M_1	根治性截肢并转移灶切除或姑息性手术

对于骨盆肿瘤来说，常见的恶性肿瘤中原发性骨肉瘤、原发性软骨肉瘤、恶性纤维组织细胞瘤、骨巨细胞肉瘤、Ewing 氏肉瘤为高度恶性肿瘤，而骨巨细胞瘤、皮质旁骨肉瘤、皮质内骨肉瘤、继发性软骨肉瘤、非典型恶性纤维组织细胞瘤等属于低度恶性肿瘤。骨盆肿瘤如果突入骨盆内，属于间室外肿瘤，臀部肿瘤未累及骨盆属于间室内肿瘤。对于骨盆肿瘤，无论是保肢手术还是截肢手术，应尽量争取进行广泛手术和根治手术，只有在进行姑息性手术时方可选择病损内手术和边缘手术。

第三节　内骨盆切除术

部分骨盆切除术亦称为内骨盆切除术，因其在切除骨盆肿瘤的同时可保留同侧肢体，故其优点非常突出。这一手术方式近年来已被骨科医生广泛的采用。

一、内骨盆切除分型

Enneking（1979）按肿瘤侵及髋骨的三个主要部位，将骨盆肿瘤切除术分为三型：Ⅰ型，髂骨。Ⅱ型，髋臼周围。Ⅲ型，坐、耻骨区。

（一）Ⅰ型

髂骨切除。从骶髂关节至髂骨颈切除部分或全部髂骨，适用于低分级的骨内或邻近髂骨软组织肿瘤。ⅠA型，适用于起源于臀部的高分级软组织肿瘤，肿瘤未侵入坐骨切迹和骨盆内部，切除范围扩大至臀部肌肉、髂骨翼和坐骨神经。

（二）Ⅱ型

髋臼周围切除。广泛切除整个髋臼和邻近的髂骨颈部、坐骨和耻骨支，适用于髋臼周围的低分级骨内病变。ⅡA型，适用于股骨或髋臼周围的病变侵入关节腔，以及关节囊周围的软组织病变，切除范围为广泛或根治性整块切除髋关节，包括髋臼周围骨、髋臼、关节囊和股骨近端。

（三）Ⅲ型

坐、耻骨切除。从耻骨联合到闭孔外缘部分或全部切除耻骨和坐骨，全部或部分保留髋关节。适用于低分级的骨内病变或内收肌起点处的软组织病变。ⅢA型，适用于未侵犯骨盆内部的坐耻骨区高分级肿瘤，切除范围为根治性切除耻骨支、股神经血管束，保留髋关节。

为使肿瘤的切除缘达到广泛切除，上述各种类型切除方式可以相结合，如髋臼周围切除（Ⅱ或ⅡA型）可以与髂骨切除（Ⅰ型）或坐、耻骨切除联合应用。

（四）改良术式

Ennecking的分型方法简单实用，一直是骨盆肿瘤切除的经典分型方法。但也有一些作者进行了一些改良。

【改良之一】

Stephenson（1989）在其文章中将Ⅱ型细分为三个亚型：

1. ⅡA型　切除髋臼和髂骨翼。
2. ⅡB型　切除髋臼和坐耻骨。
3. ⅡC型　切除髂骨、髋臼和坐耻骨。

【改良之二】

O'Connor（1989）在其文章中以S代表骶骨，Ⅰ型切除如同时切除骶骨则表示为Ⅰ/S型。

【改良之三】

Campanacci（1991）则对骨盆肿瘤切除分型提出了更为详细的方案。Campanacci改良的Enneking分型方法为：根据切除部位分为3个主要类型，分别为切除髂骨（A型）、切除髋臼（B型）和切除坐耻骨（C型），然后将A、B、C三型，每型分为四个亚型。

A型分为：

A0型　楔形切除部分髂骨翼，骨盆环仍保持完整；

A1型　切除髂骨翼，切除范围从髂骨颈到骶髂关节；

A2型　包括骶髂关节在内全部切除髂骨翼；

A3型　切除全部髂骨翼和半侧骶骨。

B型分为：

B0型　部分切除髋臼；

B_1 型　全部切除髋骨和髂骨翼；

B_2 型　切除髋骨和坐耻骨；

B_3 型　切除髋骨同时经关节外切除股骨近端。

C 型分为：

C_0 型　切除坐耻骨的一支；

C_1 型　切除一侧坐耻骨；

C_2 型　切除一侧坐耻骨和部分髋臼；

C_3 型　切除双侧坐耻骨。

上述亚型中，只有 A_0 和 B_0 型骨盆环仍保持完整，其余类型中骨盆环均遭到破坏。

上述改良并不常用，目前最常用的仍然是 Enneking 的分型方法。

二、骨盆手术术前准备、切口、显露与分区

（一）一般准备

术前必须有活检的病理结果证实病变确实是恶性肿瘤，否则应行活检术而非内骨盆切除术。术前准备应非常细致，应向患者及家属详细的交代，尤其应交代清楚可能出现的各种并发症、手术风险、术中可能临时改行截肢手术以及术后可能复发转移等各种预后可能，取得患者和家属理解，让患者家属签字。术前交代最好由手术的主刀医师完成。

（二）影像学准备

术前除做肿瘤常规检查外，应拍摄骨盆和胸部 X 线片，行骨盆 CT 及全身放射性核素检查，以帮助制订手术方案。

（三）术前常规及特殊准备

备血 3000ml。术前做好肠道准备，具体肠道准备可参考肠道手术的术前 2~3d 准备进行。术前头晚应让患者休息好，必要时可给予安眠药物。术前 24 ~ 72h，做病灶区选择性动脉造影和栓塞，如果是女患者月经期则必须停止手术及术前栓塞术，推迟手术。术晨留置导尿。给予麻醉前药物。

（四）麻醉与体位

麻醉采用全麻或硬膜外麻醉。取侧仰卧位，患侧在上，躯干与床面相交 60°。行坐耻骨切除术则采用截石位，臀部垫高。

（五）消毒与铺单

术前仔细进行消毒铺单。消毒范围自剑突下至膝关节，躯干前后侧超过中线。铺单时先在身体两侧各塞一块中单，首先将双层大单铺在手术台下半部及健侧肢体上，近端铺至臀皱折处，远端超出手术台一定长度。大单上铺双层中单，层数达到 4 层。用一块治疗巾折成双层，由患侧大腿内侧兜在会阴处和健肢与患肢之间，再在髂腰部横行铺一块治疗巾，两端与前一块治疗巾重叠，用两把巾钳夹住两块治疗巾重叠处，钳夹时应连同皮肤夹在一起，这样可保证治疗巾在手术当中不会移动。用下肢脚套或两块治疗巾重叠在一起，纵行包扎足部和小腿，包扎范围应超过膝关节，最好达到大腿中段，用无菌绷带自足部向上固定治疗巾，包扎应牢固，保证治疗巾在手术中不会移动或脱落。然后在身体近侧铺大单，近端超过头部，再在近侧横拉一块中单，将手术野与头端的头部、仪器和麻醉师分隔开。此时开始铺切口膜。笔者的方法是用两块大切口膜，第一块切口膜从上方髂腰部和患肢大腿外侧覆盖切口区，切口膜应盖住无菌单，第二块切口膜盖在会阴区，由患肢大腿内侧开始，在会阴部反折，铺至对侧大腿的内侧，如果切口膜大小不够，皮肤外露之处可再用小切口膜覆盖。这种铺无菌巾和切口膜的方法很安全，术中不会出现无菌巾的移动。

（六）切口及显露

因肿瘤所在部位不同，切口变化较大，原则上手术切口应根据手术的要求施行。如果需切除髋臼周围的髂骨、坐骨和耻骨，则切口应自后侧髂嵴开始，沿髂嵴走行，至髂前上棘。再由髂前上棘沿腹股沟韧带至耻骨联合止，必要时可扩大切口或附加切口。显露髋臼周围病变的过程中，可能遇到的重要结构有髂骨内板前面的髂部血管、股神经，男性病人的精索等。这些结构位置较表浅，但是属于保肢手术中的关键解剖结构，

要特别注意保护。深面可遇到的解剖结构有坐骨大切迹下方的臀上、臀下血管和神经以及坐骨神经。在解剖坐骨和耻骨时可遇到会阴血管和神经、闭孔血管和神经。这些结构中，除闭孔血管和神经可切除外，其余结构均应保留。如果肿瘤未穿破髂骨内板，可做骨膜下剥离，并将髂肌和腰大肌向内侧游离，仅切除髂骨。如果肿瘤已穿破髂骨的内板，应将髂肌和其深面的骨块一并切除。显露髂骨外板和髋关节时，将髋关节的关节囊在髋臼附着处行环形切开，切断圆韧带后将股骨头脱出。切断髂骨与骶骨间的韧带，尽量将肿瘤连同周围的一层健康组织整块切除。

（七）骨盆肿瘤外科分区

【肿瘤分区】

骨盆肿瘤切除重建方法取决于肿瘤的生长部位和范围，目前多采用 Enneking 骨盆肿瘤的分区标准，即根据肿瘤侵犯和切除的解剖部位将骨盆环分为四个区域：

髂骨为Ⅰ区；

髋臼为Ⅱ区；

坐骨和耻骨（闭孔环周围）为Ⅲ区；

骶骨为Ⅳ区（图 6-2-2-3-1）。

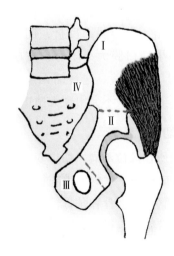

图 6-2-2-3-1　Enneking 骨盆肿瘤分区示意图
Ⅰ区，髂骨区；Ⅱ区，髋臼及其周围区；
Ⅲ区，耻坐骨区；Ⅳ区，骶骨区

【各区术式要求】

Ⅰ区　为髂骨区。髂骨切除，从骶髂关节至髂骨颈切除部分或全部髂骨，适用于侵及髂骨和其邻近的软组织肿瘤。

Ⅱ区　为髋臼区。髋臼周围切除，切除整个髋臼和邻近的髂骨颈部、坐骨支和耻骨支，适用于侵及髋臼以及周围的恶性骨肿瘤。

Ⅲ区　为耻骨坐骨区。坐、耻骨切除。依据肿瘤侵及部位可部分或全部切除耻骨、坐骨和部分髋臼，保留髋臼顶部及内侧壁。

Ⅳ区　为骶骨区。按照肿瘤侵犯范围可部分或全部切除骶骨和部分骶髂关节。

为使肿瘤达到广泛切除，上述各种类型切除方式可以结合应用，如Ⅱ区髋臼周围切除可以与Ⅰ区髂骨切除或Ⅲ区坐、耻骨切除联合应用。

三、Ⅰ型

【髂骨切除】

髂骨切除采用标准骨盆髂腹股沟切口的后半部分。此型切除需要行两处截骨。髂骨前侧的截骨通常在坐骨切迹或恰在髋臼上方，因此在前侧通常不需要过度解剖股血管。后侧截骨通常在骶髂关节附近，因此后侧显露范围较大，如果显露困难可沿脊柱做中央纵切口扩大显露范围。如果髂骨肿瘤巨大，显露坐骨切迹处的臀血管很困难，此时可结扎臀血管，防止术中发生大出血，如果肿瘤已侵及这些血管，则必须将臀血管结扎，另外结扎臀血管可以更容易地解剖髂血管，防止术后发生继发血肿。

在进行髂骨截骨之前，先将臀肌从髂骨外侧面上剥离下来。从髂后结节开始剥离该肌肉，直至髋臼后缘。此处进行充分解剖通常不会严重影响病人的术后功能。牵开臀肌可以显露出坐骨切迹外侧缘、臀血管和坐骨神经。寻找和牵开坐骨神经时应仔细，该神经位于梨状肌之前，闭孔内肌之后。在进行坐骨切迹截骨之前，先在坐骨神经上穿过一块薄的线锯保护器，穿过坐骨切迹，保护坐骨神经和臀上动、静脉，该血管如损伤，断端会缩回到腹腔内，发生难以控制的大出血。穿入保护器后在保护器上穿入线锯，用线锯锯断髂骨。

在进行骶髂关节截骨之前，最好将骶髂关节前后均暴露清楚。当骶髂关节前侧已经暴露清楚，在后侧的最内上面有髂腰韧带，将此韧带游离以便暴露。此粗大的韧带是 L$_5$ 神经根的标志，该神经恰在韧带的内下方。手术当中应显露清楚坐骨神经、臀血管、闭孔血管和前后的骨性标志，这样可以充分暴露，截骨会比较容易。截骨时应记住骶髂关节与矢状面呈 45°～50°（向外旋转）夹角。截骨时应根据肿瘤的大小和部位，用一把窄的弯骨刀，从内向外或从外向内进行截骨。

四、Ⅱ型

【髋臼周围切除】

此型切除的体位采用侧卧位，患侧在上，躯干和健肢固定于手术台上。患肢常规消毒包扎无菌巾，铺巾应保证在手术中搬动患肢时，会阴等未消毒的部位不会暴露于手术区内。采用从耻骨到骶髂关节的标准髂腹股沟切口，切口自髂后上棘开始，沿髂嵴向前延长至髂前上棘后再转向内侧，与腹股沟韧带平行，至耻骨联合外缘。

髂骨内侧分离首先自髂嵴切断髂肌肌肉附着点，然后沿髂骨翼内板行骨膜下剥离，剥离时应注意避免剥破肿瘤包膜。向内侧推开腹膜和腹内脏器，向下分离股血管、神经，沿血管向上分离至髂总动脉分支处。自髂前上棘开始行前内侧分离，向前内侧剥离腹股沟韧带，牵开并保护股血管、神经和精索等，沿耻骨水平分支切断耻骨肌，向内分离至耻骨联合，向内下分离闭孔内肌，暴露闭孔内侧，再向后分离至坐骨大孔。臀部分离首先自髂嵴切断臀肌止点，沿髂骨翼外板行骨膜下剥离，同样避免剥破肿瘤包膜，向下剥离至坐骨大孔，向前下方剥离至髋关节，分离髋关节周围软组织，可将髋关节囊切开，将股骨头脱位，也可将梨状肌从股骨大转子处切断，于股骨颈基

底部截骨，将股骨头切除。

切除髋臼之前首先需要控制髂血管和臀血管，内侧分离至髂总动脉分支处，在必要时可结扎髂内动脉，以便减少术中出血。臀部分离后可结扎臀动脉。通常需要结扎闭孔血管。如果肿瘤侵及闭孔，有时需切除闭孔神经。

髋臼切除需要在三处截骨。后侧截骨可在坐骨切迹处进行，或者在切迹与骶髂关节之间进行。一般来说通常在髂后上棘之下截骨，但肿瘤通常侵及髂后上棘之上，因此常常需要在髂后上棘之上截骨。如果在髂后上棘之上截骨（从坐骨大结节截骨），在切除肿瘤之前必须切断骶棘韧带。

前侧截骨位置通常位于髋臼前柱，或者在耻骨上支基底部。此处截骨应注意避免损伤髂外血管，虽然动脉损伤的比例非常低，但损伤后果严重，常常会影响到肢体能否保留。截骨时应仔细牵开髂外血管，屈曲髋关节和膝关节，减小股神经和髂外血管的张力。老年病人的血管更易受伤，因此操作时应更加仔细。如果病人可能患有严重的血管疾病，术前应做出准确的估计。术中超声检查有助于检查可能发生的血管损伤，术后常规进行血管超声检查有一定的价值。

髋臼切除的后侧截骨通常在髋臼后柱，或者在坐骨。此步骤操作困难，通常手术视野很小，如果后柱有肿瘤，可将全部坐骨连同髋臼一并切除。

五、Ⅲ型

【坐、耻骨切除】

行坐、耻骨切除术时病人取截石位，臀部垫高，将标准的髂腹股沟切口延长到对侧耻骨，以便进行坐耻骨切除。切口起自腹股沟中下交界处，沿腹股沟韧带平行走行，向内至耻骨联合后，向外下沿阴囊或大阴唇外侧，沿耻骨下支延长至坐骨结节。如果另加一个垂直于髂腹股沟切口的切口，可以扩大显露。

坐、耻骨切除手术通常需要彻底解剖股鞘，

应超过腹股沟 3 ~ 4cm。切开皮肤后，从坐骨和耻骨上经骨膜下剥离游离内收肌和闭孔外肌，显露部分耻骨体、耻骨下支外侧缘、坐骨下支和坐骨结节。牵开或沿切口切开臀大肌下缘可以更充分地显露坐骨和耻骨。再从坐骨结节外侧剥离腘绳肌和股方肌，从内侧面剥离骶结节韧带，此时要注意保护从坐骨大孔发出并跨过坐骨嵴和骶结节韧带进入坐骨小孔的阴茎血管和阴茎神经，该神经血管束向前走行至闭孔内肌筋膜内的 Alcock 管。为避免损伤 Alcock 管及其内的阴茎神经血管，应骨膜下剥离坐骨海绵体肌和闭孔内肌。从坐骨下部内侧缘和耻骨上支骨膜下剥离，剥离会阴浅横肌、深横肌、阴茎脚和尿道括约肌，然后从耻骨联合下缘分离尿生殖膈，此时应注意避免损伤尿道、阴茎背侧深动、静脉和神经。继续从耻骨水平支剥离腹直肌、锥状肌和腹股沟韧带，牵开耻骨肌，保护好股动静脉血管和神经。骨膜下切断闭孔内肌和闭孔外肌，即可暴露出大部分坐耻骨。如有可能应保护闭孔动、静脉和闭孔神经。但是，在大多数因恶性肿瘤切除坐耻骨的病人中，通常需要在耻骨水平切除闭孔动静脉和神经，因为该神经血管位于肿瘤的近侧。闭孔血管和闭孔神经在闭孔内肌的浅面，沿骨盆侧壁走行。闭孔环外表面覆盖的软组织包括：髂腰肌、耻骨肌、内收肌（大、中、小）、和股薄肌，这些肌肉的深层是闭孔外肌，其下是闭孔膜，髋关节囊位于外侧。通常可以屈曲患侧髋关节和膝关节，在髂腰肌和缝匠肌之间分离，显露耻骨前外上支，此时应注意避免损伤股神经，进而显露闭孔和闭孔血管、神经。

坐、耻骨切除需要在两处进行截骨，内侧截骨通常在耻骨联合，偶尔需要在对侧耻骨截骨。解剖耻骨联合时，用一个手指推开耻骨联合后壁和膀胱之间的脂肪。耻骨联合很容易触及，可用骨刀由上向下截骨，也可以从耻骨联合之下穿过一条线锯，从下向上截骨，但是必须注意保护尿道。

第二处截骨一般在髋臼内侧或恰经过髋臼。如在 II 型切除中一样，后柱截骨比较困难。通常

将一条线锯从骨盆内穿过，在髋关节之下从坐骨小切迹穿出。如无必要，通常不需将髋关节脱位。如果需要可在后侧加一个切口，通过髋关节的后外侧显露坐骨神经，以避免损伤该神经。切除肿瘤之后需要仔细进行软组织的重建，以防膀胱和内脏疝出至腹股沟的缺损内。可用合成的 Marlex 网、Cortex 或异体筋膜重建腹壁缺损。从耻骨结节到髂骨外侧的腹股沟底也应仔细地重建，防止发生腹膜疝，修补时应确保股血管留有足够的间隙，防止发生绞窄。另外，对于男性患者，应保证精索及其附件有足够宽松的通道进入腹膜后间隙。

六、半骨盆截肢术

（一）概述

半骨盆截肢是骨科大手术，术者应有足够的经验，应熟悉该手术，医院应具备应有的条件，麻醉师应有骨科大手术的麻醉经验。

此手术时间长，出血量较大，存在急性大失血的危险。术者操作应迅速，尽量减少出血。导致急性出血最大的危险是髂总静脉损伤，手术时应仔细保护该血管。如果行右侧后 1/4 截肢，术者更应仔细。因为下腔静脉位于右侧，比腹主动脉靠下，此时存在一种危险，在粗心的时候有可能将上侧的结扎线系在下腔静脉上，而将下侧的结扎线系在髂总静脉上。当在上下结扎线之间截断静脉时，左侧的髂总静脉会发生大出血。

术前应对患者的一般情况作出全面评估。术前做好肠道准备，术前晚灌肠。术晨留置导尿管，备皮范围从肋缘至双膝，备血 3000ml。患者进入手术室后，将阴囊贴在对侧大腿上，缝合或用粘贴封闭肛门。

手术方法遵循一般截肢术原则。为避免频繁变动体位而导致休克，同时在切除骨盆时使腹腔内容物避免过度牵引，患者应完全健侧卧位或略向后方倾斜。使用特制支架、悬带或由助手于术野外将足吊起，将有助于摆放患肢体位（图 6-2-2-3-2）。

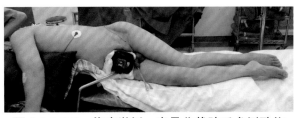

图 6-2-2-3-2　临床举例　半骨盆截肢手术侧卧位

前方皮肤切口起于耻骨结节，向外上转至腹股沟韧带附近，然后依照所需切除骨盆环的大小沿髂嵴向后延伸足够距离（图 6-2-2-3-3）。后方皮肤切口则由耻骨结节，转向远端和前方绕过大粗隆，再向后内侧经臀皱襞或其下方，然后向上进入内收肌群和会阴间皱襞。将会阴、腹腔内容物和精索牵向内侧。如果为保留后方皮瓣内的臀大肌而在偏前处切除后部髂骨，则髂外动脉需单独结扎。如果离断术偏向后方，则一些外科医生认为结扎髂总动脉可以减少出血，并且不会对后方皮瓣的皮肤和皮下组织造成损害；但另一些外科医生认为髂内动脉供应后方皮瓣的皮下脂肪，故应予保留。此时，可用带橡皮套的"牛头状"血管夹暂时阻断髂内动脉或用髂总动脉夹控制出血。先离断耻骨联合，再向后

方截骨。截骨可用锯或骨凿，但最好是将 Gigli 锯置于髂骨前方，然后经后方切口操作。肌肉和其他血管可按前述方法切断。最后，间断缝合皮瓣。

半骨盆切除术常用式式为后方皮瓣法，如 King-Steelquist 半骨盆切除术（图 6-2-2-3-4）、Gordon-Taylor 半骨盆切除术、Sarondo-Ferre 半骨盆截肢术（图 6-2-3-3-5、6），如果骨盆主要占据臀部，则可用前方皮瓣法。

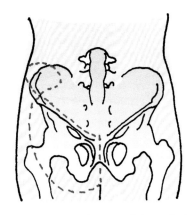

图 6-2-2-3-3　切口示意图　手术切口由前、后和会阴部三部分组成

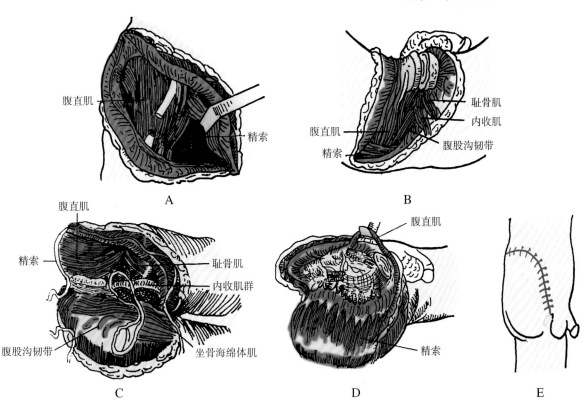

图 6-2-2-3-4　King-Steelquist 半骨盆切除术示意图（A~E）
A. 神经血管的处理；B. 会阴及耻骨联合的处理；C. 臀部及髂骨的处理；D. 臀部血管的处理；E. 切口缝合

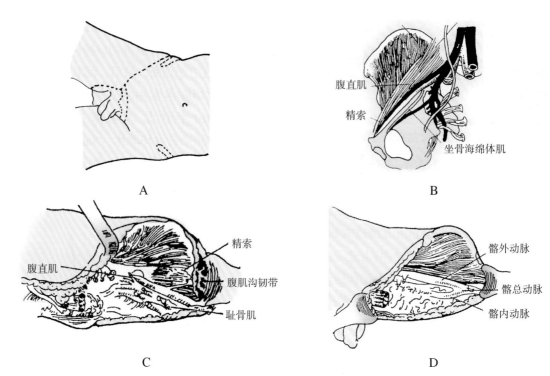

图 6-2-2-3-5　Sarondo-Ferre 前侧组半骨盆切除术示意图（A~D）

A. 前方切口；B. 腹后壁神经、血管；C. 处理肌肉；D. 处理髂外动、静脉

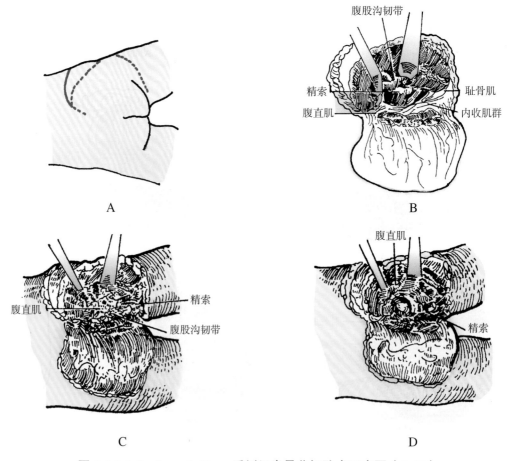

图 6-2-2-3-6　Sarondo-Ferre 后侧组半骨盆切除术示意图（A~D）

A. 后方切口；B. 后侧臀部解剖；C. 处理骶棘韧带和坐骨神经；D. 处理肛提肌和尾骨肌

（二）后方皮瓣法半骨盆截肢术（King-Steelquist 半骨盆切除术）

手术分为 3 个部分，即前部、会阴部和后部。

【前部】

皮肤切口起于耻骨结节，沿腹股沟韧带向外上走行至髂前上棘，再延髂嵴向后延伸髂嵴上将腹肌和腹股沟韧带剥离下来，于腹膜和髂骨之间显露髂窝。在耻骨上切断腹股沟韧带和腹直肌腱，将精索牵向内侧。继之，显露 Retzius 窝（膀胱前间隙），将膀胱推入盆腔。游离、双道结扎并切断髂外动静脉，切断股神经。然后，用干纱布将前方切口填紧止血。

【会阴部】

充分外展下肢，皮肤切口由耻骨结节向外下沿耻骨和坐骨支延伸至坐骨结节。显露皮下的坐骨支并于其下方由骨膜下掀起坐骨海绵体肌和会阴横肌。用骨凿凿断耻骨联合间的韧带和纤维软骨。

【后部】

皮肤切口沿髂嵴向后延伸至髂后上棘，再急转向外侧达到大粗隆并继续走向后下方，沿臀部皱襞进入会阴区与会阴部切口汇合。接着，显露臀大肌后下缘，按切口方向劈开其腱膜。掀起臀大肌，即可形成由皮肤、脂肪和肌肉组成的巨大皮瓣。牵开皮瓣，完全显露臀中肌、髋关节外旋肌群和坐骨神经。切断梨状肌，结扎并切断坐骨神经。继之将钢丝线锯送入盆腔，从坐骨大切迹至骶髂关节前方的髂嵴进行截骨；再切断骶结节韧带和骶棘韧带。

至此，髋骨具有了相当大的活动度；使其随肢体外旋以充分显露盆腔。然后，结扎并切断闭孔血管和神经，于骶髂关节水平切断腰大肌。将肛提肌紧贴其耻骨骨盆面的起点处切断，从而使髋骨和整个下肢完全游离。最后将臀大肌瓣拉向前方与腹直肌、腹外侧肌、腰方肌和腰大肌缝合。松弛缝合皮肤（图 6-2-2-3-7），负压引流管或 3~4 根橡皮片引流 48~72h。

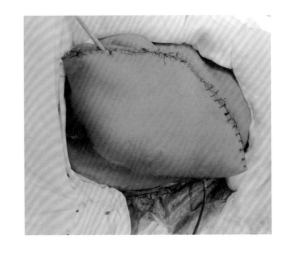

图 6-2-2-3-7　临床举例　松弛缝合皮肤

（三）前方皮瓣法半骨盆截肢术

【手术方法】

从髂前上棘外侧开始，切口向远侧至膝上 5cm 处横过大腿至内侧，再向近端延伸至内收肌和会阴的皱折处（图 6-2-2-3-8）。沿皮瓣切口切取深部组织，使它们形成一个包括皮肤、筋膜、所有股骨前方肌肉以及股动、静脉和股神经的软组织瓣，用温盐水纱布垫保护之。从髂前上棘处沿髂嵴向后至正中线，以后斜向下外与会阴部切口会合。切断腹肌在髂嵴和耻骨上的止点。切断大腿部肌肉和腹股沟韧带在髂前上棘和耻骨上下支的附着。做髂窝内肌肉的骨膜下剥离，显露髂骨，在骶髂关节外侧锯断髂骨，在离耻骨联合 1cm 处凿断耻骨。将髂窝肌肉向内侧牵开，髂骨向外牵拉，显露坐骨切迹处的臀上和臀下动、静脉及阴部内动、静脉，均行双重结扎切断。该部的坐骨神经鞘内注射 0.5% 普鲁卡因后切断，残端出血点止血。切断骶结节韧带和骶棘韧带。将髂骨及下肢切除。再次彻底止血，将前方软组织瓣向后翻转，修整后覆盖创面，分层缝合，放置引流条。

【术后护理及康复】

患者尽早起床下地，通常为术后 2~4d。24h 引流量少于 30~45ml 后拔除引流条。大多数患者可扶助行器下地，鼓励患者在第一周内扶拐行走。儿童和青年患者有能力用假肢者，应予鼓励。

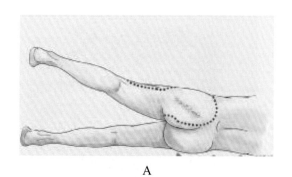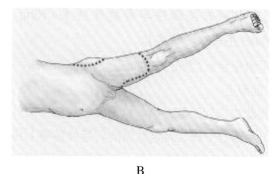

| A | B |

图 6-2-2-3-8　前方皮瓣方法覆盖半骨盆截肢术后创面（A、B）
A.后方观；B.前方观

七、骶骨肿瘤切除

（一）概述

骶骨肿瘤对外科医师来说，欲获得一个清楚的边界，可能是一个困难的问题。该解剖部位的肿瘤在生物学上常常是低度恶性，因此不可能造成转移。然而它们可能在局部持续存在，由经验不足的医生取活检或不彻底切除，造成肿瘤外溢，可使肿瘤局部控制变得更加困难。

骶骨切除术用于切除与骶骨附着的骨盆肿瘤。当肿瘤界限清楚时，切除将是满意的，而当其界限明确累及神经根时，切除术将变得困难，由于肛门和尿道括约肌失去神经支配，将遗留相当程度的功能障碍。当肿瘤累及骶髂关节下缘以上的骶骨部分时，可能需要切除或牺牲 S_3、S_2 甚至 S_1 神经根。当肿瘤主要累及骶骨前侧时，患者取侧卧位或俯卧位，采用联合腹外侧入路。对骶骨后侧为主的肿瘤，患者取俯卧位。切除肿瘤可能需要整块切除直肠或直肠及肛门。在从骶骨边缘分离臀大肌起点后，必须保留阴部神经，该神经行走于坐骨棘后方，然后于坐骨直肠窝在闭孔内肌的表面上走行。硬脊膜囊终止于 S_{2-3} 结合处。如果进入了硬脊膜囊，则必须仔细修补，以防脑脊液渗漏。用精细的咬骨钳在近侧切断融合的骶骨板。将骶神经根移向外侧，将硬脊膜移向上方。可用骨刀在前方劈开融合的骶骨体。闭合伤口，放置有效的闭式吸引引流。

骶骨切除已用于治疗多种疾病。经后侧切口，远侧骶骨 (S_4 和 S_5 椎体) 连同尾骨的有限切除术已经用于显露远端直肠，以进行直肠下前方切除。在后者，可采用联合腹骶入路。患者取完全右侧卧位，打开腹腔，切除适当部分的乙状结肠和直肠。同时，经过远侧部分骶骨上方的横切口，切除骶骨的远侧部分和尾骨，为非常低位的肠吻合提供必要的暴露。对累及骶骨的结肠直肠癌广泛局部复发，一直主张采用仰卧位，先在前面进行经腹切除，然后将患者置于俯卧位或左侧卧位去除骶骨，完成切除手术。尽管这种方案需要重新放置患者体位，也不允许利用同时切开的腹部切口对后部切除提供指导，但若估计到前方的切除广泛并且困难时，该方法是合适的。

常累及骶骨的原发性肿瘤是脊索瘤。由肿瘤直接扩散造成的骶骨继发性病变常常是由直肠癌局部复发引起。

术前仔细进行肠道准备并在手术前期间应用抗生素是适当的。切除操作技术在下面的图中进行简要介绍（图 6-2-2-3-9~13）。

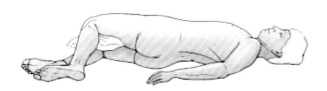

图 6-2-2-3-9　联合腹侧方骶骨位体位示意图

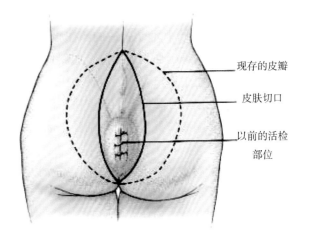

现存的皮瓣

皮肤切口

以前的活检
部位

图 6-2-2-3-10　俯卧位骶骨切除术术区示意图

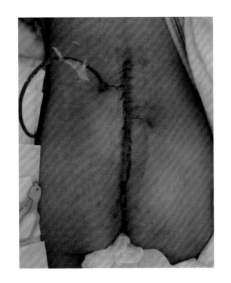

图 6-2-2-3-11　临床举例　骶骨切除术俯卧位术区
中线纵向切口

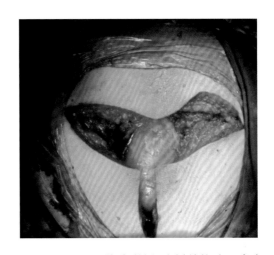

图 6-2-2-3-12　临床举例　皮瓣的构建，术中

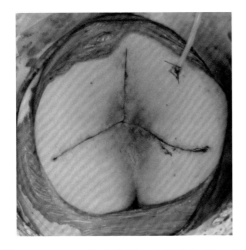

图 6-2-2-3-13　临床举例　皮瓣的构建，术毕

在 S_2、S_3 神经根水平切除骶骨及附着的肿瘤组织。截骨的位置一般正好在骶髂关节的下方。联合腹侧方骶骨位。当已经明确或高度怀疑直肠被累及，或以前该区域的手术已经造成直肠与骶骨前方高度粘连时，采用联合腹侧方骶骨位（见图 6-2-2-3-9），也可采取先前方入路，翻身后后方入路，不便之处主要在于翻身延长手术时间。在这些病例，大多数患者置于侧方卧位，左侧在上，这样比较容易将直肠乙状结肠移位。在前腹壁、左侧腹部和骶骨区，均事先铺单并包裹好，以作为下一步手术区域，而仅仅暴露髂嵴区。将手术巾固定在理想的位置。在后方，显露整个骶骨，包括尾骨尖，而在前方，从脐上到耻骨联合于中线处显露。

如果经直肠镜或内镜检查,明确直肠被累及,则通常从腹部开始手术是合适的。在腹部切口,可以采用从左肋缘延伸到耻骨联合的斜切口,左旁正中切口或正中切口可以通过转动手术床而容易地进行。不仅切开和闭合的速度快,而且不干扰乙状结肠末端造口重建术,而结肠末端造口术常常是需要的。

疾病进入腹膜腔,应进行腹腔探查,以排除转移性病变。沿着降结肠和乙状结肠切开白线,以便对其松解移位,确认左输尿管,追寻至其膀胱的入口。在膀胱后或子宫后区域切开腹膜,直到直肠乙状结肠的右侧。在骶前间隙仔细进行钝性和锐性解剖分离,仅从上部骶骨分离该部分直肠乙状结肠,可容易地将其切除。显然,当将肠管从前骶骨面上分离下来时,应该注意避免进入肿瘤组织。另一方面,在可能的情况下,游离前2个骶椎的前面非常重要,因为完全将其切除相当困难。在直肠的侧面进一步向下切除游离,尽可能通过腹部入路进行,将其前方与膀胱或子宫和上阴道分离,暴露骶骨直肠前方。

一旦确定应该与骶骨一起整块切除直肠乙状结肠,则必须在适当的水平分离切开肠系膜。一般情况下,对任何肠切除,都应该在预想的水平于肠系膜侧以辐射状切开腹膜。脂肪组织也予以切除。显露肠系膜动脉和静脉的分支。此时,如何分离切开这些血管分支就变得明显了,在结肠造口术的末端,可以看到跳动的血管。对肠管本身,也在乙状结肠中部或降结肠远端处进行分离切开。将其远端部分下拉入骨盆,而将近端部分向外拉出,作为结肠造口术的末端。

最好不要在此时关闭腹部切口,以免在切除骶骨时需要通过腹部横切口以进一步切除。操作应仔细,避免污染切口。此时于骶骨上面做切口。皮瓣包括皮肤和皮下脂肪,其边界达到骶骨的边缘,沿着骶骨边缘切断臀大肌的纤维,然后切断骶结节韧带和骶棘韧带。切除尾骨峰后,用手指轻柔地在肠管的前表面钝性分离一小段距离,直至到达经腹切开的水平。有时,在完成切除手术的过程中,并为安全的手术操作提供指导,在腹侧安排一名手术者非常有用。

当没有任何部分直肠可以保留时,需要将腹会阴与骶骨整块切除。将骶骨上的正中切口向下延伸,达肛门附近,并离肛门边缘有一定的距离。分离位于下部直肠与前列腺或阴道之间的前方界面,并继续在其两旁分离,直至到达经腹切开的水平。在这种情况下,不用暴露骶骨表面的前下部分。

骶骨手术属于非常规手术,若十分熟悉该区的解剖学知识,并且完全了解切除的原则,就可以安全并从容地进行骶骨切除手术。在 S_3 椎体以下进行切除并不危及肛门和膀胱的控制功能。在紧靠 S_2 椎体下方或通过 S_2 椎体截骨,或有时通过 S_1 椎体截骨,都是可能的。若能避免损伤神经根,或用咬骨钳通过骶骨后板(融合的骶骨板层)开始截骨从而避免进入蛛网膜下隙,就可以更加安全地手术。在一些患者,此时可进入骶管,这样可以辨认、分离解剖并保留尚未被肿瘤侵犯的神经根。

笔者所在团队治疗的骶骨高位肿瘤患者,有三例进入了硬脊膜囊保留一侧 S_1 的骶骨肿瘤切除术。截骨时出现了大量的脑脊液漏,在切除病灶组织后,缝合了硬脊膜囊,尽管患者有括约肌失禁,但伤口愈合,无并发症,2 例出现伤口愈合不良,给予清创后伤口愈合。需要自己放开留置在膀胱的导尿管,自行放置尿液。还有一例在该 S_2 水平进行肿瘤刮除,并且在术中进行了粒子植入内放疗,而术中无明显的脑脊液渗漏。但在术后,在她的伤口内聚集了大量的脑脊液,于是需要反复抽吸,并发展为脑脊膜炎,进行几周的抗生素治疗,才得以解决。

肿瘤侵犯 S_1 椎体是一个特殊问题。现已通过 S_1 中部进行横断截骨对其进行治疗。打开骶骨后板后,在外侧仔细解剖分离能够保留的任何神经根。可以刮除侵入 S_1 椎体近侧半的残余肿瘤组织,然后采用放疗治疗潜在的微观残余区域。若情况许可,手术中可以给予一定剂量的放疗,并适当保护盆腔脏器。来自其他治疗中心的初步证据也提示,这可能是有帮助的。

彻底切除骶骨，即使是有，也很少见。首先是考虑到，这样将丢失骶骨提供的对脊柱的支持作用。但用半骨盆切除，需要在 L_5 椎体以下切除骶骨，其经验提示，去除整个骶骨可能并不造成脊柱的"塌陷"，或其他的灾难性问题。然而，坐骨神经包含自 L_4~S_3 神经根。腰骶干（L_4、L_5）在骶骨翼上方经过，S_1、S_2 和 S_3 神经根自上方的 3 个骶前孔走出。因此很显然，彻底切除整个骶骨，除了造成括约肌失禁外，还可在双下肢坐骨神经分布的区域造成相当程度的去神经支配。

在其他解剖学区域，骶骨切除后的治愈率取决于切除是否充分，所应用的辅助性治疗方案，以及肿瘤的生物学性质。活组织检查时肿瘤细胞局部溢出，或由经验不足的医生进行局部切除，可能会严重地减小彻底康复的机会。从脊索瘤切除术的经验来看，这是显而易见的。对于局限性的肿瘤，当累及骶骨时，如果遵循一定的肿瘤学原则，可以安全地行骶骨切除术。常常可保留括约肌控制功能，结果是治愈或病情显著缓解。

少数情况下，需要进行腹部广泛切开，以完全松动病变组织的腹内部分。如果有广泛的内脏肿瘤或有盆腔粘连，患者需取仰卧位，采用充分的腹部前方入路分离骶前组织。

1. 将所有与骶骨肿瘤粘连的组织分离后，通常将组织标本塞到盆腔内，闭合腹腔。将患者翻转，取完全侧卧位．

2. 通常左侧在上，但也可右侧在上，这取决于肿瘤在骶骨侧方的软组织部分。由于患者取侧卧位，故在骶骨上缘，视野最清楚。

（二）骶骨切除术

俯卧位，当肿瘤团块位于直肠后方，以及不需要切除直肠而获得无肿瘤的切除边界时，可采用俯卧位。在原发性骶骨肿瘤，例如脊索瘤，当进行直肠镜或内镜检查，以及 CT 扫描的放射影像学评估，显示直肠未被累及，以及之前尚未进行肠与骶骨之间的平面的手术治疗时，最好从后侧切口开始。在相当一部分患者，这可满足完成切除手术的需要。如果肿瘤很大程度上扩展入臀部，或是复发并具有多个病灶，则需要进行广泛的背侧面显露，此时也最好是将患者置于俯卧位。通过中线取纵向切口。切口两端可以弯向中线左边，或弯向被肿瘤累及程度最大的臀部。当以前做过活检时，采用椭圆的切口和较大程度的显露，并使起初制作皮瓣更加容易，当肿瘤扩展入臀部时更是如此。

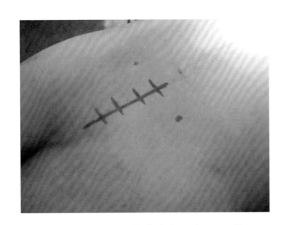

图 6-2-2-3-14 临床举例 切口画线

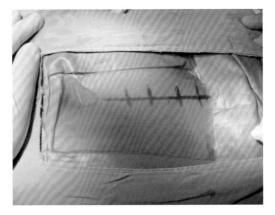

图 6-2-2-3-15 临床举例 切口消毒铺单巾后

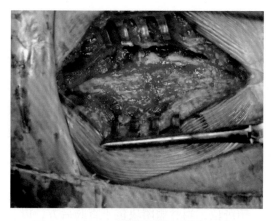

图 6-2-2-3-16　临床举例　后方入路、
对骶骨边缘分离

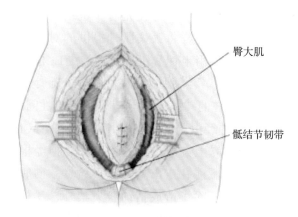

图 6-2-2-3-17　分离臀大肌示意图

（三）皮瓣的构建（见图 6-2-2-3-12、13）

取切口，达深筋膜，可行"I"直切，"一"横行或"T"字切口，主要根据肿瘤范围大小进行确定，切开后掀起皮瓣到骶骨可触及的边缘，或到肿瘤软组织范围的远处。当明确直肠远端 4~5cm 未被累及时，切口远侧正好止于尾骨下方。

（四）后方入路骶骨边缘的分离（图 6-2-2-3-14~21）

分离臀大肌（见图 6-2-2-3-17），保留坐骨神经和阴部神经。在接近臀大肌起点处，将臀大肌纤维从骶骨后表面上分离。当肿瘤扩展超出骨界限时，显然可通过可触及的肿瘤范围指导肿瘤的切除。对于巨大肿瘤，要安全切除，需要暴露双侧的坐骨神经，一直到坐骨大切迹的远端。对这样的肿瘤，在坐骨直肠窝暴露阴部神经也是合适的，至少一侧一个：辨认阴部神经的解剖学标志是坐骨结节。它可以容易地触及，在分离行走于该骨性突起上的臀大肌纤维后，可进行显露。分离骶结节韧带，正好到结节的内侧，显露坐骨直肠窝。在坐骨直肠窝的外侧壁，于闭孔内肌的表面，可以找到阴部神经。由于该神经行走于骶棘韧带的后方，可以向近端追踪该神经，当骶棘韧带切断后，应将其向外侧牵开。

分离肛尾缝、骶结节韧带和骶棘韧带（见图 6-2-2-3-18）。分离肛尾缝，可以进入骶前间隙。可在直肠内对肿瘤进行触诊，以此为指导沿着骶尾骨任何一侧的边缘进行切开。在分离臀大肌纤维后，可以触及构成骶结节韧带和骶棘韧带的厚纤维带。将其进行分离，以便进入坐骨直肠窝。在骶骨的前表面，用手指将骶骨从直肠后部上钝性分离下来。

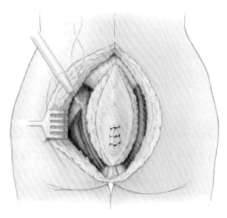

A

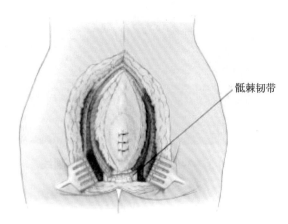

B

图 6-2-2-3-18　分离肛尾缝、骶结节韧带和骶棘韧带示意图（A、B）
A. 先分离一侧；B. 再分离另侧

到此为止，已经叙述了保留直肠的骶骨下部附近的切除手术。剩余的是通过骶骨的近侧部分完成切除手术。当骶骨前表面没有被肿瘤组织遮盖时，在骶骨前表面，非常容易辨认并数查骶孔。在术前影像学检查的基础上，应该知道在骶骨上横断切除的平面。切除骶骨的平面极其重要。正好在 S_3 椎体下缘下方水平切除骶骨是安全的，可以保留括约肌功能。丧失双侧 $S_2 \sim S_4$ 神经根将导致大小便失禁和男性阳痿。对准备进行高位骶骨切除的患者，应告知这种风险，因为需要弄清楚切除的边界是清晰可见的。如果不手术，肿瘤必定会影响这些功能，并将会发生疼痛和肿瘤的进一步播散。保留单侧的 S_2 神经根可以保留理想的肛门直肠控制功能。而一些作者认为，当保留双侧的 S_2 神经根时，括约肌问题轻微，并且可以恢复。手术后进行 1 年的早期康复治疗似乎可能使膀胱功能恢复正常。

（五）骶骨近端横断切除（见图 6-2-2-3-19）

如果能够沿着直线将骶骨截开，例如用 Gigli 锯，则截骨线在 S_2 椎体下缘的下方，一般情况下在 S_3 椎体的下方。在骶髂关节处，并不能在骶骨的外侧面、S_3 上方进行切除，除非应用专用器械。为了通过 S_2 或 S_1 椎体截开骶骨，需要用截骨工具在该水平沿着两外侧缘之一进行，然后通过中线将骶骨截开。

以往的经验是用骨刀在骶骨近侧将其截开。然而，该方法并不能分离出骶骨内面与阴部神经根硬脊膜囊之间的间隙。在该截骨平面与阴部神经根近侧端之间的距离通常为 1 ~ 2mm。进一步讲，当用骨刀截骨时，由于位于 S_2 椎体水平的骶骨内面与神经根硬脊膜囊的间隙仅为 1 ~ 2mm，容易导致硬脊膜损伤。其结果是，尽管缝合了硬脊膜，但可发生令人烦忧的伤口内脑脊液的渗漏，以及潜在性感染.而可导致脑脊膜炎。

（六）在切除的位置分离解剖骶神经根（见图 6-2-2-3-20、21）

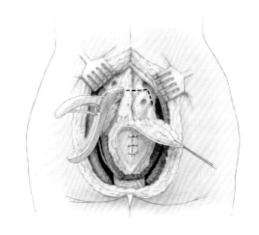

图 6-2-2-3-19　骶骨近端横断切除示意图

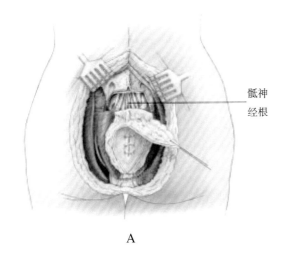

骶神经根

A

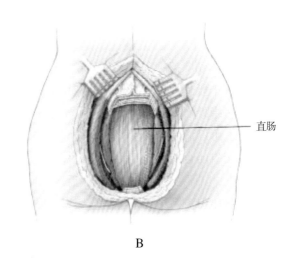

直肠

B

图 6-2-2-3-20　分离、解剖骶神经根示意图（A、B）

A. 显露骶神经；B. 显露直肠后壁

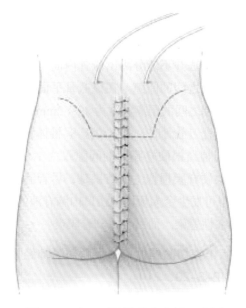

图 6-2-2-3-21　骶骨后方皮瓣示意图

在截开骶骨近端时，一个识别骶神经根的技术是用精细的咬骨钳在理想的水平咬开骶骨后板，并进入骶管。然后可以将神经根移向外侧，将硬脊膜移向上方。如果在骶骨外面已经分离出阴部神经根则实际上可以继续追寻至 S_2 神经根，尽管这样可能需要牺牲下方的 S_3 和 S_4 神经根。可以看到下部的骶神经根为纤细的分支，从肿瘤表面走出，进入阴部神经。这样，如果肿瘤情况许可，就可能挽救至少是一侧的 S_2 和 S_3 神经根，以及它进入阴部神经的延续部分。在分离出神经根并予以保留后，可以在该水平用骨刀从前方截开融合的骶骨体部。

【闭合切口】

组织标本切除后，需要病理科专家检查。如果病变局限于骶骨，可能无法做冰冻切片，但可以从近侧边缘处切取组织做涂片。由于在术前的 X 线平片上可以清楚地显示骨内病损，一些作者建议，在切口闭合前，对切除的组织标本进行 X 线平片检查，以评估切除的边界。然后冲洗伤口，应用闭合负压引流系统。常规闭合切口。在这些切口，可能由于距离肛门较近，切口感染的发生率较高。

腹主动脉临时阻断的方法，明显减少了术中出血量，同时降低患者的手术风险。手术时为了减少出血量，应尽量迅速地刮除病灶，如果病灶范围较大。可用纱布填塞、压迫止血，采用分段刮除的方法进行。当栓塞后仍然出现难以控制的大出血时，快速刮除肿瘤软组织包块并用骨水泥填充缺损有时可以起到止血效果。骨水泥聚合时的高温以及对出血骨面的挤压填塞可以起到止血的作用。如果填塞骨水泥止血的同时未能进行假体固定，可以待出血停止后取出骨水泥，进行新的骨水泥填充及假体固定。

（七）骨盆肿瘤切除容易引发伤口问题

特别是经过放疗和化疗的病例，由于做全髂骨切除手术剥离广泛，术前放疗使软组织受到伤害，缝合张力大；也可由于放疗后软组织血运差，适应异物、吸收反应物的能力减低，术后髂骨翼伤口边缘容易出现坏死；另外由于手术伤口大，局部渗血渗液较多，如果引流不畅，局部积血极易造成感染。骨盆肿瘤的切除应注意无创操作，尽量可能地保留皮瓣与肌肉的血运，术前可以根据骶骨肿瘤大小设计不同皮瓣，其中有骶骨后方皮瓣，并且应用持续负压引流装置进行覆盖伤口（图 6-2-2-3-22、23），如果前者困难可与普外科医师共同合作行腹直肌皮瓣等。术后伤口中放置较粗的引流管，保持引流通畅，这对预防伤口感染是至关重要的。手术缝合伤口时，皮瓣一定不能太紧，术中应尽量保留臀中肌及臀大肌。对化疗放疗敏感的肿瘤术前应以化疗为主，放疗在手术后进行为宜。

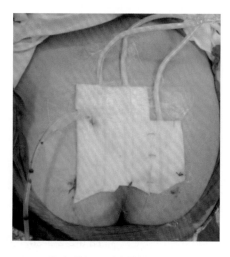

图 6-2-2-3-22　临床举例　皮瓣的构建，术后 VSD 封闭

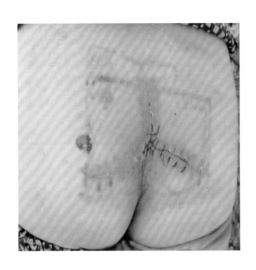

图 6-2-2-3-23　临床举例　皮瓣的构建

八、术后处理及康复

　　骨盆切除术手术大，时间长，术中创伤巨大，出血较多，术后应加强护理。术后 24h 内应注意观察患者的血压、脉搏和神志。同时应注意观察伤口局部有无渗出，如果渗出较多，应及时更换敷料。

　　术后伤口易感染，故常规应全身使用抗生素。做好负压吸引或灌注负压吸引的护理，24h 引流量少于 50ml 后可拔出引流。如果引流量多，切口内部有波动感，必要时可拆除几针缝线，将积液排出，切口不予缝合，待其慢慢自行愈合。术后应注意观察下肢是否有肿胀表现，如出现明显的肿胀应及时行血管超声检查，排除静脉血栓，如发生血栓应及时处理。

　　术中软组织切除较多者，可用半侧髋人字石膏固定，股骨的近侧端肌肉的附着点缺失或力弱，患肢有可能处于外旋位，对此卧床时应加用一防旋板，使肢体在愈合过程中保持中立位。也可用下肢皮牵引保持下肢的长度和旋转位置。

　　术后恢复期间，如无感染并外展功能良好，可在卧床 2 ~ 4 周后嘱患者扶拐起床，患肢可做部分持重练习，此时应告诉患者其肌肉力量不能达到正常水平。应鼓励患者早期开始腿部肌肉静止收缩练习，起床后应学会扶拐行走。

第三章 骨盆切除术后的重建

第一节 骨盆切除重建概述

一、骨盆切除问题的提出

内半骨盆切除后面临着骨缺损、骨盆环的完整性与稳定性丧失和髋关节功能遭破坏等问题，如欲获得较好的术后下肢功能，则需考虑重建问题。

二、骨盆切除重建术势在必行

骨盆保肢手术重建问题随着保肢手术的开展就已存在。Enneking 早在 1978 年开展骨盆肿瘤保肢手术时已经注意到重建问题，在他所报道的 57 例骨盆肿瘤保肢手术文章中进行了专门讨论，他根据切除类型的不同提出五种重建类型，他所采用的方法是旷置和融合，没有采用植骨和人工材料。Johnson 在 1978 年报道两例骨盆肿瘤保肢手术病例，他在手术中采用复杂的方法重建髋臼缺损，用斯氏钉、数枚粗克氏针合并骨水泥重建髋臼缺损，切除股骨近端后用 Charnley-Mueller 股骨假体重建髋关节，术后患者下肢功能良好，一例患者术后五年行走无需扶拐，只在长距离行走时需要拄拐杖，行走

时轻度摇摆，Trendlenburg 征轻度阳性，双侧肢体等长，患肢被动活动范围与健侧肢体相同，伸髋肌和内外旋转肌群肌力为 5 级，屈髋肌肌力 4 级，外展肌肌力 2 到 3 级，取得良好的术后效果。该报道开辟了人工假体重建骨盆的方法。

三、骨盆切除四大重建方式

此后有关骨盆保肢术后重建的方法越来越多，但是从基本的方法来分类，一般可以分为以下几类：

1. 旷置，连枷髋；
2. 融合；
3. 植骨术；
4. 人工假体。

四、骨盆切除术式视病情而定

不同类型的骨盆切除对骨盆及下肢功能影响不同，因此是否需要重建以及如何重建均不同，下面分别介绍每型切除的重建指征和方法。

第二节 Ⅰ型：髂骨重建

单纯髂骨切除而未累及髋关节者，如行髂骨翼楔形切除，骨盆环完整性未破坏，此时功能相对良好，无需重建。

髂骨切除如破坏骨盆环的完整性，造成骨盆环连续性中断，对此种情况是否重建不同作者看法不同。Stephenson 认为如果患者的髋关节得以保留，功能接近正常。术后只需牵引三周，不用重建也能获得良好的功能。他报道一组十一例患者，该组病例中，七例保留了髋关节的患者未重建，功能均为优和良，四例切除髋臼的病例没有进行融合、异体骨和人工假体等重建，术后一例为优，三例为良好。一例病人牵引一段时间后用髋人字石膏固定二个月，术后随访 X 线片示自发形成髋 - 股融合。随访结果表明髋臼切除病例的疼痛程度、步态以及恢复工作情况，与保留髋臼的病例相比基本相同。据此，该作者得出结论认为，内半骨盆切除术后基本不需要进行重建。

Campanacci 认为髂骨切除后遗留大块骨缺损，如果不重建，骨盆远端部分会逐渐向近侧旋转，这样会产生许多并发症。旋转后肢体会出现短缩；如果向近侧旋转较严重，坐骨神经和闭孔神经会嵌压在骨盆和骶骨之间；这种旋转还会影响瘢痕愈合，导致骨盆不稳，骨盆残端在步态的负重和非负重期产生痛性移动；由于旋转的轴在耻骨联合处，因此会导致该关节产生疼痛和关节炎改变；肢体短缩和骨盆不稳会引起脊柱侧弯和下腰痛，儿童由于耻骨联合柔软，更易发生上述

并发症，术后会出现股骨头半脱位、肢体过度短缩以及脊柱侧弯。此外，形成骨缺损后没有合适的支点来缝合腹壁肌肉会形成腹疝。因此 Campanacci 和其他一些作者建议用植骨块植入骶骨和髂骨颈之间进行重建。他们认为这样可以有效地避免发生肢体短缩、骨盆不稳、腰椎及耻骨联合处产生过度应力，而且植骨块也可以用作腹肌的止点。如果由于感染、术后放疗等原因无法行植骨重建，Campanacci 建议闭合骨盆环，用钢丝将髂骨颈与骶骨对合固定，使骨盆稳定。

髂骨切除后的重建手术操作多无困难，术后并发症较少，手术时间相对髋臼重建短，而重建后可以保持下肢的长度，术后骨盆与肢体功能较好，因此有条件应该进行重建。

髂骨切除后可根据情况采用适宜的方法进行重建。可将骨盆远近两端对合到一起，用钢丝或钢板固定使之融合；可用钢板和骨水泥、自体或（和）异体骨移植、带血管蒂骨移植将髂骨切除后的两侧残端桥接在一起，重建骨盆的连续性。此处的缺损用植骨术重建的话，可选择腓骨或皮质骨块，此时应将骨块两端插入骶骨和髋臼内，用皮质骨螺钉或钢板固定。如果用异体髂骨骨块重建，应该用 4.5mm 钢板固定（图 6-2-3-2-1）。

解放军总医院使用上述方法修复重建骨盆环二十多例，其中一例女性病人修复后随诊长达 11 年，肢体功能良好。

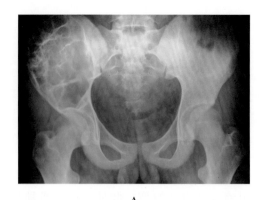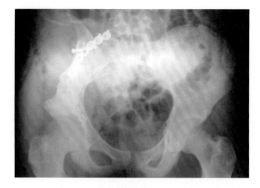

A   B

图 6-2-3-2-1　临床举例　髂骨动脉瘤样骨囊肿切除自体腓骨移植钛板内固定术（A、B）

A. 术前 X 线正位片；B. 术后 X 线正位片

第三节　Ⅱ型：髋臼旷置、融合与重建

一、髋臼旷置、融合与重建概述

　　髋臼旷置、融合与重建见图 6-2-3-3-1~3。

　　Ⅱ型切除及内半骨盆切除术的切除范围包括髋臼在内，髋关节及骨盆环完整性均遭破坏，对下肢功能产生巨大的影响，这种情况是骨盆切除重建的重点和难点，重建的目的包括：尽量保留髋臼功能、恢复骨盆环完整性、恢复肢体长度等。目前重建髋臼的方法很多，前述 4 种方法均有使用者。

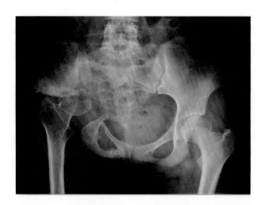

图 6-2-3-3-1　临床举例　髋臼肿瘤切除后旷置术

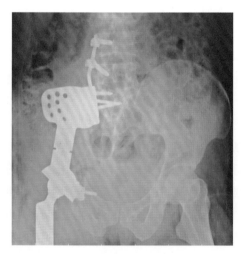

图 6-2-3-3-2　临床举例　Ⅰ+Ⅱ区髋臼肿瘤切除后骨盆假体重建

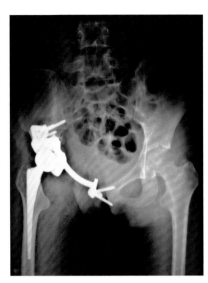

图 6-2-3-3-3　临床举例　Ⅱ区 + Ⅲ区髋臼肿瘤切除后髋臼重建

Ⅱ型切除髋臼后，形成的骨缺损可以旷置而不进行重建，最终形成假关节或连枷髋；切除髋臼后可将骨盆与同侧股骨近端融合；或者用自体或异体骨进行重建，如果手术同时切除了股骨头，髋关节重建可以用异体髂骨植骨块和人工股骨假体组合重建；也可以用人工假体进行重建。最近，一些作者采用计算机辅助设计制造的人工半骨盆假体进行重建，这样的假体更适合肿瘤切除后的缺损。Ⅱ型切除重建的效果并不是非常理想，并发症和失败率高达 30%。因此，进行髋臼重建时总的原则应该越简单越好。

二、旷置

骨盆肿瘤广泛切除后，骨盆重建手术时间长、出血多、需植入巨大的植骨块或金属假体、术后还需化疗和放疗等，上述因素常导致术后出现感染、假体断裂和松动及异体骨疲劳骨折等并发症，文献报告术后并发症的发生率可高达 25% ~ 50%。因此，有些作者认为髋臼周围肿瘤切除后将股骨头旷置，虽然功能稍差，但避免了许多严重的并发症，因而仍不失为一种好方法。此方法被命名为髋关节切除成型术（ Resection Hip Arthroplasty ）。

骨盆肿瘤切除成型术手术简单，并发症少，

许多患者对术后功能满意。如 Stephenson 报道 11 例旷置病例，术后功能评价 3 例为优，5 例为良，3 例为可，8 例患者恢复全天工作，1 例患者恢复半天工作，仅 2 例患者术后退休，所有患者对术后结果均表示满意。

但骨盆肿瘤切除成型术存在以下缺点：股骨头与骨盆残端形成假关节；连枷髋；肢体短缩（1 ~ 13cm）；负重行走需扶拐；步态异常；Trendelenburg 征阳性等。上述缺点中最严重的是连枷髋，由于髂腰肌和股直肌等屈髋肌肌力丧失，下肢无法抬起，虽然膝关节、踝关节和足功能正常，但整个下肢没有功能，此时应考虑是否值得保肢。假关节形成非常常见，在笔者的病例中，绝大多数患者股骨头与髂骨都形成假关节，通常在术后数年内逐渐形成，假关节通常无痛，不需特殊处理，如疼痛，口服止痛剂通常能够控制。术后肢体短缩是必然的结果，短缩程度较轻（2cm 以内）时，对步态影响较小，如短缩较多，可通过加厚鞋跟予以弥补，多能获得较好的效果。扶拐行走、步态异常以及 Trendelenburg 征阳性通常无需处理。

Kusuzari 将髋臼肿瘤切除后，采用骨盆 - 股骨外固定架控制，使股骨头靠近髂骨的截骨面，并将大粗隆截断向远侧移位固定于股骨，增加臀中肌的张力和髋关节的外展功能。术后外固定架使用六周，使股骨头与髂骨之间形成较厚的纤维性假关节囊，以稳定 "髋关节"，获得较好的结果。

根据笔者治疗骨盆肿瘤二十余年的经验，认为骨盆肿瘤切除后应首选旷置，这样手术操作简单，围手术期并发症少，术后髋关节通常很稳定，肢体短缩通过加厚鞋跟通常能弥补。笔者治疗的数例患者经上述处理后，对术后功能均表示满意。

三、融合

切除髋臼后，将股骨近端融合在剩余的骨盆上，这也是一种重建的方法。许多作者推荐这种方法。采用这种方法术后髋关节稳定，但关节活动度丧失。尽管报道的融合率仅为50%，但许多没有形成骨性融合的患者会形成一个无痛、稳定的假关节。其术后功能可以与其他重建方法相媲美，如内置假体重建、异体骨 - 内置假体重建、自体高温灭活骨 - 假体重建。

内骨盆切除后的骨融合术有以下几种：坐 - 股融合、髂 - 股融合（图 6-2-3-3-4）、骶 - 股融合和植骨融合。

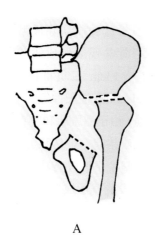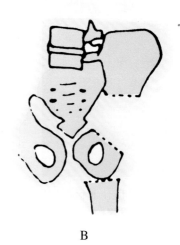

A   B

图 6-2-3-3-4　骨盆肿瘤切除后骨融合术示意图（A、B）
A.髋臼周围切除后髂 – 股融合；B.股骨残端与坐骨融合

坐股融合是将股骨近端与坐骨融合在一起，其优点是肢体段缩小，耻骨联合的活动可为下肢提供有限但非常有用的活动度。其缺点是坐股融合区骨面小，融合困难，如果髋臼内侧和下方仍保留，此时残余的骨骼足够用螺丝钉固定股骨头，此时融合通常能够获得成功。另一个问题是耻骨联合在应力作用下会产生疼痛。Winkelman 还发现，此种融合重建后，骨盆下半部分会以耻骨联合为轴旋转，尤其是年轻患者，随之导致股骨头外展，骨盆和骶骨倾斜，进而导致脊柱侧弯。为避免此并发症，Campancci 建议进行植骨重建。

手术方法为骨膜下暴露坐骨和耻骨下支，在股骨颈基底部行股骨近端截骨，切除股骨截骨处的关节软骨，修整股骨截骨断端，使其形状与坐耻骨残端相吻合。对合股骨近端和坐骨截骨断端，将二者固定。可用钢丝或大的加压螺钉进行固定，由于骨量少，通常很少使用钢板固定。术后用髋人字石膏固定三个月，但应保证同侧膝关节可以活动。

髂股融合是将股骨近端与残留的髂骨进行融合，这是较常用的一种融合方法。如果手术切除坐耻骨，保留部分髂骨，此时可选择髂股融合，但是，髂股融合融合率较低，一般为40%左右，低于坐股融合，大多数患者形成假关节。髂股融合率低原因有以下几点：

1. 髂骨截骨面窄，骨量少；

2. 髂骨翼薄，不易固定；

3. 手术剥离广泛，血运破坏严重；

4. 下肢短缩，截骨点受到较大的剪切应力。

Campancci 建议如果髂骨截骨处骨质很薄时，则用钢丝固定融合，如果截骨处骨质厚，则用钢板螺钉固定融合。

手术方法为骨膜下暴露髂骨翼外壁，切除髋臼后，清除股骨头上的软骨，修整股骨头外形，使股骨头和髂骨获得最大的接触面。行大转子截骨以便于用钢板固定。将肢体融合在合适的位置，用 4.5mm 蛇形钢板沿髂骨外表面和股骨外侧面进行固定。为使钢板服帖，可能需要适当调整大转子的截骨。然后用 Φ4.5mm 皮质骨螺钉将钢板固定。在骨盆上部薄弱部位可用骨螺栓固定，螺栓置于骨盆内侧面。将从股骨头、股骨颈和大转子上切下的碎骨块，植于融合处。彻底冲洗伤口，放置引流管，逐层缝合伤口。术中下肢用髋人字石膏制动，石膏上缘达胸上，防止腰、骨盆和下肢发生活动。术后六周根据肢体稳定性和 X 线片显示的融合情况决定是否更换石膏，如果稳定，融合情况良好，可改为单侧髋人字石膏。石膏固定至少三个月，再用支具制动三个月。术后应鼓励病人进行同侧膝关节的活动，防止发生膝关节僵直，否则将对功能产生严重影响。

内半骨盆切除术后，髂骨和坐耻骨均切除，此时可将骶骨与股骨近端融合，为骶股融合，但是由于这种融合术后肢体短缩严重，功能差，因此很少应用。

髋臼切除后也可应用缺损处植骨进行融合，Campancci 发现植骨融合率较高，达到 85%。由于植骨可补偿肢体短缩，因此术后功能优于前几种融合方法。

四、植骨重建

与其他重建方法相比，植骨重建有其特有的优点。Mnaymneh 指出异体骨盆移植的优点是解剖结构相同，重建后功能更接近正常；由于植骨块是生物替代物，一旦接口愈合，则永久有效，不会发生类似人工关节的松动；异体骨盆还可提供重新连接韧带、肌腱和关节囊的支架与骨床。因此得出结论：异体骨盆重建能够获得良好的外形和功能，是一种有吸引力的重建方法。但是植骨重建也有其特有的缺点，如自体骨量少，难以进行骨盆重建；同种异体骨的来源少，存在传染疾病的危险，尤其是艾滋病等，使用时应加以注意。

植骨种类包括自体腓骨及髂骨、高压灭菌自体骨块、异体植骨块、异体半骨盆、植骨合并人工髋关节置换等。因骨缺损范围大，自体骨难以满足要求，故多采用异体骨移植。异体骨移植因移植骨块体积大，在髋臼切除后可在缺损区行嵌入式 (Interclay) 植骨，这样移植骨块与宿主骨间为双接口，接触面积较大，而且异体骨大部分为松质骨，血运较丰富，如果固定牢固，较自体皮质骨更易愈合。多数学者认为最好采用经放射灭菌的同种异体深低温冷冻骨。

选择骨盆植骨块时应非常仔细，应注意骨库的管理、规章以及习惯。供体的年龄最好小于 40 岁，应该经过全面认真的血清学和细菌学检查。使用放射灭菌骨进行植骨潜在很高的骨折危险。术前应照植骨块的 X 线片，测量髋臼的尺寸，与患者 X 线片的测量结果进行对比。也可用 CT 和 MR 进行测量。由于尺寸的缘故，一般来说女性的骨盆供体应该用于女性患者。

是否保留股骨头是学者们比较注意的一个问题。如无需切除股骨头即够切除肿瘤，股骨头又能与异体髋臼很好地匹配，保留股骨头是最理想的。但是在实际操作中常常会遇到股骨头与异体髋臼不匹配，另外常常难以确定肿瘤是否已侵及髋关节，因此多数学者都将股骨头与髋臼一并切除，用异体骨盆与人工髋关节联合重建骨盆。

植骨重建的另一难题是植骨块接口处的固定。由于骨盆肿瘤切除后剩余的骨骼残端通常很少，因此固定植骨块比较困难。植骨块固定能否牢固与术后异体骨与自体骨盆能否融合相关，也直接影响术后功能好坏，因此不同的术者采用了各自的固定方法。术中具体采用何种方法由术者决定，但是要充分考虑截骨残端骨量多少及固定的牢固程度。Langlais 在处理植骨块间接口时彻底切除骶髂关节软骨面，保留适当长度的耻骨和坐骨，耻骨和坐骨接口用长度为 60~70mm 的自攻螺丝钉固定。骶髂关节的固定则采用长度为 50 或 70mm 螺钉，于异体髂骨块后侧向内、前打入，上端的螺钉打入骶骨翼，下端的螺钉打入两个骶孔之间。如果髂嵴边缘可以保留，则用尼龙编织缝线将髂嵴边缘和植骨块缝在一起。缝线在植骨块上缘下 10mm 处穿过植骨块，然后再穿过剩余的髂嵴，这样可使植骨块与血运丰富的髂嵴边缘接触，有利于融合。在 Mnaymneh 用异体半骨盆移植重建髋臼的手术中，髂骨接口用两块钢板螺钉固定，耻骨接合口用一块钢板螺钉固定，坐骨接口则用一枚螺钉固定，股骨头复位后，将异体髋关节囊缝回自体髋关节囊，切开的臀肌、阔筋膜张肌、缝匠肌和股直肌固定在异体髋臼上。Harrington则用粗斯氏针、松质骨螺钉和骨盆重建钢板固定自体高温灭活植骨块和新鲜冻干植骨块。

采用异体骨合并人工髋关节重建骨盆时，选择和固定假体非常重要。在将髋臼假体固定于异体骨上时，应该先将假体安装在异体骨上，进行各个角度的试复位，确定了最稳定的方向之后再用骨水泥固定。髋臼杯后上方应带防脱位缘，以防止股骨假体向后上方脱位。一般来说髋臼杯的方向应该比普通人工关节置换的位置更水平，以35°较好，并且轻度前倾，这样人工髋关节较稳定。股骨假体的选择由医生决定。O'Connor用32mm头，认为这样术后最稳定。Langlais使用钛合金人工关节，他认为由于术中切除了起稳定作用的关节囊和肌肉，因此应选择在术后头几周内有自稳定能力的人工关节，因此也采用32mm头而不用小头假体。用带抗生素的骨水泥固定可预防感染。可通过附加的大腿近端后外侧切口安放股骨假体，也可直接用髂腹股沟切口安假体。一般来说，前侧结构切除后，股骨假体易向后侧脱位，因此，对这类患者，股骨前倾角应适当加大。安好假体后应注意将髋臼周围的软组织和臀筋膜缝好，最大限度地稳定髋关节。术后应该使用支具。

Langlais还采用人工编织韧带来稳定人工关节。一条人工韧带横在股骨颈上，两端用金属钉固定在耻骨和坐骨支上，这样可以限制股骨假体向上脱位。另外两条人工韧带用来控制髋关节的旋转，防止发生过度旋转脱位。其中一条韧带连接在股骨大转子前缘和植骨块前缘，钻孔固定，拉紧该韧带可限制髋关节过度外旋，但内收外展不受限。另一条韧带用同样方法固定，连接在大转子后缘和髂骨植骨块的后缘，限制过度内旋。该作者认为附加韧带可以提高假体的稳定性。

异体骨植骨重建骨盆术后常发生植骨不融合，如果接口处已形成无痛的假关节，可不予处理。如果患者疼痛，则可手术，打开接口处，切除假关节，周围用自体松质骨植骨，通常能够融合。

异体骨植骨重建的另一个难题是疲劳骨折，许多作者报道了这一问题。Langlais的病例中一例患者术后17个月发生髋关节疼痛、不稳和短缩，数天后出现血肿。手术发现植骨块周缘血运重建区发生疲劳骨折，人工髋臼杯突入骨盆内导致髂动脉损伤。Mnaymneh报道的病例术后两年发生植骨块前柱骨折，骨折线恰在髋臼上缘。Harrington报道的14例病例中有三例发生疲劳骨折，分别发生在术后5年、6年和8年。

对于疲劳骨折可采用休息、制动以及手术等方法处理。Mnaymneh报道的病例骨折后经数周卧床休息和扶拐行走，骨折最终愈合。Langlais用异体股骨头修复骨折的髋臼，术后患者恢复，没有出现并发症，髋关节功能良好。Harrington报道的三例骨折患者中，一例将骨折移位的植骨块复位，骨折周围植自体骨，术后八个月愈合，但又发生二次骨折，最后改用自体骨重建；鉴于自体植骨的失败，作者改变了另两例患者的治疗方法，将旧的异体骨切除，重新用新的异体骨重建，获得成功。

对于植骨重建后植骨块的转归目前报道较少。植骨重建后，如果接口处发生融合，随着时间的推移，接口处应发生骨掺和。Harrington在植骨重建术后通过活检标本对接口骨掺和及骨重建过程进行了观察。笔者发现，在植骨块两端1/3的区域内，只有少数区域为死骨，其余部分的植骨块则为大范围的编织骨所取代，编织骨内有活的骨细胞。而局部血运重建相对较少，少许的重建血管周围伴随有骨小梁的重建和活的骨细胞。

五、人工假体重建骨盆

骨盆肿瘤切除术后人工假体重建是骨盆肿瘤治疗领域的一个非常前沿的课题，尚处于探索阶段，目前全世界范围内经验很少。虽然一些作者提倡用人工假体重建，而且随着技术的进步，已开发出新一代可调式、计算机辅助设计和制造的人工半骨盆假体，但多数学者持反对态度。目前，骨盆肿瘤切除后采用旷置、融合等方法重建结果比较理想。用人工假体重建还存在很多问题，如假体设计问题，骨盆肿瘤切除后，残端有限，假体固定很困难，术后短期失败率很高；手术时间延长及植入大块异物会导致感染机会明显增加；各种人工假体价格昂贵。上述原因极大地限制了该方法的推广和应用。

只有截骨残端留有足够固定假体的骨骼时才能行人工假体重建。如果髂骨及部分骶骨切除，残余骨不够用于固定假体，最好将股骨近端融合在坐耻骨上。如果髋臼包括坐耻骨一并切除，最好行股骨近端和髂骨融合，可加间置植骨，但此种情况下可行鞍形假体重建。

目前报道的人工假体重建方法有：人工髋关节假体、鞍形假体、特制金属髋臼或者特制人工半骨盆。

人工髋关节置换在骨盆重建中应用较多，但通常的做法是与植骨重建合并应用，上文已介绍，在此不再赘述。

鞍形假体的近侧为光滑的鞍形持重面，鞍的内侧脚窄而钝，置于髂骨翼内侧，鞍的外侧脚较宽，置于髂骨翼的外侧面。将髂骨残端修成一与鞍状假体相对应的凹槽，使髂骨和鞍状假体的两个凹面相接触形成一新的关节。鞍形假体的股骨部分与一般股骨假体相似，为直柄型，可插入股骨髓腔内，股骨假体带一颈领，颈领与股骨之间安装一个塑料垫可适当调节下肢长度，直柄股骨假体可调节鞍形假体的前倾角。鞍形假体与股骨假体直接连在一起，二者之间没有活动度。

Nieder 等使用 I 型假体的结果并不理想，存在一些问题，一个问题是术后功能差，主要原因在于髋关节活动度小、外展力量弱以及轴向旋转不适；另一个问题是假体早期失败率高，主要原因在于假体向上移位、骨盆环骨折、股骨假体松动和股骨骨折等。这些问题主要与假体设计有关，引起上述问题的主要设计原因有：鞍形假体与股骨假体之间连接处没有活动度导致其旋转受限；股骨假体偏距太小；负重面太窄；假体为非组装型，使用和调整肢体长度不便。根据这些问题 Nieder 等对 I 型假体加以改进，设计出 II 型假体，初步应用结果优于 I 型假体。主要改进有以下五方面：

1. 增加髋部旋转功能　在鞍状结构与股骨假体之间增加一个活动关节，增加鞍状结构与股骨假体之间的旋转度，可满足对旋转的部分要求。

2. 增加股骨偏距　I 型假体股骨偏距短，导致外展肌力弱。II 型假体增加偏距，增加外展肌力臂，增加外展肌力，改善鞍形假体的负重性能，减少发生撞击的概率，可以使假体更靠内侧安装，以便安装在髂骨较厚的部位。

3. 加宽鞍状面　I 型鞍形假体的负重面窄。II 型假体由于增加了轴向旋转度，因此可以用较宽的鞍状负重面，这样负重面大，单位面积上髂骨压力较小，向上移位的倾向减小。

4. 有效调节肢体长度　I 型假体依靠在颈领下安装塑料垫调整假体长度，调整范围小。II 型假体增加的活动关节有不同的长度，可用来调节假体总长度，这样可以很好地调节负重轴上的肌肉张力和下肢长度。这种延长在骨盆一侧，偏距不受影响，可将鞍状结构更靠内侧安装。

5. 模块化组件方便应用　II 型假体鞍状结构的接头处为榫形接口，可以和不同型号的股骨假体组合。该接口侧方有孔和螺栓，可控制接头的旋转。该接口使用方便。

鞍形假体适应证包括：

1. 髋臼周围的原发恶性骨肿瘤　Nieder 报告 8 例髋臼周围原发恶性骨肿瘤采用鞍形假体置换，包括软骨肉瘤、恶性纤维组织细胞瘤、成骨肉瘤、平滑肌肉瘤。这类肿瘤可以做到广泛的边缘切除，结果较好。

2. 骨盆转移性恶性肿瘤　肾癌、结肠癌、乳腺癌、前列腺癌和多发性骨髓瘤易于转移或侵及骨盆，而且病变较广泛，通常仅能做到姑息性的病灶内切除，采用鞍形假体置换目的在于改善病人症状。

3. 人工全髋关节翻修　全髋关节失败造成髋臼周围大片骨缺损，而又不适用于人工假体和自体或异体骨修复者。对年老、体弱，不能耐受手术或髂腰肌和内收肌麻痹者，应视为鞍形假体置换的禁忌证。

骨盆切除手术中如果选择鞍形假体重建，切除骨盆时在骶髂关节一侧应至少保留 2cm 髂骨残端，用来安放鞍形假体。在剩余的髂骨上做一个弧形切迹，与鞍状结构相关节，切迹要点：髂骨前后板应有足够的皮质骨用于承重，切迹深度根据鞍状结构确定。原则上完全切除髂骨的病人无法进行鞍状假体重建，但 Aboulafia 用骨水泥包金属网，用螺钉将其固定在骶骨上，用来安放鞍形假体。用骨水泥将股骨假体固定在股骨上。安装假体后，保持肌肉张力非常重要，用模块化的附加关节加以调整，然后进行测试，以便获得最佳的长度、肌肉张力和稳定性。

切除肿瘤安装鞍形假体后，行肌肉成形术以最大限度地提高功能和稳定性，应保留腰大肌和外展肌群，同时保持这些肌肉的长度和张力。剩余的会阴肌肉缝合在内收肌上，腹壁肌肉缝在股直肌、缝匠肌和耻骨肌上，防止发生疝。如有可能，将腹外肌缝在臀肌和阔筋膜张肌上。上述手术为功能性肌肉成形术。

术后牵引以便软组织愈合，稳定重建结构，直至肌肉恢复张力。牵引 2 ~ 4 周开始行走，再用带支具控制髋关节的屈曲、旋转和外展 6 ~ 12 周。

就作者的经验和体会，鞍形假体置换在增加髋部的稳定、避免肢体短缩和改善步态等方面确有其优点，但是因开展例数较少，经验不多，选择应用时应慎重。

采用特制金属髋臼重建骨盆的报道很少。Nielsen 报道一例，作者采用分期手术完成重建，一期手术切除股骨头和髋臼，用 Müller 55 mm 髋臼杯和长颈 Harris 股骨假体做临时性重建手术，术后按照切除的髋臼和股骨头的大小制作人工髋臼假体。第一次手术后七周，通过二次手术植入人工髋臼假体，假体用骨水泥固定。术后随访三年患者恢复工作，髋部无痛，主动活动范围：屈 110°，内收 30°，外展 10°，内旋 20°，外旋 20°，Trendelenburg 征阳性，检查显示人工假体稳定。笔者主张二期行重建手术，认为术者有时间判断一期切除肿瘤是否彻底，可用切取的骨盆为模制作人工假体，这样制作的假体尺寸较合适。

计算机辅助设计制造的可调式人工半骨盆是最新一代人工假体。Gradinger、Windhager、Russe、刘植珊等分别报道自己设计的人工半骨盆。蔡郑东继承刘植珊教授经验，1983 年 6 月 ~ 1999 年 6 月，采用自行设计的可调式人工半骨盆实施置换手术 64 例。蔡振东所在上海长海医院 48 例，病理类型为软骨肉瘤 12 例、骨巨细胞瘤 24 例、恶性纤维组织细胞瘤 3 例、骨肉瘤 9 例。无围手术期死亡。笔者等自行设计的可调式人工半骨盆结构简单，可以达到保护盆腔脏器，维持躯干平衡，能坐和能维持下肢功能的目的。安装时可按体形大小进行调节，并可分节装置，再用螺栓固定，操作方便。经力学测试，强度高，力学性能好，可以承受人体各种力的作用，假体安装后，重建的骨盆环牢固稳定。自 2003 年 6 月开始应用计算机辅助快速原模技术（RPT）设计半骨盆假体，迄今共实施人工半骨盆置换术 76 例，其中在本院 48 例、外院 28 例。病理类型：骨肉瘤 6 例，软骨肉瘤 20 例，骨巨细胞瘤 16 例，转移性肿瘤 3 例，恶性神经源性肿瘤 2 例，淋巴瘤 1 例。无围手术期死亡。我们的随访中计算机辅助设计可调式人工半骨盆取得较好的临床效果，重建结果优良，有着很好的应用前景。

第四节　Ⅲ型：坐骨与耻骨截除术后的重建

一、对骨盆环稳定性影响小者无需重建术

一般说来，单纯的坐骨和耻骨切除而未累及髋关节，术后虽有骨缺损，但对骨盆环的稳定性和髋关节功能影响较小，可不进行重建。在此区用植骨块或其他异体物进行重建会直接导致感染机会增加。由于此区软组织覆盖少，重建后切口愈合方面的问题及感染并发症非常高。

二、其他无需骨盆重建手术的病例

据一些泌尿外科文献报道，在显露膀胱的手术中，如果切除耻骨联合，患者会出现骶髂关节

疼痛。但在骨盆肿瘤文献中没有关于患者发生骶髂关节疼痛的报道，也没有关于需要融合骶髂关节的报道。在切除坐耻骨的同时即使切除了髋臼前壁和内下 1/3，对于髋关节功能不会产生严重影响，因此不需要重建。如果用经皮斯氏针行暂时固定，可以在不损坏髋关节活动度的同时保持骨盆的稳定性。

三、髋臼切除 > 1/3或后部髋臼被切除则需重建

如果髋臼切除超过 1/3，或者髋臼后部切除，此时应认为是髋臼切除，应该进行重建。

第五节　骨盆重建术临床举例

［例 1］临床举例　髋臼部肿瘤切除股骨头旷置术，图 6-2-3-5-1。

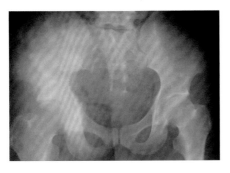

A

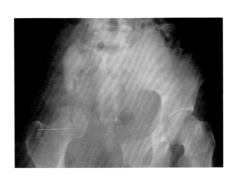

B

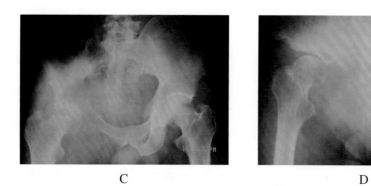

C   D

图 6-2-3-5-1　临床举例　例 1　髋臼部肿瘤切除股骨头旷置术（A~D）
A. 半骨盆肿瘤切除股骨头旷置前；B. 术后；
C. 另一位患者半骨盆肿瘤切除术术前；D. 旷置术后，远期可见残留髂骨假关节形成

［例 2］临床举例　髋臼部肿瘤切除及鞍形假体置换术，图 6-2-3-5-2。

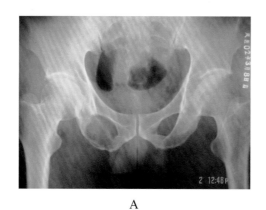
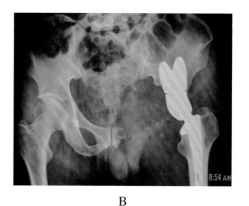

A   B

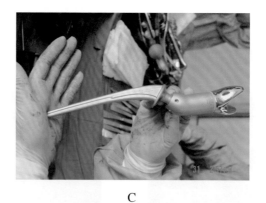

C

图 6-2-3-5-2　临床举例　例 2　髋臼部肿瘤切除鞍形假体置换术（A~C）
A. 术前 X 线正位片；B. 术后 X 线正位片；C. 鞍形假体安装时实照

［例3］临床举例　计算机辅助半骨盆假体的设计与制作，图 6-2-3-5-3。

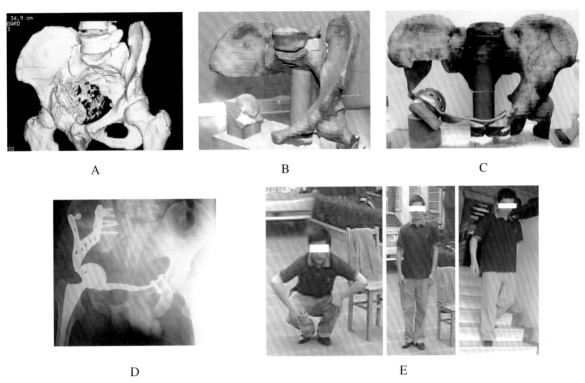

A   B   C

D   E

图 6-2-3-5-3　临床举例　例 3　计算机辅助半骨盆假体的设计与制作（A~E）
A. Ⅱ区骨巨细胞瘤患者术前 CT 三维重建；B. 快速制成（原模）骨盆模型；
C. 计算机辅助定制假体；D. 术后 X 线平片；E. 术后患者随访功能恢复情况

［例4］临床举例　巨大高位骶骨骨巨细胞的切除和重建，图 6-2-3-5-4。

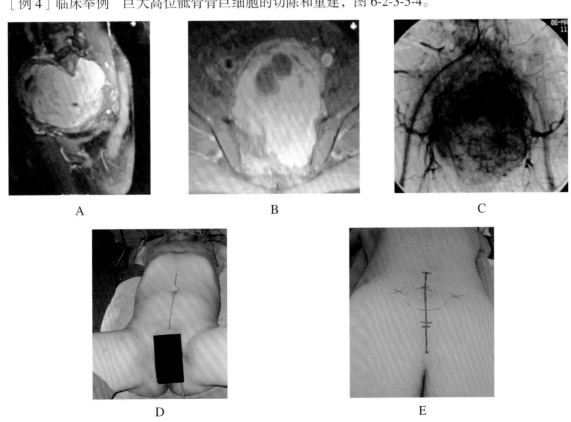

A   B   C

D   E

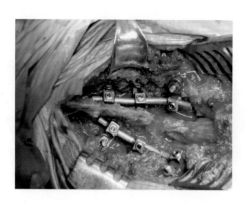
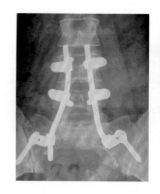
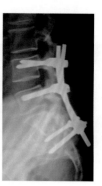

F   G

图 6-2-3-5-4 临床举例 例 4 巨大高位骶骨骨巨细胞瘤的切除和重建（A~G）
A. 术前 MR 矢状位见肿瘤向前方突入盆腔；B. 术前 MR 横切面可见双侧骶髂关节受累；
C. 术前 DSA 造影可见巨大肿瘤影；D. 前路下腹部正中切口，上至脐，下达耻骨联合；
E. 腰骶部正中切口，自 L$_4$ 棘突至 S$_3$ 平面；F. 术中双侧 ISOLA 内固定装置安放到位；
G. 术后二周正侧位 X 线平片示重建情况

第四章　骨盆肿瘤手术并发症及其防治

第一节　概述及切口皮瓣坏死

一、骨盆肿瘤术后并发症概述

由于后 1/4 截肢术并发症类似于内骨盆切除术，在此将二者一并讨论，有关重建并发症单列一条加以讨论。

无论截肢手术还是保肢手术，骨盆肿瘤手术术后并发症发生率均非常高。Douglass、Masterson 等报道的后 1/4 截肢术并发症高达 80% 左右，保肢骨盆肿瘤手术并发症的发生率在 40% ~ 60% 之间。并发症中绝大多数是切口问题，包括切口坏死和切口感染；其余并发症还有：神经损伤、血管损伤、泌尿系损伤、阳痿、腹壁疝和切口疝、下肢静脉栓塞等。截肢手术病人常出现神经瘤和幻肢感。另外全身并发症如肺栓塞和心脏梗死是非常严重的并发症，是术后病人死亡的主要原因，应给予足够的重视。

导致骨盆肿瘤术后并发症增高的诱因包括：切除部位，如坐耻骨切除或骶髂关节切除；术前行放化疗；植入大量异体骨和钢板等；假体重建。Campanacci 和 O'Connor 均指出并发症与骨盆切除部位的关系。如坐耻骨切除后更易发生感染，原因包括：切除坐耻骨后骨盆内容易形成血肿，引流下肢和腹膜的淋巴系统遭破坏。因此骨盆肿瘤手术前必须给予预防性抗生素并进行细致的肠道准备。髂骨切除易发生神经损伤，这是由于腰丛和腰骶丛靠近腰大肌和骶髂关节。而髂血管、腹膜或膀胱损伤更常见于坐耻骨切除手术。有时在进行耻骨截骨时会同时损伤膀胱和尿道。

二、骨盆肿瘤术后切口皮瓣坏死

由于骨盆肿瘤手术范围大，手术剥离广泛，手术时间长，术后残留的残腔多，因此术后出现皮瓣坏死非常多见（图 6-2-4-1-1），Douglass 报道的截肢患者 80% 发生皮瓣缺血坏死，许多手术技术因素会影响皮瓣坏死的发生，例如：手术切口的选择、皮瓣血运、手术操作是否轻柔、手术时间等。如手术时间越长，皮瓣坏死的比

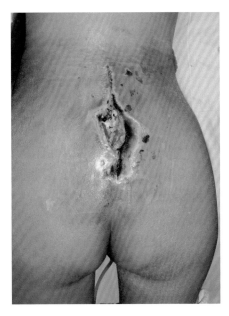

图 6-2-4-1-1　临床举例　骶骨后方皮肤坏死

率越高，Douglass 的病例 15 例手术时间超过 4h 的患者中 13 例出现皮瓣坏死，而 22 例手术时间短于 4h 的病例中仅五例出现皮瓣坏死。其他因素也可能影响皮瓣的存活情况，包括：患者的年龄、营养情况、术中失血情况、预防性抗生素的应用等。另外保留髂内血管可以明显减少皮瓣坏死的发生率，Masterson 报道 11 例结扎髂总血管的患者中只有三例切口顺利愈合，七例患者需行一次以上的清创手术。而八例保留髂内血管患者中三例切口顺利愈合，二例仅有轻度切口感染，抗生素治疗后迅速痊愈，切口一期愈合，

三例切口二期愈合，没有患者需要行清创手术。皮瓣坏死常同时合并感染，分离得到的细菌包括：变形杆菌属、假单胞菌属和金黄色葡萄球菌。控制这些感染需要全身应用抗生素。皮瓣坏死范围太大则需要在手术室进行清创，有时需要多次清创。Carter 认为切口坏死的患者除需清创外，更需要皮肤移植。O'Connor 保肢手术的七例皮瓣坏死患者共行八次局部皮瓣或肌皮瓣移植，消除无效腔，其中二例采用大网膜，二例采用股直肌，三例采用腹直肌，一例采用股外侧肌，移植后伤口均顺利愈合。

第二节　骨盆肿瘤术后其他并发症

一、骨盆肿瘤术后感染

感染是骨盆肿瘤手术后另一个常见的并发症，发生率高达 25% ~ 50%（图 6-2-4-2-1）。坐耻骨切除或骶髂关节切除，术前行放化疗，植入大量异体骨和钢板，假体重建，上述原因均会大大增加感染的发生率。感染包括切口感染和深部感染，切口感染通常与切口皮瓣坏死并存。所有感染都是混合性的，包括革兰氏阳性和阴性菌，需氧和厌氧菌。其中肠杆菌最常见。感染后首先应行细菌培养和药敏试验，确定感染的菌种及敏感的抗生素，选择敏感抗生素全身应用，通常应包括抗阳性和阴性菌的抗生素联合应用。感染后保守治疗通常极难奏效，绝大多数患者需行手术治疗，手术包括清创、填塞无效腔。有些病例必须去除内固定、植骨块和假体方能治愈，极少数严重病例最终行截肢治疗。预防术后感染的一个重要措施是术前应用预防性抗生素。Kusuzari 在髋臼肿瘤治疗中常规选用广谱抗生素于术前一天和术中静脉输注。

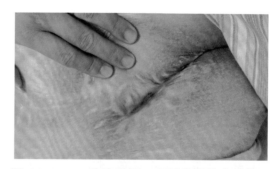

图 6-2-4-2-1　临床举例　半骨盆置换术后伤口感染及渗出

二、骨盆肿瘤术后神经损伤

保肢手术中，坐骨神经、股神经、闭孔神经、腰骶丛均可因手术时的直接外伤、牵引、压迫、缺血等原因而损伤。发生率在 10% ~ 20% 之间。行骶髂关节切除时易损伤腰骶丛和坐骨神经，行坐耻骨切除时易损伤股神经。引起神经损伤的主要原因是缺血，因此，绝大多数神经损伤会自发地部分或全部恢复。如果神经损伤没有恢复，可行支具治疗。预防神经损伤比治疗神经损伤更重要，关键是术中操作轻柔，注意保护重要神经。

三、骨盆肿瘤术后血管损伤

保肢手术中如果肿瘤与髂血管或股血管关系密切或粘连，在解剖游离血管时可能将之损伤。报道的血管损伤发生率在10%左右。血管并发症是比较严重的并发症，会对保肢能否成功产生影响。如果损伤轻微，可予以缝合；如果撕裂范围比较广泛，有时需行血管外科手术，行血管移植或重建，如果血管损伤范围广泛，无法重建或修复，最终被迫行后1/4截肢术。术中为预防血管损伤，操作应尽量轻柔，注意先找到血管并加以妥善的保护。

四、骨盆肿瘤术后泌尿系统并发症

泌尿系感染是最常见的泌尿系并发症。术前应注意有无泌尿系感染存在，如怀疑有感染存在应进行培养及药敏试验，术前应预防性应用抗生素。对于泌尿系感染的诱因，如前列腺肥大等应对症处理。术后对留置尿管的患者应加强护理，一旦排尿功能正常，应尽早拔出尿管。如已有感染，应进行尿培养和药敏检查，选择敏感抗生素全身应用，同时定期进行膀胱冲洗。

行坐耻骨截骨时会损伤膀胱或尿道，有时二者会同时损伤。为保护尿道和膀胱，术前应留置尿管，这样术中触诊可以很容易确定上述结构的位置，通过尿管注射亚甲蓝也有助于保护膀胱和尿道。如果发生损伤，可缝合膀胱，术后应留置尿管至损伤愈合为止。确定损伤是否愈合可通过尿管造影检查。

骨盆肿瘤切除后发生肾衰很少见，如发生，应请泌尿科和肾科医生协助治疗。

五、骨盆肿瘤术后阳痿

此并发症通常容易被忽视，值得加以注意。

O'Connor报道的60例骨盆保肢手术患者中二例病人出现器质性阳痿，其中一例用阴茎假体治疗。

六、骨盆肿瘤术后腹壁疝和切口疝

骨盆肿瘤保肢手术后可发生腹壁疝和切口疝，原因包括：缺乏止点导致腹壁肌肉无法重新修复；骨盆切除过多导致腹壁肌肉修复不牢固等。为避免发生上述并发症，术中应仔细进行切口缝合及腹壁重建，特别是耻骨结节到髂骨外侧的腹股沟底。Aboulafia建议行肌肉成形术，将剩余的会阴肌肉缝合在内收肌上，腹壁肌肉缝在股直肌、缝匠肌和耻骨肌上，以防止发生疝。如果难以进行肌肉成形术，可用合成材料如Marlex网、Cortex或异体筋膜进行修复重建，但异物会引起其他并发症，如感染等。重建时应确保股血管、精索及其附件留有足够的间隙。

七、骨盆肿瘤术后血栓栓塞

血栓栓塞是骨盆肿瘤保肢手术后最严重的并发症之一，通常有下肢静脉栓塞、肺栓塞和心肌梗死。下肢静脉栓塞较常见，可发生在骨盆、大腿和小腿的血管，大多数血栓形成于小腿深静脉，然后向近端发展。临床表现为：单侧肢体肿胀，皮肤发亮，向近侧蔓延，肿胀肢体疼痛或压痛。如患者术后出现上述症状，应行血管超声检查，通常能够确诊。确诊以后行抗血栓治疗，药物包括：华法林、低分子量肝素、阿司匹林、右旋糖酐等。术后为预防深静脉血栓发生，应嘱患者进行股四头肌等长收缩锻炼和踝关节的主动运动锻炼。肺栓塞和心肌梗死是非常严重的并发症，如果发生，常导致患者死亡。主要在于预防，对于发生下肢静脉栓塞的患者更应注意，以便及早发现，及早治疗。

第三节　截肢与骨盆重建手术并发症

一、截肢并发症

截肢所特有的并发症包括神经瘤和幻肢感。

神经的断端通常会形成神经瘤，疼痛是因神经瘤被瘢痕组织所固定并受牵拉所致。在近端整齐切断神经，使其回缩远离截肢端，进入正常组织内，可有效地预防神经瘤的疼痛。保守治疗包括理疗、药物治疗，药物可选用非甾体类消炎止痛药、中枢性止痛药等。保守治疗失败，可手术治疗，将神经瘤切除，在更高平面切断神经。

幻肢感是指患者在截肢后会感觉到截除的肢体仍然存在的感觉。这种感觉令人不适，很少疼痛，通常会逐渐消失。但有时该并发症疼痛很严重，成为致残性并发症，极难治疗。当切除神经瘤、用麻醉剂和止痛剂效果不佳，导致应用止痛剂成瘾时，患者应接受全面的心理和生理评估，确定疼痛确因患肢感所致而不是皮瓣局部疼痛，然后进行综合治疗，包括：药物治疗、心理治疗、经皮或直接神经电刺激。而局部皮瓣疼痛可手术，术中常会发现神经瘤、肿瘤局部复发和其他可治愈的致痛原因。

二、骨盆重建手术并发症

骨盆骨融合重建手术后并发症包括骨不融合及假关节，融合重建的融合率较低是此重建方法的一个主要问题，据 O'Connor 报道，七例髂骨 - 骶骨融合的病例中五例融合，二例形成稳定的假关节；髂股融合的 14 例患者中，仅六例融合，四例形成稳定的假关节，四例失败；三例坐股融合的病例中仅一例融合，一例形成稳定的假关节，另一例复发。上述结果表明，融合重建的融合率很低，但是，很少因融合失败而再次手术，失败的病例往往形成假关节，但只要假关节稳定则可不予处理。

异体骨重建易发生下述并发症：感染、不融合及疲劳骨折，感染已于本节介绍，植骨后不融合及疲劳骨折内容见植骨重建一节。

假体重建并发症包括松动、脱位、疲劳折断等。由于骨盆肿瘤手术过程中骨骼切除量大，剩余骨质少，因此假体重建后更易发生包括松动、脱位、疲劳折断在内的机械性并发症，Gradinger、Windhager、Aboulafia 等均有报道。但目前对此经验尚少，处理也因人而异，因此还需积累经验。

（蔡郑东　孙梦熊　孙　伟　马小军）

参 考 文 献

1. Ahrar K, Stafford RJ. Magnetic resonance imaging-guided laser ablation of bone tumors. Tech Vasc Interv Radiol. 2011 Sep;14(3):177–82.

2. Aubry K, Barriere G, Chable-Rabinovitch H, et al. Molecular mechanisms regulating the angiogenic phenotype in tumors: clinical impact in the future. Anticancer Res. 2007, 27(5A):3111–3119.

3. Barjaktarović R, Popović Z, Radoici é D. Megaendoprosthesis in the treatment of bone tumors in the knee and hip region. Vojnosanit Pregl. 2011 Jan;68(1):62–7.

4. Berry M, Mankin H, Gebhardt M, Rosenberg A, Hornicek F. Osteoblastoma: a 30-year study of 99 cases. J Surg Oncol. 2008 Sep 1;98(3):179–83.

5. Boldorini R, Panzarasa G, Girardi P, et al. Primary choroid plexus papilloma of the sarcral never roots. J Neurosurg Spine. 2009, 32(supple 2):211–215.

6. Bonvalot S, de Baere T, Mendiboure J, Paci A, Farace F, Drouard-Troalen L, Bonnet L, Hakime A, Bonniaud G, Raynard B, Israel P, Le Cesne A, Eggermont AM, Laplanche A, Muret J. Hyperthermic pelvic perfusion with tumor necrosis factor-α for locally advanced cancers: encouraging results of a phase II study. Ann Surg. 2012 Feb;255(2):281–6.

7. Bruns J, Habermann CR, R ü ther W, Delling D. The use of CT derived solid modelling of the pelvis in planning cancer resections. Eur J Surg Oncol. 2010 Jun;36(6):594–8.

8. Budny AM, Ismail A, Osher L. Chondromyxiod fibroma. J Foot Ankle Surg. 2008, 47(2):153–159.

9. Byrum S, Montgomery CO, Nicholas RW, Suva LJ.The promise of bone cancer proteomics.Ann N Y Acad Sci. 2010 Mar;1192(1):222–9.

10. Cappuccio M, Bandiera S, Babbi L, Boriani L, Corghi A, Amendola L, Colangeli S, Terzi S, Gasbarrini A. Management of bone metastases. Eur Rev Med Pharmacol Sci. 2010 Apr;14(4):407–14.

11. Chandhanayingyong C, Asavamongkolkul A, Lektrakul N, Muangsomboon S. The management of sacral schwannoma: report of four cases and review of literature. Sarcoma. 2008;2008:845132.

12. Chang B, Punj V, Shindo M, et al. Adenoviral-mediated gene transfer of ectodysplasin-A2 results in induction of apoptosis and cell-cycle arrest in osteosarcoma cell lines. Cancer Gene Ther. 2007, 14(11):927–933.

13. Cho HS, Kang HG, Kim HS, et al. Computer-assisted sacral tumor resection. A case report. J Bone Joint Surg Am. 2008, 90(7):1561–1566.

14. Clark JC, Dass CR, Choong PF. A review of clinical and molecular prognostic factors in osteosarcoma. J Cancer Res Clin Oncol. 2008, 134(3):281–297.

15. Cockbain AJ, Morrison CP, Davies JB. Coccydynia secondary to a large pelvic tumor of anorectal origin. Spine J. 2011 Jul;11(7):683.

16. Delling G, Jobke B, Burisch S, et al. Cartilage tumors. Classification, conditions for biopsy and histologic characteristics. Orthopade. 2005, 34(12):1267–1281.

17. Dhillon MS, Prasad P. Multicentric giant cell tumour of bone. Acta Orthop Belg. 2007, 73(3):289–299.

18. Ding H, Yi C, Tu Q, Wang H, Liu H, Zeng S, Liu B, Shen J, Wang Y. Computer-aided precise resection of pelvic tumor and function reconstruction. Zhongguo Xiu Fu Chong Jian Wai Ke Za Zhi. 2011 Oct;25(10):1218–23.

19. Ding H, Yi C, Tu Q, Wang H, Liu H, Zeng S, Liu B, Shen J, Wang Y.Computer-aided precise resection of pelvic tumor and function reconstruction. Zhongguo Xiu Fu Chong Jian Wai Ke Za Zhi. 2011 Oct;25(10):1218–23.

20. Erra S, Costamagna D, Durando R.A rare case of extraskeletal osteosarcoma of the esophagus: an example of difficult diagnosis. G Chir. 2010 Jan–Feb;31(1–2):24–7.

21. Galant C, Malghem J, Sibille C, et al. Current limitations to the histopathological diagnosis of some frequently encountered bone tumours. Acta Orthop Belg. 2008, 74(1):1–6.

22. Gottfried ON, Omeis I, Mehta VA, Solakoglu C, Gokaslan ZL, Wolinsky JP. Sacral tumor resection and the impact on pelvic incidence. J Neurosurg Spine. 2011 Jan;14(1):78–84.

23. Gottfried ON, Omeis I, Mehta VA, Solakoglu C, Gokaslan ZL, Wolinsky JP. Sacral tumor resection and the impact on pelvic incidence. J Neurosurg Spine.2011 Jan;14(1):78–84.

24. Grimer RJ, Sommerville S, Warnock D, et al. Management and outcome after local recurrence of osteosarcoma. Eur J Cancer. 2005, 41(4):578–583.

25. Grimer RJ. Surgical options for children with osteosarcoma. Lancet Oncol. 2005, 6(2):85–92.

26. Guo W, Sun X, Zang J, Qu H. Intralesional excision versus wide resection for giant cell tumor involving the acetabulum: which is better? Clin Orthop Relat Res. 2012 Apr;470(4):1213–20.

27. Guo W, Yang RL, Ji T. Reconstruction of bony defect after resection of malignant pelvic tumor involvement of sacrum. Zhonghua Wai Ke Za Zhi. 2009 May 15;47(10):766–9.

28. Hahn SB, Kim SH, Cho NH, et al. Treatment of osteofibrous dysplasia and associated lesions. Yonsei Med J. 2007, 48(3):502–510.

29. Han I, Lee YM, Cho HS, Oh JH, Lee SH, Kim HS. Outcome after surgical treatment of pelvic sarcomas. Clin Orthop Surg 2010. 2(3):160–166.

30. Hosalkar HS, Jones KJ, King JJ, et al. Serial arterial embolization for large sacral giant-cell tumors: mid- to long-term results. Spine. 2007, 32(10):1107–1115.

31. Hu YC, Huang HC, Lun DX, Wang H. Resection hip arthroplasty as a feasible surgical procedure for periacetabular tumors of the pelvis. Eur J Surg Oncol. 2012 Aug;38(8):692–9. 22632849.

32. Hubert DM, Low DW, Serletti JM. Fibula free flap reconstruction of the pelvis in children after limb-sparing internal hemipelvectomy for bone sarcoma.Plast Reconstr Surg. 2010 Jan;125(1):195–200.

33. Hugate R Jr, Sim FH. Pelvic reconstruction techniques. Orthop Clin North Am. 2006 Jan;37(1):85–97.

34. Hulen CA, Temple HT, Fox WP, et al. Oncologic and functional outcome following sacrectomy for sacral chordoma. J Bone Joint Surg Am. 2006, 88(7):1532–1539.

35. Ilaslan H, Schils J, Nageotte W.Clinical presentation and imaging of bone and soft-tissue sarcomas. Cleve Clin J Med. 2010 Mar;77 Suppl 1:S2–7.

36. Indelicato DJ, Keole SR, Shahlaee AH, et al. Impact of local management on long-term outcomes in Ewing tumors of the pelvis and sacral bones: the University of Florida experience. Int J Radiat Oncol Biol Phys. 2008,

72(1):41–48.

37. James SL, Panicek DM, Davies AM. Bone marrow oedema associated with benign and malignant bone tumours. Eur J Radiol. 2008, 67(1):11–21.

38. Kalra S, Gupta R, Singh S.Primary cutaneous ewing's sarcoma/primitive neuroectodermal tumor: report of the first case diagnosed on aspiration cytology.Acta Cytol. 2010 Mar–Apr;54(2):193–6.

39. Kanamori M, Ohmori K. Curettage and radiotherapy of giant cell tumour of the sacrum: a case report with a 10-year follow-up. J Orthop Surg (Hong Kong). 2005 Aug;13(2):171–3.

40. Kitsoulis P, Galani V, Stefanaki K, et al. Osteochondromas: review of the clinical, radiological and pathological features. In Vivo. 2008, 22(5):633–646.

41. Laffosse JM, Accadbled F, Abid A, et al. Reconstruction of long bone defects with a vascularized fibular graft after tumor resection in children and adolescents: thirteen cases with 50-month follow-up. Rev Chir Orthop Reparatrice Appar Mot, 2007, 93(6):555–563.

42. Letica del Carmen Baena-Ocampo, Esperanza Ramirez-Perez, Luis Miguel Linares-Gonzalez, Ricardo Delgado-Chavez. Epidemiology of bone tumors in Mexico City: retrospective clinicopathologic study of 566 patients at a referral institution. Annals of Diagnostic Pathology. 13 (2009) 16–21

43. Liao Xiang, Yang Shu-hua, Shao Zeng-wu, et al. Effect of Exogenous p16ink4a and hRb1 Genes on cell cycle regulation of osteosarcoma cell line. Journal of Huazhong University of Science and Technology(Med Sci). 2006, 25(6) : 679–682.

44. Lietman SA, Joyce MJ.Bone sarcomas: Overview of management, with a focus on surgical treatment considerations.Cleve Clin J Med. 2010 Mar;77 Suppl 1:S8–12.

45. Marulanda GA, Henderson ER, Johnson DA，et al. Orthopedic surgery options for the treatment of primary osteosarcoma. Cancer Control. 2008, 15(1):13–20.

46. Mavrogenis AF, Patapis P, Kostopanagiotou G, Papagelopoulos PJ. Tumors of the sacrum. Orthopedics. 2009 May;32(5):342.

47. Mavrogenis AF, Soultanis K, Patapis P, Guerra G, Fabbri N, Ruggieri P, Papagelopoulos PJ. Pelvic resections. Orthopedics. 2012 Feb

48. Mendenhall WM, Zlotecki RA, Scarborough MT, Gibbs CP, Mendenhall NP. Giant cell tumor of bone. Am J Clin Oncol. 2006 Feb;29(1):96–9.

49. Mittal A, Mehta V, Bagga P, Pawar I.Sunray appearance on sonography in Ewing sarcoma of the clavicle.J Ultrasound Med. 2010 Mar;29(3):493–5.

50. Moreira-Gonzalez A, Djohan R, Lohman R.Considerations surrounding reconstruction after resection of musculoskeletal sarcomas.Cleve Clin J Med. 2010 Mar;77 Suppl 1:S18–22.

51. Mori K, Rédini F, Gouin F, et al. Osteosarcoma: current status of immunotherapy and future trends. Oncol Rep. 2006, 15(3):693–700.

52. Nakama K. Musculoskeletal tumor-treatment for sarcoma located in pelvic bones. Gan To Kagaku Ryoho. 2011 Mar;38(3):370.

53. Nau KC, Lewis WD. Multiple myeloma: diagnosis and treatment. Am Fam Physician. 2008 Oct 1;78(7):853–9.

54. Osaka S, Matsuzaki H, Osaka E, et al. A comparative study for wide excision of malignant tumors distal to S2. Anticancer Res. 2008, 28(6B):4143–4147.

55. Oshima K, Kawai A. A case of proximal tibial osteosarcoma. Jpn J Clin Oncol. 2010 Mar;40(3):278.

56. Ottaviani G, Jaffe N. The epidemiology of osteosarcoma. Cancer Treat Res.2009;152:3–13. Review.

57. Padhy D, Madhuri V, Pulimood SA.Metatarsal osteosarcoma in Rothmund-Thomson syndrome: a case report.J Bone Joint Surg Am. 2010 Mar;92(3):726–30.

58. Papathanassiou ZG, Megas P, Petsas T, et al. Osteoid osteoma: diagnosis and treatment. Orthopedics. 2008, 31(11):1118.

59. Papathanassiou ZG, Megas P, Petsas T, Papachristou DJ, Nilas J, Siablis D. Osteoid osteoma: diagnosis and treatment. Orthopedics. 2008 Nov;31(11):1118.

60. Puri A, Gulia A, Pruthi M. Results of surgical resection in pediatric pelvic tumors. J Pediatr Orthop B. 2012 Sep 16.

61. Quraishi NA, Wolinsky JP, Bydon A, Witham T, Gokaslan ZL.Giant destructive myxopapillary ependymomas of the sacrum. J Neurosurg Spine. 2010 Feb;12(2):154–9.

62. Reddy SS, Bloom ND. En bloc resection of extra-peritoneal soft tissue neoplasms incorporating a type III internal hemipelvectomy: a novel approach.World J Surg Oncol. 2012 Oct 25;10(1):222.

63. Rico-Martínez G, Linares-González L, Delgado-Cedillo E, Cerrada-Moreno L, Clara-Altamirano M, Pichardo-Bahena R. Pelvic chondroblastoma in an adolescent. New treatment approach. Acta Ortop Mex. 2011 Nov–Dec;25(6):389–95. Spanish.

64. Rico-Martínez G, Linares-González LM, Delgado-Cedillo EA, Estrada-Villaseñior EG, Méndez-Vázquez TE. Unconventional hip arthroplasty for a 15-year-old benign bone fibrous histiocytoma in a pediatric patient. Acta Ortop Mex. 2010 Nov–Dec;24(6):371–5. Spanish.

65. Romeo S, Hogendoorn PC, Dei Tos AP. Benign cartilaginous tumors of bone: from morphology to somatic and germ-line genetics. Adv Anat Pathol. 2009 Sep;16(5):307–15.

66. Rübberdt A, Begemann W. Three-dimensional fluoroscopy-based navigation with the VBS® cage for defect augmentation of the pelvis due to metastatic tumor treated. Unfallchirurg. 2012 Jun 17.

67. Rudert M, Holzapfel BM, Pilge H, Rechl H, Gradinger R. Partial pelvic resection (internal hemipelvectomy) and endoprosthetic replacement in periacetabular tumors. Oper Orthop Traumatol. 2012 Jul;24(3):196–214. German.

68. Rybak LD, Rosenthal DL, Wittig, JC. Chondroblastoma: radiofrequency ablation-alternative to surgical resection in selected cases. Radiology, 2009, 251(2):599–604.

69. Saglik Y, Altay M, Unal VS, et al. Manifestations and management of osteochondromas: a retrospective analysis of 382 patients. Acta Orthop Belg. 2006, 72(6):748–755.

70. Sciubba DM, Petteys RJ, Garces-Ambrossi GL, et al. Diagnosis and management of sacral tumors. J Neurosurg Spine, 2009, 10(3):244–256.

71. Sciubba DM, Petteys RJ, Garces-Ambrossi GL, Noggle JC, McGirt MJ, Wolinsky JP, Witham TF, Gokaslan ZL. Diagnosis and management of sacral tumors. J Neurosurg Spine. 2009 Mar;10(3):244–56.

72. Semenova LA, Bulycheva IV. Chondromas (enchondroma, periosteal chondroma, enchondromatosis). Arkh Patol. 2007, 69(5):45–48

73. Singh AP, Singh AP, Mahajan S. Periosteal chondroma of the sacrum. Can J Surg. 2008, 52(5):E105–106.

74. Song WS, Cho WH, Jeon DG. Pelvis and extremity osteosarcoma with similar tumor volume have an equivalent survival.J Surg Oncol. 2010 Jun 1;101(7):611–7.

75. Spindel J, Walentek T, Stoltny T, et al. The opportunities of the photodynamic therapy (PDT) in bones' tumours treatment. Chir Narzadow Ruchu Ortop Pol. 2007, 72(3):201–204.

76. Streitbuerger A, Hardes J, Gebert C, et al. Cartilage tumours of the bone. Diagnosis and therapy. Orthopade. 2006, 35(8):871–881.

77. Toro A, Pulvirenti E, Manfrè L, Di Carlo I.Sacroplasty in a patient with bone metastases from hepatocellular carcinoma. A case report.Tumori. 2010 Jan–Feb;96(1):172–4.

78. Tsukushi S, Nishida Y, Sugiura H, et al. Results of limb–salvage surgery with vascular reconstruction for soft tissue sarcoma in the lower extremity: Comparison between only arterial and arterovenous reconstruction. J Surg Oncol. 2008, 97(3):216–220.

79. van Doorninck JA, Ji L, Schaub B, S. Current treatment protocols have eliminated the prognostic advantage of type 1 fusions in Ewing sarcoma: a report from the Children's Oncology Group. J Clin Oncol. 2010 Apr 20;28(12):1989–94.

80. Varga PP, Bors I, Lazary A. Sacral tumors and management. Orthp Clin North Am. 2009, 40(1): 105–123.

81. von Eisenhart–Rothe R, Gollwitzer H, Toepfer A, Pilge H, Holzapfel BM, Rechl H, Gradinger R. Mega cups and partial pelvic replacement. Orthopade. 2010 Oct;39(10):931–41. German.

82. Wachtel M, Schäfer BW. Targets for cancer therapy in childhood sarcomas. Cancer Treat Rev. 2010 Jun;36(4):318–27.

83. Wamisho BL, Admasie D, Negash BE.Osteosarcoma of limb bones: a clinical, radiological and histopathological diagnostic agreement at Black Lion Teaching Hospital, Ethiopia. Malawi Med J. 2009 Jun;21(2):62–5.

84. Weber K, Damron TA, Frassica FJ, Sim FH. Malignant bone tumors. Instr Course Lect. 2008;57:673–88.

85. Wee B, Shimal A, Stirling AJ, et al. CT–guided sacroplasty in advanced sacral destruction secondary to tumour infiltration. Clin Radiol, 2008, 63(8): 906–912.

86. Woźniak W, Raciborska A, Walenta T, et al. New technique of surgical treatment of malignant calcaneal tumours ; Preliminary report. Ortop Traumatol Rehabil. 2007, 9(3):273–276.

87. Xue–Song L, Chao Y, Kai–Yong Y. Surgical excision of extensive sacrococcygeal chordomas assisted by occlusion of the abdominal aorta. J Neurosurg Spine. 2010 May;12(5):490–6.

88. Yang L, Chong–Qi T, Hai–Bo S, et al. Appling the abdominal aortic–balloon occluding combine with blood pressure sensor of dorsal artery of foot to control bleeding during the pelvic and sacrum tumors surgery. J Surg Oncol. 2008, 97(7):626–628.

89. Zhou Z, Bolontrade MF, Reddy K, et al. Suppression of Ewing's sarcoma tumor growth, tumor vessel formation, and vasculogenesis following anti vascular endothelial growth factor receptor–2 therapy. Clin Cancer Res. 2007, 13(16): 4867–4873.

90. 郭卫. 原发性恶性骨肿瘤治疗原则及若干问题. 中华外科杂志, 2007, 45(10):649–651.

91. 纪科伟, 邵增务, 杨述华. 骨肉瘤肺转移的基因治疗相关研究进展. 中国骨肿瘤骨病, 2004, 3(2):118–121.

92. 邵增务, 杜靖远, 杨述华等. 大段同种异体骨移植在骨肿瘤性骨缺损修复中的应用. 华中科技大学学报 (医学版), 2006, 35(5):681–683.

93. 王河忠, 邵增务. 过继免疫细胞治疗骨肉瘤研究现状. 国际骨科学杂志, 2006, 17(6):349–351.

94. 辛林伟, 辛桂桐, 唐际存, 等. 骨与关节肿瘤及瘤样病变 2317 例统计分析. 中国骨肿瘤骨病, 2008,4:198–203.

95. 徐润冰, 邵增务, 熊小芊等. 基质金属蛋白酶及其抑制剂与骨肉瘤. 中国骨肿瘤骨病, 2006, 5(4):242–244.

96. 张海栋, 王仁法, 李锋. 骨盆肿瘤的 MSCT 术前评估. 放射学实践, 2008, 9 : 1038–1040.

97. 赵定麟. 临床骨科学 ––– 诊断分析与治疗要领, 北京 : 人民军医出版社出版 . 2003 年

98. 赵定麟. 现代骨科学, 北京 : 科学出版社 ,2004

99. 赵定麟. 现代脊柱外科学, 上海 : 上海世界图书出版社公司 ,2006

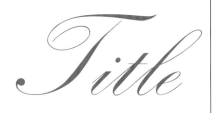

第三篇

脊柱炎症性疾病

第一章　脊柱结核

第一节　脊柱结核的概述、病因及病理改变

一、脊柱结核概述

20 世纪 50 年代多见的结核病，包括脊柱结核等，经积极预防与治疗，其发病率迅速下降。但近年来，结核病又有死灰复燃之势，甚至在许多发达国家也是如此。据我国 2000 年流行病学调查显示：全国结核感染率为 44.5%，估算全国有活动性结核患者 500 万，每年约有 13 万人死于结核病。这些数字不能不引起重视。

脊柱结核是常见的肺外结核，其发病率较高，占全身骨与关节结核的 50% 左右。在脊柱结核中，约 99% 发生在椎体，椎弓结核仅占 1% 左右。这是由于椎体以松质骨为主，负重大，承受应力高，而椎体的滋养动脉多为终末动脉，结核菌容易停留在椎体部位。在整个脊柱中，腰椎活动度最大，腰椎结核发生率也最高，胸椎次之，颈椎更次之，至于骶尾椎结核则甚为罕见。

本病最多见于 20~30 岁者，体质较差者容易感染或病变加重及复发。

二、脊柱结核病因学

（一）椎体结核的解剖学特点

【松质骨】

椎体以松质骨为主，松质骨比皮质骨更容易受到结核菌的侵犯，因此易患病。

【负荷大】

椎体具有负重的作用，且活动多，易劳损；在负荷过大的状态下更易患病。

【终末血管】

椎体的血管多为终末动脉，原发病灶的细菌栓子易在此处停留而诱发感染。

（二）结核杆菌到达椎体的途径

【血路传播】

结核杆菌从原发病灶进入血流时，形成大量的细菌栓子，其中绝大多数被机体的防御系统所消灭；少数未被消灭的结核杆菌组成了小的病灶，并被纤维组织包绕，病灶可呈静止状态。但当机体抵抗力减弱时，潜伏的病变可重新活跃，并迅速繁殖蔓延。纤维组织的包膜如被突破，大量结核杆菌再次进入血流，从血路播散到全身各处，同时造成多处活动性病灶。

【淋巴路】

胸腹腔的结核病灶可通过淋巴管将结核栓子传递到脊柱，并在椎骨内发展而形成脊柱结核。

【局部蔓延】

由脊柱附近的组织，诸如胸膜、腹腔或颈部淋巴结等处病灶破溃后，坏死组织成为感染源而直接蔓延到椎体边缘，并从此处再侵及深部。

三、脊柱结核病理改变

（一）脊柱结核病理特点

脊柱椎体结核病灶的发生大多为一处，少数患者的椎体病灶可有两处或多处。每处病灶之间有较正常的椎体或椎间盘组织分隔，对这类多处发生者可称之为"跳跃性病灶"。由于脊柱的椎体为松质骨，其病理改变主要为组织坏死，增生反应不明显。在病变早期，坏死骨质与周围正常的骨质不容易区分。病变如未得到控制而继续发展，结核性脓肿可穿破椎体，侵犯椎间盘或椎体周围组织。结核性脓肿亦可对脊髓产生压迫，椎体和间盘组织遭到破坏后，则引发脊柱畸形，后期称之为 Pott's 病。

（二）病理分类

临床上多依据其病理解剖而分为以下四类，其中以前三类为多见，现分述于后。

【椎体边缘型结核】

临床上常见。边缘型结核病变可发生在椎体上下缘的两侧和前、后方。结核菌栓子先在椎体边缘产生病灶（早期），随着病灶的扩大可由此蔓延到椎间隙，并侵犯间盘组织（中期）。如果病变十分严重，相邻的两个椎体可形成塌陷、缺损，并逐渐形成以患椎为中心的向后的成角畸形，且多伴发椎旁流注脓肿；因椎体后缘靠近椎管，因此后方病变容易造成脊髓或神经根的受压征（多在后期）。当然局部的结核性肉芽肿或干酪样物质也可侵入椎管直接压迫脊髓或硬膜囊（图 6-3-1-1-1、2）。

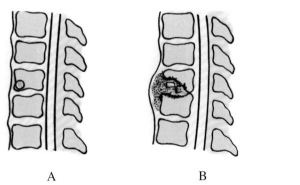

A   B   C

图 6-3-1-1-1　椎体边缘型结核示意图（A~C）
A. 早期；B. 中期；C. 后期

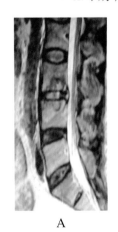 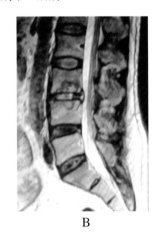

A   B

图 6-3-1-1-2　临床举例　椎体边缘型结核 MR 所见（A~B）
A. L$_3$、L$_4$ 椎体可见片状异常信号影，T$_2$WI 呈低信号；
B. 增强后病灶明显强化，L$_{3-4}$ 椎间盘边缘受累，椎旁软组织肿胀期

【椎体中心型结核】

此种类型结核多见于儿童和青少年，而在成人少见。细菌栓子来自血循环，在椎体中部的松质骨内产生病变，发展缓慢，局部症状出现较晚。椎体可破坏，椎体受压后则呈楔状。

当病变穿破软骨板到达椎间关节，即构成全关节型结核。病变也可进入两侧椎旁肌群，形成椎旁脓肿，如向后穿过椎管前方骨皮质，则就直接构成对脊髓的压迫而引起瘫痪（图 6-3-1-1-3~5）。

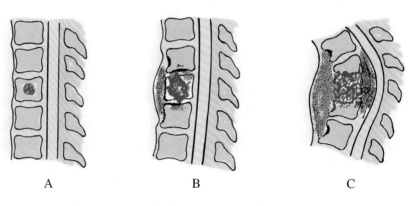

图 6-3-1-1-3　椎体中心型结核示意图（A~C）
A.早期；B.中期；C.后期

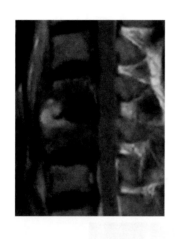

图 6-3-1-1-4　临床举例　MR 矢状位示 C_4、C_5 椎体结核，病变累及 $C_{4~5}$ 椎间盘，前方有脓肿形成

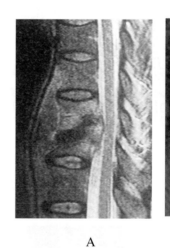

图 6-3-1-1-5　临床举例　胸椎结核 MR 提示椎节破坏严重，后方脊髓受压明显，前方椎前脓肿已形成（A、B）
A. T_2 加权矢状位观；B. T_1 加权矢状位观

【椎体前型（骨膜下型）结核】

此型少见，多发生在椎体前缘，其病理改变也以骨质破坏为主，容易向四周软组织扩散。

其病灶亦可原发于椎体边缘，也可因椎体外的结核病变所致。此型常无明显死骨形成（图 6-3-1-1-6）。

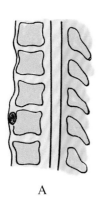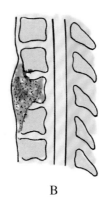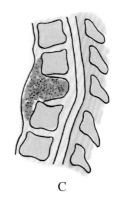

图 6-3-1-1-6　椎体前缘型结核示意图（A~C）
A. 早期；B. 中期；C. 后期

【附件型结核】

极少见，发生在棘突、椎弓、横突处等，主因血供较少之故，临床上多为个案报道。

（三）结核性脓肿

【概述】

结核性脓肿为炎性渗出物和坏死组织所组成，因脓肿形成时间较长，无红、热、疼痛等急性炎症的特征，故称为"寒性脓肿"。其脓液一般较稀，含有大量结核性肉芽组织、干酪样物质、坏死的椎间盘及死骨。脓肿大都位于椎旁和软组织中，脓液一旦突破椎体骨膜及韧带后，则沿组织间隙向远处形成脓肿。脓肿破溃则形成瘘管和窦道。颈、胸、腰、骶段椎体所产生的脓肿有不同的特点，现阐述于后。

【颈椎椎体结核】

脓液穿破椎体前方骨膜和前纵韧带，聚集在颈前肌的后方。C_4 以上病变的脓肿多位于咽喉后方，称为"咽后脓肿"。C_5 以下病变的脓肿多位于食管后方，也称为"食管后脓肿"。巨大脓肿可使咽后壁和舌根靠拢，以致睡眠时鼾声如雷，严重者可引起呼吸与吞咽困难。咽后脓肿和食管后脓肿明显增大时，可致颈部两侧隆起，或沿椎前筋膜向上流窜。脓肿有可能穿破咽腔或食道而流出体外。颈椎椎体侧方病变的脓液可在颈部两侧形成脓肿（见图 6-3-1-1-4）。

【胸椎结核】

胸椎椎体的脓液可将病椎及其相邻椎体的骨膜及韧带掀起，从而造成广泛的椎旁脓肿。脓肿可向胸膜腔或肺内穿破，有时也沿肋间神经和血管向背部或胸壁部扩散（见图 6-3-1-1-5）。

【腰椎结核】

当脓液积聚在椎体和椎节内达到足够大的压力后，则穿过被结核肉芽侵蚀的前纵韧带或椎旁韧带，流注至椎旁腰大肌内，形成一侧或两侧腰大肌脓肿；后者较多见。上腰段可形成椎旁脓肿，脓肿可沿着腰大肌向下流注至股三角及小粗隆部；再沿股骨上端的后面、向大腿外侧及膝部扩散。腰大肌深层的脓肿可刺激局部神经继而引起患侧髋关节屈曲挛缩，并向下流注到腰三角，形成腰三角脓肿，此时易与腰部疾患相混淆。

【胸腰段椎体结核】

具有胸椎和腰椎结核的特点，上段多形成局部之椎旁脓肿，下段可形成腰大肌脓肿，并向下延伸，视脓汁流向何处而症状各异。

【骶椎结核】

较为少见，其脓液大多聚集在骶骨前方，形成骶前脓肿；亦可经坐骨大孔向股骨大粗隆部流注。

（四）脊髓受压

脊柱结核症状波及椎管、合并截瘫者占10%左右，主要为胸腰段以上病变，其次为颈椎结核产生脊髓压迫症的机会较多。产生脊髓压迫症的原因：

1. 脓肿直接压迫　脓肿内容物侵入椎管内直

接压迫脊髓；

2. 坏死物所致　包括死骨块或破坏的椎间盘组织等均可对脊髓形成直接压迫；

3. 畸形　患椎的病理性骨折脱位或成角畸形，亦为压迫脊髓的常见原因；

4. 硬膜外的肉芽肿　肉芽肿本身、继发的纤维束带及蛛网膜下腔广泛粘连等均可对脊髓造成压迫；

5. 椎管因素　胸椎及颈椎下段的椎管较狭窄，从而加重了致压程度。

（五）脊柱畸形

椎体结核后期可造成脊柱后凸畸形，并对硬膜囊构成压迫，此称之为 Pott's 病；脊柱侧凸则相对少见。后凸畸形的原因为：

【椎节压缩及楔形变】

患椎椎体受损后塌陷，使相邻椎体的前缘靠拢，形成楔形变；患椎的椎间隙大多狭窄或消失。

【发育因素】

在青少年前发病之患者，可因椎体的二次骨化中心遭到破坏使椎体纵向生长障碍而加重畸形。

第二节　脊柱结核的临床表现与检查

一、脊柱结核临床表现

（一）全身症状

早期症状不典型，一般为结核病的共性症状，包括持续低热、盗汗、食欲不振及消瘦等；有时被呼吸系统或神经系统的疾患所掩盖。少数病例可发现同时存在肺、胸膜以及其他部位结核病变。儿童病例可出现夜啼及烦躁征等。

（二）局部症状

【疼痛】

早期可出现程度不等的疼痛，多呈持续性钝痛，此是脊柱结核的特征之一；疲劳时加重，休息后减轻，但不会完全消失。病程长者，夜间也会疼痛。但在颈椎结核时疼痛大多较轻，且局限于颈肩部或双上肢。颈部后伸可引起双上肢麻木、疼痛，咳嗽、打喷嚏会加重疼痛。如神经根受压时，疼痛则剧烈。寰枢椎结核可有顽固性颈部疼痛，致颈前屈、头低垂的强迫体位，患者不能平卧，需半坐位；坐或行走时双手托扶下颌；同时出现咽痛、吞咽疼痛及张口受限。胸椎和腰椎结核可有局限背部或腰骶部的疼痛，也可因刺激神经根而引发远端部位之神经反射痛。应当注意的是，胸腰段病变的疼痛有时表现在腰骶部或鼠蹊部。

【活动受限】

视病变部位不同，可引发相应节段脊柱活动障碍。颈椎结核表现为颈部僵硬、斜颈、头颈转动受限或明显障碍，头不能抬起，眼睛不能平视，头颈部失去正常的运动功能。在腰椎结核，由于结核渗出物的炎性刺激而引起腰椎附着肌群（主为腰大肌及髂腰肌）痉挛，以致伸屈活动受限。胸腰段或腰椎结核的病人在站立或行走时，头与躯干向后倾斜，以减轻体重对患椎的压力。患者拾物时需挺腰、屈膝、屈髋，此即拾物试验阳性（图6-3-1-2-1）。胸椎的活动度很小，不易观察患椎活动受限的部位及范围。

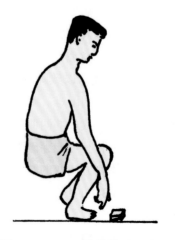

图 6-3-1-2-1　拾物试验示意图

【畸形】

由于相邻的椎体边缘破坏或椎体楔形压缩，脊柱的生理弧度发生改变，以向后成角畸形多见，侧凸畸形少见。如胸椎原已有后凸，病变时则后凸畸形尤为明显。由于腰椎原有生理性前凸，因此，发生结核病变时，其后凸多不显著。在成角后凸的上下脊柱段常有代偿性前凸。

【叩击痛】

直接叩击患椎棘突可引起疼痛，为避免增加患者痛苦，一般用轻轻叩击足跟或头顶诱发传导叩痛。

【寒性脓肿与窦道】

视脊柱结核的部位不同而在躯干不同处显现，应注意全身查体，以防遗漏。

（三）脊髓受压症状

以胸椎结核发生脊髓压迫症状者最常见。当脊髓受压时，患者的病变平面以下部位之感觉、运动、腱反射及括约肌功能可有异常，并逐渐加重。胸椎及颈椎结核最易引起完全性瘫痪，如不及早解除压迫，一旦形成完全瘫痪，则恢复无望。

二、脊柱结核实验室检查

（一）血、尿、粪常规检查

白细胞总数可以正常，即使总数略高，但中性粒细胞一般不高，而淋巴细胞数升高，常伴有贫血。合并混合感染者，中性粒细胞数可升高。

（二）红细胞沉降率

绝大多数患者红细胞沉降率增高，其高低与病变活动程度相一致。血沉快，提示结核处于活动期。

（三）细胞学检查

脓肿穿刺液或瘘管分泌物进行涂片、细菌培养或动物接种等以检查抗酸杆菌。有咳痰者应进行痰液的抗酸杆菌检查。

（四）其他

常规进行肝、肾、心、肺功能的检查。

三、脊柱结核影像学检查

（一）X线检查

【意义】

清晰的X线平片不仅能确定病变性质，而且能显示其确切的位置、范围大小、有无死骨及寒性脓肿。亦可较清晰地显示出病理性骨折脱位的情况，并可估计病变的活动程度和治疗效果。

【方法与要求】

1. 正位片　主要观察椎骨骨质有无破坏、缺损及异常等；椎间隙是否狭窄、消失；有无椎旁阴影。

2. 侧位片　观察脊柱有无后凸；椎体、椎间隙及附件的破坏情况；有无病理性骨折脱位或成角畸形。在正常人颈椎侧位X线片的咽后壁软组织阴影宽度为相应椎体前后径的1/10~1/13，寰枢椎结核患者的咽后壁软组织阴影明显增宽，可比正常人增大5~10倍，此时寰椎大多向前脱位。

3. 斜位片　可显示出附件的病变情况。

4. 分层片　必要时可选用之。

【X线征象所见】

1. 骨质破坏　边缘型主要为溶骨性破坏，如未合并感染或修复征，骨质增生现象比较少见；骨质破坏开始于两个椎间相对应处，破坏区边缘粗糙，比较局限；病变继续发展，则椎体及椎间盘可发生破坏。中心型在早期骨质破坏开始之前，仅表现为局限性骨质疏松，可呈磨砂玻璃样改变；若进一步发展，骨质破坏范围增大，则有圆状或不规则形的破坏区；随着病变加重，椎体呈楔形或扁平状改变（图6-3-1-2-2~5）。

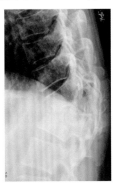

图 6-3-1-2-2　临床举例　胸腰段结核后期 X 线侧位片

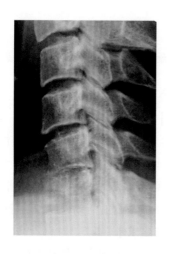

图 6-3-1-2-3 临床举例 颈椎结核中立侧位 X 线片
显示 C_6 椎体边缘型结核，随病况加重，
椎体破坏明显且伴 $C_{5~6}$ 椎间隙狭窄及位移

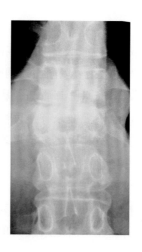

图 6-3-1-2-4 临床举例 胸椎结核 X 线正位片
提示 $T_{11~12}$ 椎间隙消失，密度增高，伴椎旁阴影增宽

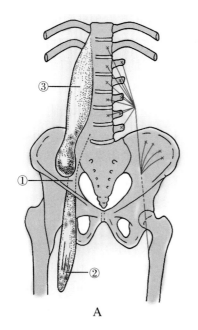

A

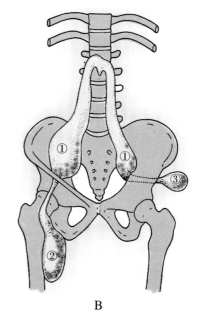

B

图 6-3-1-2-5 胸腰段结核寒性脓肿流注部位示意图（自片山良亮氏）（A、B）
①髂凹（窝）；②大腿内侧根部；③臀部穿出

2. 椎间隙狭窄 当相邻两个椎体的软骨板及纤维环破坏后，髓核疝入椎体并被破坏而致椎间隙狭窄。

3. 脊柱生理弧度改变 后凸畸形是脊柱结核常见的征象，多见于儿童的胸椎结核。颈椎和腰椎则显示生理前凸消失，严重者也可发生后凸畸形。

4. 寒性脓肿 多见于胸椎或胸腰椎结核，占脊柱结核寒性脓肿的 90% 左右。表现为脊柱两旁有球性或梭形软组织阴影。颈椎的咽后壁脓肿表现为咽后壁软组织呈椭圆形阴影。腰大肌脓肿在 X 线上表现为一侧或两侧腰大肌模糊、饱满及增宽等。应注意观察寒性脓肿向附近组织与器官穿破及向远处流注的情况（图 6-3-2-1-5、6）。

5. 其他 病灶愈合过程中，病变较轻的腰椎结核可有椎体骨赘、骨桥形成及椎体融合等。

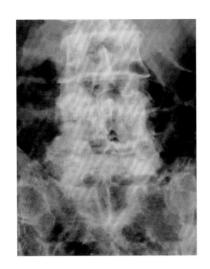

图 6-3-1-2-6　临床举例　腰椎寒性脓肿正位 X 线片所见

（二）CT 检查

【意义】

CT 扫描能显示出早期病变椎体破坏的程度、范围、椎旁脓肿的大小及脊髓神经受压的情况。CT 检查能避免结构重叠，可以准确地显示出 X 线平片上不易发现的病灶。并能通过密度变化区别结核性死骨与椎体破坏后的钙化灶，亦能对死骨进行确切的定位。

【病例选择】

1. 病变早期：因病灶范围较小，X 线检查怀疑为结核而不能确诊者。

2. X 线平片欠清晰者：X 线不能确切地显示死骨情况则必然影响术式的选择，此时 CT 显示较为清晰。

3. 病灶模糊者：多因椎体破坏严重而难以确定病变性质者。

（三）MR 检查

磁共振能较清晰地显示椎管内的脊髓、神经根及血管等组织受累的情况，尤其是对早期病变的诊断阳性率较高。其特点如下：

【多节段】

椎体或（和）附件的骨质破坏多累及二个以

上的椎节，T_1 加权为低信号，T_2 加权为高信号。

【椎间隙狭窄】

椎间隙破坏变窄，T_1 加权和 T_2 加权均表现为较低信号。

【椎旁脓肿】

当各椎旁寒性脓肿形成时，T_1 加权为等信号，与肌肉相似，T_2 加权则为高信号。

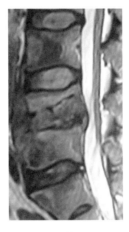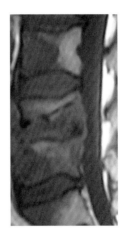

A　　　　　　　　　B

图 6-3-1-2-7　临床举例　腰椎结核 MR

提示 L_4 椎体破坏严重，累及 L_{4-5} 椎间盘，后方硬膜囊受压明显（A、B）A. T_2 加权矢状位；B. T_1 加权矢状位

【硬膜囊受压征】

如图 6-3-1-2-7 所见，L_4 椎体结核，波及 L_{4-5} 椎间隙并对 L_{4-5} 段硬膜囊形成压迫。

【Gd-DTPA 增强】

显示受累椎体、椎间盘及寒性脓肿的周边有异常对比增强。

（四）放射性核素检查

在病变活动期时，静脉注射 ^{99m}Tc 标记的亚甲基二磷酸盐使患椎的药物浓集。近年来已应用 γ 照相机进行骨静态显像，这是一种能使靶物（放射性核素）一次成像，显示和拍摄放射性核素或放射性药物在骨内分布的图像，可以早期发现骨的异常改变，对早期诊断不清和病变复发者，可进行此项检查（图 6-3-1-2-8）。

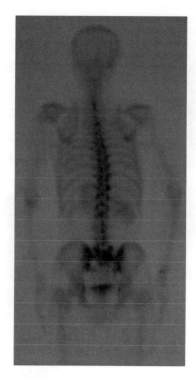

图 6-3-1-2-8　临床举例　结核患者同位素检查，影像学显示右侧骶骨附近浓聚现象

第三节　脊柱结核的诊断与鉴别诊断

一、脊柱结核诊断

本病的诊断主要依据：

（一）病史与临床

【结核病史】

除了解患者本人的一般情况外，还应询问其家庭及其接触人群中有无发病者。

【全身症状】

以低热及全身轻度中毒症状为主，多显示面颊潮红、轻度营养不良及贫血等。脊髓受压则可有肢体麻木、四肢无力、大小便障碍等。颈椎结核合并胸、腰椎结核时，病情复杂，全身情况虚弱。

【局部症状】

患椎有压痛及触痛，胸、腰椎的椎体位置较深，压痛不明显，但有传导叩击痛。

（二）影像学、实验室及病理检查

【X 线、CT 及 MR】

对本症的诊断和病情的判定有着重要作用。CT 及 MR 可先于 X 线平片发现病灶，视病情可及早做 CT 或 MR 检查。

【细菌学与病理学检查】

可参考实验室检查结果；对浅在的脓肿可予以穿刺、抽脓行细菌学检查。本病之确诊常需依靠细菌学和病理学检查。

二、脊柱结核鉴别诊断

本病主要与以下几种疾病做鉴别。

（一）强直性脊柱炎

多见于男性青年，40 岁以上发病者少见。早期时疼痛局限于骶髂关节及髋关节，以后逐渐沿腰椎向胸、颈部发展，可累及整个脊柱，使脊柱僵硬、强直及固定。症状严重者可有发烧、胃食欲缺乏、消瘦及呼吸幅度减少。X 线片具有特征性改变，骶髂关节面模糊，髂骨侧关节面有小囊状骨质破坏，关节间隙变窄、硬化。脊柱骨质疏松，椎体间有骨桥形成，椎旁韧带钙化，呈"竹节样脊柱"。组织相容抗原 HLA-B27 阳性。

（二）椎间盘突出症

椎体后缘结核早期可侵犯椎间盘而产生神经根刺激症状。椎间盘突出症患者一般多伴有扭伤史，无发热等全身症状，X 线片上无椎体边缘破坏，血沉正常；MR 检查有助于鉴别诊断。见附表 6-3-1-3-1。

表 6-3-1-3-1　腰椎间盘突出与脊柱结核的鉴别要点

鉴别要点	椎间盘突出	脊柱结核
病史	多有扭伤或负重物史	结核病史
全身情况	良好	慢性病容、低热
腰部活动	略有影响	严重受限
影像学	显示椎节不稳及椎间盘突出	椎体骨质缺损征明显
椎旁阴影，脓肿	无	多有
椎间隙	多有狭窄	以破坏为主
流注脓肿	无	多有
化验检查	正常	红细胞沉降率快

（三）脊柱肿瘤

转移性肿瘤见于老年人，发病快，腰痛重，夜间加剧，全身情况较差，消瘦明显。X 线片可发现椎体破坏，呈扁平状；原发性恶性肿瘤有网状细胞肉瘤等，良性肿瘤以血管瘤多见。一般肿瘤不侵犯椎间盘，椎间隙可正常，无寒性脓肿及死骨，患椎易发生病理性骨折。碱性磷酸酶可升高。MR 检查多可确诊，其鉴别要点见表 6-3-1-3-2。

表 6-3-1-3-2　椎体肿瘤与腰椎结核（中心型）的鉴别要点

鉴别要点	椎体转移性瘤	腰椎结核中心型
发病情况	迅速	较慢
全身症状	较差，消瘦	低热，轻度中毒症状
腰痛情况	剧烈，以夜间为重	平卧后减轻
腰部活动	轻度受限	明显受限
椎旁阴影	多无变化	多明显增宽
椎体改变	扁平椎或硬化性改变	中心部破坏或楔形变
椎间隙改变	多正常	早期正常，后期受累

（四）嗜酸性肉芽肿

早期可出现患椎处疼痛。X 线片呈单一椎体被压缩变扁。不侵犯椎间盘，椎旁无脓肿阴影。血嗜酸性粒细胞计数升高。

（五）化脓性脊柱炎

急性患者发病急，进展快；全身症状明显，大多伴有高烧、严重腰背痛及局部明显压痛。早期血培养可为阳性。X 线片在早期可见椎间隙狭窄，之后椎体硬化，椎体边缘增生及相邻椎体融合，鉴别要点见表 6-3-1-3-3。

表 6-3-1-3-3　化脓性脊柱炎与腰椎结核的鉴别要点

鉴别要点	化脓性脊柱炎	腰椎结核
起病情况	急，多以高热发病	较缓，多以低热开始
病情进展	快，中毒症状重	慢，轻度中毒症状
椎旁脓肿阴影	少见	多见
流注脓肿	罕见	多见
椎间隙	变化轻	常受破坏，椎间隙狭窄
影像学改变	破坏轻，以增生为主，椎体外形大致正常	以破坏为主，有死骨及椎体变形

（六）退行性脊柱炎

多见于中年以后，表现为颈肩痛或腰背痛。有的患者合并有神经根刺激症状，疼痛可扩散到肢体。全身状况尚好。X线片可见椎间隙狭窄，椎体边缘骨质增生，但无骨质破坏及脓肿形成。

（七）先天性融合椎

多见于颈椎，偶尔也可发生在胸、腰椎。病人可有颈部、腰背部不适及轻度疼痛。X线片上见相邻椎体融合，但融合椎体的骨小梁清晰，棘突也多伴有融合畸形。

（王　晓　李临齐　张玉发　赵定麟）

第四节　脊柱结核的基本治疗

一、脊柱结核治疗概述

脊柱结核的治疗应像其他部位结核病变一样，遵循结核病治疗的基本原则，并按照加强营养、休息与制动，使用抗结核药类药物、手术疗法与康复疗法的顺序进行治疗。

手术疗法仅仅是治疗脊柱结核病的一种手段，而且要求在有效的非手术疗法基础上实施。

二、脊柱结核基本疗法

（一）加强营养

给患者提供足够的高蛋白质、高糖和高维生素（B和C）饮食。可酌情服用中药阳和汤等方剂，以改善患者的症状，增加食欲，增强抵抗力。

（二）呼吸新鲜空气

患者多伴有肺结核等原发灶，故患者的住房应有足够阳光照射，并保持空气流通。病情轻的患者可适当参加户外活动。

（三）处理原发病灶

采取多种方法治疗原发结核病灶，尤其是肺结核，使之得到有效的控制。

（四）其他

增强患者对长期治疗的信心，积极配合治疗。

三、脊柱结核全身与病变局部的制动

（一）一般卧床休息

在病变活动期应强调卧床休息以减少体力的消耗，并有利于健康状况的改善，也可避免脊髓及神经根受压程度的加重。但过多地卧床会增加患者的思想负担，影响食欲。因此，对轻型病例亦可采取胸背支架，以动静结合的治疗原则可能更优于以往的严格制动。

（二）石膏床或支架

【卧石膏床】

对较重病例，尤其是病人处于活动期结核（ESR>20mmH$_2$O/h者），则需卧石膏床休息（图6-3-1-4-1）。

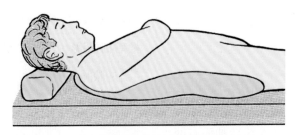

图 6-3-1-4-1　胸腰段脊椎结核石膏床示意图
如病变位于下腰段，石膏床则应延及腘部

【保护性支架】

颈围、腰围和躯干支架适用于病变已趋稳定或融合术后手术局部尚未牢固愈合者。

（三）牵引固定（制动）

对颈椎或上胸段病变较重，或脊柱的稳定性受到影响者，可施行头部牵引。牵引能使颈部处于相对固定状态，使颈部肌肉松弛，恢复颈椎的生理曲线，并能减轻颈椎局部水肿、充血及渗出反应等。颈椎结核因局部血液循环丰富，在牵引的同时再进行系统与合理的抗结核药物进行治疗，疗效一般较好。牵引重量以 1.5 ～ 2.0kg 为宜，伴有骨质破坏的颈椎结核者禁用大重量牵引。对年迈、反应迟钝、呼吸功能不全、身体虚弱及在睡眠时，做颌枕带持续牵引时应防止呼吸梗阻或颈动脉窦反射性心搏骤停。对下胸段及腰部结核则采用骨盆牵引，基本要求与颈椎牵引相类似。

四、脊柱结核药物疗法

（一）常用药物

主要有以下五种。

【链霉素（SM）】

作用快速，在结核病的治疗，尤其在合并感染者或手术过程中常选用之。用量：成人 1g/d，分两次肌肉注射，45~60g 为一疗程，如有必要可在 2~3 个月后重复使用。病情稳定后减量使用，隔日 1g 或 2g/ 周（分两次）。小儿 15~25mg/kg/d，用于手术的病例。原则上总量的 1/3 剂量用于术前准备，2/3 剂量用于术中及术后，常见的副作用是听神经损害，即使停药，神经性耳聋也难以恢复，应高度重视。

【异烟肼（INH）】

又称雷米封，为临床上常用的抗结核药物，其疗效好，毒性低，价廉，副作用小。用量：成人 300mg/d，分三次口服。小儿 10 ～ 20mg/kg/d。在不能口服时，也可肌肉注射或静脉使用。用药后如果产生多发性神经炎和精神症状，应及时停药，加用维生素 B_6 有预防作用。

【利福平（RFP）】

此药不仅对结核杆菌有较强的杀菌作用，而且对革兰阳性菌及革兰阴性菌均有较强的作用。用量：成人每日 600mg，女性剂量可略减，清晨一次口服。小儿 10~20mg/kg/d，空腹一次顿服。6 ～ 18 个月为一个疗程。利福平耐受性好，吸收完全，毒性低。副作用为肝脏损害，用药后应定期复查肝功能。肝功能明显损害及胆管阻塞性黄疸者禁用。

【乙胺丁醇（EMB）】

本药对结核菌有明显抑制作用，可弥散到各组织和红细胞内。若与利福平合用则可增强对耐药菌株的作用。用量：成人 15 ～ 25mg/kg/d，一次顿服，以保持血清的浓度，病程初期和后期的用量可酌减。小儿 15mg/kg/d。本药偶可引起视力减退或丧失，故视神经病变患者要慎用。

【其他】

包括卡那霉素（KM）、对氨柳酸（PAS）、环丝氨酸（CS）、乙硫异烟胺（TH-1314）等均可视为二线药物，当细菌对前几类药物产生耐药时酌情选用。

（二）用药注意事项

【及早用药】

一旦确诊，即开始用药。

【联合用药】

二种或三种药物同时使用，以增强疗效，降低毒性，缩短病程。一般情况下，可使用异烟肼和利福平，或者异烟肼＋链霉素。重症者以异烟肼＋链霉素＋利福平＋乙胺丁醇的疗法最佳。

【药量足、维持久】

初治者可选用 2~3 种药，量应足够大，连续用药。2~3 个月后，病情改善则酌情减药、减量。6 个月后，待病情稳定，可单独使用一种药，维持 1~2 年。

五、脊柱结核手术治疗病例的选择

（一）适应证与禁忌症

【适应证】

1. 已出现脊髓受压症者　易引起脊髓完全损伤，应尽早行病灶清除及减压术，以求促进功能的恢复。

2. 非手术疗法无显效者 骨质破坏明显，有寒性脓肿形成，或伴有死骨存在及窦道形成经非手术疗法无显效者。此外，对病灶虽小，但经长期治疗症状无明显改善，病灶亦无缩小者，均应施术。

3. 其他 对伴有椎节不稳及血沉偏高者，需行患椎融合术；对后凸畸形明显、影响外观及功能者，亦需矫形。

【禁忌证】

1. 危重病例 指患有严重器质性疾病，体质虚弱，难以忍受麻醉及手术的患者，如冠心病、房室传导阻滞、肝硬化、肾功能不全、出血性疾患、严重糖尿病等。

2. 活动期 主指伴有肺部等部位活动性结核病灶未能被控制者。

3. 其他 例如幼儿或病情较轻者均不宜

施术。

（二）术前准备

【一般准备】

积极进行全身支持治疗及有效之抗结核药物，以使病灶相对静止稳定。做好术前全面化验及影像学检查，红细胞沉降率应接近正常或明显下降。

【术野准备】

颈椎结核患者的颈枕部用沙袋制动，肩部置棉垫抬高，使颈部后伸及头低位；经口腔入路行病灶清除的病人应注意口腔护理；其他部位手术应按常规备皮。

【其他准备】

术前 1~2d 给予广谱抗生素，训练床上大小便及对症处理。

第五节 脊柱结核常见手术种类

一、概述

由于脊柱结核病情十分复杂，处于不同病理阶段，表现各不相同，尤其是需要手术治疗时期，个性化外科干预措施有明显差别，因此在决定施术时，务必全面考虑。临床上常用的术式有以下几类，可酌情选择。

二、脊柱椎节前路病灶清除术

（一）病例选择与术前处理

【病例选择】

主要用于已出现脊髓压迫症状，寒性脓肿较大难以吸收者，X 线上显示有较大的死骨与空洞形成者，以及伴有窦道和长期流脓不愈者。

【术前处理】

对椎体破坏严重或有明显成角畸形者，术前应先行牵引，在术中亦需维持牵引，并视椎节之稳定与否而决定术后是否仍需牵引。

（二）颈椎病灶清除术

【经胸锁乳突肌斜形切口病灶清除术】

适用 C_{2-7} 椎体结核。可采用局部麻醉或全身麻醉。患者仰卧，头转向健侧。沿胸锁乳突肌前缘作斜切口，切开皮肤、皮下组织及颈横肌，游离胸锁乳突肌，将之向外牵开。术中注意防止损伤副神经，其位于胸锁乳突肌后缘上中 1/3 交界的后下方。切断肩胛舌骨肌的中心腱，显露出血管神经鞘。血管神经鞘内有颈总动脉、颈内静脉和迷走神经。C_{2-4} 椎节病变者，则需将血管神经鞘向内牵开，以显露咽后壁脓肿。在脓肿处穿刺抽出脓液后，再切开排脓（图 6-3-1-5-1、2）。

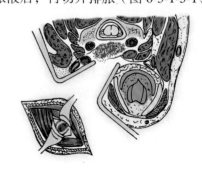

图 6-3-1-5-1 颈椎结核前方入路示意图

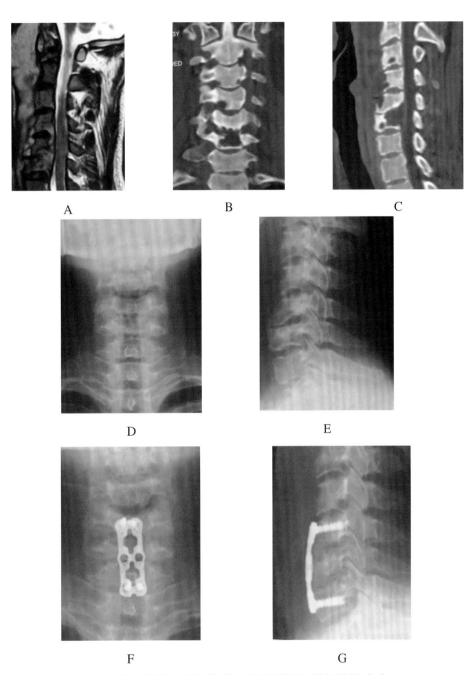

图 6-3-1-5-2 临床举例 经胸锁乳突肌斜形切口病灶清除术（A～G)
A. 术前 MR T_2 加权矢状位观；B、C. CT 三维重建所见；
D、E. 术前正位和中立侧位 X 线片；F、G. 术后正位和中立侧位 X 线片

【经锁骨上横切口病灶清除术】

$C_{6\sim7}$ 椎体结核的脓肿并向颈部外侧突出时，在锁骨上做横切口行病灶清除术，此法较方便。

【经口腔途径病灶清除术】

1. 病例选择 主要用于 $C_{1\sim3}$ 椎体结核、需从前方施以病灶清除术者。

2. 体位 取仰卧位，头颈自然后伸（图 6-3-1-5-3）。

3. 麻醉与术野显露 先在局麻下做气管切开，插管后全身麻醉，并用开口器将口牵开，悬

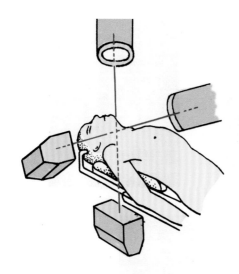

图 6-3-1-5-3　体位示意图

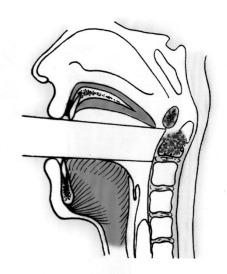

图 6-3-1-5-5　视野范围示意图

雍垂用丝线缝在软腭上。

4. 切口　用开口固定器撑开上、下腭，显露咽后壁，此时用压舌板将舌根往下压，用小纱布条将食管和气管堵闭，以防脓血流入（图 6-3-1-5-4），其直接视野范围如图 6-3-1-5-5 所示。在咽后壁正中脓肿隆起处纵行切开 2~3cm，并将脓液吸尽。

5. 清除病灶　脓汁吸尽后即显现病灶全貌，应彻底刮除干酪样物及肉芽组织，去除死骨（图

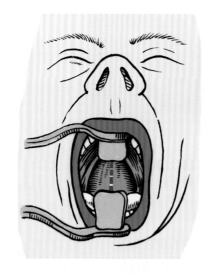

图 6-3-1-5-4　经口入路示意图
用开口器撑开口腔，显露咽后壁及切口
（可用纱条将咽喉部充填，以防污物下行）

6-3-1-5-6）。在搔刮时，需防止损伤后方的脊髓及侧方的椎动、静脉。

6. 闭合切口　彻底冲洗创口后，如局部较为干净，可植入骨块，在确认植入的骨块稳定性后，放置抗结核药物，缝合伤口（图 6-3-1-5-7）。此法具有安全、有效、出血少的优点，但显露不佳，术中要先行气管切开，术后继发感染及窒息的并发症机会较多。因此有人主张对轻型者可经口腔穿刺抽脓，并注入抗结核药，疗效较好。

对椎节不稳定者，一般多选用卧头颈胸石膏床，或是选用头环制动，全身情况较好之病例，亦可行枕 - 颈融合术（图 6-3-1-5-8）。

【经甲状-舌骨间前方入路病灶清除术】

此术适合于 C_{1-3} 结核病灶清除。麻醉、体位同前，气管切开，插入胃管鼻饲。在颈上皱纹处相当于甲状 – 舌骨间横行切开，两侧延伸到颈动脉鞘处，显露胸骨舌骨肌及两侧的肩胛舌骨肌，近舌骨部横断胸骨舌骨肌、甲状舌骨肌及其间膜后，可见到会厌、咽后壁脓肿（此处相当 C_{2-4}）。将会厌压向咽腔，以小纱布条堵住咽腔。口腔和脓肿壁用苯扎溴铵（新洁尔灭）液消毒。穿刺脓肿处，然后在正中线切开 3~4cm，将创口两缘用缝线牵开，在直视下清除病灶。冲洗局部，放入青霉素 80 万 U、链霉素

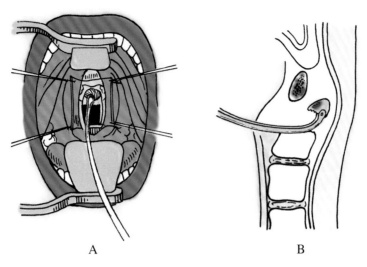

图 6-3-1-5-6　切开咽后壁行病灶清除术示意图（A、B）

A. 前方观；B. 侧方观

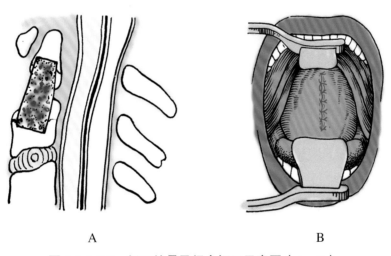

图 6-3-1-5-7　经口植骨及闭合切口示意图（A、B）

A. 经口局部植骨；B. 闭合切口

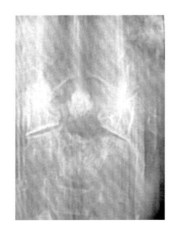

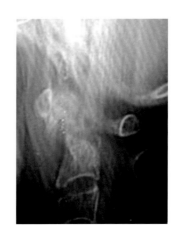

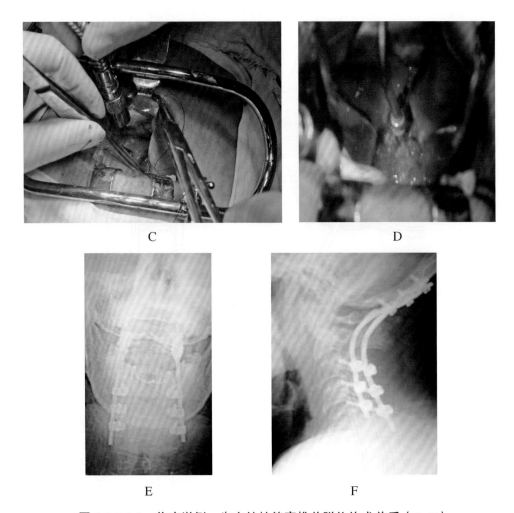

图 6-3-1-5-8　临床举例　齿突结核伴寰椎前脱位施术前后（A~F）
A、B. 术前正侧位 X 线断层片；C、D. 术中照片显示 Codman 自动开口器使口腔张大，
行 C$_{1~2}$ 经口咽前路病灶清除术，同期行枕颈后路植骨及内固定术；E、F. 术后正侧位 X 线片

1g，不放引流。间断缝合前纵韧带、咽肌和咽黏膜，取出会厌处的小纱布。按层缝合颈部切口，通过喉镜放入胃管。

【临床举例】

图 6-3-1-5-9　女性，55 岁，C$_7$ 椎体结核（A~H）。

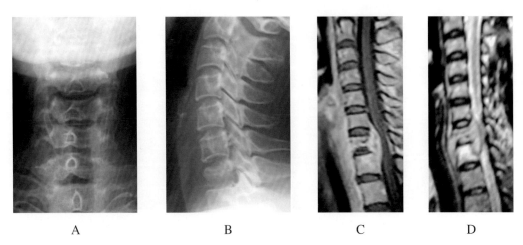

A　　　　　　B　　　　　　C　　　　　　D

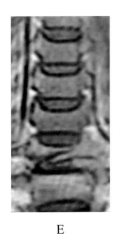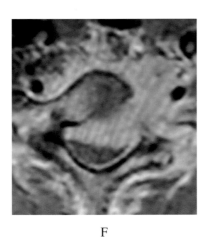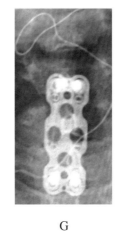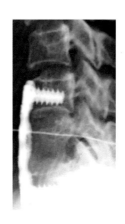

E   F   G   H

图 6-3-1-5-9 临床举例（A~H）

A、B.术前正侧位 X 线片；C~F. MR 矢状位（T_1、T_2 加权）、冠状位及水平位所见；

G、H.颈前路病灶清除 + 髂骨块植入 + 钛板固定术、术后 X 线正侧位片所见

（三）经侧后方切口达胸椎前方之结核病灶清除术（以 T_{6-9} 段病灶清除术为例阐述）

【显露病灶】

1. 体位与切口　取半俯卧位，使胸壁与手术台呈 60°，术侧（一般选择病变严重，寒性脓肿较大的一侧）在上。距棘突 2~3cm 处做纵形或 S 形切口，长 8~10cm 左右。切开皮肤、皮下组织和深筋膜，显露斜方肌和背阔肌（图 6-3-1-5-10）。

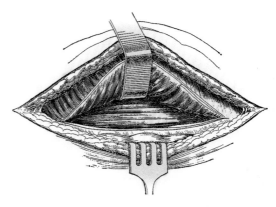

图 6-3-1-5-11 分离肌层示意图

切断斜方肌、背阔肌和深层菱形肌膜，
显露胸椎旁骶棘肌

3. 显露肋骨　牵开肌肉，并切断附着于横突的肌腱，使肋骨后段和横突充分显露（图6-3-1-5-12）。

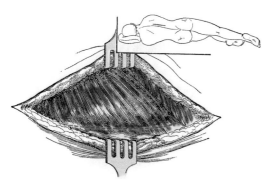

图 6-3-1-5-10 体位、切口及入路示意图

体位与切口是右上方图，切开皮肤、皮下组织和深筋膜，
显露深部肌肉

2. 分离肌层　沿切口方向靠近棘突切断斜方肌、背阔肌和深层菱形肌膜，显露骶棘肌（图 6-3-1-5-11）。

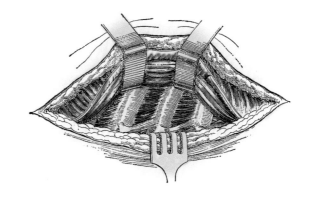

图 6-3-1-5-12 显露肋骨示意图

牵开肌肉，并切断附着于横突上的肌腱，
充分显露肋骨后段和横突

4. 剥离肋骨骨膜　根据病变所在的部位，决定切除某两根肋骨后段（胸肋关节处）。切开并剥离骨膜。注意切勿撕破胸膜（图 6-3-1-5-13）。

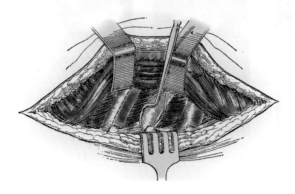

图 6-3-1-5-13　剥（分）离肋骨膜示意图
牵开肌肉，切开并剥离肋骨及横突骨膜

5. 处理肋骨头及血管等　先将有关的横突切除，继而游离并剪断肋骨颈部，切除肋骨后段，再松解切除肋骨头，分别结扎肋间血管和神经（图 6-3-1-5-14）。操作时应注意：肋间血管向前游离，而肋间神经则需向后方松解、游离，千万不可将两者同时结扎。

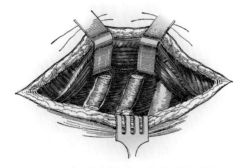

图 6-3-1-5-14　切除肋骨头，分离肋间神经及血管示意图
先将横突切除，继续游离并剪断肋骨颈部，切除肋骨后段，再切除肋骨头；分别结扎肋间血管和神经（注意：肋间血管向前游离，肋间神经向后游离、松解）

【病灶清除】

如脓肿较大，切除肋骨头时即有脓液流出。如不见脓液流出，可沿椎体将胸膜等软组织向前方仔细推开，显露椎体的病变部位和脓肿。吸净脓液，刮除死骨和肉芽组织。如显露不够清楚时，也可在手指探查下进行病灶清除。操作时切不可向椎管方向施压。

对于合并截瘫的病员，可先行半椎板切除减压术，将取下的肋骨辨认无炎症时，可用于对侧椎板植骨融合术，然后再清除病灶。

【清理术野、闭合切口】

病灶清除后，用冰盐水冲洗病灶区和脓腔，然后放入稀释成 4ml 的链霉素 1g 和青霉素 20 万 U。将骶棘肌放回原位，切口内留置半片橡皮管或负压吸引引流。分别缝合背阔肌、斜方肌、皮下组织和皮肤。

胸椎结核病灶清除术，亦可经胸膜腔内进行手术，切口和显露途径同开胸术。

【辅加内固定】

近年来由于手术技术的提高和第三代抗生素的应用，在病灶清除术后多选用前路和 / 或后路内固定技术；目前临床上大多选择在病变上、下椎节行椎弓根钉固定术，即增加椎节的稳定性，又可纠正和防止畸形。

【术后处理】

1. 一般处理　术后卧石膏床 3~4 个月，再摄 X 线片及血沉等检查检测，判定脊椎病变恢复情况。

2. 加强营养　以高蛋白、高维生素饮食为主。

3. 抗结核药物　术后强调有计划的抗结核药物治疗，除异烟肼外，目前多选用利福平与乙胺丁醇并用，持续 18 个月。

【临床举例】

[例 1] 图 6-3-1-5-15　女性，24 岁，因背部后突畸形、不全瘫来院，拟诊 T_{7-8} 结核伴不全性瘫痪施术治疗（A~M）。

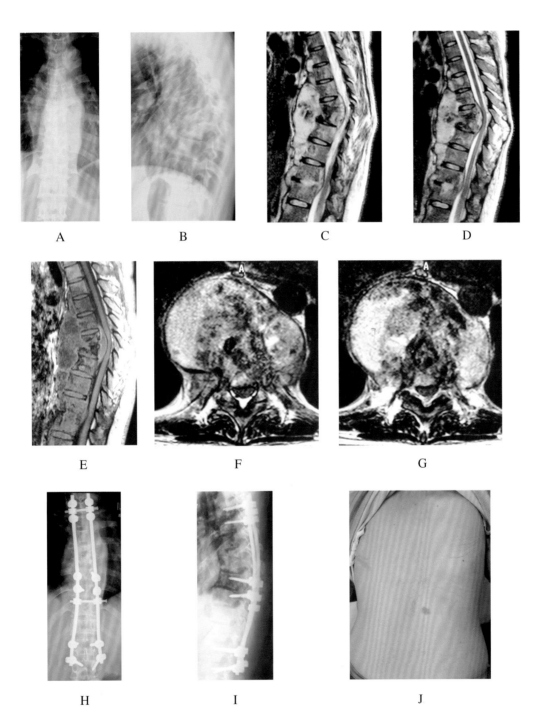

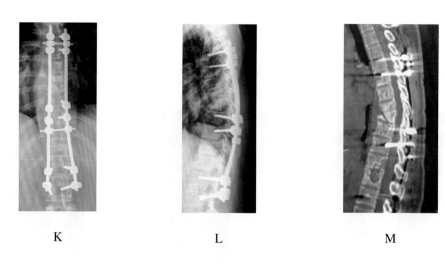

K   L   M

图 6-3-1-5-15　例 1（A~M）

A、B. 术前正侧位 X 线片见 $T_{7、8}$ 椎体破坏，$T_{7~8}$ 椎间隙消失，$T_{11、12}$ 亦受波及，伴椎旁及椎前脓肿；C~E. MR 矢状位观，显示椎前及椎旁脓肿已波及下胸段，椎管矢径明显狭窄，尤以 $T_{7、8}$ 处为明显；F、G. MR 横断面观，显示病变已波及椎管。先予以制做上下两页石膏床，在石膏床上搬运至手术室，经胸行病灶清除术，彻底刮除病变骨及肉芽组织，下方达 T_{12} 椎节处，反复冲洗后留置链霉素 1g，青霉素 40 万 U，闭合切口；再在石膏床上翻身，卧于俯侧石膏床上行后路椎弓根钉固定，自 $T_3~L_2$，避开病变的胸腰部病骨；H.I. X 线正侧位片，显示后凸畸形消失，生理曲度明显改善；J~L. 一年后随访后凸畸形已消失，X 线正侧位片，显示椎节病变稳定，曲度力线正常，椎旁脓肿已消失；M. CT 矢状位扫描显示原病变处呈静止状态，大多呈骨性融合状，椎管矢状径已恢复正常

［例 2］图 6-3-1-5-16　男性，39 岁，$T_{6~7}$ 结核，因背痛伴严重不全性截瘫入院（A~K）。

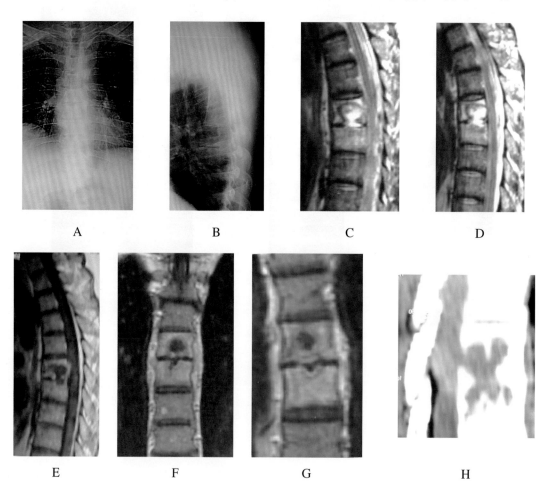

A   B   C   D

E   F   G   H

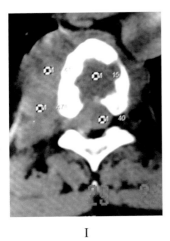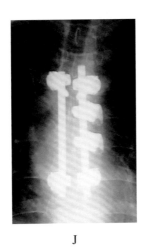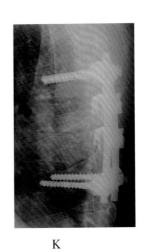

I　　　　　　　　　J　　　　　　　　　K

图 6-3-1-5-16　例 2（A~K）

A、B.术前胸椎正侧位片；C~G.MR 矢状位、冠状位所见；H、I.CT 扫描矢状位、水平位，显示椎管受累；
J、K.前路病灶清除＋后路椎弓根钉固定后 X 线正侧位片

［例 3］图 6-3-1-5-17　女性，14 岁，L₁ 结核病灶清除、减压及植骨术，术后 8 月脊柱畸形加重，呈进行性，原植骨区及 L_1 椎体均被吸收（A~D）。

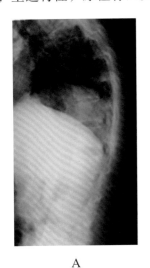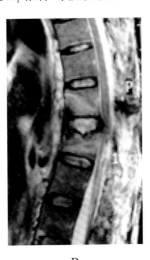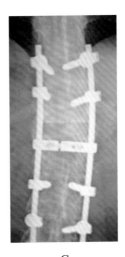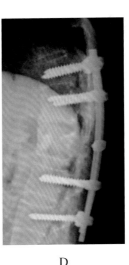

A　　　　　　　　　B　　　　　　　　　C　　　　　　　　　D

图 6-3-1-5-17　例 3（A~D）

A、B.第二次术前 X 线及 MR 侧位观；C、D.$T_{11、12}$~$L_{2、3}$ 椎弓根钉植入后正侧位 X 线

（四）经胸前路结核病灶清除术

对于中、下胸段结核，尤其是伴有胸膜病变者，宜选择经胸前入路病灶清除术，此途径较为清晰、彻底。对于病灶稳定者，亦可采用有效之内固定技术而缩短疗程，但对活动型者不宜选用。

（五）胸腰段椎体结核病灶清除术

患者侧卧位，患侧在上。气管内插管全身麻醉，切口相当于肾切口或胸腹联合切口，适用于 T_{11}~L_2 的病变。成人切口长 25~30cm，切口上端比患椎高一个椎节，切口下部需切开腹肌及肾脂肪囊。腰大肌脓肿和椎旁脓肿可同时存在，也可单独存在。在处理腰椎病灶时，要妥善保护或避开腰椎椎体侧面的腰动静脉。先清除同侧病变，再对对侧脓肿和死骨刮除。操作困难者可在对侧另做切口，个别病例也可在术后四周行对侧病灶清除术。术中亦可酌情同时予以椎体间植骨术。

（六）腰椎结核病灶清除术（以第2~5腰椎结核病灶清除术为例阐述）

【显露病变】

1. 体位与切口　一般取仰卧位。两下肢略屈曲，使腹部肌肉放松。从第12肋骨游离端向同侧耻骨结节方向做倒八字斜切口（见图6-3-1-5-18）。切开皮肤和皮下组织，显露腹外斜肌及其腱膜，按肌纤维方向用止血管钳交替分离，并剪开腹外斜肌腱膜（图6-3-1-5-18）。

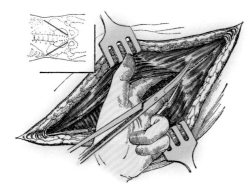

图6-3-1-5-18　切口与入路示意图
倒八字形切口（左上图）切开皮肤和皮下组织，显露腹外斜肌及其腱膜，按肌纤维方向分开，并剪开腹外斜肌腱膜

2. 向深部分离　沿切口方向切断腹内斜肌和腹横肌，分别缝合结扎，显露腹膜（图6-3-1-5-19）。

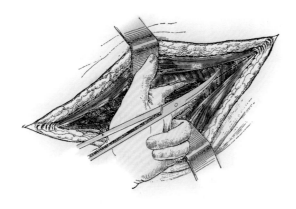

图6-3-1-5-19　分离肌群示意图
切断腹内斜肌和腹横肌，并分束缝合结扎，直达显露腹膜

3. 显露深部脓肿　将腹膜连同腹腔内脏轻轻向内侧推开。用手指包以湿纱布沿腹后壁钝性分离，并将其用大S拉钩或腹腔拉钩牵向内侧，此时可清晰地显露下腔动、静脉、输尿管和腰大肌脓肿（图6-3-1-5-20）。该处粘连较明显，分离时需小心谨慎，尤应注意保护输尿管，临床上曾有切断引起尿液外溢之病例。

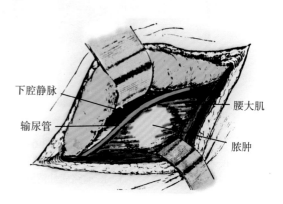

图6-3-1-5-20　暴露深部脓肿示意图
显露下腔静脉、动脉、输尿管和腰大肌脓肿，并对血管及输尿管加以保护

下腔静脉
输尿管
腰大肌
脓肿

【病灶清除】

1. 脓肿穿刺　用纱布垫保护好脓肿周围组织，用较粗之针头连同50ml注射器做脓肿穿刺（图6-3-1-5-21）。

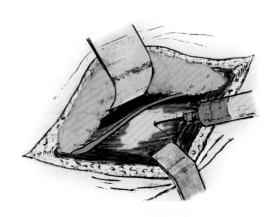

图6-3-1-5-21　判定脓肿示意图
腹膜侧等用纱布垫加以保护后对脓肿进行穿刺

2. 病灶清除　抽出脓液确认病变后，切开脓肿，边切边吸净脓液；再沿腰大肌纤维方向钝性扩大切口，用刮匙刮除脓腔内的坏死组织和肉芽组织。然后逐渐刮除椎体病灶区内的死骨和肉芽组织（图6-3-1-5-22）。

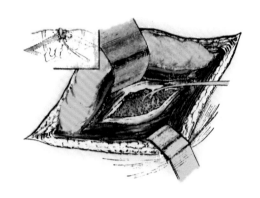

图 6-3-1-5-22 病灶清除示意图
扩大穿刺孔，用刮匙刮除脓腔内的坏死组织和肉芽组织，并清除椎体病灶区内的死骨

3. 对称施术 如对侧也有寒性脓肿，或脓腔与对侧相通，应同时对另侧施行病灶清除术，以求根治和防止术后再发。

4. 闭合切口 用冰盐水反复冲洗脓腔和病灶区后，放入稀释成 5~10ml 的链霉素 1g 和青霉素 20~40 万 U。分别缝合切开诸层，包括腹横肌、腹内斜肌、腹外斜肌、皮下组织和皮肤（图 6-3-1-5-23）。

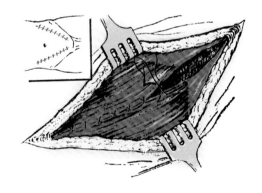

图 6-3-1-5-23 闭合切口示意图
分别缝合腹横肌、腹内斜肌、腹外斜肌、皮下组织和皮肤，闭合切口

【辅加内固定】

对病灶清除彻底，或病变范围相对较小的病例，亦可辅以内固定术，除用自体髂骨块外，钛合金制成的人工椎体、钛网、钛板等均可选用。不适合前方局部植骨者，则选择从后路行椎弓根技术。一般在病变椎节上、下端进行，予以撑开，适度纠正畸形，尽力恢复椎节高度与曲度，但切

勿过度。

【术后处理】

1. 一般处理 术后卧石膏床三个月，摄 X 线片及血沉检查，在确认病变恢复、全身情况稳定情况下，方可下床活动。

2. 加强营养 因为结核病为一消耗性、慢性疾患，加强营养对术后康复至关重要，尤以高蛋白、高维生素等饮食应予以保证。

3. 抗结核药物 术后全身治疗主要强调抗结核药物的长期投予，除一般药物外，应口服利福平和乙胺丁醇，持续时间不少于 18 个月。

（七）骶髂关节结核病灶清除术操作步骤

【体位与切口】

1. 体位 半俯卧位。人体横轴与手术台呈 45° 角，健肢伸直在下，患侧髋、膝关节取屈曲位，在上方。

2. 切口 从髂骨嵴后上 1/3 弯向内下到第二骶骨棘，再弯向外下到坐骨切迹的上方，作一弧形切口（见图 6-3-1-5-24 右上角）。切开皮肤、皮下组织和深筋膜；将皮瓣向外侧翻开，显露臀大肌和其在髂嵴的附着处（图 6-3-1-5-24）。

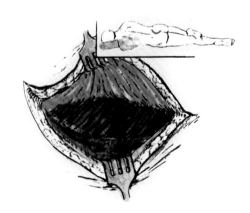

图 6-3-1-5-24 体位、切口与入路示意图
沿髂后上嵴后方向下作一弧形切口（见右上方图），切开皮肤、皮下组织和深筋膜，将皮瓣向外侧翻开，显露臀大肌和其在髂嵴的附着处

【凿取骨瓣】

从髂骨嵴沿骶髂关节切开臀大肌附着部和骨膜。注意切勿损伤臀上动脉及臀下动脉。用骨膜剥离器沿骨膜下剥离，显露骶髂关节后外侧的髂后上棘部，用电锯或平骨凿凿出一个长

4cm、宽 2.5cm 的长方形带蒂骨瓣，切勿伤及后内侧蒂部的韧带和关节囊（图 6-3-1-5-25）。

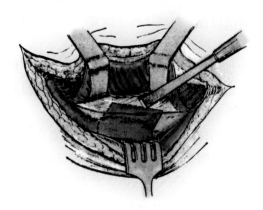

图 6-3-1-5-25　凿开骨瓣示意图
用平骨凿（或电锯）凿出一个长 4cm、
宽 2.5cm 长方形带蒂骨瓣

【清除病灶】

将骨瓣向内侧掀开、翻转，显露骶髂关节的病灶区。吸净脓液，刮除肉芽组织、死骨和坏死组织等（图 6-3-1-5-26、27）。

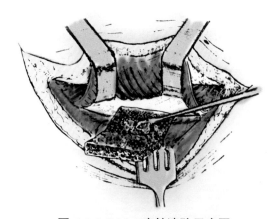

图 6-3-1-5-26　病灶清除示意图
吸净脓液后再用各种角度、大小不一的刮匙彻底刮除肉
芽组织、坏死组织和死骨等

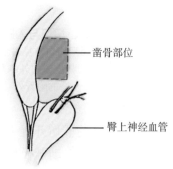

凿骨部位

臀上神经血管

图 6-3-1-5-27　避开臀上血管示意图
骶髂关节凿骨开窗及手术操作时应避开臀上动脉

【闭合切口】

将病灶区用冰盐水反复冲洗干净，放入抗菌药物。把带蒂骨瓣恢复原位。逐层缝合臀大肌、皮下组织和皮肤（图 6-3-1-5-28）。

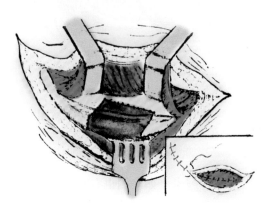

图 6-3-1-5-28　闭合切口示意图
术毕将骨瓣放归原处，再依序逐层缝合臀大肌、
皮下组织和皮肤（见右下图）

【术后处理】

1. 卧床休息　绝对卧床 3~4 周后可上石膏裤下床活动，仍不宜活动过多。8~10 周后 X 线显示骨性融合后方可正常活动。

2. 加强营养　以高蛋白、高维生素饮食为主。

3. 抗结核药物　术后全身治疗和抗结核药物应用，除异烟肼外，可酌情投予利福平和乙胺丁醇，持续 18 个月。

三、脊柱结核后路病灶清除及融合术

（一）概况

脊柱结核后路融合术为骨科之传统手术，在无抗生素保障情况下，贸然行前路病灶清除术，不仅死亡率高，且易使病灶扩散。但近年来，由于抗结核药物的进展，大多选择一次性前路病灶清除 + 内固定术。但个别病灶位于椎骨后方，或需后路融合术者，亦可选择。

（二）病例选择

1. 椎节后方有结核病灶者；

2. 结核病变稳定，不需要做病灶清除术者；

3. 病情较重不允许做前路病灶清除术者，可先行后路植骨以求获得脊柱的稳定性，之后再择机进行病灶清除术；

4. 估计病灶清除术后脊椎的稳定性受到破坏，可先行后路植骨融合，并酌情附加椎弓根内固定术（避开病椎），然后再从前路清除病灶（病情基本稳定后）；

5. 前路植骨术后融合不良或失败者。

（三）手术步骤

多采用全麻，患者俯卧位或侧卧位。术前或术中定位。以患椎为中心，做后正中纵切口，显露出棘突和椎板，应包括患椎及其上、下各一健椎。用骨膜剥离器将此三个椎板及棘突表面附着的肌肉、韧带进行分离，凿开骨皮质，使之呈粗糙的鳞状表面。之后取自体髂骨，做成火柴棒样骨条，植入椎板与棘突的两侧。颈椎及胸椎的椎板较薄，在使用骨膜剥离器分离附在其表面的肌肉及韧带时，或者用骨凿凿椎板的骨皮质时，用力要适当，以防误入椎管。植入的骨块要充足。术后固定三个月左右（图6-3-1-5-29）。

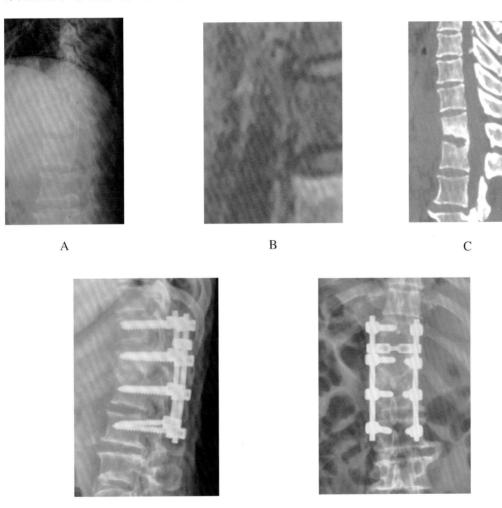

A

B

C

D

E

图 6-3-1-5-29 临床举例 脊柱后路结核病灶清除减压植骨融合内固定术（A ~ E）
A. 术前中立侧位 X 线片；B. 术前 MR T$_2$ 加权；C. CT 矢状位重建；D、E. 术后正位和中立侧位 X 线片

四、脊柱结核前路融合术

（一）病例选择

大多与前路病灶清除术同时进行。

1. 椎体破坏较多，但病变相对稳定，病灶清除后脊柱不稳或残留较大的骨缺损需植骨融合及辅加内固定者；

2. 已行椎板切除，无法再行后路植骨融合术者；

3. 儿童、年迈体弱、对病灶清除不彻底及伴严重的混合感染者不宜选用。

（二）手术步骤

全麻后，前入路切口显露病椎，而后将髂骨植骨块直接嵌入患椎椎体间，并酌情附加内固定。

此法常与病灶清除术同时进行，以求减少病灶复发的机会，术后石膏固定三个月。

五、脊柱结核脊髓减压术

视病变椎节部位及致压病变程度等不同而酌情选择后方、前方及侧方入路以求达到对脊髓（硬膜囊）完全减压之目的。

六、脊柱结核联合手术

对病情复杂，病灶范围广泛，椎节破坏严重，且伴有椎管致压征者，可在全身麻醉及输血保障下，一次同时施以前路＋后路，或后路＋侧路，或侧路＋前路，或三路同时并进行病灶清除、椎管减压及椎节融合术。但术前应对患者全身情况认真考虑，以防意外（图6-3-1-5-30）。

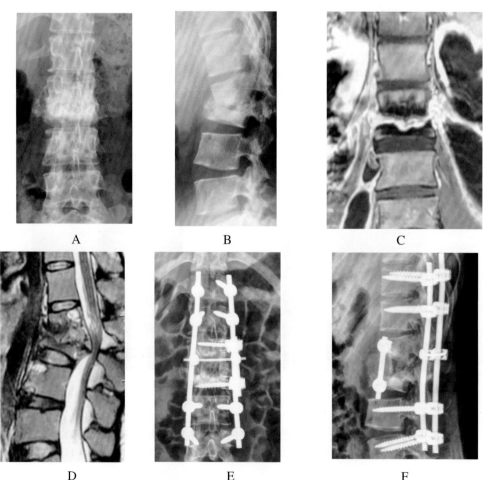

A   B   C

D   E   F

图 6-3-1-5-30　临床举例　脊柱前后路联合手术施术前后（A～F）
A、B. 术前正位和中立侧位 X 线片；C、D. 术前 MR 冠状位和矢状位；
E、F. 术后正位和中立侧位 X 线片

七、脊柱结核手术后处理

（一）卧床休息

术后卧硬板床休息。颈椎手术患者在术后7~8d开始被动向左右侧卧位，但颈部仍应保持后伸位；一个月后方能轻轻自行翻身。卧床时间约六个月，起床后需佩戴支具保护。但附加内固定或石膏固定者可早日翻身及下床活动。胸腰椎施术患者之活动情况视病情而具体掌握，但严防意外为首要前提。

（二）护理与饮食

术后三天内宜静脉补液补充能量及营养。颈椎手术患者可鼻饲有营养且易消化的食物，少量多餐。拔除胃管后禁食2~3d，术后6~7d进流质，一个月后进普食。气管切开处按常规护理，严防堵塞。术后5~7d可拔除套管。加强口腔、褥疮的护理。胸腰椎病例可提早进食，但胸腹手术者以内脏器官功能恢复为先决条件。

（三）使用抗生素

术后一周内使用抗生素控制感染。抗结核药物应继续使用12~18个月。外科治疗辅以系统的药物治疗是远期疗效的保证。脊椎结核术后复发与截瘫减压术后恢复不佳者，多与短期、无规律、单一用药有关，应注意避免。

八、脊柱结核康复治疗

在治疗过程中，应同时对患者的身体、心理进行有针对性的康复治疗。

1. 精神疗法，消除患者的悲观情绪和急躁心理；
2. 个人生活自理与家务劳动的训练或重建；
3. 步行训练；
4. 职业训练；
5. 体育治疗，应在静止期以后进行；
6. 预防各种并发症。

九、脊柱结核治愈标准

1. 术后病例经药物治疗一年半以上，全身情况良好，无发热，食欲正常，局部无疼痛；
2. 血沉在正常范围；
3. X线片显示病变椎体已骨性愈合，植入骨块生长良好；病变区轮廓清楚，无异常阴影；
4. 恢复正常活动和轻工作3~6个月后无症状复发。

十、脊柱结核预后

经使用足量抗结核药物和进行病灶清除术等各种手术，脊柱结核治愈率明显提高，据国内统计治愈率在90%以上，症状复发及恶化者不足6%。

（张玉发　李临齐　王　晓　赵定麟）

第六节　胸腰段结核前路显微外科技术

一、概述

胸腰段前方入路是目前脊柱入路中创伤较大的术式。它包括切除一条肋骨，切断或剥离胸髂腰段肌群，环形剥离或切开横膈，分离推开内脏、主动脉、胸导管和迷走神经等，暴露 T_{11}~L_2 椎体。

自 1997 年 Mayer 首次完成前路胸腰连接部（T_{11}~L_2）显微外科手术以来，此项技术逐渐被许多学者所接受。其具有切口小，出血少，手术野照明和放大作用好，安全分离椎前组织及重症监护时间短等优点。但此项技术仍存在于手术显微镜下暴露节段少，对运动节段整复作用差及器械选择余地少等缺点，需酌情选用。

二、病例选择

（一）手术适应证

1. T_{10}~L_2 段脊椎结核或局限性肿瘤及需对病变活检者；

2. T_{10}~L_2 段椎间盘突出；

3. T_{10}~L_2 段椎体骨折。

（二）手术禁忌证

1. 严重心、肺功能不全者，不能耐受单肺通气者；

2. 曾行横膈或其附近手术，或左侧腹膜后手术，或胸廓切开，或胸腔镜手术者；

3. 胸腔积脓者。

三、手术步骤方法

（一）麻醉与体位

双腔导管气管内插管，全身麻醉，多取右侧卧位，使 T_{10}~L_2 段向左侧凸出，右腋窝处垫软枕，勿使右上肢受压，手术台稍后倾 20°。

（二）操作步骤

【定位与入路】

1. 定位　以 C 臂 X 线机透视目标节段，确定相应皮肤切口。

2. 小切口开胸入路　其操作程序如下：

（1）在目标区域做 4~6cm 长皮肤切口，暴露前锯肌下部和腹外斜肌上部，沿肌纤维方向将其劈开，暴露其下的肋骨或肋间隙（图 6-3-1-6-1）。

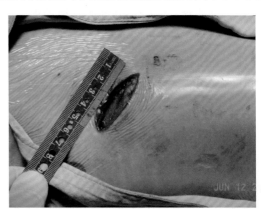

图 6-3-1-6-1　切口
胸腰段 4~6cm 皮肤切口

（2）应首先行肋间隙入路，因为胸腰结合部的肋骨廓，即使为老年人亦很富有弹性。沿下方肋骨上缘劈开肋间肌及脏层胸膜进入胸腔。

（3）应用肋骨撑开器充分扩大切口，即可见横膈。

（4）膈肌在肋骨下部的附着点有解剖变异，有时需将其附着点从下方紧邻的肋骨上剥离，但大多数胸廓切口位于横膈下部附着点的上方。当撑开肋间隙时，应注意保护胸廓切口前方肋膈窦内膈肌附着点。若强力牵开，窦内的膈肌可能被撕裂。牵开横膈基底及下胸椎节段的前外半。

（5）在手术显微镜或内镜帮助下继续手术。首先在横膈基底上方、T_{11} 和 T_{12} 肋骨头之前纵向切开壁层胸膜，用花生拭子钝性分离椎体前外侧部分。

（6）从基底开始分离横膈，应小心从骨膜下将外侧脚从椎体上剥离，随后抬起膈肌脚并距椎体 3~4cm 处垂直切断或以双极电凝烧灼断端以免出血（图 6-3-1-6-2）。一旦看到腹膜后脂肪，改用花生拭子继续剥离。此时可暴露 T_{12}、L_1 的前外侧半及 L_2 的上半部。

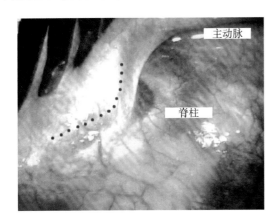

图 6-3-1-6-2　切开膈肌
虚线为膈肌切开位置

（7）被暴露的节段血管用剥离子钝性分离、钳夹、切断、电凝或结扎，切勿损伤胸导管。暴露 L_1、L_2 者，需将左侧髂腰肌近侧抵止点从椎体上分离。

（8）目标区域下方的椎体显示清楚后，置入横膈拉钩，横膈拉钩上有"U"形克氏针，利用"U"形克氏针固定在椎体上，充分暴露需操作的椎体。

3. 小切口胸膜外入路　其操作步骤如下：

（1）C- 臂 X 线机透视下确定病灶位置，在病椎区域做 4~6cm 斜形皮肤切口，沿前锯肌和腹外斜肌肌纤维分开，暴露其下肋骨或肋间隙。

（2）沿肋骨床切开肋骨上方肋间肌，在壁脏层胸膜之间分离，暴露该区域椎体和附着在椎体上的膈肌脚。

（3）从基底开始分离膈肌附着点，骨膜下剥离，由后外逐渐向前外推开，继续向病椎上下椎剥离。

（4）将髂腰肌附着点从椎体近侧向远侧剥

离，逐渐暴露出椎体凹槽部的椎横血管，分离、钳夹、电凝或结扎椎横血管，充分暴露椎体和椎间盘（图 6-3-1-6-3）。

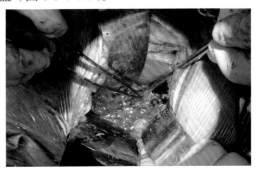

图 6-3-1-6-3　显露椎节
分离、结扎椎横血管，暴露椎体和椎间盘

【病灶处理】
根据不同的病变，做相应的椎体或椎间盘处理，仔细游离和保护脊髓和神经根。

1. 椎间盘病变切除　根据 $T_{11、12}$ 肋骨位置相应确定椎间隙位置，最好应用 C- 臂 X 线机透视下，确定椎间隙位置，以防定位失误。用尖刀切开椎体上下终板缘的纤维环，用髓核钳夹除椎间盘。根据病变清除的需要，相应给予椎间植骨融合或 Cage 置入，视椎体稳定程度而做侧方或侧前方钉板系统或钉棒系统内固定。

2. 结核病灶清除　确定病变的椎体和椎间隙，正确辨认结核性椎旁脓肿，在手术显微镜或内镜下，对脓肿壁上的椎横血管依次结扎。纵行切开脓肿壁，吸除结核性脓液、坏死组织及干酪样组织。脓肿壁下剥离暴露病椎椎体，用骨刀、刮匙或磨钻清除死骨、无效腔。仔细并充分暴露脊髓和神经根，并给予保护。彻底病灶清除后，在病椎的上、下椎体外侧或前外侧做植骨，钉板系统或钉棒系统内固定。

3. 病变切除和椎体稳定性重建　病椎准确定位后，在镜下分离病椎及上下椎的椎横血管，并给予结扎切断。沿病椎上下终板缘切开纤维环，将上下椎间盘切除，让病椎椎体游离。在病椎的外膜逐渐向前外侧、前侧及对侧分离。用骨刀或高速磨钻切断两侧椎弓根，将病椎椎体完整取出，然后将钛网或钢筋骨水泥填补空间，最后用钉板系统或钉棒系统侧方固定。

4. 骨折减压和固定　镜下定位，并结扎骨折椎的椎横血管，暴露骨折椎体的前外侧。骨折位于 T_{10-12} 时，需将肋骨头切取后暴露椎弓根，用骨刀或高速磨钻切除椎弓根，即可暴露压迫脊髓的椎体和后缘移位的骨块，小心切除移位骨块，彻底减压脊髓。椎体空缺部位以自体三面皮质髂骨块填缺后，用钉棒系统或钉板系统固定。

（三）操作注意事项

【定位无误】

手术椎体节段在体表皮肤上的投影定位必须准确无误。透视必须垂直于手术椎体，带有角度透视投影均会导致切口位置的偏差，而影响手术操作。

【安全操作】

不管采用"肋间入路"、"开窗入路"、"开门入路"，还是"滑动入路"，都应注意保护肋间动静脉及神经，同时进入胸腔时要避免损伤肺组织，当安放撑开器时，防止叶片滑动，用叶片安全牵开肺组织。注意当单肺通气时不得时间过长，严密观察 SPO_2 变化。

【保护膈肌】

切开横膈附着点后，应从基底开始小心从骨膜下将外侧脚剥离，抬起膈肌脚并距离椎体 3~4cm 处切断。牵拉横膈切勿用暴力，以免膈肌撕裂。

【切勿伤及胸导管】

剥离膈脚时切勿损伤胸导管。胸导管起自腹膜后 Pacque 乳糜池，左右膈脚分别将乳糜池与半奇静脉、内脏神经和奇静脉隔开。一旦损伤胸导管，操作时可见乳糜溢出，应及时修补胸导管或给予结扎。

【暴露节段血管】

用神经剥离器钝性游离节段血管，钳夹并切断结扎。占据椎管内骨块，应用高速磨钻磨除骨块至仅剩一薄层骨板。然后用曲棍球柄形解剖器小心将骨板去除，切防脊髓损伤。

【定点准确】

在椎体上做钉板固定或钉棒固定时，螺钉拧入椎体前，虽然可以根据解剖特点定位，为了完全正确定位必须在 X 线机监视下进行。

四、术后处理

（一）常规处理

严密观察创口引流量、颜色，当 48~72h 内引流量少于 100ml/24h，可以拔除引流管。当引流量增加呈血性时，应考虑是否有活动性出血，必要时做探查，及时处理。当引流液为澄清液，即考虑为脑脊液，可以提早拔除引流管，局部创口加压处理。

（二）预防感染

术后必须选用足量敏感抗生素应用三天，严格执行抗生素相关常规。

（三）加强功能锻炼

预防术后各种并发症产生。

五、防治并发症

（一）定位错误导致手术暴露困难或误切

应强调术前、术中 C- 臂 X 线机监透下正确定位。

（二）活动性出血

常因节段血管结扎不牢固或电凝结痂脱离发生出血。发现活动性出血应及时处理，必要时中转扩大切口止血。

（三）神经根或脊髓损伤

当切除椎体后缘骨赘或凸入椎管的骨块时有可能损伤神经根或脊髓。操作时切勿太靠近脊髓，动作要轻柔，解剖要熟悉。术中应用脊髓诱发电位监测，一旦波形改变超过 50%，即停止手术。术后应用甲泼尼龙冲击疗法。

（四）感染

感染的因素诸多，一旦发生感染，必须进

行有效引流，选用敏感足量抗生素，加强支持治疗法。

（五）内固定物松脱

常因内固定物位置不正、螺钉过短或螺钉道扩大导致内固定物松脱。

六、临床举例

患者庄某某，男性，50岁。腰背疼痛伴双下肢乏力行走不稳三个月，低热、盗汗半年。入院查体：消瘦貌，胸腰段稍后凸畸形，$T_{11、12}$ 棘突压痛、叩击痛（+），两下肢肌力Ⅳ～Ⅴ级，肌张力升高，髌腱反射亢进，髌阵挛、踝阵挛（+），巴宾斯基征（±）。腹股沟以下感觉迟钝。影像学检查：X线片示 $T_{11、12}$ 椎体破坏融合，后凸畸形。MRI 扫描示 $T_{11、12}$ 椎体破坏，间隙消失，脓肿凸入椎管，脊髓明显受压。CT扫描示 $T_{11、12}$ 椎体破坏，椎旁脓肿明显，椎管堵塞。选择施行小切口胸腹膜外病灶清除脊髓减压植骨融合钢板螺钉内固定术。术后一年复查，双下肢肌力正常，肌张力正常，病理反射消失，椎体病灶稳定，椎间融合，内固定良好（图 6-3-1-6-4）。

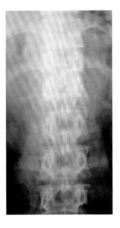

A

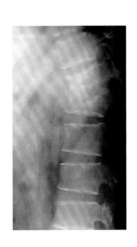

B

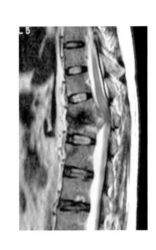

C

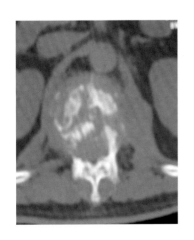

D

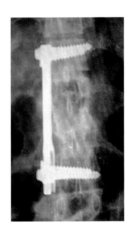

E

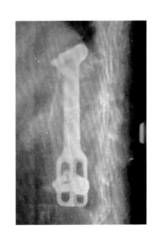

F

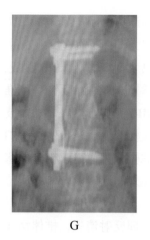
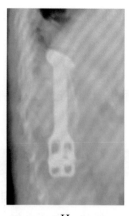

G　　　　　　　　　　　　　　H

图 6-3-1-6-4　临床举例　$T_{11、12}$ 结核前路显微病灶清除植骨内固定手术（A~H）
A. X 线正位片示 $T_{11、12}$ 椎体破坏，椎旁软组织阴影；B. X 线侧位片示 $T_{11、12}$ 椎体破坏，椎间隙消失；C. MR 扫描示 $T_{11、12}$ 椎间隙消失，脓肿压迫脊髓；D. CT 示椎体破坏，死骨形成及椎旁脓肿；E. 术后 X 线正位片示植骨块及内固定器位置良好；F. 术后 X 线侧位片示植骨块及内固定器位置良好；G. 术后一年 X 线正位示融合良好；H. 术后一年 X 线侧位示融合良好

（池永龙）

第七节　腹腔镜下腰椎结核前路手术技术

一、概述

腰椎结核内镜微创手术主要包括 CO_2 气腹式腹膜后腹腔镜腰椎结核病灶清除术和半开放式腹腔镜辅助小切口腰椎结核病灶清除术。Parker、McAfee 等于 1996 年首先报道了气腹式经腹膜后腹腔镜腰椎结核前路病灶清除手术；国内王冰等 2002 年亦做了报道。据既往研究、作者经验认为，气腹式经腹膜后腹腔镜腰椎结核前路病灶清除手术，对于简单椎间隙结核和腰大肌脓肿的外科治疗能取得比较满意的临床治疗效果，并能达到微创目的。但由于缺乏内镜技术专用的内固定器械和术中气腹的维持困难，以及手术技术复杂、学习曲线长、平均手术时间远超过常规开放手术，该技术不适于病变严重或需同时完成前路内固定重建病例。Adulkasem 等 2002 年报道了腹腔镜辅助半开放小切口腰椎前路手术技术。Tsung-Jen

Huang 等应用腹腔镜辅助半开放小切口腰椎前路手术技术成功进行 25 例腰椎前路重建手术，其中包括腰椎结核、肿瘤、骨折等复杂病变的前路切除和重建。腹腔镜辅助半开放小切口腰椎前路手术不仅具有内镜手术所具有的术野清晰、组织放大和微小创伤等特点，又保留了开放手术简单易行的优势，不需许多特殊手术器械，能有效处理复杂椎体病变。因此，对于病变严重或需同时完成前路内固定重建病例，腹腔镜辅助半开放小切口腰椎前路手术是理想的选择。

目前，腹腔镜技术仍处在探索之中，不能完全取代传统手术。对于部分病例不失为一种可选择的有效微创技术。

二、病例选择及术前准备

（一）手术适应证

1. 较大而不易吸收的寒性脓肿；

2. 明显的死骨或空洞；

3. 经久不愈的窦道；

4. 脊髓、神经根有受压症状、体征者；

5. 脊椎骨或椎间盘严重破坏，并影响脊柱稳定性。

（二）手术禁忌证

1. 患者其他脏器有活动性结核或严重疾病伴功能不良；

2. 全身中毒症状重，伴严重贫血，不能耐受手术；

3. 抗结核药治疗无效，并产生耐药性；

4. 年龄过大或过小不能耐受手术；

5. 过度肥胖，多节段严重病变，欲手术区既往有手术史，局部严重粘连。

（三）术前准备

1. 全面细致查体，了解重要脏器功能情况及有无其他活动性结核病灶；

2. 术前抗结核药物联合化疗至少二周；

3. 纠正全身营养状况；

4. 根据术前 X 光片、CT、MR 制定合理手术入路和手术方式。

三、手术步骤

（一）麻醉和体位

L_2 以下手术采取气管插管全麻，并根据病变部位的不同选择左或右侧仰 45° 卧位。对胸腰段病变手术，需进行胸 - 腹腔镜联合手术的病例则采取单肺通气全麻，取侧卧体位。

（二）手术入路和手术通道

腰椎结核手术均选择腹膜后入路，根据病变部位和手术目的不同而选择不同手术入路方式。

【充气式经腹膜后腹腔镜结核病灶清除手术】

应用于 L_1~L_5 单纯椎间隙破坏、腰大肌寒性脓肿的病灶清除，而无需脊柱稳定性重建病例，其手术通道建立和腹膜后结构的分离显露。

【胸腹腔镜联合结核病灶清除术】

应用于胸腰段结核和下胸椎结核合并腰大肌脓肿病例。首先在胸壁腋前线第 7~8 肋间做一 10mm 的胸腔镜观察孔，再在 $T_{11~12}$ 椎体对应胸壁做一 20mm 切口达胸腔，作为下胸椎固定的手术操作口。在 12 肋下缘、第 1 腰椎相应腹壁表面做一 3~4cm 的斜切口，需进行脊柱前路重建的病例则采取腹腔镜辅助小切口手术，该术式首先需在电视 X 线机透视指示下，在病变椎体所对应腹壁，逐层切开皮肤、皮下组织、腹外斜肌筋膜，分离腹内斜肌、腹横肌至腹膜，将腹膜向前推开，显露 $L_{1~2}$ 椎体。

【腹腔镜辅助腹膜后小切口腰椎结核病灶清除及重建手术】

适于 $L_{2~5}$ 结核手术。沿 12 肋尖与耻骨结节连线做一 3~4cm 切口，逐层切开皮肤、皮下组织、腹外斜肌筋膜，分离腹内斜肌、腹横肌至腹膜，经该切口在腹膜后间隙置入腹膜分离气囊，并注入生理盐水 300ml，向腹侧分离、推开腹膜，经腹腔镜观察腹膜后间隙充分显露后，将分离气囊排水取出，沿该切口放置微创腹壁牵开器，可通过牵开器进行手术操作和腹腔镜观察。也可另在小切口前侧 3cm 做一 10mm 切口，插入 10mm 套管作为腹腔镜观察通道。

【病灶清除和前路重建】

腹膜后间隙分离满意后，将腹膜、输尿管、卵巢或精索血管向前推开。显露腰大肌脓肿，经穿刺证实后，纵行切开腰大肌进行脓肿引流，用吸引器吸尽脓液，并将干酪样物质和肉芽组织等刮除。在脓肿壁内侧找到通向病灶的瘘孔，该处常有白色脓栓堵塞，多数瘘孔直通病灶。但少数瘘孔曲折而不直接与病椎相通，这样可借助术中电视 X 线机确定病灶位置，从脓肿内外寻找骨病灶。辨认椎体表面的节段腰动静脉，经双重结扎后切断。以病椎为中心，向上、下及前、后剥离骨膜，充分显露病变椎体和椎间盘，以髓核钳、刮匙骨刀彻底清除死骨、干酪样坏死组织及坏死椎间盘。若骨缺损较多而影响脊柱稳定性，则取自体髂骨做椎间植骨融合，并在椎体侧方以钉棒或钉板系统内固定。如前路固定困难则同期进行后路椎弓根内固定。术毕冲洗伤口，放入链霉素

1.0g，异烟肼 0.6g，青霉素 1.6×10^6U，分层缝合伤口。除胸腹腔镜联合手术，需从原胸腔镜观察孔安置胸腔闭式负压引流管外，单纯腹膜后腰椎结核前路手术不放置引流管（图 6-3-1-7-1）。

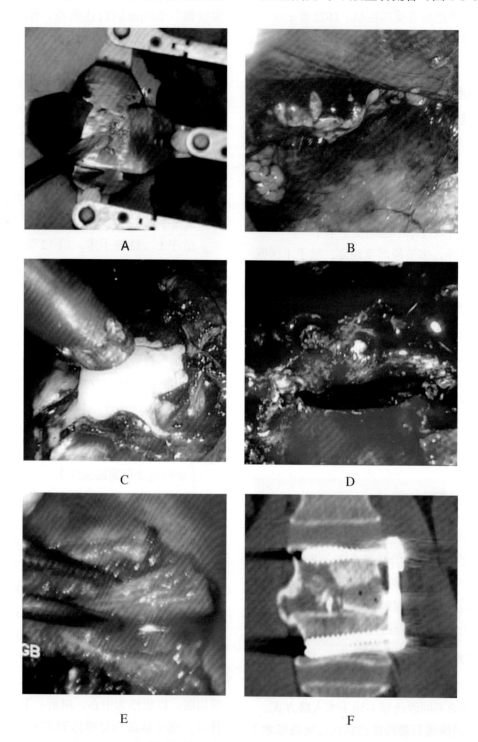

图 6-3-1-7-1　临床举例　腹腔镜辅助腹膜后小切口腰椎结核病灶清除及重建手术（A~F）
A. 小切口分离至腹膜；B. 分离气囊推开腹膜暴露腰大肌间隙；C. 脓肿切开排脓；D. 病椎病灶清除；
E. 椎间植骨融合；F. 前路内固定 CT 二维重建

（三）操作注意事项

根据术前 X 线片、CT 和 MR 确定结核病灶和脓肿的位置，并以此来选择手术切口。椎体操作时的切口应位于病变椎体间隙，而腰大肌脓肿引流手术切口应位于脓肿侧最明显处。用手指钝性分离粘连及推开后腹膜和输尿管进入腹膜外腔，应防止损伤腹膜，以免不能建立有效气腹，造成腹膜后间隙显露困难。在显露腰大肌脓腔时，注意勿损伤浅表的生殖股神经。对于椎旁的血管可以用银夹或电凝止血，电刀切开椎前筋膜，充分推开后能够清晰显露椎间隙病灶。进行腰大肌内的脓肿引流时，可以调节光源摄像系统的角度并进入脓腔，从而达到充分脓肿引流，同时又可以观察通向椎间隙的瘘管。椎间隙病灶清除时，需要应用 30° 腹腔镜头。清除椎间隙结核病灶时，注意勿损伤硬脊膜及神经根，应用刮匙处理突入椎管的死骨、椎间盘和脓肿较为安全。

四、术后处理

术后除继续使用抗结核药物联合化疗外，需使用有效抗生素消炎。抗结核药物使用一般不少于 6~10 个月，定期复查肝肾功能和血沉变化。定期影像学检查（术后 3、6、12 个月），了解脊柱稳定和疾病愈合情况。术后卧床时间根据脊柱稳定情况、有无椎间植骨融合及内固定方式的可靠性综合决定。

五、并发症防治

（一）腹膜破裂

多发生于腹膜后间隙分离过程中，由于腹膜与腰大肌脓肿壁粘连，而操作粗暴所致。因此，向中线剥离腹膜时，须用力轻柔。长期混合感染或二次手术以开放手术为宜。

（二）血管损伤及大出血

显露病灶时节段性血管处理不当或操作粗暴可导致血管损伤及大出血，特别在右侧入路和处理 L_5~S_1 病灶时，容易损伤邻近大血管。因此，剥离骨膜显露椎体前，认真辨认腰动静脉，并双重结扎切断。如遇大血管损伤，则采用压迫和无创血管缝合等方法止血。

（三）股神经损伤

L_{2-4} 神经干行于腰大肌之后，向下外行走，组成股神经。股神经在髂峰水平到腰大肌外缘，然后经其前方到腹股沟。当脓肿位于腰大肌深层时，腰神经干可暴露于脓肿中或前方。因此，腰大肌脓肿切开应尽可能偏内，先纵行切一小口后，再沿肌纤维分开。对脓腔内条索状物，切勿随意切断。

（四）病灶残留和复发

对于多房性腰大肌脓肿、多骨瘘口或有骨空洞壁硬化的椎骨结核，手术不够细致可造成病灶残留。因此，术中应在处理好节段血管的基础上，充分显露病灶，将硬化骨空洞壁凿除，充分扩大骨瘘口，彻底清除病变组织。脓肿切开后仔细探查脓腔，疏通脓腔内隔膜。

（五）植骨块松动和吸收

植骨块大小不适，植骨块接触面骨质欠佳，以及长节段植骨且局部稳定性不好的情况下，可能发生植骨块松动和吸收。因此，病椎应彻底切除至两端健康骨出现，取自体髂骨三面皮质骨移植。根据融合节段稳定性情况，选取适用、可靠的内固定。

六、临床举例

［例 1］患者，女性，41 岁。腰痛伴活动受限六个月，不能坐立和行走，伴右大腿前方麻木、乏力。无明显结核中毒症状和咳嗽、咳痰。既往二年前有肺结核。体格检查：L_{3-4} 棘突明显压叩痛，右侧大腿前方痛觉减退，股四头肌肌力 IV 级，膝反射减弱。生化检查：ESR 42mm/h，PPD（+）。胸片显示肺结核病灶钙化，影像学资料显示 L_{3-4} 脊椎结核合并腰大肌脓肿，神经受压。术前正规抗结核治疗两周后进行手术治疗。手术方式：后路 L_{2-5} STB 椎弓根内固定，一期行腹腔镜辅助、

前路腹膜后结核病灶清除、自体髂骨植骨融合术，　　无手术并发症（图6-3-1-7-2）。

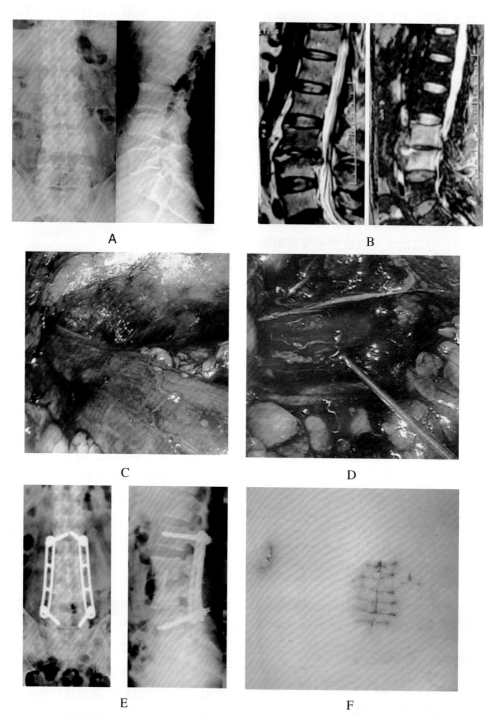

图6-3-1-7-2　临床举例　例1　L$_{3-4}$椎体结核腹膜后前路病灶清除、植骨融合及内固定术（A~F）
A. L$_{3、4}$椎体结核伴腰大肌脓肿；B. MR示椎体破坏及椎前脓肿；
C. 分离腰大肌间隙；D. 暴露结核脓肿；E. 术后植骨融合，内固定良好；F. 术后缝合腹部切口

[例2]　患者，男性，43岁。腰痛伴低热5个月，腰部活动受限，伴双足麻木，行走后加重，二便正常。伴乏力、食欲缺乏和消瘦，无明显咳嗽、咳痰。一年前有肺结核病史。体格检查：$L_{1\sim2}$棘突明显压叩痛，轻度后凸，双小腿后方和足底痛觉减退，踝反射减弱，肌力正常。生化检查：

ESR 58mm/h，PPD（＋）。胸片显示肺结核病灶钙化，影像学资料显示$L_{1\sim2}$脊椎结核合并腰大肌脓肿，马尾神经受压。术前正规抗结核治疗两周后，ESR降至39 mm/h。手术方式：腹腔镜辅助前路腹膜后$L_{2\sim5}$椎体结核病灶清除、自体髂骨植骨融合术，无手术并发症（图6-3-1-7-3）。

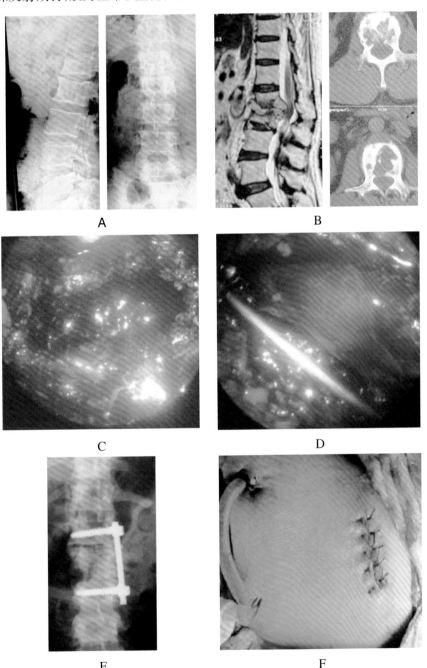

图6-3-1-7-3　临床举例　例2　$L_{1\sim2}$椎体结核腹膜后病灶清除、植骨融合及内固定术（A~F）

A. $L_{1、2}$椎体结核伴椎旁脓肿；B. MR、CT示椎体破坏；C. 病灶彻底清除；D. 安装内固定；E. 术后植骨，X线片显示内固定位置良好；F. 术后留置负压吸引引流，并缝合腹部切口

（吕国华　王　冰）

参 考 文 献

1. 陈德玉. 颈椎伤病诊治新技术, 北京: 科学技术文献出版社, 2003

2. 连小峰, 赵杰, 马辉等. 脊柱结核的手术指征及术式选择 [J]. 中华外科杂志, 2006, 44 (16)

3. 卢旭华, 陈德玉, 赵定麟. 脊柱结核的外科治疗现状及进展 [J]. 颈腰痛杂志, 2004, 25 (5)

4. 田纪伟, 王雷, 袁文等. 腰椎骨盆重建内固定术在腰骶骨结核切除后的应用 [J]. 中华医学杂志, 2007, 87 (7)

5. 杨庆铭. 骨科学. 北京: 中国协和医科大学出版社. 2007

6. 赵定麟. 现代骨科学, 北京: 科学出版社, 2004

7. Avcu S, Unal O, Turan A, Kiriş M, Yuca K. Retropharyngeal abscess presenting with acute respiratory distress in a case of cervical spondylodiscitis. B-ENT. 2010; 6 (1): 63-5.

8. Dai LY, Jiang LS. . Anterior-only instrumentation and grafting after L5 corpectomy for non-traumatic lesions. Acta Orthop Belg. 2010 Feb; 76(1): 94-9.

9. Ding-Jun Hao, Yong-Tao Wu, Hua Guo. Low cervical anterior debridement and fusion with internal fixation in the treatment of cervicothoracic spinal tuberculosis. SICOT Shanghai Congress 2007

10. Govender S, Ramnarain A, Danaviah S. Cervical spine tuberculosis in children. Clin Orthop Relat Res. 2007 Jul; 460: 78-85.

11. Gu XF, Cheng L, Zhou YY. Radical debridement and single stage posterior spinal fusion and instrumentation for the treatment of thoracic-lumber tuberculosis, Zhonghua Yi Xue Za Zhi. 2009 Nov 10; 89 (41): 2898-901.

12. Guo-Hua Lv, Bing Wang, Jing Li. The clinical research of thoracoscopy-assisted mini-open surgery for anterior column reconstruction of thoracic spine tuberculosis. SICOT Shanghai Congress 2007

13. Guo LX, Ma YZ, Li HW, Xue HB, Peng W, Luo XB. [Variety of ESR and C-reactive protein levels during perioperative period in spinal tuberculosis] Zhongguo Gu Shang. 2010 Mar; 23 (3): 200-2.

14. Jian-Zhong Xu, Ze-Hua Zhang, Qiang Zhou, et al. Analysis of the outcome of individual surgical treatment for pott's paraplegia. SICOT Shanghai Congress 2007

15. Jin-Tang Wang, Xiao-Wei Zhang, Xin-You Li. single-stage debridement and bone fusion in spinal tuberculosis. SICOT Shanghai Congress 2007

16. Kim DH, Jaikumar S, Kam AC, Minimally invasive spine strumentation. Neurosrugery, 2002, 51 (5 supp) 15-25

17. Li-Jun Li, Jun Tan, Wei Zhou. one-staged surgical management and allograft in the treatment of multisegments spinal tuberculosis. SICOT Shanghai Congress 2007

18. Li-Xin Xu, Bin Zhang, Gang Liu. Anterior radical debridement and spinal fusion with autograft for the treatment of spinal tuberculosis. SICOT Shanghai Congress 2007

19. Li-Xin Xu, Bing Zhang, Gang Liu. Comparission of surgical approaches for thoracic spine tuberculosis. SICOT Shanghai Congress 2007

20. Li-Xin Xu, Bin Zhang, Gang Liu. Anterior radical debridement and spinal fusion with autograft for the treatment of spinal tuberculosis . SICOT Shanghai Congress 2007

21. Mayer HM. A new microsurgical technique for minimally invasive anterior lumbar interbody fusion. Spine, 1997, 22: 697-700

22. Mayer HM. Microsurgcal anterior approaches for anterior interbody fusion of the lumbar spine. In: Mc Culloch JA. Young PH (eds) Essentials of spinal microsurgery. Lippincott. Raven. Philadelphia, 1998, 99: 633-649

23. Ould-Slimane M, Lenoir T, . Odontoid process pathologic fracture in spinal tuberculosis. Orthop Traumatol Surg Res. 2010 Feb; 96 (1): 80-4.

24. Yang X, Huo H, Xiao Y, Fu Y, Xing W, Zhao Y, Feng X. [Function reconstruction of anterior and middle column in thoracolumbar spinal tuberculosis by one-stage anterior radical debridement] Zhongguo Xiu Fu Chong Jian Wai Ke Za Zhi. 2010 Jan; 24 (1): 37-40.

25. Zhan-Chun Li, Zu-De Liu. Posterior focus debridement and transpedicle instrumentation for the treatment of thoracic and lumbar tuberculosis with kyphosis. SICOT Shanghai Congress 2007

26. Zhao J, Lian XF, Hou TS, Ma H, Chen ZM. Anterior debridement and bone grafting with one-stage instrumentation anteriorly/ posteriorly of spinal tuberculosis. Int Orthop, 2007; 31: 859-863.

第二章 脊柱化脓性感染

第一节 化脓性脊柱炎病因、病理及临床特点

一、化脓性脊柱炎概述

近年来临床材料表明：发生在脊柱上的感染已较三十年前明显少见，这除了与各种感染及时获得早期诊断和治疗外，与当前抗生素的进展，尤其是第三、四代药物的出现亦有着直接的关系。

脊柱化脓性感染尽管少见，但早期诊断不易，且一旦发生，其病情都较严重，易因败血症或其他严重并发症而误诊，甚至在确诊前发生意外；如果后期转为慢性，则终生难愈（或不愈）。因此应争取早日诊断，及时治疗。感染性椎间盘（隙）炎亦属脊柱感染范围，因此本节中一并阐述。

二、化脓性脊柱炎病因学

（一）感染途径

化脓性感染主要来自以下三个途径。

【血源性感染】

多系全身某处病灶，如中耳炎、疖肿、毛囊炎等通过血液循环而抵达脊柱。此最为多见，且病情也较严重。

【局部炎症蔓延】

除椎旁部化脓性炎症（椎旁脓肿等）由外向内侵蚀达椎管外，亦可因盆腔内炎症，或泌尿生殖系统炎症通过盆腔静脉而达脊椎上静脉（两者之间无瓣膜）或静脉窦形成感染。通过淋巴途径

传播亦非罕见。

【外伤入侵式】

除火器性外伤多见外，平日交通、工矿意外事故等亦可发生，也可由于手术操作（图 6-3-2-1-1）及腰椎穿刺污染等引起。

（二）菌种

其菌种以溶血性金黄色葡萄球菌（凝固酶阳性）最为多见，其他如溶血性链球菌、肺炎双球菌及白色葡萄球菌等亦可遇到。

（三）好发年龄与部位

本病好发于 18~40 岁之青壮年者，腰椎多于颈椎及胸椎，此除因腰椎体积较大及血流量多外，且和盆腔内血管与腰椎静脉系统交通支丰富、关系密切。其次好发于胸椎段，颈段及骶尾段罕见。

三、化脓性脊柱炎病理解剖特点

在椎骨上的化脓性感染，其病变过程视病因不同而有所差异。血源性感染者，早期病变多位于椎体边缘的松质骨内，之后炎症再向椎骨中心及椎间隙处蔓延（图 6-3-2-1-2）。外伤性者，多沿入侵途径进入椎骨相应部位。例如：椎间盘穿刺后感染者先从椎间隙开始；而硬膜外麻醉后感染者则多于硬膜腔内初发；由椎旁脓肿侵蚀而引起者，则多从椎体周边韧带下骨质开始。发病后由于椎体内压力升高，炎症则可向附件处蔓延，包

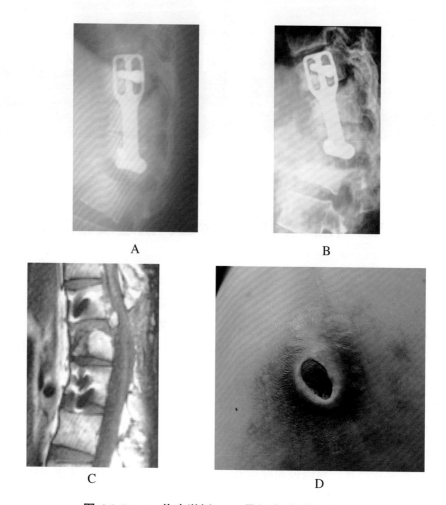

图 6-3-2-1-1　临床举例　T_12 骨折术后感染（A~D）
A、B. T_12 骨折内固定后感染致 L_1 骨质吸收，内固定变位失效，高度丢失侧位 X 线所见；
C. MR 矢状位所见；D. 皮肤窦道形成

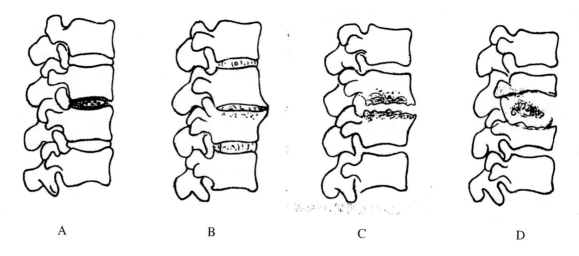

图 6-3-2-1-2　椎体化脓性感染多从椎间隙炎症逐渐发展形成示意图（A ~ D）
A. 椎间隙感染；B. 局部蔓延；C. 椎节破坏；D. 上、下椎体交界骨质破坏

括椎弓根、棘突及横突等处也偶尔可见。脓液亦可穿破骨皮质进入椎旁软组织内形成椎旁脓肿（此时多伴有神经症状，甚至截瘫），如再穿过硬膜，则出现脑脊膜炎，其后果多十分严重。颈部感染可引起咽后部或上纵隔脓肿，骶椎之感染则易引起肛周或盆腔脓肿。

本病早期骨质可有破坏，但后期以骨质增生为主，在椎节上一般难以发现死骨。

四、化脓性脊柱炎临床症状特点

依据感染途径、年龄、全身状态、细菌毒力及其他因素不同，其症状轻重差别较大，因此对每一病例检查及判定时，均应全面考虑。

（一）全身症状

除一般炎症性全身反应外，血源性者多起于菌血症或败血症后，因此常伴有高热、寒战，甚至昏迷等严重中毒症状，体温可达 40℃ 以上，一般持续 1~2 周。外伤性者全身症状多较轻。局部蔓延而来者，视原发灶情况全身反应不同而轻重不一，也可在不知不觉中发病。

（二）局部症状

【概述】

亦与炎症来源类型相关，其中血源性者，早期局部体征与症状多不明显，主要由于炎性病变尚未完全局限于腰椎，加之全身反应剧烈而易掩盖局部症状，需详细询问，全面而仔细地检查；而局部蔓延型及外伤性者则局部表现多较明显。

【临床常见之局部症状】

1. 腰背痛　最为多见表现为腰背部酸痛，以活动时为甚。单纯椎骨感染者较为局限，如伴有椎管内感染时（或反应性病变），则可出现双下肢反射痛或其他根性症状。

2. 叩痛　多在早期出现，无论是直接叩击病变椎骨棘突处，或是纵向传导叩击均有较明显之疼痛。

3. 活动受限　亦为早期出现之症状，严重者甚至在床上翻身活动也感疼痛，且常伴有双侧椎旁肌痉挛，使脊柱处于保护性僵硬状态。

（三）其他症状

视感染途径、病程早晚、病变范围及机体反应等不同，尚可出现腹痛、腹胀（腹膜后神经丛受刺激）等各种症状。

（沈海敏　李临齐　朱　炯　赵定麟）

第二节　化脓性脊柱炎分型与影像学检查

一、化脓性脊柱炎分型

按起病急缓可分成急性型、亚急性型与慢性型三种类型。

（一）急性型

这种类型通常来源于血液途径播散。起病急骤，有畏寒、寒战及高热，体温可达 40℃，毒血症症状明显。腰背痛或颈背痛明显，卧床不起，不能翻身或转颈。椎旁肌肉痉挛明显，并出现叩击痛。血白细胞计数明显升高，可达数万，中性粒细胞占 80% 以上，并有中毒颗粒，血培养可检出致病菌。高热可持续两周以上，部分病例出现肢体瘫痪。大型腰大肌脓肿可在腰部或流至股部时被触及。该类病例早期 X 线检查往往无异常发现。至少在一个月后才出现椎体内虫蚀状破坏，一旦出现 X 线征象后，骨破坏迅速发展，椎体形状不对称，呈楔状改变，密度浓白成硬化骨，并向邻近椎体蔓延，使椎间隙变窄，并可见有椎旁脓肿。最后形成骨桥或椎体间骨性融合。CT 与

MR 检查可以提前发现椎体内破坏灶与椎旁脓肿。

（二）亚急性型

这类病例通常在近期内有过腹腔内炎症或腹内手术后感染病史。在感染病灶控制后或化脓性阑尾炎手术出院后不久发生腰背痛及发热，体温一般不超过 39℃，毒血症症状亦比较轻微，血白细胞计数增加和血沉加快。本病的病理变化发生在椎体的边缘，因此早期的 X 线检查往往没有阳性发现，X 线表现往往延迟到 1~2 个月后出现，表现为椎体边缘破坏和椎间隙变窄以及进行性骨硬化。这类病例的致病菌大都毒性比较低，或机体抵抗力比较强，因此整个病程表现为良性过程。

（三）慢性型

起病隐匿，患者在不知不觉中出现了腰背痛，没有神经根症状，体温不高，或仅有低热，状如结核，血白细胞计数不高，但血沉可增快。早期 X 线检查往往无阳性发现，1~2 个月后椎体呈对角线状，有半个椎体密度增高，出现骨硬化表现，随着病变发展，椎间隙进行性变窄，通常需半年之久。如果病人年龄较大，往往被诊断为转移性硬化性骨肿瘤。用抗生素后症状会改善，但会反复发作，因此整个病程表现为慢性迁徙性。

二、化脓性脊柱炎影像学检查

（一）X 线检查

依据病程、感染途径及分型不同，其 X 线表现差异较大。

【初期】

指起病 10~14d 以内，此时骨质多无异常所见；但应注意椎旁阴影有无增宽，以除外腹膜后炎症。

【早期】

指第 2~4 周时，可显示椎体边缘有骨质疏松，渐而破坏，并向椎体中部发展；椎旁阴影可增宽。

【中期】

起病后 1~2 个月时，多显示破坏区扩大，外观如虫蛀或斑点状。当软骨板被破坏后，则椎体边缘模糊，呈毛刷状。至第二个月末，骨增生过程即逐渐开始。此时可有少数病例显示椎旁阴影增宽。

【后期】

指第三个月以后至半年以内期间，此时骨质增生更加明显。显示椎体密度增加，椎间隙变狭，椎旁可出现粗大的骨桥样骨赘，附件亦出现相似改变。病变范围可累及一节或数节椎骨。

【慢性期】

半年后即转入慢性期，椎节可完全骨性融合，一般多无死骨，但可以有楔形及塌陷等变形。根据 X 线片上所显示影像特点不同又可分为以下四型。

1. 椎体型　多为单椎体发病，起病于椎体中心部，并向四周蔓延，易因破坏较多而引起病理性压缩骨折，形成密度增高之扁平椎体，因此易与嗜伊红细胞肉芽肿相混淆。

2. 边缘型　指由邻近软骨下病变发展而来，大多从周边向中心发展，最后在原发椎节形成一个完整的骨块。

3. 前型　又称骨膜下型，多来自椎体前方的感染源，引起以前纵韧带和椎旁韧带骨化及前方骨皮质增厚或骨桥形成特点的一型，椎间隙及松质骨多无明显改变。

4. 附件型　病变起于附件，并引起骨质疏松及破坏，后期呈现骨质增生性改变。此型在临床上少见。

（二）MR 及 CT 扫描检查

脊柱感染起病后数周内 X 线平片多无改变，核素检查灵敏度高，但特异性差，CT 扫描敏感性低；而 MR 检查脊柱骨髓炎的能力与核素相似，能及早做出诊断，效果明显优于 X 线平片和 CT；其特点如下：

1. T_1 加权示炎症椎体较正常部位椎体信号减低，而 T_2 加权呈高信号，Gd-DTPA 增强后呈中度强化（图 6-3-2-2-1）。

2. 在合并椎间盘感染时，椎体和椎间盘分界不清，T_2 加权椎间盘信号高低不均匀，椎间隙变窄。

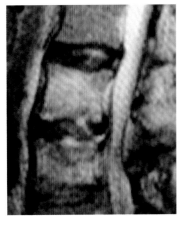 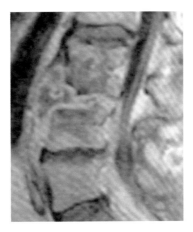 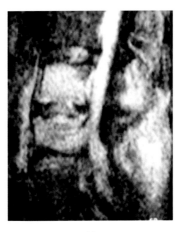

A　　　　　　　　B　　　　　　　　C

图 6-3-2-2-1　临床举例　腰椎化脓性感染的 MR 表现（A ~ C）

A.MR T_2 加权，提示 L_3、L_4 椎体信号增高，椎间盘呈低信号改变；

B.MR T_1 加权，提示 L_3、L_4 椎体内有大量低信号改变，L_{4-5} 椎间盘显示不清；

C.增强后提示椎体信号增强，椎间盘内部分高信号改变

第三节　化脓性脊柱炎诊断、鉴别诊断与治疗

一、化脓性脊柱炎诊断

（一）诊断要点

典型者或虽不典型但考虑到本病者，诊断多无困难。但由于 X 线表现出现较晚，除非及早行 MR 检查，早期确诊往往较难。临床诊断主要依据：

【全身中毒症状严重】

伴有不明高热者，应想到组织深部感染，其中包括化脓性脊柱炎；

【椎节局部症状】

在前者基础上，伴有腰部疼痛、叩痛及活动受限等，则应拟诊化脓性脊柱炎，边治疗、边观察；

【X 线表现】

最短需 10d，一般多在 2~3 周开始显示，3 周以上则可见本病典型影像，易于确诊；

（二）重视血培养及 MR 检查

此外还可参考血培养、椎旁抽出物检查（非必要时一般不做）及化验室检查等，争取及早做 MR 检查。

二、化脓性脊柱炎鉴别诊断

对早期或不典型病例，应与以下病变鉴别

（一）风湿症

多见，易伴有腰背部症状及发热。但本病有以下特点：

1. 游走性关节痛；易侵犯多关节，且较表浅；
2. 全身中毒症状较轻；
3. 对阿司匹林类药物反应敏感；
4. 血培养阴性，抗"O"试验多阳性。

（二）类风湿性关节炎

本病特点如下：

1. 主要累及四肢手足的小关节；
2. 双侧对称性发病，后期手足变形；
3. 偶尔可有腰部症状，且较轻微；
4. 类风湿因子多为阳性；
5. 全身无明显炎性反应。

（三）脊柱结核

亦易混淆，但本病特点：

1. 发病及病程缓慢；

2. 多有结核病史及慢性消耗体质；

3. 以胸腰段多见，拾物试验阳性；

4. X 线片显示椎节以破坏为主，尤以椎间隙多明显受累，甚至消失；

5. 椎旁脓肿发生率高于化脓性者，尤其是腰大肌或椎旁阴影明显增宽。

（四）其他疾患

此外本病尚应与伤寒性脊柱炎（可根据肥达氏反应等）、强直性脊柱炎（起病于双侧骶髂关节并向上发展等）及波浪热（流行病史等）等疾患鉴别。

三、化脓性脊柱炎治疗

（一）非手术疗法

【早期大剂量广谱抗生素】

对本病转归及预后起决定性作用，应及早进行；并根据细菌培养结果和药敏试验及时调整抗生素的种类及投药方式。用药时间大多较长，一般不少于一个月。

【全身支持疗法】

主要包括水电解质平衡、输血及其他增强机体体质的有效措施。

（二）手术疗法

【基本原则】

虽然对化脓性椎体骨髓炎以药物治疗为主，但如果出现截瘫或巨大椎旁流注脓肿者需做手术治疗。视病情的需要与病人的一般情况决定施行椎板减压术、病灶清除术或脓肿引流术。

【合并截瘫或其他神经症状者】

应在控制全身病情的情况下及时行椎管减压及病灶清除术。

【已形成窦道者】

按外科原则处理，必要时行手术切除。

第四节　感染性椎间盘炎

一、感染性椎间盘炎病因学

（一）入侵式感染

多系各种医疗操作，包括腰椎穿刺、脊髓造影或脊柱手术等（图 6-3-2-4-1）缺乏严格的无菌要求或处理不当，以致将细菌带入椎间隙。致病菌多为金黄色葡萄球菌。国外报道因手术所造成的病例约占施术病例的 1%~2%，国内一般低于此数字。

（二）经血液途径播散

一般认为成人椎间盘无血供，但也有人认为30 岁以下则有充足的血供，甚至认为至老年期仍有血供。随着年龄的增大，来自邻近椎体穿透椎体骨板进入髓核的血供逐渐减少，但从周围血管仍可获得足够的血液侧支循环。因此可以认为椎间盘感染来源与椎体感染来源相似。原发病灶大都来自皮肤黏膜或泌尿道感染，可能系通过 Batson 脊椎静脉丛的反流。有报告于导尿术后发病，并获得阳性血培养，以来自泌尿道的感染最为常见。

（三）局部感染蔓延所致

除化脓性脊柱炎时伴发外，其他情况较为少见。

二、感染性椎间盘炎病理解剖与临床特点

（一）主要病理改变

视侵入的菌种毒性及程度不同，其病理改变

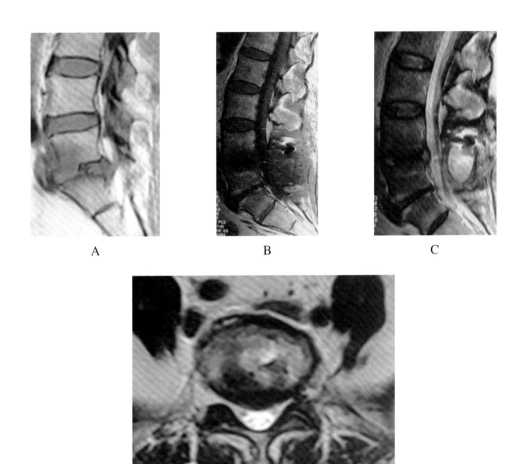

图 6-3-2-4-1　临床举例　L_5~S_1 髓核突出行溶核术后椎间隙感染（A~D）
A. 术前 MR 矢状位；B.C. 术后一年 MR 矢状位，
T_1、T_2 加权；D. 术后一年 MR 水平位观

可轻重不一。毒性较强的金黄色葡萄球菌，由于可分泌一种溶解软骨的溶软骨酶而致使局部组织被吞噬，并迅速引起椎间隙的狭窄及骨性融合，其他菌种则破坏较轻。

（二）感染性椎间盘炎临床特点

因手术污染所致的椎间隙感染起病或急骤，或缓慢。由溶血性金黄色葡萄球菌所致的感染往往起病急骤，有寒战与高热，腰背痛加剧，并有明显的神经根刺激症状，患者因剧烈疼痛而不敢翻身，轻微的震动都可以触发抽搐状疼痛而大叫。体征则有腰部肌痉挛与压痛，活动障碍，原有的神经根刺激体征都加重，做直腿抬高试验时足跟甚至难以离开床面，而病员往往因疼痛剧烈而拒绝做任何检查。由毒性较低的细菌，如白色葡萄球菌所致的感染则起病缓慢，全身症状与体征都比较轻些，病程趋向于慢性。

血源性椎间隙感染一般见于年轻成人，儿童则比较少见，腰椎的发病率较高。一般起病缓慢，有发热、食欲不振等症状，腰椎病变者都有腰背痛与坐骨神经痛。体征则有压痛、腰肌痉挛和活动障碍。经过石膏、抗生素治疗后症状可缓解，一旦活动过多或停止治疗后症状又加重，病程趋向慢性。在发热期白细胞计数增高，但血沉持续增快提示病变仍处于活动状态。

最严重的并发症为截瘫。曾有报道截瘫发生

率高达40％，其中1/2病例合并有糖尿病。

三、感染性椎间盘炎影像学改变

（一）X线表现

椎间隙感染的X线表现要迟至一个月左右时才出现。可以分成四个阶段：

【第一阶段】

为椎间隙变窄，发生于起病开头三个月以内；

【第二阶段】

从三个月后开始，表现为软骨下骨质进行性硬化，邻近椎体密度增加，侧位片上特别明显，这是由于骨膜下新骨形成；

【第三阶段】

为邻近椎体骨板进行性不规则，椎体缘出现反应性硬化，说明炎症进展；

【第四阶段】

为椎间隙成气球样改变伴椎体侵蚀，仍可见椎体密度变化。

（二）MR改变

椎间隙感染的诊断比较迟，特别是血源性椎间盘感染诊断更迟，最短的亦要三个月，最长的于发病后18个月才诊断，比化脓性椎体骨髓炎几乎迟了三倍。但MR可以早期发现病变，在MR上可见病变椎间隙的两个相应的椎体有对称性炎性异常阴影（图6-3-2-4-2）。

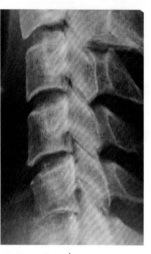
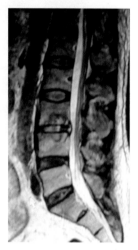

A   B

图6-3-2-4-2　临床举例　感染性椎间盘炎的X线与MR改变（A、B）
A.颈椎X线侧位片观，显示$C_{5\sim6}$椎间隙狭窄，骨质破坏征；
B.另例，腰椎病例，MR T_2加权提示$L_5\sim S_1$椎间隙内呈低信号改变，L_5椎体下终板软骨、S_1椎体上方终板软骨呈低信号改变

四、感染性椎间盘炎诊断

主要根据以下诸点：

（一）临床及化验

【手术病史】

多在施术术后2~5d开始发病，迟发者较少。

【临床症状特点】

如前所述。

【化验检查】

主要观察白细胞及血沉改变。

（二）影像学改变

【X线检查】

X线平片早期多无阳性发现，需在6~8周以后方可显示椎间隙狭窄及椎节表面纹理模糊，渐而呈硬化性改变；MR检查虽可较早地发现异常所见，但应与术后血肿及反应性水肿相鉴别。

【MR 检查】

本病之 MR 表现主要为：

1. T_1 加权呈低信号，椎体与椎间隙分界模糊不清；

2. 椎间盘破坏、碎裂或消失，T_2 加权呈高信号，而残存部分呈略低和略高信号；

3. 常累及相邻椎体，造成与椎间盘相邻的椎体 T_1 加权呈高信号，Gd-DTPA 增强扫描后呈中度强化。

五、感染性椎间盘炎鉴别诊断

本病主要与术后其他并发症，如切口深部感染及局部血肿形成等相鉴别。但两者亦可伴发，应注意观察。

六、感染性椎间盘炎治疗

（一）非手术治疗

除非严重感染所致之椎间盘炎外，一般均采取非手术疗法，主要包括：

【抗生素】

应加大抗生素用量，并选择广谱者；

【绝对卧床】

以促进炎症的局限与消退；

【支持疗法】

注意水电解质平衡等；

【其他】

包括局部制动、止痛剂投予等。

（二）手术疗法

在对脊柱手术后治疗高热不退及全身状态恶化者，尤其伴有术野疼痛剧烈者，应考虑再次手术，彻底清除椎间隙内之炎性组织，反复冲洗以求获得充分引流目的，并局部应用高浓度广谱抗生素，是否再次选用内固定需依据具体病情而定（图 6-3-2-4-3）。同时加强全身支持疗法，必要时少量、多次输入全血。

对植入物原则上是尽早取出，尤其是炎症波及内固定周边（四周）骨组织时。对涉及椎节对位、需要撑开及确切固定者，可选择持续牵引、外固定架制动及远隔部位施术等措施。一般情况下绝对卧床和骨盆带持续牵引是最为简便、也最为有效的方法之一。

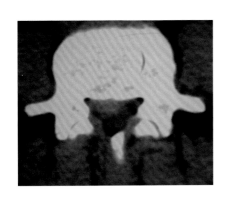

A

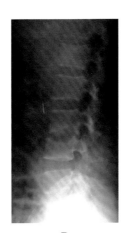

B

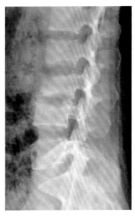

C

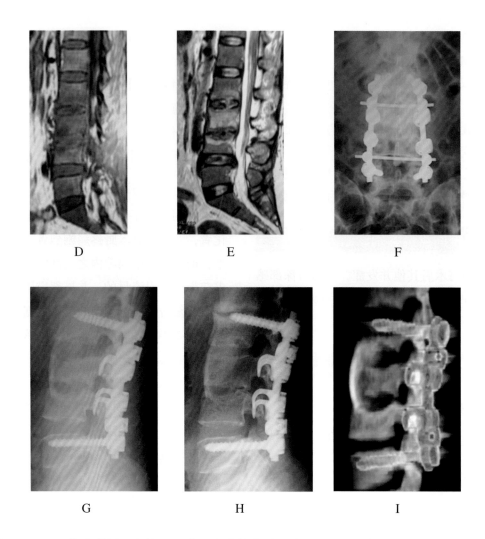

D   E   F

G   H   I

图 6-3-2-4-3　临床举例　女性，38 岁，术中椎节判定失误并导致多节段椎间隙感染（A~I）
A. 术前 CT 水平扫描显示髓核突出部位；B. 术后 29 天发现 L$_{3-4}$ 施术椎节已感染（病节 L$_{4-5}$ 并未施术）；C. 术后 52 天 X 线侧位片见感染征加剧；D.E. 术后 71 天 MR 矢状位 T$_1$T$_2$ 加权，显示病变已波及 L$_{2-3}$、L$_{3-4}$、L$_{4-5}$ 三个椎节；F.G. 术后 4 月经彻底清创后行植骨 + 内固定术；H.I. 7 月后 X 片侧位及 CT 矢状位扫描见植骨已融合，原症状消失

七、感染性椎间盘炎预后

经过治疗后约 1/2 病例病变局限于椎间盘内，另 1/2 病变炎症扩展至邻近椎体。后期表现为出现骨桥，即为硬化。除急性金黄色葡萄球菌感染外，一般很少有骨性融合。

有几个因素不利于预后。

【慢性病例】

大多数诊断延迟，主因 X 线表现出现较迟、难以在疾病的早期得以识别之故。目前核素骨显像与 MR 可以帮助及早诊断。

【迁延型】

本病有慢性迁徙性倾向，并影响预后，但所幸儿童病例少见。

【出现脊髓损害者】

根据手术所见，引起截瘫的主要原因为炎性肉芽组织向后方伸展侵入脑脊膜与脊髓。脊髓损害的机制为受压、硬膜炎性浸润和水肿，以及脊髓血管感染性血栓形成。

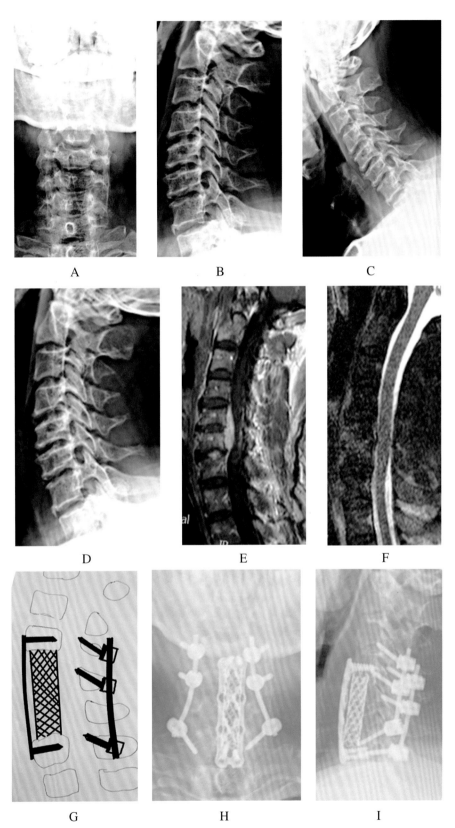

图 6-3-2-4-4　临床举例　男，57 岁，C$_{5\sim6}$ 椎节感染，伴继发性椎管狭窄行颈前路病灶清除、
减压 + 椎节前后固定术（A~I）

A、B.术前正侧位 X 线片；C、D.动力位侧位 X 线片；E、F.术前 MR 矢状位 T$_1$、T$_2$ 加权；G.手术示意图；
H、I.术后正侧位 X 线片（自李立钧）

（李临齐　林　研　王新伟　赵定麟）

参 考 文 献

1. 陈德玉.颈椎伤病诊治新技术,北京:科学技术文献出版社,2003

2. 罗旭耀,严力生,孔庆毅.化脓性脊柱感染的诊断和治疗选择［J］.颈腰痛杂志,2006,27（2）

3. 杨庆铭.骨科学.北京:中国协和医科大学出版社.2007

4. 赵定麟.现代骨科学,北京:科学出版社,2004

5. Deininger MH, Unfried MI, Vougioukas VI, Hubbe U. Minimally invasive dorsal percutaneous spondylodesis for the treatment of adult pyogenic spondylodiscitis. Acta Neurochir（Wien）. 2009 Nov; 151（11）: 1451-7. Epub 2009 May 26.

6. Fu TS, Yang SC, Tsai TT, Chen LH, Lai PL, Niu CC, Chen WJ. Percutaneous endoscopic debridement and drainage in immunocompromised patients with complicated infectious spondylitis. Minim Invasive Ther Allied Technol. 2010; 19（1）: 42-7.

7. Garcia-Vidal C, Cabellos C, Ayats J, . Fungal postoperative spondylodiscitis due to Scedosporium prolificans. Spine J. 2009 Sep; 9(9): e1-7. Epub 2009 May 17.

8. Garc í a-Bordes L, Aguilera-Repiso JA, Serfaty-Soler JC, Collado-F á bregas F, Mart í nez-Montauti J, de Llobet-Zubiaga JM, G ó mez-Bonsfills X. An unusual case of spondylodiscitis. Spine（Phila Pa 1976）. 2010 Mar 1; 35（5）: E167-71.

9. Sakkas LI, Davas EM, Kapsalaki E, . Hematogenous spinal infection in central Greece. Spine（Phila Pa 1976）. 2009 Jul 1; 34（15）: E513-8.

10. Wang Q, Babyn P, Branson H, Tran D, Davila J, Mueller EL. Utility of MRI in the follow-up of pyogenic spinal infection in children. Pediatr Radiol. 2010 Jan; 40（1）: 118-30. Epub 2009 Sep 10.

第三章　脊柱其他感染性疾患

第一节　脊柱梅毒和脊柱雅司

脊柱梅毒较为少见，其系由梅毒螺旋体侵入人体所致。此时除全身反应外，主要在脊柱上引起特异性炎症；其发病部位以腰椎与颈椎多见。而脊柱雅司系由雅司螺旋体所致。因两者的病理、临床表现、诊断及治疗基本相似，故一并阐述之。

一、脊柱梅毒

（一）病因与病理

随着性病发生率增加，梅毒性疾患有死灰复燃之势。脊柱梅毒的来源分为先天性与后天性两类。前者指位于母体中的胎儿自胎盘血循环中受到感染；后者则属因接触传染的性病之一。

【先天性脊柱梅毒】

骨梅毒主要见于四肢长管骨，而在脊柱上较为少见。

【成人脊柱梅毒】

成人仍以四肢长管骨梅毒为多见，但脊柱梅毒亦可遇到，多见于颈椎及腰椎。受累的椎体变得致密和硬化，椎间隙呈不规则狭窄及椎旁广泛钙化，且常有巨大的骨刺形成。因椎管内梅毒性树胶肿引起马尾受压者甚为罕见。

此外，由于中枢神经系统梅毒所引起的神经性关节炎（Charcot关节）亦可引起脊柱改变，主要是椎间盘变性，软骨部分消失，并在软骨缺损处形成大量象牙样硬化骨，四周常有骨赘，以至出现类似增生性脊柱炎外观。

（二）临床症状与诊断依据

本病之症状主要为全身反应及四肢长管骨广泛性骨质增生，脊柱症状不具有特异性，因此对其诊断主要依据：

【病史】

性病史为主及冶游史等。

【症状】

主要表现在四肢骨骼及关节，长管骨外形变粗，关节呈关节炎症外观，多伴有大量积液，并可穿破皮肤形成慢性窦道。脊柱亦为增生性脊柱炎样改变。

【X线平片所见】

早期为干骺端变粗及骨质疏松，后期则显示骨质增生。骨膜反应明显，尤以双侧胫骨骨皮质显著增厚，髓腔变狭，形成佩刀样外观。有时可发现"鼠咬样""骨缺损区"，但无死骨形成。脊柱改变似严重型肥大性脊柱炎样影像特点，以增生、大量骨赘、椎间隙消失或狭窄等为特点。

【血清试验】

血清康华反应阳性，但后期可能阴性，而脑脊液却为阳性。

【其他】

酌情选择CT、MR及其他检查，以求除外其他疾病。

（三）鉴别诊断

本病易与脊柱结核、化脓性脊柱炎及增生性

脊柱炎等疾患相鉴别；此外应根据流行病史及性病史等与脊柱雅司加以区别。

（四）治疗

按正规抗病毒疗法进行，以青霉素等有效之抗生素药物为主，或先用碘剂和铋剂作先导。对晚期病例，应防止赫氏反应。

二、脊柱雅司

脊柱雅司为我国江苏北部地区散发的疾病之一，其由雅司螺旋体（Spirichaeta pertenuis）感染所致，以少年多见，症状与第2期梅毒病相似，但近年来已属罕见。

雅司病后期约有5%～20%的病例表现为骨雅司，其中发生在脊柱上的病例更少。该病在骨骼上的病理改变、临床表现及X线片上所见，几乎与梅毒者完全相似，且康华反应亦为阳性。主要依据父母与本人无性病接触史，地处流行区及少年者多见等特点加以鉴别。其治疗用药等亦与前者相同。

（沈海敏 朱炯 赵定麟）

第二节 霉菌性脊柱炎

既往十分罕见的霉菌性脊柱炎，实属骨骼系统霉菌性感染在脊柱上的局部表现。近年来由于抗生素的大量使用，甚至滥用，以致本病有抬头之势。本病易与脊柱结核及其他化脓性脊柱炎等相混淆，因而在临床上本病能及早诊断者较少。

一、霉菌性脊柱炎病因学

容易使骨骼系统感染的霉菌主要有芽生菌病（Blastomyosis）和球孢子病（Coccidioidomycosis），其次为足霉肿病（Mycotoma）、孢子丝菌病（Sporotrichosis）、隐球菌病（Cryptococosis）等。上述病原菌多存在于水果、花木、土壤或空气中，可通过呼吸道、消化道、皮肤伤口等进入人体，此称之为"外源性感染"。另一方面，机体内亦有霉菌存在，例如曲霉菌病（Aspergillosis）、白色念珠菌病（Candidiasisalbicans）、隐球菌病等，均在人体抵抗能力低下或抗生素过量使用（或滥用）时活跃而致病，称为"机会性霉菌病"（Opportanistic Mycosis），此属"内源性感染"。

病菌侵入骨骼的途径分为：外伤直接侵入（少见）及局部蔓延或血源性感染。脊柱感染多系自内脏器官转移时通过椎旁静脉与颈椎上静脉交通支之故。近年来随着脊柱手术的广泛开展，在术后感染病中亦可遇见此类霉菌感染之病例，应注意。

二、霉菌性脊柱炎病理解剖改变

本病的病理解剖属非特异性反应。当周围软组织或口腔及胸腹腔内有霉菌感染时，多沿静脉或淋巴管道转移至椎体，因此，病变易从椎体前或侧前方开始，并逐渐形成化脓性炎症过程；除多核白细胞云集外，有吞噬细胞和巨细胞浸润，视菌种不同而出现干酪样坏死、肉芽肿、血栓形成、钙化及纤维化等各种形式病理改变。

椎体受破坏后表面轮廓变得不平，并逐渐向横突、肋骨头及棘突方向蔓延。

病原菌通过血循环抵达椎骨者，则病变多从中心开始，并形成内含黄色脓液或肉芽的空腔样破坏区，之后再向四周发展，甚至可进入椎管内而对神经组织构成压迫。

三、霉菌性脊柱炎临床症状特点

本病缺乏可直接用于诊断或鉴别诊断的特殊体征或症状，大多数情况下是对脊柱患者在按一般感染性病变处理或脊柱手术后并发炎症检查过程中发现，并给予诊断。

除椎节部疼痛、活动受限及全身反应性症状外，临床上应注意：

1. 与脊柱相邻之组织有无霉菌感染性病变；

2. 对重症患者，尤其是使用大剂量广谱抗生素后应及早行细菌学检查，以确定是否霉菌感染所致，并应防止杂菌污染。

四、霉菌性脊柱炎影像学特点

本病的 X 线平片影像所见视菌种、病程及原发病等不同差别较大；一般情况下显示有大小不一的圆形破坏区，且多侵及骨皮质及附件，甚至可蚕食整个横突或棘突，此类与结核病变不同。CT 扫描可清晰显示骨质破坏情况，对椎节周围及椎管内软组织及脊髓受压状态则需做MR 检查。

五、霉菌性脊柱炎诊断与鉴别诊断

（一）诊断

除根据前述之症状、体征及 X 影像学所见外，主要依据于病变中（或分泌物内）分离、培养出致病真菌，或依据病理切片所见进行确诊。

（二）鉴别诊断

主要与脊柱其他感染性疾病进行鉴别，除依据其他病变的特点外，本病仍应以细菌学及组织学结果为确诊根据。

六、霉菌性脊柱炎治疗

（一）一般疗法

即用于脊柱疾患的一般疗法，包括休息、局部制动等。

（二）药物疗法

根据真菌学检查确认其属哪一种致病霉菌，以便采用有效之控制致病霉菌的药物，并酌情修改或停用无效之抗细菌类药物。

（三）手术疗法

对有神经压迫症状者，应行椎管探查、减压及内固定术；后者视病情而定。

第三节　脊柱包囊虫感染性疾患

尽管因包囊虫引起脊柱感染者已十分罕见，但近年来随着旅游业的昌盛及少数餐饮业的不规范操作，以致散发之个案时有报道，且易引起脊髓压迫，应引起注意。

一、脊柱包囊虫感染性疾患感染途径

本病主因犬棘球绦虫的钩幼虫侵入骨组织寄生所致。即犬绦虫的卵经口腔、食道抵达小肠后，其外膜被溶解而放出六钩蚴，之后再通过门脉系统抵达肝脏。

抵达肝脏的六钩蚴，大部分停留在此引起肝脏的包囊虫病，因此肝包囊虫病相对多见；少部分六钩蚴再通过循环进入肺脏，其中约半数停留在此，另半数进入体循环到达骨骼等其他部分，因此骨感染者约占 3% 左右。

二、脊柱包囊虫疾患病理解剖所见

本病的病理改变主要是由于包囊囊壁对骨组织的压迫和囊液的侵蚀作用，以致出现溶骨性改变；除椎体外，受累之椎弓等附件，以及椎间盘和周围韧带等均可出现破坏。如包囊虫壁破裂进入椎管，则无数小囊在椎管内蔓延，甚至侵及全部椎管，并对脊髓造成压迫而引起瘫痪。破坏的骨及椎间盘组织亦是构成脊髓受压的原因之一。

三、脊柱包囊虫疾患临床症状

本病的临床表现轻重不一，可以从一般性疼痛至完全性瘫痪均可出现，在临床上常见的症状主要有：

（一）疼痛

多发于受累椎骨处，早期因病变所引起的局部高压为主，后期则因脊神经根受累所致。同时可伴有局部压痛或传导叩痛。

（二）畸形

病变进展到一定程度后，由于椎骨的破坏而引起的脊柱后凸畸形。

（三）脊髓受压症状

见于本病后期或病程发展较快者。

四、脊柱包囊虫疾患诊断与鉴别诊断

（一）诊断

【流行发病史】

以牧区居民多见，一般均有与狗、羊等动物接触史。目前城市养狗风盛行，亦属直接接触传染。

【临床症状】

如前所述，轻重不一，检查时应注意。

【X 线平片所见】

典型病例常显示囊性破坏区，以椎体多见，

可呈多囊性，并伴有椎体膨大或出现压缩性骨折（病理性）。如包囊突向椎前两侧，则在平片上可显示阴影，形成假性椎旁脓肿。椎板及关节突等部分亦可有囊性破坏区，并可向椎旁方向膨胀。

【CT 及 MR】

均可显示椎节之病变及脊髓受累情况，可选择检查。

【实验室检查】

阳性所见主要有：

1. 嗜酸性细胞计数　多升高，可达 0.08 ~ 0.10（8% ~ 10%）；

2. Weinberg 试验　即椎体结合试验，阳性率可达 80%；

3. 包虫内皮（Casoni）试验　较前者阳性率更高，达 90% 以上，不仅具有诊断意义，且可作为治疗后的判断标准之一。但应除外假阳性。

（二）鉴别诊断

【脊椎转移性肿瘤】

易混淆，可根据表 6-3-3-3-1 进行鉴别。

表 6-3-3-3-1　脊柱包囊虫病与脊柱转移性肿瘤之鉴别

鉴别要点	脊柱包囊虫	脊柱转移性肿瘤
流行病史	有	无
病　程	较慢	快慢不一
影像改变	以囊性变为主	多样化
嗜酸细胞	明显增多	正常或低于正常
包虫内皮试验	阳性	阴性

【脊柱结核】

亦易与本病相混淆，尤其是伴有假性椎旁脓肿的病例，加之脊柱结核较为多见。但如能注意流行病史及与狗、羊等接触史。以及包虫皮内试验等，鉴别诊断一般多无困难。

【其他疾患】

不典型病例尚应注意与化脓性脊柱炎、椎体血管瘤及肥大性脊柱炎等均应进行鉴别。除症状特点外，主要是注意流行病史及实验室检查所见。

五、脊柱包囊虫疾患治疗

（一）非手术疗法

主要是对症处理等一般治疗。对包囊虫本身目前尚无特效药物。

（二）手术疗法

【手术病例选择】

1. 脊髓或脊神经根有压迫症状者；

2. 椎骨内有明显病变，并具有手术探查指征者；

3. 年迈体弱，脊髓已完全瘫痪者不宜施术；

【术式】

视病变部位不同而酌情选择相应之术式及入路。

【术中对包囊虫的处理】

为防止复发，应争取做到以下几点：

1. 切除病原体　尽可能彻底地将囊虫的头节刮除；

2. 处理囊壁　囊腔内可用 10% ～ 20% 石炭酸甘油溶液涂擦一层，10min 后先用 90% 之乙醇（酒精）和等渗氯化钠液（生理盐水）冲洗；但在椎管内，或与椎管有交通之囊腔禁止使用；

3. 持续灌注　囊腔留置引流冲洗管，术后每天注入 15% ～ 20% 之等渗氯化钠注射液 5 ～ 20ml（视囊腔大小）杀灭囊虫之头节和幼虫；高渗盐水绝不可流入椎管内以防对脊髓组织造成损害。

（朱　炯　沈海敏　赵定麟）

第四节　布氏杆菌脊柱炎

布氏杆菌是通过牛、羊、猪等家畜感染，再传递给人的，因此布氏病（Brucellosis）多发于我国以畜牧业为主的新疆、青海、内蒙古、甘肃、宁夏及华北平原某些地区；近年来，随着餐饮业的广泛交流，南方各省市亦可发现。约占脊柱感染患者的 3‰。

一、布氏杆菌脊柱炎病源学与致病途径

本病主要是受布氏杆菌感染所致。布氏杆菌分为 6 个型、19 个生物型，其中主要有牛型（有 9 个生物型），羊型（有 3 个生物型）；此外尚有犬型、森林鼠型和绵羊附睾型等。我国以羊型最多，不仅分布广、数量大，与人接触密切，且毒力强、症状重、易流行；其次为牛型，毒性较低；猪型甚少见。

畜类受布氏杆菌感染后可无症状或轻微病态；但妊娠母畜对该菌敏感，易感染，并易流产。以致流产或分娩的幼畜（胎）将大量布氏杆菌通过羊水、粪、尿、奶汁等排至体外而成为污染源。一般持续达 3 个月之久。

人患本病主要是通过皮肤或黏膜（口腔、眼结膜及呼吸道等）对含菌物品的直接接触，其中以奶、奶制品、畜肉或含菌的灰尘等最易接触。

病菌侵入人体后，先被吞噬，经淋巴管抵达淋巴结；并在其中生存、繁殖。半月后穿破淋巴结进入血循环，并形成菌血症而出现症状。此时，细菌即在肝、脾及骨髓等网状类皮系统中繁殖，数周后又进入血循环，再次引起菌血症，并再次出现症状。由于如此反复发作，故本病又称之为波浪形热。

二、布氏杆菌脊柱炎病理解剖改变

本病发病是通过布氏杆菌本身所含的内霉素，或是破碎的菌体对人类机体所产生的变态反应所致，并伴有病变细胞参与形成细胞免疫反应。

于椎体上，主要表现为局限性非特异性炎性肉芽肿，病灶多先从椎体内向四周扩散，通过周围松质骨、软骨下骨质，软骨而椎间盘。椎体破坏后引起骨质增生，表现为骨赘及骨桥；椎间盘受损后则引起椎节的融合。约20%～65%的病例侵犯脊柱，其中80%以上位于腰椎，颈胸甚少见。

原发性肉芽肿较小，直径约5mm左右，由巨细胞和上皮样细胞堆积而成，边破坏边修复。有时可形成干酪样坏死，并有朗罕细胞出现；因此需与结核性肉芽肿相鉴别。

三、布氏杆菌脊柱炎临床症状特点

布氏杆菌为一全身性疾患，脊柱病变仅为其局部表现之一，因此，对其症状与体征特点应全面观察。

（一）全身症状

主要表现为明显的全身炎性反应，体温升高，可呈波浪式热型，同时伴有多汗、乏力及游走性关节痛；30%～50%患者可有肝、脾及部分淋巴结肿大等，尤以急性期为明显。

（二）局部症状

主要表现为患处疼痛，多呈持续性，活动时加剧，卧床及休息后减轻。骨关节处可有压痛及叩击痛，并使椎节活动明显受限；两侧椎旁肌群多呈痉挛状，并伴有压痛。如病变波及椎管或根管，则可引起根性或脊髓症状，应注意检查。

（三）分期

本病分为急性期、亚急性期及慢性期，全身症状以急性期为明显，而脊椎症状则主要见于慢性期，体检及判定时应注意。

四、布氏杆菌脊柱炎影像学特点

（一）X线平片

一般为多椎体受累，亦可单发。其早期表现是受累椎间之下椎体边缘呈阶梯状侵蚀，之后再向椎间盘及椎体内发展。根据影像特点，其可分为以下两型。

【边缘型】

边缘骨质密度增高或硬化，椎体前上缘可缺损，亦可形成骨唇样增生或骨桥样改变，似鸟嘴状，后期则连成条带状。

【中心型】

显示椎体不规则样破坏，相邻之椎间隙一般变狭，骨质硬化。少数病例椎体可引起楔形变。

此外尚应注意骶髂关节是否伴发，有无椎旁软组织阴影增宽及后方小关节病变等。

上述影像学所见，不具有诊断上的特异性。

（二）其他影像学检查

脊髓造影仅适用于对脊神经受压状态的判定，必要时可同时进行奎氏试验，以判定蛛网膜下腔畅通情况，但应慎重，目前已较少应用。CT扫描亦可酌情选择，但不如前者图像清晰。核磁共振除显示X线片所见各项外，主要用于判定神经是否受累及脊柱周围软组织情况。MR表现为局灶型和弥漫型，局灶型有自限性，多被偶然发现；而弥漫型表现与化脓性脊椎炎相似，但表现比后者轻。此时椎间隙变窄，T_2加权上信号显示增高，并缺乏核间裂，椎旁脓肿罕见。

五、布氏杆菌脊柱炎诊断与鉴别诊断

（一）诊断

【流行病史】

除地区特点外，以平日接触机会较多的男性农民、牧民及毛皮加工者等多见。亦应注意散发病例。

【症状与体征】

包括急性期，亚急性期与慢性期各组症状等。

【血清检查】

1. 布氏杆菌凝集试验（试管法） 1：50为可疑，1：100属阳性；

2. 补体结合试验 1：10即为阳性，其对慢性病例诊断意义较大。但如病程过长，也可遇到阴性，应反复检查。经治疗后，效价可降低。

【其他】

可发现血沉加快，淋巴细胞增多，X线平片及其他检查阳性。必要时可行病变骨髓穿刺进行细菌培养与组织学检查。

（二）鉴别诊断

【化脓性脊柱炎】

根据本病特点与之鉴别。

1. 发病急，全身中毒症状重、无牧区及牲畜接触史；

2. 血培养多为阳性；

3. 白细胞总数及中性粒细胞比值均明显升高；

4. 病变较广泛。脓肿出现早（穿刺阳性可确诊）；

5. X线片显示早期破坏，后期骨质增生及椎体融合。

【强直性脊柱炎】

1. 无接触史；

2. 腰部活动受限明显，且出现较早；

3. X线平片早期从骶髂关节开始，伴广泛性骨质疏松，后期呈竹节状改变；

4. 个别诊断困难者可行血清检查。

【脊柱结核】

后期易于鉴别，但早期难以区分，主要依据以下几点：

1. 起病慢，无急性症状；

2. 全身反应轻，肝脾不肿大；

3. X线片显示以破坏为主，多伴椎旁或流注脓肿；

4. 布氏杆菌凝集及补体结核血清试验均阴性。

【其他】

尚应与退变性脊柱炎、风湿性及类风湿性脊柱炎，以及腰背部纤维织炎等进行鉴别。

六、布氏杆菌脊柱炎治疗

本病以非手术疗法为主，除非引起椎管内压迫神经病变，一般无需施术。

（一）抗生素疗法

临床上常选用链霉素、氯霉素、多西环素（强力霉素）或其他有效之抗生素等。按常规量注射，每疗程3周；间歇3～5d以后可再用。用药期间不宜间断，以免转为慢性而难以治愈。

（二）激素疗法

可与前者并用以增加疗效，但剂量不宜过大，地塞米松5mg每日1次即可，一般不超过10d。有禁忌症者禁用，并注意并发症等。

（三）菌苗特异性脱敏疗法

即用死菌菌苗静脉注射，1/3～5d，每日量分两次注射。开始每次注射20万菌体以后逐渐增加，最大日剂量不超过2.5亿菌体。6～10次为一疗程，每天两次间隔不少于2h；一般第一次剂量小（不超过50万），无反应后，再于第二次注射时加用量；并注意过敏反应，严重者应停用。对有内脏实质性病变，孕妇及肺结核等患者禁用。

（四）手术疗法

对合并有椎管内病变，特别是引起脊髓、脊神经根压迫者，可行手术减压、病灶清除术（部分）及组织学检查。对伴有腰痛之慢性患者，亦可酌情施以脊柱融合术。术中应防止炎症扩散。

第五节　伤寒性脊柱炎

由于伤寒病甚为少见，引起骨感染者，仅占伤寒病例中5‰左右，其中波及脊柱者更少。因此，患本病者更属罕见。但在某些地区偶可发现，故仍应有所了解。

一、伤寒性脊柱炎病因学

由伤寒杆菌所致的伤寒病后，大多于伤寒病痊愈后数月继发骨感染，亦有延至 1 ～ 2 年以上者。

进入骨骼系统的伤寒杆菌或副伤寒杆菌，多系在伤寒病过程中第二次引起菌血症时，由于大量细菌侵入骨髓内滞留及繁殖，形成骨内又一类型的化脓性炎症。

二、伤寒性脊柱炎病理解剖改变

在全身骨骼系统中，脊柱发病者占20%左右，多集中于胸腰段处。早期病理改变主要是由大量单核细胞、巨噬细胞、浆细胞和淋巴细胞所形成的伤寒性肉芽肿。继而由于栓塞和梗死而引起骨性破坏；亦可先累及椎间盘（椎间隙狭窄或消失），而后波及椎体。于破坏之同时，常有新骨形成及韧带钙化并形成骨桥。由本病引起脊髓受压瘫痪者甚为罕见，仅有个案报道。

三、伤寒性脊柱炎临床症状

（一）全身症状

多于肠伤寒恢复期，或痊愈后出现败血症样症状，全身发热、寒战、脉频、呼吸急促、甚至神志不清等。可突然发生，或慢慢发现。

（二）脊柱症状

侵犯椎骨者，可表现疼痛、压痛及叩痛，以棘突处最为明显，活动受限及放射痛。椎旁肌多处于紧张状态。

四、伤寒性脊柱炎诊断与鉴别诊断

（一）诊断

【病史】

均有伤寒病史。

【症状与体征】

如前所述。

【化验室检查】

显示：

1. 白细胞计数　显示减少（合并其他化脓性菌种感染者可升高）；

2. 肥达氏（Widal）反应　一般在二周后方才出现阳性，且逐渐升高。

【影像学检查】

X 线平片上初期显示骨质疏松，渐而椎间隙狭窄或消失、椎体内呈密度不均状增生、椎旁韧带钙化，甚至形成骨性强直。MR 可显示软组织及椎管内病变。

（二）鉴别诊断

主要依据伤寒病史及肥达氏反应等与其他腰部常见疾患进行鉴别。

五、伤寒性脊柱炎治疗

（一）全身支持疗法

静脉补给高营养液及新鲜血液，维持水电解质平衡。

（二）抗生素应用

以氯霉素疗效为佳，亦可选用大剂量氨苄西林或其他抗生素。

（三）卧床休息

以石膏床为佳，或一般硬板床。

（四）手术疗法

对有脓肿及窦道形成者可行手术排脓、冲洗及窦道搔刮术。

（胡玉华　孙钰岭　李临齐　赵定麟）

参 考 文 献

1. A Iu, Mushkin N A, Sovetova A V, Alatortsev V P, Snishchuk A Z, Nekachalova K N, Kovalenko V G, Avdeeva ,Problemy tuberkuleza i bolezne? legkikh 2008 年 12 期 40–5 页

2. Amritanand R, Venkatesh K, Sundararaj GD. Salmonella spondylodiscitis in the immunocompetent: our experience with eleven patients. Spine (Phila Pa 1976). 2010 Nov 1;35(23):E1317–21

3. Bader D, Peeri M, Shifrin L. [Tuberculosis of the spine in children (Pott's disease)].

4. Beli IT, Kaya A, Acaroglu E. Anterior instrumentation in tuberculous spondylitis: is it effective and safe [J]. Clin Orthop Relat Res,2007,460:108–116.

5. Clarisse, Bories–Haffner S, Buche Julien, Paccou .Secondary syphilis occurring under anti–TNFalpha therapy ;《Joint, bone, spine : revue du rhumatisme》2010 年 77 卷 4 期 364–5 页

6. Cozzolino F, Costa L, Marasco E, Misasi M. [Tubercular spondylodiskitis].

7. Da–Wei, Li Yuan–Zheng, Ma Ying, Hou Hai–Bin, Xue Feng–Shan, Huang ,Zhongguo gu shang = China journal of orthopaedics and traumatology 2010 年 23 卷 7 期 485–7 页

8. Diehn FE. Imaging of spine infection. Radiol Clin North Am. 2012 Jul;50(4):777–98

9. Fantoni M, Trecarichi EM, Rossi B, et al. Epidemiological and clinical features of pyogenic spondylodiscitis. Eur Rev Med Pharmacol Sci. 2012 Apr;16(2):2–7.

10. Garg RK, Somvanshi DS. Spinal tuberculosis: a review. J Spinal Cord Med. 2011;34(5):440–54

11. Hegde V, Meredith DS, Kepler CK, et al. Management of postoperative spinal infections. World J Orthop. 2012 Nov 18;3(11):182–9.

12. Jain AK. Tuberculosis of the spine: a fresh look at an old disease. J Bone Joint Surg Br. 2010 Jul;92(7):905–13.

13. Miyazaki M, Yoshiiwa T, Kodera R, Tsumura H. Clinical features of cervical pyogenic spondylitis and intraspinal abscess. J Spinal Disord Tech. 2011 Oct;24(7):E57–61

14. Molina–Olier O, Tuñón–Pital ú a M, Alcal á –Cerra G, et al. Spinal cord compression due to intraspinal syphilitic gumma in one patient. Clinical case. Acta Ortop Mex. 2012 May–Jun;26(3):197–201

15. N, Zaghba A, Bakhatar N, Yassine A, Bahlaoui ,M é decine et maladies infectieuses 2011 年 41 卷 3 期 157–8 页

16. Pola E, Logroscino CA, Gentiempo M, et al. Medical and surgical treatment of pyogenic spondylodiscitis. Eur Rev Med Pharmacol Sci. 2012 Apr;16 Suppl 2:35–49.

17. Pola E, Rossi B, Nasto LA, et al. Surgical treatment of tuberculous spondylodiscitis. Eur Rev Med Pharmacol Sci. 2012 Apr;16 Suppl 2:79–85.

18. Qi B, Ge P, Yang H, Bi C, et al. Spinal intramedullary cysticercosis: a case report and literature review. Int J Med Sci. 2011;8(5):420–3.

19. Raman Sharma R. Fungal infections of the nervous system: current perspective and controversies in management. Int J Surg. 2010;8(8):591–601

20. Rasouli MR, Mirkoohi M, Vaccaro AR, et al. Spinal tuberculosis: diagnosis and management. Asian Spine J. 2012 Dec;6(4):294–308.

21. Rigotti S, Boriani L, Luzi CA, et al. Minimally invasive posterior stabilization for treating spinal tuberculosis. J Orthop Traumatol. 2012 Feb 23. [Epub ahead of print]

22. Sans N, Faruch M, Lap è gue F, Ponsot A, Chiavassa H, Railhac JJ. Infections of the spinal column – Spondylodiscitis. Diagn Interv Imaging. 2012 Jun;93(6):520–9

23. Trecarichi EM, Di Meco E, Mazzotta V, Fantoni M. Tuberculous spondylodiscitis: epidemiology, clinical features, treatment, and outcome. Eur Rev Med Pharmacol Sci. 2012 Apr;16 Suppl 2:58–72.

24. Yu Y, Wang X, Du B, et al. Isolated atypical spinal tuberculosis mistaken for neoplasia: case report and literature review. Eur Spine J. 2012 Apr 25. [Epub ahead of print]

25. 甫拉提·买买提、盛伟斌、郭海龙、买尔旦、涂来勇、于圣会、荀传辉.腰椎化脓性脊柱炎的手术治疗,中国修复重建外科杂志 2012 年 26 卷 07 期 786–789 页

26. 霍洪军、邢文华、杨学军、等. 脊柱结核手术治疗方式的选择. 中国脊柱脊髓杂志,2011,21（10）：819–824.

27. 李冬梅、杜玉峰、宝晓东. 布氏杆菌性脊柱炎的 CT 特征分析,中国中医药咨讯 2012 年 04 卷 03 期 184–185 页

28. 李文军、朝鲁门、李惠明、王志勇.骨包囊虫病影像病理及临床分析（附 9 例报告）,中国医师杂志 2011 年 02 卷 z2 期 63–64 页

29. 李文军、李志明、王志勇、朝鲁门、李惠明.骨包囊虫病影像病理学对照分析,内蒙古医学院学报 2012 年 34 卷 05 期 375–378 页

30. 林上奇.骨雅司病的临床及 X 线诊断.中华放射学杂志,2006,40（4）：414–416

31. 任强、陈清汉、吴增浦.脊柱结核手术方法选择,中国实用医药 2013 年 8 卷 09 期 42–43 页

32. 石运力、张玉宝、薛连彬、刘英杰.脊柱结核 CT、MRI 表现及诊断分析,中外健康文摘 2013 年 20 期 68–69 页

33. 徐良波、刘新献、刘帆、黄穗.先天性早发型骨梅毒的影像学诊断意义,中国中医骨伤科杂志 2012 年 20 卷 08 期 42–43,46 页

34. 薛文、刘林、王和平.甲型副伤寒沙门菌致脊柱骨髓炎一例,中华创伤杂志 2006 年 22 卷 08 期 640 页

35. 杨德顺、刘振华.椎间隙感染的治疗,解剖与临床 2006 年 11 卷 04 期 294–296 页

36. 张西峰、王岩、刘郑生、等. 微创手术与传统开放手术治疗脊柱结核的疗效比较. 中国脊柱脊髓杂志,2005,3:156–158.

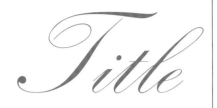

第四篇

韧带骨化病

第一章 脊柱韧带骨化病的概述 及生物学研究

第一节 脊柱韧带骨化病的基本概况

一、脊柱韧带骨化病概述

脊柱韧带骨化性疾病是一类特殊的异位骨化疾病（Ectopic Ossification）。异位成骨可以出现在全身多个组织器官中，如结缔组织、心脏、血管、骨骼肌和植入物等。既往认为异位成骨是血中钙和（或）磷酸升高导致的简单现象，如终末期肾病患者普遍存在高钙和高磷酸血症，其心血管和软组织的钙化现象增加。近年的研究表明，异位成骨与正常的成骨过程一样，是多种成骨因子参与的活跃过程。韧带骨化性疾病包括后纵韧带骨化症（Ossification of Posterior Longitudinal Ligament, OPLL）、黄韧带骨化症（Osiification of Ligament Flavum, OLF）、弥漫性特发性骨肥厚症（Diffuse Idiopathic Skeletal Hyperostosis，DISH）、老年性强直性脊椎骨肥厚病（Forestier's Disease）等。如何阻止或抑制骨化发展，是治疗此类疾病的根本。对韧带骨化机制的研究，可指导这些疾病的诊断与治疗。

四肢关节、肌肉、肌腱等部位的异位骨化，可造成疼痛、关节活动受限等临床症状。脊柱韧带由于位置紧邻脊髓，可造成脊髓压迫，导致麻木疼痛、运动障碍甚至瘫痪等症状，其严重性远大于四肢异位骨化。最初人们认为脊柱韧带仅仅是发生了钙化，同四肢的异位骨化一样，仅会导致脊柱活动受限。1838 年，Key 报道了韧带骨化导致的瘫痪。1960 年，Tsukimoto 对一名严重神经功能障碍的日本患者行尸检发现后纵韧带骨化。之后学者们发表了更多的研究报道，并有病理检验证实病灶实质为骨化物。至此，学术界才初步建立了对脊柱韧带骨化性疾病的正确认识。

由于骨化均由韧带在骨骼的附着点处开始，且其启动过程均有炎症反应参与，脊柱韧带骨化性疾病又被视为是一种起止点疾病（Enthesopathy）。黄韧带在骨的止点分为四层结构，骨化层、钙化软骨层、未钙化软骨层和韧带。弹力纤维在椎板间斜行走行、斜行进入关节囊部分，之后穿入骨结构。韧带止点有丰富的血流供应、代谢活动活跃、丰富的神经分布和零星的纤维软骨细胞。随着老化过程，止点中出现显著的韧带钙化、胶原纤维透明变性被吞噬、纤维软骨细胞出现和弹力纤维减少，继而出现小的骨赘。因而，OLF 被认为是韧带起止点的退行性变化。但多数起止点疾病均为自限性，难以发展成巨大的骨化物，因而，除去韧带止点炎症外，还有其他因素参与了韧带骨化性疾病的发生发展过程。

二、脊柱韧带及其病变

脊柱韧带包括三长（前纵韧带、后纵韧带、棘上韧带）三短（黄韧带、棘间韧带、横突间韧带）共六条韧带。在亚洲患者中，骨化最常发生于后纵韧带和黄韧带，其中尤以后纵韧带骨化常见。

二者分别构成椎管的前后壁，多以脊髓受压产生根性、髓性症状为首发临床表现，个别患者可因其他原因行影像学检查而发现。前纵韧带骨化较为少见，其临床表现亦隐匿，少数可因骨化物巨大压迫食管造成吞咽困难等症状。在欧美人群中常见的弥漫性特发性骨肥厚症（Diffuse Idiopathic Skeletal Hyperostosis，DISH）多发生于附着于椎体两侧或前方之韧带。

OPLL 是临床上最常见的脊柱韧带骨化性疾患，最常见于颈椎部位，在日本人中发病率很高，达 1.9%~4%，OPLL 在中国的发病率为 1.6%~1.8%，韩国 0.95%，美国 0.12%，德国 0.1%。在年龄超过 65 岁的亚洲人中，韧带骨化的发病率可高达 20% ～ 34%。既往认为 OPLL 在欧美人群发病率较低，但近年来研究发现在欧美脊髓型颈椎病患者中约 2%~2.5% 的患者合并 OPLL，且 OPLL 与欧美常见的 DISH 有 50% 患者重叠。

后纵韧带由颅底到骶骨，与椎间盘结合紧密而与椎体结合较疏松，由深浅两层纤维组成，浅层为长纤维，跨越多个椎体。深层为短纤维，仅跨越两个相邻椎体，并由椎间孔向外扩展。1960 年，Tsukimoto 通过尸检首次诊断了后纵韧带骨化症，之后不断有日本学者报道 OPLL 导致的脊髓压迫症。最初被称为后纵韧带钙化症，通过病理检查明确病灶为骨化后，更名为后纵韧带骨化症。由于日本以外国家鲜见报道，一度又被称为“日本人病”。后又被认为与老年性强直性脊椎骨肥厚病（Forestier 病、Ankylosing Skeletal Hyperostosis）相关。1976 年，Resnick 发表了关于 DISH 的报道并认为 OPLL 是 DISH 的一个亚型。Nakanishi 和 Ono 之后进一步描述了 OPLL 的临床特点。尽管对 OPLL 的临床认识已经有了长足的发展，对其骨化成因依然没有明确。

黄韧带骨化同样在亚洲人中较欧美人常见。程度轻的 OLF 可能是退变的表现之一，在老年人群中，影像学诊断的发病率为 4.5% ～ 25%。1920 年 Polgar 最先报道了侧位 X 线片上的观察到 OLF。1938 年，Anzai 报道了一例出现神经

功能症状的患者并在术中取得了骨化灶标本。Oppenheimer 报道了 DISH 和 AS 患者合并 OLF 的病例，并特别指出 OLF 可能引起根性症状。1960 年，Yamaguchi 等报道了 OLF 出现严重髓性症状行手术治疗的病例。Koizumi、Yanagi 和 Nagashima 等都报道了类似病例。OLF 好发于胸椎，特别是下胸椎和胸腰段，极少发生于颈椎。多数 OLF 病例中，OLF 由黄韧带尾部开始，在肥厚黄韧带浅层由两侧向中间发展，最后发展到头侧。少数病例可见有中间或中间及两侧同时出现骨化。

在脊柱韧带骨化性疾病中，研究最多的是颈椎后纵韧带骨化症（Cervical Ossification of Posterior Longitudinal Ligament, COPLL）。日本卫生福利部甚至成立了专门的 OPLL 研究部门，组织全国力量进行了多方面的广泛研究。其成果中以基因研究最为突出，在 1998 ～ 2003 年间集中发表了一批关于 OPLL 患者家系、动物模型等的基因分析文章。美国学者 Epstein NE 是主要的西方研究学者，他对白种人的 CT 研究中观察到后纵韧带的点状骨化，并据此定义为早期后纵韧带骨化 (OPLL in Evolution，OEV)。

OLF 由于临床发病率较低，甚至没有大规模临床病学调查报道，其研究热度也远逊于后纵韧带骨化。其他韧带骨化则更为少见。因此，本章中所述及的内容也是以后纵韧带骨化，特别是颈椎后纵韧带骨化的研究成果为主。

OPLL 和 OLF 均以软骨内成骨为主要过程，出现大量纤维软骨细胞及富含 II 型胶原蛋白的基质，OLF 中这一现象更为明显。在正常组织与骨化组织的过渡地带，可见到多种现象：纤维不规则排列，出现大量胶原纤维，弹力纤维减少、断裂、排列紊乱，大量软骨细胞，钙化组织，成熟骨组织，大量新生血管等。对于软骨细胞的来源，有两种推测：软骨细胞存在于韧带起止点或韧带本身的成纤维细胞转化成了软骨细胞。生理性软骨内成骨中，血管长入软骨基质，成骨及破骨细胞随新生血管而来。新生血管在异位骨化中也有重要作用，因此 OPLL 患者在手术中较普通患者更易出血。

三、脊椎韧带骨化病发病机制

目前关于脊柱韧带骨化性疾病的发病机制有很多假说，主要的包括：

（一）学说之一

椎间盘退变导致韧带微损伤。当椎间盘变性后发生后突，椎间盘变性后后纵韧带所受应力增大，在其周围组织变性修复过程中，引起局部的组织的增生、钙盐沉积而导致骨化。

（二）学说之二

高甲状旁腺素血症。甲状旁腺功能亢进和家族性血磷酸盐低下性佝偻病患者中，常出现钙代谢异常及后纵韧带骨化。

（三）学说之三

蔬菜和盐的高摄入量导致血清激素含量下降。研究饮食对血清性激素水平及对脊柱韧带骨化的影响，结果表明豆类等高植物蛋白饮食和高盐饮食均可导致性激素失衡和后纵韧带组织学上的改变，这些因素可能在后纵韧带骨化中起一定作用。测定颈椎 OPLL 患者的血清维生素 A 和相关蛋白的浓度，并与正常个体相比较，发现 60 岁以上和混合型颈椎 OPLL 女性患者的血清维生素 A 相关蛋白浓度明显增高。若同时合并有先天性弥漫性骨肥大症患者，男女患者血清维生素 A 相关蛋白浓度均增高，女性患者血清维生素 A 升高，提示维生素 A 可能与颈椎 OPLL 的发生有关。纤维甘露素是一种与多种细胞活性包括骨组织的生成有关的糖蛋白，由内皮细胞和肝实质细胞合成分泌，可在不同的组织中储存。采用免疫浊度分析法连续测定后纵韧带骨化或黄韧带骨化患者和对照者的血浆纤维甘露素浓度，结果表明韧带骨化患者的纤维甘露素浓度明显高于对照者，与内分泌系统异常无关。

（四）学说之四

糖代谢异常及高胰岛素血症。很多研究表明非胰岛素依赖的糖尿病患者中患者后纵韧带骨化的比例高于一般人群。肥胖和非胰岛素依赖的糖尿病患者均有胰岛素分泌增加和作用减弱的病理过程，因此胰岛素可能在后纵韧带骨化的发展过程中有一定作用。

（五）学说之五

局部 BMP2 及 TGFβ 升高。BMP2 及 TGFβ 均属于调节细胞生长和分化的 TGFβ 超家族。二者在肥厚和骨化的韧带中均有增高，而在健康患者中无表达。体外细胞培养研究表明 BMP2 诱导的骨化过程为典型的软骨内成骨过程，TGFβ 虽不能诱导异位骨化，但参与和促进骨形成。

（六）学说之六

GP 结合蛋白导致生长激素作用变化。在肢端肥大症患者中，颈椎 OPLL 的高发病率提示生长激素的作用。对 OPLL 患者及对照者的血浆生长激素相关蛋白进行测量，发现 OPLL 组的血浆生长激素相关蛋白水平显著高于对照组，但两组在血浆生长激素、胰岛素样生长因子 1 和因子 2 上无统计学差异。生长激素相关蛋白可反映组织中生长激素受体的数量，此实验提示 OPLL 患者的生长激素受体数量较大。

（七）学说之七

TGFβ 遗传变异。用等位基因特异性聚合酶链反应法确定日本人 (46 例 OPLL 患者和 273 例对照人群) 的 TGFβ1 基因型，研究表明 T869→C 基因型与颈椎后纵韧带骨化症的发生有密切关系。多因素回归分析表明，颈椎 OPLL 患者 C 等位基因出现概率显著高于对照组。因此 TGFβ1、T869→C 基因型可预示颈椎 OPLL 的发生，C 等位基因是后纵韧带骨化的易感因子，而且与高骨密度有关。TGFβ1 基因型可能对防止颈椎 OPLL 的发生起重要作用。

（八）学说之八

XI 胶原遗传变异。COL11A2 是目前研究最多的 OPLL 相关基因，其位置靠近 HLA，位于标志物 D6S276 和 D6S277 之间。COL11A2 由 66 个外显子和 1300 个碱基的启动子构成，有 19 个显性变异。其中一个在内含子 6 的受体区域 –4 位置 T 到 A 的替代变异与 OPLL 强相关，这一多态性改变可能导致功能改变。而 COL11A2 编码 XI

型胶原 α2 链，是软骨细胞的纤维组成胶原，而软骨内成骨是 OPLL 异位骨化的关键步骤。

（九）学说之九

雌激素受体作用。用放射免疫法测定颈椎 OPLL 患者和对照组血清中雌激素 (雌二醇 E_2、雌三醇 E_3) 的总体水平，结果表明，颈椎 OPLL 患者血清总雌激素水平显著高于对照组，并随韧带骨化程度的增高而增高。

四、韧带骨化病临床目前认知

脊柱韧带骨化性疾病发病隐匿，一旦出现临床症状，其治疗难度显著高于同一部位的退变性疾病，因此，一直是各国学者特别是亚洲学者的研究热点。由于发病隐匿、临床表现复杂，普通影像学检查不易发现病灶，易与其他脊柱脊髓疾患相混淆，误诊、漏诊时有发生。在治疗上，由于缺乏早期诊断指标，容易贻误手术时机；而 OPLL 常有多个骨化灶、范围广泛，各节段骨化程度不一，难以判断其成熟度，因此手术盲目性大，造成治疗不彻底，效果较差；或是手术创伤过大，产生相应的并发症。因而，临床亟待深化对其发病机制的认识，以提高诊治水平。

第二节　脊柱韧带骨化病的相关基因

一、概述

现已明确，OPLL 有基因遗传背景。患者家系、双胞胎和 HLA 单体型研究都支持这一结果。家系关联分析 OPLL 在二级血亲中的发病率为 23.2%，但 OPLL 的发病基因却始终无法确定。脊柱韧带骨化性疾病是一个复杂的多因素致病疾病，通常来讲，复杂疾病的代谢过程并非十分明确，而基因研究只能基于研究者的现有知识，能否取得成功则只能看运气。众多研究课题组采用多种研究策略，如基因连锁分析和图位克隆，候选基因的关联研究等等，每种方法都有其各自的优缺点。对于患者家系的研究，寻找符合条件的家系、对每个成员都进行回归分析，是一个困难而工作量巨大的任务。动物模型研究相对容易，但其结果是否有用，则必须基于动物模型与人类有同样的发病机制。而实际上，多数动物模型的致病原因与人类并不相同。

1991 年 Sakou 报道了 HLA 标志物 DR2 和 Bw62 与 OPLL 相关。这是最早关于 OPLL 基因遗传因素的报道，具有重要意义。因 OPLL 发病很晚，对大家系的多代调查不具备操作性。Kaga 等对 51 个家庭 91 名亲属患者采用非参数基因关联分析，证实了与 OPLL 的遗传易感基因位于 6 号染色体上。尽管通过科学家的多年努力，我们已经确认一些可能的相关基因，如核苷酸焦磷酸酶等，但由于脊柱韧带骨化性疾病为多因素致病，有着复杂的基因背景和环境因素的交互，难以缩小范围确定出一个可能的致病基因。而这些确定的基因，其变异是否影响其功能，其功能变化是否与脊柱韧带骨化性疾病的发生发展相关，都需要进一步的验证。通过不懈的努力，相信终有一天我们会最终明确脊柱韧带骨化性疾病的致病基因及其机制。

二、核苷焦磷酸酶

核苷焦磷酸酶（Nucleotide Pyrophosphatase，NPPs）是一种跨膜糖蛋白，可以抑制钙化和矿物质沉积，其编码基因 Npps 突变已被确认是 ttw (tiptoe walking) 小鼠出现 OPLL 的原因。ttw 小鼠是 OPLL 的动物实验模型，具有和人类 OPLL 患者类似的韧带过度骨化现象，为常染色体显性遗传，本章第四节将详述这一动物模型的相关内容。采用候选基因分析的方法，发现核酸焦磷酸酶（Nucleotide Pyrophosphatase gene，NPPs）的一个无义突变（Gly-568stop）具有遗传相关性。人类的 NPPS 位于 6 号染色体长臂，长期以来一直被视为 OPLL 的候选基因被广泛研究。NPPS 含 80kb，有 25 个外显子。既往研究对所有外显子，包括外显子、内含子交界区和一个 1.5kb 的启动子区域都已进行了筛选。在 10 个已知变异种，内含子 20 的一个删除突变(IVS20-11delT)与 OPLL 的发生明显相关，但后继的实验无法进一步证实这一结果。另一个罕见变异（IVS15-14T → C）可能与 OPLL 的严重性和青年时期起病相关。

三、瘦素受体基因

瘦素受体基因（Leptin Receptor Gene）是另一种异位骨化动物模型 Zucker 肥胖大鼠的致病基因。Zucker 大鼠本身是一种肥胖综合征的动物模型，其全身多处韧带、肌腱可出现镜下可见的颗粒状成骨，跟腱部位可出现 X 光可见的层状成骨。1996 年，Leptin 受体编码基因的一个无义变异被确认是 ZFR 的遗传特点。这一变异导致瘦素受体的结合能力减弱，使得瘦素无法正常发挥作用，进而代偿性地出现高瘦素血症。瘦素是一种细胞因子，由白色脂肪组织分泌，1994 年被发现。瘦素对胰岛素敏感性有重要影响，而胰岛素的作用强弱取决于其敏感性。瘦素 – 受体通过提高胰岛素敏感性，胰岛素可以通过生长因子样作用调节成骨。瘦素还可直接影响骨生长，长管状骨、椎体软骨面内成骨细胞表面均有瘦素受体表达。骨髓脂肪细胞还以旁分泌形式分泌瘦素抑制成骨细胞分化。此外，瘦素还通过中枢途径调控成骨，瘦素 – 下丘脑腹侧中央核 – 交感神经系统会抑制骨髓，通过 β –2 受体抑制成骨细胞。

四、胶原蛋白基因

（一）概述

对后纵韧带骨化家系、双胞胎的基因文库分析发现人 XI 型胶原链编码基因【(The Human .alpha.2(XI) Collagen，COL11A2)】、VI 型胶原 α1 链编码基因（collagen 6A1 gene，COL6A1）的限制性片段长度多态性（restriction fragment length polymorphism，RFLP）位点出现频率显著增高，经分析此与 OPLL 发生有关。Kong Q 等通过对 338 例汉族患者（90 例 OPLL 患者，61 例 OLF，以及 32 例 OPLL 合并 OLF）的对照研究，发现 COL6A1 的单核苷酸多态性（Single Nucleotide Polymorphisms, SNPs）是黄韧带骨化和后纵韧带骨化的危险因素或易感性。对骨化物和韧带交界地带的免疫组化研究发现，胶原的异常表达在骨化的不断进展中起到一定作用。这些结果进一步证实了胶原基因异常与 OPLL 的相关性。

对于胶原基因的研究结果仍有一定分歧。Tsukahara S 等人发现这类致病基因具有人种特异性：COL6A1 在日本人中与 OPLL、DISH 均有关，在捷克人中则无相关性。Horikoshi T 等对 1607 个病例的大规模对照调查，显示 COL11A2 的单核苷酸多态性与 OPLL 发病率没有相关性。因此，验证基因编码蛋白的作用及其在脊柱韧带骨化性疾病中的作用，才是最终证实致病基因的"金标准"。

（二）COL11A2

COL11A2 编码 XI 型胶原 α2 链，该胶原是软骨细胞的纤维组成胶原，而软骨内成骨是 OPLL 异位骨化的关键步骤。这使得 COL11A2 与 OPLL 相关有一定的理论基础。COL11A2 是目前研究最多的 OPLL 相关基因，其位置靠近 HLA，位于标志物 D6S276 和 D6S277 之间。COL11A2

由 66 个外显子和 1300 个碱基的启动子构成，有 19 个显性变异。其中一个在内含子 6 的受体区域 −4 位置 T 到 A 的替代变异与 OPLL 强相关，这一多态性改变可能导致功能改变。包含内含子 6 的单倍体在男性中与 OPLL 强相关，而在女性当中则无意义。由于 OPLL 在男女中的发病比率约为 2∶1，这一发现可能与 OPLL 的性别差异有关。由于内含子 6 在对照者中出现较患者比例更高，推测内含子 6 可能在骨化过程中起保护作用。尽管基因分析认为 COL11A2 与 OPLL 相关，但目前仍缺乏证据证明该基因变异会导致功能变化。人体和动物模型中观察到，COL11A2 的外显子 6-8 转录有着复杂的剪接过程，推测内含子 6 可能影响 COL11A2 的转录过程。通过对人后纵韧带体外培养细胞进行反转录 PCR 发现，内含子 6 的变异会导致外显子 6-8 的剪切，导致最终出现不同的剪接体。

（三）COL6A1

COL6A1 是通过全基因组进行连锁分析发现的候选致病基因。Tanaka 及其课题组对 169 名 OPLL 患者及其 142 名亲属，进行了全基因组的连锁分析，发现 21 号染色体 q22 与 OPLL 相关性最强；进一步进行高精度定位，确定了标志物 D21S1903 周围区域相关性最强；对这一相关区域的 150 个基因的 600 个 SNPs 进行了筛选后，确认 7 个基因的 14 个 SNPs 表现为强相关（P<0.01），其中最为显著的就是 COL6A1。由于这 7 个基因中 4 个集中于强连锁标志物 D21S1903 周围约 750kb 的区域内。因而，对这一区域进行了连锁定位，最终 COL6A1 被认为是 OPLL 的候选致病基因。进一步对 32 个 COL6A1 的 SNPs 分析，筛选出了 4 个强相关（P <0.0001），其中 COL6A1 内含子 32（−29）的一个 T → C 替换可能性最大。

COL6A1 编码 VI 型胶原 α1 链，由中心一个短的三螺旋结构和两侧 2 个球形区域组成。由于 COL6A1 内含子 32（−29）靠近其分支结构，猜测这一 SNP 可能会导致剪接异常。但对体外培养的韧带细胞采用 RT-PCR 的方法分析，没有发现内含子 32（−29）变异导致剪接异常，因而这一变异对最终蛋白合成的影响还不明确。COL6A1，COL6A2 均编码细胞外骨架蛋白，VI 型胶原为成骨细胞、软骨细胞提供骨架，使之能够完成膜内或细胞内骨化过程。这一骨架蛋白的异常可能对异位骨化有所影响。

五、其他

视黄素 X 受体（ β Retinoic X Receptor β， RXR β b) 基因也是 OPLL 的候选致病基因之一。OPLL 在患有皮肤病、长期接受维生素 A 注射的患者中常见。维生素 A 是视黄酸的前体。RXR β 中发现 3 种多态性与 OPLL 强相关，二种位于 3′ UTR 端，分别为 3′ End (+140) 和 3′ End (+561)。

第三节　脊柱韧带骨化病与代谢紊乱

一、概述

由于 OPLL 在不同人种间发病率的巨大差异，生活环境因素特别是饮食结构导致内环境差异，被认为可能是 OPLL 的病因之一。Musya、Morisu 等均报道素食为主的人比肉食为主的人更容易患 OPLL，但这一发现缺乏设计良好的对照试验证实。也有研究报道过量摄入 Vitamin A 可能是 OPLL 的危险因素，但同样缺乏有力证据。Okazaki 等报道很多低甲状旁腺激素血症合并 OPLL，这观点亦不被广泛接受。

在所有可能的代谢因素中，钙磷代谢和糖代谢异常与 OPLL 相关被广泛认同。生长激素与 OPLL 的关系由于临床病例稀少，无论是认同或否认都缺乏有力的证据。本章将详述上述代谢因素与 OPLL 的相关研究成果。

二、钙磷代谢

在钙磷代谢紊乱患者中，OPLL 的发病显著增高，其中包括钙代谢异常、低甲状旁腺激素血症、Vitamin D 抵抗的低磷酸性佝偻病（Vitamin D-Resistant Hypophosphatemic Rickets）等。

Vitamin D 抵抗的低磷酸性佝偻病与 OPLL 相关已被广泛认同，推测可能是钙磷代谢紊乱导致。对 63 名患者及 126 名配对对照的血样进行测量发现，编码 Vitamin D 受体的基因 VDR，可能是 OPLL 的独立危险因素。

OPLL 患者中有一部分口服钙剂后，尿钙上升不明显，而血清 25（OH）D 和 1,25（OH）$_2$D 与对照组相同。由于尿钙主要体现了小肠内的钙吸收情况，而 1,25（OH）$_2$D 调节肠内钙吸收。因此推测，尿钙反应异常可能是由于 1,25（OH）$_2$D 作用受损导致，也有可能是正常吸收的钙大量进入骨化组织导致排出减少。Seichi 等发现尿钙反应异常的 OPLL 患者较其他 OPLL 患者，病情持续进展的比例较高。

对低甲状旁腺素血症的患者行 X 线检查发现其中半数以上有后纵韧带骨化或椎体旁骨化，而骨化发病率还与未治疗的时间长短有关，但这一观察仅包括了 17 例患者。

钙磷代谢异常引起的脊柱韧带骨化究竟是甲状旁腺激素作用，还是高血磷低血钙导致，抑或是活性 Vitamin D 的减少，仍然无法明确。但据此推论，Vitamin D 或许可以用于抑制 OPLL 进展。

三、糖代谢

很多研究均报道了非胰岛素依赖的糖尿病患者中患 OPLL 的比例高于一般人群。DISH 患者也

常合并肥胖、糖耐量异常。进一步的研究发现，糖尿病并不直接参与骨化过程，而是肥胖和糖代谢异常导致了 OPLL。对 100 名患者的检查发现，胰岛素指数（Insulinogenic Index）、年龄和骨密度与 OPLL 的范围相关，而与血糖水平或糖化血红蛋白水平无关。Kojima 等对 97 名颈椎 OPLL 患者进行研究，一半以上肥胖，92% 有糖代谢异常。Miyamato 报道 74 名 OPLL 患者中 16% 糖代谢异常。Shingyouchi 对 4802 名日本男性进行颈椎侧位片、糖耐量实验和骨密度检查，发现肥胖和糖耐量下降是 OPLL 的危险因素。因此，推测糖尿病本身并不参与成骨，而是肥胖和糖代谢紊乱导致的。

越来越多的证据证明，在 OPLL 中存在一个亚组，其特征包括，早期发病、肥胖、骨化严重。相对于中年起病、中度骨化的患者，在这个亚组中，遗传因素的作用似乎更为明显。致病基因现在仍无法确认，对照组研究也只能明确基因与 OPLL 发病的关系，而无法明确与疾病严重程度的关系，据此推测有可能存在不同的因素分别调控 OPLL 的发病和进展。

肥胖和非胰岛素依赖的糖尿病患者均有胰岛素分泌增加和作用减弱的病理过程，因此胰岛素可能在 OPLL 的发展中有一定作用。胰岛素作用受损后导致胰岛素分泌增加可能刺激成骨细胞作用。胰岛素结合细胞表面的酪氨酸酶受体，继而激活胰岛素受体底物（IRSs），及其下游的 PI3k/AKT 或 MAPKS 信号通路。哺乳动物 IRS 家族包括四种：普遍存在的 IRS-1、IRS-2，脂肪组织中以 IRS-3 为主，IRS-4 表达于胸腺、脑和肾脏。IRS-1、IRS-2 是胰岛素细胞内信号传导所必需的。IRS-1 在软骨生长板和骨痂中表达，敲除 IRS-1 的小鼠骨生长和骨折愈合受损。敲除 IRS-1 或 IRS-2 的小鼠均有严重的骨量丢失，敲除 IRS-1 的小鼠骨形成和吸收过程中骨转化均减弱，而 IRS-2 敲除的小鼠则骨形成减弱而吸收增强。IRS-1 似乎主要在骨转化起维持作用，而 IRS-2 则保持合成代谢强于分解代谢。高胰岛素血症则通过结合胰岛素受体，激活 PI3k/AKt 通路，抑制细胞外信号调节激酶（Extracellular Signal-

Regulated Kinase，ERK）增强 BMP-2 诱导的韧带细胞成骨分化。

戴力扬等对高糖培养下鼠颈椎后纵韧带细胞进行研究，认为高糖环境本身亦可增强 BMP-2 的诱导成骨作用，而这一作用可以被 H_2O_2 模拟。进一步研究相应的 p38MAPKS 通路，认为高糖环境通过产生活性氧，激活 PKC、抑制 P38，促进 BMP-2 诱导 I 型胶原合成和成骨相关基因的表达。

除直接作用外，胰岛素和生长因子 I 有类似的生理作用，其受体结构亦相似，两者甚至可以交叉作用于对方受体。胰岛素可以作用于细胞的生长因子 I 受体诱导细胞分化，促进骨化形成。

第四节　脊柱韧带骨化病相关的细胞因子

一、骨形态发生蛋白及转化生长因子

骨形态发生蛋白（Bone Morphogenetic Protein，BMP）和转化生长因子（Transforming Growth Factor-β，TGF-β）均属于一组新近发现的调节细胞生长和分化的 TGF-β 超家族。这一家族除 TGF-β、BMP 外，还有活化素(Activins)、抑制素（Inhibins）、缪勒氏管抑制质（Mullerian Inhibitor Substance，MIS）等。TGF-β 的命名是根据这种细胞因子能使正常的成纤维细胞的表型发生转化，即在表皮生长因子（EGF）同时存在的条件下，改变成纤维细胞贴壁生长特性而获得在琼脂中生长的能力，并丧失接触抑制作用。BMP 和 TGF-β 在肥厚和骨化韧带中均有增高，而在健康患者中无表达。骨化周围组织中的细胞上有 BMPIA、IB、II 型受体表达。

外源性 BMP 可诱导成纤维细胞分化为软骨细胞。Miyamoto 等把鼠的 BMP 提取物植入小鼠硬膜外，四周后，黄韧带就出现了肥厚，在肥厚黄韧带内观察到了纤维、软骨和骨组织混杂的现象。Mimatsu 等采用兔 BMP 植入兔腰椎黄韧带内，在 40% 的实验动物体内诱发了异位骨化。在小鼠黄韧带内注入外源性 BMP 后，成纤维细胞出现碱性磷酸酶活动，而碱性磷酸酶活动是成骨细胞的特点。细胞转化的过程中伴随着基质的变化，I 型胶原为主的基质转变为 I、II 型胶原混合的纤维软骨，而后进一步转化为 II 型胶原为主的透明软骨基质。随后血管长入透明软骨组织。软骨组织内出现钙化基质小泡，小泡是由于快速变化中的成纤维细胞分泌或裂解形成的。BMP2 诱导的基质小泡，较通常观察到的直径大数百纳米。BMP 诱导的骨化过程为典型的软骨内成骨过程。TGF-β 虽然不能诱导异位骨化，但参与和促进骨形成。

Kawaguchi 等发现 BMP 和 TGF-β 在骨化韧带中有区域分布的特点，BMP-2 和 TGF-β 存在于骨化基质和 PLL 邻近的软骨区域的软骨细胞上。BMP-2 同时在邻近的软骨区域的间充质细胞上表达，而 TGF-β 则无表达。此两种生长因子在同一病人未骨化区的后纵韧带组织中不会同时表达。这一结果提示，BMP-2 可能作为 OPLL 发生的启动因子刺激间充质细胞分化，TGF-β 可能在异位骨化的晚期阶段刺激骨形成。

二、结缔组织生长因子/Hcs24

结缔组织生长因子 /Hcs24（Connective Tissue Growth Factor, CTGF/Hcs24) 是胰岛素样生长因子结合蛋白超家族的一员。在血液中于 IGF-I 或胰岛素相结合，并互相协同作用。CTGF 可提高体外培养的后纵韧带骨化患者韧带细胞的 ALP 表

达，被认为可能是细胞骨化的始动因素。这一因子可以促进软骨内成骨过程。CTGF可促进软骨细胞成熟、肥大，作用于骨内血管内皮，促进钙化软骨内新生血管长入。总而言之，CTGF似乎是一种软骨内成骨过程自分泌的促进因素。在异位骨化的动物模型Zucker大鼠体内观察到的跟腱局部软骨样细胞富集区CTGF表达增加，促进跟腱内软骨细胞分化、出现软骨内成骨过程。

三、其他因子

（一）血管生长因子（Angiopoietin-1）

Angiopoietin-1是一种血管生长因子，在OPLL患者的韧带细胞中高表达。其可调控RUNX2（血管生长和软骨生长基因）表达降低。碱性成纤维细胞生长因子（b Fibroblast Growth Factor，bFGF）在正常情况下以储存形式存在于细胞外基质，呈无活性状态。其基本的作用是新生血管的生成，它是血管内皮细胞强有力的有丝分裂原，是最重要的血管生成因子。bFGF在COPLL韧带标本中阳性率高达80%，正常对照组只有25%。

（二）肿瘤坏死因子

肿瘤坏死因子（Tumor Necrosis Factor-Alpha，TNF-α）在COPLL中表达阳性率只有33.3%，而在正常对照标本中达80%。TNF-a有促进骨质及软骨吸收的作用，它的缺失会使软骨生成增加，软骨内化骨的过程将增强，形成更多骨化组织。

（三）增殖细胞核抗原和骨桥蛋白

研究表明增殖细胞核抗原（Proliferating Cell Nuclear Antigen，PNCA）和骨桥蛋白（Osteopontin，OPN)在骨化韧带中过表达，但这一过表达是否会导致相应功能改变还需进一步验证。

第五节　脊柱韧带骨化病相关的动物模型

一、概述

理想的动物模型是研究疾病发生发展、观察治疗效果的最佳对象。一个好的动物模型应该和人类疾病具有相同的发病机制、临床表现和转归。对于异位骨化型疾病，一个特殊的问题是病程。在人类，异位骨化发生的过程非常缓慢，经常需要几年的时间形成病灶，而脊柱韧带骨化从出现到压迫脊髓、表现临床症状甚至需要十几年甚至几十年。这样漫长的时间对科学研究来讲，显然不具可操作性，因而以病人为研究对象几乎是不可能的，而可能药物的临床试验也将是一个漫长的过程。所幸的是，现有的动物模型可以很快出现症状，使得脊柱韧带骨化性疾病的动物研究成为可能。

目前用于脊柱韧带骨化性疾病研究的动物模型主要有两种：tww小鼠（Tiptoe Walking，ttw；或称Tiptoe Walking of Yoshimura，twy）和Zucker肥胖大鼠（Zucker Fatty Rat，ZFR）。其中尤以tww符合人类韧带骨化性疾病的特点。本节将着重介绍这两种模型的特点及基于这两种模型的相关研究内容。

二、tww小鼠

ttw小鼠是ICR/jcl小鼠自然变异产生的异位骨化动物模型，导致其遗传性病变的是核苷酸焦磷酸酶（Necleotide Pyrophophatase，NPPS）编码基因的一个无义突变[c.1813G>T (Gly568stop)]导致。这一基因突变可导致NPPS蛋白1/3丢失。蛋白结构的丢失进而导致了功能丧失 -ttw小鼠血清和成骨细胞中的 NPPS 活性均下降。

致发因素之一的核苷酸焦磷酸酶也称 PDNP（Phosphodiesterase Nucleotide Pyrophosphatase- I，I 型核苷酸焦磷酸二酯酶），可以产生无机磷酸和焦磷酸酶（PPi）。PPi 是生理、病理性钙化、骨化的主要抑制剂。PPi 的膜转运体的变异，可以使得细胞内 PPi 含量减少、代谢异常，即可导致出现异位成骨。这是另一种异位骨化动物模型 ank 鼠的发病原因。同时 NPPS-PPi 与钙 – 磷酸代谢关系密切。PPi 可以被碱性磷酸酶分解为磷酸。碱性磷酸酶缺乏症，即表现为 PPi 大量增加导致骨化减少。OPLL 患者及相关疾病患者均有异常磷酸代谢。低血磷性佝偻病（Hypophosphatemic Rickets）和甲状旁腺功能低下症患者常出现四肢及脊柱韧带、肌腱的异位骨化。因此，推测 NPPS 通过调节磷酸代谢来控制异位骨化过程。对 ttw 小鼠通过饮食补充外源性磷酸，结果导致异位骨化过程加快，也说明磷酸代谢在异位骨化中起到了重要作用。

ttw 小鼠 NPPS 这一变异为常染色体隐性遗传伴完全外显率，即 ttw 小鼠 100% 出现特征性异位骨化现象。ttw 小鼠在断奶后，体内就开始出现异位骨化想象，并迅速进展。出生后 3 周，肌腱、耳郭软骨、关节周围组织出现钙化。4 周椎间盘纤维环出现钙化。跟腱中段最早出现钙化，而后沿纤维纵向发展，最终和正常骨质融合。随着小鼠体内异位骨化过程的进展，小鼠可表现出关节挛缩、强直，最终表现小偷一样蹑手蹑脚、用脚尖走路的特征性行走方式（Tiptoe Walking）。这些典型的临床表现可以直观地反应出小鼠体内异位骨化的发展程度。ttw 小鼠的异位骨化现象不局限于脊柱的韧带，四肢韧带、软骨、肌腱等等均可发生骨化。这些特性，使得 ttw 小鼠成为研究异位骨化早期病理过程的理想动物模型。

在 tww 小鼠骨化发展的整个过程中，骨化灶周围均能观察到炎性细胞，这使得 tww 小鼠的骨化过程符合韧带起止点疾病的特点。免疫组织化学研究表明 ttw 小鼠的脊柱韧带骨化过程与人的后纵韧带骨化过程有相似之处，但 tww

小鼠异位骨化并不是软骨内成骨。另一有趣的现象是，除异位骨化灶外，ttw 小鼠本身的骨密度会下降。这种想象可能用异位骨化的"偷窃"正常骨来解释。

三、Zuck肥胖大鼠

Zucker 肥胖大鼠（Zucker Fatty Rat，ZFR）肥胖综合征、早期二型糖尿病患者具有相同的内环境特征，本是研究肥胖、代谢综合征的良好动物模型。这一种系由杂交大鼠 13M strain 自发变异产生。致病基因为隐性基因（fa），有三个基因型：隐性纯合子（fa/fa）、杂合子（Fa/fa）和显性纯合子（Fa/Fa）。其中隐性纯合子（fa/fa）被称为 ZFR，杂合子（Fa/fa）和显性纯合子（Fa/Fa）被称为 Zucker 瘦鼠。ZFR 在出生后四周就开始出现肥胖症状，其他症状还包括：糖耐量异常，食量大，自主神经系统功能低下，性腺功能低下导致不育，生长激素分泌下降和严重的高瘦素血症、高胰岛素血症等。

由于临床观察到糖尿病患者中，OPLL 的发生率较高、骨化范围、程度较严重；反之，对 OPLL 患者的调查发现其中有很高比例并发糖耐量异常。对于脊柱韧带骨化和糖尿病关系的进一步深入研究发现，韧带骨化严重程度与空腹胰岛素水平和胰岛素分泌反应增高相关。因而考虑胰岛素水平与 OPLL 之间可能有潜在联系，使得 ZFR 也被用于了 OPLL 的研究。ZFR 平均胰岛素水平高于同月龄的 NFR：3 个月时 ZFR 胰岛素水平约为 NFR 的 5 倍；6 个月时 ZFR 胰岛素水平达峰值，约为同龄 NFR 的 6 倍，此后逐渐下降。胰岛素与生长因子 I 受体结构亦相似，两者可以交叉作用于对方受体。胰岛素可能是作用于细胞的生长因子 I 受体诱导细胞分化，促进骨化形成。

尽管在 ZFR 大鼠的脊柱韧带中未观察到人类 OPLL 患者一样的大面积骨化现象，但显微镜下观察在其前纵韧带、后纵韧带中有小范围的骨化灶，其关节周围韧带、跟腱中也可以观察到成骨改变。其中跟腱是成骨反应最明显的部位，几乎所有 ZFR 大鼠跟腱 X 线下可观察到一个明显的骨化层，且随月龄增长。跟腱组织染色表明，软骨基质为酸性染色，软骨样细胞聚集于跟腱与跟骨连接部位的腹侧区域，随大鼠月龄增加这些细胞出现分化和肥大等改变。在这一区域，还观察到了连接组织生长因子表达增加。连接组织生长因子是胰岛素样生长因子结合蛋白超家族的一员。在血液中于生长因子 –I 或胰岛素相结合，并互相协同作用。

（张 颖 刘 洋 陈 宇）

第六节　Npps基因多态性在汉族人群中与颈椎后纵韧带骨化的相关性研究

一、概述

脊柱后纵韧带骨化是一种多因素疾病，在日本等各人种发病率在 1.9％ ~ 4.3％ 左右。诸多研究提出后纵韧带骨化与基因相关，但仍然无法明确其确切的易感基因。Npps 基因编码核苷酸焦磷酸酶，从而调节软组织的钙化和骨矿物质的沉积。核苷酸焦磷酸酶是无机焦磷酸盐（PPi）产生的主要作用酶，也是机体抑制组织钙化的主要抑制剂，Npps 功能失常导致 PPi 水平下降，导致异位组织包括韧带组织骨化。研究结果提出 A533C(Exon4,533A → C)；C973T（Exon9,973C → T）、IVS20−11delT（Intron20,11 Deletion T）、IVS15−14T → C（Intron15,−14T → C）、C596T 等多个有关 Npps 基因多态性与后纵韧带骨化有一定的相关性。Koshizuka 等应用单核苷酸多态性（SNPs）研究的方法对部分 OPLL 患者的 Npps 基因进行分析，并发现靠近 16 号外显子的 15 号内含子的 14 位 "T" 被 "C" 替代（IVS15−14T → C），其单碱基突变与 OPLL 的发生率以及骨化的严重程度密切相关。目前相关研究在逐渐增加。

二、人类Npps基因及其编码的核苷酸焦磷酸酶

（一）核苷酸焦磷酸酶

OPLL 致病基因位于靠近 HLA 复合体第六号染色体上，即位于人类 6 号染色体 q22−23 位置（6q22−23）。NPPS 基因是磷酸二酯酶（Ecto-Nucleotide Pyrophosphatase/Phosphodiesterase，ENNP）家族成员之一。

人类 Npps 基因编码的蛋白即核苷酸焦磷酸酶包括五个亚型（Npp1−5），Npp1−3 型是 Ⅱ 型跨膜糖蛋白，包括两个完全相同的由二硫键结合的亚单位。结构上包括一个短的细胞内区、一个单一的跨膜区和一个膜外区域，膜外区域包含一催化部位。Npp1 的膜内区域含有一个基底外侧膜靶信号，Npp3 则位于极性细胞表面的顶端。Npps 几乎在所有的组织中存在，但经常局限于一些特殊的结构及细胞内。在一些特殊细胞内 Npp1 构成 TGF- β 的一部分或可被 TGF- β 及糖皮质激素所诱导，但其具体的信号转导途径还未明了。Npp4−5 型是 Ⅰ 型跨膜蛋白，其具体的功能还未被描述。

核苷酸焦磷酸酶 Ⅰ 型（Npp1）被认为与后纵韧带骨化相关。核苷酸焦磷酸酶 Ⅰ 型在骨和软骨细胞内有很高的表达，其功能与 ttw 小鼠的 Npps 相似。Npp1 蛋白具有广泛的特异性，能裂解一系列的底物包括由磷酸二酯键连接的核苷酸和核苷酸糖、焦磷酸酯键结合的核苷酸及核苷酸糖。核苷酸焦磷酸酶可以水解 5' 三磷酸盐为相应的一磷酸盐，以及水解多聚磷酸盐等底物。Npps 基因突变与自发性婴儿动脉钙化症、后纵韧带骨化症以及胰岛素抵抗有关。在 Npp1 作用下三磷酸

腺苷（ATP）等可分解出无机焦磷酸盐 PPi，PPi 可抑制磷酸根离子形成以及抑制羟基磷灰石的形成以及沉积过程。Npps 基因的无意义突变使体内 Npps 蛋白含量减少，尤其是韧带、软骨等组织内无机焦磷酸盐含量的减少促使纤维细胞向成纤维细胞转化，进而促进局部细胞因子的分泌等病理过程，促进异位骨化的发生及其发展。

（二）核苷酸焦磷酸酶影响韧带钙化（骨化）机制

正常的体内矿物质沉积过程是由细胞内物质复杂的物理化学及细胞学调整过程所决定，包括促进和抑制羟基磷灰石形成两个过程。既然体内

液体环境包括胞质等对于羟基磷灰石来讲是饱和且充分的，那么问题在于为何人体并非所有的组织均由于矿物沉积而产生钙化。答案是体内液体环境内含有相当浓度的 Mg^{2+} 及蛋白酶等能显著抑制羟基磷灰石的沉积过程。其中包括核 NPPS 基因编导的苷酸焦磷酸酶。

【羟基磷灰石沉积的机制】

研究发现在肥大的软骨细胞侧方边缘、骨母细胞两极可见基质小泡（matrix vesicle，囊泡）通常以发芽的方式长出（图 6-4-1-6-1）。基质小泡通常是矿物形成、沉积的主要细胞器，细胞外胶原纤维是组织矿物调整及沉积的重要位点。

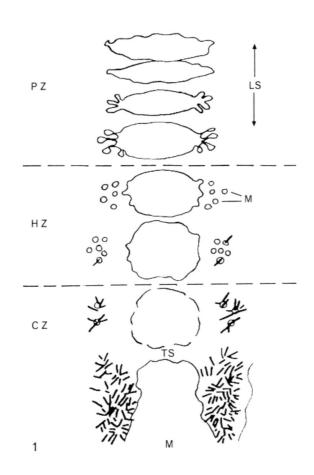

图 6-4-1-6-1　软骨细胞成熟的连续过程、囊泡从软骨细胞增殖区和肥大区的细胞膜侧方以发芽式分泌之过程

矿物质沉积的机制分两个步骤：

1. 在基质小泡内形成羟基磷灰石晶体 基质小泡内富含结合钙离子的磷脂及蛋白。这些蛋白及磷脂加速钙离子在基质内积聚。基质小泡内磷酸钙沉积由 PO_4^{3-} 离子释放入含有 Ca^{2+} 的基质小泡触发，而 PO_4^{3-} 离子释放入基质小泡是由于小泡内富含的磷酸酶的作用产生的，尤其是碱性磷酸酶。高浓度的 Ca^{2+} 及 PO_4^{3-} 离子达到溶解饱和点后产生 $CaPO_4$ 沉积而形成羟基磷灰石结晶。羟基磷灰石结晶的始动点通常位于基质小泡膜内侧部分（图 6-4-1-6-2）。

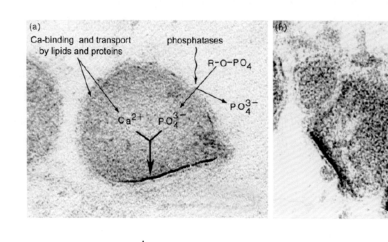

A   B

图 6-4-1-6-2　囊泡引发的矿物质沉积之始动连续过程（A、B）

2. 基质内羟基磷灰石晶体的形成 羟基磷灰石在基质小泡内始动并产生，而后由基质小泡膜以出芽的方式从膜内释放，至细胞外基质空间内。细胞外基质富含 Ca^{2+} 及 PO_4^{3-} 离子，并提供稳定的外环境以支持新的羟基磷灰石晶体持续生成。至此，羟基磷灰石围绕基质小泡周围不断扩散成束，并最终完全充填于基质内胶原纤维间。期间胶原纤维同时发挥着刺激及定向羟基磷灰石结晶扩散的重要作用（图 6-4-1-4-2、3）。

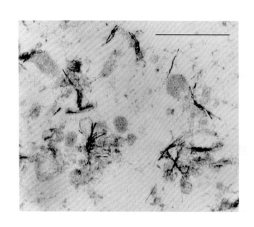

图 6-4-1-6-3　羟基磷灰石放射状积聚形成

【羟基磷灰石沉积的刺激机制】

1. 在一些位点移开或降解羟基磷灰石抑制物；
2. 羟基磷灰石核形成后通过提供交替低活性能量旁路进而刺激羟基磷灰石晶体形成及生长。

【羟基磷灰石沉积的抑制机制】

体外试验研究抑制羟基磷灰石沉积的化学机制，通常应用 pH 稳定技术和 Ⅰ 型、Ⅱ 型胶原分散两种系统，方法学上针对相关的三个生物学过程：

1. 非定型性钙磷酸盐转化为羟基磷灰石晶体；
2. 羟基磷灰石晶体的直接形成；
3. 羟基磷灰石晶体的生长。

抑制因子有：Mg^{2+} 离子通过进入形成羟基磷灰石核内部结构替代 Ca^{2+} 离子从而扭曲羟基磷灰石核的原子结构，达到减缓羟基磷灰石的形成；Al^{3+} 离子延迟羟基磷灰石形成并非通过进入羟基磷灰石核的内部结构，而是通过结合在生长的羟基磷灰石晶体表面（吸收减少其接触面积）。浓缩磷酸盐（包含 P-O-P 键）、二磷酸盐（包含 P-C-P 键）仅在 10^{-6}M 浓度即可与羟基磷灰石核及晶体表面牢固结合，从而阻断羟基磷灰石的形成；等等。人体内液体及组织内含有一定数量的焦磷酸盐离子（PPi）和三磷腺苷（ATP），包含一个或数个 P-O-P 键。Blumenthal、Fleisch 和 Neurman 等研究结果表明：无机焦磷酸盐可能在生理及病理生理过程中均发挥重要作用，它可保护软组织的矿物沉积，而在骨组织内可同时影响钙盐沉积速度以及矿物的溶解速度。局部浓度受一些酶的调节，如核苷酸焦磷酸酶、碱性磷酸酶和溶酶体酸性磷酸酶，三者均具有焦磷酸盐的活性。核苷酸焦磷酸酶与羟基磷灰石有很高的亲和力，与羟基磷灰石表面结合从而抑制羟基磷灰石的形成以及羟基磷灰石的继续聚集沉淀扩大，甚至向晶体转化；但只要羟基磷灰石溶解，焦磷酸盐将被释放出来。

体内焦磷酸盐水解过程主要由核苷酸焦磷酸酶引导发生。包括 Paget 病、韧带骨化病在内许多与钙盐异常沉积疾患产生于羟基磷灰石异常沉积。Npps 基因是编码核苷酸焦磷酸酶的基因，焦磷酸酶是一种膜周蛋白，被认为可调节无机焦磷酸盐（PPi），而焦磷酸盐又是软组织钙化和骨矿化的抑制因子。Npps 功能失常导致 PPi 水平下降，异位组织包括韧带组织骨化。

多位研究者发现：Npp1（Npps，Ectonucleotide Prophosphatase / Phosphodiesterase Ⅰ）和 TNAP（Tissue Nonspecific Alkaline Phosphatase，组织非特异性碱性磷酸酶）可密切调节组织内焦磷酸酶的水平。焦磷酸酶是一种组织矿物化的主要调节因子。Npp1 和 TNAP 在钙化细胞的胞膜以及囊泡小体上。其调节机制如图 6-4-1-6-4 所示：三磷腺苷在 Npp1 或 TNAP 酶作用下分解出无机焦磷酸盐，无机焦磷酸盐（PPi）抑制羟基磷灰石的形成及沉积，所以 Npp1 形成减少直接导致 PPi 浓度下降从而间接促进羟基磷灰石的形成加速及沉积，产生异位骨化。人体上 Npps 主要位于骨、软骨及韧带等组织，故而 OPLL 患者 Npps 基因的无意义突变即多态性使其编码的核苷酸焦磷酸酶减少，结果是脊柱韧带的广泛骨化以及持续进展。

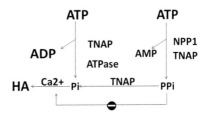

图 6-4-1-6-4　Npps 调节 PPi 及影响羟基磷灰石沉积示意图

三、Npps基因多态性在汉族人群中与颈椎后纵韧带骨化发病率、骨化进展的相关性研究

（一）Npps 基因多态性

自从 1998 年 Okawa 提出 Npps 基因的无意义突变是导致 ttw 异位骨化的遗传因素后，世界范围内尤其是日本学会学者对人类的 Npps 基因从分子生物学方面展开大规模的研究。1999 年 Nakamura 选择 323 例大样本的后纵韧带骨化患者以及 332 例对照组进行有关 Npps 基因多态性的研究，设计数十个外显子、内含子以及启动子的引物进行实验组及对照组 Npps 基因全序列的碱基测序。结果发现十个 Npps 基因碱基序列改变，并对十个突变碱基序列进一步筛选，最后认为基因第 20 号内含子的位切点上游 11 位的碱基 T 缺失即 IVS20-11delT（Intron20，-11Deletion T）与骨化的发生率相关密切。并对 IVS20-11delT 影响后纵韧带骨化的机制提出以下推测：由于内含子 20 上游第十一位的碱基 T 位于内含子和外显子连接处，碱基 T 的缺失影响到碱基的剪接过程，可能改变其后的交替转录过程，使 Npps 功能变化或 / 和蛋白表达水平变化。另外一种推测可能是该位点碱基 T 的缺失可能与另外某些未被检测到的突变相关联。并且 IVS20-11delT 多态性改变与脊柱后纵韧带骨化程度（骨化椎节数）相关密切。其后，Koshizuka 等进一步对 180 例后纵韧带骨化患者及 265 例非骨化患者进行有关 Npps 基因多态性的深入研究，同样对 C973T、IVS20-11delT 及 IVS15-14T → C 三个可能的突变位点进

行检测,结果是无法复制出先前 Nakamura 的结果,即第 20 号内含子的位切点上游 11 位的碱基 T 缺失与脊柱后纵韧带骨化的发病率无明显的统计学相关性,C973T 位点突变亦无明确的统计学意义。其实验结果显示 Npps 基因第 15 号内含子的位切点上游 14 位的碱基 T 被碱基 C 所替代即 IVS15−14T → C（intron15,−14T → C）与后纵韧带骨化患者的发生率呈相关性,而且其在年轻的女性患者发生率较高,与骨化的椎节数亦呈正相关。近期 Tahara 等应用同样的方法对 172 例 OPLL 患者进行有关 Npps 基因单核苷酸多态性研究。对 A533C、IVS8+27T → C、IVS20−11delT、C596T 四个 Npps 基因突变位点应用 SNPs 方法进行测序:该四个位点的多态性改变与后纵韧带骨化的发生率相关性无显著的统计学意义。在男性伴有胸椎后纵韧带骨化的患者中 Npps 基因 IVS20−11delT 位点突变率明显增加,骨化椎节数亦相对较多。

（二）汉族人群中 Npps 基因多态性与颈椎后纵韧带骨化发病率、骨化进展的相关性研究

【Npps 基因多态性与颈椎后纵韧带骨化发病率】

在现有的研究结果中显示,日本学者对 Npps 基因多态性与 OPLL 的相关性进行一定的深入研究,并取得一定的成绩。随着我国医疗水平的不断提高及各种检查、诊疗手段的提高,在汉族人群中 OPLL 的诊断率在不断地提高,患者的诊治率亦有明显增加,尤其是各种治疗手段的增加由 OPLL 导致的病残率不断减少,患者的生活质量大大提高。在基础研究上,对于发病机制的研究亦在不断地深入。笔者的课题组长期致力于有关脊柱韧带骨化病的研究,在相关基础研究上亦取得一定的成绩。

笔者通过收集确诊为颈椎后纵韧带骨化病、获得随访的共 95 例的临床病例、影像以及术后的随访资料。随机抽选住院患者 90 例,明确诊断排除脊柱后纵韧带骨化的脊髓型颈椎病患者作为对照组,对于部分患者同时伴有糖尿病、强直

性脊柱炎给予特别注明;抽取并留置外周血液标本,同时保留患者的一般情况、影像学以及随访方式等有关资料。通过收集血液样本,行外周血液 DNA 抽提、PCR 扩增以及 Npp1 基因突变位点的检测。参考其他学者的研究结果选取 Npps 基因的以下四个突变位点为多态性研究。对象 1.A533C（Exon4,533A → C）：Npp1 基因 mRNA 的第 4 号外显子第 533 位的碱基 A 被 C 所替代。对象 2.C973T（Exon9,973C → T）：Npp1 基因 mRNA 的第 9 号外显子第 973 位的碱基 C 被 T 所替代。对象 3.IVS15−14T → C（intron15,−14T → C）：Npp1 基因第 15 号内含子的位切点上游 14 位的碱基 T 被碱基 C 所替代。对象 4.IVS20−11delT(intron20,11 deletion T)：Npp1 基因第 20 号内含子的位切点上游 11 位的碱基 T 缺失。利用专业软件测量骨化后纵韧带的骨化物长度（骨化椎节数计算）、骨化厚度以及骨化长度、厚度进展。通过统计软件进行统计分析。结果如表 6−4−1−6−1、2 所示。

实验结果发现:A533C 位点突变与骨化的发生率及骨化程度无明显的相关性,这点与国外的研究相同。然而,C973T、IVS15−14T → C 位点基因突变其基因类型变化与骨化的发生率有一定的相关性。Npp1 基因 IVS15−14T → C、IVS20−11delT 的两个基因位点突变与后纵韧带骨化程度包括颈椎后纵韧带骨化长度（骨化椎节数）和骨化厚度均有一定的相关性。虽然我们在有关 Npps 基因多态性与汉族人群中颈椎后纵韧带骨化病的发病率以及骨化程度进行一定的相关性研究,并取得一定的结果供参考。但是,由于实验的样本量考量,其结果可有以下两种推测:由于基因序列改变的单碱基测序 SNPs 的小概率性特点,在引物设计、PCR 扩增过程条件的把握以及测序等过程存在不确定因素导致出现假阴性结果;Npp1 基因不同位点突变确实与脊柱后纵韧带骨化发生、骨化程度有一定的相关性,尚需更大的样本量以及多次试验重复验证其准确性。

表 6-4-1-6-1　Npp1 基因多态性位点实验组与对照组比较

Genotype, n (%)	OPLL (n=95)	Control (n=90)	P value
A533C		–	0.430
AA	76 (80.0)	76 (84.4)	–
AC+CC	19 (20.0)	14 (15.6)	–
C973T		–	<0.001
CC	58 (61.1)	84 (93.3)	–
TT+TC	37 (38.9)	6 (6.7)	–
IVS15–14T → C		–	0.026
TT	18 (19.0)	7 (7.8)	–
CC+TC	77 (81.0)	83 (92.2)	–
IVS20–11delT		–	0.093
WW	55 (57.9)	41 (45.6)	–
VV	40 (42.1)	49 (54.4.) –	–

表 6-4-1-6-2　Npp1 基因多态性与骨化患者年龄、骨化椎节数、骨化厚度的相关性

SNPs	n	Age (mean ± SD yrs)	Ossified segments (mean ± SD VB)	Ossified thickness (mean ± SD mm)
A533C				
AA	76	55.7 ± 9.0	4.2 ± 1.7	7.8 ± 3.1
AC+CC	19	58.5 ± 9.4	4.7 ± 2.5	7.7 ± 3.3
P–value		0.231	0.363	0.947
C973T				
CC	58	56.1 ± 9.0	4.1 ± 1.8	7.1 ± 2.8
TT+TC	37	56.5 ± 9.3	4.6 ± 2.1	8.8 ± 3.3
P –value		0.828	0.248	0.007
IVS15–14T → C				
TT	18	58.7 ± 11	6.3 ± 2.4	9.3 ± 3.4
CC+TC	77	55.7 ± 8.6	3.8 ± 1.4	7.4 ± 2.9
P –value		0.219	<0.001	0.017
IVS20–11delT				
WW	55	57.5 ± 9.4	5.1 ± 4.5	8.8 ± 3.0
VV	40	54.6 ± 8.5	3.9 ± 2.9	6.4 ± 2.7
P –value		0.119	<0.001	<0.001
V = variant; W = wild–type				

【Npps 基因多态性与颈椎后纵韧带骨化术后骨化进展的相关性研究】

Takatsu 等研究提出后纵韧带骨化患者其术后骨化进展率明显高于非手术患者。然而大多数学者认为，后纵韧带骨化病早期手术仍然是最佳的治疗方式，尤其是年轻的、连续型或混合型骨化患者。国外文献报道提出：后纵韧带骨化术后骨化进展率高达 50% 左右，而对于 OPLL 后路手术其进展甚至高达 71%。导致颈椎 OPLL 术后骨化进展的因素是多方面的，其确切的原因及机理尚未明确，但在对后纵韧带骨化发生、发展机制相关的基因研究中，诸多基因及其编导的功能蛋白变化而导致脊柱韧带的异位骨化及影响骨化程度，而对于脊柱 OPLL 术后骨化的进展是否与这些基因存在相关性，目前国内外尚无报道。Npp1 基因的 IVS15-14T → C 或 IVS20-11delT 多态性改变与骨化程度有关，是否与颈椎 OPLL 术后骨化的进展有关呢？

我们在获得随访的 95 例颈椎 OPLL 并行手术治疗的患者中发现有 39 例其骨化有不同程度的进展（如图 6-4-1-6-5），故对其的外周血液标本的 Npp1 基因四个多态性改变位点的检测结果分析发现 Npp1 基因 IVS20-11delT 位点突变不但与骨化程度相关密切，而且与骨化的进展有一定的相关性（表 6-4-1-6-3）。目前研究成果认为：内含子在基因的转录、翻译以及蛋白表达等方面起到某些修饰作用，而并非是完全无任何功能的无意义序列，可能对某些外显子及其相应的功能蛋白产生至关重要的调节或调控作用。内含子与基因的功能亦密切相关，内含子结构可以充当基因的调控元件，主要表现为增强子，也有的作为弱化子及沉默子。从这点相关性，我们对研究结果做以下分析：Npp1 基因的第 20 内含子上游第 11 位碱基缺失，导致该位点以后的基因转录出现一系列的改变。

表 6-4-1-6-3　单核苷酸多态性与颈椎后纵韧带骨化术后进展的相关性

	Non-progression (n=56)	Progression (n=39)	P-value	OR (95% CI)
A533C			0.029	
AA	49 (87.5)	27 (69.2)		3.11 (1.10, 8.84)
AC+CC	7 (12.5)	12 (30.8)		1
C973T			0.935	
CC	34 (60.7)	24 (61.5)		0.97 (0.42, 2.23)
TT+TC	22 (39.3)	15 (38.5)		1
IVS15-14T → C			0.836	
TT	11 (19.6)	7 (18.0)		0.90 (0.31, 2.56)
CC+TC	45 (80.4)	32 (82.0)		1
IVS20-11delT			0.007	
WW	77	55.7 ± 8.6	3.8 ± 1.4	7.4 ± 2.9
VV	26 (46.4)	0.219	<0.001	0.017
V = variant; W = wild-type				

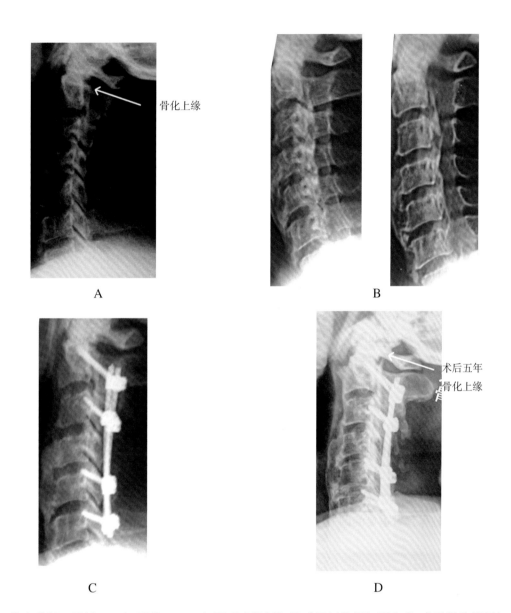

骨化上缘

A

B

术后五年
骨化上缘

C

D

图 6-4-1-6-5　临床举例　男性，47 岁，颈椎 OPLL 行颈后路椎板切除减压侧块螺钉固定术，术后骨化进展（A~D）
A. 术前 X 线侧位片；B. 术前 X 线断层片显示骨化上缘到达 C_2 水平，为混合型；
C. 术后 X 线侧位片；D. 术后五年随访，X 线侧位片显示 OPLL 由混合型进展为连续型，骨化物上缘进展至 C_1 水平

1. 该位点突变直接影响核苷酸焦磷酸酶基因的转录从而使 Npp1 表达明显下降，出现骨化抑制物 PPi 的减少而出现及加重后纵韧带骨化；

2. 该位点突变与后续相关基因的转录相关联，或者该位点突变与其他基因转录过程相关联，其他基因从直接或间接途径影响核苷酸焦磷酸酶的表达减少，加重后纵韧带骨化的进展；

3. 由于该位点突变使 DNA 转录出现中断，同时产生异常的弱化子或沉默子，对正常的 Npp1 基因转录过程产生影响使其核苷酸焦磷酸酶表达出现明显的减少，无机焦磷酸盐减少从而使抑制钙盐沉积作用减弱异位骨化作用增强。其确切的机制有待进一步的研究发现。

另外，由于发现的颈椎 OPLL 术后骨化进展的病例仅 39 例，其样本实验结果说服力有限，故仍需进一步增加随访的样本量及多次重复的实验以证实其可信度和准确度。

（何志敏　陈　宇　卢旭华　陈德玉）

第七节 缝隙连接Cx43在颈椎后纵韧带骨化进展中的信号传递作用

一、概述

骨形成和骨重建是成骨细胞、骨细胞及破骨细胞等骨源性细胞功能紧密协调从而达到骨动态平衡的一种状态，达到上述功能协调的一个重要通路就是细胞与细胞之间直接的信息传递，而存在于细胞膜上的缝隙连接则恰好发挥着这种信息传递作用。缝隙连接（Gap Junction），亦可称为间隙连接、通讯连接，是由连接相邻两个细胞之间的连接通道排列而形成的一种特殊膜结构。相邻细胞间通过缝隙连接所介导的细胞间隙连接通讯（Gap Junction Intercellular Communication，GJIC）功能而进行着信息、能量和物质等的交换，不但参与细胞间物质交换的代谢偶联和电信号传递的电偶联，而且对细胞的新陈代谢、内环境稳定、增殖和分化等生理过程起着重要的调控作用。

二、缝隙连接蛋白Connexin43及其在成骨分化中的作用

（一）缝隙连接蛋白及其作用机制

缝隙连接并非由单独构成，而是由连接通道形成的紧密成束的聚合体或粘着斑聚集而成，其数量从几个到几千个不等，随组织的不同发育阶段而异。缝隙连接广泛存在于哺乳动物的各种器官组织中，但是红细胞、骨骼肌除外。缝隙连接通道的主要成分是连接蛋白（Connexin，Cx）。研究证实，目前在哺乳动物中发现的连接蛋白至少有20余种，相对分子质量从26～50 kD不等，依分子量的不同而分别命名为Cx32，Cx50，Cx26，Cx43，Cx36等。自1996年首个连接蛋白的基因被克隆至今，大部分哺乳动物的连接蛋白已相继被科学家克隆成功，例如Cx43，Cx26，

Cx32等。科学研究发现，连接蛋白的编码基因是编码蛋白的基因家族成员，他们具有共同的基因结构，其碱基序列有40%到60%的同源性，结构非常相似。研究还发现，不同的连接蛋白有不同染色体基因座上的单一基因编码。连接蛋白具有高度保守的氨基酸序列，每一连接蛋白包含四个疏水性的跨膜区，其氨基端和羧基端位于胞质面。各成员之间的差异主要存在于胞质面的两个环形结构域及羧基端。而且不同连接蛋白分子之间组合形成的缝隙连接通道的渗透性和导电性也有所不同。一个缝隙连接通道由位于相邻细胞膜上的两个配对半通道（Hemichannels）又称连接子（Connexons）端对端连接而成。每一个半通道由六个连接蛋白分子围成，中间形成一窄小的六棱形小孔道，两细胞间相对分子质量≤1 kD的营养物质、代谢产物、离子、小分子等就可以通过这小孔道互相交换。

Cx43作为主要的间隙连接蛋白，其在胚胎时期就开始表达，在国内外研究中逐渐成为研究的热点。许多学者已经证实了成骨细胞及骨细胞细胞膜上存在大量缝隙连接蛋白，虽然研究表明其他Connexin亚型在成骨细胞亦有表达，但是却以Connexin43数量最多、分布最广。

（二）Connexin43在成骨分化中的作用及其信号通路

过去多年时间内，大量的试验研究证实了Connexin43缝隙连接蛋白在成骨细胞就在骨细胞增殖和分化过程中扮演着重要的信息传递作用。它通过在细胞与细胞之间传递激素信号、机械应力甚至生长因子等从而协调骨细胞与成骨细胞的功能活动来促进骨的形成。通过观察敲除编码Connexin43的gja1基因的小鼠发现，其胚胎发育过程中无论是膜内化骨还是软骨内化骨均出现了

明显的迟至现象。研究亦证实，Connexin43缺如之成骨细胞的矿化功能丧失，且其对合成信号的传递作用存在显著的缺陷。近来研究发现，对于出生后骨骼系统稳态的维持，Connexin43缝隙连接蛋白亦发挥着重要的作用。因此，Connexin43缝隙连接蛋白在骨源性细胞间传递各种复杂的信号，从而促进或维持局部及全身骨的稳态。

已有研究表明细胞内多个重要的信号传导通路参与了颈椎后纵韧带组织细胞成骨分化的过程，其中以BMP2/Smad研究最多。BMP2可以刺激后纵韧带组织细胞增殖并发生成骨分化，并且OPLL患者来源的颈椎后纵韧带组织细胞比非OPLL来源的颈椎后纵韧带组织细胞对BMP2的刺激有更明显的反应。进一步的研究表明BMP2刺激颈椎后纵韧带组织细胞成骨分化的作用是通过Runx2实现的。Runx2作为转录因子，是细胞成骨分化过程中的关键因子，包括Ⅰ型胶原、骨钙素、碱性磷酸酶等在内的一些骨向分化标志物都是其靶基因，而BMP2可以增强Runx2的表达，同时该过程也涉及Smad1、Smad5等BMP2下游信号分子。此外，亦有研究表明Src/MEK/ERK通路是另一条与OPLL发生密切相关的信号通路。MEK/ERK可通过成骨转录因子Cbfa1调控Ⅰ型胶原、骨钙素、碱性磷酸酶等骨向分化标志物表达，MEK抑制能阻断应力刺激对后纵韧带细胞中骨化标志因子的诱导。此外ERK通路在糖尿病患者OPLL的发生发展过程中也发挥功能，高胰岛素血症可能通过ERK信号通路影响了OPLL的发病和进展。由于在其他组织细胞学研究中发现Cx43与BMP2/Smad和Src/ERK信号通路关系密切，提示我们Cx43在颈椎后纵韧带组织细胞中可能也是通过这些信号通路影响其骨化进程的。

三、Connexin43在颈椎后纵韧带骨化中的作用

（一）Connexin43在后纵韧带组织细胞中的表达

采用组织块培养法培养颈椎后纵韧带骨化患者及颈椎外伤患者的后纵韧带组织细胞，通过HE染色及免疫细胞化学与免疫荧光技术进行细胞鉴定（图6-4-1-7-1）。取第三代细胞，按3×10^5/孔的密度接种在六孔培养板内，放置于培养箱内过夜待细胞贴壁，次日用1% FBS-DMEM的培养基同步化24h，然后提取细胞蛋白质，通过Western Blot技术检测两组细胞Connexin43蛋白表达差异，发现骨化组细胞Cx43蛋白表达明显高于外伤组（图6-4-1-7-2）。

（二）Connexin43特异SiRNA干扰后骨化组细胞表达骨钙素、碱性磷酸酶及Ⅰ型胶原的变化

选取骨化组第三代细胞，按3×10^5/孔的密度接种在六孔培养板内，放置于培养箱内过夜待细胞贴壁，次日给予转染，然后提取蛋白和RNA，利用半定量RT-PCR技术检测骨钙素、碱性磷酸酶及Ⅰ型胶原的表达差异，利用Western blot技术检测Connexin43蛋白表达差异。结果发现Connexin43经过特异SiRNA干扰后，细胞表达骨钙素、碱性磷酸酶及Ⅰ型胶原的量明显下降（图6-4-1-7-3）。

（三）机械应力刺激对Connexin43 siRNA干扰组骨化细胞表达骨钙素、碱性磷酸酶及Ⅰ型胶原的影响

颈椎后纵韧带骨化细胞在给予Connexin43缝隙连接蛋白特异SiRNA干扰后，即使再次给予机械应力刺激24h，骨钙素、碱性磷酸酶及Ⅰ型胶原的细胞表达量不再出现明显的变化，说明Connexin43缝隙连接蛋白抑制后，抑制了细胞间信息的传递，成骨标志物不再出现明显的增高，证实了Connexin43缝隙连接蛋白在机械应力诱导颈椎后纵韧带骨化进展过程中具有重要的信息传递作用（图6-4-1-7-4）。

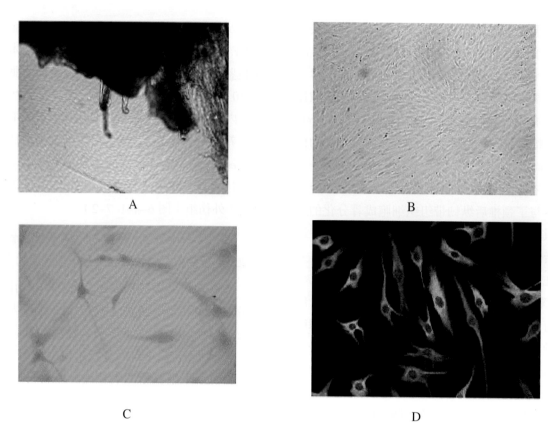

图 6-4-1-7-1　临床举例　后纵韧带组织细胞体外组织块培养法（A ~ D）

A. 组织块培养法培养 10d，大量韧带细胞从韧带周围萌出；B. 培养 25d，细胞排列渐规则，呈"栅栏状"；

C.HE 染色提示细胞呈梭形、纺锤形及多角的星形，细胞核大、卵圆形，部分细胞处于有丝分裂期；

D. 免疫细胞化学及免疫荧光：细胞呈梭形、纺锤形及多角的星形，细胞核大、卵圆形；细胞核经 DAPI 染为蓝色，胞质

波形蛋白经 FITC 标记后呈鲜绿色

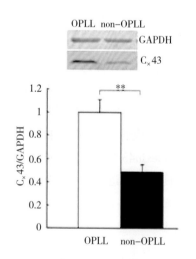

图 6-4-1-7-2　Cx43 在 OPLL 组细胞内蛋白表达明
显高于非 OPLL 组（＊＊ p<0.05）

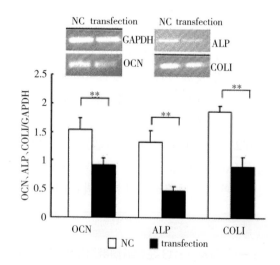

图 6-4-1-7-3　Connexin43 经过特异 siRNA 干扰后，
细胞表达骨钙素、碱性磷酸酶及 I 型胶原的量明显
下降（NC：阴性对照组，transfection: 转染组）（＊＊
p<0.05）

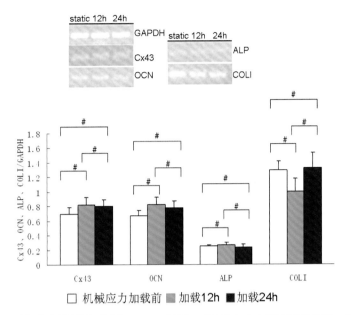

图 6-4-1-7-4　Connexin43 缝隙连接蛋白特异 siRNA 干扰，机械应力刺激后骨钙素、碱性磷酸酶及 I 型胶原的细胞表达量不再出现明显的变化（ ** p<0.05 ）

（杨海松　陈　宇　卢旭华）

第八节　几丁糖对颈椎后纵韧带骨化进展的抑制作用研究

一、概述

后纵韧带骨化（Ossification of the Posterior Longitudinal Ligament，OPLL）是发生在脊柱后纵韧带组织的异位骨化，近年来对颈椎后纵韧带骨化症进行的大量基础实验与临床研究已证实 OPLL 的病理基础是患者的后纵韧带成纤维细胞发生骨向分化，并最终成为成骨细胞。

与其他脊柱疾病相似，对于 OPLL 的治疗也不外乎保守治疗及手术治疗。关于 OPLL 非手术治疗的报道相对较少，除了减少颈部活动等措施外近年来亦无新的治疗方法出现。手术治疗的方式分为前路、后路或前后联合入路。前路手术出现脑脊液漏等并发症概率高，临床上常采用保留骨化的韧带的"漂浮"方法，即不强求完全切除骨化灶，使其充分游离，漂浮在椎管内，但残留的骨化物可呈持续性生长；后路手术可扩大椎管容积，但无法直接去除前方致压的骨化物，更不能中断骨化的进展，甚至可能出现骨化物生长加速。目前尚没有一种能抑制颈椎 OPLL 患者骨化灶持续生长，或延缓骨化物进展的辅助治疗方法。

二、几丁糖及其主要作用

几丁糖为几丁质脱去乙酰基后的产物，在自然界分布广泛，主要存在于虾、蟹、昆虫等的骨骼及外壳以及某些菌类的细胞壁、藻类等。目前地球上仅次于纤维素的第二大天然资源，几丁糖已在工、农业中广泛应用，近年来还陆续发现许多新功能，开发出很多新产品，许多学者都认为21 世纪是几丁质和几丁糖的世纪。

医用几丁糖是一种具有良好生物相容性、可降解性及生物学活性的高分子多糖类物质，是从虾壳中提纯的高分子化合物几丁质经羧甲基化后再经深加工制成的一种聚乙酰氨基葡萄糖。几丁糖在体内可通过溶菌酶和内切型几丁质分解酶降解成低聚糖，然后通过外切型几丁质分解酶降解成 N- 乙酰葡萄糖胺，进入体内代谢循环，少量的代谢产物可经肾脏代谢从尿中排出，绝大部分通过参与呼吸氧化产生二氧化碳和水而代谢。同时，医用几丁糖为高度纯化、无毒、无致敏和无热原反应的天然聚糖，虽然理论上任何天然生物材料均有潜在过敏性危险，但医用几丁糖在临床已应用多年，少见其不良反应报道。临床上除了利用几丁糖能抑制成纤维细胞增殖，减轻术后疤痕粘连的特点外，还发现几丁糖具有广谱的抑菌作用，尤其对革兰氏阳性菌较为明显；一定的局部止血作用及抑制血纤维蛋白束形成的作用，可减少血肿机化；制备成胶体后，有生物屏障及润滑作用，在理化性质上几丁糖与关节内的氨基多糖相类似，具有吸收缓慢，黏弹性好等特点。侯春林教授等人通过实验还证明几丁糖可抑制人皮肤成纤维细胞自分泌 TGF-β1，反馈性地减轻细胞外基质的沉积，减少胶原纤维来源，抑制成纤维细胞的增殖及分化，并在电镜下观察到成纤维细胞经几丁糖作用后，出现内质网扩张，表面核糖体减少，溶酶体增加等变化。

三、TGF-β1在OPLL发生过程中的作用

近年来，随着大量的关于颈椎 OPLL 的临床及基础研究的开展，对其认识不断深入，明确了颈椎 OPLL 的病理基础是在一定的遗传因素及多种致病因素共同作用下后纵韧带成纤维细胞出现成骨分化，且有多项研究发现 TGF-β1 与颈椎 OPLL 的进展关系密切。TGF-β1 为转化生长因子家族的成员之一，广泛存在于动物正常组织以及转化细胞中，在骨组织中含量最为丰富，具有多种生物学功能，从骨组织中分离出来的 TGF-β1 可促进骨膜间充质细胞的增殖和分化，促进成软骨细胞的增殖，以及细胞外基质如胶原蛋白、透明质酸和蛋白聚糖的合成，还可以诱导间充质细胞转化为软骨细胞，但 TGF-β1 的作用具有种群特异性，且与剂量相关。戴力扬教授等通过实

验证实小鼠后纵韧带成纤维细胞在高浓度葡萄糖作用下，可出现 TGF-β1 表达升高，细胞外基质沉积，胶原合成增加等现象，在外源性 TGF-β1 直接作用下亦有此表现，而在加入抗体阻断 TGF-β1 作用后，后纵韧带细胞胶原合成的进程受到抑制。因此，TGF-β1 被认为在颈椎 OPLL 的发生、发展过程中起着重要的促进作用。

四、几丁糖对OPLL进展的抑制作用及其机制

要抑制颈椎后纵韧带骨化的发生，或延缓骨化灶生长的进展，根本在于抑制或延缓后纵韧带成纤维细胞的骨向分化。基于几丁糖可抑制人皮肤来源的成纤维细胞自分泌 TGF-β1，反馈性地减轻细胞外基质的沉积，减少胶原纤维来源，抑制成纤维细胞的增殖及分化，而且 TGF-β1 与 OPLL 进展关系密切的依据，使得探索几丁糖对于人体来源的后纵韧带细胞骨化进展的影响有了理论上的可行性，并有理由推测几丁糖可能对颈椎 OPLL 患者后纵韧带来源的成纤维细胞自分泌 TGF-β1 情况亦有所作用，并影响其骨向分化的进程。

为证实假设，我们通过颈前路手术收集颈椎 OPLL 患者的后纵韧带标本，采取组织块培养法进行体外细胞培养，通过免疫染色及细胞化学技术进行组织和细胞鉴定（图 6-4-1-8-1、2）。培养成功后取第三代成纤维细胞加载牵张应力刺激诱导其骨向分化，并通过加入外源性 TGF-β1 和 TGF-β1 抗体，验证 TGF-β1 在后纵韧带成纤维细胞骨化进程中的作用（图 6-4-1-8-3）。再将不同浓度的几丁糖作用于后纵韧带成纤维细胞的骨化进程，分析成骨指标（COL I、ALP）和 TGF-β1 的表达差异，研究几丁糖对颈椎 OPLL 患者后纵韧带来源的成纤维细胞的 TGF-β1 表达及其骨化进程的影响作用，实验中所选用的几丁糖化学名称为羧甲基几丁质（Carboxymethylchitin），其脱乙酰度不大于 20%，取代度不小于 0.85，取代位置以 6 位羟基取代为主，重均分子量不小于 500kDa，分布系数为 1.0 ~ 2.0。辅料含有氯化钠（图 6-4-1-8-4，5）。

实验结果提示在加入外源性 TGF-β1 后，颈椎 OPLL 患者的后纵韧带成纤维细胞的成骨指标表达升高，且呈现出一定的浓度依赖性，而加入 TGF-β1 抗体作用后，细胞的成骨指标升高幅度明显降低，证实了 TGF-β1 在颈椎 OPLL 患者后纵韧带成纤维细胞骨化进程中有重要作用。而在一定浓度的几丁糖作用下，患者后纵韧带成纤维细胞的 TGF-β1 及成骨指标的表达受抑制，说明了几丁糖可延缓其骨向分化进程（图 6-4-1-8-4~6）。

虽然体外实验的结果提示了一定浓度的几丁糖对于离体的 OPLL 患者的后纵韧带成纤维细胞的骨化倾向有一定抑制作用，但人体内环境的复杂性非体外实验可模拟，后纵韧带的骨化进程亦是多因素作用下的复杂过程，仅靠目前对细胞的体外实验结果尚难以断言几丁糖相关的产品可在临床上起到延缓 OPLL 患者韧带骨化进展的作用。鉴于医用几丁糖已在多学科广泛应用，安全无毒，且具有一定的止血、防粘连和广谱抑菌作用，因此，可在临床上逐步探索几丁糖对颈椎 OPLL 患者的骨化灶进展的影响。

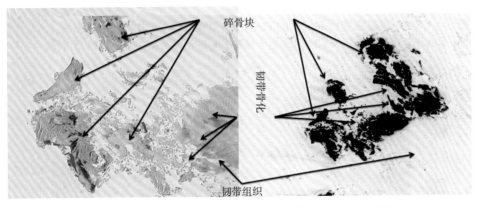

Masson's Trichrome stain, 40X　　　　Von kossa stain, 40X

图 6-4-1-8-1　临床举例　颈椎 OPLL 患者后纵韧带组织的 Masson 三色染色和 Von kossa H&E 染色

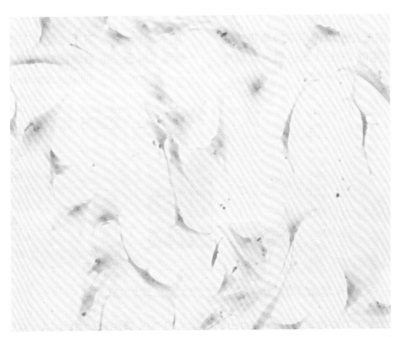

图 6-4-1-8-2　临床举例　颈椎 OPLL 患者后纵韧带成纤维细胞 HE 染色（40X）
细胞呈梭形、纺锤形及多角的星形，细胞核大、卵圆形，部分细胞处于有丝分裂期

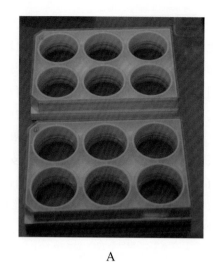
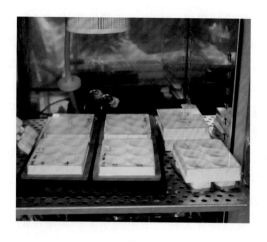

A   B

图 6-4-1-8-3　诱导细胞骨向分化的 Flexercell 4000 细胞应力加载培养系统（A、B）
A. 接种细胞的 Flexercell 6 孔细胞培养板；B. 培养板放入加载箱加载应力刺激

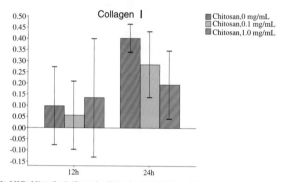

图 6-4-1-8-4　不同浓度几丁糖作用下经牵张应力刺激 12h 及 24h 后细胞的 COL Ⅰ 表达量升高幅度差异的 Bonferroni 检验

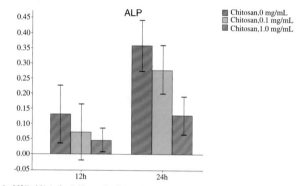

图 6-4-1-8-5　不同浓度几丁糖作用下经牵张应力刺激 12h 及 24h 后细胞的 ALP 表达量升高幅度差异的 Bonferroni 检验

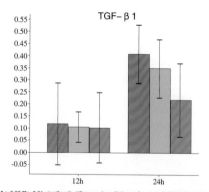

图 6-4-1-8-6　不同浓度几丁糖作用下经牵张应力刺激 12h 及 24h 后细胞的 TGF-β1 表达量升高幅度差异的 Bonferroni 检验

（缪锦浩　陈　宇　卢旭华）

1. Aiba A, Nakajima A, Okawa A, et al. Evidence of enhanced expression of osteopontin in spinal hyperostosis of the twy mouse. Spine (Phila Pa 1976). 2009;34(16):1644–9.

2. Akune T, Ogata N, Hoshi K, et al. Insulin receptor substrate–2 maintains predominance of anabolic function over catabolic function of osteoblasts. J Cell Biol 2002, 159:147–156

3. Akune T, Ogata N, Seichi A, et al. Insulin secretory response is positively associated with the extent of ossifi cation of the posterior longitudinal ligament of the spine. J Bone Joint Surg Am 2001, 83:1537–1544

4. Akune T. Investigation of factors associated with glucose metabolism in ossifi cation of the posterior spinal ligament. Orthop Surg 2004, 45:19–23

5. Allison C. Sharrow, Yanan Li, Amanda Micsenyi et al. Modulation of osteoblast gap junction connectivity by serum,TNFα, and TRAIL. Experimental cell research 2008; 314: 297–308.

6. Amjad.Z,Koutsoukos,P,and Nancollas, G. H.The crystallization of hydroxyapatite and fluorapatite in the presence of magnesium ions. J. Coll. Int Sci. 1984;101:250.

7. Anderson HC, Garimella R, Tague SE. The role of matrix vesicles in growth plate development and biomineralization. Front Biosci 2005;10:822–837.

8. Anderson HC. Calcification processes. Pathol Annu 1980;15 (Pt 2):45–75.

9. Anderson HC. Introduction to the Second Conference on Matrix Vesicle Calcification. Metab Bone Dis Relat Res 1978;1:83–87.

10. Anzai N. Four cases with radiculomyelopathy due to hypertrophic changes of the ligamentum flavum (in Japanese). J Jpn Orthop Assoc 1938, 13:305–316

11. Azuma Y, Kato Y, Taguchi T. Etiology of cervical myelopathy induced by ossification of the posterior longitudinal ligament: determining the responsible level of OPLL myelopathy by correlating static compression and dynamic factors[J]. J Spinal Disord Tech, 2010;23(3):166–169.

12. Azzam EI, de Toledo SM, Little JB. Direct evidence for the participation of gap junction–mediated intercellular communication in the transmission of damage signals from a–particle irradiated to nonirradiated cells. Proc Natl Acad Sci USA, 2001, 98(2): 473–478.

13. Betts, F,Blumenthal,N.C, Posner, A.S, Becker,G. L, and Lehninger, A. L. Atomic structure of intracellular amorphous calcium deposits. Proc.Natl. Acad. Sci. USA 1975;72:2088.

14. Bloor DJ, W ilson Y, Kibschull M et a. Expression of connexins in human preimplantation embryos in vitro. R~rod Biol Endocrinol, 2004, 2(1): 25–30.

15. Blumenthal, N.C, Betts, F, and Posner, A. S.Stabilization of amorphous calcium phosphate by Mg and ATP. Calcif. Tissue Res. 1977;23:245.

16. Blumenthal, N.C., and Posner, A.S.Surface poisoning of synthetic and biological apatites. Colloids Surfaces1987;26: 123.

17. Boskey,A.L,and Posner, A. S, Formation of hydroxyapatite at low supersaturation. J. Phys. Chem. 1976;80:40.

18. Bruzzone R. Learning the language of cell–cell communication through connexin channels. GenomeBIOl. 2001, 2(11): reports 4027. 1–reports4027.5.

19. Bruzzone, R., White, T. W., Paul, D. L. Connections with connexins: The molecular basis of direct intercellular signalling. Eur. J. Bioch 1996; 238: 1–27.

20. Buckley MF, Loveland KA, McKinstry WJ, Garson OM, Goding JW Plasma cell membrane glycoprotein PC–1:CDNA cloning of the human molecule, amino acid sequence,and chromosomal location. J Biol Chem 1990; 265:17506–17511.

21. Cardenal A, Masuda I, Haas AL, Ono W, McCarty DJ. Identification of a nucleotide pyrophosphohydrolase from articular tissues in human serum. Arthritis Rheum 1996, 39:252–256

22. Chiba K, Yamamoto I, Hirabayashi H, et al. Multicenter study investigating the postoperative progression of ossification of the posterior longitudinal ligament in the cervical spine: a new computer–assisted measurement. J Neurosurg Spine 2005;3:17–23.

23. Chung, D. J., Castro, C. H., Watkins, M., Stains, J. P., Chung, M. Y., Szejnfeld, V. L., Willecke, K., Theis, M., and Civitelli, R. Low peak bone mass and attenuated anabolic response to parathyroid hormone in mice with an osteoblast–specific deletion of connexin43. J. Cell Sci. 2006; 119: 4187–4198.

24. D.J. Chung, C.H. Castro, M. Watkins, et al. Low peak bone mass and attenuated anabolic response to parathyroid hormone in mice with an osteoblast–specific deletion of connexin43. J. Cell Sc. 2006; 119: 4187–98.

25. Donahue, H. J., McLeod, K. J., Rubin, C. T.et al. Cell to cell communication in osteoblastic networks: Cell line–dependent hormonal regulation of gap junction function. J. Bone Miner. Res 1995; 10: 881–9.

26. Epstein NE. Ossification of the posterior longitudinal ligament in evolution in 12 patients J . Spine ,1994 ,19 :673–681.

27. F. Furlan, F. Lecanda, J. Screen, R. Civitelli. Proliferation, differentiation and apoptosis in connexin43–null osteoblasts, Cell Commun. Adhes 2001; 8:367–71.

28. Firooznia H, Benjamin VM, Pinto RS, et al. Calcification and ossification of posterior longitudinal ligament of the spine. Its role in secondary narrowing of spinal canal and cord compression. NY State J Med 1982;82:1193–8.

29. Fleisch H,Russell R.G.G.and Straumann F.Effect of pyrophosphate on hydroxyapatite and implications in calcium homeostasis.Nature 1966;212:901–903.

30. Fleisch H. Diphosphonates: history and mechanisms of action. Metab Bone Dis Relat Res 1981, 3:279–288

31. Fleisch, H, and Neuman, W. F.Mechanism of calcification:Role of collagen, polyphosphate, and phosphatase. Am. J. Physiol. 1961;200: 1296.

32. Fleisch, H, Russell, R. G G, Bisaz, S, Muhlbauer, R. C, and Williams, D. A,The inhibitory effects of phosphonates on the formation of calcium phosphate crystals in vitru and on aortic and kidney calcification in viva Eur. J. Clin. Invest. 1970:12.

33. Fleisch, H, Russell, R. G. G., Bisaz, S, Casey, P. A,and Muhlbauer, R. C.The influence of pyrophosphate analogues (diphosphonates) on the precipitation and dissolution of calcium phosphate in virro and in vivo. Calcif. Tissue Res. 2[Suppl.] 1960:l0.

34. Fleisch, H,Russell, R.G.G, Bisaz,S, and Bonjour, J.P.The effects of pyrophosphate and diphosphonates on calcium metabolism. I n Elliott, K., and Fitzsimons, D. W. (eds.): Hard Tissue Growth, Repair, and

Remineralization. Amsterdam,Elsevier, 1973, pp. 331–358.

35. Fleixh,H, Russell,R.G.G, and Francis, M. D.Diphosphonates inhibit hydroxyapatite dissolution. Science 1969;165: 1262.

36. Forestier J, Lagier R. Ankylosing hyperostosis of the spine. Clin Orthop 1971, 74:65–83

37. Francis, M. D, Russell, R. G. G., and Fleisch, H.Diphosphonates inhibit formation of calcium phosphate crystals in v i m and pathological calcification in viva Science 1969;165: 1264.

38. Francis, M. D.The inhibition of calcium hydroxyapatite crystal growth by polyphosphonates and polyphosphates. Calcif. Tissue Res. 1969;3: 151.

39. Fujimori T, Iwasaki M, Nagamoto Y, et al. Three-dimensional measurement of growth of ossification of the posterior longitudinal ligament.J Neurosurg Spine, 2012;16(3):289–95.

40. Fujiyoshi T, Yamazaki M, Okawa A, et a1. Static versus dynamic factors for the development of myelopathy in patients with cervical ossification of the posterior longitudinal ligament[J]. J Clin Neurosci, 2010;17(3):320–324.

41. Furukawa K. Molecular mechanism of insulin resistance. Bunshi Kekkanbyo, 2002, 3(2):15–21

42. Furushima K, Shimo-Onoda K, Maeda S, et al. Large-scale screening for candidate genes of ossification of the posterior longitudinal ligament of the spine. J Bone Miner Res 2002;17:128–37.

43. Goding JW, Grobben B, Slegers H: Physiological and pathophysiological functions of the ecto-nucleotide pyrophosphatase/phosphodiesterase family. Biochim Biophys Acta 2003;1638:1–19.

44. Goto K, Yamazaki M, Tagawa M, et al. Involvement of insulin-like growth factor I in development of ossification of the posterior longitudinal ligament of the spine[J]. Calcif Tissue Int, 1998;62(2):158–165.

45. Goto S, Yamazaki M. Pathogenesis of ossification of the spinal ligaments. In: Yonenobu K, Sakou T, Ono K (eds) Ossification of the posterior longitudinal ligament. Springer, Tokyo, 1997, 29–37

46. Guoliang Gu . Martin Nars . Teuvo A. Hentunen. Isolated primary osteocytes express functional gap junctions in vitro. Cell Tissue Res 2006; 323: 263–71.

47. Hirakawa H, Kusumi T, Nitobe T, et al. An immunohistochemical evaluation of extracellular matrix components in the spinal posterior longitudinal ligament and intervertebral disc of the tiptoe walking mouse[J]. J Orthop Sci, 2004;9(6):591–597.

48. Hiraoka S. Ossification of the ligamentum flavum at intervertebral foramena. J Jpn Surg, 1955, 3(1) : 6–11.

49. Ho AM, Johnson MD, Kingsley DM. Role of the mouse ank gene in control of tissue calcification and arthritis. Science 2000, 289:265–270

50. Horikoshi T, Maeda K, Kawaguchi Y, et al. A large-scale genetic association study of ossification of the posterior longitudinal ligament of the spine. Hum Genet. 2006;119(6):611–6.

51. Hoshi K, Amizuka N, Sakou T, et al. Fibroblasts of spinal ligaments pathologically differentiate into chondrocytes induced by recombinant human bone morphogenetic protein-2: morphological examinations for ossification of spinal ligaments. Bone 1997, 21:155–162

52. Hoshi K, Ogata N, Shimoaka T, et al. Deficiency of insulin receptor substrate-1 impairs skeletal growth through early closure of epiphyseal cartilage. J Bone Miner Res 2004, 19:214–223

53. Hosoda Y, Yoshimura Y, Higaki SA. New breed of mouse showing multiple osteochondral lesions twy mouse. Ryumachi 1981, 21:157–164

54. Hotta Y. Anatomical study of the yellow ligament of the spine with special reference to its ossifi cation. J Jpn Orthop Assoc 1985, 59:311–325

55. Huan g XD, Sandushy GE, Zipes DP. Heterogeneous loss of Cx43 protein in isehemic dog heats. J Cardiovasc Eletrophysiol. 1999, 10(1): 79–91.

56. Ikeda Y, Goto S, Yamazaki M, et al. Study of biochemical markers and bone mineral density in types of ossification of posterior longitudinal ligament of the cervical spine. In: Investigation committee 1996 report on the ossifi cation of the spinal ligament. Japanese Ministry of Public Health and Welfare, Tokyo, 1997:17–23, 67–70

57. Imamura K, Sakou T, Taketomi E, et al. Retinoid induced ossification of the spinal ligament. Orthop Traumatol 1993, 42:1540–1542

58. Inamasu J, Guiot BH, Sachs DC. Ossification of the posterior longitudinal ligament: An updete on its biology, epidemiology, and natural history[J]. Neurosurg, 2006;58(6):1027–1039.

59. Iwasaki K, Furukawa KI, Tanno M, et al. Uni-axial cyclic stretch induces Cbfa1 expression in spinal ligament cells derived from patients with ossification of the posterior longitudinal ligament[J]. Calcif Tissue Int, 2004;74(5):448–457.

60. Iwasaki M, Piao J, Kimura A,et al. Runx2 haploinsufficiency ameliorates the development of ossification of the posterior longitudinal ligament.PLoS One, 2012;7(8):e43372.

61. Jalife J, Morley GE, Vaidya D et a1. Connexins and impulse propagation in tnouse heart. J Cardiovasc Eletrophysiol. 1999, 10(11): 1649–1663.

62. Jiang, J. X., Siller-Jackson, A. J., and Burra, S. Roles of gap junctions and hemichannels in bone cell functions and in signal transmission of mechanical stress. Front. Biosci. 2007; 12,:1450–1462.

63. Kaneda K, Sato E, Higuchi M, Nohara H, Kokuma T, Honma N, Kohzaki A, Fujitani N. Thoracic spinal canal stenosis due to ossification of the spinal canal ligaments (in Japanese). Rinsyo Seikeigeka 1981, 16:63–74,

64. Kato Y, Iwasaki M, Fuji T, Yonenobu K, Ochi T: Long-term follow-up results of laminectomy for cervical myelopathy caused by ossification of the posterior longitudinal ligament. J Neurosurg 1998;89:217–223.

65. Kawaguchi Y, Furushima K, Sugimori K, et al. Association of a polymorphism of the transforming growth factor-_1 gene with the radiological characteristic of ossification of the posterior longitudinal ligament. Spine 2003;28:1424–6.

66. Kawaguchi Y, Kanamori M, Ishihara H, et al: Progression of ossification of the posterior longitudinal ligament following en bloc cervical laminoplasty. J Bone Joint Surg 2001;83A:1798–1802.

67. Key CA. Paraplegia depending on the ligament of the spine. Guys Hosp Rep 1838,3:173–174

68. Kim T, Bae K, Uhm W, et al. Prevalence of ossification of the posterior longitudinal ligament of the cervical spine[J]. Joint Bone Spine, 2007;75(4): 470–474.

69. Kobashi G, Ohta K, Washio M, et al. FokI variant of vitamin D receptor gene and factors related to atherosclerosis associated with ossification of the posterior longitudinal ligament of the spine: a multi-hospital case-control study. Spine (Phila Pa 1976). 2008;33(16):E553–8.

70. Koga H, Sakou T, Taketomi E, et al. Genetic mapping of ossification of the posterior longitudinal ligament of the spine. Am J Hum Genet 1998;62:1460–7.

71. Koizumi M. Three cases of spinal cord paralysis proved by ligamenta flava ossification (in Japanese). Rinsho Geka 1962, 17:1181–1188

72. Kojima H, Tanaka S, Miyaji Y, et al. A study on physical disposition in cervical OPLL, with special reference to generalized hyperostosis, obesity and glucose intolerance (in Japanese). Central Jpn J Orthop Surg Traumatol 1990, 33:2200–2201

73. Kon T, Yamazaki M, Tagawa M, et al. Bone morphogenetic protein–2 stimulates differentiation of cultured spinal ligament cells from patients with ossification of the posterior longitudinal ligament[J]. Calcif Tissue Int, 1997;60(3):291–296.

74. Kong Q, Ma X, Li F, et al. COL6A1 polymorphisms associated with ossification of the ligamentum flavum and ossification of the posterior longitudinal ligament. Spine. 2007;32(25):2834–8.

75. Koshizuka Y, Ikegawa S, Sano M, Nakamura K, Nakamura Y. Isolation of novel mouse genes associated with ectopic ossification by differential display method using ttw, a mouse model for ectopic ossification. Cytogenet Cell Genet 2001, 94:163–168

76. Koshizuka Y,Kawaguchi H,Ogata N,et al. Nucleotide Pyrophosphatase Gene Polymorphism Associated With Ossification of the Posterior Longitudinal Ligament of the Spine.J Bone and Mineral Res..2002;17(1):138–44.

77. Koshizuka Y,Kawaguchi H,Ogata N,et al. Nucleotide Pyrophosphatase Gene Polymorphism Associated With Ossification of the Posterior Longitudinal Ligament of the Spine.J Bone and Mineral Res..2002;17(1):138–44.

78. Kudo S, Ono M, Russell WJ. Ossification of thoracic ligamenta flava. AJR. 1983, 141(1) : 117 – l21

79. Lander ES, Schork NJ. Genetic dissection of complex traits. Science, 1994, 265:2037–2048

80. Lecanda, F., Warlow, P. M., Sheikh, S., Furlan, F., Steinberg, T. H., and Civitelli, R. Connexin43 deficiency causes delayed ossification, craniofacial abnormalities, and osteoblast dysfunction. J. Cell Biol. 2000; 151: 931–944.

81. Lee T, Chacha PB, Khoo J. Ossification of posterior longitudinal ligament of the cervical spine in non–Japanese Asians. Surg Neurol, 1991;35(1):40–44.

82. Levy, R. J, Hawley, M. A, Schoen, F. J, Lund, S. A, and Liu, P. Y.Inhibition by diphosphonate compounds of calcification of porcine bioprosthetic heart valve cusps implanted subcutaneously in rats. Circulation1985 ;71:349.

83. Li H, Jiang LS, Dai LY. High glucose potentiates collagen synthesis and bone morphogenetic protein–2–induced early osteoblast gene expression in rat spinal ligament cells.Endocrinology. 2010 Jan;151(1):63–74.

84. Li H, Liu D, Zhao CQ, et a1. High glucose promotes collagen synthesis by cultured cells from rat cervical posterior longitudinal ligament via transforming growth factor–beta1[J]. Eur Spine J, 2008;17(1):873–881.

85. Li H, Liu D, Zhao CQ, et al. Insulin potentiates the proliferation and bone morphogenetic protein–2–induced osteogenic differentiation of rat spinal ligament cells via extracellular signal–regulated kinase and phosphatidylinositol 3–kinase. Spine (Phila Pa 1976). 2008 Oct 15;33(22):2394–402.

86. Lian Y, Day KH, Damon DN et a1. Endothelial cell–specific knock–out of connexin 43 causes hypotention btadycardiain mice. Proc Natl Acad Sci USA. 2001, 98(17): 9989–9994.

87. Maeda S, Ishidou Y, Koga H, et al. Functional impact of human collagen α 2(XI) gene polymorphism in pathogenesis of ossification of the posterior longitudinal ligament of the spine. J Bone Miner Res 2001, 16:948–957

88. Maigne JY, Ayral X, Guerin—Surville H. Frequency and size of

89. Mamada T, Hoshino Y, Ohnishi I, et al. Bone mineral density in the whole body of patients with the ossification of the posterior longitudinal ligament of the cervical spine (in Japanese). Seikei Geka (Orthop Surg) 1994,45:1229–1233

90. Matsunaga S, Sakou T, Taketomi E, et al. Ossification of the spinal ligament and human leukocyte antigen haplotype (in Japanese). Spine Spinal Cord 1993, 6:781–785

91. Matsunaga S, Sakou T. Epidemiology of ossification of the posterior longitudinal ligament. In: Yonenobu K, Sakou T, Ono K, eds. Ossification of the Posterior Longitudinal Ligament. Tokyo: Springer; 1997; pp.11–7.

92. Meyer JL. Can biological calcification occur in the presence of pyrophosphate? Arch Biochem Biophys. 1984, 231:1–8

93. Mimatsu K, Kishi S, Hashizume Y. Experimental chronic compression on the spinal cord of the rabbit by ectopic bone formation in the ligamentum flavum with bone morphogenetic protein. Spinal Cord 1997, 35:740–746

94. Minagi H, Gronner AT. Calcification of the posterior longitudinal ligament: a cause of cervical myelopathy. Am J Roentgenol Radium Ther Nucl Med 1969, 105:365–369

95. Miyamoto M, Takemitsu Y, Harada Y. Serum insulin level of patients with ossification of the posterior longitudinal ligament. J East Jpt. Clin Orthop 1990, 2:251–253

96. Miyamoto S, Takaoka K, Yonenobu K, et al. Ossification of the ligamentum flavum induced by bone morphogenetic protein: an experimental study in mice. J Bone Joint Surg Br 1992, 74:279–283

97. Miyamoto S, Yonenobu K, Fujiwara K, Ono K. Pathologic study of ossification of the ligamentum flavum (in Japanese). Spine Spinal Cord 1991, 4:523–526

98. Morisu M. Influence of foods on the posterior longitudinal ligament of the cervical spine and serum sex hormone. J Jpn Orthop Assoc 1994, 68:1056–1067

99. Motegi H; Yamazaki M; Goto S, et al. Proliferating Cell Nuclear Antigen in Hypertrophied Spinal Ligaments: Immunohistochemical Localization of Proliferating Cell Nuclear Antigen in Hypertrophied Posterior Longitudinal Ligament of the Cervical Spine. Spine. 1998, 23(3): 305–310

100. Musya Y. Etiological study on spinal ligament ossification with special reference to dietary habits and serum sex hormones. J Jpn Orthop Assoc 1990, 64:1059–1071

101. Nagasawa H, Takahashi S, Kobayashi A, et al. Effect of retinoic acid on murine preosteoblastic MC3T3–E1 cells. J Nutr Sci Vitaminol (Tokyo). 2005;51(5):311–8.

102. Nagashima C. Cervical myelopathy due to ossification of the posterior longitudinal ligament. J Neurosurg 1972, 37:653–660

103. Nagashima C. Myelopathy due to ossification of the posterior longitudinal and the yellow ligament (in Japanese). Saigai Igaku 1975, 18:671–683

104. Nakamura I, Ikegawa S, Okawa A, et al. Association of the human NPPS gene with ossification of the posterior longitudinal ligament of the spine (OPLL). Hum Genet 1999, 104:492–497

105. Nakamura I, Ikegawa S, Okawa A,et al. Association of the human NPP1gene with ossification of the posterior longitudinal ligament of the

ossifications in the caudal attachments of the ligamentum flavum of the thoracic spine. Role of rotatory strains in their development : an anatomic study of 121 spines. Surgical Radiologic Anatomy, 1992, 14(2) : 119–124.

spine (OPLL). Hum Genet 1999;104 :492–497.

106. Nakanishi T, Mannen T, Toyokura Y, Sakaguchi R, Tsuyama N. Symptomatic ossification of the posterior longitudinal ligament of the cervical spine: clinical findings. Neurology 1974, 24:1139–1143

107. Nakatani S, Kimura H, Kataoka O. Investigation of the ossifi cation of the spinal ligament: fourth report (in Japanese). Investigation Committee on Ossifi cation of the Spinal Ligament, Japanese Ministry of Public Health and Welfare, Tokyo, 1982: 81–87.

108. Niepel GA, Sitaj S. Enthesopathy. Clin Rheum Dis 1979, 5:857–871

109. Nishida T, Nakanishi T, Asano M, et al. Effects of CTGF/Hcs24, a hypertrophic chondrocyte specifi c gene product, on the proliferation and differentiation of osteoblastic cells in vitro. J Cell Physiol 2000, 184:197–206

110. Nott A , Meislin SH , Moore MJ . A quantitative analysis of intron effects on mammalian gene expression. RNA 2003;9:607–617.

111. Numasawa T, Koga H, Ueyama K, et al. Human retinoic receptor β : complete genomic sequence and mutation search for ossification of posterior longitudinal ligament of the spine. J Bone Miner Res 1999, 14:500–508

112. Ogata N, Chikazu D, Kubota N, et al. Insulin receptor substrate–1 in osteoblast is indispensable for maintaining bone turnover. J Clin Invest 2000, 105:935–943

113. Ogata N, Koshizuka Y, Miura T, et al. Association of bone metabolism regulatory factor gene polymorphisms with susceptibility to ossification of the posterior longitudinal ligament of the spine and its severity. Spine 2002;27:1765–71.

114. Ohtsuka K, Yanaguhara M. Epidermic and statistic study on the ossification of the spinal ligament (in Japanese). Seikeigeka mook no. 50, ossification of the spinal ligament, 1987, 12–25

115. Okada K, Oka S, Tohge K, Ono K, Yonenobu K, Hosoya T. Thoracic myelopathy caused by ossification of the ligamentum flavum: clinicopathologic study and surgical treatment. Spine 1991, 16:280–287

116. Okawa A, Ikegawa S, Nakamura I, Goto S, Moriya H, Nakamura Y. Mapping of a gene responsible for twy (tip–toe walking Yoshimura), a mouse model of ossification of the posterior longitudinal ligament of the spine (OPLL). Mamm Genome 1998, 9:155–156

117. Okawa A, Nakamura I, Goto S, Moriya H, Nakamura Y, Ikegawa S. Mutation in Npps in a mouse model of ossification of the posterior longitudinal ligament of the spine. Nat Genet 1998, 19:271–273

118. Okazaki T, Takuwa Y, Yamamoto M, et al. Ossification of the paravertebral ligaments; a frequent complication of hypoparathyroidism. Metabolism 1984, 33:710–713

119. Onji Y, Akiyam H, Shimomura Y, Ono K, Hukuda S, Mizuno S. Posterior paravertebral ossification causing cervical myelopathy: a report of eighteen cases. J Bone Joint Surg Am 1967, 49:1314–1328

120. Ono K, Okada K, Touge K, Yonenobu K. Pathological study on the ossification of the ligamentum flavum (in Japanese). Investigation Committee on Ossification of the Spinal Ligament, Japanese Ministry of Public Health and Welfare, Tokyo, 1980: 131–139.

121. Ono K, Ota H, Tada K, Hamada H, Takaoka K. Ossified posterior longitudinal ligament: a clinicopathologic study. Spine 1977, 2:126–132

122. Ono K, Yonenobu K, Sakou T, Kawai S, Nagata K: [Prevention of progression of ossification of the posterior longitudinal ligament by the administration of etidronate disodium (EHDP) after posterior decompression.] Nippon Sekitsui Geka Gakkai Zasshi 1988 (Jpn);9:432–442.

123. Oppenheimer A. Calcification and ossification of vertebral ligaments (spondylitis ossificans ligamentosa): roentogen study of pathogenesis and clinical significance. Radiology 1942, 38:160–173

124. Pham MH, Attenello FJ, Lucas J,et al. Conservative management of ossification of the posterior longitudinal ligament. A review. Neurosurg Focus, 2011 Mar;30(3):E2.

125. Polgar F. Uber interarkuelle Wirbelverkalkung. Fortschr Geb Rontgen 1929, 40:292–298

126. Resnick D, Niwayama G. Entheses and enthesopathy: anatomical, pathological, and radiological correlation. Radiology 1983, 146:1–9

127. Resnick D, Niwayama G. Radiographic and pathologic features of spinal involvement in diffuse idiopathic skeletal hyperostosis (DISH). Radiology 1976, 119:559–568

128. Rothman RH, Simeone FA. The spine. Saunders, Philadelphia, 1992: 50–51

129. Saetia K, Cho D, Lee S, et al. Ossification of the posterior longitudinal ligament: a review[J].Neurosurg Focus, 2011;30(3):E1.

130. Saiki K, Hattori S, Kawai S. The ossification of the yellow ligament in the thoracic spine (in Japanese). Seikei Geka 1981, 24:191–198

131. Sajomsang W, Gonil P, Ruktanonchai UR, et a1. Self–aggregates formation and mucoadhesive property of water–soluble β –cyclodextrin grafted with chitosan[J]. Int J Biol Macromol, 2011;48(4):589–595.

132. Sakou T, Matsunaga S, Koga H. Recent progress in the study of pathogenesis of ossification of the posterior longitudinal ligament. J Orthop Sci. 2000;5(3):310–315.

133. Sakou T, Matsunaga S. Historical review: ossification of the posterior longitudinal ligament (in Japanese). Nihon Sekitsui–geka Gakkai–shi 1996,7:437–448

134. Sakou T, Taketomi E, Matsunaga S, et al. Genetic study of ossification of the posterior longitudinal ligament in the cervical spine with human leukocyte antigen haplotype. Spine, 1991, 6:1249–1252

135. Sakou T, Tomimura K, Maehara T. Pathophysiological study of the ossification of the ligamentum flavum (in Japanese). Rinsho Seikei Geka 1977, 12:368–376

136. Sato R, Uchida K, Kobayashi S, et al. Ossification of the posterior longitudinal ligament of the cervical spine: histopathological findings around the calcification and ossification front. J Neurosurg Spine. 2007;7(2):174–83.

137. Seiiti A, Mamada T, Hoshino Y. Calcium metabolism abnormality in OPLL. Seikeigeka (Orthop Surg) 1993, 44:1012–1016

138. Shimoaka T, Kamekura S, Chikuda H, et al. Impairment of bone healing by insulin receptor substrate–1 deficiency. J Biol Chem 2004, 279:15314–15322

139. Shingyouchi Y, Nagahama A, Niida M. Ligamentous ossification of the cervical spine in the late middleaged Japanese men: its relation to body mass index and glucose metabolism. Spine 1996, 21:2474–2478

140. Song J, Mizuno J, Hashizume Y, et al. Immunohistochemistry of symptomatic hypertrophy of the posterior longitudinal ligament with special reference to ligamentous ossification. Spinal Cord. 2006;44(9):576–81.

141. Stapleton CJ, Pham MH, Attenello FJ, et al. Ossification of the posterior longitudinal ligament: genetics and pathophysiology[J]. Neurosurg Focus, 2011;30(3):E6.

142. Stewart AJ, Roberts SJ, Seawright E, et al. The presence of PHOSPHO1 in matrix vesicles and its developmental expression prior to skeletal mineralization Bone 2006; 39:1000–1007.

143. Stewart AJ, Roberts SJ, Seawright E, et al. The presence of PHOSPHO1 in matrix vesicles and its developmental expression prior to skeletal mineralization Bone 2006; 39:1000–1007.

144. Sugihara S. Child development and leptin. Bio Clin 2003, 18(1):54–58

145. Tahara M, Aiba A, Yamazaki M. The Extent of Ossification of Posterior Longitudinal Ligament of the Spine Associated with Nucleotide Pyrophosphatase Gene and Leptin Receptor Gene Polymorphisms. Spine 2005;30:877–880.

146. Takatsu T, Ishida Y, Suzuki K, Inoue H: Radiological study of cervical ossification of the posterior longitudinal ligament. J Spinal Disord 1999;12:271–273.

147. Takeda S, Karsenty G. Central modulation of bone metabolism by leptin: mechanism mediated by the sympathetic nervous system.. Mol Med, 2003, 40:696–701

148. Takeuchi Y, Matsumoto T, Takuwa Y, et al. High incidence of obesity and elevated serum immunoreactive insulin level in patients with paravertebral ligamentous ossification; a relationship to the development of ectopic ossification. J Bone Miner Metab 1989, 7:17–21

149. Takuwa Y, Matsumoto T, Kurokawa T, et al. Calcium metabolism in paravertebral ligamentous ossification. Acta Endocrinol (Copenh) 1985, 109:428–432

150. Tamano K, Ikata T, Katoh S, et al. Evaluation of markers for bone formation in patients with ossification of the spinal ligament. In: Investigation committee 1996 report on the ossification of the spinal ligament. Japanese Ministry of Public Health and Welfare, Tokyo, 1997: 90–93

151. Tanaka S, Kudo H, Asari T, et a1. P2Y1 Transient Overexpression Induced Mineralization in Spinal Ligament Cells Derived from Patients with Ossification of the Posterior Longitudinal Ligament of the Cervical Spine[J]. Calcif Tissue Int, 2011;88(4):263–271.

152. Tanaka T, Ikari K, Furushima K, et al. Genomewide linkage and linkage disequilibrium analyses identify COL6A1, on chromosome 21, as the locus for ossification of the posterior longitudinal ligament of the spine. Am J Hum Genet 2003, 73:812–822

153. Tanno M, Furukawa KI, Ueyama K, et al. Uniaxial cyclic stretch induces osteogenic differentiation and synthesis of bone morphogenetic proteins of spinal ligament cells derived from patients with ossification of the posterior longitudinal ligaments.Bone. 2003;33(4):475–484.

154. Terayam K, Wada K, Ohtsuka K, et al. Genetic study of the family of patients with ossification of the posterior longitudinal ligament in the cervical spine (in Japanese). In: Investigation committee 1983 report on the ossification of the spinal ligament. Japanese Ministry of Public Health and Welfare, Tokyo, 1984: 17–23

155. Terayam K. Family study of ossification of the posterior longitudinal ligament (in Japanese) In: Investigation committee 1986 report on the ossification of the spinal ligament. Japanese Ministry of Public Health and Welfare, Tokyo, 1987: 10–11

156. Terayam K. Genetic study on ossification of the posterior longitudinal ligament of the spine. Spine, 1989,14: 1184–1191

157. Tosti A, Albisinni U, Bettoli V, et al. Ossification of the posterior longitudinal ligament associated with etretinate therapy. Dermatologica 1987, 175: 57–58

158. Tsukahara S, Miyazawa N, Akagawa H, et al. COL6A1, the candidate gene for ossification of the posterior longitudinal ligament, is associated with diffuse idiopathic skeletal hyperostosis in Japanese. Spine. 2005;30(20):2321–2324.

159. Tsukimoto H. A case report: autopsy of the syndrome of compression of the spinal cord owing to ossification within the spinal canal of the cervical spine (in Japanese). Nihon Geka Hokan (Arch Jpn Chir) 1960,29: 1003–1007

160. Wang XB ,Liu GY. New progress in functional study of gene introns. Chin J Med Genet 2000;17:211–212.

161. Wang YW, Jou CH, Hung CC, et al. Cellular fusion and whitening effect of a chitosan derivative coated liposome[J]. Colloids Surf B Biointerfaces, 2012;90:169–176.

162. Wei CZ, Hou CL, Gu QS, et a1. A thermosensitive chitosan–based hydrogel barrier for post–operative adhesions' prevention[J]. Biomaterials, 2009;30(29): 5534–5540.

163. Wendy A. Ciovacco, Carolyn G. Goldberg, Amanda F. Taylor et al. The role of gap junctions in megakaryocyte–mediated osteoblast proliferation and differentiation. Bone 2009; 44: 80–6.

164. Wennberg C, Hessle L, Lundberg P, et a1. Functional characterization of osteoblasts and osteoclasts from alkaline phosphatase knockout mice[J]. J Bone Miner Res, 2000;15(10): 1879–1888.

165. Wuthier. R. E, Bisaz. S, Russell, R. G. G., and Fleisch, H.Relationship between pyrophosphate, amorphous calcium phosphate, and other factors in the sequence of calcification in viva Calcif. Tissue Res. 1972;10:198.

166. Yamaguchi H, Tamagake S, Fujita S. A case of the ossification of the ligamentum flavum with spinal cord tumor symptoms (in Japanese). Seikei Geka 1960, 11:951–956

167. Yamaguchi M, Ogata N, Shinoda Y, et al. Insulin receptor substrate–1 is required for bone anabolic function of parathyroid hormone in mice. Endocrinology 2005, 146:2620–2628

168. Yamamoto Y, Furukawa K, Ueyama K, et al. Possible roles of CTGF/Hcs24 in the initiation and development of ossification of the posterior longitudinal ligament. Spine. 2002;27(17):1852–1857.

169. Yanagi T, Kato H, Shiozawa Z. Ossification of ligamenta flava of the thoracic spine assosiation with radiculomyelopathy. Clin Neurol 1972, 12:571–577

170. Yanagi T, Naito A, Yashuda T. CT scan and pathological study of the ossification of the ligamentum flavum (in Japanese). Investigation Committee on Ossification of the Spinal Ligament, Japanese Ministry of Public Health and Welfare, Tokyo, 1985:126–134

171. Yokosuka K, Park JS, Jimbo K et al. Immunohistochemical demonstration of advanced glycation end products and the effects of advanced glycation end products in ossified ligament tissues in vitro[J]. Spine, 2007;32(11): E337–E339.

172. Yonemori K, Imamura T, Ishidou Y, et al. Bone morphogenetic protein receptors and activin receptors are highly expressed in ossified ligament tissues of patients with ossification of the posterior longitudinal ligament. Am J Pathol. 1997;150(4):1335–1347

173. Yonenobu K, Ebara S, Fujiwara K, Yamashita K, Ono K, Yamamoto T, Harada N, Ogino H, Ojima S. Thoracic myelopathy secondary to ossification of the spinal ligament. J Neurosurg 1987, 66:511-518

174. Yoshida M, Oura H, Shima K, Iwahashi T, Natsumi K, Ohshima A. Immunohistochemical study on the enthesis of the ligamentum flavum in the thoracic spine (in Japanese). Bessatsu Seikeigeka 1990, 18:75-80,

175. Yoshikawa S, Shiba M, Suzuki A. Spinal-cord compression in untreated adult cases of vitamin-D resistant rickets. J Bone Joint Surg Am 1968, 50:743-752

176. Zhang L, Balcerzak M, Radisson J, et al. Phosphodiesterase activity of alkaline phosphatase in ATP-initiated Ca2t and phosphate deposition in isolated chicken matrix vesicles. J Biol Chem 2005;280:37289-37296.

177. Zhang Y, Chen Q (2000) Changes of matrilin forms during endochondral ossifi cation: molecular basis of oligomeric assembly. J Biol Chem 275:32628-32634

178. 夏平光，陈庄洪，蔡贤华，等．几丁糖对人成纤维细胞蛋白质表达谱的影响 [J]. 中华实验外科杂志，2009;26(6):701-703.

179. 王修文，谯勇，吴东进。bFGF 和 TNF-α 在颈椎后纵韧带骨化中的作用。山东大学学报（医学版）。2007，45（3）：279-282。

第二章 脊柱韧带骨化病的自然史

第一节 脊柱韧带骨化病的自然史

一、概述

脊柱韧带骨化主要包括后纵韧带骨化症（ossification of posterior longitudinal ligament, OPLL）和黄韧带骨化症（ossification of ligamentum flavum, OLF），OPLL 与 OLF 通常合并存在，因此，目前认为这两种病症具有类似的自然史。韧带骨化是一个复杂而连续的过程，其演变过程为后纵韧带内具有间叶细胞特性的、对各种生长因子起反应的相应细胞增殖，引起纤维性和非纤维性组织增加，分化成软骨，然后钙化，当血管长入后，钙化灶被吸收和骨化，形成具有成熟哈佛系统的板层骨。随着韧带骨化灶的不断生长，椎管狭窄和脊髓压迫症状将进行性加重，引起脊髓损害及神经根刺激症状。但脊柱韧带骨化并非均会出现脊髓病，大部分可保持长期稳定状态。因此，研

究脊柱韧带骨化的自然转归，对于预防、治疗及预后的判断有着非常重要的意义。归纳起来，脊柱韧带骨化的自然史可大体分为下述三期。

二、形成期

人体骨形成和骨吸收过程受各种激素、生长因子的调控，当机体系统或局部的多方面因素影响了这些激素、生长因子的合成和分布，骨形成和吸收的平衡被打破，由此引起脊柱韧带的异位骨化，骨化方式主要是通过软骨内或膜内骨化。在这些生长因子中，骨形态发生蛋白（BMP）和转移生长因子 – β（TGF–β）在脊柱韧带骨化的发生机制中起重要的作用，其中 BMP 是韧带骨化的启动因子。

OPLL 的早期在 MRI 和 CT 扫描时可能呈点状骨化（图 6-4-2-1-1），但多数在影像学上无

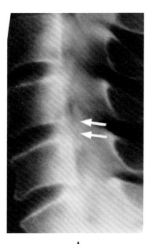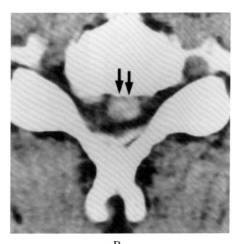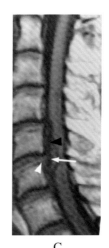

A   B   C

图 6-4-2-1-1 临床举例 早期 OPLL 的影像学特点（A~C）量升高幅度差异的 Bonferroni 检验
A. X 线侧位片；B. CT 水平位扫描；C. MR 矢状位 T_1 加权

骨化改变，组织学检查却可发生部分患者有程度不同的斑点状钙化灶，即使在光镜上无骨化性改变，大部分患者在电镜下也可见到钙化小泡和钙化小体（图 6-4-2-1-2）。

OLF 的骨化沿肥厚的韧带表层扩展，但即使是骨化物呈厚结节状，也未见两端的骨化物完全连接。显微镜下观察发现：原来排列规则的纤维基质和网状结构消失，胶原纤维数量增多、体积变大，弹力纤维减少、排列紊乱。肿胀的胶原纤维中经常出现纤维软骨细胞，这些细胞在邻近钙化区增生更加活跃，钙化区内则可见大量的软骨基质和未成熟的骨单元或成骨细胞。

三、进展期

韧带骨化形成后，可能沿两个方向生长，即椎管上下方向的纵向发展及向椎管内方向的横向发展。沿椎管上下生长的可不引起脊髓压迫症状，如果异位骨形成仅限于韧带的原始厚度，绝不会对脊髓构成压迫。而沿椎管内生长威胁到脊髓的可能性极大，但应归咎于韧带组织的生长，特别是厚度的生长。组织病理学研究表明，OLF 的关节突和椎板显示肥厚，并具有完整的板层骨，但未对脊髓造成直接压迫，而是覆盖于其表面的黄韧带骨化物导致椎管狭窄压迫脊髓。这一研究结果显示，OLF 的发生和发展建立在黄韧带肥厚（HLF）的基础上，并伴随软骨组织的增殖。

四、转归期

脊柱韧带骨化的转归有两种可能：①无脊髓压迫症状。骨化可以存在很长时间而没有脊髓压迫症状，即自然史中并不都包括脊髓病。骨化灶扩大的趋势与骨化的成熟程度有关。成熟型进展较缓慢，非成熟型则进展较快。Taketomi 对颈椎 OPLL 患者长期观察的结果显示，约 60% 患者骨化纵向发展，52% 横向发展，然而在骨化块进展的患者中，脊髓病的出现并不多见。Matasunaga 等在最近的一项研究中，对 207 例颈椎 OPLL 患者平均随访 10 年 3 个月，初诊时无脊髓病症状的 170 例患者，随访结束时仍有 137 例（66%）患者无脊髓病的表现。②出现脊髓压迫症状。骨化组织的出现，韧带的增厚，使脊髓受到了直接压迫，导致脊髓灰质的压缩变形，进而引起运动、感觉神经细胞损伤、坏死，同时脊髓白质亦因为压迫而出现脱髓鞘改变，尤其是侧索和后索，在这个渐进的慢性病程中，如果压迫损伤加重则可能出现脊髓坏死加重或脊髓软化病变。

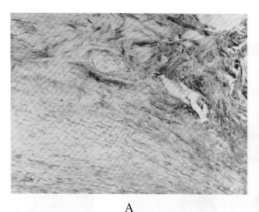
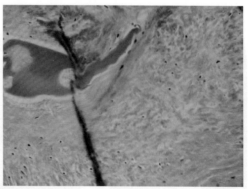

A   B

图 6-4-2-1-2 早期 OPLL 的组织病理学特点（A、B）
A. 后纵韧带组织细胞肿胀，可见增生的小血管；B. 后纵韧带组织中可见钙化灶

第二节　影响脊柱韧带骨化病自然史的相关因素

一、概述

OLF 由 Polgar 于 1920 年首先描述，1960 年 Tsukimato 首次报告了 OPLL 可引起脊髓病，自此脊柱韧带骨化症一直被认为是一种难治的疾病。其发病本质上是一个进行性加重的过程，在不进行干预的情况下，影响其发病及进展的因素很难自行消失。影响脊柱韧带骨化病自然史的相关因素仍未完全明了，目前比较一致的观点认为主要包括局部因素和系统因素。

二、局部因素

（一）韧带骨化增厚

颈椎后纵韧带肥厚（HPLL）分为两类：一类是后纵韧带组织呈弥漫性肥厚，另一类呈局限性肥厚，主要位于椎间盘水平。Motegi 等发现

HPLL 细胞有两种特征：细胞体积较大呈鹅卵石样，易于成堆；细胞内 cAMP 水平受甲状旁腺激素刺激而增加。进一步培养 OPLL 患者后纵韧带细胞后发现，OPLL 和 HPLL 患者的细胞特性相似。二者的后纵韧带组织中细胞的增殖细胞核抗原均呈阳性，因而推测二者患者的后纵韧带细胞处于一种快速生长期。这可能是后纵韧带细胞分泌一些生长因子，以自分泌或旁分泌的方式作用于各自特异的受体，从而获得快速生长的潜力。

病理学研究发现，肥厚的后纵韧带和邻近的椎间盘突出组织相连在一起，在突出的髓核和肥厚的韧带之间存在明显的炎症反应，韧带的表层凸起是有突出的髓核顶起深部韧带所引起，韧带发生反应性纤维组织和血管的增生。组织学研究发现切除的韧带呈现明显的肥厚、水肿、玻璃样变性和小的钙化灶。MRI 和 CT 研究发现 OPLL 早期形式是肥厚的后纵韧带伴有不同程度的点样

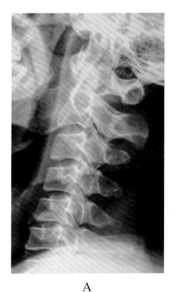
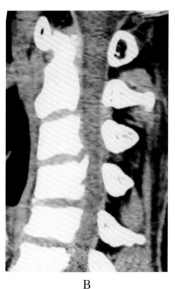
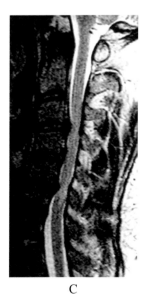

A　　　　　　　　　　B　　　　　　　　　　C

图 6-4-2-2-1　临床举例　颈椎早期后纵韧带骨化病例（A~C）

A. X 线侧位片可见椎体后缘有高密度影；B. CT 三维重建显示韧带骨化主要位于椎间盘水平，并延伸至椎体后缘；
C. MR 矢状位 T$_2$ 加权显示脊髓受压主要位于椎间盘水平，与一般颈椎病较难鉴别

骨化灶。OPLL 早期累及多个椎间隙水平和它们邻近终板的后纵韧带，偶尔也扩展至整个椎体后缘水平的后纵韧带组织（图 6-4-2-2-1）。Epstein 对 OPLL 早期病人的后纵韧带标本进行研究发现，韧带标本中包含岛样软骨化、钙化和骨化，这是引起韧带肥厚和增生进而引起脊髓和神经根受压迫的主要原因。因此，目前普遍认为脊柱韧带增厚可演变为 OPLL，其过程为：后纵韧带软骨细胞增殖肥厚、血管化和纤维化，局灶性钙化和骨化，最后形成板层骨和成熟的哈佛氏系统。组织病理学对 OLF 的研究结果得出类似的结论，即 OLF 的发生和发展同样是建立在黄韧带肥厚 (HLF) 的基础上。Okada 研究指出，黄韧带骨化始发于黄韧带尾侧和头侧的附着部，并沿肥厚的韧带表层扩展，骨化区内可见致密增厚的板层骨和发育良好的哈佛管组成大量的骨单元，关节突和椎板显示肥厚，并具有完整的板层骨，但未对脊髓造成直接压迫，而是覆盖于其表面的黄韧带肥厚导致椎管狭窄压迫脊髓。

（二）椎间盘突出

椎间盘突出是引起 OPLL 的重要原因，而与 OLF 无显著关系，统计资料显示颈椎 OPLL 病例中 79% 伴椎间盘突出。颈椎间盘突出引起 OPLL 的原因可能是：椎间盘的纤维环破裂和髓核突出、椎间隙狭窄、椎间各韧带和小关节关节囊松弛等变化导致了椎体间失稳，牵拉附着于椎体上的纤维环或周围韧带，引起骨膜下出血，血肿渗入后纵韧带下钙化或骨化，最终导致后纵韧带形成 OPLL。Hitoshi 等运用免疫组织化学方法对大鼠模型的椎间盘变化进行连续观察发现：大鼠 6 周龄时椎间盘髓核组织可发生退变，髓核组织软骨细胞富含硫酸软骨素，同节段的后纵韧带内的成纤维细胞可见 II 型和 XI 型胶原形成；在 14 周龄时，椎间盘可向后凸向增厚的后纵韧带，同时有新生血管长入后纵韧带，而且后纵韧带细胞内出现增殖的间充质细胞，这些细胞对碱性磷酸酶起阳性反应。基质中含有 I 型胶原蛋白，被认为是骨母细胞，用电子显微镜观察：在纤维环退变的纤维

软骨细胞基质中的囊泡内含有钙盐结晶，表明这些细胞在钙化；在 18 和 22 周龄时，可见后纵韧带内软骨样细胞增加并且可见 I 型胶原形成。由此可见，导致大鼠 OPLL 发生的起始因素可能是局部的椎间盘的退变和髓核组织的突出，通过软骨内化及膜内骨化最终形成。

（三）创伤

创伤因素引起 OLF 发展进程已基本达成共识。由于下胸段活动度大，黄韧带在附着点处受到较大的应力而致慢性积累损伤、修复，最终导致黄韧带骨化。临床病理学研究结果显示，黄韧带骨化往往开始于黄韧带的头侧、尾侧附着部，长期受力致弹力纤维断裂、胶原纤维增生，甚至在受力明显的部位发生黏液性变性；病变黄韧带显示反复替代及软骨化生过程，继而通过软骨内成骨导致黄韧带骨化。尸体研究发现黄韧带骨化与椎间关节活动范围的大小关系密切，旋转活动范围大的节段，骨化发生率高，骨化块的体积也大，因此在胸椎旋转活动范围最大的 T_{10}~T_{11} 水平，OLF 的发生率最高。

颈椎的解剖特征使颈椎易受创伤及退变，长期劳损可加速退变，外力作用可造成椎体间失稳，并因此引起骨膜下出血、血肿钙化或骨化，形成 OPLL。Fujimura 等在研究轻微创伤对颈椎 OPLL 的影响认为，单纯创伤可引起颈椎 OPLL 患者出现脊髓病，或使原有脊髓病症状加重。创伤对不同类型颈椎 OPLL 患者的影响程度不同，节段型、混合型和局灶型颈椎 OPLL 患者颈椎活动范围比连续型 OPLL 患者明显增大，损伤后神经功能的加重主要与动力因素有关；连续型 OPLL 患者创伤对其神经功能影响较小，而与骨化块静态压迫直接相关。

（四）外科干预

外科干预可以改变颈椎 OPLL 的自然史。手术方法包括前路、后路和前后联合入路减压术，手术治疗的目的是解除对脊髓的压迫。然而，在对颈椎 OPLL 患者行椎板切除或椎板成形术后，部分骨化块的进展速度却比未手术者明显加快。

有作者报道，行颈前路漂浮术后 6 个月，骨化块的密度逐渐增加。动物模型的实验结果表明，手术导致的应力刺激可使后纵韧带骨化的始动因子水平上升，促进骨化的进展。

三、系统因素

（一）遗传、种族、地域等因素

脊柱韧带骨化主要分布在亚洲，而非洲地区、欧美国家则少见，多见于黄种人，日本常见，在黑人中亦有发病，白人偶发。根据日本公共健康福利部的调查，有颈椎 OPLL 病史的家庭直系家属的发病率为 23%，其他亲属间发病率为 22%，是一般人群发病率的 6 倍。Matsuunaga 等遗传学分析表明，OPLL 患者的同胞中出现双股 HLA 单倍行者 53% 发生 OPLL，出现单股 HLA 单倍行者 24% 发生 OPLL，无 HLA 单倍行者仅 5% 发生 OPLL。因此，遗传、种族、地域等因素可能影响脊柱韧带骨化病的自然史。

（二）年龄及性别

脊柱韧带骨化症为老年性疾病，50 ～ 70 岁高发，50 岁以上人群的发病率达 3.2%，有随年龄增长发病率增高的趋势。OPLL 的发生具有性别特异性，男性发病率是女性的 3 倍。有学者提出 COL11A2 基因特异性单倍体的出现与 OPLL 的发生有显著相关性，Shingo 等基于这一理论进行了一项有关 OPLL 发生的性别相关特异性研究，他通过比较 OPLL 患者和正常人 COL11A2 特异性单倍体的出现频率，发现男性患者出现 COL11A2 特异性单倍体的频率明显高与对照组，而女性患者 COL11A2 特异性单倍体的频率则明显低。

（三）内分泌与代谢因素

【糖代谢异常】

Gen Kobashi 等进行了一项病例对照研究，发现 OPLL 人群中具有糖尿病史患者比例明显高于正常人对照组，表明糖尿病可能是 OPLL 发生的一个重要风险因素。临床资料表明，约 1/10 颈椎 OPLL 的病例患有隐性糖尿病，且多数具有颈短、体形肥胖且葡萄糖耐量实验部分轻度异常等特征。对 OPLL 患者的口服葡萄糖耐受实验发现："肥胖与葡萄糖不耐受"是 OPLL 的危险因素。推测 OPLL 可能与葡萄糖代谢异常有关。糖尿病患者持续高血糖能引起体内多种蛋白质非酶糖基化及由此形成晚期糖机化末端终末产物（advanced glycation endproducts，AGEs），而 AGEs 在机体组织内的高度积蓄并与脊柱后纵韧带细胞上受体结合后促进了诸如 BMP-2、BMP-7、核心结合因子 al（Cbfal）、降钙素 (OC) 的生成，从而加快了后纵韧带成骨细胞的分化和骨化。Kimiaki 等报道了 AGEs 与 OPLL 发生相关性的体外实验研究，他们将 5 名后纵韧带骨化患者的黄韧带细胞分组进行培养，其中一组加入 1 μg/ml AGEs，另一组正常培养作为对照，6 天后提取细胞检测见研究组的 BMP-2、BMP-7、Cbfal、降钙素的 mRNA 表达水平明显高于对照组，该研究表明糖尿病患者群体 OPLL 患病率较高。

【骨代谢异常】

临床资料表明，因钙磷代谢异常，甲状旁腺功能减退及低磷血症特征性维生素 D 拮抗型佝偻病患者 OPLL 发病率较高。血清学研究也表明 OPLL 患者血清雌激素水平较高，其后纵韧带上雌激素受体数量较正常人明显增多。Kazuhito 等对 43 名行后路椎板成形术的伴有脊髓型颈椎病的 OPLL 患者进行一项血清学和影像学研究，比较其血清全段降钙素 (intact osteocalcin，I-OC)、降钙素 (OC)、人类 1 型前胶原羧端前肽浓度（carboxyterminal propeptide of humam type1 procollagen PICP）等与成骨细胞分化相关物质，发现那些在颈椎、胸椎和腰椎后纵韧带都有骨化的患者血清 I-OC、OC、PICP 浓度明显高于那些单纯颈椎后纵韧带骨化患者。Kazuhito 认为血清 I-OC、OC、PICP 出现在成骨细胞分化后期，OPLL 患者可能因为 I-OC、OC、PICP 分泌增加而促进了成骨细胞分化，导致异位骨化发生。

【无机盐代谢】

在无机盐代谢方面，目前研究较多的是氟与

黄韧带骨化间的关系。其可能作用的机制为：氟可激活腺苷酸环化酶，从而使细胞内 cAMP 含量升高，引起细胞质内钙离子浓度显著升高，最终导致软骨细胞钙化、韧带骨化。

（四）与生长因子的关系

研究表明，大量生长因子调节软骨和骨组织的生长发育，在这些生长因子中，骨形态发生蛋白（BMP）和转移生长因子 - β（TGF- β）可能在 OPLL 的发生机制中起重要的作用。BMP 是韧带骨化的启动因子而 TGF - β 协助这一过程在骨化后期刺激骨形成。

TGF - β 可通过刺激黄韧带细胞分泌 Ⅰ、Ⅲ 和 Ⅴ 型胶原导致韧带增生、肥厚，但 TGF 本身不能单独诱导异位骨化。BMP 作为成骨诱导细胞，可刺激多潜能干细胞分化为成骨细胞，并能增强成骨细胞的功能，在后纵韧带骨化发生的各个阶段中起着重要作用。

总而言之，影响脊柱韧带骨化的因素较为复杂，是系统因素和局部因素综合作用的结果。

第三节　脊柱韧带骨化病术后的骨化进展

一、外科干预对脊柱韧带骨化进展的影响

随着技术水平的提高和医疗设备的改进，合理的外科干预方法治疗脊柱韧带骨化症，在临床上取得了可喜的成效。尽管如此，有些病例在手术后仍存在骨化继续加重的情况。Onari 等采用前路短节段融合而不作减压治疗 30 例颈椎 OPLL 患者，并进行长期的临床和放射学随访研究，平均随访时间 14.7 年。结果发现，1 例节段型进展为连续型，3 例混合型变为连续型，26 例患者后纵韧带骨化纵向进展大于 2mm，15 例厚度进展大于 1mm。这说明，手术可促进后纵韧带骨化的进展。Takatsu 等对 97 例颈椎 OPLL 患者进行放射学研究。其中 41 例行后路手术，56 例行非手术治疗。结果发现，手术组术后后纵韧带骨化进展程度明显高于非手术组，后路手术加速了后纵韧带骨化的进展。年轻患者尤其是连续型和混合型骨化进展明显，骨化一般向上进展较向下进展明显，40 岁左右的患者骨化进展较快，一直到 60 岁以后骨化的发展基本停止。随着年龄的增长，手术后骨化的进展会引起椎管的进一步狭窄，使改善率下降。

二、术后骨化进展的原因

OPLL 患者行颈后路减压术后其后纵韧带骨化的发展进程加快了，原因可能是因为后路的减压切除了棘突、椎板，造成颈椎椎体后柱结构破坏，引起颈椎不同程度的不稳。颈椎的前屈、后伸及侧屈活动及髓核组织的突出直接导致患者颈椎间盘应力分布异常、后纵韧带张力增高，这种对于后纵韧带的机械刺激直接促进后纵韧带骨化进程的加快。为验证机械刺激后纵韧带细胞对其骨化发生的影响，K. Iwasaki 等对 OPLL 患者后纵韧带细胞予以频率为 0.5 Hz、单一轴向的周期性拉伸应力刺激（拉伸峰值为原始长度的120%），发现 Cbfal mRNA、Ⅰ 型胶原、碱性磷酸酶、降钙素和整联蛋白 β 1（一种动力传导介质）在骨化后纵韧带细胞表达明显增加，而正常后纵韧带细胞则无法观察到这些改变。Furukawa. K 等对骨化后纵韧带细胞和正常后纵韧带细胞进行周期性机械刺激后，骨化后纵韧带细胞能表达数种与骨重建有关的自分泌或旁分泌因子，而正常的后纵韧带细胞则无相应表现。因此，该研究表明外科干预引起的机械刺激对后纵韧带骨化的发生发展

能起明显的促进作用。

椎板切除术后后纵韧带骨化的进展主要可能是后柱结钩切除后生物力学张力提高所致，而椎管成形术的后纵韧带骨化进展应更多考虑生物性、结构性及动力反应性因素。

三、预防术后骨化进展的对策

外科干预引起的机械刺激以及后柱结构的不稳可促进骨化的进展，掌握正确的手术时机及选择安全有效的术式是预防术后骨化进展的关键。对于稳定性的韧带骨化，长时间不出现脊髓、神经受压症状的，可进行保守治疗并长期随访。考虑进行预防性手术时，应权衡利弊，严格控制手术适应证。选择术式时除了遵循减压的原则外，更应充分考虑脊柱的稳定性，保证施术节段的稳定。如果条件允许，尽可能采用微创的治疗方法，尽量减少对有效结构的破坏，减少后纵韧带的应力刺激，防止术后后纵韧带骨化的进一步发展。

第四节　脊柱韧带骨化病自然史研究的临床意义

研究脊柱韧带骨化病的自然史，对其治疗方法和手术时机的选择具有指导意义。

一、选择正确的手术时机

外科干预可以改变脊柱韧带骨化的自然史，有助于防止脊髓功能的进一步恶化并获得较好的预后，但因手术引起的机械刺激也可能促进骨化的进展，因此，选择合适的手术时机显得尤其重要。韧带骨化的手术指征具有特殊性，无症状的韧带骨化可以在很长时间不出现神经症状和体征，故并非所有的韧带骨化都需要手术。

目前，对于 OPLL 进行外科干预的时机尚未完全明了。大部分学者认为，在不可逆的脊髓病理改变发生之前进行外科干预，改变疾病的自然史，有助于防止脊髓功能的进一步恶化并获得较好的预后。脊柱韧带骨化病的发病缓慢，从出现症状到需要外科手术治疗，历时较长。根据日本公共卫生和福利调查委员会 1984 年的报告，伴有轻度脊髓病 OPLL 的患者，经过 5 年以上的保守治疗，患者日常生活 54.8% 无改变，26.7% 改善，仅 18.5% 症状加重并需要外科治疗。Kato 等对由 OPLL 引起颈脊髓病的患者行椎板切除术后进行长达 14 年的随访，发现年轻患者和 JOA 评分高者的预后好，因此建议对出现脊髓病的颈椎 OPLL 患者早期行外科减压。Matsunaga 等在研究老年 OPLL 患者的生活质量时发现，没有或仅出现轻度脊髓病（Nurick 1~2 级）的 OPLL 患者，保守治疗可获得长期满意的生活质量；中度脊髓病（ Nurick 3~4 级）的患者，手术治疗效果明显优于保守治疗的效果；重度脊髓病（ Nurick 5 级）的患者，最终生活质量均差，与治疗方法无关。故他们建议手术的时机应为 Nurick 分级达到 5 级前，最佳手术时机 Nurick 3~4 级。更多的学者认为，无症状脊柱韧带骨化病需经过 6~12 个月甚至数年连续观察，当出现局部神经症状，CT 或 MRI 显示严重的神经压迫，T_2 加权高信号改变，或体感诱发电位显示异常，才应考虑进行手术（图 6-4-2-4-1）。手术治疗的基本原则是减压、解除骨化后纵韧带对脊髓及神经根的压迫，以提供神经、脊髓恢复的生物学及生物力学环境。

对于 OLF，多数主张诊断一旦明确，应尽早手术。Okada 提出 OLF 导致脊髓损害的手术指征是：JOA 评分低于 3 分的严重步态障碍者，如患者上下楼时需要拐杖或别人帮助，甚至不能行走者。但由于此病起病表现往往较为严重，且发展迅速，因此，多数学者认为应尽早手术。

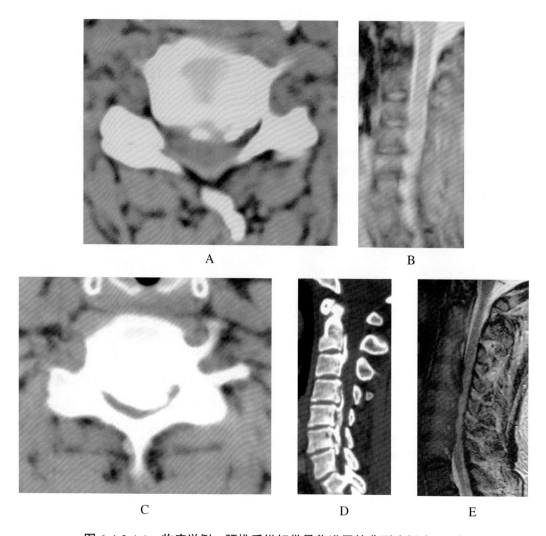

图 6-4-2-4-1　临床举例　颈椎后纵韧带骨化进展的典型病例（A~E）

A、B. 7 年前 CT 及 MR 显示颈椎退变，硬膜囊受压，椎体后缘骨化；C~E. 7 年后颈椎 CT 平扫和矢状面重建检查显示颈椎后纵韧带骨化进展明显，C_{2-7} 多节段混合型骨化，骨化狭窄率最高达 90%，颈椎 MR 检查显示脊髓受压明显

二、选择安全有效的术式

　　既然脊柱不稳是造成术后骨化进展的主要因素，那么在选择术式时除了遵循减压的原则外，更应充分考虑脊柱的稳定性。前路手术可直接切除前方致压的 OPLL，有报道术后 Nurick 评分改善为 86%。但前路手术主要适应于 1~2 个节段的 OPLL，椎体切除减压后进行植骨和钢板固定。连续的椎体次全切除不宜 >3 个，否则可能需要辅之以后方固定，以保证颈椎的节段稳定。当骨化灶 >4 个椎节，厚度 >5mm，累及高位颈椎或低位颈椎延伸到胸椎时，以及伴有脊髓损伤需作

广泛椎板切除术时，以颈椎后路减压并行内固定为宜。总之，保证施术节段的稳定是预防术后骨化进展的关键所在。

　　为了尽可能达到减压和完整切除病灶的目的，防止术后疤痕以及畸形的形成，先后有许多学者提出了不同的改良后路手术方法，如保留棘突、椎板成形等。

　　总之，脊柱韧带骨化是引起脊髓病的重要原因之一，通过对脊柱韧带骨化自然史的研究证明它并不都出现脊髓病，大部分可保持长期稳定状态。但该病起病隐匿，进展缓慢，且呈相对恶性的发展趋势，可以引起脊髓不可逆性损害，其中部分患者脊髓功能会出现急剧恶化。充分了解脊

柱韧带骨化的自然史，是合理选择治疗方法和手术时机、准确判断疗效的基础。但迄今为止，尚未发现任何病理特征和临床表现可以准确预测脊柱韧带骨化的进程，因而充分研究脊柱韧带骨化

的自然史，是脊柱外科领域急需解决的一个课题。

（何志敏　陈　宇　卢旭华）

参 考 文 献

1. Chin DK, Han IB, Association of VKORC1-1639G>A polymorphism with susceptibility to ossification of the posterior longitudinal ligament of the spine: a Korean study.Acta Neurochir (Wien). 2013 Oct;155(10):1937-42.

2. Epstein NE. Advanced cervical spondylosis with ossification into the posterior loitrudinal ligament and resultant neurologic sequelae. Journal of Spinal Disorders, 1996,9(6):477-484.

3. Fang Z, Sun T,Research progress of bone morphogenetic protein and liability of ossification of posterior longitudinal ligament.Zhongguo Xiu Fu Chong Jian Wai Ke Za Zhi. 2012 Oct;26(10):1255-8.

4. Fargen KM, Cox JB, Does ossification of the posterior longitudinal ligament progress after laminoplasty? Radiographic and clinical evidence of ossification of the posterior longitudinal ligament lesion growth and the risk factors for late neurologic deterioration.J Neurosurg Spine. 2012 Dec;17(6):512-24.

5. Furukawa K. Current topics in pharmacological research on bone metabolism: molecular basis of ectopic bone formation induced by mechanical stress[J].J Pharmacol Sci, 2006,100(3):201- 204.

6. Gen K, Masakazu W, Kazushi O,et al. High body mass index after age 20 diabetes mellitus are independent risk factors for ossification of the posterior longitudinal ligament of the spine in Japanese subject[J].Spine, 2004,29(9):1006-1010.

7. He H, Mao L, et al.Ossification of the posterior longitudinal ligament related genes identification using microarray gene expression profiling and bioinformatics analysis.Gene. 2013 Sep 18. doi:pii: S0378-1119(13)01175-X. 10.1016/j.gene.2013.09.001.

8. Inamasu J, Guiot BH.A review of factors predictive of surgical outcome for ossification of the ligamentum flavum of the thoracic spine.J Neurosurg Spine. 2006 Aug;5(2):133-9.

9. Iwasawa T, Iwasaki K, Sawada T,et al. Pathophysiological role of endothelin in ectopic ossification of human spinal ligaments induced by mechanical stress[J]. Calcif Tissue Int,2006,79(6):422-430.

10. Izumi T, Hirano T, et al.Three-dimensional evaluation of volume change in ossification of the posterior longitudinal ligament of the cervical spine using computed tomography.Eur Spine J. 2013 Sep 3. [Epub ahead of print]

11. Jekarl DW, Paek CM,TGFBR2 gene polymorphism is associated with ossification of the posterior longitudinal ligament.J Clin Neurosci. 2013 Mar;20(3):453-6.

12. Kanzler B, Foreman K, Labosky PA, et al. BMP signaling is essential for development of skele to genicand neurogeniccra-nial neural crest [J]. Development,2000,127(5):1095-1104.

13. Kim YH, Khuyagbaatar B,et al.Biomechanical effects of spinal cord compression due to ossification of posterior longitudinal ligament and ligamentum flavum: a finite element analysis.Med Eng Phys. 2013 Sep;35(9):1266-71.

14. Li H, Jiang LS,A review of prognostic factors for surgical outcome of ossification of the posterior longitudinal ligament of cervical spine.Eur Spine J. 2008 Oct;17(10):1277-88.

15. Matsunaga S, Yamaguchi M, Hayashi K, et al. Genetic analysis of ossification of the posterior longitudinal ligament[J]. Spine,1999,15(10):937-939.

16. Onari K, Akiyama N, Kondo S, et al. Long-term follow-up results of anterior interbody fusion applied for cervical myelopathy due to ossification of the posterior longitudinal ligament[J].Spine,2001,26(5):488-493.

17. Passias PG, Wang S,et al.Combined ossification of the posterior longitudinal ligament at C2-3 and invagination of the posterior axis resulting in myelopathy.Eur Spine J. 2013 May;22 Suppl 3:S478-86.

18. Shimamura T, Kato S,Sagittal splitting laminoplasty for spinal canal enlargement for ossification of the spinal ligaments (OPLL and OLF).Semin Musculoskelet Radiol. 2001 Jun;5(2):203-6.

19. Shingo M, Hiroaki K, Shuji M, et al. Gender-specific haplotype association of collagen ct 2(XI) gene in ossification of the posterior longitudinal ligament of the spine[J]. J Hum Genet,2001,46(1):1-4.

20. Sueo N, Tomomi I, Masao S, et al. An ultrastructural study on the ligamentum flavum of the cervical spine in patients with ossification of the posterior longitudinal ligament[J].Med Mol Morphol,2006,(4): 198-202.

21. Taizo H, Koichi M, Yoshiharu K, et al. A large-scale genetic association study of ossification of the posterior longitudinal ligament of the spine[J]. Hum Genet,2006,119(6):611-616.

22. Takashi S, Shunji M, Hiroaki K, et al. Recent progress in the study of pathogenesis of ossification of the posterior longitudinal ligament[J].J Orthop Sci,2005,5:310-315.

23. Takeshi H, Yoshiharu K Tomoatsu K.How does the ossification area of the posterior longitudinal ligament progress after cervical laminoplasty[J]. Spine, 2006,31(24):2807-2812.

24. Tomita K, Kawahara N,Circumspinal decompression for thoracic myelopathy due to combined ossification of the posterior longitudinal ligament and ligamentum flavum.Spine (Phila Pa 1976). 1990 Nov;15(11):1114-20.

25. Wilson JR, Patel AA, et al. The Genetics and Heritability of Cervical Spondylotic Myelopathy and Ossification of the Posterior Longitudinal Ligament: Results of a Systematic Review.Spine (Phila Pa 1976). 2013 Aug 16. [Epub ahead of print]

26. Yamazaki M, Koda M, Transient paraparesis after laminectomy for thoracic ossification of the posterior longitudinal ligament and ossification of the ligamentum flavum.Spinal Cord. 2006 Feb;44(2):130-4.

27. Yan L, Chang Z,A single nucleotide polymorphism in the human bone

morphogenetic protein-2 gene (109T > G) affects the Smad signaling pathway and the predisposition to ossification of the posterior longitudinal ligament of the spine.Chin Med J (Engl). 2013 Mar;126(6):1112-8.

28. 曹师锋，贾连顺.黄韧带骨化的组织病理学与诊治 [J]. 国外医学（骨科学分册），2003,24(6):333-335.

29. 陈德玉，陈宇，王新伟，等.颈椎后纵韧带骨化症的手术治疗及疗效分析 [J]. 中国矫形外科杂志,2006 ,14(1):9-11.

30. 陈德玉，陈宇，卢旭华等.前路多节段椎体次全切除治疗严重颈椎后纵韧带骨化症 [J]. 中华医学杂志,2009,89(31)2163-2167.

31. 陈宇，陈德玉，王新伟，等.严重颈椎后纵韧带骨化症前路和后路手术比较 [J]. 中华骨科杂志,2008,28(9):705-709.

32. 顾宇彤，贾连顺.颈椎后纵韧带骨化症发病机制的研究进展.中国脊柱脊髓杂志，2004, 14(1): 54-57.

33. 何志敏，陈德玉，等.颈椎后纵韧带骨化症术后骨化进展分析 [J]. 中华骨科杂志，2010,30（8）: 731-736.

34. 孔清泉，陈仲强.脊柱韧带骨化相关的易感基因研究进展 [J]. 中华外科杂志，2007, 45（20）: 1435-1437.

35. 李文菁，赵宇.胸椎黄韧带骨化症合并硬脊膜骨化的研究进展 [J]. 中华骨科杂志，2013,33（6）670-673.

36. 孙垂国，陈仲强，等.胸椎黄韧带骨化术后远期疗效分析 [J]. 中华外科杂志，2012,50（5）:426-429.

37. 孙新志，陈仲强.脊柱后纵韧带骨化及黄韧带骨化易感基因研究进展 [J]. 中国脊柱脊髓杂志，2011,21（6）: 515-518.

38. 谭炳毅，贾连顺，王海艳，等.应力刺激对于后纵韧带骨化因子的影响 [J]. 中国矫形外科杂志，2006, 14（13）:1013-1015

39. 向选平，金涛，等.手术刺激对腰椎后纵韧带内 BMP-2 及 BMP-7 mRNA 表达的影响 [J]. 中国现代医学杂志，2010,20（6）: 238-242.

40. 张伟，陈德玉，陈宇，等.应力对颈椎后纵韧带骨化患者颈椎后纵韧带成纤维细胞蛋白表达的影响 [J]. 中国脊柱脊髓杂志，2011,21(6):506-510.

第三章　脊柱韧带骨化病术中辅助检测设备的应用

第一节　脊柱韧带骨化病术中诱发电位监测

一、概述

颈椎后纵韧带骨化症（Ossification of the posterior longitudinal ligament，OPLL）的手术中，出现脊髓损伤的风险很高。诱发电位监护的应用，可使术者及时意识到脊髓损伤的发生，从而能够避免永久性的脊髓损伤，例如截瘫。目前，脊柱手术中常用的监护手段主要是，体感诱发电位（somatosensory evoked potential，SEP）和运动诱发电位（Motor evoked potential，MEP）。SEP用于监测脊髓感觉束的传导功能，对脊髓运动束的传导功能及完整性提供间接信息。而MEP用于直接监测脊髓运动束的传导功能。

二、唤醒试验

脊柱手术中，最早的监护方式是术中唤醒试验，由Vauzelle和其同事在1973年报道。此方法是在术中暂停使用麻醉剂和肌松剂后，唤醒患者，让其活动肢体，以此检查脊髓的运动传导功能。但唤醒试验存在以下缺陷：唤醒试验无法用于术前已存在明显神经功能障碍的患者；在进行唤醒试验时，需要停止使用麻醉剂和肌松剂，这可能导致患者躁动、气管套管脱出、疼痛或留下术中回忆；唤醒试验会延长手术时间，并且不能在术中反复多次使用；唤醒试验只能提示术者，脊髓损伤已经发生，而不能在脊髓损伤的第一时间提醒术者。虽存在以上缺陷，目前，唤醒试验仍在特殊情况下使用。

最初，唤醒试验被用于验证诱发电位的监护结果，在术中监护出现信号改变时采用。但可能出现诱发电位结果异常，但唤醒试验结果正常的情况，这可能是诱发电位监护出现了假阳性。然而，事实上却非完全如此。因为唤醒试验对神经功能检测的敏感性有限，重要的是，唤醒试验还可能具有某种治疗作用。当麻醉暂停后，随着血压的升高，脊髓的血供逐渐恢复，从而改善了脊髓的缺血状态。虽然唤醒试验可以帮助评价脊髓损伤的严重程度，但SEP和MEP，仍是更有效的监护手段。

三、术中SEP监护

20世纪70年代后，SEP开始用于术中监护，这使术中对脊髓功能进行实时监护成为可能。20世纪80年代后，SEP广泛用于脊柱侧弯手术的监护，这使脊髓功能的完整性得到了有力的保障，在脊柱侧弯手术中，SEP监护使术后神经功能障碍的发生率减小了近一半。在更大范畴的神经外科领域中，术中监护使5.2%的病例避免了术后神经功能障碍的发生。

尽管SEP沿脊髓后索内侧丘系传导通路传导，但SEP仍能对皮质脊髓束的损伤起到预警作用。然而，SEP监护仍有一定的局限性，有时术中监护结果正常，但术后出现了神经功能障碍，这种假阴性率为0.063%。相反，有时术中SEP信号消失，但术后的神经功能仍然完好。

（一）皮层体感诱发电位

皮层体感诱发电位（cortex somatosensory evoked potentials，CSEPs）是通过刺激外周感觉神经或混合神经，在皮层的相应感觉区记录的电位。术中监护常采用正中神经或胫神经SEP。正中神经SEP在正中神经的腕部刺激，在对侧皮层的C3'或C4'位点记录；胫神经SEP在胫神经的踝部刺激，在皮层的Cz'位点记录。刺激电极常用表面电极，记录电极常用针电极。

对于大多数患者，这种皮层电位的强度足够用于术中监护，但神经严重损伤的患者则因皮层电位波幅过小或消失，无法用于术中监护。CSEPs的优点是它能提供从周围神经远端至大脑感觉皮层的整个感觉传导束的功能评价，并且操作简单、创伤小。其主要缺陷在于CSEPs易受非手术因素的影响，包括麻醉，温度，血压等。

（二）脊髓诱发电位

硬膜外记录，需在脊柱手术节段的近端和远端分别放置硬膜外电极，作为刺激和记录使用。该方法具有良好的安全性和可靠性，并能提供很好的信噪比。它能同时对运动和感觉通路的完整性进行监护。硬膜外电极在手术操作时，可能发生移位，在多个节段同时记录，可避免单枚记录电极移位造成的假阳性结果。理论上，硬膜外电极的植入可能存在硬膜外血肿的风险，但实际操作中很少出现。

由于硬膜外记录的传导通路不经过突触，故受麻醉剂、肌松剂或其他非手术因素的干扰较小，在监护过程中，允许使用大量的肌松剂。颈胸段硬膜外记录时，即使轻微的肌肉收缩也可能对记录造成干扰，此时必需使用足量的肌松剂，避免肌肉动作电位的干扰。

硬膜外记录技术的主要缺陷：它只适用于脊柱后路手术的监护；当损伤发生在单侧时，硬膜外记录并不能明确哪一侧发生了损伤；硬膜外记录并不适用于低位脊髓、马尾或神经根手术的监护。

（三）术中SEP信号改变的影响因素

【缺血和缺氧】

关于缺血缺氧对外周神经传导速度影响的

研究表明在缺血的前20min内复合神经动作电位（Compound Nerve Action Potential，CNAP）的波幅下降至基准波的50%~60%。CNAP的波幅随着早期离散度（CNAP的第一正波和第二个正波潜伏期的差值）的增加而减小。由于缺氧后，单纤维的波幅下降不超过基准波的16%，因此，缺血、缺氧引起波幅下降并非由传导阻滞引起，而是和快、慢传导纤维传导冲动间的离散性有关。波幅和潜伏期分别与缺血持续时间的平方成直线相关（波幅为负相关，潜伏期为正相关）。SSEP在脊髓后索传导、皮层记录。脊髓缺血时，SSEP波幅大幅下降的一个重要原因是传入冲动的离散性增加。

【急性脊髓损伤】

在动物试验中，20g重物从20cm高处坠下对脊髓造成的急性损伤，会使细胞外钾离子浓度陡然上升，从4mmol/L升至80mmol/L。经过损伤部位的SSEP将消失，直至细胞外钾离子浓度恢复至10mmol/L以下。细胞外钾浓度的升高导致细胞膜电位下降至阈值以下，从而使动作电位传导阻滞。有假说认为：细胞外钾浓度的升高是由脊髓灰质损伤所致，而非轴突损伤。

白质的机能障碍是脊髓损伤后产生临床症状的主要原因。脊髓损伤后，选择性的损伤集中在较粗的有髓神经纤维的轴突上。脊髓受压的结果是使轴突对高频刺激做出反应的能力下降。这其实是较粗的有髓神经纤维的轴突受累所导致。初始损伤后，继发反应对幸存的轴突产生影响。损伤后的轴突，传导的稳定性下降，表现为波幅和潜伏期的易变性。在损伤后的亚急性期，经叠加得到的SSEP波幅下降主要与波幅和潜伏期的易变性有关，而不是损伤轴突的数量。

【体温对于体感诱发电位的影响】

术中体核温度和肢体温度会降低1℃以上。体温的降低会使峰潜伏期和峰间潜伏期延长。通过峰间潜伏期可以反映中枢传导情况。体温每降低1℃，正中神经SSEP（Somatosensory evoked potential）的N10、P14和N19的峰潜伏期分别延长0.61，1.15，和1.56 ms。因此体温每降低1℃，

P14-N19 的峰间潜伏期延长 0.68 ms，反映了中枢传导速度的减慢。SSEP 的波幅与体温相关性不明显。

在老鼠的急性脊髓损伤模型中，把 SSEP 波幅降低 50% 以上作为异常的标准。在这个标准下，低体温的动物更容易出现假阴性的结果。与正常体温 (38 ℃) 的动物相比，中度低体温 (30 ℃) 的动物出现假阴性的结果明显增多。体温对于 SSEP 的可靠性的相关影响机制还不清楚，但这个研究提示了这样一种可能性：就是在低体温条件下，术中的 SSEP 预测不良结果的可靠性将降低。

在 90 例的脊柱侧弯手术的研究中，Luk 等发现有 12 例暴露脊髓后，胫神经的 SSEP 皮层电位和颈部电位波幅降低 50% 以上。波幅的降低发生在植入器械和矫形之前。其中的 2 例经过温生理盐水冲洗脊髓后，皮层电位和颈部电位的波幅都恢复了。这提示波幅的改变可能由低体温引起。这两例患者术后都没有神经功能障碍加重。为了降低这种假阳性率，建议将暴露脊髓后的 SSEPs 作为基准波，而不是在麻醉后或摆好体位后，手术前记录的 SSEPs。

【有脊髓病变患者的 SEP 监护】

SSEP 监护在脊柱侧弯手术中的作用已经得到了证实。但是，部分病例由于脊柱退变或肿瘤长期压迫，造成脊髓慢性缺血、缺氧，产生病理性改变。SSEP 对于此类严重脊髓病变的手术，监护效果不理想。由于原先的脊髓病变，皮层电位存在很大的变异性，因而，很难将这些变异和术中的脊髓损伤鉴别。这很大的限制了术中监护的可靠性和有效性。

在 38 例脊髓病变患者的脊柱矫形手术中，皮层 SEP 的假阳性率高达 27%。在该项研究中，报警阈值设定为波幅降低 60% 以上。有脊髓手术史的患者的假阳性率高达 39%，而无脊髓病变患者的假阳性率仅有 1.4%。20 例患者进行髓内肿瘤切除术，其中 5 例的 SSEP 波幅降低超过 50%，并且潜伏期延长 0.5ms 以上，这通常预示了术后会出现新的神经功能障碍，但 5 例中仅有 2 例术后出现了振动觉和位置觉的功能障碍。因此，在

进行髓内手术时，若术中 SEP 信号突然发生改变，这并不能准确判断发生了脊髓损伤。

（四）术中诱发电位的解释标准

术中 SEP 波幅下降 50% 以上应作为脊髓损伤的警戒阈值，潜伏期延长 10% 也可作为脊髓损伤的报警值。但 Jones 报道，SEP 监护中，潜伏期明显延长非常罕见，并且很少伴有波幅的明显下降。但当波幅明显下降，而潜伏期无明显延长时，应提高警惕。

【非手术因素引起的变化】

将非手术因素引起的变化误认为是手术引起的将导致不必要的报警。非手术因素分为患者以外的因素和源于患者的因素。

常见的是 60Hz 的干扰波，它起源于电刀、手术床、手术灯、手术显微镜、麻醉机等电器设备。将记录电极远离电源和这些设备、采用良好的接地、滤波等方法可减少干扰。

非手术因素可以是患者全身情况的改变（体温、血压、CO_2）或患者身上的其他电信号干扰（EEG、EKG、EMG）。这些干扰导致皮层电位波形改变、潜伏期延长、波幅下降等。自发脑电活动的干扰可采取增加叠加次数或滤波的方法减小；心脏电活动的干扰常由胸部或肩膀上的接地电极引入，改变接地电极的位置和调整人工滤波水平可减少这一影响；肌电活动的干扰可利用肌松剂消除。

【手术因素引起的变化】

手术操作导致的变化，常由脊髓受到过度牵拉、压迫、缺血引起。但只有在排除了所有非手术因素后才能归因于手术因素。

皮层电位的波幅较基准波降低 50% 以上或潜伏期延长 10%，被认为是监护报警的界限。皮层电位波形的形态是波幅和潜伏期的综合，波形的改变能粗略的反映皮层电位重复性的下降，也应作为一种警告。

（五）术中监护的注意事项和处理措施

手术医生必须在术前确认获得适宜的基准波，并在手术时提醒监护者特别要注意的重要阶

段，在减压、撑开、纠正旋转、椎板下穿钢丝及植骨时，需小心监护，在脊柱或脊髓操作完成后的30min内应继续记录。当监护中出现明显电位改变时，应仔细探查手术部位。如果已置入钩子，椎板下钢丝，椎弓根钉或任何可能损伤神经的器械，都应取出。并在这些部位确认是否存在血肿，因为血肿的直接压迫可造成神经损伤。当进行减压时，监护电位的改变可提醒术者神经损伤的发生。若发生于结构性植骨时，植骨块应调整位置。当存在颈椎不稳时，诱发电位的改变提示颈椎处于危险的位置，应及时调整位置避免损伤加重。如果诱发电位的改变确定由于手术操作引起，应及时采取以上措施，可使神经功能得到部分恢复。

（六）困难和不可监护的病例

一些病例，因病变而导致皮层电位波幅过小无法记录，或因麻醉及其他技术因素导致

SEP无法被可靠记录，这些病例不适合SEP监护。一个病例是否可以监护取决于早期基准波的质量，低质量的术前基准波和诱导后基准波可导致SEP术中监护失去意义。

（七）SEP对OPLL手术预后的价值

颈椎病手术前，可用于预测术后神经功能的指标有术前脊髓受压的横断面面积、手术时的年龄、脊髓慢性压迫的体征、脊髓受压的节段数、磁共振 T_2 相上的脊髓高信号等。

神经电生理检测，同样可为术前颈椎病神经功能的评估和术后神经功能的预后提供有效的信息。一项研究表明正中神经SEP和胫神经SEP与脊髓型颈椎病的严重程度存在相关性，术前的正中神经SEP正常，可提示术后神经功能恢复良好。Shinomiya等认为若术前神经电生理检测结果存在异常，则手术效果可能不理想。Morishita等建议将正中神经SEP作为预测颈椎病术后神经功能的一项指标。Hu Yong等根据术前正中神经SEP的潜伏期和波幅进行分级，用于评价颈椎病的严重程度及预测手术疗效，该研究发现，术前潜伏期正常，提示术后神经功能恢复良好，而术前潜伏期延长或皮层电位消失，往往提示术后神经功能

预后不良。

（八）神经源性运动诱发电位

SEP是间接监护脊髓运动传导束的技术，许多研究者发展了更直接监护脊髓运动传导束的技术，其中包括神经源性运动诱发电位（Neurogenic Motor Ewoked Potentials，NMEP）。该技术利用针电极或硬膜外电极，在手术部位的近端刺激脊髓，在下肢的周围神经（如胫神经）记录神经动作电位。最初，有报道称NMEP监护对脊髓运动传导通路的变化，较SEP监护更敏感，利用NMEP和SEP联合监护是更可靠的监护手段。然而，进一步的研究显示NMEP并非主要沿运动传导通路传导，而是和SEP相似，沿脊髓后索的感觉传导通路传导。Minahan等报道的两例病例在术后均出现了运动功能障碍，但术中和术后的NMEP和SEP信号均未发现异常。

四、运动诱发电位

运动诱发电位（MEP）是指应用电或磁刺激皮层运动区产生的冲动通过下行传导通路，使脊髓前角细胞或周围神经运动纤维去极化，在相应的肌肉或神经表面记录到的电位。临床上常用的MEP技术包括经颅电刺激MEP、经颅磁刺激MEP和脊髓电刺激MEP技术。

（一）经颅电刺激和经颅磁刺激

1980年，Merton等首次报道在正常人清醒状态下，单脉冲经颅高压电刺激可诱发MEP。经颅高压电刺激可选择性的兴奋脊髓运动传导通路，因为位于丘脑的突触阻止了感觉冲动沿感觉通路的逆向传导。

电刺激MEP技术是脊柱手术中监护技术的一大进步，很多研究证实了它在术中监护中的有效性。Schwartz等报道了一项大样本量的回顾性研究，从2000年～2004年，共有1121例成人特发性脊柱侧弯患者，在四所儿童脊柱中心接受了矫形手术。38例患者（3.4%）术中出现了SEP或MEP信号改变，其中17例仅出现MEP信号改

变。术后，9 例患者出现了感觉或运动功能障碍，其中 7 例仅出现运动功能障碍。术中 MEP 监护准确地预测了这 7 名患者的运动功能损伤，但其中仅有 3 例术中出现 SEP 信号改变，并且 SEP 信号改变的出现平均延后于 MEP 信号改变 5min。MacDonald 和 Pelosi 也分别报道了不伴有 SEP 信号改变的 MEP 信号异常和 SEP 信号改变延后于 MEP 信号改变的现象。

1985 年，Barker 等首先报道了磁刺激 MEP。由于经颅磁刺激 MEP，可在清醒状态下诱发出稳定的 CMAP，并且具有无痛的优点，因此，磁刺激 MEP 适合临床检查使用。然而，在麻醉状态下，经颅磁刺激诱发的 D 波波幅较小，并且 I 波常被麻醉剂抑制，不能诱发出稳定的 CMAP。因此，经颅磁刺激 MEP 技术不适合术中监护使用。

（二）经颅连续电刺激

在脊髓记录到的 MEP 下行冲动是由一系列正负波组成的。通常第一个波叫 D 波或直接波，是皮层运动区第 V 层锥体细胞的轴突始段兴奋产生的，其传导不经过突触传递，受麻醉药物的影响最小。D 波之后的一系列波称为 I 波或间接波，是联络纤维间接兴奋锥体细胞所致，I 波易受外界因素影响。脊髓前角 α 运动神经元的去极化需要多个兴奋性突触后电位 (EPSP) 的短暂叠加。而麻醉状态下，I 波常被麻醉剂抑制，因此，单次皮层刺激很难使前角运动神经元去极化。两次或多次连续刺激的方法，让多个兴奋性传入电位短暂叠加，从而使更多的前角运动神经元去极化。因此，经颅连续电刺激可用于麻醉状态下诱发 MEP。

（三）经颅电刺激技术

经颅电刺激 MEP 监护时，将阴极刺激电极置于皮层的 C_3、C_4（上肢）或 C_z 位点（下肢）。刺激强度为 300~400V，一次刺激给予 4~5 个连续性脉冲，脉冲间隔为 2 ms。上肢 MEP 监护时，在对侧皮层的 C_3 或 C_4 位点刺激，在三角肌、肱二头肌、肱三头肌、骨间肌、拇短展肌记录。下肢 MEP 监护时，在皮层的 C_z 位点刺激，在股四头肌、腘绳肌、胫前肌、腓肠肌、腓骨短肌记录。

（四）CMAP 监护的优点

CMAP 可以反映整条运动传导通路功能的完整性，包括脊髓的前角运动神经元和神经根。而硬膜外记录的 D 波只能反映皮质脊髓束的功能。

根据一侧 CMAP 的消失，可以推测出现一侧运动传导束的损伤，然而，无法根据 D 波的变化来判断仅累及一侧的脊髓损伤。另外，在脊柱侧弯手术中，D 波监护具有较高的假阳性率（27%）。

骶神经支配肌肉（如肛门外括约肌）的 CMAP 可用于马尾神经损伤的监测。而在下胸髓的远端已很难记录到 D 波，因此，D 波不适用于低位脊髓和马尾神经手术的术中监护。

硬膜外记录要求将特殊的电极放入手术区域内或用针电极经皮记录，这存在潜在的脊髓损伤的风险。CMAP 记录时，只需将记录电极置于肌肉上，操作简单，并且无创。

（五）CMAP 监护的局限性

由于每次经颅刺激，仅兴奋了一部分不同的、低阈值的脊髓运动神经元，相同的经颅连续电刺激诱发的 CMAP 在波形和波幅上均有很大变异性。这种变异性可能对监护电位的解释造成影响。

CMAPs 依赖于脊髓运动神经元突触间冲动的传递，而突触间冲动的传递和脊髓运动神经元的兴奋性受到吸入性麻醉剂的影响，因此，它较 D 波对吸入性麻醉剂更敏感，在神经肌肉接头的兴奋性被完全阻断后，CMAPs 将无法被记录到。因此，CMAP 监护时，需要将肌松剂维持在低剂量且平稳的水平，甚至完全停止使用。然而，肌松剂用量不足会导致 CMAP 对 SEP 的记录产生干扰。另外，维持低剂量的肌松剂，会增加麻醉操作的复杂性。

CMAP 监护不适合在全肌松状态下使用，然而，肌松剂用量不足时，刺激引发的肌肉收缩，可能会影响手术操作。因此，MEP 的刺激只能间断进行，不适合连续监护。相反，D 波能在完全肌松状态下，进行连续监护。

（六）MEP 监护结果的解释

MEP 监护结果的一种判断方法和 SEP 监护

相同，选取一个特定的百分比值（如50%），作为波幅减小的报警值。另一种判断方法是将CMAP完全消失作为报警信号。Kothbauer等回顾性研究了100例接受髓内肿瘤切除术的患者，发现术中CMAP的出现与术后运动功能预后存在相关性。还有一种方法是根据"刺激阈值的变化"来判断，当麻醉剂、肌松剂的剂量趋于平稳后，将能使每块肌肉引出CMAP的最低刺激电压阈值记录下来，在排除其他非手术因素的影响后，刺激电压阈值升高可作为提醒术者注意的预警信号。

（七）TES（Transcranial electrical stimulation）及TMS（Transcranial magnetic stimulation）的并发症和禁忌症

目前，尚缺乏证据认为经颅电刺激对受试者可造成任何明显的危害，如组织发热、头皮烧伤、听力受损、头痛、癫痫、短时或长时记忆改变、认知功能受损等。目前报道较多的并发症是舌咬伤，这与术中强烈的面部肌肉收缩有关。其次是它可能引发癫痫发作，但即使是有癫痫发作倾向的患者中，与经颅刺激相关的癫痫发生率是极低的。不能接受经颅电刺激MEP的患者包括：低癫痫阈值病史者及癫痫患者、心脏病患者、头部外伤者、有颅内器质性疾病者、颅骨缺损、体内有移植机械性或电子仪器（起搏器、动脉瘤夹、子弹碎片、骨片、耳蜗植入等）患者。术前肌力3级或3级以下的肌肉，可能在监护中无法记录到CMAP。

（吴晓东　陈　宇）

第二节　脊柱韧带骨化病术中超声诊断学的应用

一、概述

因为其非侵袭和简单易行的优点，超声检查作为基本检查已在几乎所有临床领域中应用。自Dohrmann和Rubin于1982年在脊柱脊髓手术中首次使用超声技术以来，这种方法已获得广泛的应用。减压是脊柱脊髓手术中最重要的步骤，需要各种技术以保证安全和准确性。在大多数情况下，脊髓减压的效果必须通过硬膜搏动来评估。术中超声检查（intraoperative ultrasonography，IOUS）最大的优点是脊髓减压的情况能通过硬膜实时观察（图6-4-3-2-1）。后纵韧带骨化症（ossification of the posterior longitudinal ligament，OPLL）作为一种代表性的疾病，IOUS在其外科治疗中能发挥非常重要的作用。

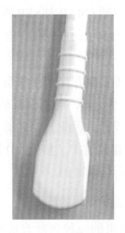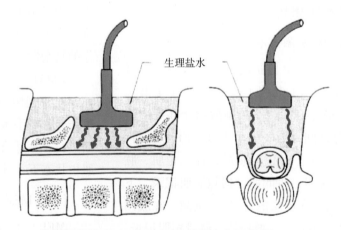

生理盐水

图6-4-3-2-1　　术中超声检查（IOUS）探头及检查示意图

二、术中超声技术

没有骨结构遮挡，存在可允许一定强度超声波通过和反射的区域，是 IOUS 应用的基本条件。一般来说，虽然依探头不同而要求各异，其面积至少也应达到 1.0×1.5cm。有学者在腰椎间盘突出症手术中，通过切除部分椎板后，透过这个空隙获得脊髓形态的超声波成像。

日常普通超声检查的设备通常采用 3.5~10.0MHz 的频率，而在脊柱脊髓相关手术的术中检查中超声检查需要使用 7.5~10.0MHz 的频率。超声设备有 A、B、M、D 和 color 模式，在在脊柱脊髓相关手术中检查大多使用 B 模式，因为检查区域表现出高反射并呈现较明亮的图像。近来，M 模式下的彩色多普勒动态图像也被用来评估术中血液循环情况。

脊柱脊髓的超声扫描有多种方法，例如电子线性扫描、凸阵扫描和机械扇形扫描。凸阵扫描探头外形像火柴盒，即使在较小的手术范围内也能提供脊髓长轴和短轴的图像，因此用途最为广泛。

脊柱脊髓相关手术的术中超声检查采用液浸法，需在手术区域中注入生理盐水。为了获得高质量的图像，在注入生理盐水的过程中应避免形成气泡并去除凝血块。检查从脊髓前方或后方均可进行，这取决于手术入路。

三、IOUS在OPLL手术中的应用

（一）评估后路多节段颈椎或胸椎减压效果

后路多节段颈椎或者胸椎减压，如椎管扩大成形术和椎板切除减压术中都有应用超声检查评估减压效果。因为韧带骨化程度不同，各个节段的减压效果必须单独评估。同时要注意结合脊髓矢状面（长轴）和横断面（短轴）图像进行评估。评估的标准是如果在脊髓与骨化韧带之间的蛛网膜下腔（充满脑脊液，为无回声区），在两个截面的图像中都可以观察到，则意味着获得了足够

的减压。

这种方法在伴或不伴后凸畸形的广泛韧带骨化病例的后路减压术中尤为有效。日本学者 Tokuhashi 等在 1988~2005 年，在 139 例颈椎 OPLL 和 25 例胸椎 OPLL 病例中应用了这种检查方法。

术中超声检查图像显示骨化韧带的表面为一层白色影像，而内部则为黑色；因此，韧带骨化的判断是容易的。在不成熟的骨化病例中，可观察到一层不规则、间断的高回声区。脊髓与骨化的后纵韧带之间的关系通常在短轴图像中更为清楚，因为术中很难获得合适的扫描方向，因此短轴（横断面）图像对评估减压效果是必不可少的。

椎管成形术中减压后脊髓外形通常都能恢复，即使由于广泛的骨化而受压严重。但是，在一些广泛间断的胸椎 OPLL 病例中，脊髓并未向后移动，脊髓压迫和变形因为广泛的 OPLL 侵犯而继续存在。在这些病例中，存在着动力条件下 OPLL 对脊髓更严重压迫的危险。因此，应考虑通过前路或者后路手术切除 OPLL 或行椎间融合。评价减压的状况对决定是否需后续手术十分重要。

研究中还发现手术即使椎管显著扩大，脊髓也不会向后移动超过一定的范围，而且有时椎管轻度的扩大也能获得对脊髓充分的减压效果，因此术中通过超声检查脊髓减压效果是判断椎管容积扩大是否充分的重要方法。

此外，应该指出的是颈椎减压效果是在术中固定颈部位置下评估的。而 IOUS 也不能评估动态因素对脊髓的压迫。由于颈椎相较其他节段活动度更大，需通过其他方法评估，比如功能位影像（图 6-4-3-2-2）。

（二）评估后外侧入路胸椎 OPLL 切除术中脊髓的减压效果

对于胸椎后纵韧带骨化患者，因为胸椎生理后凸的存在，前路减压更为合适。但由于前路减压在多节段 OPLL 中技术难度较大或是同时存在黄韧带骨化（OLF）压迫脊髓，后路手术更多被

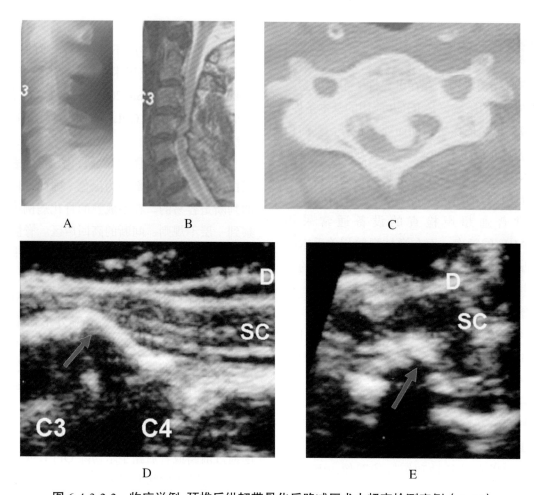

图 6-4-3-2-2　临床举例　颈椎后纵韧带骨化后路减压术中超声检测实例（A~E）
A. 术前 X 线侧位片提示颈椎后纵韧带骨化；B. 术前 MR 矢状位 T_2 加权显示 $C_{3~4}$ 水平脊髓受压明显；
C. 术前 $C_{3~4}$ 水平 CT 横断面平扫显示后纵韧带骨化；D. 后路减压术中超声检测显示 $C_{3~4}$ 水平脊髓前方压迫仍然存在，矢状位（长轴）成像；E. 横断面（短轴）成像

采用。当后路手术无法充分减压时，可同时行后外侧入路胸椎后纵韧带骨化切除。

因为这种手术方式难度大、技术要求高，有较高的医源性脊髓损伤风险。通过术中超声检查能在实时显示 OPLL 的条件下进行手术，能有效降低这种风险。术中，剩余 OPLL 的位置能从脊髓后方通过超声现象进行监测，指引术者从侧后方经关节突入路或者椎弓根入路绕过脊髓至前方切除 OPLL。但如果后路减压充分，后外侧入路切除 OPLL 及其所伴随高风险是可以避免的。在胸椎 OPLL 病例中术中超声检查对脊髓减压效果的判断显得尤为重要，因为即使脊髓减压充分，也常常难以在术中观察到硬膜搏动，但通过超声检查可以相对准确的评估脊髓减压是否有效。

此外，胸椎 OPLL 的患者常常合并有 OLF。外科手术通常先采用后路手术切除 OLF。在切除 OLF 之后，可通过 IOUS 检查脊髓减压效果，为判定是否需进一步手术切除 OPLL 提供依据（图 6-4-3-2-3）。

（三）评估前路减压效果

在 OPLL 或椎间盘突出的病例中，由于技术原因，IOUS 在前路手术中的作用不如后路。前路手术中需要较小的探头和一块完全没有骨组织的区域，因此前路手术使用 IOUS 时，需要切除几乎所有 OPLL 后才能得到清晰地图像。但是，这种方法在评估侧方残留压迫及减压效果时还是非常有用的。

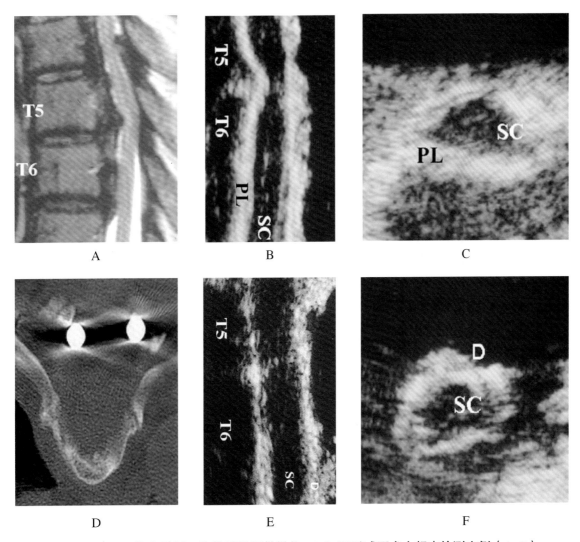

图 6-4-3-2-3 临床举例 胸椎后纵韧带骨化 360° 环形减压术中超声检测实例（A~F）

A. 术前 MR 矢状位 T_2 加权显示 $T_{5~6}$ 水平后纵韧带骨化；B. 术中超声检测显示单纯后方减压后脊髓前方压迫仍然存在，矢状面（长轴）图像；C. 横断面（短轴）图像；D. 360° 环形减压术后 CT 检查显示骨化物切除范围；E. 360° 环形减压后术中超声检测显示脊髓压迫完全解除，矢状面（长轴）图像；F. 横断面（短轴）图像

四、IOUS的局限性

术中超声检查作为一种简单、方便、可行的方法，在实时评估脊髓减压效果上是极为有效的。临床上，脊髓减压效果的评估基于无回声区的有无，假如没有无回声区，表示减压未充分，那么通常会行进一步手术减压。目前还没有关于无回声区意义的对照研究，因此减压后出现无回声区被认为比不出现好，但它真正的重要性尚不明了。即使没有探测到无回声区，减压后脊髓麻痹是否能获得充分的改善也仍有待证明。

目前，已经有 IOUS 通过脊髓形态和量化指标进行功能评估和预后判断的研究，但还没有相关对照研究的报道。

也有学者提出是否可以用这种超声检查方法进行脊髓组织学评估。例如，在 T_2 权重 MR 图像中可以看到压迫位置附近的脊髓内损伤显示高亮信号，但在 IOUS 中没有清晰的显示。在此领域内还需要更深入的研究。

（陈　宇　胡志琦）

第三节　计算机辅助下脊柱韧带骨化的外科治疗

一、计算机辅助手术导航系统概述

计算机辅助手术导航系统（Computer Aided Surgery Navigation System，CASNS）是利用卫星导航的原理实现的无框立体定向手术。将术前、术中病人的影像数据，利用计算机进行三维重建、图像分割、图像显示、图像融合等图像处理，这时的图像数据被统一存在同一个坐标空间中，即虚拟坐标空间。手术过程中，在导航系统的帮助下，定位器实时地确定手术区域的靶目标和手术器械的空间位置，这些空间位置建立在手术室中现实的坐标系下，被称为实际坐标系。将这两个坐标空间匹配，即将立体定位和术前重建后的数据与术中确定的空间数据进行配准，术者通过红外线光学定位或者电磁定位导航系统，实时了解脊柱二维或三维的结构信息，从而能够更安全的、更精准地完成手术操作。

第一台手术导航系统是在 1986 年由美国 Roberts 引入，他将 CT 图像和手术显微镜结合起来，运用超声定位来引导手术，在临床上获得了成功，从而开创了无框架立体定向神经外科。随后，Bernett 对超声定位系统进行了改进，使导航精度有了一定的提高，但是导航过程仍存在着容易受到温度和声学环境影响的问题。1991 年，日本的 Wanatabe 与美国的 Pell 相继发明了遥控机械臂定位系统，从而导航系统可以不受瞄准线的约束，不受环境的影响，但因为其体积过大，医生在手术过程中的操作会受到限制。1992 年，Heilbrun 等人利用三目和双目机器视觉原理，使用普通相机与红外相机进行立体定向，从此使红外线跟踪技术的影像导航系统在美国开始应用于临床，那是世界上首台光学手术导航系统，由于

其精度较高，所以成为当时市场上的主流产品，但是其与超声一样，存在着瞄准线约束问题。同年，著名的神经外科专家 Kevin Foley 将光学手术导航系统应用于脊柱外科领域。1995 年，Kato 推出了电磁感应型导航系统，由三维磁场源、磁场探测器、三维数字化仪和计算机组成。这种设备的优点是磁场探测器可以放置在任何地方，但由于手术室各种金属器械及仪器都会影响电磁场，从而影响其精度，所以也未能推广开来。1999 年，首台完全针对骨科的手术导航系统进入了市场－应用 X 射线透视影像的导航系统。X 线透视、红外线跟踪技术与计算机定点手术技术的结合提供了一种新颖的手术中影像导航的方法，增加了术中 X 线透视的优点，弥补了其不足，且无需术前进行特殊的 CT 和 MR 扫描，可以在手术中对病变进行精确定位，并协助术者了解病变周围的解剖结构、减轻手术创伤、缩短手术时间、减少术后并发症，进而降低总体治疗费用。

近年来，计算机导航技术作为一种非常成熟的手术辅助技术已经被广泛应用于脊柱外科手术，例如导航辅助下椎弓根螺钉植入术、脊柱侧弯矫形术、脊柱肿瘤切除术等，采用计算机导航技术外科医生能够在各种复杂疾病中辨认局部精细解剖结构，为手术提供方便。然而，计算机导航技术在脊柱韧带骨化病手术中的应用在国内外极少报道，尚处于探索阶段，本章节将对此进行初步总结，为后续开展此类技术提供参考。

二、CT引导下的计算机导航技术在胸椎 OPLL外科治疗中应用

（一）概述

胸椎后纵韧带骨化（thoracic ossification of

the posterior longitudinal ligament, OPLL）来自前方的脊髓压迫是导致脊髓型颈椎病过程的重要因素，所以 OPLL 骨化物的切除在理论上是最有效的治疗方法。然而，OPLL 骨化物的切除尤其困难和危险，尤其是鸟嘴状和锯齿状 OPLL，极易导致脊髓损伤等严重并发症的发生。这在 T_4 水平显得尤为突出，其不仅是胸椎后凸的顶点，而且不论是通过劈胸骨或者经胸腔入路，这一区域都是很难显露的。在前路手术切除 OPLL 的过程中，没有充分的显露直视下进行手术操作极易导致脊髓损伤，而且不完全的松解或胸椎 OPLL 的不完全切除也是导致术后神经功能进一步恶化的原因之一。因此，外科医生对胸椎 OPLL 中计算机导航系统应用的渴求是由来已久，但是还没有报道提及影像导航系统如何在胸椎 OPLL 外科治疗中进行应用。

CT 导航技术应用于胸椎前路手术的难点在于相对平滑的脊柱前缘轮廓，其不仅限制了获得用于对比的解剖标志，也阻碍了将手术参照系附着于脊柱。Bolger et al. 设计了一种附着于固定的 Casper 拉钩上的 CT 影像引导跟踪设备，使得 CT 立体定位导航技术能够在颈椎前路手术中应用。日本学者 Seichi 等也设计了可以连接在竿上，而且附着在外部固定设备上的导航参照系，可以用于胸椎前路手术（图 6-4-3-3-1）。

（二）手术技术

在前路经胸腔入路进行胸椎 OPLL 的前路

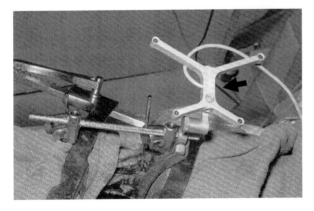

图 6-4-3-3-1　临床举例　胸椎前路导航参照系实物图，其固定于胸腔撑开器拉钩上

切除的手术中，可以利用 CT 立体导航技术系统联合术前 CT 扫描来确定狭窄率和 OPLL 骨化物切除范围。术中直视下在减压区的上方和下方植入 2 个 3mm 的螺钉到椎体上，把螺钉连接到外部固定设备上，并且用排列在杆上的发光二极管连接外部的参考系。用点匹配技术和表面匹配技术在每一个需要减压的椎体上做好标记。为了进行双点匹配，把椎体上下缘的中点和椎体的中心点以及在椎体上肋骨头上下缘的另外两个点联系起来。通过将椎体两边 30 多个点联系起来，获得了表面匹配。循着标记，在影像引导系统下将暴露一侧的椎弓根，椎间盘及椎体后半部分并予以切除。OPLL 切除前需用磨钻将其磨薄，从 OPLL 骨化物的上下缘寻找非骨化区为突破口，横向切断后纵韧带而后逐步切除后纵韧带骨化。因为部分患者硬脊膜存在骨化，并不是在所有病例中都能够切除 OPLL 骨化物。在前路减压手术中，当硬脊膜存在骨化的时候没有必要强求完全切除 OPLL，在这样的病例中，通过从椎体上松解游离 OPLL 来达到前路漂浮的方法同样也可以达到减压效果。这样减少了由 OPLL 切除手术操作带来的椎体前中央静脉丛出血，脑脊液漏及脊髓损伤的危险性，术后的 CT 扫描可以获得精确的 OPLL 切除图像。

（三）临床应用

日本学者 Seichi 和 Nakamura 报道在 1999 年 9 月～ 2004 年 8 月间，在四例胸椎 OPLL 患者的切除术中应用了 CT 立体定位导航技术。所有的患者都通过前路进行了融合和 OPLL 骨化物的切除。在所有的病例术中定位标记都获得了成功。其标准误范围在 0.5~0.8mm（平均 0.6mm）。前路手术平均手术时间 450min（365~640min）。切除 OPLL 骨化物和控制骨质出血是导致手术时间延长的主要因素。在所有的病例中用来标记的额外的手术时间不多于 20min。平均失血量 1210ml（540~1800ml）。术前所有的患者都不能行走（Nurick 分级 5 级），但术后所有的患者都可在拐杖辅助下行走（Nurick 分级 3 级），两位患者产生了短暂的术后神经功能恶化，但随着时间慢慢恢复。在所有的病例中术后 CT 扫描都显示了充分的减压（图 6-4-3-3-2）。

（四）讨论

由于神经系统和技术上的复杂性，经前路手术直接切除胸椎 OPLL 依然具有挑战性。计算机辅助导航技术的使用使得前路胸椎 OPLL 切除术变得更加简便，因为这种技术实时的向术者提供了精确的标记和 OPLL 范围等的信息。

虽然在 CT 计算机导航技术辅助下进行了仔细和精确的 OPLL 切除，但在上述四例患者中还是有两位患者出现了暂时的神经功能恶化。因此，轻微的手术操作刺激仍有可能导致被长时间压迫的已变得非常虚弱的脊髓发生损伤。减压后局部血液循环的突然变化，比如再灌注综合征或者局部肿胀，也可能是导致这种暂时性截瘫的一个原因。而这些是胸椎 OPLL 前路切除术的技术限制亟待后续的技术改进加以解决。

三、CT引导下的计算机导航技术在胸椎 OLF外科治疗中应用

（一）概述

当黄韧带骨化导致的胸椎脊髓病发生时，保守治疗是无效的，往往需要手术治疗。因为黄韧带骨化位于胸椎管的后方，后路椎板切除手术一直被采用，但此种手术方式有时导致一些并发症，如硬膜外的瘢痕形成和后凸畸形等，尤其是在胸腰段。为了预防这些并发症，一些学者采用有限的椎板切开术加部分小关节切除术来切除黄韧带骨化，同时保留棘突及棘上韧带、棘间韧带以及部分椎板。这种术式理论上优于传统的广泛椎板切除术，因为脊椎后方的结构被最大限度的保存住。然而，黄韧带骨化导致的脊髓病往往是广泛的，并且其形状不规则。而且，长时间的神经压迫会导致脊髓变得衰弱。因此，无论是用传统的

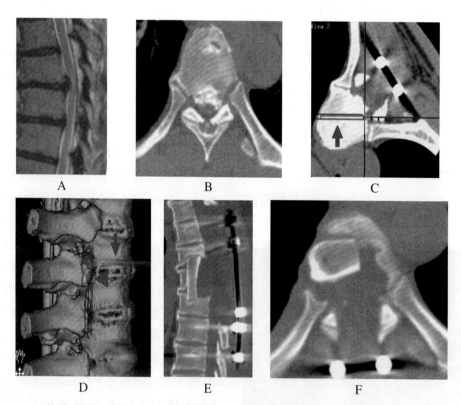

A   B   C

D   E   F

图 6-4-3-3-2 临床举例 利用 CT 计算机导航技术辅助下前路手术治疗胸椎 OPLL 病例（A~F）
A. 术前 MR 矢状位 T_2 加权显示胸段脊髓受压；B. CT 平扫显示胸椎后纵韧带骨化；C. 术中采用 CT 计算机导航技术确定骨化范围及手术切除范围，横断面图像；D. CT 三维重建图像；E. 术后 CT 矢状面重建显示骨化物完全切除；F. 术后 CT 横断面显示骨化物切除范围

椎板切除术还是采用有限的椎板切开术进行黄韧带骨化的切除都是需要非常谨慎的，因为在手术中这冒着很大的医源性脊髓损伤的风险性。想要安全的切除黄韧带骨化，有必要采用计算机辅助导航系统进行精准的定位。

（二）手术方法

术前对患者进行胸椎 CT 扫描（1.25mm 轴向片），将这些数据导入到电脑系统的工作站里重建椎体或者黄韧带骨化的二维或者三维图像，黄韧带骨化用系统里的染色工具染色后可以清晰地看到，帮助确定切除椎板的范围，同时尽可能地保留小关节的侧方部分。

患者呈俯卧位，从中线切口，暴露脊椎，注意保留棘上韧带及棘间韧带，暴露椎板及横突。手术参考系连接到每一个有黄韧带骨化的椎体棘突上，根据 CT 计算机辅助导航系统提供的黄韧带骨化的位置、范围等信息，用磨钻磨平椎板及小关节的中间部分。我们能够在监视屏看到藏在椎板下的黄韧带骨化以及确定其在手术中的确切位置。仔细将变薄的黄韧带骨化物与硬膜囊分离，用咬骨钳咬除。余下的没有骨化的黄韧带用咬骨钳或者刮匙可以轻易地清除。最后运用 CT 计算机辅助导航系统或者术中超声技术可以检查脊髓是否完全获得减压。

（三）临床应用

日本东京大学医学院从 1999 年 10 月~2003年 4 月间对 11 例胸椎黄韧带骨化的患者利用 CT 计算机导航系统辅助下进行了有限的椎板切开术加小关节部分切除术来切除胸椎黄韧带骨化。其中男性 8 例，女性 3 例，平均年龄是 56 岁（44~67岁）。所有患者术前均有胸椎脊髓压迫症所导致的步态不稳。在这些病例中，两个患者由于脊髓型颈椎病还进行了颈椎双开门椎管扩大成形术，一例患者由于胸椎后纵韧带骨化还进行了胸椎前路减压融合术，另 1 例患者由于腰椎管狭窄进行了腰椎椎板切除减压术。术后随访的时间从 15~65 个月不等（平均 43 个月）。采用 JOA 评分评价下肢运动功能来评估手术疗效，当下肢运动评分恢复 2 分时仍未外科手术疗效非常成功的，恢复 1 分为良好，恢复不到 1 分说明没效果，运动功能降低认为手术效果差。

手术在 CT 计算机导航系统辅助下对椎板进行有限的切除减压。术中发现所有病例中，黄韧带骨化均位于于椎弓根下缘和椎板下缘之间。这意味着可以通过椎板有限的切除来达到切除黄韧带骨化的目的。术中标记的平均标准误在 0.4~0.9mm 之间（平均 0.6mm）。

手术结果四位患者手术效果非常好，七位患者手术效果良好。术后 CT 扫描显示所有患者均没有残留黄韧带骨化，在所有患者中小关节均得到最大程度的保留（平均 51%，30%~78%）。术后 MRI 显示脊髓得到完全减压。术后随访也没有患者因手术减压而出现明显的后凸畸形进展（图6-4-3-3-3）。

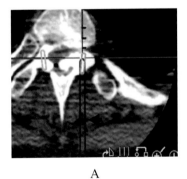 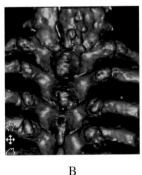 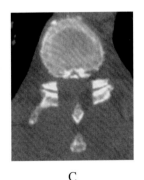 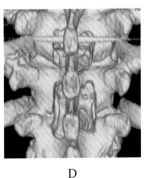

| A | B | C | D |

图 6-4-3-3-3　临床举例　利用 CT 计算机导航技术辅助下后路有限椎板切开术治疗胸椎 OLF 病例（A~D）
A. 术中采用 CT 计算机导航技术确定骨化范围及手术切除范围，横断面图像；B. CT 三维重建图像；
C. 术后 CT 横断面平扫显示椎板及骨化物切除范围；D. 术后 CT 三维重建显示椎板及骨化物切除范围

（四）讨论

胸椎黄韧带骨化在日本人群中并不是罕见病，椎板切除术也已成为常规手术治疗方法。有限的椎板切开术具有切除范围小、创伤小等优点，在腰椎管狭窄症患者中得到广泛的应用，但在胸椎 OLF 的手术治疗中还较少使用。从微创手术的角度看，该手术方式在术中安全方面优于常规的广泛椎板切除术，后路结构的手术切除，包括棘间韧带和小关节，降低了脊椎的稳定性。Okada 等曾报道一些胸椎黄韧带骨化患者在椎板切除术后由于继发后凸畸形的家中导致神经功能恶化。但要在有限的椎板切开术的基础上进行黄韧带骨化的切除需要精准的定位和更好地手术技术要求。计算机导航系统的发展提高了外科医生在复杂手术过程中确定切除标记物的能力，术中应用计算机辅助导航系统大大提高了黄韧带骨化患者进行后路减压的精确性和安全性。尽管上述要求的随访时间还不够长、病例数有效，但短期疗效是鼓舞人心的。

（陈　宇　李铁锋）

参 考 文 献

1. Bolger C, Wigfi eld C, Melkent T, Smith K (1999) Frameless stereotaxy and anterior cervical surgery. Comput Aided Surg 4:322–327

2. Cronin AJ. Spinal cord monitoring. Current Opinion Orthopaedics. 2002, 12: 188–192.

3. Dohrmann GJ, Rubin JM (1982) Intraoperative ultrasound imaging of the spinal cord: syringomyelia, cysts, and tumors—a preliminary report. Surg Neurol 18:395–399

4. Eismont FJ, Green BA, Brown MJ (1984) The role of intraoperative ultrasonography in the treatment of thoracic and lumbar spine fracture. Spine 9:782–787

5. Epstein N (1999) Ossifi cation of the yellow ligament and spondylosis and/or ossification of the posterior longitudinal ligament of the thoracic and lumbar spine. J Spinal Disord 12: 250–256

6. Fujimura Y, Nishi Y, Nakamura M, Toyama Y, Suzuki N (1997) Long–term follow–up study of anterior decompression and fusion for thoracic myelopathy resulting from ossification of the posterior longitudinal ligament. Spine 22:305–311

7. Gandevia SC. Human motor pathways: electrical and electromagnetic stimulation. Current Opinion Neurology and Neurosurgery. 1990, 3: 765–773.

8. Haghighi SS. York DH. Gaines RW. Monitoring of motor tracts with spinal cord stimulation. Spine. 1994, 19 (13): 1518–24.

9. Hanai K, Ogikubo O, Miyashita T (2002) Anterior decompression for myelopathy resulting from thoracic ossification of the posterior longitudinal ligament. Spine 27:1070–1076

10. Holly L, Bloch O, Obasi C, Johnson JP (2001) Frameless stereotaxy for anterior spinal procedures. J Neurosurg (Spine 2) 85:196–201

11. K. Yonenobu, K. Nakamura, Y. Toyama. Opll: Ossification Of The Posterior Longitudinal Ligament. Springer. 2006: 279–286.

12. Kawabata H, Onomura T, Watanabe H, Miyaji Y, Semoto Y, Ishibashi I (1991) Intraoperative spinal sonography: correlation between area of spinal cord and surgical prognosis. J Jpn Soc Orthop Ultrasonics 3:71–74

13. Kawakami N, Mimatsu K, Kato F, Sato K, Matsuyama Y (1994) Intraoperative ultrasonographic evaluation of the spinal cord in cervical myelopathy. Spine 19:34–41

14. Khan MH, Smith PN, Balzer JR, et al. Intraoperative somatosensory evoked potential monitoring during cervical spine corpectomy surgery: experience with 508 cases. Spine (Phila Pa 1976). 2006, 31 (4): E105–13.

15. Kurosa Y, Yamaura I, Nakai O, Shinomiya K (1996) Selecting a surgical method for thoracic myelopathy caused by ossification of the posterior longitudinal ligament. Spine 21:1458–1466

16. Legatt AD. Emerson RG. Motor evoked potential monitoring––it's about time.Journal of Clinical Neurophysiology. 2002, 19(5):383–6.

17. MacDonald DB. Safety of intraoperative transcranial electrical stimulation motor evoked potential monitoring. J Clin Neurophysiol. 2002, 19 (5): 416–29.

18. Matsuyama Y, Kawakami N, Mimatsu K (1995) Spinal cord expansion after decompression in cervical myelopathy. Spine 20:1657–1663

19. Matsuzaki H, Kawakami N (1998) Ultrasonography for spinal cord and peripheral nerve. Bunkodo, Tokyo, pp 2–101

20. Mendiratta A, Emerson RG. Neurophysiologic intraoperative monitoring of scoliosis surgery. J Clin Neurophysiol. 2009, 26(2):62–9.

21. Ohmori K, Kawaguchi Y, kanamori M, Ishihara H, Takagi H, Kimura T (2001) Image–guided anterior thoracolumbar corpectomy. Spine 26:1197–1201

22. Ohtsuka K, Terayama K, Wada M, Kinoshita H, Takahashi S, Murata S (1988) The results of surgical treatment for thoracic myelopathy due to ossification of the posterior longitudinal ligament: anterior decompression of the thoracic cord through the posterior (in Japanese). Rinsho Seikei Geka 23:467–472

23. Okada K, Oka S, Tohge K, Ono K, Yonenobu K, Hosoya T (1991) Thoracic myelopathy caused by ossification of the ligamentum fl avum: clinicopathologic study and surgical treatment. Spine 16:280–287

24. Quraishi NA. Lewis SJ. Kelleher MO, et al. Intraoperative multimodality monitoring in adult spinal deformity: analysis of a prospective series of

one hundred two cases with independent evaluation. Spine. 2009, 34 (14): 1504–12.

25. Raynor BR (1997) Intraoperative ultrasound for immediate evaluation of anterior cervical decompression and discectomy. Spine 22:389–395

26. Sato K, Matsuyama Y, Kawakami N, Jibiki T, Iwata H (1997) Intraoperative power Doppler sonography in spinal–cord surgery. J Med Ultrasonics 24:973–979

27. Sato T, Kokubun S, Ishii H (1996) Choice of operative method for ossification of ligamentum fl avum based on CT fi ndings. Rinsho Seikei Geka (Clinical OrthopaedicSurgery) 31:541–545 (in Japanese).

28. Seichi A, Nakajima S, Kitagawa T, Takeshita K, Iwasaki M, Oda H, Nakamura K (2002) Image–guided surgery for cervical disorders in rheumatoid arthritis. Mod Rheumatol 12:329–332

29. Seichi A, Nakajina S, Takeshita K, Kitagawa T, Akune T, Kawaguchi H, Nakamura K (2003) Image–guided resection for thoracic ossifi cation of the ligamentum fl avum. J Neurosurg (Spine 1) 99:60–63.

30. Seichi A, Takeshita K, Kawaguchi H, Kawamura N, Higashikawa A, Nakamura K (2005) Image–guided surgery for thoracic ossifi cation of the posterior longitudinal ligament: technical note. J Neurosurg (Spine 3) 165–168

31. Seichi A, Takeshita K, Kawaguchi H, Nakajima S, Akune T, Nakamura K (2004) Postoperative expansion of intramedullary high–intensity areas on T2–weighted magnetic resonance imaging after cervical laminoplasty. Spine 29:1478–1482

32. Seichi A, Takeshita K, Ohnishi I, Kawaguchi H, Akune T, Anamizu Y, Kitagawa T, Nakamura K (2001) Long–term results of double–door laminoplasty for cervical stenotic myelopathy. Spine 26:479–487

33. Seyal M, Mull B.Mechanisms of signal change during intraoperative somatosensory evoked potential monitoring of the spinal cord. J Clin Neurophysiol. 2002, 19 (5): 409–15.

34. Shoda N, Nakajima S, Seichi A, Kan A, Iwasaki M, Kitagaa T, Kawaguchi H, Nakamura K (2002) Computer–assisted anterior spinal surgery for a case of recurrent giant cell tumor. J Orthop Sci 7:392–396

35. Sloan TB, Heyer EJ. Anesthesia for intraoperative neurophysiologic monitoring of the spinal cord. J Clin Neurophysiol. 2002, 19 (5): 430–43.

36. Tanaka H, Kurokawa T, Kobayashi M, Nakamura K, Machida H, Izuka T, Hoshino Y, Tsuyama N (1980) Surgical treatment for the ossification of the ligamentum flavum. Orthop Surg Traumatol 23:779–785 (in Japanese)

37. Tokuhashi Y, Matsuzaki H (2002) Application of ultrasonography and ultrasonic osteotome for thoracic spine and spinal cord. J MIOS 22:27–35

38. Tokuhashi Y, Matsuzaki H, Kobayashi Y, Sano S (1994) Posterior circum–spinal decompression by ultrasonic osteotome with intraoperative ultrasonography for thoracic OPLL. J Jpn Soc Orthop Ultrasonics 5:100–103

39. Tomita K, Kawahara N, Baba H, Kikuchi Y, Nishimura H (1990) Circumspinal decompression for thoracic myelopathy due to combined ossification of the posterior longitudinal ligament and ligamentum fl avum. Spine 11:1114–1120

40. Tsuzuki N, Hirabayashi S, Abe R, Saiki K (2001) Staged spinal cord decompression through posterior approach for thoracic myelopathy caused by ossification of posterior longitudinal ligament. Spine 26:1623–1630

41. Yamaoka K (1989) Signifi cance of intraoperative ultrasonography in anterior spinal operation. Spine 14:1192–1197

42. Yonenobu K, Korkusuz F, Hosono N, Ebara S, Ono K (1990) Lateral rhacotomy for thoracic spinal lesions. Spine 15:1121–1125

43. 胡有谷 , 党耕町 , 唐天驷 (译). 脊柱外科学 (第二版) . 人民卫生出版社 : 36–81.

第四章 脊柱韧带骨化病手术的术前准备及麻醉

脊柱韧带骨化病手术大多比较精细和复杂，而且一旦发生脊髓神经损伤，将给患者带来严重损害，甚至残疾。因此，在手术前应做好充分准备，选择恰当的手术方案及麻醉方法，以确保麻醉和手术的顺利进行就显得尤为重要。随着脊柱外科学的快速发展，麻醉方法也有不少改变，逐渐以全身麻醉为主，而且应用了很多麻醉新技术，以确保患者手术麻醉的安全。

第一节 脊柱韧带骨化病手术的术前准备

一、麻醉特点

脊柱韧带骨化病手术与其他脊柱外科手术相比，手术更为复杂，时间长、出血多，对患者生命体征可造成严重影响，麻醉和手术医师对此应有足够的认识，才能减少并发症的发生，保证患者围术期的安全。

（一）患者病情差异较大

接受脊柱韧带骨化病手术的患者病情和身体状况差异很大，患者以中老年居多，常伴有呼吸和循环等多系统的疾病；疾病种类繁多，可累及脊柱各个部位和多种韧带。手术方法多种多样，既可以经前方、侧前方减压，也可以经后路减压，即使是同一种疾病，由于严重程度不等，其治疗方法也可完全两样。因此，麻醉医师术前应该准确了解病情及手术方式，以便采取合适的麻醉方法，从而保证手术得以顺利地进行。

（二）手术体位对麻醉的影响大

脊柱韧带骨化病手术患者的合适体位既可以减少术中出血，亦易于手术野的显露和预防与体位相关的并发症。根据脊柱韧带骨化病手术进路的不同，常采取不同的体位，其中仰卧位和侧卧位对循环和呼吸功能影响较小，麻醉管理也相对较为简单，但俯卧位可使胸腹部受压，以致胸腹部运动受限，从而引起限制性通气障碍和潮气量减少，气道压增高；腹部受压还可导致静脉回流障碍，使静脉血逆流至椎静脉丛，以致加重术中出血。此外，若头部位置过低或颈部过分扭曲等亦可造成颈内静脉回流障碍，导致球结膜水肿甚至脑水肿。因此，俯卧位时应取锁骨和髂骨为支撑点，尽量使胸腹部与手术台之间保持一定空隙，同样应将头部放在合适的位置上，以减少体位对呼吸或循环带来的影响。因此，对时间较长的俯卧位手术患者，宜采用气管内麻醉。气管内麻醉时最好使用带加强钢丝的气管导管，这样可以避免因气管导管打折而致通气不畅。值得注意的是患者良好体位的获得要靠手术医师、麻醉医师和手术护士的共同努力。

（三）出血量大

脊柱韧带骨化病手术，由于部位特殊，手术

复杂，出血多，止血常较困难，出血量常可达数千毫升，因此术前必须备好血源，术中必须正确估计出血量以及保证静脉通路通畅，以便及时补充血容量。估计术中可能遇到大量出血时，为了减少因大量输血所致的并发症，可采用自身输血，亦可采用术中控制性降压，但这些措施可使麻醉管理更加复杂，麻醉医师对此应有充分的认识，并做好必要的准备，以减少其相关的并发症。

二、术前麻醉访视

（一）思想工作

通过麻醉前访视以消除患者的焦虑和不安情绪，力争做到减轻或消除对手术和麻醉的顾虑和紧张，使患者在心理和生理上均能较好地耐受手术。

麻醉医师术前还应向患者及其家属交代病情，说明手术的目的和大致程序，拟采用的麻醉方式，以减少患者及其家属的顾虑。围术期相应的风险也应向患者家属交代清楚，并取得患者家属的理解、签订知情同意书。对于睡眠不佳或情绪过度紧张的患者于术前晚可给予适量的镇静药，如口服地西泮 5~10mg，以保证患者睡眠充足。

（二）病史回顾

详细询问病史，包括常规资料（如身高、体重、血压、内外科疾病、相关系统回顾、用药情况、过敏史、本人或家族中的麻醉或手术的意外情况、异常或过分出血史）和气道情况估计，以便正确诊断和评价患者的疾病严重程度以及全身

状况，从而选择适当的麻醉方法以保证手术得以顺利进行。虽然脊柱手术的术后并发症和病死率都较低，但也应同样重视术前的准备工作，包括病史采集工作，尤其是对于脊柱韧带骨化伴脊柱严重畸形的手术患者，应注意畸形或症状出现的时间及进展情况，畸形对其他器官和系统功能的影响，尤应注意是否有呼吸和循环系统并发症，如心悸、气短、咳嗽和咯痰等，并评估身体状况是否可以耐受手术。

（三）体格检查

对于麻醉医师来说，在进行体格检查时，除了对脊柱进行详细的检查外，还应对患者进行系统的全身状况检查，尤其是与麻醉相关的项目检查，如气管插管困难程度的判断，以便做好充分的麻醉预案，选择合适的麻醉方式。此外，对脊柱侧凸及高龄等患者，应注意心、肺的物理检查。

（四）了解实验室检查和其他检查情况

麻醉医师在术前访视时，对已做的各项实验室检查和其他检查情况应作详细了解，必要时可做一些补充检查。对于要施行脊柱手术的患者，国内除了要进行血、尿常规和肝、肾功能、凝血功能、电解质检查等以外，还应进行心电图检查。如疑有心功能异常的患者，术前可做超声心动图检查，有助于对心功能的进一步评价，从而估计对手术的耐受性。但近年来国外有人主张可以减少一些检查项目，对于术前实验室检查、胸片、心电图和心脏彩超等应根据患者的年龄、健康情况及手术的大小而定（表 6-4-4-1-1）。

表 6-4-4-1-1　手术、麻醉前常规检查

年龄（岁）	胸片	ECG	血液化验	心脏彩超
<40	—	—		
40 ~ 59	—	+	肌酐、血糖	—
≥ 60	+	+	肌酐、血糖及全血常规	+

+ 表示需检查，— 表示不需检查

三、病情估计

在评价患者对麻醉和手术的耐受性时，首先应注意患者的心肺功能状态。在脊柱韧带骨化手术中，

强直性脊柱炎伴脊柱畸形及高位颈髓损伤对患者的心肺功能影响最大，因此，严重脊柱侧凸和胸廓畸形的患者术前对心肺功能的估计尤为重要，因心肺功能可以直接受到影响，如机械性肺损害或者作为某些综合

征（如 Marfan's 综合征，包括二尖瓣脱垂、主动脉根部扩张和主动脉瓣关闭不全）的一部分而受到影响，可表现为气体交换功能障碍，肺活量、肺总量和功能残气量减少，机体内环境处于相对缺氧状态，术中和术后易出现缺氧、呼吸困难甚至呼吸衰竭，因此术前应进行血气分析和肺功能测定，以评价患者的肺功能状态，这对判断其能否耐受手术和预后有重要意义。轻度肺功能损害的患者，只要在术中加强监护一般可耐受麻醉和手术，对肺功能中度以上损害的患者，则应在术前根据病因采取针对性的处理。此外，根据病史情况，必要时应行彩色超声心动图检查及心功能测定以评估心功能情况。

对于脊柱畸形患者，还应注意是否同时并存神经肌肉疾患，如脊髓空洞症、肌营养不良、运动失调等，这些疾患将影响麻醉药的体内代谢过程。

有些脊柱韧带骨化手术患者，因病变本身造成截瘫，患者长期卧床，活动减少，加上胃肠道功能紊乱，所以常有营养不良，对麻醉和手术的耐受力降低。对这类患者术前应鼓励其进食，必要时可以采取鼻饲或静脉高营养，以尽可能改善其营养状况。高位截瘫患者易合并呼吸道和泌尿道感染，术前应积极处理。此外，截瘫患者因瘫痪部位血管舒缩功能障碍，变动体位时易出现体位性低血压，应引起麻醉医师重视。部分患者可合并有水、电解质和酸碱平衡紊乱，也必须在术前予以纠正。长期卧床患者因血流缓慢和血液浓缩可引起下肢深静脉血栓形成，活动或输液时可引起血栓脱落，一旦造成肺动脉栓塞可产生致命性后果，围术期前后应引起重视并予以妥善处理。

四、麻醉方法的选择

脊柱韧带骨化病手术，由于手术复杂、止血常较困难、出血量大，只要条件允许，应尽量采用气管内麻醉。对于高位颈椎手术或俯卧位手术者应选择带加强钢丝的软气管导管经鼻腔插管，前者可避免经口插管时放置牙垫而影响手术操作，后者是为便于固定和头部的摆放而不至于使气管导管打折和脱出。

大部分脊柱韧带骨化病手术的患者术前可以给予苯巴比妥 0.1g、阿托品 0.5mg 肌肉注射，使患者达到一定程度的镇静。对于特殊病例，应根据情况适当调整术前用药。

五、术中监测

术中监测是保证患者安全及手术顺利进行的必不可少的措施。血压、心电图、SpO_2 以及呼吸功能（呼吸频率、潮气量、气道压力等）的监测应列为常规，有条件时可监测 $ETCO_2$。

脊柱韧带骨化手术患者，由于创面大，失血多，加上俯卧位时，不便于无创血压的监测，因此，有条件时应行桡动脉穿刺直接测压，如有必要还应监测 CVP，以便指导输血和输液，对术前有心脏疾病者或老年人可放置漂浮导管或 PICCO 等，以监测心功能及血管阻力等情况。在行控制性降压时 ABP 和 CVP 的监测更是十分必要。

在行唤醒试验前，应了解肌松的程度，可用加速度仪进行监测，若 $T_1 \sim T_4$ 恢复到 0.7 以上，此时可行唤醒试验。若用周围神经刺激器进行监测，则 4 个成串刺激均应出现，否则在唤醒试验前应先拮抗非去极化肌松药的作用。目前有的医院已采用体感诱发电位等方法来监测脊髓功能。

第二节　脊柱韧带骨化病手术的麻醉

脊柱韧带骨化病手术种类很多，其麻醉方法也各有特点，以下仅介绍几种复杂且较常见的手术的麻醉处理。

一、脊柱侧凸畸形矫正术的麻醉

脊柱韧带骨化，尤其是强直性脊柱炎晚期可导致脊柱畸形，病因非常复杂，其手术方式各异，其麻醉方法虽不完全相同，但一般均采用气管内麻醉，具体介绍如下。

（一）术前常规心肺功能检查

脊柱韧带骨化等导致的严重脊柱畸形，尤其是胸椎侧凸等，可影响胸廓和肺的发育，使胸肺顺应性降低，肺活量减少，甚至可引起肺不张和肺动脉高压，进而影响右心，导致右心肥大和右心衰竭。限制性通气障碍和肺动脉高压所导致的肺心病是严重脊柱侧凸患者的主要死因。因此，术前除做常规检查外，必要时还应做心肺功能检查。

（二）备血与输血

脊柱侧凸矫形手术涉及脊柱的范围很广，可超过 10 个节段，有的需经前路开胸、开腹或胸腹联合切口手术，有的经后路手术，即使经后路手术，没有大血管，但因切口长，手术创伤大，尤其是骨创面出血多，常可达 2000~3000ml，甚至更多，发生休克的可能性极大。因此，术前必须做好输血的准备，估计术中的失血量，一般备血 1500~2500ml。近年来，不少学者主张采用自身输血法，即在术前采集患者的血液，在术中回输给患者自己。一般在术前 2~3 周的时间内，可采血 1000ml 左右，但应注意使患者的血红蛋白水平保持在 100g/L 以上，血浆总蛋白在 60g/L 左右。亦可应用血液回收技术，回收术中失血，经血液回收机处理后再回输给患者，使得大部分患者术中可不必再输异体血。采用这两种方法可明显节约血源和减少异体输血的并发症。当然也可采用控制性降压以减少术中出血。

（三）麻醉选择

脊柱侧凸手术一般选择全身麻醉。经前路开胸手术者，必要时可插双腔气管导管，术中可行单肺通气，按双腔管麻醉管理，术中定期鼓肺，术后注意充分吸痰、鼓肺及放置胸腔闭式引流；经后路手术者，应选择带加强钢丝的气管导管经鼻腔插管，并妥善固定气管导管，以防止术中导管脱出。诱导用药可使用芬太尼 1~2μg/kg、异丙酚 1.5~2.0mg/kg 和维库溴铵 0.1mg/kg。对截瘫患者或先天性畸形的患者使用琥珀胆碱时，易引起高血钾（从而可能导致心室纤颤甚至心搏骤停）或发生恶性高热，应特别注意。对全身情况较差或心功能受损的患者应选择依托咪酯等对循环影响较小的静脉麻醉药诱导，依托咪酯用量为 0.1~0.3mg/kg。麻醉的维持有如下两种方式：①静吸复合麻醉维持，吸入麻醉药（如七氟醚、异氟醚或地氟醚＋笑气）＋非去极化肌松药＋瑞芬太尼等，中长效的肌松药的使用在临近唤醒试验时尤应注意，最好在临近唤醒试验 1h 左右停用，以免影响唤醒试验。②静脉复合麻醉维持，各种麻醉药的组合方式很多，但最常用的为静脉异丙酚和瑞芬太尼等复合麻醉。一般认为以静吸复合麻醉维持为佳，因为使用吸入麻醉时麻醉深度容易控制，有利于术中进行唤醒试验。

（四）控制性降压的应用

因脊柱侧凸手术创伤大，手术时间长，术

中出血较多，所以为减少因大量异体输血的不良反应，可在术中采用控制性降压术。但应掌握好适应证，对于心功能不全、严重低氧血症或高碳酸血症的患者，不宜使用控制性降压，以免发生危险。控制性降压的措施有加深麻醉（加大吸入麻醉药浓度）和给血管扩张药（如 α–受体阻滞药、血管平滑肌扩张药或钙通道阻滞剂）等，但因高浓度的吸入麻醉药影响唤醒试验，且部分患者的血压也不易得到良好控制，所以临床上最常用的方法为给血管扩张药，如血管平滑肌扩张药（硝普钠和硝酸甘油）及钙通道阻滞剂（佩尔地平）等。控制性降压时健康状况良好的患者可较长时间耐受 8~9.33kPa（60~70mmHg）的平均动脉压（MAP）水平，但对血管硬化、高血压和老年患者则应注意降压程度不要超过原来血压水平的 30%~40%，并要及时补充血容量。

（五）术中脊髓功能的监测

在脊柱侧凸矫形手术中，既要最大限度地矫正脊柱畸形，又要避免医源性脊髓功能损伤。因此，在术中进行脊髓功能监测以便术中尽可能早地发现各种脊髓功能受损情况并使其恢复是必需的。其方法有唤醒试验和其他神经功能监测。唤醒试验多年来在临床广泛应用，因其不需要特殊的仪器和设备，使用起来也较为简单，但是受麻醉深度的影响较大，且只有在脊髓神经损伤后才能做出反应，对术后迟发性神经损伤不能做出判断，正因为唤醒试验具有上述缺点，有许多新的脊髓功能监测方法用于临床，这些方法各有其优缺点，下面仅作简要的介绍。

【唤醒试验】

所谓唤醒试验，即在脊柱畸形矫正后，如放置好 TSRH 支架后，麻醉医师停用麻醉药，并使患者迅速苏醒后，令其活动足部，观察有无因矫形手术时过度牵拉或内固定器械放置不当导致脊髓损伤而出现的神经并发症甚至是截瘫。为使唤醒试验获得成功，首先在术前要把唤醒试验的详细过程向患者解释清楚，以取得配合；其次，手术医师应在做唤醒试验前 30min 通知麻醉医师，

以便让麻醉医师开始停止静脉麻醉药的输注和吸入麻醉药的吸入。若使用了非去极化肌松药，应使用加速度仪或周围神经刺激器以及其他方法了解肌肉松弛的程度，若肌松没有恢复，应在唤醒试验前 5min 左右使用阿托品和新斯的明拮抗。唤醒时，先让患者活动其手指，表示患者已能被唤醒，然后再指令患者活动其双足或足趾，确认双下肢活动正常后，立即加深麻醉。若有双手指令动作，而无双足指令动作，应视为异常，有脊髓损伤可能，应重新调整矫形器械，然后再行唤醒试验，若长时间无下肢指令动作，应行椎管探查术。

在减浅麻醉过程中，会出现明显应激反应，如血压升高，心率加快等，因此手术和麻醉医师应尽量配合好，以缩短唤醒试验的时间。作者曾以地氟醚、笑气和小剂量阿曲库铵维持麻醉，发现其唤醒试验的时间平均只有 8.4min，应激反应时间较短。还应注意唤醒试验时防止气管导管及静脉留置针脱出。

目前神经生理监测（体感诱发电位和运动诱发电位）正在逐渐取代唤醒试验。

【体感诱发电位（somatosensory evoked poential,SEP）】

SEP 是应用神经电生理方法，采用脉冲电刺激周围神经的感觉支，将记录电极放置在刺激电极近端的周围神经上或放置在外科操作远端的脊髓表面或其他位置，连接在具有叠加功能的肌电图上，接受和记录电位变化。刺激电极常置于胫后神经，颈段手术时可用正中神经。SEP 记录电极可置于硬脊膜外（脊髓体感诱发电位，SSEP）或头皮（皮层体感诱发电位 CSEP），其他还有硬膜下记录、棘突记录及皮肤记录等。因其记录电极放置简便，临床上常采用 CSEP，但也有不足之处，即很多因素可影响 CSEP 值的测定结果，且 CSEP 的监测结果可能只反映了脊髓后束的活动。而 SSEP 受麻醉药的影响比 CSEP 小，得到的 SEP 的图形稳定且质量好，但因其放置电极较麻烦，故临床上应用较少。

应用 SEP 做脊髓功能监测时，需在麻醉后和

任何能影响脊髓功能的操作之前导出基准电位，再将手术过程中得到的电位与其进行比较，根据峰波幅、潜伏期及波形的变化来判断脊髓的功能。峰波幅反映脊髓电位的强度，潜伏期反映传导速度，两者结合起来可作为判断脊髓功能的重要测量标志。通常以第一个向下的波峰称第一阳性波，第一个向上的波峰称为第一阴性波，依此类推。目前多数人以第一阴性波波峰作为测量振幅和潜伏期的标准。在脊柱外科手术中，采用 SSEP 监测时，目前主张采用多平面记录如手术部位下方、上方，皮层下及皮层等部位记录，如只有一个平面的电位变化，考虑是技术问题，若手术水平以下记录的电位正常而手术水平以上记录的电位均异常时（与麻醉后基准电位相比，潜伏期的增加超过 10%、总波幅减少超过 50% 或者一个阴性波峰完全消失才提示有脊髓损伤），则提示有脊髓功能损伤。皮层体感诱发电位 CSEP 若完全消失，则脊髓完全性损伤的可能性极大；若可记录到异常的 CSEP，则提示脊髓上传的神经纤维功能尚存在或部分存在，并可依据潜伏期延长的多少及波幅下降的幅度判断脊髓受损伤的严重程度；脊柱畸形及肿瘤等无神经症状者，CSEP 可正常或仅有波幅降低，若伴有神经症状，则可见潜伏期延长及波幅降低约为正常的 50%，此时提示脊柱畸形对脊髓产生压迫或牵拉，手术中应仔细操作；手术中牵拉脊髓后，若潜伏期延长大于基准值 10% 或波幅低于正常 50%，10min 后仍未恢复至基准水平，则术后将出现皮肤感觉异常及大小便障碍或加重原发损伤。影响 SEP 的因素有：电灼、电凝、手术操作本身、麻醉药物、高碳酸血症、低氧血症、低血压和低体温等。假阳性率在 5% ~ 20% 左右，因此，对微小或模棱两可的变化在采取措施前应持续记录 15 ~ 30min，同时检查仪器和操作技术，以减少假阳性的发生。由于 SEP 的影响因素较多，故存在假阴性的可能，必要时仍应做唤醒试验。

【运动诱发电位（motor evoked potential,MEP）】

在脊髓功能障碍中，感觉和运动功能常同时受损。SEP 仅能监测脊髓中上传通道活动，而不能对运动通道进行监测。有报道 SEP 没有任何变化，但患者术后发生运动功能障碍。而 MEP 可直接检测中枢运动传导系统的功能，弥补了 SEP 的不足。

MEP 监测时，刺激可用电或磁，经颅、皮质或脊柱，记录可在肌肉、周围神经或脊柱。MEP 永久地消失与术后神经损害有关，波幅和潜伏期的变化并不一定提示神经功能损害。

1. MEP 监测的优点

（1）比 SEP 更早地显示脊髓损害并直接反映运动功能；

（2）波幅、潜伏期的变化可以提供定量的信息；

（3）病人不必运动即可记录到；

（4）电位反应信号大，无需叠加。

2. MEP 监测的缺点

（1）定量评价运动功能的标准尚未统一；

（2）皮层强刺激可引起局部损害；

（3）受全身麻醉和肌松药的影响比 SEP 大，最佳麻醉条件尚未确定。

MEP 和 SEP 反映各自脊髓通道功能状态，理论上可互补用于临床脊髓功能监测，然而联合应用 SEP 和 MEP 还需要更多的临床研究。

在脊柱外科手术中，各种监测脊髓功能的方法各有其优缺点，需正确掌握使用方法，仔细分析所得结果。一旦脊髓监测证实有脊髓损伤，应立即取出内固定器械及采取其他措施，取出器械的时间与术后神经损害恢复直接相关，有人认为若脊髓损伤后 3h 以上才取出内固定物，则脊髓功能将难以在短期内恢复。

术中脊髓功能损伤可分为直接损伤和间接损伤，其最终结果都引起脊髓微循环的改变。动物实验发现 MEP 潜伏期延长或波形消失是运动通道缺血的显著标志。但仅通过特殊诱发电位精确预测脊髓缺血、评价神经损害还有困难。

二、颈椎韧带骨化病手术的麻醉

常见的颈椎韧带骨化病有颈椎后纵韧带骨

化、颈椎黄韧带骨化等。部分经非手术治疗可使症状减轻或缓解，但对经非手术治疗无效且症状严重的患者应选择手术治疗，以期治愈、减轻症状或防止症状的进一步发展。由于在颈髓周围进行手术，有危及患者生命安全或者造成患者严重残疾的可能，故麻醉和手术应全面考虑，慎重对待。

（一）麻醉选择

颈椎韧带骨化病手术的常见方法有经前路减压植骨内固定、单纯后路减压加内固定及前后联合入路减压植骨内固定术等术式，根据不同的入路，麻醉方式也有所不同。对后纵韧带骨化患者行后路减压术时，手术需咬除全椎板和骨化的后纵韧带，容易对脊髓产生影响，若患者术后出现脊髓功能损害的表现，可给予激素冲击治疗，常用甲泼尼龙，30mg/kg，于15min内推注完毕，再按5.4mg/kg·h，维持23h，对预防和减轻脊髓水肿以及促进脊髓功能恢复有一定的作用。在病情允许时，尽早行高压氧治疗，也有利于脊髓功能的恢复。

因颈前路手术时需将气管和食管推向对侧，方可显露椎体前缘，为减轻术中牵拉气管、食管可能造成的损伤，故在术前常需做气管、食管推移训练，即让患者用自己的2～4指插入手术侧（常选右侧）的气管、食管和血管神经鞘之间，持续地将气管、食管向非手术侧（左侧）推移。这种动作易刺激气管引起干咳，术中反复牵拉还易引起气管黏膜、喉头水肿，以至患者术后常有咽喉痛及声音嘶哑，麻醉医师在选择和实施麻醉时应注意到这一点，并向患者解释。

颈椎前后联合入路减压植骨内固定术，因手术创伤大，颈部组织水肿等易导致气管压迫等风险，可术后带管回病房，等患者完全清醒并确认颈部张力正常之后再拔除气管导管。

（二）麻醉方法

颈椎手术时全身麻醉药物的选择没有什么特殊要求，但是在麻醉诱导尤其是插管时应注意切勿使颈部向后过伸，以防止引起脊髓过伸性损

伤。最好在术前测试患者的颈部后伸活动的最大限度。对于颈椎活动度严重受限的患者，应在可视喉镜下或纤维支气管镜下进行气管插管。颈前路手术尤其是上颈椎手术时，为方便行气管、食管推移应首选经鼻腔气管内插管麻醉。颈椎病患者常有颈髓受压而伴有心率减慢，诱导时常需先给予阿托品以提升心率，此外，术中牵拉气管时也易引起心率减慢，需加以处理。还有前路手术时，术中切口止血应彻底，并放置负压球、半管或皮片引流，以防切口渗血引起血肿而压迫气管，造成患者窒息；其次，反复或过度牵拉气管有可能引起气管黏膜和喉头水肿，若术毕过早拔除气管导管，有可能引起呼吸困难，而此时再行紧急气管插管也比较困难。可采用下列预防措施：

1. 术前向对侧推松气管和食管，术中牵拉气管、食管时应轻柔；

2. 术中给予静脉注射地塞米松20mg，一方面可以预防和减轻因气管插管和术中牵拉气管可能造成的气管黏膜和喉头水肿，另一方面可预防和减轻手术可能造成的脊髓水肿；

3. 气管插管后，经气管导管向气管内注入1%丁卡因2ml或2%利多卡因2ml行气管内表面麻醉，以减轻术中气管牵拉或术后清醒拔管时的反应；

4. 术后待患者完全清醒后，度过喉头水肿的高峰期时再拔除气管导管。

三、胸椎后纵韧带骨化症手术麻醉

胸椎后纵韧带骨化症，常需经后路减压或加内固定术，通常采用行经鼻腔气管插管全身麻醉，后者常需经前路开胸行肿瘤切除减压内固定术，也采用全身麻醉，必要时需插双腔气管导管，术中可行单肺通气，以便于手术操作。但术前应注意心肺功能检查。此外，麻醉管理上有其特殊性，如双腔管的对位要合适，固定要牢固，麻醉维持不宜用氧化亚氮，以免造成术中SpO2难以维持，术中需要定期鼓肺，以避免单肺通气时间过长而造成非通气侧肺泡损害，导致肺不张及肺水肿。

开胸患者需放置胸腔闭式引流管，麻醉苏醒拔管前应充分吸痰，然后进行鼓肺，使萎陷的肺泡重新张开，并尽可能排除胸膜腔内残余气体。还应注意的是长时间手术时，要适当控制晶体液的输入量及应用利尿剂，以防肺水肿，尤其是原有肺部疾患者。该类患者术中出血常较多，需做深静脉穿刺置管，以便术中快速输血输液用。

四、腰椎韧带骨化手术的麻醉

腰椎韧带骨化常见疾病有腰椎后纵韧带骨化、腰椎黄韧带骨化等。腰椎韧带骨化的各个节段，压迫和刺激神经根可引起一系列症状和体征。

腰椎韧带骨化的手术方式多为后路减压术，因手术较复杂，且时间也较长，故一般首选气管插管全身麻醉。麻醉前对患者应有充分的准备，该类患者术中出血常较多，术中应行深静脉穿刺置管，常规行动脉穿刺测压，必要时行控制性降压。

五、脊柱韧带骨化伴外伤患者的麻醉

（一）麻醉方法选择及术中管理

随着汽车的逐渐普及，交通事故也在上升，它是造成脊柱创伤的主要原因，其次是工伤事故。最常见的脊柱创伤是脊柱骨折、椎体脱位和脊髓损伤。脊柱创伤后常因骨折、脱位、血肿而致脊髓损伤，且一旦出现脊髓损伤，后果极为严重，可致终身残疾，甚至死亡。因此，对此类患者的早期诊断和早期治疗至关重要。

因脊髓损伤后可以给其他器官功能造成严重影响，尤其是高位颈椎伤患者常伴有呼吸和循环功能障碍，故麻醉医师对脊髓损伤的病理生理改变应有充分认识，以利于做出正确的麻醉选择和合理的麻醉管理，从而减少继发损伤和围术期的并发症。脊柱损伤常合并其他脏器的损伤，麻醉过程中应全面考虑，尤其是伴有颅脑或胸腹严重损伤者。脊髓损伤后，由于肌纤维失去神经支配致使接头外肌膜胆碱能受体增加，这些异常的受体遍布肌膜表面，产生对去极化肌松药的超敏感现象，注入琥珀胆碱后会产生肌肉同步去极化，大量的细胞内钾转移到细胞外，导致大量的钾进入血液循环，产生严重的高血钾，以致易发生心搏骤停。一般脊髓损伤后 6 个月内不宜使用琥珀胆碱，而应选用非去极化肌松药。鉴于脊髓损伤患者可能已经存在呼吸功能障碍，因此，在选择麻醉前用药时应慎用或不用对呼吸功能有抑制作用或可导致睡眠后呼吸暂停的药物。麻醉诱导时宜选用依托醚酯、咪达唑仑等对循环影响较小的药物，并注意用药剂量及给药速度，同时准备好多巴胺及阿托品等药物。麻醉维持多采用静吸复合，因患者血管调节功能障碍，麻醉期间常有低血压发生，可用多巴胺 2~3mg，间断静脉推注或 100mg 加在 100ml 生理盐水中静滴维持。

颈椎损伤后，其中气道处理是最棘手的问题，全身麻醉选择何种气管插管方式方可最大限度地减少或避免因头颈部伸曲活动可能带来的加重脊髓损伤情况，是麻醉医师需必须考虑的至关重要的问题。高位脊髓伤患者可出现气管反射异常，系交感与副交感神经平衡失调所致，表现刺激气管时易出现气管反射异常，系交感与副交感失调所致，表现刺激气管时易出现心动过缓，若并存缺氧，可致心搏骤停，因此，对该类患者在吸痰时尤应注意。麻醉医师应意识到气道处理与颈椎进一步损伤有密切的关系，并采用麻醉医师最为娴熟的插管技术，具体患者具体对待，把不因行气管插管而带来副损伤或使病变加重作为指导原则，必要时可借助纤维支气管镜引导插管。颈椎制动是治疗可疑颈椎损伤的首要问题，所以，任何操作时均应保持颈椎处于相对固定的脊柱轴线位置。

（二）各种气道处理方法对颈椎损伤的影响

常用的气管插管方法有：经口明视、经鼻盲探及纤维支气管镜引导插管等三种。其他插管方法，如逆行插管、环甲膜切开插管及 Bullard 喉镜下插管等目前仍较少应用。

【经口明视插管及可视喉镜下插管】

颈椎损伤多发生在 C_3~C_7，而取标准喉镜插管体位时，可引起颈椎的曲度改变，其中尤以 C_3~C_4 的改变为最明显。因此，该插管方式有可能因操作时颈椎曲度改变而加重损伤。长征医院自行研发的 HPHJ-A 视频喉镜相比传统喉镜可喉镜声门暴露状况明显改善，并且无需颈部过度后仰，可以极大加强临床麻醉的安全性。使用 HPHJ-A 视频喉镜进行气管插管，Cormack Lehane 分级 Ⅲ~Ⅳ 级患者的血流动力学变化比普通喉镜小，同时其插管时间以及插管尝试次数均优于普通喉镜，表明 HPHJ-A 视频喉镜对困难气道患者，尤其是颈椎外伤后活动受限患者的气道管理有一定优势（图 6-4-4-2-1）。

【经鼻盲探气管插管】

虽然在先进国家施行经鼻盲探插管以控制患者的气道已经比较普及，但对存在自主呼吸的颈椎损伤患者，仍无有力证据表明采用这种插管技术是安全的，原因如下。

1. 插管时间较长；

2. 若表面麻醉不充分，患者在插管过程中常有呛咳，从而导致颈椎活动，可加重脊髓损伤；

3. 易造成咽喉部黏膜损伤和呕吐误吸而致气道更加不畅；

4. 插管时心血管反应较大，易出现心血管意外情况。

我们对大量颈椎创伤合并脊髓损伤的患者采用快速诱导经鼻或口插管的方法收到良好的临床效果。在此，须强调的是插管操作必须由有经验的麻醉医师来完成，而不应由实习生或不熟练的进修生来操作，且插管时动作应轻柔，并避免左手推头使其后伸，右手置入喉镜提下颌的不良习惯。术前访视患者，发现插管条件不理想时，应准备好纤维支气管镜以便帮助插管。

【纤维支气管镜引导下插管】

纤维支气管镜是一种可弯曲的细管，远端带有光源，操作者可通过光源看到远端的情况，并可调节方向使其能顺利通过声门。与气管插管同时使用时，先将气管导管套在纤维支气管镜外面，再将纤维支气管镜经鼻插至咽喉部，调节光源使其通过声门，然后再将气管导管顺着纤维支气管镜送入气管内。纤维支气管镜插管和经鼻盲探插管比较，具有试插次数明显减少，完成插管迅速，可保持头颈部固定不动，并发症少等优点，纤维支气管镜插管的成功率几乎可达100%，比经鼻盲探明显增高，且插管的咳嗽躁动发生率低（图 6-4-4-2-2）。

如上所述，为了减少脊柱创伤后的继发损伤，选用何种插管方法是比较困难的，但有一点是肯定的，有条件者首选可视喉镜或纤维支气管镜引导下插管；其次，根据患者的插管条件，可选择充分表面麻醉下行经鼻盲探插管（保持患者清醒和自主呼吸）或直接快诱导明视下插管，若属困难插管，千万别勉强，可借助纤维支气管镜辅助插管或行气管切开。

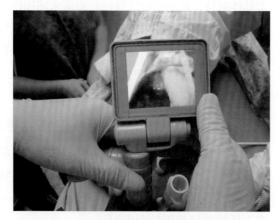

图 6-4-4-2-1　临床举例　HPHJ-A 型可视喉镜辅助下气管插管

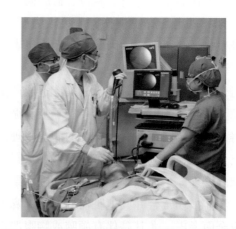

图 6-4-4-2-2　临床举例　纤维支气管镜辅助下经鼻气管插管

（李盈科　王成才）

参 考 文 献

1. Abildgaard −L, Aaro −S, Lisander −B, Limited effectiveness of intraoperative autotransfusion in major back surgery. Eur−J−Anaesthesiol, 2001 Dec;18(12):823−8

2. Kakiuchi −M.Intraoperative blood loss during cervical laminoplasty correlates with the vertebral intraosseous pressure. J−Bone−Joint−Surg−Br,2002 May; 84(4):518−20

3. Marcus ML, Heistad DD, Ehrhardt JC, et al. Regulation of total and regional spinal cord blood flow. Circ Res , 1977, 41:128−134.

4. Martin E, Ott E. Extreme hemodilution in the Harrington procedure. Bibl Haemat, 1981, 47:322−337.

5. McCarthy RE, Lonstein JE, Mertz JD, et al. Airembolism in spinal surgery. J Spinal Disord, 1990, 3:1−5.

6. McNeil JW, DeWald RL, Kuo KN, et al. Controlled hypotensive anesthesia in scoliosis surgery. J Bone Joint Surg[Am], 1974, 56:1167−1172.

7. Patel NJ, Patel BS, Paskin S, et al. Induced moderate hypotensive anesthesia for spinal fusion and Harrington−rod instrumentation. J Bone Joint Surg[Am], 1985, 67:1384−1387.

8. Porter SS, Asher M, Fox DK. Comparison of intravenous nitroprusside, nitroprusside−captopril, and nitroglycerin for deliberate hypotension during posterior spine fusion in adults. J Clin Anesth, 1988, 1:87−95

9. Steven H.Rose, Beth A.Elliott, Terese T.Horlocker. Anesthisia and postoperative pain management. In John W. Frymoyer. The Adult Spine Lippicott−Raven Publishers, P.703−718.

10. Yarbrough,−D−E; Thompson,−G−B; Kasperbauer,−J−L;et al.Intraoperative electro− myographic monitoring of the recurrent laryngeal nerve in reoperative thyroid and parathyroid surgery. Surgery,2004 Dec; 136(6):1107−15

11. 何小京，陈爱武，刘流．电视胸腔镜下脊椎前路手术的麻醉处理．中国内镜杂志，2003.02.28;9(2):91−93

12. 胡建华．脊髓监测在脊柱外科手术中的应用．中国医学科学院学报，1996, 18（1）：72−74

13. 刘俊杰，赵俊，主编．现代麻醉学．第二版．北京;人民卫生出版社，1998

14. 徐澄，王大柱，主编．骨科麻醉学．天津科学技术出版社 .2001

15. 张庆文 .21 例脊柱外伤手术麻醉处理体会 .医学文选，2001.04.15;20(2):187

第五章　硬膜囊骨化的诊断和治疗

硬膜囊骨化（Dural Ossification, DO）是指硬膜囊受到临近的脊柱韧带骨化（后纵韧带骨化、黄韧带骨化等）影响而同时发生骨化。硬膜囊骨化发生的机制尚不清楚，日本学者 Yayama 等在研究胸椎黄韧带骨化时提出骨化灶释放出来的 BMP-2，TGFb 等骨化性细胞因子可能是导致硬膜囊发生骨化的原因，然而这些细胞因子在骨化硬膜囊标本中的表达情况尚无相关研究。

一旦硬膜囊发生骨化，术中很难将硬膜囊骨化和韧带骨化两者区分，则极易导致硬膜囊撕裂、甚至脊髓损伤等严重并发症，因此术前对硬膜囊骨化进行明确诊断，对手术风险进行准确评估对脊柱韧带骨化病的手术具有重要意义。硬膜囊骨化在脊柱韧带骨化性疾病中并不少见，但在不同脊柱部位硬膜囊骨化各有其特点，因此本章针对常见的颈椎后纵韧带骨化合并硬膜囊骨化以及胸椎后纵韧带骨化、黄韧带骨化合并硬膜囊骨化分别进行介绍。

第一节　颈椎后纵韧带骨化合并硬膜囊骨化

一、颈椎后纵韧带骨化合并硬膜囊骨化的影像学特点

CT 薄层平扫及三维重建检查是术前诊断后纵韧带骨化合并硬膜囊骨化的重要手段，其不仅可明确骨化物的范围及严重程度，而且可以进一步了解骨化物的内部结构，尤其是 CT 骨窗成像较软组织成像具有更高的敏感性。Hida 首先于 1997 年描述了两种硬膜囊骨化的 CT 影像，一种表现为单影征，为大块状均匀高密度骨化物，在 9 例此种患者中只发现 1 例合并硬膜囊骨化；第二种是双影征，其特点是高密度骨化物被中间一层低密度影分为前后两层，其特异性较强，12 个患者中有 10 例合并硬膜囊骨化（图 6-4-5-1-1）。

Hida 认为中间低密度影代表肥厚而未骨化的韧带，说明此种骨化物发生模式起源于韧带外围，由外向内生长，往往合并硬膜囊骨化；而单影征骨化物由内向外生长，涉及硬膜囊的可能性较小。2001 年，Epstein 对 54 名 OPLL 患者的 CT 影像进行研究后提出，除双影征提示合并硬膜囊骨化外，如果骨化物表现为不规则的钩状结构也增加了硬膜囊骨化的可能性（图 6-4-5-1-2）。作者也曾提出一种非典型的 CT 双影征，其在 CT 横断面成像上在整块骨化物的中心存在一低密度区，矢状面成像上在正常后纵韧带骨化影后方椎管内可见有一孤立的点样骨化物（图 6-4-5-1-3），这种非典型 CT 双影征也提示患者可能合并硬膜囊骨化。

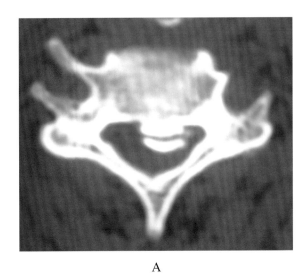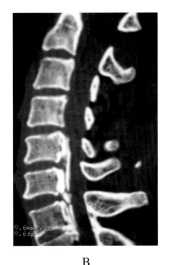

A　　　　　　　　　　　　　B

图 6-4-5-1-1　临床举例　颈椎后纵韧带骨化合并硬膜囊骨化 CT 影像特点之一（A、B）
A. CT 横断面典型的双影征；B. CT 矢状面呈层状结构

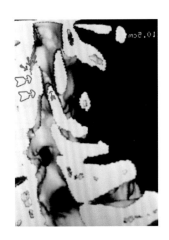

图 6-4-5-1-2　临床举例　颈椎后纵韧带骨化合并硬膜囊骨化 CT 影像特点之二
不规则钩状结构（箭头所指）

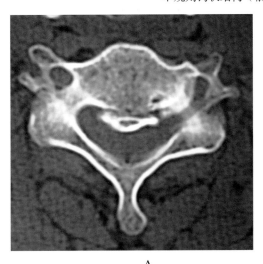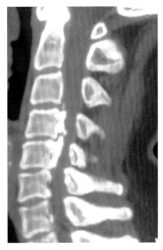

A　　　　　　　　　　　　　B

图 6-4-5-1-3　临床举例　颈椎后纵韧带骨化合并硬膜囊骨化 CT 影像特点之三（A、B）
A. CT 横断面整块骨化物的中心存在一低密度区；B. CT 矢状面在正常后纵韧带骨化影后方椎管内可见有一孤立的点样骨化物

作者所在课题组曾对一组138例进行前路手术治疗的颈椎后纵韧带骨化患者进行统计，术中证实合并硬膜囊骨化的患者为40例（29.0%）。对合并硬膜囊骨化和未合并硬膜囊骨化的两组患者的术前相关影像学指标进行比较发现，合并硬膜囊骨化的患者多数为连续型或混合型后纵韧带骨化，其骨化物的范围、椎管狭窄率、脊髓压迫率等指标均明显超过未合并硬膜囊骨化的患者（表6-4-5-1-1）。但在这138例患者中，术前CT表现为CT双影征（包括典型和非典型）的患者仅有25例，其中22例术中证实合并硬膜囊骨化，而在术前表现为CT单影征的113例患者中也有18例患者术中证实合并硬膜囊骨化，因此在本组患者中术前CT双影征对于诊断合并硬膜囊骨化的特异性达到96.9%，而其敏感性仅为55.0%。为了进一步研究CT双影征对于颈椎OPLL患者合并硬膜囊骨化的诊断意义，将OPLL患者根据其椎管狭窄率是否大于60%分为严重OPLL患者和轻度OPLL患者，CT双影征及合并硬膜囊骨化的发生率在不同OPLL患者中的比例如表6-4-5-1-2，结果显示在轻度OPLL患者中CT双影征对于诊断合并硬膜囊骨化的特异性为96.9%，而其敏感性达到81.0%，而在严重OPLL患者中CT双影征对于诊断合并硬膜囊骨化的特异性为97.0%，但其敏感性仅为26.3%。这一结果说明CT双影征对于轻度OPLL患者合并硬膜囊骨化的诊断具有更大的准确性，而对于严重的OPLL患者而言，即使其术前CT没有表现为双影征，仍需警惕其合并硬膜囊骨化的可能性。这可能与OPLL的发生模式相关，有研究表明OPLL骨化物由外向内生长，紧贴硬膜囊的外层韧带骨化可能影响硬膜囊使其发生骨化，但当OPLL骨化程度发展严重后，后纵韧带骨化和硬膜囊骨化之间可能已完全融合，因此其术前已无CT双影征表现。

表 6-4-5-1-1　合并硬膜囊骨化与未合并硬膜囊骨化患者的影像学比较

项　目	硬膜囊骨化组 (n=40)	无硬膜囊骨化组 (n=98)	总　计 (n=138)
椎管狭窄率（%）			
平均	72.4 ± 8.2	41.2 ± 4.4	51.7 ± 4.2
范围	36 ~ 98	20 ~ 94	20 ~ 98
骨化范围（涉及椎体数）			
平均	3.5 ± 0.4	2.8 ± 0.2	3.0 ± 0.2
范围	2 ~ 5	1 ~ 5	1 ~ 5
骨化类型例数（%）			
局限型	5(12.5)	34(34.7)	39(28.2)
分节型	3(7.5)	27(27.6)	30(21.7)
连续型	15(37.5)	18(18.4)	33(23.9)
混合型	17(42.5)	19(19.4)	36(26.1)
双影征例数（%）			
是	22(55.0)	3(3.1)	25(18.1)
否	18(45.0)	95(96.9)	113(81.9)
术前脊髓压迫率			
平均	0.20 ± 0.06	0.26 ± 0.05	0.24 ± 0.05
范围	0.10 ~ 0.34	0.16 ~ 0.32	0.10 ~ 0.34

表 6-4-5-1-2　CT 双影征与合并硬膜囊骨化在不同 OPLL 患者中的相关性

项　目	轻度 OPLL (OR<60%)		严重 OPLL (OR ≥ 60%)	
	单影征	双影征	单影征	双影征
硬膜囊骨化例数（%）	4 (2.9)	17 (12.3)	14 (10.1)	5 (3.6)
无硬膜囊骨化例数（%）	63 (45.7)	2 (1.4)	32 (23.2)	1 (0.7)

二、颈椎后纵韧带骨化合并硬膜囊骨化的 手术治疗

硬膜囊骨化无疑增加了前路手术治疗后纵韧带骨化的难度和风险，但我们认为在术前充分准备后仍应以选择前路手术为主，通过直接减压以提高手术疗效。前路手术对于硬膜囊骨化的处理可分为完全切除和漂浮法两种，其选择取决于硬膜囊骨化的范围和程度，与后纵韧带骨化的关系，以及手术的工具和技术。硬膜囊骨化在 CT 横断面成像上可位于中央，也可偏向一侧，在矢状面成像上可表现为典型的分层结构，也可表现为孤立的点样骨化影，其骨化密度也不尽相同。此种影像上的差别有利于医师在术前对硬膜囊骨化的范围及程度有初步估计，为手术技术的选择提供参考。Mizuno 曾报道前路手术治疗了 4 例合并硬膜囊骨化患者，术中使用磨钻将骨化物磨至薄薄一层，而后使用神经剥离子在韧带和硬膜囊间寻找分层间隙进行分离，并切除骨化韧带，术后仅有 1 例患者并发脑脊液漏（图 6-4-5-1-4）。在作者所进行前路手术治疗的 OPLL 患者中，也有部分患者术中采用类似技术将骨化后纵韧带和骨化硬膜囊术中得以完全分离，切除骨化后纵韧带后硬膜囊保持完整，骨化硬膜囊随着脑脊液搏动向前漂浮，达到减压目的（图 6-4-5-1-5）。但也有部分患者其硬膜囊骨化和后纵韧带骨化之间无明显分层间隙，或韧带及硬膜囊之间粘连紧密，难以分离，切除骨化物后形成硬膜囊缺损，尽管我们试图维持蛛网膜完整，但通常较为困难，患者术后出现脑脊液漏。

对于合并硬膜囊骨化及其处理方式是否影响 OPLL 患者的手术疗效尚无定论。Choi 认为骨化物表现为双影征本身并不影响手术疗效，在 10 例 OPLL 患者中 7 例预后良好，术后神经功能 Nurick 分级提高 1 级以上，但该 10 例患者中仅有 2 例术中证实合并硬膜囊骨化。作者将前路手术所治疗的 OPLL 患者，根据其是否合并硬膜囊骨化分为两组，比较两组患者的临床疗效发现，尽管合并硬膜囊骨化患者由于其术前骨化的范围、严重程度明显超过未合并硬膜囊骨化患者，所以其术前 JOA 评分明显低于未合并硬膜囊骨化患者，但两组患者的神经功能改善率无明显差异（表 6-4-5-1-3）。因此作者认为 OPLL 患者手术完整切除骨化后纵韧带、彻底减压是良好手术疗效的关键，合并硬膜囊骨化并非前路手术的禁忌症，可根据术中具体情况选择保留硬膜囊骨化或将其部分切除，尽管术中在骨化韧带切除后，部分患者其硬膜囊仍呈板样状，脊髓膨隆较一般患者缓慢，但术后 CT 和 MRI 检查均证实硬膜囊骨化向前漂浮和脊髓形态恢复情况良好，此外两种对硬膜囊骨化处理方式对患者神经功能恢复也无明显影响。

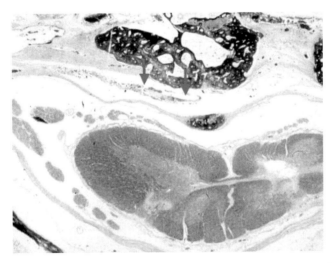

图 6-4-5-1-4　临床举例　颈椎后纵韧带骨化合并硬膜囊骨化组织病理图片

（箭头所示为后纵韧带骨化和硬膜囊骨化之间的未骨化层）

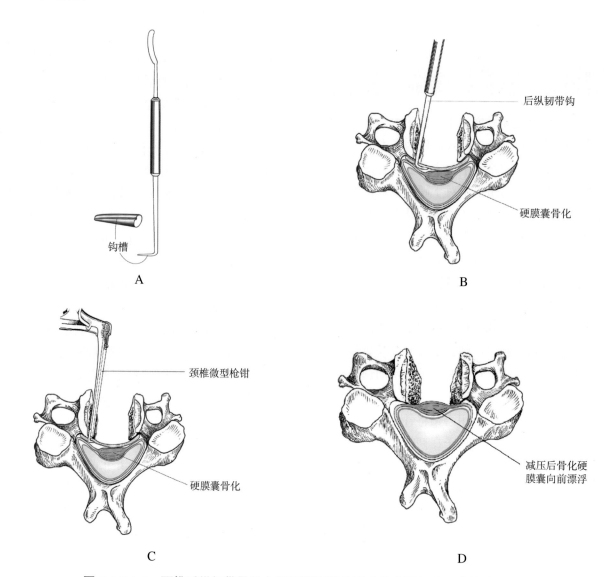

图 6-4-5-1-5　颈椎后纵韧带骨化合并硬膜囊骨化手术分离及切除示意图（A~D）
A. 手术分离所用后纵韧带切除钩，该钩尖端圆钝，可插入骨化后纵韧带下方进行分离，勾起后纵韧带后用尖刀沿沟槽进行切除；B. 后纵韧带切除钩插入骨化后纵韧带下方勾起，此为后纵韧带切除的安全间隙；
C. 超薄枪状咬骨钳可沿安全间隙咬除骨化后纵韧带；D. 减压后骨化硬膜囊向前漂浮

表 6-4-5-1-3　OPLL 合并硬膜囊骨化的手术结果

项　目	硬膜囊骨化组 (n=40)	无硬膜囊骨化组 (n=98)	总　计 (n=138)
术前 JOA 评分			
平均	8.7 ± 1.6	9.3 ± 1.4	8.8 ± 1.4
范围	5 ~ 12	4 ~ 14	4 ~ 14
术后 JOA 评分			
平均	13.2 ± 1.3	14.4 ± 0.7	14.1 ± 0.6
范围	11 ~ 16	7 ~ 15	7 ~ 16
改善率 (%)			
平均	63.2 ± 15.2	59.5 ± 12.7	60.3 ± 12.5
范围	22.2 ~ 87.5	12.5 ~ 77.8	12.5 ~ 87.5
手术疗效 (例数 [%])			
优	8(20.0)	20(20.4)	28(20.3)
良	20(50.0)	55(56.1)	75(54.3)
一般	9(22.5)	13(13.3)	22(15.9)
差	3(7.5)	10(10.2)	13(9.4)

三、临床举例

[例1] 男性，51岁，颈部疼痛伴四肢麻木三年余，加重二月。患者于2个月前在外院行后路椎管成形术，术后症状无明显改善，并自觉症状逐步加重来诊。术前CT检查显示 C_{4-5} 水平后纵韧带骨化，横断面可见典型"双影征"提示合并硬膜囊骨化，MRI检查显示 C_{4-5} 水平脊髓前方压迫仍然存在。手术行前路 C_{4-5} 椎体次全切除减压植骨内固定术。术后CT检查显示后纵韧带骨化完全切除，硬膜囊骨化保留并向前漂浮，术后

MR显示脊髓压迫完全解除，神经症状明显改善（图6-4-5-1-6）。

[例2] 女性，50岁，四肢麻木无力1年，加重伴大小便功能障碍2周。术前X线片示颈椎退变，呈轻度后凸畸形；CT示 C_{4-6} 后纵韧带骨化，其中 C_{5-6} 水平后纵韧带骨化狭窄率达95%，但未见典型的"双影征"；术前 T_2 加权MR影像示 C_{4-6} 脊髓受压严重。手术行 C_{4-6} 椎体次全切除减压植骨内固定术，术中发现硬膜囊骨化，完整分离并保留硬膜囊骨化，术后未发生脑脊液漏，术后1周患者大小便功能功能恢复，术后3个月随访神经功能恢复满意（图6-4-5-1-7）。

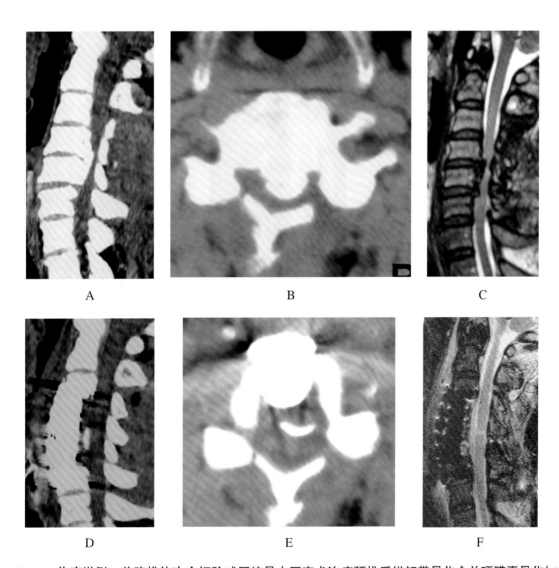

A　　　　　　　　　　B　　　　　　　　　　C

D　　　　　　　　　　E　　　　　　　　　　F

图6-4-5-1-6　临床举例　前路椎体次全切除减压植骨内固定术治疗颈椎后纵韧带骨化合并硬膜囊骨化（A~F）
A. 术前CT矢状面重建显示 C_{4-5} 水平后纵韧带骨化；B. 术前CT横断面可见典型的"双影征"；
C. 术前 T_2 加权MR影像示 C_{4-5} 脊髓受压严重；D. 术后CT矢状面重建显示后纵韧带骨化完全切除，硬膜囊骨化保留并向前漂浮；E. 术后CT横断面；F. 术后MR示脊髓受压解除

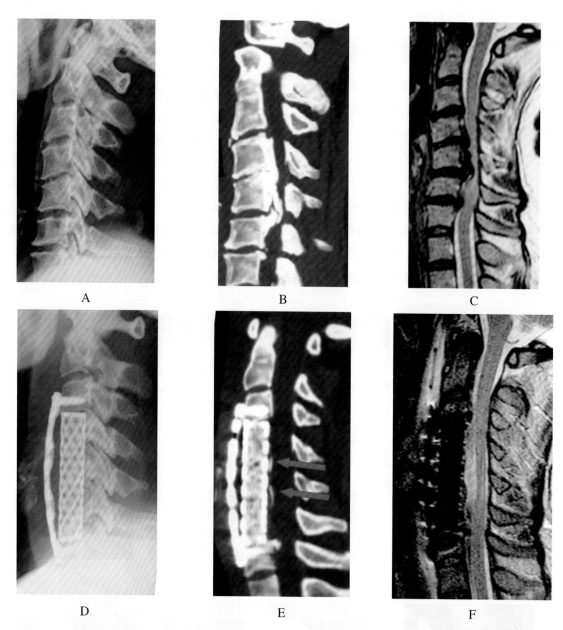

A　　　　　　　　　　B　　　　　　　　　　C

D　　　　　　　　　　E　　　　　　　　　　F

图 6-4-5-1-7　临床举例　前路椎体次全切除减压植骨内固定术治疗颈椎后纵韧带骨化合并硬膜囊骨化（A~F）
A.术前 X 线片示颈椎退变，呈轻度后凸畸形；B.术前 CT 示 C_{4-6} 后纵韧带骨化，其中 C_{5-6} 水平后纵韧带骨化狭窄率达 95%；
C.术前 T_2 加权 MR 影像示 C_{4-6} 脊髓受压严重；D.术后 X 线示 C_{4-6} 椎体次全切除、钛网、钛板重建；
E.术后 CT 示骨化韧带切除，箭头所示骨化硬膜囊漂浮满意；F.术后 MR 示脊髓受压解除

第二节　胸椎后纵韧带骨化、黄韧带骨化合并硬膜囊骨化

一、影像学特点

（一）胸椎后纵韧带骨化合并硬膜囊骨化的影像学特点

胸椎后纵韧带骨化较之颈椎后纵韧带骨化的

发病率要低，而且胸椎后纵韧带骨化病例多数采用后路间接减压的手术方式，因此胸椎后纵韧带骨化合并硬膜囊骨化的现象并未引起足够重视。总体而言，胸椎后纵韧带骨化合并硬膜囊骨化与第一节所介绍的颈椎后纵韧带骨化合并硬膜囊骨化的影像学特点具有相似之处，但也存在着各自

特点。

　　韩国学者 Min 等对一组 20 例从前路进行手术治疗的胸椎后纵韧带骨化患者的临床和影像学资料进行了回顾，其中男 3 例，女 17 例，平均年龄 54.9 岁。根据日本学者 Hida 针对颈椎后纵韧带骨化合并硬膜囊骨化所提出的 CT 单影征和双影征，对这 20 例胸椎后纵韧带骨化患者的术前 CT 平扫及三维重建图像进行了分析，其中 6 例患者表现为单影征，10 例患者表现为双影征（图 6-4-5-2-1）。此外，在 20 例患者中，14 例为分节型骨化，5 例为连续型骨化，1 例为混合型骨化。

　　在这 20 例胸椎后纵韧带骨化患者中，术中证实合并硬膜囊骨化的有 9 例患者，其中 6 例（60%）患者为双影征，3 例（50%）患者为单影征，因此作者认为胸椎后纵韧带骨化患者的 CT 单影征和双影征对于诊断合并硬膜囊骨化的意义不大。此外本组胸椎后纵韧带骨化合并硬膜囊骨化的发生率为 45%，这一比例要明显高于文献报道的颈椎后纵韧带骨化合并硬膜囊骨化的发生率 15.3%~29.6%，因此有必要对这一问题进行更深入的研究。

（二）胸椎黄韧带骨化合并硬膜囊骨化的影像学特点

　　胸椎黄韧带骨化症在亚洲国家中是常见的胸椎退变性疾患，日本学者 Miyagi 报道胸椎黄韧带骨化症占所有胸椎疾病患者的 64%，然而胸椎黄韧带骨化症患者中合并硬膜囊骨化的发生率并不清楚。在以往的文献报道中，更多的作者是将其描述为骨化物与硬膜囊粘连，例如 Miyakoshi 等报道术中发现有 62% 的胸椎黄韧带骨化症患者其骨化灶存与硬膜囊发生不同程度粘连，尤其骨化范围广泛的患者其发生率更高。Aizwa 等报道了 72 例胸椎黄韧带骨化症患者，硬膜囊粘连的发生率是 11%。而印度学者 Muthukumar 报道了一组 20 例胸椎黄韧带骨化症患者，其中术中有 8（40%）例患者发现合并硬膜囊骨化；国内北医三院陈仲强教授课题组报道了一组 36 例胸椎黄韧带骨化症患者，其中 14（38.9%）例患者术中证实合并硬膜囊骨化。

　　有研究表明胸椎黄韧带骨化一般从两侧关节囊开始，逐渐扩大至椎板下，并向中间发展直至融合为整块的骨化物，因此日本学者 Sato 根据胸椎黄韧带骨化发展过程及其严重程度将其分为 5 型：关节囊型、单侧椎板型、双侧椎板型、融合型及大块型。然而以往的文献对于胸椎黄韧带骨化合并硬膜囊骨化的影像学特点却没有详细的描述，直到印度学者 Muthukumar 最先根据胸椎黄韧带骨化合并硬膜囊骨化患者术前 CT 和 MR 影像学表现提出了"轨道征"（tram track sign）和"逗号征"（comma sign）两种特征性的影像学表

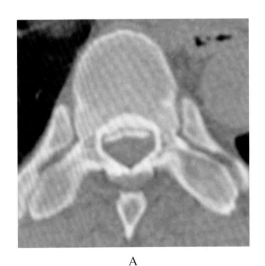

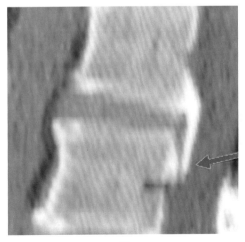

A　　　　　　　　　　　B

图 6-4-5-2-1　临床举例　胸椎后纵韧带骨化合并硬膜囊骨化 CT "双影征"（A、B）

A. CT 横断面；B. CT 矢状面重建

现。其中"轨道征"是指在高信号区的骨化物中间存在非骨化的低信号区，与前面所介绍的"双影征"有类似之处（图 6-4-5-2-2）；而"逗号征"是指位于椎管一侧形似逗号的弧形骨化影，提示该侧硬膜囊可能存在骨化（图 6-4-5-2-3）。在 Muthukumar 所报道的 8 例胸椎黄韧带骨化合并硬膜囊骨化患者中，有 6 例患者表现为"轨道征"，1 例患者表现为"逗号征"。国内北医三院陈仲强教授等对此进行了进一步研究，其影像学分析结果显示 93%(13/14) 合并硬膜囊骨化的患者术前表现为"轨道征"，而在无硬膜囊骨化患者中仅有41%（9/22）的患者表现为"轨道征"，因此"轨道征"对于术前诊断合并硬膜囊骨化的敏感性达到 93%，但特异性仅为 59%。此外，而根据 Sato 的胸椎黄韧带骨化分型，其五型胸椎黄韧带骨化患者合并硬膜囊骨化的发生率分别为 0%，0%，7%，20%，86%，可见硬膜囊骨化的发生率随着胸椎黄韧带骨化的严重程度明显增加。

二、手术治疗

（一）胸椎后纵韧带骨化合并硬膜囊骨化的手术治疗

由于经胸腔前路手术较之颈前路手术的部位更深，很难保证清晰的手术视野和手术操作空间，因此作者认为一旦术前影像学提示胸椎后纵韧带骨化合并硬膜囊骨化应尽量避免采用经胸前前路手术治疗，减少硬膜囊损伤、甚至脊髓损伤等严重并发症的发生率。在 Min 等所报道的 20 例胸椎后纵韧带骨化患者中，作者均采用经胸腔前路减压手术，多数患者切除部分椎体、椎间盘及后纵韧带骨化进行减压，无需进行融合手术，但也有 3 例患者切除范围较大，采用钛网及椎体钉进行重建固定融合。但术中 9 例合并硬膜囊骨化的患者无一例外的发生硬膜囊缺损导致脑脊液漏发生。

（二）胸椎黄韧带骨化合并硬膜囊骨化的手术治疗

对于胸椎黄韧带骨化合并硬膜囊骨化的患者，有作者建议手术在切除黄韧带骨化物的同时将骨化的硬膜囊一并切除，但要尽量保留硬膜囊下蛛网膜的完整，小范围的硬膜囊缺损可直接对硬膜囊进行缝合，对于缺损范围较大的患者可采用筋膜修补等方法防止术后出现严重的脑脊液漏。但根据作者的经验，此种方法在术中操作具有较大的难度。对于此类患者作者一般采用漂浮法，将与硬膜囊骨化粘连的黄韧带骨化物尽量磨薄后，使其与周围骨化物分离、漂浮，此种方法可以避免硬膜囊损伤同时可达到满意的减压效果。合并硬膜囊骨化对于胸椎黄韧带骨化症手术疗效的影响尚无定论，但合并硬膜囊骨化无疑增加了胸椎黄韧带骨化患者手术的难度和并发症的发生率，术前对此因由清醒认识。

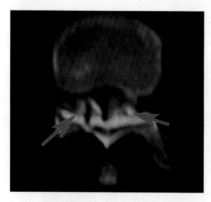

图 6-4-5-2-2　临床举例　胸椎黄韧带骨化合并硬膜囊骨化 CT 影像"轨道征"

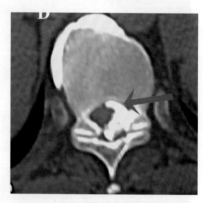

图 6-4-5-2-3　临床举例　胸椎黄韧带骨化合并硬膜囊骨化 CT 影像"逗号征"

（陈　宇　陈德玉　杨立利）

第三节　硬脊膜损伤和脑脊液漏的处理

一、OPLL继发脑脊液漏发生率

颈椎前路手术可去除后纵韧带骨化物，达到直接减压的目的，其临床效果往往优于后路间接减压手术，但手术相对难度大，风险高，并发症多。由于后纵韧带骨化患者常伴发硬脊膜钙化或骨化，或硬脊膜与后纵韧带骨化物粘连甚至融合成一体，以及后纵韧带骨化环境下致硬脊膜常常发育不良而变得菲薄等因素，在骨化物的切除过程中，易造成硬脊膜撕裂或缺损。而蛛网膜与硬脊膜紧密贴合，硬脊膜损伤（撕裂或缺损）的同时，也常常造成蛛网膜的撕裂或缺损，导致脑脊液外渗，持续性外渗即为脑脊液漏。国外文献报道，颈前路手术中，后纵韧带骨化患者硬脊膜损伤及脑脊液漏的发生率可高达 4.3%~32%，远高于单纯颈椎病患（0.5%~3%），Hannallah 等对 1994 例颈前路手术患者硬脊膜损伤及脑脊液漏发生率进行统计，结果后纵韧带骨化患者并发硬脊膜损伤及脑脊液漏的概率是单纯颈椎病患者的 13.7 倍。

二、脑脊液漏继发并发症

脑脊液漏处理不当或不及时可继发一系列并发症，如渗漏量过多，可造成低颅内压综合征；硬脊膜损伤导致脑脊液与外界形成通道，易造成逆行性感染，出现髓腔内感染；由于蛛网膜下腔与脑室相通，髓腔内感染上行，甚至可发生危及生命的化脓性脑膜炎；由于颈椎前方有气管、颈动脉窦、颈动脉小球等重要脏器，脑脊液渗出过多可影响呼吸，导致吞咽困难及血压、心率、血氧饱和度异常变化；硬脊膜在修复过程中，局部炎性反应及瘢痕粘连可形成粘连性蛛网膜炎以及

局限性脊髓栓系；硬脊膜缺损长期不愈合，虽经处理切口浅表愈合，但皮下若存在有无效腔，则可形成脑脊液囊肿，囊肿可分为交通性及非交通性，非交通性脑脊液囊肿如果较小，一般不会引起症状，而较大的脑脊液囊肿或交通性脑脊液囊肿则可引起蛛网膜受压迫，久之可使受压局部血运及营养障碍而水肿，纤维素渗出，引起粘连性蛛网膜炎。

三、OPLL继发脑脊液漏的特征

按硬脊膜损伤程度不同，国内有学者将硬脊膜损伤分为 I ~ V 度，其中 I 度为硬膜撕裂无缺损，II 度为硬膜缺损小于 1/4 周径，III 度为硬膜缺损大于 1/4 周径且小于 2/4 周径，IV 度为硬膜缺损超过 2/4 周径以上但未完全缺如，V 度为硬脊膜完全缺损。由于后纵韧带发生骨化区域主要位于椎管前部，所以颈椎后纵韧带骨化患者发生的硬脊膜损伤以 I ~ III 度为主。

一般情况下，诊断脑脊液漏主要分为二种情况，一种是术中发生明确的硬脊膜撕裂或缺损，清亮的脑脊液从破口中流出，手术视野中可见无色透明"泉流"；另一种情况是，如术中行硬膜损伤修复失败或因小的撕裂未被发现，术后则有可能形成持续性硬脊膜漏，表现为颈椎术后 1~5 日若引流出淡红色液体进行性增多且颜色变浅或转清。

目前临床上对于硬脊膜损伤的治疗目标仍然是硬脊膜损伤后如何能现实有效封堵，减少脑脊液漏的发生概率，以及尽量缩短脑脊液渗漏持续时间和减少相关并发症的发生，治疗的方法也涵盖了术中及术后多种处理措施。然而与发生在脊柱后路的硬脊膜损伤不同的是，发生在颈前路手

术中的硬脊膜损伤又有其特殊性。脊柱后路由于椎旁肌肉多而丰厚，又无重要脏器，通常采用"缝、堵、压"等手段增大局部压力，从而封闭硬脊膜漏口，以促使脑脊液漏尽早愈合。然而由于颈椎前路解剖结构特殊，伴有气管、颈动脉窦等脏器，且入路各层软组织相对较少，又无肌肉的夹闭作用，如缝合太严密，引流不畅导致椎前间隙肿胀，压迫周围气管、颈动脉窦，颈动脉小球等重要脏器，易影响呼吸，导致吞咽困难及血压、心率、血氧饱和度异常变化；并且由于颈椎部位特殊，颈椎椎体前方缺乏肌肉覆盖，夹闭功能差，吞咽、咳嗽等动作可直接导致脑脊液的压力上下波动，颈椎靠近脑室，脑脊液量多，一旦术后出现脑脊液漏，难以通过体位调节，单纯堵、压、缝会使裂口漏出的脑脊液另寻通道，即使缝合手术切口，脑脊液最终还是会从缝合的手术切口漏出，导致皮下囊肿等诸多并发症发生，因此脑脊液漏仍常常不能得到有效控制。

四、脑脊液漏的处理措施

（一）硬脊膜术中损伤的概况

临床上针对硬脊膜损伤的术中处理措施，主要依据损伤的程度以及损伤的部位而定。Ⅰ度损伤主要采取直接缝合方法加或不加密封剂封闭针孔的方法；而Ⅱ或Ⅲ度硬脊膜损伤（缺损）则需采用硬脊膜替代材料修补，另辅以密封剂强化的方法。当颈前路手术并发硬脊膜损伤，理想的处理方法如下：如术中发现硬脊膜为撕裂（Ⅰ度），先改变体位为头高脚低位，由于重力作用减少脑脊液脑室的回流，降低硬膜破口压力，减少脑脊液外漏，尽量保持术野的清晰，先用丝线缝合后，用脑棉片将血性或液性成分吸净，吸收性明胶海绵覆盖，上滴以生物蛋白胶封闭，填塞吸收性明胶海绵块后再予以生物蛋白胶封闭，"三明治"式的双层黏合封闭防止脑脊液外漏；如术中发现硬脊膜为缺损（Ⅱ或Ⅲ度），可用背部筋膜、肌肉组织、脂肪组织或硬脊膜替代材料进行修补后，然后重复上述操作。但是对于颈椎后纵韧带骨化患者来说，仅极少数患者可

采用上述方法进行处理，这是因为颈椎前路操作空间有限、术野暴露常不充分、常伴有硬脊膜发育不良（硬脊膜菲薄）、张力缝合下易致针孔撕裂（低压力的缺损转变成高压力的小孔）以及直接缝合后易形成束带造成脊髓卡压等因素的存在，术中直接缝合修复以及采用缝合方法修补是极难实现的。目前临床上最常用的"三明治"式胶原基质（吸收性明胶海绵）覆盖加纤维蛋白胶封堵方法在一定程度上是有效的，但由于纤维蛋白胶粘合强度欠佳、排水性差、随硬膜波动极易脱落分离等不利因素影响，特别是对较大面积的硬脊膜缺损，封堵常常是无效的，极难实现即刻有效的封闭硬脊膜囊，多数情况下仍需辅以术后多种措施以促进硬脊膜漏口早日闭合及减少相关并发症发生的概率。

（二）常规处理

对于术后诊断明确的脑脊液漏，包括术中处理失败的硬脊膜损伤或术后再出现的脑脊液漏，常规处理措施包括：

1. 术后嘱患者去枕平卧或予头低脚高位卧床；

2. 引流管引流通畅并持续引流，引流管接无菌引流袋常压引流，若原先用负压吸引，应改为常压引流，观察引流量、色，保持切口干燥；

3. 使用有效足量的抗生素（必要时使用能透过血脑屏障的抗生素），防止逆行感染导致椎管内或中枢神经系统感染；

4. 注意患者全身情况：保持水电解质平衡，低蛋白血症应补充白蛋白或血浆，以利硬脊膜和各组织修复；

5. 适当口服减少脑脊液分泌的药物，如乙酰唑胺 0.25 g，1 次 /d，有助于裂口愈合；

6. 避免咳嗽及用力屏气，软化大便；

7. 我们对部分患者采用弹力绷带绕颈环形加压的方法，也取得了较好的疗效，但应注意防止加压过度导致的呼吸困难及心率改变。

经上述一般处理后，绝大多数脑脊液漏可以解决问题。

（三）硬膜缺损

对于硬脊膜缺损较大，术中处理不到位且术

后 48h 以后引流量仍超过 200 ~ 300ml / 24h。上述方法则有危险，原因：

1. 相对于细小的腰大池引流管来说，宽大的伤口引流管长时间留置更容易引起逆行性颅内感染；

2. 长期伤口引流不利于硬膜张口状破口的关闭修复及伤口的早期愈合；

3. 长期伤口引流，治疗期限会明显延长，病情发展的不确定性也会增加。因此，建议及时行腰大池置管持续引流处理。

1989 年 Kitchel 等首次报道用腰蛛网膜下腔引流治疗脊髓手术后硬脊膜漏 19 例，取得满意效果，但是其作用机制尚不清楚，他当时提出了两种假说，一是通过蛛网膜下腔置管降低了囊内液压及 CSF 优先从引流管引出而不从硬膜裂口，减少了 CSF 在裂口周围的流动，有助于伤口愈合。另一种假说是当硬膜囊膨胀的时候任何硬膜裂口都将会扩大，扩大的裂口会不益于裂口的愈合。腰蛛网膜下腔置管引流具体方法为：通过导针在 L_{2-3} 棘突间穿刺，将导管置入蛛网膜下腔 5~10 mm，然后拔出导针，将导管与引流管和引流瓶连接。体位改为头高脚低位，减少脑脊液回流。对每日引流量在 100mL 以下者，2~5 d 可拔管；对漏液量没有减少，有增多趋势，或顽固性脑脊液漏，继续引流以降低颅内压，使切口尽早愈合。

（四）腰穿注意事项

腰椎穿刺引流成功后，如管理不善及观察不及时，处理不到位，常导致引流管拔出、引流不畅通造成引流失败，或过快出现低颅压并发症，因此术后管理很重要，须注意以下几方面：

1. 绝对卧床，不能坐起，体位不能快速变动，避免咳嗽、喷嚏等急剧改变颅内压的动作，尽量进食流质食物，减少大便次数，必要时支持治疗；

2. 全身应用抗生素预防感染，防止逆行性蛛网膜下腔感染；

3. 引流管护理，防止脱落、松动，定期观察引流管是否通畅；

4. 通过调整床头侧高度控制脑脊液流速，开始平卧使脑脊液缓慢流入无菌瓶内，如无头晕头疼、恶心呕吐，缓慢升高骨科牵引床头侧，一般抬高 10° ~30° 左右，记录每日引流量，每日收集脑脊液 100 ~ 400 ml 左右；当引流过程出现头昏、恶心或呕吐时，可降低床头侧高度减慢引流速度。

当然，对于应用前述所有措施均无效的患者，可以考虑采用切口 – 腹腔分流或腰部髓腔 – 腹腔分流等分流装置。切口 – 腹腔分流导管近端放置在移植骨块及钢板表面，切口 – 腹腔分流术失败或阻塞的患者采用腰部髓腔 – 腹腔分流术。与多次经皮抽吸及临时腰穿引流相比，分流的脑脊液进入腹腔，可降低感染及术后硬膜下血肿的风险，虽具有短期优势，但仍有缺点。这是一种有创疗法，可能使病人产生许多额外问题，如过度引流或引流不足，引流管移位或阻塞，感染，梗阻，或分流故障，这可能需要再次手术。因此，安放永久分流装置是所有其他措施均无效情况下的最后手段。

五、脑脊液漏的预防

术前仔细阅片，充分评估致压物与硬膜的粘连程度，准备好手术器械，如头灯、微型高速磨钻、特制薄型手枪式咬骨钳、电子显微镜；术中仔细分离致压物与硬膜之间的粘连，从粘连较轻处开始，逐步细致分离。如发现局部硬膜缺损时，注意保护裸露的蛛网膜，避免在吸引或分离时撕裂蛛网膜加重脑脊液漏；对于合并硬膜囊骨化必要时可行漂浮术，避免硬性切除以致硬膜损伤或缺损，文献报道，前路后纵韧带骨化采用前漂浮法脑脊液漏发生率为 5.1%，而采用标准的前方摘除法发生率高达 16%~25%。对疑有硬脊膜损伤的患者术中可采取头低足高位，使硬膜囊压力增加，易于发现破损处及脑脊液流出，有助于术中有无脑脊液漏的诊断。长节段以及宽基底骨化类型是术中发生脑脊液漏的高危因素，因此对于此类患者，可考虑在麻醉时预先安放腰大池引流，若术中发生硬脊膜损伤，出现脑脊液漏，可立即开放腰大池引流管，不仅可减少脑脊液从漏口中外渗，同时利于漏口的修复。

（于凤宾　陈　宇）

参 考 文 献

1. Abe H, Tsuru M, Ito T,et al. Anterior decompression for ossification of the posterior longitudinal ligament of the cervical spine. J Neurosurg,1981; 55:108–116.

2. Alamein MA, Liu Q, Stephens S, Skabo S, Warnke F, Bourke R, Heiner P, Warnke PH. Nanospiderwebs: Artificial 3D Extracellular Matrix from Nanofibers by Novel Clinical Grade Electrospinning for Stem Cell Delivery. AdvHealthc Mater,2012,Nov1.doi: 10.1002/adhm.201200287.

3. Andrew SA, SidhuKS. Cervical–peritoneal shunt placement for postoperative cervical pseudomeningocele. J Spinal Disord Tech,2005; 18:290–292.

4. Belanger TA, Roh JS, Hanks SE,et al. Ossification of the posterior longitudinal ligament. Results of anterior cervical decompression and arthrodesis in sixty–one North American patients. J Bone Joint Surg Am,2005;87:610–615.

5. Bertalanffy H, Eggert HR. Complications of anterior cervical discectomy without fusion in 450 consecutive patients. ActaNeurochir (Wien),1989;99:41–50.

6. Black P. Cerebrospinal fluid leaks following spinal surgery: use of fat grafts for prevention and repair. Technical note. J Neurosurg, 2002;96:2Suppl 250–252.

7. Bock N, Riminucci A, Dionigi C, et a1. A novel route in bone tissue engineering : Magnetic biomimetic scaffolds. Aeta Biomater,2010;6:786–798.

8. Brookfield K, Randolph J, EismontF.Delayed symptoms of cerebrospinal fluid leak following lumbar decompression. Orthopedics,2008;31:816.

9. Cain JJ, Dryer RF, Barton BR. Evaluation of dural closure techniques. Suture methods, fibrin adhesive sealant, and cyanoacrylate polymer.Spine ,1988;13:720–725.

10. Cammisa FP Jr, Girardi FP, SanganiPK,et al. Incidental durotomy in spine surgery. Spine,2000;25:2663–2667.

11. Chen X–Q, Yang H–L, Wang G–L ,et al. Surgery for thoracic myelopathy caused by ossification of the ligamentum flavum[J]. J. Clin. Neurosci.,2009,16(10): 1316–1320.

12. Chen Y, Guo Y, Chen D, etal.Diagnosis and surgery of ossification of posterior longitudinal ligament associated with dural ossification in the cervical spine. Eur Spine J,2009;18:1541–1547.

13. Chen Y,GuoY,LuX,et al. Surgical strategy for multilevel severe ossification of posterior longitudinal ligament in the cervical spine. J Spinal Disord Tech,2011; 24:24–30.

14. Chen Y, Kitchel SH, Eismont FJ, et al. Closed subarachnoid drainage for management of cerebrospinal fluid leakage after an operation on the spine. J Bone Joint Surg Am,1989; 71:984–987.

15. Choi S, Lee SH, Lee JY,et al. Factors affecting prognosis of patients who underwent corpectomy and fusion for treatment of cervical ossification of the posterior longitudinal ligament: analysis of 47 patients. J Spinal Disord Tech,2005; 18:309–314.

16. DiFazio FA, Nichols JB, Pope MH, et al. The use of expanded polytetrafluoroethyleneas an interpositional membrane after lumbar laminectomy. Spine,1995; 20:986–991.

17. Eleraky MA, Llanos C, Sonntag VK. Cervical corpectomy: report of 185 cases and review of the literature. J Neurosurg ,1999;90:1 Suppl35–41.

18. Epstein NE（2001）Anterior approaches to cervical spondylosis and ossification of the posterior longitudinal ligament: Review of operative technique and assessment of 65 multilevel circumferential procedures. Surg Neurol 55:313–24.

19. Epstein NE（2001）Identification of ossification of the posterior longitudinal ligament extending through the dura on preoperative computed tomographic examinations of the cervical spine. Spine 26:182–186.

20. Epstein NE, Hollingsworth R（1999）Anterior cervical micro–dural repair of cerebrospinal fluid fistula after surgery for ossification of the posterior longitudinal ligament. Surg Neurol 52:511–514.

21. Epstein NE. Wound–peritoneal shunts: part of the complex management of anterior dural lacerations in patients with ossification of the posterior longitudinal ligament. Surg Neurol,2009; 72:630–634.

22. Fielding JW. Complications of anterior cervical disk removal and fusion. ClinOrthopRelat Res,1992; 28:410–413.

23. Fountas KN, Kapsalaki EZ, Johnston KW. Cerebrospinal fluid fistula secondary to dural tear in anterior cervical discectomy and fusion: case report. Spine,2005; 30:E277–E280.

24. Foyt D, Johnson JP, Kirsch AJ,et al. Dural closure with laser tissue welding. Otolaryngol Head Neck Surg,1996;115:513–518.

25. Fujimura Y, Nishi Y, Nakamura M ,et al. Long–term follow–up study of anterior decompression and fusion for thoracic myelopathy resulting from ossification of the posterior longitudinal ligament[J]. Spine,1997,22(3): 305–311.

26. Graham JJ. Complications of cervical spine surgery.A five year report on a survey of the membership of the Cervical Spine Research Society by the Morbidity and Mortality Committee. Spine,1989;14:1046–1050.

27. Hannallah D, Lee J, Khan M, et al. Cerebrospinal fluid leaks following cervical spine surgery. J Bone Joint Surg Am,2008;90:1101–1105.

28. Harsh GR IV, Sypert GW, Weinstein PR, et al. Cervical spine stenosis secondary to ossification of the posterior longitudinal ligament. J Neurosurg, 1987;67:349–357.

29. Hida K, Iwasaki Y, Koyanagi I, et al（1997）Bone window computed tomography for detection of dural defect associated with cervical ossification posterior longitudinal ligament. Neurol Med Chir (Tokyo) 37:173–175.

30. Hida K, Yano S, Iwasaki Y: Considerations in the treatment of cervicalossification of the posterior longitudinal ligament. ClinNeurosurg ,2008;55:126–132.

31. Iwasaki M, Okuda S, Miyauchi A, et al（2007）Surgical strategy for cervical myelopathy due to ossification of the posterior longitudinal ligament: Advantages of anterior decompression and fusion over laminoplasty. Spine 32:654–60.

32. Joseph V, Kumar GS, Rajshekhar V. Cerebrospinal fluid leak during cervical corpectomy for ossified posterior longitudinal ligament: incidence,management, and outcome. Spine,2009;34:49–494.

33. Kojima T, Waga S, Kubo Y,et al. Anterior cervical vertebrectomy and interbody fusion for multi-level spondylosis and ossification of the posterior longitudinal ligament. Neurosurgery, 1989;24:864–872.

34. Li F, Chen Q, Xu K. Surgical treatment of 40 patients with thoracic ossification of the ligamentum flavum[J]. J. Neurosurg. Spine,2006,4(3): 191–197.

35. Li H, Dai LY. A systematic review of complications in cervical spine surgery for ossification of the posterior longitudinal ligament. Spine J,2011;11:1049–1057.

36. Liao C-C, Chen T-Y, Jung S-M ,et al. Surgical experience with symptomatic thoracic ossification of the ligamentum flavum[J]. J. Neurosurg. Spine,2005,2(1): 34–39.

37. Longmire S, Joyce TH III: Treatment of a duro-cutaneous fistula secondary to attempted epidural anesthesia with an epidural autologous blood patch. Anesthesiology,1984; 60:63–64.

38. Ma L,GaoC,MaoZ,ct al. Thermal dehydration treatment and glutaraldehyde cross link into increase the biostability of collagen—chitosan porous scaffolds used as dermal equivalent. J BiomaterSciPolym Ed,2003;14:861–874.

39. Masaki Y, Yamazaki M, Okawa A, et al（2007）An analysis of factors causing poor surgical outcome in patients with cervical myelopathy due to ossification of the posterior longitudinal ligament: Anterior decompression with spinal fusion versus laminoplasty. J Spinal Disord Tech 20:7–13.

40. Mazur M, Jost GF, Schmidt MH, et al. Management of cerebrospinal fluid leaks after anterior decompression for ossification of the posterior longitudinal ligament: a review of the literature. Neurosurg Focus, 2011;30:E13.

41. Min JH, Jang JS, Lee SH（2007）Significance of the double-layer and single-layer signs in the ossification of the posterior longitudinal ligament of the cervical spine. J Neurosurg Spine 6:309–312.

42. Mizuno J, Nakagawa H（2006）Ossified posterior longitudinal ligament: Management stratedies and outcomes. Spine J 6:282–8.

43. Mizuno J, Nakagawa H, Matsuo N, et al（2005）Dural ossification associated with cervical ossification of the posterior longitudinal ligament: frequency of dural ossification and comparison of neuroimaging modalities in ability to identify the disease. J Neurosurg Spine 2:425–430.

44. Mizuno J, Nakagawa H, Song J, et al（2005）Surgery for dural ossificaiton in association with cervical ossification of the posterior longitudinal ligament via an anterior approach. Neurology India 53:354–357.

45. Nakajima S, Fukuda T, Hasue M, et al. New technique for application of fibrin sealant: rubbing method devised to prevent cerebrospinal fluid leakage from dura mater sites repaired with expanded polytetrafluoroethylene surgical membranes. Neurosurgery,2001; 49:117–123

46. Narotam PK, Jose S, Nathoo N, et al. Collagen matrix (DuraGen) in dural repair: analysis of a new modified technique. Spine, 2004; 29:2861–2869.

47. Omojola M F, Cardoso E R, Fox A J ,et al. Thoracic myelopathy secondary to ossified ligamentum flavum: case report[J]. J. Neurosurg.,1982,56(3): 448–450.

48. Par í zek J, M ě ricka P, Husek Z, et al. Detailed evaluation of 2959 allogeneic and xenogeneic dense connective tissue grafts (fascia lata, pericardium, and dura mater) used in the course of 20 years for duraplasty in neurosurgery. ActaNeurochir (Wien),1997;139:827–838.

49. Sakai K, Okawa A, Takahashi M,et al. Five-year follow-up evaluation of surgical treatment for cervical myelopathy caused by ossification of the posterior longitudinal ligament: a prospective comparative study of anterior decompression and fusion with floating method versus laminoplasty. Spine,2012;37: 367–376.

50. Seichi A, Nakajima S, Takeshita K ,et al. Image-guided resection for thoracic ossification of the ligamentum flavum[J]. J. Neurosurg. Spine,2003,99(1): 60–63.

51. Shaffrey CI, Spotnitz WD, Shaffrey ME, et al. Neurosurgical applications of fibrin glue: augmentation of dural closure in 134 patients. Neurosurgery,1990; 26:207–210

52. Smith MD, Bolesta MJ, LeventhalM,et al. Postoperative cerebrospinal-fluid fistula associated with erosion of the dura. Findings after anterior resection of ossification of the posterior longitudinal ligament in the cervical spine. J Bone Joint Surg Am,1992;74:270–277.

53. Su Y, Mo X. Genipincrosslinked gelatin nanofibers for tissue engineering.J Control Release,2011;152 (Suppl):e230–232.

54. Tani T, Ushida T, Ishida K, et al（2002）Relative safety of anterior microsurgical decompression versus laminoplasty for cervical myelopathy with a massive ossified posterior longitudinal ligament. Spine 27:2491–98.

55. Tew JM Jr, Mayfield FH. Complications of surgery of the anterior cervical spine.Clin Neurosurg,1976; 23:424–434.

56. Wang S,WangC,ZhangB,et a1. Preparation of Fe3O4/PVA nanofibers via combining imsitu composite with e1ectrospinning[J]. Mater Lett,2009;9:43–46.

57. Wang W, Kong L, Zhao H ,et al. Thoracic ossification of ligamentum flavum caused by skeletal fluorosis[J]. Eur. Spine J.,2007,16(8): 1119–1128.

58. Xie J, Macewan MR, Ray WZ, Liu W, Siewe DY, Xia Y. Radially aligned, electrospunnanofibers as dural substitutes for wound closure and tissue regeneration applications. ACS Nano,2010,4(9):5027–5036.

59. Yamazaki M, Koda M, Okawa A ,et al. Transient paraparesis after laminectomy for thoracic ossification of the posterior longitudinal ligament and ossification of the ligamentum flavum[J]. Spinal Cord,2005,44(2): 130–134.

60. Yamazaki M, Mochizuki M, Ikeda Y ,et al. Clinical results of surgery for thoracic myelopathy caused by ossification of the posterior longitudinal ligament: operative indication of posterior decompression with instrumented fusion[J]. Spine,2006,31(13): 1452–1460.

61. Yonenobu K, Ebara S, Fujiwara K ,et al. Thoracic myelopathy secondary to ossification of the spinal ligament[J]. J. Neurosurg.,1987,66(4): 511–518.

62. Yong HK,ReillYJ,Uekorumpay V. Prevent i on of nerve root adhesions after 1amiectomySpine,1980;5:59.

63. Yoshino M, Seeger J, Carmody R. MRI diagnosis of thoracic ossification of posterior longitudinal ligament with concomitant disc herniation[J]. Neuroradiology,1991,33(5): 455–457.

64. Yuguchi T, Kohmura E, Yoshimine T. PTFE-fascia patch inlay method for the anterior approach for cervical intradural spinal lesion. Spinal Cord,2002; 40:601–603.

65. Zha Z, Leung SL, Dai Z, Wu X.Centering of organic-inorganic hybrid liposomal cerasomes in electrospun gelatin nanofibers. ApplPhys Lett,2012,100:33702–33702.

66. Zhang X, Gao X, Jiang L, Qin J. Flexible generation of gradient

electrospinningnanofibers using a microfluidic assisted approach. Langmuir, 2012, 28:10026–10032.

67. Zhang XY, Dai QY, Huang XB, et al. Synthesis and characterization of novel magnetic Fe3O4/polyphosphazenenanofibers. SolidState Sciences,2009;11: 1861–1865.

68. 陈德玉, 陈宇, 卢旭华, 等. 颈椎后纵韧带骨化症合并硬膜囊骨化的前路手术治疗 [J]. 中华骨科杂志 ,2009(009): 842–846.

69. 陈江宏, 熊卫军. 腰穿置管持续引流脑脊液置换加鞘内注药治疗重症颅内感染. 中国现代医学杂志 ,2004,14:98–102.

70. 陈宇, 陈德玉, 袁文, 等. 颈椎后纵韧带骨化合并硬膜囊骨化的 CT 影像特点及临床意义 [J]. 脊柱外科杂志 ,2006,4(5): 270–273.

71. 侯铁胜, 傅强, 贺石生, 等. 颈前路减压并发脑脊液漏的处理. 中华骨科杂志 ,2003,23:650– 652.

72. 李方财, 陈其昕, 徐侃, 等. 胸椎黄韧带骨化症的手术方法选择 [J]. 中华骨科杂志 ,2010,30(11): 1024–1029.

73. 李君, 王新伟, 袁文. 胸椎后纵韧带骨化症手术治疗进展 [J]. 中华外科杂志 ,2012,50(010): 948–950.

74. 李文菁, 赵宇. 胸椎黄韧带骨化症合并硬脊膜骨化的研究进展 [J]. 中华骨科杂志 ,2013,33(6): 670–673.

75. 刘秀民, 李海洪, 马巧灵. 胸椎后纵韧带骨化多排螺旋 CT 诊断价值 [J]. 现代医用影像学 ,2013(3): 194–196.

76. 全必春, 王文军, 姚女兆, 等. 脊柱术后脑脊液漏并椎管内感染 20 例分析. 医学临床研究 ,2005,22:534– 535.

77. 孙赓, 张伯勋. á – 氰基丙烯酸酯的组织毒性. 中华医学写作杂志 ,2004,10: 868–871.

78. 孙景城, 冯世庆, 马信龙, 等. 胸椎后纵韧带骨化致椎管狭窄症的临床特征和手术治疗方法 [J]. 中华骨科杂志 ,2010,11: 1044–1046.

79. 唐勇, 王新伟, 袁文, 等. 颈前路手术并发脑脊液漏的原因及处理. 颈腰痛杂志 ,2010;31:26– 28.

80. 王善琛, 王建华, 夏虹. 颈椎手术脑脊液漏及并发症的防治特点. 实用医学杂志 ,2008;24:1654–1656.

81. 向忠, 李红, 吴明宇, 等. 生物蛋白胶在硬脊膜损伤修复中的临床研究. 中国医药导报 ,2006;3:9– 10.

82. 胥少汀, 卢世璧. 骨科手术并发症预防与处理 [M].2004:151,160,195,205, 206.

83. 余可渲, 田野, 王以明, 等. 颈椎手术后并发脑脊液漏的原因和处理. 中国脊柱脊髓杂志 ,2005,15:740–743.

84. 袁宏伟, 代振动, 路闯, 等. 王灿亚腰蛛网膜下腔持续引流治疗颈椎顽固性硬脊膜漏. 中国矫形外科杂志 ,2011;19:614–615.

85. 张卫红, 王新伟, 王长峰.PLGA ／ I 型胶原／壳聚糖复合人工硬脊膜生物相容性及力学性能的实验. 南京医科大学学报 (自然科学版),2009,6:836–839.

86. 张卫红, 袁文, 王新伟等 .PLGA—I 型胶原—壳聚糖复合人工硬脊膜生物相容性的研究. 山东医药 ,2009,14:14–16.

87. 张阳德, 向忠, 彭健. 硬脊膜损伤分度及预防脑脊液漏的临床研究. 中国现代医学杂志 ,2007;17:1349–1351.

88. 郑旭为, 刘忠军. 人工硬膜修补硬脊膜及预防椎管内粘连的实验观察. 中国脊柱脊髓杂志 ,2006;16(1):52–56.

第六章 脊柱韧带骨化病的术后护理及康复

近年来，随着诊疗技术的不断进步，脊柱韧带骨化症手术例数逐年增加，一些严重脊柱韧带骨化症患者也开始有了接受手术治疗的机会。由于脊柱韧带骨化症手术本身难度高，风险大，时间长，术后并发症发生概率较常规手术也明显升高；加之节段多、脊髓压迫严重的病例逐渐增多，给脊柱韧带骨化症术后的护理及康复治疗都带来了新的挑战。术后护理是患者能够获得良好手术疗效的重要保障，康复治疗则除手术及药物外唯一有效的治疗途径。临床医生及护理人员应重视这两者的重要性，以使患者接受手术后的获益最大化。

第一节 脊柱韧带骨化病的术后护理

脊柱韧带骨化症手术由于技术难度较大，手术时间往往很长，对患者创伤也较大。与常规脊柱手术相比，术后发生各种意外的风险明显升高。要取得满意的治疗效果，除了在手术前进行充分的准备工作，手术中认真、细致操作之外，还需要重视术后的护理工作。术后给予患者妥善的护理既可以减少术后并发症的发生，也可对功能恢复起到促进作用。

一、术后早期处理

（一）患者转运

手术结束后，一般需要将患者先由手术室转送至监护病房，待观察一段时间，确认各方面情况稳定后再转送回病房。这一过程中须要注意以下几个问题。

【神经功能检查】

手术结束后，在转送出手术室之前，应初步检查患者的神经功能。脊柱韧带骨化症患者起病较其他脊柱疾患更为隐匿，入院手术时脊髓压迫往往较其他脊柱疾患更加严重，且致压物坚硬，减压困难。韧带骨化疾病本身的特殊性，决定了手术操作对脊髓和神经的骚扰更加严重，尤其是对致压物采取直接减压的方式（如对后纵韧带骨化症患者采用前路手术治疗），术后发生脊髓、神经损伤的概率显著增加。此外，韧带骨化症患者往往涉及多节段减压，手术创伤大，出血多，且止血困难，术后发生血肿压迫的概率也明显增高。因此，术后第一时间了解患者的神经功能显得尤为重要。对于颈椎韧带骨化症患者，麻醉清醒后应首先了解四肢的感觉运动情况，尤其是上肢、下肢的主动运动功能；对于胸椎及腰椎韧带骨化症患者，则主要观察双下肢的感觉运动情况。麻醉未完全苏醒者，可检查跟腱、膝腱反射和病理征，如腱反射和病理征均不能引出，且随麻醉逐步苏醒而无改善征象，则高度怀疑脊髓受损。

此时，应立即分析和查明原因，果断采取行动进行针对处理。

【生命体征检测】

所有需要转送的患者，应在推床上检查血压、脉搏和呼吸等生命体征，确认完全平稳后方可转送。有条件的情况下，均应先转送至监护室，即使患者已完全清醒，自主呼吸恢复，生命体征平稳，也应再监护尽可能长的一段时间，确认神经功能良好后，再转送回病房。在这一过程中应密切观察血压变化，防止血压过高导致切口内再出血发生血肿；同时重点检查神经功能情况，保证如有四肢肌力进行性减退，感觉、反射消失等情况能够在第一时间内发现，为抢救性治疗争取宝贵的时间。

【转运过程中的注意事项】

搬运患者时术者应在场并给予指导和监督。搬运过程中必须保持患者脊柱处于水平位，局部不弯曲，不扭转，动作一致。注意保护伤口，不要压迫手术部位。特别注意防止引流管、输液管、导尿管的牵拉脱出。颈椎术后患者戴好颈托，腰椎术后患者绑好腰围。搬运应由足够的人员完成，尽可能保证整个过程平稳，防止粗暴动作导致伤口内因震荡发生再出血，或因给患者造成不适，导致血压急剧升高引起再出血。在转送回病房的过程中，麻醉医师和手术医师应一起陪同。

【返回病房后再次检查神经功能】

患者返回病房时，由麻醉医师和参加手术的医师在当班护士协助下将患者抬上病床（此时手术医师负责头颈部的体位与搬动）。将患者放置妥当后，病房护士即交接输血、输液情况，并迅速测量血压、脉搏，观察有无因搬运导致的血压剧烈波动。一旦有此情况，应立即调整输血、输液速度，必要时给予药物控制血压；同时医生应再次检查患者的神经功能情况，确认肢体感觉、运动功能良好后方可离开。

【术后护理】

麻醉尚未完全清醒的患者，随时有发生窒息、出血、休克及其他意外损伤的可能。因此要做好一切护理工作，警惕意外情况的发生。

1. 保持呼吸道通畅　术后取平卧位，胸腰椎术后患者可令头偏向一侧，防止呕吐物吸入气管引起吸入性肺炎。颈椎术后患者应调整好颈部枕垫高度，如有呕吐应及时吸出口腔内呕吐物及气管内分泌物；若病人烦躁不安、发绀、呼吸困难，应立即查明原因及时处理；遇到舌后坠，应将下颌部托起，用拉舌钳将后坠的舌头拉出；发现气管内阻塞时，用吸痰管清除痰液并与医生联系。

2. 注意保暖和避免意外损伤　刚返回病房时，很多病人发冷、发抖，此时应注意加强保暖措施。躁动不安时，应适当加以约束，严防因剧烈挣扎导致敷料拉扯、切口裂开、切口内出血甚至内固定松动断裂等意外发生。可通过观察患者的瞳孔、神经反射、脉搏、呼吸等来估计麻醉深度。如瞳孔较大或正常，瞳孔反射存在，眼球转动灵活，脉搏略速，呼吸浅速且不规则，表示患者即将苏醒。此时护士应警惕病人躁动，特别注意安全，防坠床。

（二）术后24h内处理

【观察病情】

定时观察患者的面色、表情、血压、脉搏、呼吸、体温等。全身麻醉未清醒前，每15~30min巡视1次。及时观察血压和脉搏，每30min~1h测量血压、脉搏和呼吸1次，连续6h。如病情稳定，可改为2~4h 1次。注意血压变化，血容量不足、翻身、有内出血等均可能引起低血压。密切注意呼吸情况，对颈前路术后患者出现呼吸困难、伴有颈部增粗者，多因切口深部血肿压迫气管所致，需立即采取紧急措施。如患者呼吸极度困难，并出现口唇发绀及鼻翼扇动时，应立即在床旁剪开缝线，放出积血，待呼吸情况改善后紧急送至手术室寻找出血点。呼吸困难不伴有明显颈部肿胀者，多系喉头水肿所致。这主要由于术中牵拉刺激气管所致，术前气管推移训练不佳者尤易发生。此时可在吸氧的同时快速静脉滴注地塞米松5~10mg，紧急时静脉推注，作好气管内插管准备并同时准备气管切开。颈后路术后患者出现呼吸困难，伴有四肢神经功能障碍者，多系血肿压迫脊髓或局部水肿反应所致，应立即采取紧急措施，同时准备气管插管与呼吸机备用。

术后早期由于机体对手术创伤的反应，患者体温可略升高，临床上称外科热，但一般不超过38℃，且短时间内可恢复正常；若体温持续不退，或3天后出现发热，应检查有无伤口感染或其他并发症的可能。

【注意局部制动】

局部制动不仅可减少出血，预防血肿发生，还可防止植骨块移位或内固定松动，因此，术后特别是24h内应尽可能减少手术区域局部的活动次数及幅度，颈椎术后患者应尤其注意。

【预防脊髓反应性水肿】

由于手术创伤的刺激，脊髓本身及周围组织易出现水肿反应，尤其在伤后24~72h以内，应采取相应措施以减轻其反应程度。

1. 地塞米松20mg静脉滴注；

2. 酌情加用甘露醇、呋塞米等；

3. 适当固定减少头颈部活动 颈椎术后卧床患者一般不需颈托固定，可在海绵枕两侧放置沙袋限制颈部活动；待患者病情稳定后（一般24h后），坐起或下床活动时可用颈围加以固定制动，以减少局部创伤反应。

【预防感染】

早期预防尤为重要，口腔及鼻腔的分泌物等易污染创口，因此除全身应用抗生素外，应注意对伤口局部的保护。术后当天切口渗血一般较多，尤其是留置半管引流的患者，一旦发现敷料湿透，应及时予以更换。

【切口疼痛的处理】

脊柱韧带骨化手术尤其是后路手术，节段多、切口长，对肌肉等组织破坏也较大，术后切口疼痛往往比较明显，给患者造成很大痛苦，影响休息和饮食。一般在手术麻醉苏醒后当天下午或晚上最剧烈，术后2~3天切口疼痛明显减轻。切口疼痛会消耗大量能量，同时增加患者体液丢失；患者不敢翻身活动、深呼吸和咳嗽，容易发生肺部并发症；剧烈疼痛引起的患者挣扎动作也会增加切口裂开、出血、内固定松动的风险。因

此，疼痛的控制与处理不仅体现了对患者的人文关怀，也是治疗上的需要。术后可给予留置镇痛泵治疗，这样在持续给药的基础上还能够允许患者自我调整剂量，是一种安全有效的途径。但应注意因这些药物导致的恶心、呕吐等副反应的发生，及时给予处理，必要时暂时关闭镇痛泵。其他还可肌注适量的镇痛剂，如哌替啶50mg或吗啡8~10mg。镇痛剂不宜过多使用，一般6h一次，给药后应注意观察用药反应。

【翻身预防褥疮】

对老年、消瘦、运动功能严重障碍或瘫痪患者，应注意从早期开始预防褥疮发生。手术后6h如病情稳定，可给予轴向翻身。最好由两人操作实施，保证整个翻身过程中患者处于平稳状态。对部分存在脑脊液并发症或伤口内有出血倾向的患者，术后当天大幅度的翻身是不恰当的，可定时（一般不超过2h）将易发生褥疮的骨突处（包括后枕部）用手掌托起，持续按摩5~10min，或予以小翻身。

【导尿管的管理及尿量监测】

脊柱韧带骨化手术时间较长，术前大多需导尿并留置尿管。术后应检查尿管是否通畅，并及时给予清洁护理。监测记录尿量，为调整补液量提供重要依据。

二、术后24h后处理

通常情况下术后24h内为并发症高发时段，但度过这一时期后，对此类患者仍应重点护理，一般不少于5~7天，除上述观察内容外，尚应注意：

（一）加强患者的康复宣教，防止患者出现麻痹情绪

24h后，由于手术局部疼痛减轻和术前症状的恢复，患者往往不自觉地放松对局部制动要求，加之有些患者急于体验手术效果，常会出现未经医生允许擅自起床活动的情况。过早下床活动，极有可能加重切口局部的水肿与渗血，甚至发生再出血导致血肿压迫。部分患者因未经医生指导

不了解正确的下床活动过程，容易出现体位性低血压，甚至发生跌倒造成严重后果。过早下床活动还可能会引起植骨块位置的移动，远期出现植骨不融合。因此，应反复向患者强调继续安心休养的重要性，以防意外。

（二）观察患者吞咽与进食情况

颈前路手术 1~2 天后，咽喉部水肿反应逐渐消退，疼痛减轻，其吞咽与进食情况应该逐渐改善好转。但如反而加重，则有植骨块滑脱之可能，此时应及时向主管医师报告，并采取相应措施。

（三）术后 X 线检查

常规脊柱手术术后 3 ~ 5 天均应复查 X 线平片，除检查内固定位置及植骨块位置是否有移动，尚可初步确认减压的部位是否准确，以及减压的范围是否足够。而对于脊柱韧带骨化症患者，术后拍片检查时间应根据病情适当延后，确保患者的安全。

（四）预防肺部并发症

脊柱韧带骨化症术后患者，尤其是胸腰椎术后，肺部功能一般均较差，加之长期卧床，易出现肺不张或继发感染。因此应注意以下几点：

1. 鼓励患者咳嗽与深呼吸　此既有利于增加肺活量，清除分泌物，又可防止肺不张。但应注意指导颈椎术后患者咳嗽动作不要过于猛烈；对腹肌力量尚不足的患者，可指导家属通过对抗按压腹部的方法辅助其咳嗽。

2. 加强翻身拍背　患者翻身时以手掌拍打两侧背部，如此可减少肺不张的机会，但颈椎术后患者翻身时应使其头颈部与身体保持一致，切勿使颈部扭曲。

3. 监测体温与血象的变化　应注意与术后"外科热"相鉴别，如体温超过 39℃，伴有咳嗽、咳痰，实验室检查提示白细胞持续升高，则有感染的可能，应进一步做痰培养 + 药敏检查，必要时拍摄胸片；可先给予广谱抗生素治疗，再根据药敏试验结果调整抗生素。

（五）预防尿路并发症

对留置导尿管患者，平时要注意局部卫生，

定期会阴护理。引流尿袋要及时更换，定期开放排尿（一般 2~4h）。每次开放后，应在膀胱区加压，使其排空残余尿液。在确认患者可自主排尿的情况下，尽早拔出尿管，降低尿路感染发生概率。对有尿路感染迹象患者，可给予膀胱冲洗 2 次 / 日。

（六）定期化验复查

手术次日化验检查血常规、电解质、肝肾功等指标，以评估患者全身状态，并根据病情需要及时复查。术后切口渗血量往往较多，术中或术后当天查血红蛋白正常患者复查时可能发现检验结果明显低于正常值，排除因输液导致血液稀释等原因后应根据复查结果及时给予输血治疗。术后电解质指标异常者应及时给予补液，纠正电解质紊乱。

（七）引流条（管）的管理

脊柱外科手术后为避免伤口内形成的血肿对脊髓和周围重要器官产生压迫，必须在术后常规放置引流以利于渗液流出。由于脊柱手术位置较深，皮片引流效果较差，通常选择半管引流或负压引流。常规脊柱外科手术引流管一般放置 24h 左右，最长不超过 48h；而根据我们的经验，脊柱韧带骨化症术后引流放置时间应适当延长，一般需 48h 以上，约 72~96h，部分胸腰椎长节段手术引流放置时间可长达 120h。部分患者术中发现有出血倾向，需放置多根引流管，可在 24h 后根据记录的引流量多少分次逐根予以拔除。负压引流放置过程中应准确记录引流量，为判断引流是否通畅及确定补液量提供参考；同时注意加强勤换药，严格预防感染发生。

（八）术后换药

术后的 2~3 天内，由于创面未愈合以及引流管的存在，细菌可沿着引流管、切口及缝线等通道侵入创面。脊柱韧带骨化术后切口渗液较多，且引流管留置时间较长，因此需经常更换覆盖创面的敷料以保持切口清洁。研究发现，在切口的每克组织中细菌数达到 10^5 个以上时即可使切口感染；而经过术后抗感染及换药等处理，可以抑制细菌的繁殖，明显降低感染发生率。

换药操作要点与其他脊柱手术相同：

1. 遵循严格的无菌操作原则，戴好口罩、帽子，换药碗中的两把镊子要分工明确；

2. 换药时病房要清净，避免闲杂人员走动；

3. 换药的次数依创面渗出物的多少情况而定，尽可能保持覆盖敷料干洁，及时更换；

4. 换药时手法要轻柔，尽量减少患者的痛苦。

（九）下床活动指导

1. 根据病情及手术情况，事先佩戴好颈托或腰围后方可下床，部分胸椎手术对脊柱稳定性破坏不大，可不必佩戴支具；

2. 下床前先在床上坐起。患者由于卧床时间较长，坐起后多有明显头晕感觉，在专人保护下适应后再逐渐下床站立；站起后也不能立即迈步行走，应等头晕感觉完全消失后，由看护人员搀扶小心行走；

3. 刚下床时，务必有专人监护，以防跌倒；病情较重暂不适合下床者切勿勉强。

（十）功能锻炼

患者术后功能的恢复和重建与其锻炼情况有着直接关系。不仅脊髓功能在术后恢复明显的患者需通过加强锻炼进一步巩固提高疗效，术后无明显神经功能改善，甚至神经功能恶化的患者，也应积极锻炼，防止肌肉失用性萎缩。

三、基础护理

（一）病室环境

病室需干净、整齐、安静、安全、温湿度适宜。床铺保持平整、清洁、干燥、柔软、舒适，并定期更换床单。

（二）体位

脊柱术后维持合适的体位相当重要，一方面有利于术后创面的愈合，另一方面可改善呼吸循环功能，减少术后并发症。术后体位不当，轻者可增加患者的痛苦，重者可引起呼吸循环功能障碍、脊髓损伤甚至死亡。因此对于术后体位的重要性以及潜在危险性应有足够的认识，以减少不必要的麻烦。脊柱韧带骨化症术后患者，对体位的要求较常规脊柱手术更加严格。在保证患者一定舒适度的情况下，应适当延长卧床时间。对于颈椎韧带骨化症患者，即使内固定牢固可靠，也不建议过早下床活动。如无脑脊液漏等并发症发生，可于术后第 1 天将病床前半部摇起使患者处于半卧位，但头颈部仍不能离开病床，防止过度活动导致切口内再出血造成血肿压迫。对于胸腰椎术后患者，在行坚强内固定的情况下也应绝对卧床休息 2 周以上，待切口完全愈合后再根据情况考虑支具保护下下床活动。

（三）掌握正确的翻身方法

脊柱韧带骨化症术后患者平均卧床时间较长，这就要求在护理时做到定时翻身，减少并发症的发生。翻身时要保持手术区域的局部稳定，不弯曲，不扭转，应由护理人员协助患者完成翻身动作。胸腰椎手术的患者翻身时要使患者的肩部和髋部同时翻转，如操作粗暴或动作不协调，则有可能导致患者局部切口疼痛，甚至开裂、内出血等。而颈椎术后患者翻身时，须使头部和肩部同时翻动，以保持颈部固定不动。术后一段时间后伤口初步愈合，患者可自己翻身，此时应指导患者按以下方法进行：挺直腰背部，绷紧背肌，使其形成天然的"内固定夹板"，上身和下身同时翻转。

（四）饮食护理

脊柱韧带骨化手术均需在全麻下进行，且麻醉时间较长，术后早期常可出现因麻醉药物作用导致肠蠕动功能紊乱而出现腹胀、便秘。饮食上应给予定时定量进食，多食易消化富含粗纤维的食物如青菜、水果以刺激肠蠕动，促进排便。同时注意大量饮水，防止大便干燥。

（五）正确使用便盆

脊柱手术患者在卧床期间，为避免抬臀动作对伤口及内固定造成的应力，应使用专门设计的便盆，其高度应该尽量降低。使用便盆时可使患者先侧卧，将枕头、便盆置于床上适当位置，再协助患者翻身仰卧于枕头和便盆之上。在使用便盆的过程中应注意安全，做好每一步细节工作，防止便盆摩擦伤口及敷料给患者造成不必要的痛苦；同时还应注意避免污染敷料，预防感染。排便后注意做好清洁工作。

（六）疼痛护理

脊柱韧带骨化手术往往创伤较大，尤其是多节段胸腰椎手术患者，手术节段长，肌肉剥离范围广，术后可能会出现较严重的急性疼痛，尤以手术部位最为剧烈，局部及邻近部位相对较轻；活动时疼痛加重，制动后减轻。术后早期如疼痛剧烈，可给予留置镇痛泵或吗啡、哌替啶肌注。随着切口的愈合，疼痛逐渐缓解，如患者仍诉疼痛明显，影响睡眠，可给予口服止痛药物治疗。在一般情况下，术后2~3日疼痛可明显缓解，5~7日后疼痛基本消失。如疼痛不减轻，或是减轻后再次加重，伴有局部红肿，皮温升高，甚至发热，应警惕是否出现切口感染。给予加强抗感染治疗，同时切口局部穿刺抽液做细菌培养检查。

护士应从入院开始为患者创造安全舒适的氛围，做好入院介绍，使患者尽快熟悉环境，减轻焦虑和恐惧等不良心理反应；耐心倾听患者诉说，细心观察患者反应，对患者多理解关怀，了解疼痛程度、性质，及时报告医生；还可通过多与患者交流分散其注意力，使患者从紧张中解脱，从而减轻疼痛。

四、并发症的预防和处理

（一）切口并发症的处理

【脑脊液漏】

脑脊液漏是脊柱韧带骨化症手术较为常见的并发症。由于后纵韧带骨化对脊髓压迫程度重，与硬膜接触紧密，并常与之发生粘连，在手术减压时难以避免硬脊膜损伤，从而导致脑脊液漏。部分患者还可能存在硬膜骨化，要彻底减压

则势必损伤硬膜囊，甚至出现硬膜缺损，此时脑脊液漏更难愈合。术后伤口常引流出大量淡红色稀薄液体，可伴有头痛。对于发生脑脊液漏的患者，其处理方法主要有：取平卧位，头下去枕，必要时抬高床脚使患者处于头低脚高位。引流管的处理非常重要，颈前路术后脑脊液漏患者的引流管拔除不宜过早，应待切口完全愈合后再考虑拔除，防止过早拔除引流管后脑脊液不断从切口渗出，导致切口不愈合，极难处理。拔除后可将引流管出口缝合避免窦道形成，以厚纱布覆盖颈部切口并适当加压。对于胸腰椎后路术后脑脊液漏患者，观察引流液颜色，当无明显红色血性液体渗出，或引流颜色较淡考虑引流液成分主要是脑脊液时，应尽早拔除引流管，以厚敷料加压包扎，嘱患者保持平卧位姿势，尽量减少翻身次数。一般情况下，24~48h后脑脊液漏即可得到初步控制，1周后可基本愈合。对于个别脑脊液漏不愈合患者，需长期换药，同时加强抗感染治疗；脑脊液漏引起切口感染甚至颅内感染的患者，需给予三代头孢或万古霉素静滴，必要时可行鞘内注射。除少数患者可能出现上述脑脊液漏不愈合或感染，通常多数脑脊液漏均能得到有效控制，不影响创面的愈合及病情的康复。

【感染】

颈椎手术切口感染的发生率较低，约0.1%左右，主要见于年老体弱，抵抗力低下，或患有糖尿病、慢性肾衰等疾病的患者，一般在术后5~7天左右发生。处理：脓肿未形成时，加强静脉抗感染及创面换药；脓肿形成后，拆开脓肿局部缝线将创面敞开以利脓液引流；对脓液进行细菌培养及药敏实验，根据检验结果选择敏感抗生素；加强创面的换药处理及营养支持。

【脂肪液化】

术后伤口脂肪液化主要见于颈椎或胸腰椎后路手术，尤其是体型肥胖的患者。脂肪液化后，切口周围无红肿及跳痛感，但创面有淡黄色稀薄液体流出。液化后流出的液体多不含细菌。如液化流出的液体少，一般不作特殊处理；如流出液体量较多，应加强换药，必要时将液化最严重部

分缝线拆开，塞入引流条；还可在换药时用烤灯照射半小时以促进伤口愈合。

（二）褥疮的护理

部分脊柱韧带骨化患者术前症状较重，感觉运动功能明显减退或接近瘫痪，加之术后体位受限制不能随意翻动，皮肤及皮下组织极易受压缺血而发生溃疡坏死，形成褥疮。以骨突部如骶尾部、足跟、大粗隆等处最易发生。一旦皮肤发生压力性坏死病变，如不立即解除压迫，坏死区域范围就要扩大、加深，深度可由皮肤、皮下组织、肌肉直达骨骼。截瘫患者褥疮发生后要比一般患者更难愈合，大而深者常发生营养不良、发烧、低蛋白血症、中毒、恶病质等，甚至可能导致死亡，处理起来极为困难。所以对于褥疮应以预防为主，遵循"预防为主，立足整体，重视局部"的原则。发现表皮擦伤或皮肤发红等早期症状，要立即采取积极措施，防止其进一步发展。

【褥疮的预防】

间歇性解除压迫是预防褥疮的首要措施，翻身是最简单有效的压力解除法。对于无脑脊液漏等并发症的患者，术后切口疼痛消失后可鼓励患者床上适当活动，也可自行翻身；因切口疼痛无法自行翻身或截瘫患者，可由护理人员协助翻身，一般日间每 2h 翻身 1 次，夜间每 3h 1 次，可防止褥疮的发生。

平卧位改为侧卧位：患者仰卧，两臂放在胸前，两名护士站在病床的同一侧，面向准备翻向的一边，一人托住患者肩部及胸部，一人托住腰部及双膝，两人同时用力将患者抬起，移近护士。移动时，注意保护和控制切口局部不得伸屈、扭转。然后两人分别托着患者的肩、胸、腰、髋等处，将患者翻转成侧卧位。侧卧时间较久者，可将上身略向后偏倚，以免垂直侧卧时肩部、大粗隆部受压过重发生褥疮。双腿可平行放置，屈髋、屈膝。从肩到臀部要用枕头抵住，位于上方的腿下垫枕，以防髋内收；两足用皮垫或沙袋顶住，保持踝关节于功能位，防止足下垂。位于下方的腿、足踝部要垫棉圈或海绵垫以防压疮。这种卧位保持较

长时间后，尤其是上肢能活动者，易滑成仰卧位。

侧卧翻成平卧位：护士 2 人，同时站在患者背侧的床边，移去背后、腿下垫枕及足底沙袋，扶住患者的肩、胸、腰、髋部以固定受伤的局部不动，使患者睡平。然后同样托住肩、下胸部、腰、双膝，将患者移到床中央。仰卧时，从膝下到踝部用软垫垫起，使两膝稍屈曲（10°左右），足跟悬空，两足底用沙袋抵住，保持踝关节于功能位。

除加强翻身外还注意其他护理：保持床铺的平整、松软、清洁及干燥，无皱折，无渣屑，使病人舒适；对长期卧床或坐轮椅的患者将骨隆突受压部位垫气圈、气垫、棉圈、棉垫，以减轻局部组织长期受压；注意皮肤清洁及干燥，每日用温水清洗皮肤 2 次。对瘫痪的肢体，忌用刺激性强的清洁剂，同时不可用力擦拭，防止损伤皮肤。对皮肤易出汗部位可用爽身粉或滑石粉，也可在皮肤表面涂抹凡士林软膏，以润滑皮肤，但严禁在破溃的皮肤上涂抹。

【褥疮的处理】

局部处理的原则主要是解除压迫，保护创面，促进愈合。发现早期发红的征象，应立即解除局部压迫。可以用气圈或软垫、枕头等将受压的周围部位垫起，使局部悬空，或暂不睡在出现褥疮的一侧。也可根据情况增加翻身的次数，但不建议按摩被压红的软组织，因为软组织受压变红是正常的保护性反应，不需要按摩。如果持续发红，则表明软组织已受损伤，此时按摩将导致更严重的创伤。

有水疱者，可在无菌操作下抽净水疱内积液，同时为防止皮下再积液可在水疱上穿几个孔，经过几天的保护、换药治疗，即可痊愈。

营养不良既是导致褥疮发生的原因之一，也是影响褥疮愈合的重要因素。故褥疮患者需要高蛋白、高热量、高维生素饮食，以保证正氮平衡，促进创面愈合。某些维生素和矿物质在伤口愈合中具有重要作用，如维生素 C 及锌等。

（三）泌尿系统感染的预防和护理

脊柱韧带骨化症患者术后发生泌尿系统感染

的常见原因有：插导尿管无菌操作不严格；引流瓶（袋）或引流管中的尿液返流入膀胱；尿液引流不畅；膀胱中长期积存残余尿等。

脊柱韧带骨化症手术时间均较长，多数患者术前需要插导尿管留置导尿。术后第2天或第3天后，可将持续引流改为定时开放引流，使膀胱有胀有缩，这一生理刺激有助于建立反射性膀胱，同时可避免长期没有尿液在膀胱内积存，膀胱因肌肉萎缩而逐渐缩小，形成挛缩膀胱。一般每2~4h开放导尿管引流尿液1次，就可防止膀胱缩小或过度膨胀。如果尿液引流通畅，尿中沉渣不多，不混浊，则不必冲洗膀胱，只单纯引流即可。

膀胱冲洗及其方法：膀胱冲洗的目的在于将膀胱里积存的尿沉渣冲洗出来，避免尿沉渣积存在膀胱里引起感染。目前最常用的是密闭式膀胱冲洗法，操作时需严格执行无菌操作。常用的冲洗溶液有3%硼酸溶液、0.2%呋喃西林溶液，也可使用生理盐水。冲洗时注意事项：冲洗前将膀胱内尿液放净，每次冲洗的用量一般为250ml~500ml，待注入的冲洗液被完全吸出后再关闭尿管，持续开放的尿管在冲洗前也应检查膀胱是否膨胀，谨防尿管阻塞、被压曲折而不通。

在留置导尿管期间，每日清洁尿道口两次，女性患者注意阴道分泌物的清洁护理，同时注意定期更换尿袋。

（四）呼吸道感染的预防和护理

脊柱韧带骨化症患者术后常因切口疼痛而不敢深呼吸，不敢咳嗽，使排痰受阻。患者平卧又使呼吸幅度减弱导致呼吸道内分泌物不易排出，引起呼吸道部分梗阻，甚至继发感染。

护理要求：长期仰卧易发生分泌物淤积，不利于痰液引流。应经常变换体位，勤翻身，每次翻身时叩打胸背部，以利排痰。如发现有一侧肺感染或肺膨胀不全时，应使患侧居上，以利于肺的膨胀和引流。部分患者因切口疼痛不敢咳嗽者，可给予适当的止痛药物以减轻疼痛，鼓励并帮助患者用力咳嗽、排痰。每日应定时给予雾化吸入

以使分泌物稀释，便于排出。雾化吸入药液配制：生理盐水20ml+庆大霉素8万单位+糜蛋白酶4000单位+地塞米松5mg。术后痰多的患者，还可给予沐舒坦静推化痰治疗。

（五）消化道功能紊乱的护理

由于麻醉药物的作用以及术前禁食的影响，术后患者常可出现消化道功能紊乱的表现，表现为胃食欲缺乏、腹胀、便秘等，可按如下方法处理：

1. 饮食管理　饮食要定时、定质、定量，多食含纤维素较多的食物，如青菜和水果，刺激肠蠕动，促进排便。多饮水，可防止大便干燥。

2. 药疗法　常用的促进胃动力药如多潘立酮等，润肠缓泻药物有青宁丸、大黄苏打片、麻仁软胶囊等。若服药后发生腹泻，大便失禁，则应停药。

3. 按摩　顺结肠走向，由右下向上、向左、向下进行按摩，可促进肠蠕动、帮助排便。

4. 上述方法均不奏效　术后长时间无排气排便，腹胀明显时，可采用肛管排气方法，多数可获缓解。如症状仍无改善，可考虑给予灌肠，但必须得法，否则达不到满意的排便效果。插肛管前须先清除肛门口的粪石，插管动作要轻柔，不能强插，防止插破肠壁。插肛管深度至少15cm，比一般人要深些，可以软化高位粪石，使其随溶液排出。

（六）深静脉栓塞

病人有时由于手术中体位及术后长期卧床，活动少，下肢血液回流不畅，加上失水及血液浓缩，可导致静脉血栓形成，引起深静脉栓塞。术后应指导患者做适当的下肢活动，预防静脉血栓形成。对已经出现静脉栓塞的患者，应将下肢抬高15~30°，配合理疗，硫酸镁湿敷，同时暂时避免下肢活动及按摩，防止栓子脱落并移动引起肺栓塞等更严重的并发症。可给予低分子右旋糖酐静滴治疗；由于术后切口内仍有出血倾向，慎用肝素。

第二节　脊柱韧带骨化病的术后康复

脊柱韧带骨化症患者接受手术前大多症状已较为严重，这些症状在手术后不可能完全改善，其改善的程度主要取决于手术减压的情况，而对于术后患者提高治疗效果最有效方法则需要依靠积极正确的康复训练和康复治疗。脊柱外科医生及护理人员应加强对患者康复训练和治疗的指导，使其对康复治疗的重要性有充分的认识，从而能够更好地配合手术使治疗效果最优化。

一、康复训练

（一）术后早期训练

术后创伤反应期过后，若患者病情平稳，无明显不良并发症，即可开始进行康复训练。通常以床上训练开始，可先做一些深呼吸运动，逐渐配合扩胸运动，能够改善肺功能，并一定程度上减少肺部感染概率。还可进行四肢远端一些小范围的关节运动，如握拳、足背屈伸等。有些患者术前症状较重四肢运动功能明显障碍，上述动作也可用被动运动的方法完成。早期床上训练不仅有利于手术创伤的更快恢复，降低术后并发症发生概率，而且为术后更好地功能康复打下了基础。

（二）住院恢复期训练

在恢复期，四肢运动要从卧位逐渐过渡到半卧位、坐位的锻炼，然后是下床活动。颈椎术后患者在颈托保护下可以适当活动，但应避免剧烈扭头等活动，以防止术后的外伤造成病情恶化。在此过程中要逐渐增加肌肉训练量，促进各组肌群恢复相应的肌力。尤其是手部的活动，如对指、分指、抓拿等动作应着重加以训练；下肢训练先通过直腿抬高、伸屈活动以加强肌力和关节活动范围，并逐渐在家属和陪护人员的陪同或搀扶下

训练站立、迈步，然后过渡到行走。

（三）出院后康复训练

应当积极锻炼四肢的肌肉力量及活动功能。上肢的锻炼，包括肩臂腕的活动以及握拳练习，还有手部精细动作的训练，如穿针、系衣扣、拿筷子等，或者通过健身球的练习增加手的力量和灵活性。下肢锻炼包括股四头肌的收缩练习、抬腿、踢腿、下肢负重抬举等动作的练习，并可根据情况参加散步、慢跑甚至游泳等活动。

（四）康复训练过程中的注意事项

术后康复训练应按照循序渐进的原则逐渐增加运动量，防止过度运动造成再损伤；注意防湿保暖；保持正确的工作体位，避免过度低头（弯腰），定时调整姿势；对于症状较重的患者尚应进行一些心理辅导，消除悲观和急躁情绪，增强与疾病斗争的信心。

二、高压氧治疗

高压氧治疗是脊柱韧带骨化症术后常用的康复治疗方法，尤其对于术前神经功能障碍较明显的患者，可加快症状改善的速度，并在一定程度上提高治疗效果，是手术治疗的重要辅助治疗措施之一。

高压氧治疗的作用机理可能在于：

1. 提高脊髓损伤后的氧张力，促进组织修复并恢复神经功能；

2. 抑制自由基介导的脂质过氧化过程，提高细胞膜脂质结构的抗氧张力，使血液流变学发生改变；

3. 一方面稀释血液，加快血流速度，增加组织血流量，另一方面提高纤维蛋白溶解度，降

低血栓形成的危险性，从而改善脊髓组织的血液循环；

4.明显提高脊髓神经根的氧供，促进神经纤维形态功能的恢复，挽救濒死的组织细胞；

5.促进受损组织血管增生，改善微循环。

脊柱韧带骨化症患者术后接受高压氧治疗的时间越早，其治疗效果越好。因而对于有条件的患者，术后恢复良好，无明显并发症，即可开始高压氧治疗。通常以10天为一个疗程，根据病情可持续治疗2~3个疗程。

高压氧治疗一般很少发生并发症。但由于在高气压的条件下气体密度增加，使呼吸阻力增大，出舱后患者常会感到疲劳，应嘱患者注意休息，用热水擦浴、洗脸后能缓解症状。中耳气压伤是高压氧治疗的最常见的并发症，主要表现为鼓膜内陷所致的耳堵、耳痛、听力减退，重者耳痛剧烈，难以忍受，甚至鼓膜破裂造成严重后果。预防中耳气压伤，在高压氧治疗加压过程中需要指导患者不断配合做好捏鼻鼓气、吞咽等开张耳咽鼓管动作，若仍无好转可适当减压以消除症状。若症状严重可暂停高压氧治疗，休息2~3天待症状缓解后再进行高压氧治疗。对一些压力过高，疗程过长，治疗次数过于频繁的患者，还有可能因血中氧分压过高造成氧抽搐，因此应合理安排治疗的频率和疗程，同时控制治疗时舱内压力不应超过3 ATA。患者如有发热或合并某些其他疾病，也可促进氧抽搐的发生。呼吸抑制药、镇静药及麻醉药等亦有促进作用，故应慎用。

（田海军　陈　宇）

参 考 文 献

1. Boontangjai C, Keereratnikom T, Tangtrakulwanich B. Operative results of laminoplasty in multilevel cervical spondylosis with myelopathy: a comparison of two surgical techniques[J]. J. Med. Assoc. Thai.,2012,95(3): 378–382.

2. Chen Y, Chen D, Wang X ,et al. Significance of segmental instability in cervical ossification of the posterior longitudinal ligament and treated by a posterior hybrid technique[J]. Arch. Orthop. Trauma Surg.,2013,133(2): 171–177.

3. Difazio R, Tubman D. Congenital scoliosis with associated rib fusions: nursing care of patients following VEPTR insertion[J]. Orthop. Nurs.,2010,29(1): 4–8; quiz 9–10.

4. Du J J, Meng H, Cao Y J ,et al. Calcification of the intervertebral disc and posterior longitudinal ligament in children[J]. J. Spinal Disord. Tech.,2012,25(1): 59–63.

5. Fujimori T, Iwasaki M, Nagamoto Y ,et al. Three–dimensional measurement of growth of ossification of the posterior longitudinal ligament[J]. J. Neurosurg. Spine,2012,16(3): 289–295.

6. Fujimori T, Iwasaki M, Okuda S ,et al. Patient satisfaction with surgery for cervical myelopathy due to ossification of the posterior longitudinal ligament[J]. J. Neurosurg. Spine,2011,14(6): 726–733.

7. Fujiwara N, Takeshita K. [Updates on ossification of posterior longitudinal ligament. Quality of life (QOL) of patients with OPLL][J]. Clinical calcium,2009,19(10): 1449–1456.

8. Hyun S J, Riew K D, Rhim S C. Range of motion loss after cervical laminoplasty: a prospective study with minimum 5–year follow–up data[J]. Spine J.,2013,13(4): 384–390.

9. Junying L, Yi Z, Jincai Z. Nursing for patients with ossification of cervical posterior longitudinal ligament combined by spinal cord injury by JOA score[J]. Journal of Nurses Training,2011,10: 013.

10. Kato S, Murakami H, Demura S ,et al. Novel surgical technique for ossification of posterior longitudinal ligament in the thoracic spine[J]. J. Neurosurg. Spine,2012,17(6): 525–529.

11. Kim D H, Jeong Y S, Chon J ,et al. Association between interleukin 15 receptor, alpha (IL15RA) polymorphism and Korean patients with ossification of the posterior longitudinal ligament[J]. Cytokine,2011,55(3): 343–346.

12. Lee S E, Chung C K, Jahng T A ,et al. Long–term outcome of laminectomy for cervical ossification of the posterior longitudinal ligament[J]. J. Neurosurg. Spine,2013,18(5): 465–471.

13. Li M, Meng H, Du J ,et al. Management of thoracic myelopathy caused by ossification of the posterior longitudinal ligament combined with ossification of the ligamentum flavum–a retrospective study[J]. Spine J.,2012,12(12): 1093–1102.

14. Liu F J, Chai Y, Shen Y ,et al. Posterior decompression with transforaminal interbody fusion for thoracic myelopathy due to ossification of the posterior longitudinal ligament and the ligamentum flavum at the same level[J]. J. Clin. Neurosci.,2013,20(4): 570–575.

15. Liu J–Y, Zhang Y, Wang D–S. Perioperative nursing of patients with ossification of posterior longitudinal ligament operated by posterior–anterior approach surgical treatments[J]. Nursing Practice and Research,2011,11: 044.

16. Liu K, Shi J, Jia L ,et al. Surgical technique: Hemilaminectomy and

unilateral lateral mass fixation for cervical ossification of the posterior longitudinal ligament[J]. Clin. Orthop. Relat. Res.,2013,471(7): 2219–2224.

17. Matsumoto M,Toyama Y,Chikuda H ,et al. Outcomes of fusion surgery for ossification of the posterior longitudinal ligament of the thoracic spine: a multicenter retrospective survey: clinical article[J]. J. Neurosurg. Spine,2011,15(4): 380–385.

18. Matsumoto Y, Harimaya K, Doi T ,et al. Clinical characteristics and surgical outcome of the symptomatic ossification of ligamentum flavum at the thoracic level with combined lumbar spinal stenosis[J]. Arch. Orthop. Trauma Surg.,2012,132(4): 465–470.

19. Mingzhi L, Qi L, Xiaoxin L. Nursing care for craniocerebral injury patients complicated with limitations of myositis ossificans[J]. Journal of Nursing Science,2010,2: 017.

20. Nagashima H, Nanjo Y, Tanida A ,et al. Influence of spinous process spacers on surgical outcome of laminoplasty for OPLL[J]. Orthopedics,2013,36(4): e494–500.

21. Odate S, Shikata J, Kimura H ,et al. Anterior corpectomy with fusion in combination with an anterior cervical plate in the management of ossification of the posterior longitudinal ligament[J]. J. Spinal Disord. Tech.,2012,25(3): 133–137.

22. Parsh B, Wilson H. Understanding osteogenesis imperfecta[J]. Nursing (Lond.),2012,42(7): 68.

23. Passias P G, Wang S, Wang S. Combined ossification of the posterior longitudinal ligament at C2–3 and invagination of the posterior axis resulting in myelopathy[J]. Eur. Spine J.,2013,22 Suppl 3: S478–486.

24. Takeshita K. [Updates on ossification of posterior longitudinal ligament. Symptoms in patients with ossification of posterior longitudinal ligament][J].

Clinical calcium,2009,19(10): 1421–1424.

25. Uchida K, Nakajima H, Watanabe S ,et al. Apoptosis of neurons and oligodendrocytes in the spinal cord of spinal hyperostotic mouse (twy/twy): possible pathomechanism of human cervical compressive myelopathy[J]. Eur. Spine J.,2012,21(3): 490–497.

26. Xiu–Qing Z. Observation and nursing of postoperative complications in patients after anterior cervical surgery for the treatment of ossification of posterior longitudinal ligament[J]. Chinese Journal of Nursing,2010,11: 006.

27. Zhao X, Xue Y, Pan F ,et al. Extensive laminectomy for the treatment of ossification of the posterior longitudinal ligament in the cervical spine[J]. Arch. Orthop. Trauma Surg.,2012,132(2): 203–209.

28. Zychowicz M E. Pathophysiology of heterotopic ossification[J]. Orthop. Nurs.,2013,32(3): 173–177; quiz 178–179.

29. 刘惠玲，张虹，黄桂林，等. 手术治疗胸椎黄韧带骨化症的护理 [J]. 护士进修杂志,2001,16(2): 131–131.

30. 施海燕，王世英. 颈椎后纵韧带骨化症前路手术护理 [J]. 护士进修杂志,2000,15(1): 44–46.

31. 许蕊凤，季杰，李桂芳，等. 俯卧位用于胸椎黄韧带骨化症术后并发脑脊液漏的护理 [J]. 中华护理杂志,2006,41(1): 95–95.

32. 杨成林，黎清炜，付春江，等. 脊髓型颈椎病的一体化康复治疗 [J]. 中国康复理论与实践,2010,16(006): 570–573.

33. 杨大龙，申勇，张英泽，等. 无脊髓压迫症状颈椎后纵韧带骨化患者的影像学特点及临床意义 [J]. 中国脊柱脊髓杂志,2011,21(1): 24–27.

34. 张秀清. 前路手术治疗下颈椎后纵韧带骨化症患者术后并发症的观察及护理 [J]. 中华护理杂志,2010(011): 972–973.

35. 张英，孙巍，戴晓洁，等. 颈椎后纵韧带骨化症患者围术期护理体会 [J]. 护士进修杂志,2008,23(20): 1912–1914.

第七章 串联型脊柱韧带骨化病

第一节 串联型脊柱韧带骨化病概述

串联型脊柱韧带骨化病（Tandem ossification, TO），是指累及颈椎、胸椎或腰椎单独或共同存在两处及以上由于黄韧带骨化（Ossification of flaval ligament, OFL）或后纵韧带骨化（Ossification of posterior longitudinal ligament, OPLL）导致的脊髓、神经根压迫。尽管 OFL 或 OPLL 引起的脊髓压迫在亚洲（尤其是日本）的发生率较高，但是串联型骨化病的发生率很低，且目前对于该病的治疗措施仍未形成统一的结论。

一、流行病学

自 Koizumi 首先于 1962 年报道了一例经尸体解剖证实的 C_2~T_2 节段 OPLL 合并颈椎至腰椎节段 OFL 的患者以后，关于串联型脊柱骨化病的研究均为个案或少量病例报道。国内苏州大学第一附属医院骨科的杨惠林教授等汇总了发表于 1980 年 ~ 2006 年间关于合并后纵韧带骨化和黄韧带骨化的文献后发现，在纳入的病例中，胸椎 OPLL 合并胸椎 OFL 的比例高达 52.9%，OPLL 或 OFL 压迫范围 ≥ 2 个部位的比例为 28.5%，颈椎 OPLL 合并胸椎 OFL 的比例为 10%，颈椎 OPLL 合并颈椎 OFL 的比例为 1.4%，腰椎 OPLL 合并腰椎 OFL 的比例为 5.8%，颈椎 OPLL 合并腰椎 OFL 的比例为 1.4%，并根据骨化物分布的节段不同初步提出了两种不同的分类方法（表6-4-7-1-1、2）。文献统计显示该病平均发病年龄在 50 岁 ~ 60 岁之间，而女性所占的比例大于男性。

表 6-4-7-1-1　串联型脊柱韧带骨化病的分类方法 1

类　型	分　　类
I	颈椎 OPLL 合并颈椎 OFL
II	颈椎 OPLL 合并胸椎 OFL
III	颈椎 OPLL 合并腰椎 OFL
IV	胸椎 OPLL 合并胸椎 OFL
V	腰椎 OPLL 合并腰椎 OFL
VI	混合型（OPLL 或 OFL 的压迫范围 ≥ 2 个脊柱部位）
VII	其他类型（胸椎 OPLL 合并颈椎 OFL，胸椎 OPLL 合并腰椎 OFL，腰椎 OPLL 合并颈椎 OFL，腰椎 OPLL 合并胸椎 OFL）

表 6-2-7-1-2　串联型脊柱韧带骨化病的分类方法 2

类　型	分　　类
a	并发（OPLL 和 OFL 在同一水平）
b	非并发（OPLL 和 OFL 不在同一水平）
c	混合型（并发和非并发现象同时存在）

二、诊断

（一）诊断要点

【临床表现和体征】

当 OPLL 和 OFL 同时位于颈椎、胸椎或腰椎部位时，患者仅出现与单纯颈脊髓、胸脊髓、马尾或腰椎神经根压迫相应的症状和体征；当骨化物压迫范围跨越或分别位于 2 个或 2 个以上部位时，患者可能会出现相应部位神经、脊髓压迫后的临床表现，如四肢感觉、运动障碍，胸背部模糊性疼痛、胸腹部束带感、进行性步态不稳、下肢放射性疼痛、间歇性跛行及大小便功能障碍，查体时会有肌力下降、肌张力增加、深反射亢进及病理征阳性等发现，且临床症状的表现较单一部位病变更为严重。由于该类病患的临床表现往往较多，若病人的主诉以单一部位压迫无法解释时，应考虑串联型骨化病的可能性，并进行相关检查加以鉴别。

【影像学检查】

1. X 线检查　若骨化物较大，于侧位 X 线片上可见椎体后方、椎板腹侧或椎板之间存在异常高密度阴影，椎体后方的骨化物多呈连续的条索状、片状或局灶性，椎板附近的骨化物下缘位于下一椎板上缘，上缘终止于该椎板中 1/2 处，其形状常为三角形。但对于骨化程度较轻的骨化物，细小的骨化影单凭 X 线平片可能会漏诊，尤其是骨化物位于胸椎时，由于胸廓的遮挡更加难以清楚显影。因此，若怀疑患者存在串联型骨化物，X 线片作为首选检查并不合适。

2. CT 检查　CT 平扫检查对于脊柱韧带骨化病的诊断具有重要意义，它对于早期的韧带骨化物十分敏感。CT 扫描三维重建更可以显示出骨化的大小、形态、范围及椎管压迫程度，该检查联合椎管内造影可显示脊髓压迫程度，适用于接受因心脏支架植入、起搏器植入及其他无法接受磁共振检查的患者，有助于手术医师确定手术方式和手术范围（图 6-4-7-1-1）。

3. MR 成像　该检查在临床上主要用于评估脊髓压迫的程度、范围及脊髓本身形态学的改变。尽管 OPLL 在 MR 上会呈现低信号改变，但它很难与其周围的硬膜囊、正常或增厚的后纵韧带区分，因此 MR 成像对于骨化的诊断敏感性和特异性均不高，且容易造成术前误诊或漏诊。在 T_1 及 T_2 加权矢状面 MR 成像上，骨化的黄韧带常表现为三角形或半圆形并突向椎管内，使硬膜外脂肪移位、连续性中断、脊髓受压形成切迹，T_1 加权矢状面图像很难区分较小的 OFL 和脑脊液，T_2 加权矢状面图像观察 OFL 更为准确，MR 还可以观察到 OFL 有不同的信号改变。单节段黄韧带骨化在 MR 上常表现为脊髓后方呈鸟嘴样凹陷，而多节段 OFL 则可呈典型的串珠样改变。

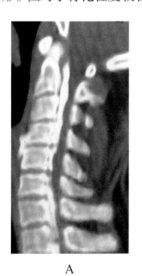 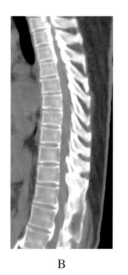 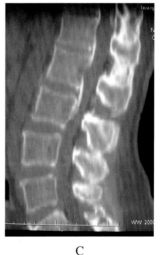

| A | B | C |

图 6-4-7-1-1　临床举例　脊柱韧带骨化病患者全脊柱 CT 三维重建检查显示颈椎、胸椎、腰椎同时存在严重的后纵韧带骨化及黄韧带骨化（A~C）
A. 颈椎 CT 三维重建；B. 胸椎 CT 三维重建；C. 腰椎 CT 三维重建

对于诊断胸椎黄韧带骨化合并脊髓型颈椎病时，MR 比 CT 和 X 线片更具优势。因为胸椎 OFL 常为连续型或跳跃型，且下胸椎和胸腰段最多见，所以当颈椎 MR 偶然发现上胸椎 OFL 时，必须进一步行全胸椎或者全脊柱 MR 检查，以免漏诊（图 6-4-7-1-2）。

【神经电生理检查】

包括肌电图、神经传导速度、和诱发电位等电生理检查可辅助判断脊髓、神经损伤的平面和范围，既往研究证实它对串联型骨化病变范围的确定有一定参考，但神经支配本身存在较多的交叉和重叠，这在很大程度上降低了神经电生理检查结果用于串联型骨化病诊断时的敏感性和特异性。

三、治疗

（一）非手术治疗

串联型脊柱韧带骨化病是一种多因素疾病，早期导致的椎管狭窄可能并未伴随脊髓或神经压迫，但由于骨化物具有不可逆的、继续生长的趋势，当椎管狭窄到一定程度时，轻微的外伤即可

能引起严重的临床症状，而目前尚无有效保守治疗方案。因此，多数脊柱外科医师认为，对于串联型骨化病的患者，一经诊断明确，即可考虑接受手术治疗。

（二）手术治疗

【手术指征的把握】

急性进展的脊髓病变和严重的脊髓病变是各研究中绝对的手术指征；具体采用 JOA-11 评分标准后，Tomita 等认为术前 JOA 评分低于 6 分是绝对的手术指征，而 Yonenobu 等认为当患者行走困难、无法行走或下肢运动功能 JOA 评分 ≤ 2 分时，手术干预的指征明确。由于 JOA-11 多用于胸椎脊髓病变的评价，而当患者合并颈椎部位脊髓病变时，上肢亦需考虑进去。如采用 JOA-17 评分标准，一般认为当 JOA 评分小于 9 分即属于严重脊髓压迫症。

【手术方案的确定】

1. 手术范围的确定　对于串联型脊柱骨化病患者进行手术治疗时，手术范围的确定是关键，手术方式往往需由经验丰富的脊柱外科医师制定，而错误的手术范围会导致再次手术率增

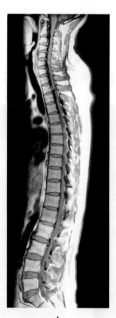

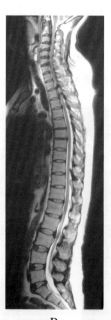

图 6-4-7-1-2　临床举例　脊柱韧带骨化病患者全脊柱 MR 检查显示颈椎、胸椎、
腰椎脊髓神经组织不同程度受压（A、B）
A. T_1 加权像；B. T_2 加权像

高、术后神经功能无改善甚至恶化等严重情况的发生。术前全脊柱 CT 扫描重建对于避免漏诊和评估手术范围具有重要参考价值，但当存在多处、跳跃性的骨化物时，与临床症状相符的"责任病变"部位的确定可使手术创伤大幅降低。尽管临床症状、体征可提示"责任病变"的范围，但进行鉴别诊断时依然存在很多困难。因此，术前行全脊柱 MR 检查是极有必要的，而电生理检查对于多节段椎管狭窄病变部位的确定亦有重要参考意义。

"责任病变"骨化物范围内的减压是手术后神经功能恢复的关键。从理论上讲，颈椎部位减压会导致原骨化物水平上处于压迫的脊髓内压力改变，而减压后脑脊液即刻的快速流动会引起未处理的胸椎骨化物部位脊髓内压力快速的变化，由于存在骨化物的胸椎管本身狭窄，加之术中患者长时间俯卧位会诱发椎管进一步狭窄，胸椎骨化物水平的脊髓会因急性压迫、缺血及由减压 - 非减压交界处引发的脊髓扭曲而出现神经功能恶化等严重并发症。即使保留"非责任病变"骨化物的手术后未出现神经功能恶化的症状，但是各部位骨化物具有不可逆生长的趋势，且可能会急性进展，加之胸椎管较颈椎管、腰椎管窄，若骨化物节段合并胸椎后凸，术后中短期随访期间再次发生严重的急性神经功能恶化的风险较高。因此，多数脊柱外科医师认为所有的骨化物累及的范围内都应进行减压处理。

2. 手术方式的选择　由于腰椎部位发生韧带骨化且由此导致神经根压迫的情况极为罕见且目前相关报道较少，因此关于手术方式的选择主要集中在发生于颈椎和胸椎两个部位的 OPLL 和 / 或 OFL，常用术式包括分期减压（一期先行颈椎减压或胸椎减压）和一期联合颈、胸段减压两种，但目前并无关于两种术式效果优劣比较的直接证据。

由于手术创伤小，对于责任病变部位能在术前明确，且骨化物范围广泛、分布不连续的病例，多数脊柱外科医师会选择针对责任病变部位进行一期手术处理，以促进对患者影响最大的临床症状的改善，而对于非责任病变的骨化物可以暂时不予处理，若一期术后短期内神经症状无改善或长期随访时出现新发脊髓压迫症状，可考虑对残余骨化物进行二期甚至多期手术处理。分期手术的方法可减少术中出血量、降低神经损伤风险和缩短住院日。但是由于患者于一期减压术后在短期内即可能再次接受手术治疗，因此会对患者本人及其家属形成较大的精神和经济压力；同时由于再次手术时机的选择多由手术医师把握，而目前对于再次行手术减压处理的时机并无统一结论，因此若再次减压术后神经功能恢复不理想，极可能会导致患者对于手术满意度的大幅降低，严重时会导致医患关系紧张。因此，若术者决定对患者行分期手术处理，术前需详细向患者交代各种风险。

一期联合手术是指于手术部位累及颈椎、胸椎、腰椎三个部位中的两个及以上且减压范围不连续，或者对于位于同一部位的责任病变 OPLL 和 OFL 进行环形减压（如经前路椎体次全切联合后方椎板切除 / 椎管扩大减压术、经胸椎后方环形减压术）。尽管成功的一期联合手术可达到彻底减压、避免二期手术的效果，但是它会扩大手术范围、增加术中出血量和术后住院时间，同时增加术中神经损伤、术后血肿、脑脊液漏和深部感染的风险，因此较之分期手术，它的临床应用较少。胸椎 OPLL 合并 OFL 是最常见的串联型骨化类型。由于经相对安全的胸椎后路椎板切除减压术或椎管扩大成形术即可彻底解除 OFL 引起的脊髓背侧直接压迫，而对于由 OPLL 引起的脊髓腹侧压迫的解除是一期联合手术的关键。对于 OPLL 和 OFL 压迫范围一致的病例，行椎板减压术解除后方压迫后，再由脊髓两侧通过"塌陷法"切除部分椎体和椎体后方的 OPLL，解除脊髓前方压迫。尽管这种环形减压的方法可在理论上实现"360 度减压"的效果，但研究表明神经功能的恢复并不理想，且脑脊液漏、神经功能恶化及深部感染的发生率极高。国内北医三院在既往"塌陷法"的基础上提出了"涵洞塌陷法"，并证明短期内的安全性和有效性。颈椎 OPLL 合并胸椎

OPLL 或 OFL 是骨化物跳跃性分布最为常见的类型。陈宇等人对 2005 年至 2008 年间于长征医院脊柱外科接受一期联合手术的该类患者进行回顾性研究后发现，2 例患者接受颈后路和胸后路椎管扩大成形术，9 例患者接受颈后路和胸后路椎板切除减压内固定术，4 例患者接受颈后路和胸后路椎板切除减压内固定术 + 经关节突环形减压术，术后以 JOA 评分和 Nurick 分级评价的神经功能均有显著改善。

无论分期手术还是一期联合手术，对于串联型骨化病的患者，内固定的应用都是推荐的，主要基于以下三点：首先，由于串联型骨化物病的脊髓压迫和需接受减压的范围往往较大，术后发生植骨块移位、植骨不融合、后凸畸形等并发症的概率较高，而内固定的应用可大幅降低此类情况的风险；其次，侧块或椎弓根部位内固定的应用可以部分矫正术前存在的后凸畸形，而这一操作可增加颈部脊髓、胸段脊髓向后方漂移的空间，对于神经功能的恢复有促进作用；第三，由于骨化物的形成和生长和持续性的机械应力刺激有关，内固定的应用可大幅减少应力刺激，对于残余骨化物的继续生长有一定的抑制作用，部分接受分期手术的病例可能会因此避免再次手术。

3. 典型病例介绍

［例 1］男性，47 岁，颈部酸痛不适 3 年，加重伴双上肢麻木 2 个月。该患者首次术前颈椎 CT 影像学检查发现患者为局限型后纵韧带骨化，MR 检查显示患者除了 $C_{3/4}$、$C_{4/5}$、$C_{5/6}$ 水平脊髓受压，因此手术行颈前路减压植骨内固定术，术后患者上述症状基本缓解。2 年后患者出现下肢无力，行走不稳症状，行胸椎 CT 及 MR 影像学检查提示患者 $T_{9\sim12}$ 水平黄韧带骨化，脊髓受压，二次手术行胸椎后路减压植骨内固定术（图 6-4-7-1-3）。

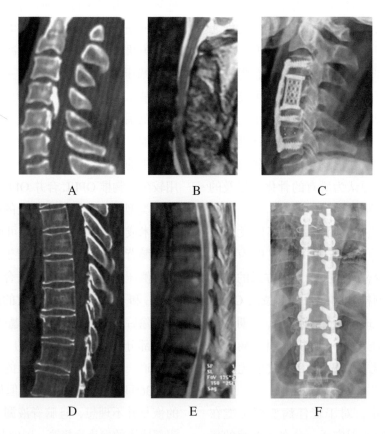

图 6-4-7-1-3　临床举例　分期手术治疗颈椎后纵韧带骨化合并胸椎黄韧带骨化（A~F）
A. 首次术前颈椎 CT 三维重建显示 $C_{4\sim5}$ 局限型后纵韧带骨化；B. 首次术前颈椎 MR 显示 $C_{3\sim4}$、$C_{4\sim5}$、$C_{5\sim6}$ 水平脊髓受压；C. 颈椎前路减压植骨融合术后 X 线侧位片；D. 再次手术术前胸椎 CT 三维重建显示 $T_{9\sim12}$ 胸椎黄韧带骨化；E. 再次手术术前胸椎 MR 显示胸髓受压；F. 再次手术行胸椎后路减压植骨内固定术后 X 线正位片

［例2］男性，42岁，四肢麻木、无力伴行走不稳进行性加重6个月。该患者首次术前颈椎X线及CT影像学检查发现患者 $C_2\sim T_1$ 连续型后纵韧带骨化，MRI检查显示 $C_{3/4}$、$C_{4/5}$ 水平脊髓受压明显，首次手术行颈后路椎板切除减压植骨内固定术，术后患者上肢麻木症状减轻。3个月后患者出现下肢无力，行走不稳症状进一步加重，行胸椎CT及MRI影像学检查提示患者 T_{1-3} 水平后纵韧带骨化合并黄韧带骨化，脊髓受压明显，二次手术行胸椎后路经关节突入路360°环形减压植骨内固定术,术后患者神经症状明显改善（图6-4-7-1-4）。

【术后并发症】

脑脊液漏、C_5 神经麻痹、切口感染、血肿及神经功能恶化是术后常见的并发症。脑脊液漏的发生往往由于术中分离骨化硬膜囊的操作所引起的，通过术后短期内局部压迫或腰大池引流均可自行停止，既往报道均无颅内感染发生；C_5 神经根麻痹发生于接受颈后路减压内固定术后的病例中，既往认为该情况的发生和颈椎曲度矫正后脊髓过度向后漂移相关；血肿好发生于出血较多的病例中，若急诊手术能及时展开，并不影响神经功能的恢复；神经功能恶化多与胸椎OFL术中脊髓损伤相关，神经营养药物、高压氧治疗及功能康复锻炼对神经功能的恢复有一定帮助；由于胸椎段脊髓范围大、骨化物呈跳跃性分布的比例

较高，加之胸椎OFL的发生具有隐匿性，术后残余或术前不明显骨化物的进展可能导致脊髓压迫并需再次甚至多次手术处理的风险较高，这也是手术医师在术前需和患者沟通的主要问题之一（图6-4-7-1-5）。

【影响神经功能恢复的相关因素】

尽管包括JOA评分、改良JOA评分、医学研究协会（Medical Research Council MRC）运动功能分级、Nurick分级、Odom分级等神经功能评价方法在临床广泛应用，但JOA-11评分和Nurick分级是多数串联型脊柱韧带骨化病研究中优先选用的评价体系。由于串联型脊柱韧带骨化病的发生率低、样本量较小且均为回顾性研究，因此关于影响手术效果因素的研究并不可靠。杨惠林等在对串联型脊柱韧带骨化病的相关文章进行回顾性分析后认为，女性患者术后神经功能的恢复较男性为差，而较长的病程会对神经功能的恢复造成负面影响；尽管部分研究发现接受减压手术较早的患者术后神经功能的恢复更佳，仍有作者认为由于骨化病起病隐匿，患者出现临床症状时脊髓内可能已经因为诊断延误而发生不可逆的损伤，因此，神经功能的恢复和手术早晚相关性并不显著。尽管年龄、骨化物类型、手术方式可能与术后神经功能的恢复有关，但尚无足够研究证实。

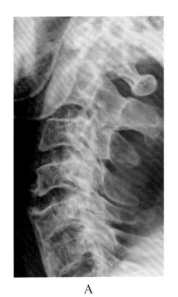

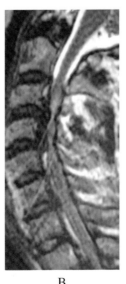

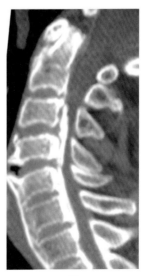

A   B   C

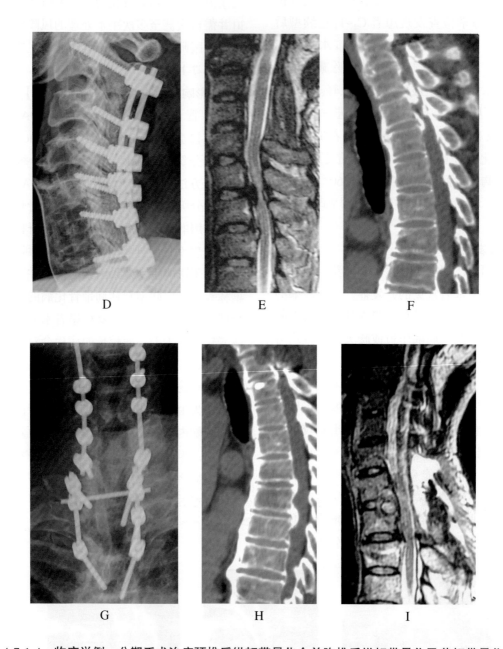

D   E   F

G   H   I

图 6-4-7-1-4 临床举例 分期手术治疗颈椎后纵韧带骨化合并胸椎后纵韧带骨化及黄韧带骨化（A~I）
A. 首次术前颈椎 X 线显示颈椎后纵韧带骨化及前纵韧带骨化；B. 首次术前 MR 检查显示 C_{3-4}、C_{4-5} 水平脊髓受压明显；C.
首次术前 CT 三维重建显示 C_2~T_1 连续型后纵韧带骨化；D. 首次术后 X 线侧位片；
E. 再次手术术前胸椎 MR 显示患者 T_{1-3} 水平脊髓受压明显；F. 再次手术术前胸椎 CT 三维重建显示 T_{1-3} 胸椎后纵韧带骨
化合并黄韧带骨化；G. 再次手术术后胸椎 X 线正位片；H. 再次手术术后 CT 显示相应水平胸椎黄韧带骨化及部分后纵韧
带骨化被切除；I. 再次手术术后 MR 显示胸髓受压解除

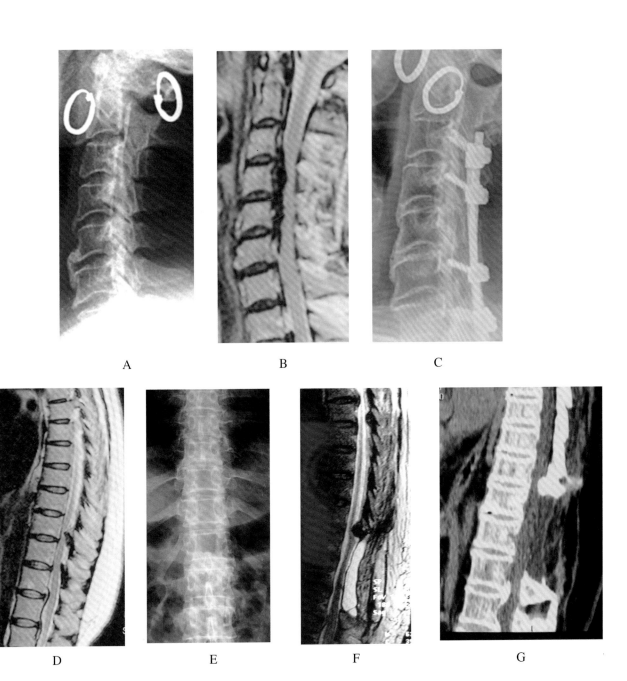

A B C

D E F G

图 6-4-7-1-5　临床举例　分期手术治疗颈椎后纵韧带骨化合并胸椎黄韧带骨化术后骨化
进一步进展的病例（A~G）

A. 首次术前颈椎 X 线显示颈椎连续型后纵韧带骨化；B. 首次术前 MR 检查显示 $C_{3\sim6}$ 水平脊髓受压明显；
C. 首次行颈后路椎板切除减压植骨内固定术后 X 线侧位片；D. 3 年后患者出现下肢麻木、无力，伴行走不稳，胸椎 MR
显示 $T_{10\sim12}$ 水平黄韧带骨化，脊髓受压明显；E. 再次手术行胸椎后路椎板切除减压术，术后患者神经症状缓解；
F. 术后 2 年患者再次出现下肢麻木无力，行胸椎 MR 显示原手术减压临近节段 $T_{9\sim10}$ 水平脊髓受压；
G. 再次手术减压后胸椎 CT 三维重建

（陈　宇　刘晓伟　陈德玉）

第二节　一期手术治疗颈、胸椎串联型韧带骨化病

串联型脊柱韧带骨化病（Tandem ossification，TO）是脊柱韧带骨化病的一种复杂、严重情况，由于目前尚无有效的保守治疗方法，对于神经功能障碍严重或呈进行性加重的患者往往需要手术治疗。然而，关于串联型脊柱韧带骨化病的外科手术治疗方法的文献报道还较少，临床上对于其手术治疗策略也存在着巨大分歧。临床实践中我们发现颈椎后纵韧带骨化（OPLL）合并胸椎后纵韧带骨化（OPLL）或/和黄韧带骨化（OLF）是临床上最为常见的串联型脊柱韧带骨化病，也是脊柱外科处理最为棘手的临床难题之一，对于此类患者的临床、影像学特点以及外科治疗有必要进行总结分析，为以后治疗类似患者提供参考经验。

一、临床特点

（一）临床症状

由于患者同时合并颈椎 OPLL 以及胸椎 OPLL 或 OLF，患者临床症状较重，表现为严重的四肢麻木、无力，行走不稳，甚至大小便功能失禁等神经功能障碍。此外，对于颈椎 OPLL 患者在临床查体是发现患者胸腹部有明显的疼痛或者感觉减退平面的，下肢神经症状明显重于上肢神经症状的患者，需要高度怀疑患者同时合并胸段脊柱的韧带骨化性疾病。

（二）影像学检查

此类患者术前常规均需行颈、胸椎正侧位 X 线片、CT 平扫＋三维重建以及 MR 检查，明确颈段、胸段脊柱韧带骨化的范围、节段、严重程度，以及相应水平脊髓受压的情况，同时结合患者的临床症状为手术方案的制定提供依据。临床实践

中我们发现此类患者影像学检查结果往往发现患者的颈椎 OPLL 多节段连续型或者混合型者居多，而胸段脊柱韧带骨化也往往是多部位，OPLL 和 OLF 混合者居多，相应平面脊髓均有不同程度的受压，这为我们制定手术方案带来了困难。由于脊柱韧带骨化病的手术难度大、风险高，一般情况下并不提倡进行不同部位的一期联合手术，只有在患者临床症状或查体明确提示合并颈段、胸段脊髓压迫症，并且患者全身条件允许的情况下，才选择进行一期颈胸椎联合减压手术治疗。

二、手术方法

（一）颈椎减压术

串联型脊柱韧带骨化病患者颈椎 OPLL 的手术方式选择与一般颈椎 OPLL 患者相似，对于 2 个节段一下的 OPLL 可选择前路手术切除骨化物直接减压，但临床中多数患者为 3 个及以上节段 OPLL，因此手术选择采用颈后路减压手术，其中术前颈椎曲度存在患者可选择行颈后路椎管成形术，而术前存在颈椎曲度变直或后凸的患者以选择颈后路椎板切除减压植骨内固定术为宜。

（二）胸椎减压术

胸椎前方入路创伤较大，手术操作复杂，并发症较多，且手术节段有限，因此患者胸椎致压物无论是 OPLL 还是 OLF，以选择胸椎后方入路手术为宜。由于胸椎存在生理后凸，单纯椎板切除减压，脊髓后移幅度有限，对于严重的胸椎 OPLL，单纯后方减压难以达到理想效果者，可同时采用经椎弓根或关节突关节入路进行 360°环形减压，部分切除前方骨化致压物。

三、临床疗效及并发症

（一）临床疗效

由于目前国内外文献对于此类患者进行一期颈、胸椎联合减压手术多为个案报道，因此临床疗效尚无定论。作者所在课题组曾对本院14例颈椎 OPLL 合并胸椎 OPLL 或/和 OLF 患者进行了一期颈、胸椎联合减压手术，其中颈椎手术 5 例采用颈后路椎管扩大成形术，9 例采用颈后路椎板切除减压植骨内固定术；胸椎手术 10 例采用单纯后路椎板切除减压植骨内固定术，4 例患者同时行 360° 环形减压术；患者神经功能评价采用日本骨科协会（Japanese Orthopaedic Association，JOA）评分以及 Nurick 分级法。术前、术后 6 个月及末次随访 JOA 评分及 Nurick 分级情况见表 6-4-7-2-1。与术前相比，术后 6 个月 JOA 评分明显提高（P < 0.001），并维持至末次随访（P = 0.5894）。末次随访时平均改善率（37.3 ± 28.1）%，良 8 例，好转 5 例，差 1 例。术后 6 个月与术前相比，Nurick 分级明显提高（P < 0.001），而与末次随访时相比，则无统计学差异（P = 0.3343）。根据 Nuirck 分级法分组标准，良 10 例，差 4 例。平均满意度评分为 1.8 ± 1.1 分，8 名患者的满意度评分为 2 ~ 3 分，纳入满意组，6 名患者的满意度评分为 0~1 分，纳入不满意组。Pearson 相关分析显示患者满意度评分与 JOA 评分有明显的正相关性（r = 0.6493，p = 0.0093），而与 Nurick 分级法呈负相关（r = - 0.5941，p = 0.0195）。

表 6-4-7-2-1　术前、术后 6 个月及末次随访 JOA 评分及 Nurick 分级

项　目	术　前	术后 6 个月	末次随访
JOA 评分（分）	8.1 ± 1.8	11.2 ± 1.7[①]	11.4 ± 2.3[①②]
NURIC 分级	3.6 ± 0.7	2.6 ± 1.0[①]	2.3 ± 1.1[①②]

注：①与术前比较 P < 0.001，②与术后 6 个月比较 P > 0.05

（二）并发症

由于采用一期颈、胸椎联合减压手术，其手术时间延长，手术难度明显增加，手术风险也明显提高。在作者所参与的 14 例患者手术中，1 例行颈椎椎板成形术及胸椎环形减压内固定术的患者术后出现血肿，经过紧急手术处理，术后神经功能逐渐恢复至术前水平。2 例行颈后路椎板切除内固定术的患者出现 C_5 神经根麻痹，术后给予口服营养神经药物、高压氧等保守治疗，3~6 个月后运动、感觉功能均有不同程度恢复，生活可以自理。仅有 1 例患者可能因为胸段减压过程中损伤脊髓，患者麻醉苏醒后出现下肢麻木加重，接受口服营养神经药物、高压氧等保守治疗，末次随访时神经功能部分恢复。还有 1 例患者，第一次手术后神经功能明显改善，但在术后第 4 年，由于其他未手术节段 TO 进展而出现神经功能减退，再次接受了手术治疗。并发症的发生率高达 35.7%，因此对于采用一期颈、胸椎联合减压手术的患者术前均需进行良好的沟通，向患者及家属充分说明手术的风险。

（三）影响患者满意度的因素分析

患者满意度评分根据患者末次随访时的主观感受评估：术后症状改善达到我的期望值（3 分）；手术未达到我的期望值，但术后症状有改善，尚能接受（2 分）；术后症状虽有改善，但仍无法耐受（1 分）；术后症状无改善，或加重（0 分）。将患者按满意度评分分为 2 组，2 ~ 3 分为满意组，0~1 分为不满意组。患者满意度分组情况及影响因素见表 6-4-7-2-2。术后出现并发症的患者均出现在不满意组，而未出现明显并发症的 8 名患者中，仅有 1 名在不满意组，因此可知围手术期并发症及术后因骨化物进展而导致的再手术会明显降低患者的满意度评分。

表 6-4-7-2-2　患者满意度分组及影响因素

影响因素	满意组 (n=8)	不满意组 (n=6)	p
性别（男/女）	6/2	3/3	0.4276
年龄（岁）	58.5 ± 8.2	57.8 ± 6.4	0.5602
颈段减压方法（患者数）			
椎板成形术	6	3	0.2901
椎板切除内固定术	2	3	
胸段减压方法（患者数）			
环形减压	2	2	0.4511
后方减压	6	4	
总失血量（ml）	1470.5 ± 790.5	1657.1 ± 720.8	0.6473
手术时间（分）	259.8 ± 50.2	288.6 ± 57.0	0.6130
并发症及再手术			
是	0	5	0.0301
否	8	1	

四、临床举例

［例1］男性，52岁，四肢麻木、无力伴行走不稳8个月，查体同时发现患者左侧躯体剑突平面以下感觉减退。该患者术前影像学检查发现 C_{2-7} 混合型后纵韧带骨化，C_{2-4} 水平脊髓受压明显；同时 T_{3-6} 水平黄韧带骨化，相应水平胸髓受压。术前考虑患者四肢麻木、无力伴行走不稳与颈椎后纵韧带骨化相关，但患者左侧躯体剑突以下感觉减退与胸椎黄韧带骨化相关，在与患者充分沟通后，一期手术行颈后路及胸后路椎板切除减压植骨内固定术，术后患者神经症状明显改善（图 6-4-7-2-1）。

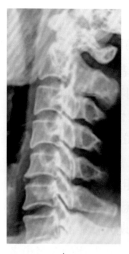 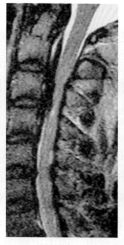 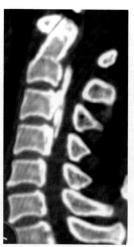 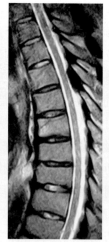 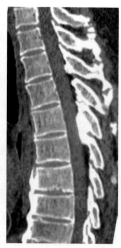

A　　　　B　　　　C　　　　D　　　　E

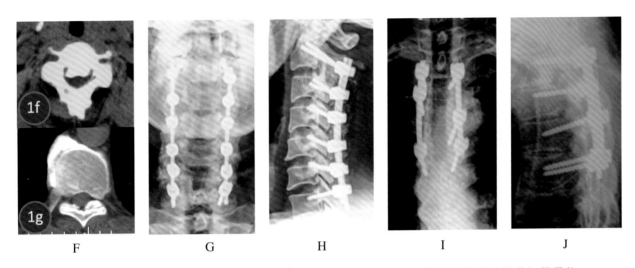

图 6-4-7-2-1　临床举例　一期颈、胸椎联合手术治疗颈椎后纵韧带骨化合并胸椎黄韧带骨化

A. 术前颈椎侧位片示颈椎生理曲度消失；B. 术前颈椎 MR 显示 C_{2-4} 水平脊髓受压；C. 术前颈椎 CT 三维重建显示 C_{2-4} 混合型后纵韧带骨化；D. 胸椎 MR 显示 T_{3-6} 水平胸段脊髓受压；E. 胸椎 CT 三维重建显示 T_{3-6} 黄韧带骨化；F. 颈椎 CT 横断面显示后纵韧带骨化及胸椎 CT 横断面显示黄韧带骨化；G、H. 术后颈椎正侧位 X 线片；I、J. 术后胸椎正侧位 X 线片

　　[例 2] 男性，69 岁，双手麻木，胸腹部束带感伴行走不稳 1 年，查体同时发现患者双侧躯体乳头平面以下感觉减退。该患者术前影像学检查发现 $C_{6/7}$ 水平局限型后纵韧带骨化伴椎管狭窄，$C_{4/5}$、$C_{5/6}$、$C_{6/7}$ 水平脊髓受压明显；同时 $T_{1/2}$、$T_{2/3}$、$T_{6/7}$ 水平后纵韧带骨化，T_{10-12} 水平黄韧带骨化，相应水平胸髓受压。术前考虑患者双手麻木与颈椎后纵韧带骨化相关，但患者胸腹部束带感、行走不稳及双侧躯体乳头以下感觉减退与胸椎后纵韧带骨化可能相关，在与患者充分沟通后，一期手术行颈后路减压椎管成形术及胸后路椎板切除减压植骨内固定术，术后患者神经症状明显改善（图 6-4-7-2-2）。

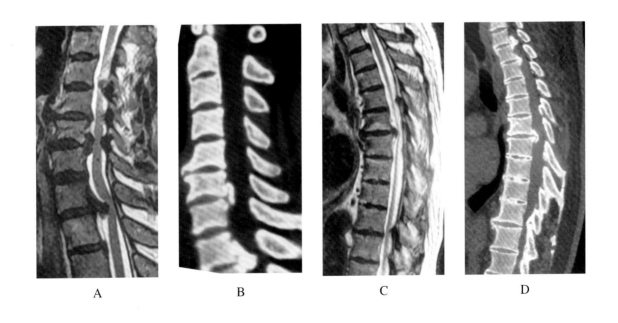

A　　　　　　　　　　B　　　　　　　　　　C　　　　　　　　　　D

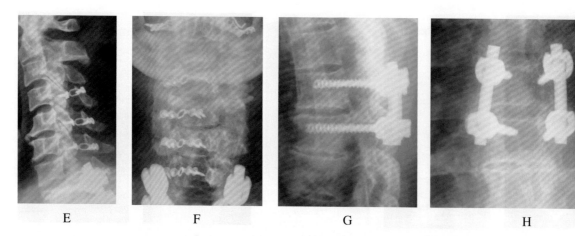

E   F   G   H

图 6-4-7-2-2 临床举例 一期颈、胸椎联合手术治疗颈椎后纵韧带骨化合并胸椎后纵韧带骨化（A~H）
A. 术前颈椎 MR T_2 加权显示 C_{4-7} 水平椎管狭窄脊髓受压；B. 术前颈椎 CT 三维重建显示 C_{6-7} 及 T_{1-2} 水平后纵韧带骨化；
C. 胸椎 MR 显示 T_{1-2}、T_{2-3}、T_{6-7} 及 T_{10-12} 水平脊髓受压；D. 胸椎 CT 三维重建显示 T_{1-2}、T_{2-3}、T_{6-7} 水平后纵韧带骨化，T_{10-12}
水平黄韧带骨化；E、F. 术后颈椎正侧位 X 线片；G、H. 术后胸椎正侧位 X 线片

颈椎 OPLL 合并胸椎 OPLL 或（和）OLF 是临床中串联型脊柱韧带骨化病最为常见的类型，但其确切的发病率尚不完全清楚。Ono 等对一组 48 例首诊为胸椎 OPLL 的患者进一步检查发现，29.2% 的胸椎 OPLL 合并颈椎 OPLL。Park 等对 68 例行手术治疗的颈椎 OPLL 患者进一步检查显示，其中 23 例（33.8%）合并胸椎 OPLL 或（和）OLF。因此对于单纯颈段或胸段脊柱发生韧带骨化的患者而言，在情况允许的情况下均应常规进行全脊柱的影像学检查明确有无合并其他部位的脊柱韧带骨化病。

此类患者的手术策略主要是分期手术或一期联合手术，其各有优缺点。对于选择分期手术的患者而言，围手术期似乎相对安全，并有可能避免不必要的手术。然而，选择分期手术治疗时，首先面临的问题是先行颈椎减压还是先行胸椎减压。关于首先减压部位的选择存在较多争议，由于合并存在多个部位的脊髓受压，对于明确导致患者神经功能下降的主要责任节段尚无标准。Gillard 等认为电生理学检查有助于明确胸段脊髓受压是否是导致患者下肢运动功能减退主要因素，然而这并未得到证实。我们的经验是术前影像学检查显示胸段脊髓受压严重，且患者除了有下肢膝反射阳性、括约肌障碍等长束征，还存在后背局部疼痛，与胸椎受压节段对应的躯干、下肢感觉减退平面这，可以认为胸段脊髓受压也是导致患者神经功能减退的责任节段，需要减压手术治疗。一期联合手术可具有减少患者住院时间及费用，缩短治疗周期，避免患者短期内再手术的风险。因此，对于全身情况尚可，并愿意同时接受 2 个部位减压的患者，可酌情选择采用了一期颈、胸椎联合手术治疗。

本院所治疗的 14 例患者术后均获得不同程度的脊髓功能改善，JOA 改善率显示 57.1% 良好，Nurick 分级法 71.4% 为良，而且末次随访时 57.1% 的患者对手术疗效较满意，患者满意度与术后神经功能改善明显相关。尽管如此，但此种手术方式仍然均有较高的手术并发症发生率，并且并发症的发生明显影响患者的满意度，因此对于确诊串联型脊柱韧带骨化病的患者，如需一期联合手术减压，充分的术前准备及良好的医患沟通必不可少。

（陈德玉 陈 宇 廖心远）

参 考 文 献

1. Chen Y, Chen D Y, Wang X W, et al. Single-stage combined decompression for patients with tandem ossification in the cervical and thoracic spine. Arch Orthop Trauma Surg, 2012, 132(9):1219-1226.

2. Epstein N E. Ossification of the yellow ligament and spondylosis and/or ossification of the posterior longitudinal ligament of the thoracic and lumbar spine. J Spinal Disord, 1999, 12(3):250-256.

3. Fujimori T, Iwasaki M, Okuda S, et al. Patient satisfaction with surgery for cervical myelopathy due to ossification of the posterior longitudinal ligament. J Neurosurg Spine, 2011, 14(6):726-733.

4. Gillard J, Pérez-Cousin M, Hachulla ,et al. Diagnosing thoracic outlet syndrome: contribution of provocative tests, ultrasonography, electrophysiology, and helical computed tomography in 48 patients[J]. Joint Bone Spine,2001,68(5): 416-424.

5. Guo J J, Yang H L, Cheung K M, et al. Classification and management of the tandem ossification of the posterior longitudinal ligament and flaval ligament. Chin Med J (Engl), 2009, 122(2):219-224.

6. Guo Q, Ni B, Yang J ,et al. Simultaneous ossification of the posterior longitudinal ligament and ossification of the ligamentum flavum causing upper thoracic myelopathy in DISH: case report and literature review[J]. Eur Spine J,2011,20(2): 195-201.

7. Hyun S J, Kim J S,Hong S C. Late Occurrence of Cervicothoracic Ossification of Posterior Longitudinal Ligaments in a Surgically Treated Thoracic OPLL Patient. J Korean Neurosurg Soc, 2010, 47(1):55-57.

8. Inamasu J,Guiot B H. A review of factors predictive of surgical outcome for ossification of the ligamentum flavum of the thoracic spine. J Neurosurg Spine, 2006, 5(2):133-139.

9. Iwasaki M, Okuda S Y, Miyauchi A ,et al. Surgical strategy for cervical myelopathy due to ossification of the posterior longitudinal ligament: Part 1: Clinical results and limitations of laminoplasty[J]. Spine,2007,32(6): 647-653.

10. Iwasaki M, Okuda S, Miyauchi A, et al. Surgical strategy for cervical myelopathy due to ossification of the posterior longitudinal ligament: Part 2: Advantages of anterior decompression and fusion over laminoplasty. Spine (Phila Pa 1976), 2007, 32(6):654-660.

11. Kikuike K, Miyamoto K, Hosoe H ,et al. One-staged combined cervical and lumbar decompression for patients with tandem spinal stenosis on cervical and lumbar spine: analyses of clinical outcomes with minimum 3 years follow-up[J]. J Spinal Disord Tech,2009,22(8): 593-601.

12. Kuh S U, Kim Y S, Cho Y E ,et al. Contributing factors affecting the prognosis surgical outcome for thoracic OLF[J]. Eur Spine J,2006,15(4): 485-491.

13. Lee K S, Shim J J, Doh J W, et al. Transient paraparesis after laminectomy in a patient with multi-level ossification of the spinal ligament. J Korean Med Sci, 2004, 19(4):624-626.

14. Liao C-C, Chen T-Y, Jung S-M ,et al. Surgical experience with symptomatic thoracic ossification of the ligamentum flavum[J]. J Neurosurg Spine,2005,2(1): 34-39.

15. Matsumoto M, Chiba K, Toyama Y, et al. Surgical results and related factors for ossification of posterior longitudinal ligament of the thoracic spine: a multi-institutional retrospective study. Spine (Phila Pa 1976), 2008, 33(9):1034-1041.

16. Matsumoto M, Toyama Y, Chikuda H ,et al. Outcomes of fusion surgery for ossification of the posterior longitudinal ligament of the thoracic spine: a multicenter retrospective survey: clinical article[J]. J Neurosurg Spine,2011,15(4): 380-385.

17. Matsumoto Y, Harimaya K, Doi T ,et al. Clinical characteristics and surgical outcome of the symptomatic ossification of ligamentum flavum at the thoracic level with combined lumbar spinal stenosis[J]. Arch Orthop Trauma Surg,2012,132(4): 465-470.

18. Park J Y, Chin D K, Kim K S, et al. Thoracic ligament ossification in patients with cervical ossification of the posterior longitudinal ligaments: tandem ossification in the cervical and thoracic spine. Spine (Phila Pa 1976), 2008, 33(13):E407-410.

19. Takeuchi A, Miyamoto K, Hosoe H, et al. Thoracic paraplegia due to missed thoracic compressive lesions after lumbar spinal decompression surgery. Report of three cases. J Neurosurg, 2004, 100(1 Suppl Spine):71-74.

20. Yamazaki M, Koda M, Okawa A, et al. Transient paraparesis after laminectomy for thoracic ossification of the posterior longitudinal ligament and ossification of the ligamentum flavum. Spinal Cord, 2006, 44(2):130-134.

21. Yamazaki M, Okawa A, Fujiyoshi T ,et al. Posterior decompression with instrumented fusion for thoracic myelopathy caused by ossification of the posterior longitudinal ligament[J]. Eur Spine J,2010,19(5): 691-698.

22. Yang J C, Lin C P, Chan J Y ,et al. Surgical treatment of multilevel cervical radiculomyelopathy caused by the concomitant ossification of the ligamentum flavum and the posterior longitudinal ligament[J]. Surgical Practice,2005,9(4): 111-114.

23. Zhang H Q, Chen L Q, Liu S H, et al. Posterior decompression with kyphosis correction for thoracic myelopathy due to ossification of the ligamentum flavum and ossification of the posterior longitudinal ligament at the same level. J Neurosurg Spine, 2010, 13(1):116-122.

24. 陈宇，陈德玉，王新伟．严重颈椎后纵韧带骨化症前路和后路手术比较 [J]. 中华骨科杂志,2008,28(9): 705-709.

25. 陈德玉．颈椎后纵韧带骨化症的治疗现状 [J]. 中国脊柱脊髓杂志,2010(003): 181-183.

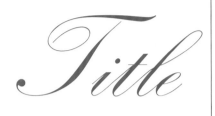

第五篇

脊柱其他疾患

第一章 脊柱骨质疏松症

第一节 脊柱骨质疏松症概况

一、脊柱骨质疏松症概述

骨质疏松症（Osteoporosis，OP）是指骨骼单位体积骨量的减少与骨强度的降低。最早由 Pornmer 在 1885 年首先提出，1941 年 Albrignh 针对正常骨、骨软化症、纤维性骨炎、骨质疏松的基本特点，基于骨质疏松多发生于绝经妇女的事实，在 JAMA 杂志上发表了题为"绝经后骨质疏松症及其临床特点"的文章，首次提出了骨质疏松的概念。其基本内容是：成骨降低，类骨形成及钙、磷沉积减少，组织学可见骨小梁变窄、变薄、中断，推知骨量减少。直到 1990 年在丹麦举行的国际骨质疏松研讨会上，骨质疏松症才有了一个明确的定义，并得到世界的公认：原发性骨质疏松症是以骨量减少、骨的微观结构退化为特征的，致使骨的脆性增加以及易于发生骨折的一种全身性骨骼疾病。1998 年世界卫生组织（WHO）将每年 10 月 20 日定为国际骨质疏松日（International Osteoporosis Day）。1999 年，我国第一届骨质疏松诊断标准研讨会制定了《中国人原发性骨质疏松症诊断标准（试行）》，对骨质疏松的定义描述如下：原发性骨质疏松是以骨量减少，骨小梁变窄、断裂、数量减少，皮质骨多孔、变薄为特征，以致骨的脆性及骨折危险性增加的一种全身性疾病。

二、脊柱骨质疏松症发生率

随着人口的老龄化，骨质疏松发生率明显

上升。据统计 2009 年我国骨质疏松症患者高达 8800 万人，且呈逐年上升趋势，到 2025 年将有约 15100 万骨质疏松症患者。在美国，共有 2400 万骨质疏松症患者，并以每年新增 75 万例的速度递增，每年因骨质疏松性脊柱骨折有 15 万人需住院治疗，因各种病因导致脊柱骨折者每年总治疗费用约 7.46 亿美元。调查显示，女性 OP 在 50 岁以后至 80 岁，其发病率由 20% 增至 80%，而 80 岁以上则高达 70%，可见其发病率与年龄呈正相关。有资料表明 OP 患者脊柱骨折的年发生率为：男性 0.073%，女性 0.145%。而另一项研究证实，随年龄增长脊柱骨折的发生率呈逐渐增长的趋势，其中男性每年 0.1%，女性 0.3%～1.3%。据美国统计，每年约有 130 万人由于骨质疏松而导致骨折，其中脊柱骨折约 53 万人，髋部骨折 27 万人，桡骨远端骨折 17 万人。

三、脊柱骨质疏松症危害性

骨质疏松症性骨折的危害性主要表现在死亡率、发病率和医疗费用高等方面，其中，脊柱骨折并未受到足够的重视，其实际发病率要明显高于目前的检出率。因为相当比例的脊椎骨折是无症状并从未就诊的，毫无疑问，这些估计偏低。所以，应进一步加强脊柱骨质疏松及其骨折的研究，以便采取积极有效的防治措施。在美国，接近 30% 的绝经后白人妇女患骨质疏松症，特别是 16% 都为腰椎的骨质疏松。毫无疑问，脊柱的骨密度高与身高、体胖、绝经晚、关节炎病史、体力活动多、饮酒节制、利尿剂治疗和通用的雌激素替代疗法是正相关的，而骨密度低与初潮晚、母系骨折史相关。骨密度低使骨质疏松性骨折的风险增加。骨折风险也随年龄增长。骨折在大多数有色人种中的发病率较低，但脊柱骨折在亚洲妇女中同在欧洲妇女中一样普遍。脊柱骨折发生的其他风险因素更不清楚，但是这些因素包括性腺功能的减退和间接的骨质疏松症，与在骨质丧失中一样，肥胖也是骨折的保护因素。骨折是骨质疏松症仅有的重要的临床表现。据最近的评估，骨折的终生发病率约75%。老年妇女中的多数骨折在一定程度上由低骨质引起，骨质疏松症是一个重要的公众健康问题，对其认识正在加强，因为大量人口受到影响，也因为骨质疏松性骨折在发病率、死亡率和社会费用方面造成极大影响。

第二节　脊柱骨质疏松症病因及分类

一、脊柱骨质疏松症病因

骨质疏松症是一种全身代谢性骨病。其病因学的研究经历了一个漫长的过程。近年来，人们运用多种方法来研究骨质疏松的病因学，并试图阐明其病理生理作用机制。然而有关骨质疏松的病因学说很多，归纳起来主要包括以下几个方面：

（一）内分泌因素

【性激素】

性激素直接影响骨的代谢，雌激素、雄激素和孕激素抑制骨吸收、促进骨形成，对维持骨量起重要作用。

1. 雌激素（Estrogen）激素受体在人成骨细胞和破骨细胞的存在已证实。在成骨细胞所产生的白介素 –1（IL–1）和白介素 –6（IL–6）等能诱导单核破骨细胞前体分化为具有强大吸收功能的多核破骨细胞。若在成骨细胞培养基中加入雌激素，能抑制 IL–1、IL–6 的分泌，进而合成骨细胞因子所诱导的破骨细胞分化、成熟过程减慢，破骨细胞数量减少。此外雌激素还可作用于肠和肾小管，增加钙的吸收；而作用于甲状旁腺可降低甲状旁腺激素的分泌。雌激素还可作用于成骨细胞和破骨细胞，能阻止骨的吸收。因此，绝经期雌激素迅速下降可引起早期快速骨丢失。

2. 雄激素（Androgen）成骨细胞上的雄激素受体密度甚低，需高浓度的雄激素与受体结合，才能刺激成骨细胞功能。雄激素可能是经芳香化酶作用转化为雌激素后作用于雌激素受体。雄激素可阻止男性性功能低下者骨质进一步丢失，但不能充分恢复骨量，需有雌激素的协同作用。

3. 孕激素（Progestogen）孕激素可减少皮质骨丢失，维持皮质骨量，但不能增加脊柱骨密度。孕、雌激素联合使用比单独使用更有增加骨合成代谢的作用。

【降钙素（Calcitonin，CT）】

CT 是一种由 32 个氨基酸残基组成的多肽，由甲状腺细胞产生。破骨细胞（Osteoclast，OC）上有大量的 CT 受体，这些受体亲和力高，与 CT 结合后细胞内 cAMP 产生增多，激活蛋白激酶，从而抑制 OC 活性、减少骨吸收。每个 OC 有 CT 受体在 100 万个以上，而成骨细胞（Osteoblast，OB）内 CT 受体尚未被证实。骨质疏松症患者血中 CT 水平下降，给予钙剂后 CT 分泌增加，这种增加男性大于女性，但仍低于健康人。总体而言，随着年龄增加 CT 分泌逐渐减少，尤其是高龄妇女其分泌的反应性极低。

【甲状旁腺激素（Parathyroid Hormone，PTH）】

PTH 有促进骨吸收的作用，但是 OC 缺乏 PTH 受体，而存在于 OB 中。尽管血 PTH 随增龄而增加，但这一变化是否为退行性骨质疏松症的主要原因仍需进一步研究。

【甲状腺素（Thyroid Hormone，HT）】

骨吸收及骨形成均需要 HT 以进行正常活动，特别是对骨线性生长至关重要（如克汀病患者的身材矮小）。HT 可以促进骨吸收、而对骨形成无明显刺激作用，因此导致骨转换增高。组织培养观察，HT 可直接刺激骨吸收。HT 缺少时，骨吸收减少。HT 促进蛋白质分解，增加尿钙排泄，并与骨形成和骨吸收有关。HT 与生长激素协同作用可促进骨的发育和成熟。

【1,25 二羟维生素 D_3 [l,25-$(OH)_2D_3$]】

老年人由于日照少，皮肤对紫外线反应差，维生素 D_3 生成减少；维生素 D 摄入不足；肾脏形成 1,25-$(OH)_2D_3$ 减少等原因，均可导致血清 25-$(OH)D_3$ 和 1,25-$(OH)_2D_3$ 水平降低。研究显示严重老年骨质疏松症患者，其血浆 1,25-$(OH)_2D_3$ 降低；但亦有资料显示血清 1,25-$(OH)_2D_3$ 是正常的，可能存在肠道 1,25-$(OH)_2D_3$ 受体变异。

【皮质类固醇（Corticosteroid，CS）】

CS 亦属于类固醇激素，对骨和矿盐代谢有重要影响。在体内，CS 可刺激骨吸收，而对骨形成的作用较复杂。短期应用生理剂量 CS 可促进骨胶原合成加速，可能通过胰岛素样生长因子（IGF-Ⅰ）所介导；长期应用则表现为抑制作用，可能与前成骨细胞分化增殖减少、IGF-Ⅰ分泌不足有关。临床资料显示，长期给予超生理剂量的 CS 治疗可导致骨量减少，常伴有椎骨压缩性骨折。

【生长激素（Growth Hormone，GH）与胰岛素（Insulin）】

GH 促进骨骼生长发育，有利于骨矿化和骨形成，但对骨吸收无直接作用。老年人或慢性疾病者常存在 GH 缺乏或抵抗。胰岛素亦并不调节骨吸收，但能明显促进骨基质的合成和胶原的形成，因此是一种促进骨形成的激素；此外，胰岛素对正常的骨矿化也必不可少。GH 与胰岛素可直接作用于骨骼，亦可通过 IGF-Ⅰ 发挥作用。

（二）营养因素

营养素主要指人体在日常摄入的钙、磷、镁、蛋白质、维生素及部分微量元素，其中钙、磷和蛋白质是影响人体骨代谢最主要的营养素。老年人由于牙齿脱落及消化功能降低，多有营养缺乏，致使蛋白质、钙、鳞、维生素及微量元素摄入不足。

【钙】

钙缺乏是导致骨质疏松症的一个主要原因。钙缺乏的原因有二：其一是饮食钙摄入不足，其二是肠钙吸收不良。正常成人每日钙的所需量是 600mg。但是实际上 600 ~ 1000mg/d 这个量才应该是每日钙的必需量。对正常人而言，这样的钙摄取量，才可以维持钙在体内的平衡，但是由于随着年龄的增加，钙的代谢趋向于负平衡。对于老年人，其负钙发生的原因：

1. 维生素 D 摄入减少；

2. 日光照射减少；

3. 皮肤对紫外线反应差，维生素 D 生成减少；

4. 肾脏对 1,25-$(OH)_2D_3$ 的产生受到影响；

5. 小肠黏膜对 1,25-$(OH)_2D_3$ 发生抵抗。

因此，对于老年人来说，钙的必需量应比成年人更多。相关调查发现，牛奶的摄入对腰椎、股骨近端骨峰值有明显影响，每天喝牛奶的人比不喝或偶尔喝牛奶的人骨峰值高 6.6%。当钙摄入不足时，机体为了维持血清钙的水平，就要将骨中的钙释放到血中，由此骨中钙量逐渐减少，易引起骨质疏松。老年人日晒减少、皮肤对紫外线反应差、消化道功能减退等原因，容易导致体内活性维生素 D 的量不足。体内维生素 D 量不足时，则保护骨的作用不足，可发生佝偻病、软骨病和骨矿化障碍，易发生骨质疏松。维生素 C 缺乏，影响骨基质形成和使胶原的成熟发生障碍，易产生骨质疏松。维生素 K 摄入量长期低下者，可影响骨钙素的羧化，未羧化的骨钙素的升高，可加速骨量丢失，易导致骨折。

【磷】

磷也是人体内非常重要的元素之一，骨骼中的磷可促进骨基质合成和骨矿物质沉积，血磷水平的稳定是人体骨骼生长、矿化的必要条件。低磷可刺激 OC，促进骨吸收，延缓 OB 胶原合成，降低骨矿化速度；而高磷可使细胞内钙浓度降低，促进 PTH 分泌，骨吸收增加，骨营养不良，诱发骨质疏松。所以，磷水平的过高或过低对骨基质合成和矿化均不利。

【蛋白质】

蛋白质是骨骼有机质合成的重要原材料，正常成人每日蛋白质供给量为 70g 左右。动物实验证实，单纯蛋白质摄入不足可导致骨量和骨强度减低。低蛋白饮食会减少胰岛素因子 I，该因子通过刺激肾脏无机磷运转和 $1,25-(OH)_2D_3$ 的合成而在钙磷代谢中起重要作用。我国膳食属低钙食谱，钙来源主要依靠谷类及蔬菜，老年人牙齿缺失较多，蔬菜、水果、瘦肉不易咀嚼，摄入量减少，呈现"负钙平衡"，反馈性甲状旁腺激素分泌上升，动员骨钙溶解，血钙上升。血磷含量与年龄呈明显负相关，由于老年人血磷降低，使钙 / 磷比值增大，导致成骨作用的降低。研究发现，随着蛋白质的大量摄入，因增龄所致的骨吸收、骨量减少明显加速，日常的高蛋白饮食可造成体内的负钙平衡。

【维生素】

食物中摄入维生素 D 和维生素 K 等亦非常重要。研究显示，血浆 $25-(OH)D_3$ 水平随着增龄而下降；不论男女，70 岁以上的老人血浆 $25-(OH)D_3$ 已降为 30 岁年轻人的一半。当血浆 $25-(OH)D_3$ 水平低于 30nmol/L 时，即可见到骨钙化不足。

（三）生活习惯与废用因素

【生活习惯】

有研究显示，过多饮用咖啡，可使尿钙及内源性粪钙丢失，髋部骨折发生率增高；咖啡因的消耗与骨密度呈反比关系。但过量饮酒或吸烟对骨质疏松的发生影响更大。尽管饮酒可减少肠钙的吸收，增加尿钙排泄，但适度饮酒可能会增加绝经妇女内源雌激素和降钙素的分泌，对骨量维持有所帮助。然而慢性酒精滥用与骨密度减少显著相关。有报道表明，30 ～ 50 岁男性日饮酒量平均 180g，即可引起严重骨质疏松症，患者至少伴有一个脊椎压缩性骨折。对于慢性酗酒者，常发生酒精性肝硬化和严重营养不良，可干扰维生素 D 代谢和促使皮质类固醇分泌过多，影响骨代谢，导致骨质疏松。吸烟在男性、绝经前和绝经后女性均与低骨密度相关，吸烟者骨量丢失率约为正常人的 1.5 ～ 2 倍，对于老年人，吸烟可加快股骨颈和全身骨量的丢失。吸烟可减少肠钙吸收，对胶原合成的毒性和干扰肾上腺皮质激素和性激素的代谢。特别强调，吸烟可伴反应性氧中间产物浓度增加，降低抗氧化维生素水平，增加氧自由基浓度，引起骨吸收。事实上对于吸烟者，维生素 C 和 E 摄入不充足可增加髋部骨折的风险，充足摄入则起保护作用。

【废用因素】

随着年龄的增长，户外运动减少也是老年人易患骨质疏松症的重要原因。机体负荷可以增加骨转换率，刺激成骨细胞生物活性，增加骨的重建和骨量的积累。长期坚持有规律的负重行走或跑步、爬楼梯，可以增加椎体的骨密度。因此，无论年龄大小，只要长期坚持体育锻炼及体力劳动，均可减少由于增龄而导致的骨量丢失。若卧床 1 周腰椎骨矿信号降低 0.9%，当骨矿含量减少 30% 时极易发生骨折。因此，老年人手术后或严重疾病如心肌梗死、脑卒中等，尤其要避免长期绝对卧床，提倡早日下床活动。老年人行动不便，户外运动及日照减少，使维生素 D 合成降低，60 岁以上老年人血中 $1,25-(OH)_2D_3$ 的含量比 20 岁青年人下降 30%，维生素 D 的合成降低可使肠道钙磷的吸收下降，使骨形成及骨矿化降低。

（四）免疫因子与细胞因子

骨细胞与免疫系统之间存在某种内在联系，OC 与 B 淋巴细胞等免疫细胞均来自骨髓造血干细胞，不单是二者与骨髓的起源关系，而且发现激活的 T 淋巴细胞能介导 OC 的发生、分化与激活，其分子基础也是 RANKL，此乃骨免疫学（Osteoimmunology）的基础。

研究表明，RANKL 参与调节免疫器官发育、免疫细胞分化以及 T、B 淋巴细胞间的相互作用。特别是，RANKL 和 OPG 参与免疫反应，即 RANKL 与 RANK 结合，保持树状细胞（dendritic cell，DC）[一种抗原递呈细胞] 的存活、增强 DC 的免疫刺激能力，调节激活的 T 细胞；OPG 的免疫调节作用与 TRAIL 有关，TRAIL 就是 TNF 相关的凋亡诱导配体（TNF-Related Apoptosis–Inducing Ligand），与易感细胞上含死亡域（Death Domain，DD）的受体结合，介导细胞凋亡。OPG 能与 TRAIL 结合，抑制免疫细胞凋亡；而 TRAIL 亦可阻断 OPG 对破骨细胞的保护作用（图 6-5-1-2-1）。

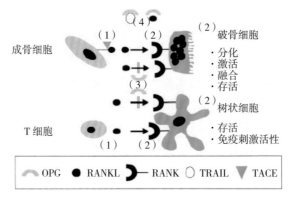

图 6-5-1-2-1　RANKL-RANK-OPG 系统与骨代谢和免疫系统

(1)RANKL 的表达：成骨细胞系表达细胞结合型 RANKL；激活 T 细胞表达可溶性 RANKL；TACE 即 TNFα–转换酶样蛋白酶 (TNFα–Converting Enzyme–Like Protease)，将细胞型 RANKL 外段截下；(2) 三种 RANKL 与其位于破骨细胞和树状细胞上的特异受体 RANK 结合，发挥生物学作用；(3) 成骨细胞系等细胞分泌的 OPG 作为可溶性受体，中和 RANKL，阻止 RANKL–RANK 相互作用（黑点）；(4)OPG 还阻断前凋亡细胞因子 TRAIL（白点）。

骨细胞与免疫细胞之间通过各自释放的细胞因子和体液因子，维系和调整骨髓与骨之间的机能联系。免疫细胞与骨代谢间的这种关联，最典型的例证莫过于多发性骨髓瘤。骨髓瘤细胞释放大量刺激 OC 的因子，如白介素 -1（IL-1）、肿瘤坏死因子 -α（TNF-α）和转化生长因子 -β（TGF-β）等，促进骨吸收，导致"穿凿样"骨缺损和局灶性骨质疏松。

普遍认为，细胞因子如 IL-1、IL-6 和 TNF-α 等可导致炎症性风湿疾病的骨吸收，特别是 IL-6 是增加绝经后类风湿性骨关节炎妇女骨吸收的重要因子，与疾病的活动程度有关。

（五）遗传因素

有证据表明，骨质疏松患者健康亲属的骨量均比无骨质疏松家族史的人低。家系调查还发现大约有 46% ~ 62% 的骨密度是由遗传因素来决定的。在单卵双生子间骨密度的相关系数为 0.71 ~ 0.92。而在双卵双生子间骨密度的相关系数为 0.33 ~ 0.50。虽然不能完全排除环境因素对这些研究的影响，如双生之间，家庭成员间，常有相似的生活习惯，处于类似的环境中，可能过高估计了遗传因素的影响。但毫无疑问，骨密度受遗传因素的影响，且由多个基因所控制，包括：

【维生素 D 受体（Vitamin D Receptor，VDR）基因】

维生素 D 作为类固醇激素受体家族的成员之一，是一种重要的骨代谢调节激素，通过与维生素 D 受体结合而发挥生物效应。Morrison 等发现，VDR 等位基因与骨密度相关，可占整个遗传影响的 75% 左右。VDR 是一种核内受体，位于第 12 号染色体上，具有多态性。

【雌激素受体(Estrogen Receptor,ER)基因】

雌激素缺乏是绝经后骨质疏松的重要致病原因，ER 基因也被认为是影响骨密度和骨质疏松发生的候选基因之一。对于 ER 基因多态性与骨密度的关系，有不少的研究报道，目前尚无定论。

【转移生长因子 β（TGF–β）】

TGF-β 在骨骼中浓度很高，被认为是成骨细胞与破骨细胞之间相互偶联因子。有研究表明，TGF-β 基因变异者，骨密度显著降低。在基因型为 TT、TC 和 CC 中，CC 基因型椎体骨折发生率较 TT、TC 型低，CC 基因型对应于较高的骨密度，而在骨质疏松病人中，T 等位基因频率高。因此，有学者提出 T 等位基因是绝经后妇女骨质疏松症的独立危险因素之一。

骨质疏松症可能是一种多基因病，尽管相关报道不少，但它们与骨质疏松症的关系尚无定论。

二、脊柱骨质疏松症病因学分类

骨质疏松症的病因较多，目前尚未最终阐明。1941 年 Albright 首次提出"雌激素缺乏是骨质疏松症发病的原因之一"，现已得到证实；目前发现与骨质疏松症发病有关的内分泌激素至少有八种之多，且全身激素与局部因子相互作用导致骨质疏松症的发生。骨质疏松症已成为一种多基因病，与环境和生活方式有关。基于目前有限的认识，骨质疏松症从病因学上可简单地分为原发性骨质疏松、继发性骨质疏松和特发性骨质疏松。

（一）原发性骨质疏松症

又分为以下二型。

【Ⅰ型】（绝经后骨质疏松症）

骨质疏松为妇女绝经后导致加速的骨丢失（主要是骨小梁），这种骨丢失主要是由绝经后雌激素缺乏引起的。绝经后女性骨质疏松发病率可高达 25%～50%，并随着年龄增大发病率增高，绝经 20 年以上者可达 53.62%～57.89%，平均为 56.76%。椎骨压缩和桡骨远端骨折，在 Ⅰ 型骨质疏松中常见。

【Ⅱ型】（老年性骨质疏松症）

本型与年龄有关，当骨质疏松累及 70 岁以上的男性和妇女，它是随着年龄的增长必然发生的一种生理性退行性病变，具有小梁骨和皮质骨均逐渐丢失的特点。在患有 Ⅱ 型骨质疏松的妇女中，雌激素缺乏也是总体骨丢失的原因之一。骨折以髋部居多，其中 30% 尚合并有椎体骨折。

骨质疏松病人的骨质丢失一般涉及整个骨骼系统，Ⅰ 型和 Ⅱ 型骨质疏松的鉴别见表 6-5-1-2-1。在骨骼不同部位骨丢失速度不尽相同。在绝经后 5～10 年期间，骨丢失呈现加速，此后，骨丢失速度减慢并持续至 20 年左右。

（二）继发性骨质疏松症

包括任何可明确病因的骨质疏松，其病因较多，主要有内分泌性疾病、骨髓增生性疾病、药物性骨量减少、营养缺乏性疾病、慢性疾病、先天性疾病、失用性骨丢失和其他能引起骨质疏松的疾病和因素。

（三）特发性骨质疏松症

特发性骨质疏松 此型相对少见。多见于 8～14 岁的青少年或成人，多伴有遗传家族史，女性多于男性。妇女妊娠及哺乳期所发生的骨质疏松也可列入特发性骨质疏松。

表 6-5-1-2-1 原发 Ⅰ 型、Ⅱ 型骨质疏松症鉴别

鉴别要点	Ⅰ 型	Ⅱ 型
年龄	50～70	＞70
性别（女：男）	6：1	2：1
骨丢失	松质骨（腰椎）	皮质骨（四肢）和松质骨
骨丢失率	加速丢失	缓慢丢失
骨折部位	椎体、桡骨远端	椎体、髋部
甲状旁腺功能	降低	亢进
钙吸收	减少	减少
$1,25-(OH)_2D_3$	继发性降低	原发性降低
主要病因	雌激素降低	增龄衰老

第三节　脊柱骨质疏松症临床表现与检查

椎体骨折、前臂远端骨折、髋骨骨折占骨质疏松骨折大多数，尤其是椎体骨折最为常见。然而，人体骨量丢失过程中并无明显特异性症状出现，而是一个隐匿的过程，许多患者在发生突然扭伤、驼背和骨折之前不知道自己有骨质疏松。骨质疏松主要增加了骨折的风险。只有当脊柱骨质疏松发展到一定程度或并发骨折时才会出现症状，主要包括：

一、脊柱骨质疏松症症状与体征

（一）腰背部疼痛

【概述】

腰背痛的表现多种多样，较轻者可表现为腰背部起床时痛、步行时痛、起立或坐下时痛、翻身时痛等，出现骨痛时可能有12%的骨量丢失。可因轻微的动作导致椎体骨折，引起剧烈的疼痛，或者呈持续性疼痛。椎体变形越严重，疼痛表现越重，而且坐位时疼痛明显，平卧时缓解。目前认为其机理主要是由于骨质疏松继发的椎体变形，致使脊神经后支牵张而引起脊神经后支性腰背痛。由于骨质疏松导致中轴骨变形，其引发的椎管狭窄在临床上也较常见，如胸、腰、颈椎管狭窄等。临床表现则以椎管狭窄的症状为主，同时伴有胸、腰、背等部位的疼痛。

【临床判定】

脊椎压缩性骨折的疼痛常不典型，在出现下述两种情况时要特别警惕是否发生了脊椎的压缩性骨折：

1.疼痛在数天内逐渐发生并加重，尽管无明确外伤史，此时不应忘记摄脊椎的正、侧位X线片，常可发现一个或多个椎体的楔形变；

2.疼痛由坐位轻轻跌倒后突然出现，但当时摄片未能发现骨折的征象，疼痛持续数周或数月后，再次摄片可发现一个或多个椎体的楔形变，这种所谓的迟发性骨折可在相当一部分人群中出现。

（二）身长变短、脊柱变形

身材缩短、脊柱变形（以驼背为主）是原发性骨质疏松症最常见的体征。脊柱的前面由椎体和椎间关节构成，椎体主要由松质骨组成，发生骨质疏松时，椎体骨小梁首先遭到破坏，骨小梁数量、形态、结构的病理改变使骨强度明显下降，在反复负荷作用下而出现微细骨折致椎体压缩。椎间盘的退变和椎体的压缩都可使患者出现身材缩短，而骨质疏松症引起的椎体压缩使身材缩短更为明显，在严重的骨质疏松症时，脊柱长度可缩短约 10 ～ 15cm。当椎体被压缩时，脊柱的后功能单位（包括椎板、椎弓根、棘突，由皮质骨组成）高度不变而使脊柱前屈、后凸形成驼背，而在老年型骨质疏松症患者的椎体压缩多呈楔形，以 $T_{11、12}$ 和 $L_{1、2}$ 为主，因而使后凸的角度明显增加。骨质疏松症时，椎体的骨吸收并非是匀质的，加上外力的影响，也可以出现脊椎的侧凸畸形。随着年龄增长，骨质疏松加重，驼背曲度加大。

（三）骨折

【概述】

这是退行性骨质疏松症最常见和最严重的并发症。它不仅增加病人的痛苦，而且严重限制患者活动，甚至缩短生命。由于骨质疏松者骨质丢失的30%在脊柱，因此病人常因发生脊柱骨折前来就医，但有 20% ～ 50% 的脊柱压缩性骨折病人无明显症状。脊柱骨折好发于65~75岁，一般骨量丢失20%以上即发生骨折，骨密度减少1.0DS，脊柱骨折发生率增加1.5~2倍。

【临床表现】

主要表现为：

1. 轻微外伤便可出现急性胸腰段脊柱压缩，甚至无明显外伤而发生自发性椎体压缩；

2. 微骨折，表现为弥漫性脊柱疼痛；

3. 在脊柱正侧位X线平片上常见到椎体形态改变，如楔形、椎体终板凹陷、双凹变形或椎体压缩；骨折线不明显，一般椎弓根保持完整，椎体前后径与上下椎体相当，椎体前后缘平直（图6-5-1-3-1）。

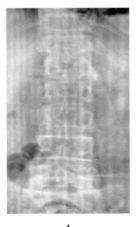
A

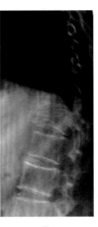
B

图 6-5-1-3-1　临床举例　骨质疏松症并发 T_{12} 椎体压缩性骨折 (A、B)
A. 正位X线片；B. 中立侧位X线片

（四）呼吸功能下降

胸、腰椎压缩性骨折，脊柱骨折后凸、脊椎后弯，胸廓畸形，可使肺活量和最大换气量显著减少，不少老年人有肺气肿，肺功能随增龄而下降，若再加骨质疏松所致胸廓畸形，患者往往可出现胸闷、气短、呼吸困难等症状。

二、脊柱骨质疏松症辅助检查

（一）骨量评估

目前，无创性的评价骨量或骨密度（Bone Mineral Density，BMD）的方法较多。一般通过对脊柱与外周骨不同部位的皮质骨与小梁骨的骨量进行测量，判断有无骨质疏松及其程度。现可用来评估骨量的方法如下：

【单能量光子吸收测定法（Single Photo Absorptiometry，SPA）】

利用骨组织对放射线的吸收与骨矿含量成正比的原理，以放射性同位素为光源，测定人体四肢骨的骨矿含量。一般常用部位为桡骨和尺骨中远1/3交界处，可测定骨矿含量（BMC，g/m），骨横径（BW，cm）骨密度（BMD，g/cm^2）及骨矿分布曲线。该法不能测定髋骨及中轴骨的骨宽度。该法在我国应用较多，已积累了很多老年人骨密度生理参考值及骨质疏松患病率的调查资料。设备简单，价格低廉，适于流行病学调查，但其精确性和重复性尚欠理想。

【双能量光子吸收测量法（Dual Photo Absorptiometry，DPA）】

该方法是应用不同能量的放射性核素，通过检测不同部位的高能和低能射线的不同衰减分布计算骨密度。脊椎、股骨近端的长骨及其他整个身体的骨密度，都能用这种方法测定。结果通常表示为"被选部位的骨量与被选面积的比值（g/cm^2）"。

【双能 X 线吸收测定法（Dual Energy X-ray Absorptiometry，DEXA）】

通过 X 射线束滤过式脉冲开头技术可获两种能量，即低能和高能光子峰。射线穿透身体之后，扫描系统将接收的信号传送到计算机进行数据处理，计算骨含量（BMC）、面积（AREA）、BMD。该仪器可测定全身任何部位的骨量，精确度可达到 0.62%~1.3%。对人体危害较小。如检测一个部位 DEXA 对人体放射剂量相当于一张胸片的 1/30，QCT 的 1%。此法较准确，重复性好，在我国各大城市已逐渐开展，在有条件的单位值得推广应用。

【超声波】

可测定骨密度和骨强度。由于该方法操作简便，安全无害，价格便宜，而引起人们的广泛关注，通过测试指标声波传导速度和振幅衰减能反映骨量、骨结构以及骨强度的情况，由于这些指标与骨量和骨结构之间的相关性尚未明确，故目前超声波尚不能替代其他骨密度测量方法。

（二）生化检查

【概述】

测定血、尿的矿物质及某些生化指标有助于判断骨代谢状态及骨更新率的快慢，对骨质疏松症的鉴别诊断有重要意义。骨代谢的生化指标检查具有快速、灵敏及在短期内观察骨代谢动态变化的特点，而骨密度检查一般需半年以上才能反映出动态变化，因此，生化检查对观察药物治疗在短期内对骨代谢的影响是必不可少的指标，并可指导及修正治疗方案。

【骨形成指标】

原发性 I 型绝经后骨质疏松症多数表现为骨形成和骨吸收过程增高，称高转换型。而老年性骨质疏松症（II 型）多数表现为骨形成和骨吸收的生化指标正常或降低，称低转换型。

1. 碱性磷酸酶（AKP） 单纯测 AKP 敏感性差，而测骨 AKP 同工酶较敏感，可作为骨代谢指标之一，破骨或成骨占优势时均升高。骨更新率增加的代谢性骨病如畸形性骨炎、先天性佝偻病、甲状旁腺功能亢进、骨转移癌及氟骨症等显著升高。绝经后妇女骨质疏松症约 60% 骨 AKP 升高，血清 AKP 升高者仅占 22%，老年骨质疏松症进展缓慢，AKP 变化不显著。

2. 骨钙素（BGP） 是骨骼中含量最高的非胶原蛋白，由成骨细胞分泌。通过 BGP 的测定可以了解成骨细胞的动态，是骨更新的敏感指标。骨更新率上升的疾病如甲状旁腺机能亢进、畸形性骨炎等，血清 BGP 上升。老年性骨质疏松症可有轻度升高。BGP 水平与骨质疏松的骨丢失率明显相关，其 BGP 升高，雌激素治疗 2～8 周后 BGP 可下降 50% 以上。测定血清 BGP 对于评价药物治疗骨质疏松症的疗效具有重要的意义。BGP 水平上升，提示药物刺激了骨的形成，而 BGP 水平下降则提示药物减缓了骨的吸收。临床上对于老年人 BGP 值的判定有两种情况，在骨质疏松早期由于刚合成的 BGP 不能正常沉积，故血清中 BGP 增加，而骨质疏松后期由于成骨细胞功能衰退，BGP 合成减少，且长期吸收后进入血清的 BGP 也减少，所以 BGP 下降。

3. I 型前胶原羧基端前肽（PICP）和 I 型前胶原氨基端前肽（PINP） I 型胶原衍生自 I 型前胶原，PICP 和 PINP 分别是其羧基端和氨基端伸展肽，两者在胶原形成时从前胶原切除。最初的研究认为，PICP 是诊断骨质疏松症较敏感的生化指标，后来的研究则显示，PINP 是比 BGP 和 PICP 更为敏感的诊断骨质疏松症的生化指标。畸形性骨炎、骨肿瘤、儿童发育期、妊娠后期 PICP 升高，老年性骨质疏松症 PICP 变化不显著。

【骨吸收指标】

1. 尿羟脯氨酸（HOP） 受饮食影响较大，收集 24h 尿之前，应进素食 2～3d。患有甲亢、甲旁亢、畸形性骨炎、骨转移癌时，HOP 显著增高。而在甲状腺功能低下、侏儒症患者中，HOP 显著降低。绝经后骨质疏松症 HOP 升高，而老年性骨质疏松症 HOP 变化不显著。

2. 尿羟赖氨酸糖苷（HOLG） 较 HOP 更灵敏，老年性骨质疏松症可能升高。

3. 血浆抗酒石酸盐酸性磷酸酶（TRAP）

由破骨细胞释放入血，破骨细胞活性增强时，分泌 TRAP 增多。通过检测血 TRAP 水平，即可反映破骨细胞活性，了解骨吸收状况。临床检测 TRAP 常用硝基酚磷酸盐法，但该方法特异性不高，且检测结果易受溶血或血清中一些抑制因素的影响，近年来采用的放射免疫法和酶联免疫吸附法已提高了特异性和敏感性。TRAP 增高见旁腺功能亢进、畸形性骨炎、骨转移癌、慢性功能不全及绝经后骨质疏松症。老年性骨质疏松症 TRAP 增高不显著。

4. 尿中胶原吡啶交联（PYr）或 I 型交联 N 末端肽（NTX） 是反映骨吸收的指标，较 HOP 更为特异和灵敏，方法简便、快速。甲状旁腺功能亢进、畸形性骨炎、骨转移癌及绝经后骨质疏松症显著升高。老年性骨质疏松症增高不显著。

【其他骨代谢血生化指标】

1. 骨保护素（OPG） 骨保护素是在 1997 年发现的一种新的肿瘤坏死因子（Tumor Necrosis Factor，TNF）受体超家族成员，因其具有降低破骨细胞分化的功能又被称为破骨细胞抑制因子（Osteoclast Inhibitory Factor，OCIF）。OPG 与骨代谢相关，OPG 降低时说明骨形成减少，骨破坏增加；OPG 升高时，说明骨形成增加而骨破坏减少。其机制主要是骨保护素（OPG）与细胞核因子受体活化因子（RANK）及配体（RANKL），三者通过调控破骨细胞的分化和成熟的破骨细胞的凋亡而调节骨代谢的水平，故 OPG 成了新一代骨代谢生化标志物。有研究发现，检测多发性骨髓瘤患者血 OPG 和血 PICP 水平时，OPG 值明显降低且与 PICP 的改变呈显著的正相关，所以认为 OPG 的降低是预测骨形成降低的指标。

2. 瘦素（Leptin） 瘦素是肥胖基因的编码产物，是一种主要由脂肪组织产生的具有内分泌作用的蛋白激素。体内瘦素的含量受多种因素调节，其主要决定因素是脂肪组织的含量。此外胰岛素和糖皮质激素可促进瘦素的分泌，生长激素和甲状腺素及儿茶酚胺物质则抑制瘦素分泌，女性分泌瘦素是男性的 2 ~ 3 倍。瘦素对骨代谢的调节主要包括以下两个方面：

（1）外周骨形成刺激作用：在外周瘦素可直接作用于人的骨髓基质细胞，使其向成骨细胞分化，并刺激成骨细胞的分化、增殖；

（2）中枢骨形成抑制作用：在中枢下丘脑，通过中枢神经系统和交感神经系统释放的介质，抑制骨形成。

3. 胰岛素生长因子 -1（IGF-1） 胰岛素生长因子 -1（IGF-1）是骨组织中含量最丰富的生长因子之一，对骨代谢有重要的调节作用；IGF-1 是一种与胰岛素结构相似的多肽，含有 70 个氨基酸残基，具有促进细胞增殖和分化功能。

【血、尿骨矿物质成分的检测】

1. 血清总钙 正常值 2.1 ~ 2.75mmol/L（8.5 ~ 11mg/dl）。甲状旁腺功能亢进，维 D 过量，血钙增高；佝偻病、软骨病及甲状旁腺功能低下者，血钙下降。老年性骨质疏松症血钙一般在正常范围。

2. 血清无机磷 钙、磷在骨矿代谢中占重要位置，两者要保持适当比例，磷 / 钙 =0.66 较为适宜。只投钙，不投磷，钙吸收不良，投磷过多亦影响钙的吸收。生长激素分泌增加的疾病如巨人症、肢端肥大症血磷上升，甲状旁腺功能低下、维生素 D 中毒、肾功能不全、多发性骨髓瘤及骨折愈合期血磷增高。甲状旁腺功能亢进、佝偻病及软骨病血磷降低。绝经后妇女骨质疏松症血磷上升，可能与雌激素下降有关。老年性骨质疏松症血磷一般正常。

3. 血清镁 镁是体内重要矿物质，人体 50% 镁存在于骨组织，低镁可影响维生素 D 活性。肠道对镁的吸收随着年龄增长而减少。甲状旁腺机能亢进、慢性肾脏疾病、原发性醛固酮增多症、绝经后及老年性骨质疏松症血清镁均下降。

4. 尿钙、磷、镁 是研究骨代谢的重要参数，通常测定 24h 尿钙、磷、镁。该项检查受饮食、季节、日照、药物、疾病等影响因素较多，需严格限定条件再进行测定。老年性骨质疏松症尿钙、磷可在正常范围，尿镁略低于正常范围。

（三）影像学检查

【X线检查】

X线平片观察骨皮质厚薄及骨小梁形态，为判断骨质疏松的最常用方法。缺点是该方法只是一个粗略的判断，仅能定性，不能做定量分析，灵敏度差，一般在骨量丢失30%以上时，X线才能有阳性所见。X线检查部位包括脊柱、骨盆、股骨颈及掌骨等。骨质疏松的X线表现为：

1.骨的透光度增加　当发生骨质疏松时，由于单位体积内的骨量减少，骨结构对X线的吸收量也随之减少，致使穿透骨骼到达胶片的射线量增加，这在X线平片上就表现为与正常骨质相比颜色发暗，也就是所谓的透光度增加或骨矿密度减低。当然，X线胶片的透光度受诸如投射条件、胶片本身质量等许多因素的影响，应注意鉴别。

2.骨小梁与骨皮质的改变　骨质疏松症的病理改变除了骨量减少外，还可以累及骨小梁和骨皮质。骨小梁与骨皮质相比，在骨质疏松症的发生、发展中变化较早，也较快，因此最能反映骨质疏松症的骨丢失情况。在骨质疏松症初期，骨小梁的减少是从非承重的骨小梁减少开始，从而突出承重部位的骨小梁，随后，由于这些承重骨小梁的代偿性增厚，表现出典型的影像学特征。椎体几乎为松质骨构成，骨质疏松症时椎体横向骨小梁最先受累，而沿应力方向的骨小梁呈不规则的纵行条纹状排列，形如栅栏状；同时由于骨量减少开始于椎体中央部，并向皮质侧扩展，这些组织学上的特征在X线平片上表现为椎体中央部出现透亮区，并且逐渐向周围扩大，横向骨小梁减少，纵向骨小梁异常突出。随着病情的进展，纵向骨小梁也随之减少，椎体不同程度的变扁，上、下缘内凹如鱼脊样，椎间隙增宽呈梭形，第11、第12胸椎或第1、第2腰椎常有压缩性骨折，椎体变扁或呈楔形，多数病例常同时伴有椎体边缘不同程度的增生，骨赘形成。骨质疏松症时骨皮质的X线表现主要为骨皮质变薄，皮质内哈佛管扩大所显现的皮质内隧道征，常见于各种高骨转换率的代谢性疾病。

3.骨折　骨折是骨质疏松症的主要并发症，也是骨质疏松症诊断的重要指标之一，只要存在骨质疏松性骨折，无论骨矿密度测量结果如何都可确诊为骨质疏松症，并给予相应的治疗（见图6-5-1-3-1）。就脊椎骨折与四肢骨折而言，脊椎骨折的发生率较高；四肢的骨折主要发生于腕关节、髋关节及踝关节。发生在四肢的骨折一般都有明确的外伤史和临床表现，X线影像学的表现，除了一般骨折所具有的骨皮质和骨小梁中断不连续、断端成角畸形和软组织肿胀外，还具备上述所提到的骨质疏松症的基本影像学表现。而发生在脊柱的骨折不一定有明确外伤史，临床表现可仅表现为疼痛，在脊柱正侧位X线平片上常见到椎体形态改变，如楔形、椎体终板凹陷、双凹变形或椎体压缩；骨折线不明显，一般椎弓根保持完整，椎体前后径与上下椎体相当，椎体前后缘平直，这些都是骨质疏松症性骨折的特点。但也要特别注意鉴别诊断，尤其在老年人群，骨髓瘤和转移性肿瘤的X线表现与骨质疏松症相似，CT和磁共振检查对鉴别诊断帮助较大。

X线平片对脊椎骨密度估计，还可采用如下方法，但因其敏感度和重复性差，临床应用并不广泛。

Ⅰ度　纵向骨小梁明显；

Ⅱ度　纵向骨小梁变稀疏、表面粗糙；

Ⅲ度　纵向骨小梁不明显。

Ⅰ度为可疑骨质疏松，Ⅱ度Ⅲ度为骨质疏松。同时发生压缩骨折者，应测量压缩率。

【CT检查】

QCT（Quantitative Computed Tomography）和 pQCT（Peripheral Quantitative Computed Tomography），即定量计算机断层扫描和周围定量计算机断层扫描。是利用临床上常规使用的CT机，对椎体 BMD 和周围骨 BMD 进行定量测定的技术。该测量方法的原理是将一些化合物做成等效水和骨的标准体模，分别模仿人体的软组织及骨组织，扫描时把人体模型放在患者身体下面，并与患者同时扫描，利用二者 CT 值之间的对应关系，再通过计算机得到测量部位的 BMD值。由于标准体模与患者是在完全相同的条件下完成扫描的，因此可以有效地减少外界因素对测量值的影响，如消除不同体型患者对 X 线吸收程度的差异，以及修正 CT 机本身参数改变的影响；同时标准体模的应用也为骨定量测定提供了恒定的参照标准。

定量 CT 测量技术具有以下特点：

1. 该技术是唯一可选择性测量骨皮质或骨松质骨矿含量的方法，正如前面已经提过的松质骨在病程中的变化特点，该法通过对松质骨骨矿含量的测定，可以敏感地反映出骨丢失的程度并对治疗效果做出准确的评估；

2. 该技术所测量出的 BMD 是三维的体积 BMD，代表了真正的体积骨密度，因此提高了 BMD 测量的敏感度和准确度；

3. CT 扫描图像的密度分辨力高，其断面图像避免了组织结构的重叠，可以清楚地显示骨质疏松症时骨质的形态和密度改变。以椎体为例，CT 表现为椎体中央或整个区域骨松质密度减低，CT 值有时低达 - 90 Hu 以上，有时椎体松质骨骨小梁呈粗点状、蜂窝状改变；骨皮质可见普遍变薄以及椎体周边骨质增生；除此之外，目前已广泛应用的多排螺旋 CT 具有多平面重建的功能，可以多角度观察骨质疏松症所致的椎体压缩变形、椎体的退行性变以及变形椎体邻近椎间盘的膨出或突出；

4. CT 扫描可以用来鉴别诊断：如骨质疏松症时可以见到单纯骨折的骨折线，无软组织肿块影，椎弓根完整，而骨髓瘤或骨转移瘤则表现为局部骨的破坏，常见椎弓根破坏，以及软组织肿块影等征象。

虽然定量 CT 具有上述优点，但其射线量略多，费用较高，且诊断标准有待确定，目前临床使用不多。

μCT 又称 Micro-CT、显微 CT 等，是空间分辨率达到 100μm ～ 1μm 的医学 CT。众所周知，细胞的大小平均为 10μm ～ 50μm，因此

μCT 是一种可以观察到组织和细胞结构水平的 CT。μCT 在诊断骨质疏松上具有以下优点：

1. μCT 具有良好的密度分辨率，可以通过软件在三维空间观察骨标本的 BMC 和微结构，除可以分别评估皮质骨和松质骨的骨矿密度，得到体积 BMD 外，还可以得到皮质骨厚度等骨质疏松诊断的参数；

2. μCT 的高空间分辨率，可以得到所测部位的 3D 影像，分析测量传统骨组织形态计量学的诸多参数，如骨小梁的厚度、体积等，从而更加全面、直观的观察骨质量的改变。

虽然 μCT 具有良好的医用前景，但是由于其易出现硬化伪影、环境振动伪影、运动伪影等诸多问题，因此目前仅仅用于观察小型动物或小块组织。

【MRC 磁共振检查】

用磁共振评价骨质疏松症是一种崭新的方法。近年来随着磁共振技术的进步，显示出其在骨质疏松症诊断中的巨大潜力。普通磁共振扫描并不能显示骨小梁减少或骨矿密度减低，磁共振在骨质疏松症检查的主要目的在于鉴别诊断，尤其是排除恶性肿瘤。骨质疏松症性椎体骨折在 X 线平片上表现为椎体变形，与其他原因引起的椎体变形不易鉴别。但磁共振扫描能显示多个腰椎体的不同程度的压缩变形，表现为凹陷形、扁平形、楔形为常见特点，而变形椎体表现为正常骨髓信号的是陈旧骨折。有新鲜骨折时 T_1 加权像可表现为椎体终板下呈带状、片状低信号改变，不会出现结节状病灶，这是鉴别的要点。

【放射性核素骨显像】

放射性核素骨显像是基于骨代谢的功能和形态相结合的一种显像方法，它用于骨质疏松症等骨骼疾病的诊断，敏感度高，特异度强，便于动态观察及定量分析，尤其在鉴别诊断及查找某些继发性骨质疏松症的病因方面，已渐渐成为临床常用的检查项目。

第四节　脊柱骨质疏松症诊断及鉴别诊断

一、脊柱骨质疏松症诊断

骨质疏松症诊断需依靠临床表现、骨量测定、X 线片及骨转换生物化学指标等综合分析判断。部分骨质疏松患者无明显症状，因此，骨量测量就显得格外重要，再结合生物化学检验，诊断一般并不困难。其诊断标准：

（一）世界卫生组织的诊断标准

骨质疏松症为骨密度（BMD）低于健康年轻成人 BMD 峰值均数的 2.5SD，若伴有脆性骨折为严重骨质疏松症；如 BMD 低于健康年轻成人峰值 1.0~2.5SD 为骨量减少；如 BMD 低于健康年轻成人峰值不足 1s 为正常。

（二）我国的诊断标准

参考世界卫生组织的标准，结合我国国情，1999 年我国第一届骨质疏松会议制定以下诊断标准，该标准以汉族妇女 DEXA 测量峰值骨量（M±SD）为正常参考值，不同民族、地区和性别可参照执行该标准：

1. > M–1SD 正常；

2. M–1SD~ –2SD 骨量减少；

3. < M–2SD 以上骨质疏松症；

4. < M–2SD 以上伴有一处或多处骨折，为严重骨质疏松症；

5. < M–3SD 以上无骨折，也可诊断为严重骨质疏松症。

二、脊柱骨质疏松症鉴别诊断

注意各骨折类型之间的鉴别，如屈曲压缩型、屈曲牵张型和爆裂型骨折以及屈曲旋转型骨折并脱位和剪力型脱位的鉴别。

（一）屈曲压缩型骨折

最常见，无明显外伤，X 线片显示椎体前柱崩溃，后柱高度不变。根据 Ferguson 分型可进一步分为：

【Ⅰ度】

单纯性椎体前方楔形变，压缩不超过 50%，中后柱完好；

【Ⅱ度】

椎体楔形变伴椎后韧带复合结构破裂，X 线片显示棘突间距离增宽，可伴有关节突骨折或半脱位；

【Ⅲ度】

前、中、后柱均破裂，椎体后壁虽不受压缩，但椎体后上缘可发生骨折。

骨折块可旋转进入椎管导致截瘫，侧位 X 线片可见此骨折块位于骨折椎体和上位椎体椎弓根之间，CT 检查更有助于诊断。

（二）屈曲牵张型骨折

与屈曲压缩型相反，其前柱很少发生压缩，而后柱却有明显的撕裂。通常可分为两种情况：其一是典型的 Chance 骨折，骨折线横过病椎棘突、椎板、椎弓根和椎体，而骨折线后方裂开；其二是韧带结构破裂，即棘上韧带、棘间韧带和黄韧带断裂，关节突分离，椎间盘后部破裂。而临床上常两种情况兼备，即裂开处一部分为骨折，另一部分为韧带断裂。

（三）爆裂型骨折

即完全压缩性骨折，伤椎前、中柱均塌陷或裂开，后柱高度随之降低。后壁骨片膨出或斜插入椎管，使硬脊膜前方受压，但后纵韧带有时仍然完整。Denis 常将爆裂型骨折分为五类：椎体上下方终板均破裂、椎体上方终板破裂、椎体下方终板破裂、合并旋转移位和椎体一侧严重压缩粉碎。

（四）屈曲旋转型骨折并脱位

表现为椎体骨折伴关节突骨折或脱位，下位椎体上缘常有薄片骨折随上位椎体向前移位。因此，脊柱极不稳定，常发生进行性畸形加重，且几乎均合并脊髓或马尾神经损伤。

（五）剪力型脱位

即平移性损伤，包括椎体前、后或侧方移位，或因过伸造成前纵韧带撕裂、椎间盘前方破裂，发生脱位而无明显椎体骨折。移位若超过 25%，则脊柱所有韧带均将断裂，导致硬脊膜撕裂和截瘫。

第五节　脊柱骨质疏松症治疗原则及治疗方法

一、脊柱骨质疏松症治疗原则

骨质疏松症的最终治疗目的是提高病人的抗骨折能力、防止骨折的发生，而不仅仅是提高骨矿含量或骨密度。人体骨骼尤其是松质骨，是按照力学等应变方式 –Wolff 定律生长的，即受力大的区域，其骨量就多，且骨纤维的分布也是由骨应力的方向所决定的。业已明确，只有在同时满足以下两个条件时，抗骨折能力才会随着骨密度的升高而增加：

第一，骨量增加不破坏骨骼的材料性能，即骨矿盐不是简单地堆积在骨表面，而是按照骨骼正常生长的需要形成与正常骨骼材料性能相同的新骨。氟化物可以有效地提高骨量，但同时增加了骨折的发生率，此乃氟化物快速增加骨量破坏了骨骼材料机械性能的缘故。目前认为，仅靠药物在短期内迅速提高骨量的治疗方法，可能对骨骼强度或抗骨折能力起破坏作用。

第二，骨量增加必须满足骨骼等应变的生长方式，即不是所有新增加的骨量都是有用的，只有在最大骨应变处形成的新骨才最有意义。尽管适当的内分泌和营养环境为骨生长提供了必要的条件，但骨矿盐最终落点在何处则取决于骨应变

（或骨应力）的分布。在没有骨应变或骨应力参与的条件下所形成的新骨，有可能导致骨量或骨密度分布与其所受的应力分布不符，使骨骼在破坏 Wolff 定律的条件下生长，从而造成在实际人体运动中产生局部应力集中而发生骨折。

也就是说，治疗骨质疏松需要一个骨生长环境以及由骨应变造成的生长需要。因此对骨质疏松症的治疗不能只局限于提高骨量上，更应注重于骨生长所依赖的适应骨应变的机制方面，并采取针对各种病因的、个体化的、多层次的治疗方法，包括：

1. 改善内分泌环境；
2. 抑制破骨细胞活性；
3. 均衡营养摄入；
4. 刺激骨形成（特别是物理疗法）；
5. 改善关节功能，消除运动障碍；
6. 提高肌肉力量，增加骨骼应力；
7. 改善生活习惯，提高全身健康水平；
8. 减少跌倒，防止骨折。

二、脊柱骨质疏松症治疗方法

对骨质疏松患者应采取积极的治疗措施，非手术治疗主要包括减缓骨丢失率和恢复已丢失的

骨量，以缓解症状，预防骨折等并发症。一旦发生骨质疏松性髋部骨折、腕部骨折、椎体压缩骨折或并发腰椎椎管狭窄症，必要时应及时手术治疗。

（一）矿化类制剂

【钙制剂】

已成为骨质疏松患者的基础治疗用药，通过补钙，达到改善骨吸收和骨代谢的平衡。按照我国老年人需钙量 1000~1200mg/d 计算，除饮食供给 500~600mg/d 外，还应补充钙 500~600mg/d。常用钙制剂分无机钙和有机钙两类，无机钙含钙高，作用快，但对胃刺激性大。有机钙含量低，吸收较好，刺激性较小。

1. 无机钙

（1）氯化钙（含钙 27%）400~800mg/d，饭后服；

（2）碳酸钙（含钙 50%）每次 0.5~1.0g，2~3 次/d。该药在口服钙制剂中作为首选，含钙量高，吸收率好，与牛奶钙吸收率相同，价廉，服用方便。

2. 有机钙

（1）葡萄糖酸钙（含钙 11%）:0.4~2.0g 静注；口服每次 1.5g，3 次/d；

（2）乳酸钙（含钙 13%）: 每次服 1.5g,3 次/d；

（3）门冬氨酸钙:每次服 0.2g ~ 0.4g,3 次/d。

3. 活性钙（含钙 55%）是一种可溶性钙盐，生物利用度高。

4. 钙尔奇 D 每片含元素钙 600mg，含维生素 D 约 125U，钙的吸收率较高，服 1 ~ 2 片/d，即可满足人体对钙的需求。

有人提出补充钙制剂，应在睡前服用 1 次，以纠正后半夜及清晨的低血钙状态，这样可减少因低钙反馈性刺激甲状旁腺分泌 PTH 而致的骨吸收。由于人体不能吸收和储存过量的钙，且钙的吸收率与服用钙剂量的对数成正比。因此，补钙应注意不间断的长期给予均衡剂量，分多次服用，效果较好。

【骨活化剂】

骨质疏松患者负钙平衡的原因之一是肠道对钙的吸收障碍。具有活性的维生素 D 能加强肠道内钙磷的吸收，调节 PTH 分泌及骨细胞的分化，促进骨形成；与钙剂合用时，剂量宜小，防止高钙血症的发生。维生素 D 经肝、肾羟化后形成 1,25(OH)$_2$D$_3$，为最终活性物质，直接参与骨矿物质代谢。老年人一般维生素 D 吸收代谢（羟化）功能下降，影响钙吸收，应适当补充。老年人每日维生素 D 摄量为 400 ~ 800U。目前临床常用的制剂包括：

1. 骨化三醇（罗钙全） 其是具有活性的维生素 D（1,25（OH）$_2$D$_3$），无需经肝、肾羟化，直接参与矿代谢。口服 0.25~0.5μg/d；

2. 阿法骨化醇（α-D$_3$，Alfacalcidol） 只需经肝羟化为（1,25(OH)$_2$D$_3$），参与骨矿物质代谢，所以肾功能不全者亦可应用；0.5 ~ 1.0ug/d，需长期服用（3 ~ 6 个月或更长）。

【锶制剂】

Strontium Ranelate（SR） 是有机锶制剂，是一种新颖的抗骨质疏松药，能够选择性促进前成骨细胞的供应和增加基质形成来刺激骨形成，通过抑制破骨细胞的分化和活动降低骨吸收，对于年龄大于 74 岁的骨质疏松患者，SR 作为单一疗法对脊柱和股骨颈骨折的预防治疗是安全有效的。而且 SR 的治疗能够持续增加 BMD，并且三年中效果并没减弱，可以作为一个长期治疗，它在抗脊柱和非脊柱骨折的有效性和长期的安全性使它可作为治疗骨质疏松的一线治疗药物。

（二）骨吸收抑制剂

【性激素类制剂】

包括雌激素、孕激素和利维爱。以往的观点认为，女性在更年期或绝经后即用雌激素预防和治疗，方可减少骨质丢失。雌激素对维持女性绝经后骨量有重要作用，主要有三点，降低甲状旁腺激素（PTH）的促骨吸收作用；增加降钙素的分泌；促进肾脏中活性维生素 D3 的产生。

雌激素替代（ERT）或激素替代（HRT）疗法，可减少绝经后妇女的骨量丢失，降低骨折发生率。临床资料说明，治疗三年后脊椎和肢体骨密度明显增加，骨再吸收指标明显降低。一般认为，较长时间雌激素替代疗法可以通过防止骨质流失而预防骨折。除对骨骼的作用外，雌激素还可延缓心血管系统的老化。但它可能增加患乳腺癌或上皮组织癌的概率，因此有乳腺癌家族史或活动性血栓者不宜使用。由于单独使用雌激素有导致子宫内膜癌的可能，加用适当剂量的孕激素，可避免这方面的危险性。其制剂包括：

1. 雌二醇 1~2mg/d；

2. 己烯雌酚每晚 0.25mg；

3. 复方雌激素 0.625mg/d；

4. 尼尔雌醇每半个月 2mg，3 个月后加服甲羟孕酮 10mg/d，如无出血，可延至 6 个月加服黄体酮 1 疗程。尼尔雌醇对子宫内膜增殖作用不强；

5. 利维爱（Livial）含 7- 甲异炔诺酮，它具有雌激素活性使骨量增加，又有孕激素活性，防止增加子宫内膜癌的危险；还可使三酰甘油显著下降，降低心血管病的发病率，0.25mg/d，连服 2 年。10% 的患者可有轻度子宫内膜增生。

雌激素的不良反应：白带增多、乳房肿胀、子宫不规则出血，发生率约为 10%。有报道长期服用雌激素，有可能增加乳腺癌的发生率。

【降钙素（CT）】

内源性 CT 由甲状腺滤泡旁细胞分泌，主要抑制骨盐溶解，使原始细胞转变成破骨细胞的过程受到抑制；此外，CT 还有较强的镇痛作用，尤其对老年性骨质疏松所致的腰腿痛、骨病引起的骨痛有特效，一般给药 2 ~ 3 周后疼痛可缓解，能减少其他镇痛药的用量。其制剂均为天然合成品，其中鲑鱼 CT 作用最强，特点是生物活性比人降钙素高 20~40 倍，作用持久，因此，是治疗骨质疏松症的理想药物。长期使用降钙素可防止骨矿含量的进一步丢失，并使骨密度有一定程度的增加，而短期使用降钙素可控制骨质疏松伴随的疼痛。降钙素可产生类似于烟酸引起的耳红症状，偶有引起眩晕。用法：

1. 降钙素短期疗法　第一周皮下或肌内注射 50 ~ 100U/d，第二周隔日注射 50 ~ 100U；

2. 降钙素长期疗法　隔日注射 50 ~ 100U，6 个月后改为一周二次注射 50 ~ 100U。

【二磷酸盐类】

能减少破骨细胞的数量，抑制破骨活动，阻断病理性骨溶解。其作用机制是通过抑制体内破骨细胞活性，使骨转化率下降，从而减少骨质的丢失。第 3 代二磷酸盐—阿仑磷酸盐（alendronate，ALN）能选择性地抑制骨再塑周期中破骨细胞的骨吸收作用；而对成骨细胞无直接的作用，故 ALN 抑制骨吸收而不抑制骨形成，可促进骨质疏松症患者的骨密度上升。但阿仑磷酸盐与食管炎发生有关，餐前服药，饮水 200 ~ 300ml，保持直立位至少 30min，有助减少食管炎的发生和增加药物的吸收。以下患者慎用或禁用，症状性胃肠道疾病如食管狭窄、贲门失弛缓症和反流性食管炎；服药后不能保持直立位至少 30min；低血钙；肾功能不全。其制剂包括：

1. 福善美（国产制剂名为固邦）　口服 10mg，1/d 70mg，1/w；

2. 氯甲双膦酸二纳（骨磷 Bonefos）　每粒胶囊 400mg，一般服用 1 次 400mg/d，很易与食物、牛奶、抗酸剂中二价阳离子构成复合物降低其活性，适宜空腹服；6 个月为一个疗程；对肿瘤骨转移引起的骨量减少亦有效；

3. 烃乙基二膦酸钠（Disoduum Etidor-nate）20mg/ 片，200~400mg/d；针剂每支 300mg/ 6ml，稀释后静滴。

【异丙氧黄酮（CT-80）】

异丙氧黄酮的主要作用有直接抑制骨吸收作用和协同雌激素促进 CT 分泌的间接作用。甲状旁腺是雌激素的靶器官之一，CT-80 可能对雌激素的靶器官具有直接影响，增强雌激素促进甲状腺分泌 CT 的作用。因此，该药对抑制骨量减少，延缓骨质疏松的进程，维持正钙平衡，改善腰背痛，尤其对绝经后和老年性骨质疏松患者的骨质减少有特效。目前常用量为 200mg/ 次，3 次 /d，饭后服用，可以减轻消化道症状的不良反应。不良反应发生率比较低，一般为胃胀、食欲减退、恶心、呕吐、腹痛等，多不太严重，停药后症状消失。

（三）骨形成促进剂

【甲状旁腺激素（PTH）】

是甲状旁腺分泌的一种单链多肽激素，其生理作用是调节血钙浓度，保持血钙浓度相对稳定。大剂量 PTH 可引起骨溶解，小剂量 PTH 则可导致松质骨形成和皮质骨吸收增加，这可能与血清降钙素和 $1,25(OH)_2D_3$ 介导，浓度增加有关。PTH 的部分同化作用可能是通过 $1,25(OH)_2D_3$ 介导的，因为 PTH 可增加肾脏 $1,\alpha$ - 羟化酶活性。PTH 被认为是一种很好的骨形成刺激物。PTH 和抗骨吸收药（雌激素、双膦酸盐、降钙素）合用可减低皮质骨分解反应。此外，增加血钙浓度也是发挥 PTH 同化作用的重要因素之一。用法，PTH $400 \sim 800U/d$，皮下注射，给药 $1 \sim 6$ 个月。

【氟制剂】

氟是人体骨生长和维持所必需的微量元素之一，自 1961 年氟首次被用于人体后，其疗效就不断地被提出质疑。近年来的研究表明，氟不仅作用于特异性骨源细胞以促进骨组织的合成代谢，还能作用于骨祖细胞和未分化的成骨细胞，以合成大量的生长因子，促进骨组织的合成代谢，促进骨细胞的增殖。流行病学调查显示：在饮用水中含氟量高的地区，人群中患骨质疏松的发病率明显减少。世界卫生组织曾于 1984 年推荐用氟化物治疗骨质疏松，但长期的临床应用观察发现，单一的氟制剂（如氟化钠）不良反应多，主要是胃肠道反应和关节痛，引起骨关节痛的原因据推测与大量骨形成有关。总之，氟制剂对骨质疏松的治疗作用尚存不同意见。

【雄激素和蛋白同化激素】

这类药虽有促进骨形成、增加骨量的作用，但由于其不良反应较多，如导致血浆中低密度脂蛋白升高，高密度脂蛋白降低，增加了心血管病的发病率，且女性长期应用还可导致男性化，所以，这类约目前仅用于老年男性骨质疏松患者。蛋白同化激素包括司坦唑醇、诺龙等，用法：葵酸诺龙 50mg/ 次，肌注，三周一次，持续用约一年。

（四）中医药

国内自 20 世纪 80 年代后期开始中医药防治骨质疏松症的实验研究，已经取得了很大进展。目前临床应用较多的有骨松宝颗粒、仙灵骨葆胶囊等。

（五）其他保守治疗方法

【光线疗法】

紫外线可促进维生素 D 的合成，增加骨矿含量，可以采用日光浴或人工紫外线照射。要注意保护头部、眼睛，不可过量照射。

【高频电疗】

如短波、超短波、微波具有止痛、改善循环的作用。

【运动疗法】

缺乏生理活动可导致失用性骨质疏松症，体育锻炼可刺激骨量增加。一般认为，只有载荷锻炼才对骨有正性效应，而且能防治负重骨骨量丢失。通过锻炼可改善机体的灵活性和全身情况，降低骨折率。

【营养疗法】

合理配膳，丰富钙、磷、维生素 D 及微量元素（锌、铜、锰），蛋白适量，低钠。主要是多食维生素 D、钙含量丰富的食品，如鱼类、蘑菇类、蛋类等维生素 D 含量丰富，牛奶、奶制品、小鱼类、蔬菜、藻类等含量很高。

第六节　经皮球囊扩张成形术治疗骨质疏松性脊柱骨折

一、经皮球囊扩张成形术概述

经皮球囊扩张后凸成形术（Kyphoplasty，KP 图 6-5-1-6-1）是将球囊样的装置经皮置入压缩椎体，并使该装置膨胀，从而抬高终板，恢复椎体高度。从理论上讲，这种方法有望增加肺活量、增进食欲和延长寿命，同时减少椎体进一步塌陷或再骨折的可能性。KP 是在经皮椎体成形术（Vertebroplasty，VP）的基础上发展起来的。20 世纪 80 年代，法国介入神经放射科 Deramand 和 Galibert，在 X 线监视下将聚甲基丙烯酸甲酯（Polymethyl-methacrylate，PMMA）经皮注入 C_2 椎体，治疗血管瘤所致的椎体骨质破坏，缓解了病人的长期疼痛，随访 3 年，效果满意，这一技术就是 VP，从而开辟了骨质疏松性脊柱骨折微创治疗的先河。但是，由于 VP 不能恢复椎体高度，纠正后凸畸形，更好地重建脊柱的稳定性，并且由于该技术骨水泥渗漏率高而增加了手术风险，1994 年美国学者设计了球囊扩张后凸成形术，即经皮向病变椎体内导入可扩张球囊骨捣棒（Inflatable Bone Tamp，IBT），扩张球囊使压缩骨折的椎体复位并形成空腔，充填骨水泥，增强椎体的刚度和强度，重建脊柱的稳定性，达到缓解疼痛、矫正后凸畸形、改善患者生活质量的目的。自 1998 年美国 FDA 批准 KP 运用于临床以来，以其疗效可靠、安全等潜在优势而备受青睐，与经皮椎体成形术（Vertebroplasty，VP）相比，具有较少的并发症，疗效也大大提高。

二、经皮球囊扩张成形术手术病例选择

（一）适应证

原发性骨质疏松症：即 POP 引起的椎体压缩性骨折，多见于绝经后妇女和老年人，疼痛症状持续不能缓解或为防止长期卧床可能引发并发症者，这是最主要、也是最常见的适应证。术中恢复椎体高度的可能性主要取决于骨密度与骨折时间，对于陈旧性压缩骨折是否采取手术，应由 MR 等影像资料及临床医生的经验来判断；近期发生 OVCF（通常 <36 个月）或继发性骨质疏松症（Secondary Osteoporosis）患者（如正在接受激素治疗的患者）中较易出现骨密度降低或松质骨变脆者，可否进行预防性治疗应予以考虑。

（二）禁忌证

【绝对禁忌证】

KP 的绝对禁忌证也与 VP 非常相似：凝血功能障碍患者；不能行急诊椎板切除减压术患者。

【相对禁忌证】

下列情况可视为相对禁忌证：

1. 无痛的 OVCF 或 OVCF 不是主要疼痛原因；

2. 骨髓炎或全身性感染的存在；

3. 向后方凸出的骨块，或者是位于后方的可能危及椎管的肿瘤团块，必须先对向后凸出的骨块和位于后方的肿瘤块进行治疗前的估测，因为这些实质性团块在球囊扩张时可能会被挤压后进入椎管；

4. 椎体压缩程度超过 75% 者。Mathis 认为当椎体压缩超过原高度的 65% ~ 70% 时不易手术；

5. 病变椎体周壁特别是后壁骨质破坏或不完整者；对前壁缺损行分次骨水泥灌注，第一次应使骨水泥少量、稠厚，低压充填以封堵缺损区，第二次可行正常充填；对侧壁与后壁破裂者，术中持续动态影像监测，当骨水泥充填至椎体周壁时立即停止，仍能够避免术中渗漏的危险，不过这样无疑增加了手术者的 X 线照射，是否可行仍有待探讨；

6. 椎弓根骨折；

7. 椎体骨折合并神经损伤；

8. 成骨性转移性肿瘤者；

9. 有出血倾向者；

10. 严重心肺疾病者或体质极度虚弱不能耐受手术者等。

（三）临床上应注意的问题

【早期手术】

由于 OVCF 患者在长期的保守治疗过程中椎体有可能继续发生塌陷，早期手术的并发症发生率低；3 月内行 KP 椎体容易扩张，手术效果好，所以有人提倡早期手术；

【伴有并发症时的处理】

有并发症如肺炎、血栓性静脉炎、麻醉止痛药过敏等或对止痛药耐受，疼痛较剧而不能行动者可早期治疗；

【椎体残留高度】

必须要有足够的椎体残留高度，以利于后凸成形术所用工具能够置入压缩椎体内；

【多节段椎体压缩骨折】

最好有骨折平面的透视定位和能清晰显示伴有骨髓水肿（Marrow Edema）的 MR 检查。

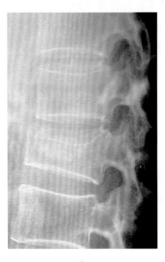
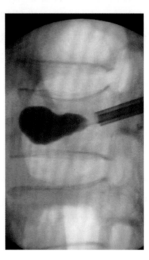

A B

图 6-5-1-6-1　临床举例　扩张球囊抬高塌陷椎体终板 X 线片所见 (A、B)
A. 术前侧位 X 线片；B. 术中侧位 X 线片

（四）骨折分型

【Eastell 分型】

Eastell 等按椎体前后缘之比大小的不同将 OVCF 分为：

1. 楔形骨折　椎体前部、中部的高度降低，引起楔形变；

2. 中央骨折　引起椎体的双凹畸形，即通常所说的鱼椎样变；

3. 整个椎体压缩骨折　产生椎体扁平样变；

4. 此外有人还提出兼有上述类型中任何两种或两种以上者　形成混合样变的椎体畸形，如双凹＋楔形变者，多表现为椎体前缘高度低于后缘的楔形变同时合并中央部位显著低于前缘者。

【酌情判定】

总之，无论上述何种类型，只要在 X 线片上形成肉眼可见的骨折征象，表现为椎体局部或全部不同程度的压缩，皆可归结为椎体压缩性骨折（OVCF）。然而，是否上述所有 X 线片表现为椎体压缩骨折椎体都需要 KP 治疗呢？近期的临床研究认为，应当结合 MR 信号改变来确定进行 KP 手术的椎体：术前核磁共振检查 T_1 加权像上呈低信号，T_2 加权像呈高信号，在短

T_1 反转恢复序列上呈高信号，表明骨折椎体存在微动，伴有骨髓水肿，有此特征的椎体应行 KP 治疗，反之则说明骨折已陈旧，即使骨折压缩变形很重，也不需 KP 强化，这对多节段椎体压缩骨折选择手术椎体、取得良好疗效尤为关键（图 6-5-1-6-2）。Gaitanis 等研究证实椎体存在骨髓水肿其 MR 脂肪抑制序列 STIR 上显示的高信号改变存在于全部具有 9 个月以上临床症状的 OVCF 患者，而且与 KP 对脊柱畸形的矫正程度密切相关。

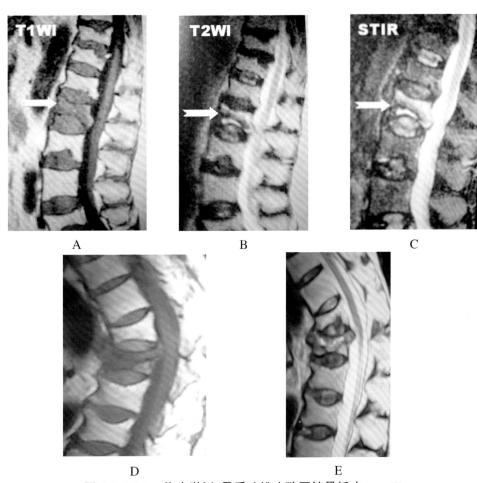

图 6-5-1-6-2　临床举例　骨质疏松症致压缩骨折（A ～ E）
A.MR T_1 加权为低信号；B.MR T_2 加权为高信号；C.STIR 为高信号；
D、E.T_{12}、L_{1-5} 椎体呈压缩状，依据 MR 成像结果，仅对 L_1 椎节手术片

三、经皮球囊扩张成形术术前准备与操作

（一）麻醉与体位

采用插管全身麻醉，患者俯卧于手术台上，两臂伸向头侧（图 6-5-1-6-3）。将上肢放置这种体位对于避免影响肘前静脉回流是重要的。肘部需要捆扎固定在合适的位置，以避免术中肘部突然落下以及旋转透视时带来的潜在伤害。操作时必须使用高分辨率的 C- 臂机或双平面的透视机（图 6-5-1-6-4）。首先透视定位，调整 C- 臂显示患椎无"双边影"，即正位该椎体终板与 X 线平行而使其终板成像为一线影，同时双侧椎弓根影必须对称并与棘突等距；侧位要求椎体终板、椎弓根上下缘均为一线影（图 6-5-1-6-5）。

（二）术前准备

手术需要 11 或 13 号（分别为 4in. 或 6in.）的穿刺针、手术刀、后凸成形术的成套工具、可扩张球囊（图 6-5-1-6-6、7）、无菌硫酸钡或其他造影剂和聚甲基丙烯酸甲酯（PMMA）骨水泥。

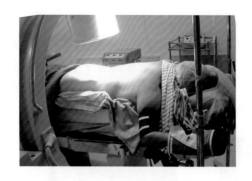

图 6-5-1-6-3　临床举例　X 线透视台（C- 臂机），装有传统的前臂板和辅助垫子，有利于患者取俯卧位

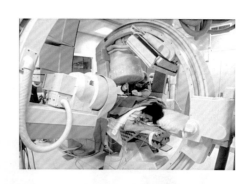

图 6-5-1-6-4　临床举例　骨双平面 X 线透视设备房间，不需旋转即可提供双平面影像而节省时间，对骨水泥注射过程更具优点

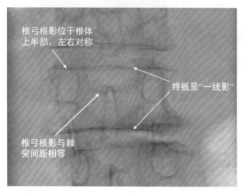

椎弓根影位于椎体上半部，左右对称

终板呈"一线影"

椎弓根影与棘突间距相等

A

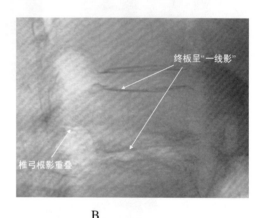

终板呈"一线影"

椎弓根影重叠

B

图 6-5-1-6-5　临床举例　术中透视定位（A、B）
A. 标准正位 X 线片 ；B. 标准侧位 X 线片

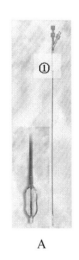

①

A

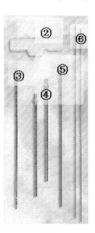

②
⑥
③
⑤
④

B

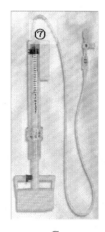

⑦

C

图 6-5-1-6-6　配套器械（A~C）
A. 可扩张球囊 ；B. 操作用具 ；C. 注射装置
①可扩张球囊　②多功能手柄　③精细钻　④工作套管　⑤扩张套管　⑥导针　⑦注射装置

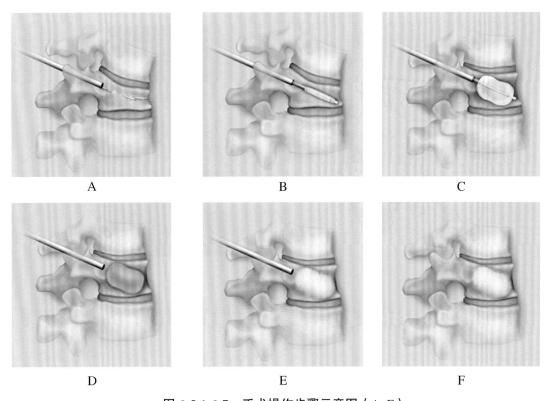

图 6-5-1-6-7　手术操作步骤示意图（A~F）

A. 穿刺；B. 将球囊送达病椎；C. 扩张球囊；D. 注射骨水泥；E. 退出工作管；F. 病椎高度恢复

（三）操作步骤

常规消毒铺单后，在透视指引下将穿刺针直接插入骨质中。将穿刺针针尖置于椎弓根影的外上缘（左侧 10 点钟、右侧为 2 点钟位置如图 6-5-1-6-8、9）钻入套管针（即带套管穿刺针，必要时轻轻锤击针柄），当针尖至椎弓根的 1/2 时，正位透视如针尖位于椎弓根影的中线处，则说明进针正确，否则应予调整。继续钻入针尖至椎体后壁时，正位透视针尖如位于椎弓根影的内侧缘，说明进针方向正确，否则应予调整。侧位透视下，继续钻入 2 ~ 3mm 后停止。抽出穿刺针内芯，置入导丝。拔出穿刺针套管，按续沿导针置入扩张套管（图 6-5-1-6-10）、工作套管到椎体后缘皮质前方 2 ~ 3mm 处。然后移出扩张套管和导丝。将精细钻放入工作套管后（图 6-5-1-6-11），用手指的力量顺时针缓缓钻入椎体，当感觉阻力过大不能进入时，可用手柄将其旋入。当侧位显示钻头尖到达椎体 1/2 处时，正位应显示钻头尖不超过椎弓根影与棘突连线 1/2 处；当侧位显示钻头

尖到达椎体前缘时，正位应显示钻头尖靠近棘突边缘。同向旋转取出精细钻（用螺纹中所带骨屑或病变组织常规送病理），用带芯的骨水泥推入管探测，证实椎体前缘皮质未破，然后放入可扩张球囊（Inflatable Bone Tamp，IBT），其理想位置应为侧位显示其位于患椎前 3/4 处由后上向前下倾斜（图 6-5-1-6-12）。

双侧穿刺者，按上述步骤完成对侧穿刺和球囊的放置。连接注射装置（每个注射器抽显影对比剂 Ominipaque 10ml，以便术中监测球囊位置扩张情况），扩张球囊（图 6-5-1-6-13 双侧穿刺、双球囊者两侧同时扩张；双侧穿刺、单球囊者两侧交替扩张），当压力达到 50psi 时，取出球囊的内芯导丝，逐渐增加压力至球囊扩张满意，一般不超过 300psi，同时 C 臂机监视球囊扩张情况。当球囊已扩张达终板，或预计的椎体复位效果，或椎体四周皮质，或压力聚升而不能继续时即停止增加压力（图 6-5-1-6-14）。至此，穿刺与扩张已全部完成。

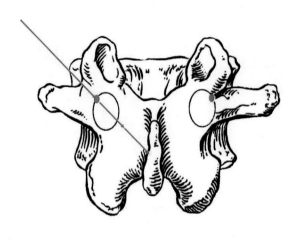

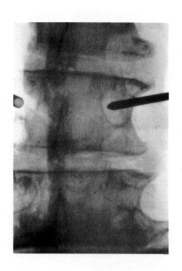

A   B

图 6-5-1-6-8　临床举例　进针点（A、B）

A.示意图；B.由外向内持续转动，透视进针的深度及方向

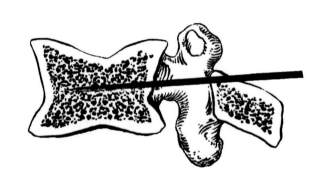

A

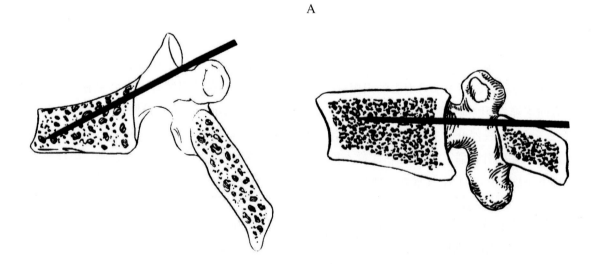

B   C

图 6-5-1-6-9　进针方向示意图（A~C）

A.双面凹陷进针方向水平；B.上终板压缩进针向尾侧升高；C.下终板压缩进针向头侧升高

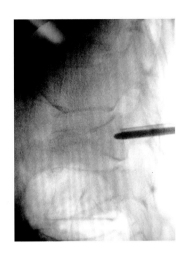

图 6-5-1-6-10　临床举例　工作套管、扩张套管进入椎体后部 X 线侧位观

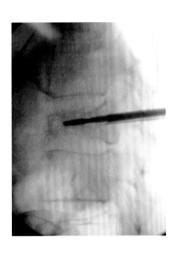

图 6-5-1-6-11　临床举例　精细钻头经工作套管进入椎体前 1/3 侧位 X 线片

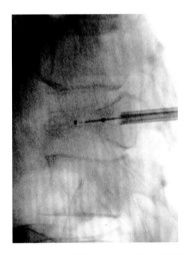

图 6-5-1-6-12　临床举例　可扩张球囊置入钻头形成的空腔内侧位 X 线片

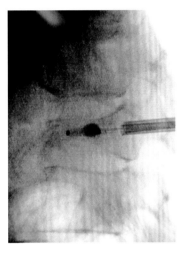

图 6-5-1-6-13　临床举例　球囊开始扩张侧位 X 线片，压力达到 50psi 时取出球囊内芯

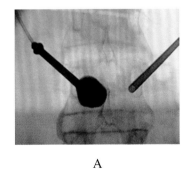

A

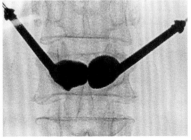

B

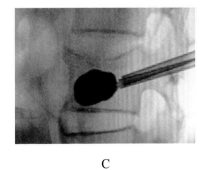

C

图 6-5-1-6-14　临床举例　球囊扩张 X 线片（A ~ C）

A.单球囊充分扩张；B.双球囊充分扩张后停止加压；C.单球囊充分扩张 X 线侧位观

调制骨水泥（如骨水泥内不含或只有少量显影剂时，应按比例加入适量硫酸钡）至糊状时，即用注射器注入骨水泥推入管。抽出球囊内液体，取出球囊，将骨水泥缓慢推入椎体扩张后的空腔内（图 6-5-1-6-15），在侧位和正位透视都证实骨水泥注入空腔后，可将骨水泥推入管退出一部分，以利于空腔的完全充填，在推入过程中如出现骨水泥将要流出椎体范围时即停止，然后用骨水泥推杆夯实后取出（图 6-5-1-6-16）。旋转取出工作套管。切口给予压迫止血。用无菌创可贴闭合创口即完成手术。术后平卧至少 1h，并予静脉滴注抗生素预防感染，12h 后允许患者下地行走（图 6-5-1-6-17）。

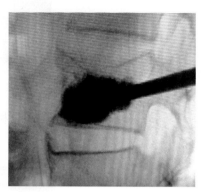

图 6-5-1-6-15 临床举例 注入骨水泥 X 线侧位观

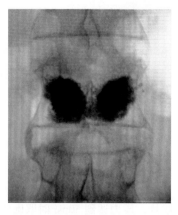
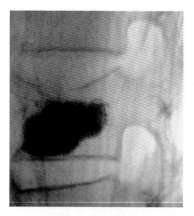

A   B

图 6-5-1-6-16 临床举例 骨水泥注入后 X 线观（A、B）
A. 正位 X 线观；B. 侧位 X 线观

（四）手术操作过程中应注意的事项

【手术入路的选择】

综合文献报道，主要有三类：

1. 单侧经椎弓根或椎弓根旁；

2. 双侧经椎弓根或椎弓根旁；

3. 单侧椎体侧方。

虽然 Tohmeh 等对经单侧和双侧椎弓根入路的椎体后凸成形术进行单轴加压试验，发现两者在力学上无显著差异。但我们倾向于选择双侧入路，因为双球囊同时扩张，可使塌陷终板整体复位，从理论上讲可避免术后骨折椎体两侧不对称、倾斜，甚至可能出现侧弯，但目前尚无明确证据表明其正确性，有待进一步研究证实。

【球囊扩张的压力与终止时机】

球囊扩张的要领是透视监测，缓慢扩张。用可显示压力的注射装置，扩张球囊，使其压力增加到约 50psi（防止其移出）时，从中取出钢丝内芯。逐步扩张球囊，每次增加 0.5ml，并且随时停顿检查球囊内压力是否降低。在邻近的松质骨被推开或压缩时，可发现球囊压力迅速下降。而当骨密度很高时，压力可高达 180psi 以上，且很少或者不出现压力减低。对于球囊压力与椎体骨密度之间的关系，尚待研究。Mathis 等提出终止扩张球囊的指征：

1. 椎体高度恢复至正常；

2. 虽无高度恢复但球囊已扩张至终板；

3. 球囊已达到一侧皮质；

4. 扩张时球囊压力不再降低；

5. 已达到球囊的最大容量或最大压力；达到或出现上述任一项时，即可停止扩张。

四、充填剂与止痛机理

（一）概述

充填剂的选择 PMMA 最早被用于 VP 和 KP 中，也是目前最常用的填充剂。由于 PMMA 不是 VP 和 KP 的专用充填剂，在 X 线下不能最佳显影，需要再加一定量的显影增强剂，最常用的是硫酸钡，其含量目前尚没有统一的标准，多数学者趋于认同总含量为 30%。椎体前缘高度生物力学测试表明加入硫酸钡改变了骨水泥的力学性能，但不影响临床治疗效果。最近一项体外实验对羟基磷灰石骨水泥与 PMMA 骨水泥比较发现，两者高度恢复相同，都具有容易注射的特性，但是与 PMMA 相比，前者对刚度恢复较差。另外一项体外实验采用相同的羟基磷灰石骨水泥直接注入骨质疏松性椎体，证实这种类型的骨水泥同 PMMA 骨水泥一样容易注射。这表明羟基磷灰石骨水泥的组成比它注射的环境与注射的难易度更相关。

（二）止痛机理

【基本认识】

1. 注入骨水泥后使椎体的显微骨折得到固定，增加了脊柱的稳定性，使顽固性疼痛缓解；

2. PMMA 聚合放热产生的高热可使椎体的感觉神经末梢破坏；

3. PMMA 本身的化学性亦可使椎体的感觉神经末梢破坏，因此 PMMA 目前尚不能完全被替代。

【文献报道】

OVCF 通过经皮椎体成形术治疗后，70% ~ 90% 病例的疼痛获得缓解。

五、KP临床疗效和并发症

（一）临床疗效

由于 KP 临床试用不久，评价临床效果的文献较少，但是已有初步临床报道证实其疼痛缓解率高。据目前的文献报道，疼痛性 OVCF 经 KP 治疗后疼痛的缓解率和功能改善率高达 95%，而且疼痛在手术后 24h 就缓解，患者的生活质量明显提高。67% 的椎体可恢复部分高度甚至全部高度。后凸畸形的发生率减少到 50%，但缺少长期随访的结果。一项治疗 30 例患者 70 个椎体的早期研究结果显示丢失高度平均恢复 2.9 mm。把治疗的椎体分成两组，70% 的椎体平均高度增加 4.1 mm（恢复 46.8% 的高度），而 30% 椎体没有恢复高度。8.6% 的治疗椎体出现骨水泥渗漏，与已报道的 VP 治疗 OVCF 的骨水泥渗漏率相似。有文献报道，在 24 例 KP 手术中，平均椎体高度恢复如下：前部 3.7 mm，中部 4.7 mm，后部 1.5 mm。每个病例的疼痛都得到显著缓解，而且未出现并发症。

这些临床报告是令人鼓舞的。为了确定高度恢复对于肺功能、生活质量和后凸畸形的预防在理论上的有利作用，需要进行长期的随访研究。

（二）并发症

Lane 等报道 30 例患者获得相同的椎体高度恢复和疼痛缓解，并发症的发生率低于 1%。并发症包括一例需要手术减压的硬膜外血肿，一例不全性的脊髓损伤和一例短暂的呼吸窘迫综合征。KP 术后是否会增加邻近椎体节段骨折发生率目前尚未达成共识。Fribourg 等的一项研究中，38 例椎体骨折患者的 47 个椎体接受了后凸成形术治疗。在平均时间为八个月的随访期间，10 例患者又发生了 17 次椎体骨折，其骨折发生率竟高于不予治疗的椎体骨折患者的自然骨折发生率。其中8例患者的骨折发生在椎体后凸成形术后的两个月内，而且至少累及了手术椎体相邻的一侧椎体。在所有17次椎体骨折中，仅4次未发生在手术椎体的相邻节段，而且在发生时间上，不相邻椎体的骨折（远位骨折Remote Fractures）显著晚于相邻椎体的骨折（邻近骨折 Adjacent Fractures）。如此高的再骨折发生率，在其他的报告中却未曾见到，在Harrop等的研究中，总结了115例（225个椎体）后凸成形术的大样本临床资料，随访3~33个月（平均11个月），26例（34个椎体）发生了再骨折（34/225，15.1%），其中80例（原发组）患者为POP，35例（继发组）为类固醇药物长期治疗导致的继发性骨质疏松症患者，两组共27例术后再骨折，其中原发组占35%（9/27），继发组占65%（17/26），原发组KP术后再骨折的发生率为11.25%（9/80），而继发组为48.6%（17/35），统计分析显示两者有显著性差异（P<0.0001），其中邻近骨折（12 of 19 on steroids，P = 0.0009），远位骨折（7 of 9 on steroids，P = 0.027），表明继发于类固醇依赖的VCF患者KP术后椎体再骨折的发生率显著增加，而并未表明KP会增加OVCF患者术后再骨折发生率，反而可能会降低OVCF邻近骨折、远位骨折发生率。上述两项研究资料存在如此大的分歧，前一项样本含量较小，也未明确原发组与继发组，而后一项样本含量较大，似更有说服力，但这并不意味着可以肯定哪项资料的结果准确，因此，这预示着还需进行深入细致的研究与长期随访，才能得出更为准确的结论。

尽管如此，KP同VP相比，是一相对安全的微创手术，并发症的发生率低于6%，特别是骨水泥渗漏率明显较VP低，即使产生神经症状，也是一过性的，大多数并无临床意义。这是因为KP使椎体内形成空腔，注射骨水泥时压力低。尽管如此，但因为其开展时间尚短，远期并发症还需进一步观察。

六、KP存在问题及应用前景

自1998年美国FDA批准KP试用以来，虽然已有初步的临床报道，但仍存在许多有待解决的问题。

在基础研究方面，生物力学测试目前国内外采用的多为离体实验，所测定的生物力学虽接近人体，但其生物活性及术后负重状态下骨水泥与椎体的生物结合程度尚未见报道；单个椎体强化后，是否对其他未强化椎体产生力学上的改变，是否应进行预防性的手术。

在临床研究方面，对KP的长期随访、适应证、穿刺方法和复位程度以及复位作用的评价方法等均尚待进一步研究。KP最初用于椎体压缩性骨折，现在应用范围越来越广，如外伤引起的胸腰椎爆裂骨折，后壁完整者可行体位复位后再行KP手术，可不需要行开放手术内固定，即能够更好的恢复椎体的高度和强度。尽管有大量的文献报道手术效果良好，但术后疗效缺乏明确统一的评价标准，也没有严格的随机对照实验研究，同时缺乏长期随访，许多资料缺乏一致性。因此，探讨和规范术前分级与术后疗效评估标准应是完善KP临床研究科研方法学的依据。

在充填材料方面，尽管PMMA替代材料的开发和研究已取得了可喜的进展，如目前已开发出了可吸收的注射用磷酸钙骨水泥以及可诱导成骨的多孔天然珊瑚（含骨诱导因子）、碳酸钙骨替代物（Ca-P）等，不仅具有可注射性和椎体成形能力，还具有良好的组织相容性和可生物降解性，此外前者尚有骨诱导作用，但其生物力学性能尚待研究。另一方面因患椎强化后刚度上升将与邻近节段形成明显的力学梯度，加之患者多为老年人，存在不同程度的椎间盘退变和椎体骨质疏松，术后会否加速椎间盘退变或诱发邻近椎体骨折尚需进一步研究。

在椎体内撑开手术器械的研究进展方面，虽然在KyphX Balloon之后相继出现了KyphX Elevate，KyphX Exact，KyphX Latitud，Sky Expander，Sunflower System，以及撑开与成形一次完成的Vesselplasty等，这些后凸成形术的器械虽已逐渐应用于临床，但一些器械自身的不足正在渐渐显露出来，如撑开力不够、可控性差、球囊易破裂、术中断裂难以取出等等，且由于应用时间尚短，缺乏长期随访比较的数据，因此还需要长期的研究观察与反复实践。

随着研究的深入，KP结合可吸收骨水泥有望推广应用治疗早期脊柱侧弯及骨科的其他领域，如原发性骨质疏松症患者其他部位的骨折如跟骨、距骨、胫骨平台骨折等。充填材料的改进，KP用于年轻的创伤性椎体骨折，以及加载药物的充填材料用于KP治疗椎体肿瘤、结核或其他病变从而达到椎体强化后药物持续缓释局部治疗等都是未来的发展方向。此外，生物可吸收球囊以及其他恢复椎体高度和防止渗漏技术等也必将成为新型手术器械的研究热点。总之，鉴于上述优越性和应用前景，随着材料工程的日趋成熟，新型手术器械的问世，KP技术有望在骨质疏松性脊柱骨折以及其他椎体病变的微创治疗领域得到迅速地推广和发展。

（杨惠林　王良意　金根洋　张兴祥　李盈科）

第七节　脊柱骨质疏松症临床举例

例1　图 6-5-1-7-1　男，64 岁，脊柱骨质疏松症伴 $L_{1、3}$ 骨折行 PKP 术（A~E）

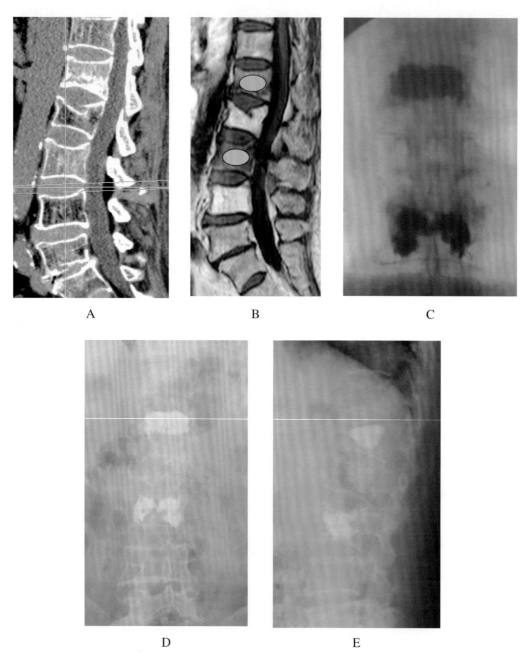

图 6-5-1-7-1　临床举例　例 1（A~E）
A. 术前 CT 矢状位扫描；B. 术前 MR 矢状位 T_1 加权；C. 术中正位 X 线透视；D、E. 术后正侧位 X 线片（李立钧）

例 2　图 6-5-1-7-2　女，81 岁，骨质疏松症伴多发性（L$_{1~3}$）椎体压缩性骨折，行 PKP 术（A ~ J）

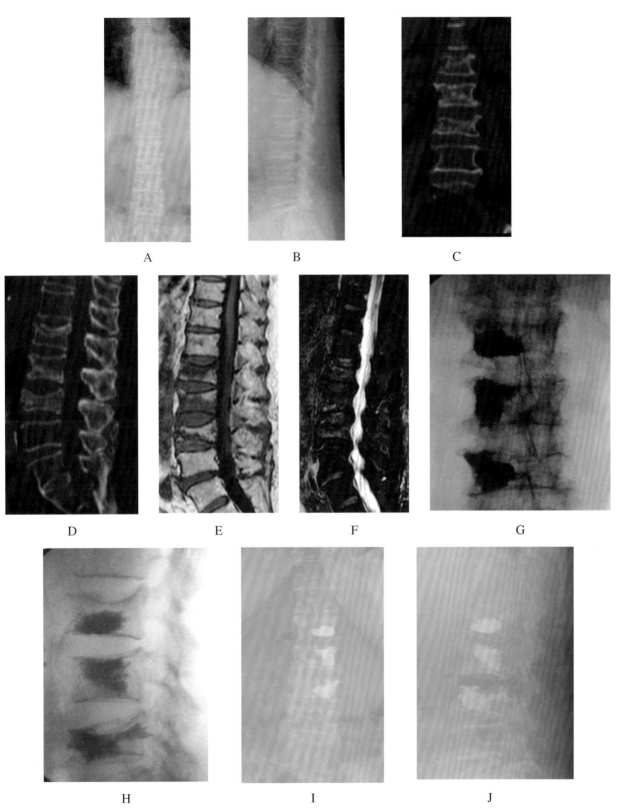

图 6-5-1-7-2　临床举例　例 2（A~J）

A、B. 正侧位 X 线片；C、D. 正侧位 CT 扫描；E、F. MR 矢状位 T$_1$、T$_2$ 加权；G、H. PKP 术中正侧位 X 线观；
I、J、术后正侧位 X 线片（自李立钧）

例3　图6-5-1-7-3　女，75岁，骨质疏松症伴T$_{12}$椎体压缩性骨折，行椎体球囊扩张成形术（A~F）

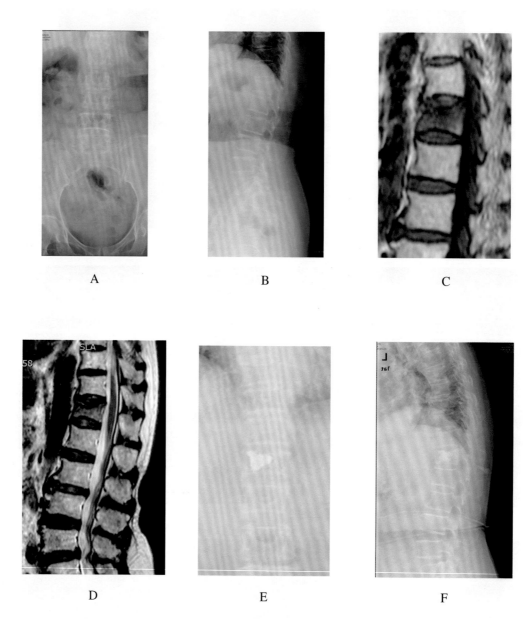

图6-5-1-7-3　临床举例　例3（A~F）

A、B.术前正侧位X线片；C、D.术前MR矢状位T$_1$、T$_2$加权；E、F.术后正侧位X线片

例 4　图 6-5-1-7-4　女，75 岁，T$_{12}$ 椎体压缩性骨折，行椎体球囊扩张成形术（A~F）

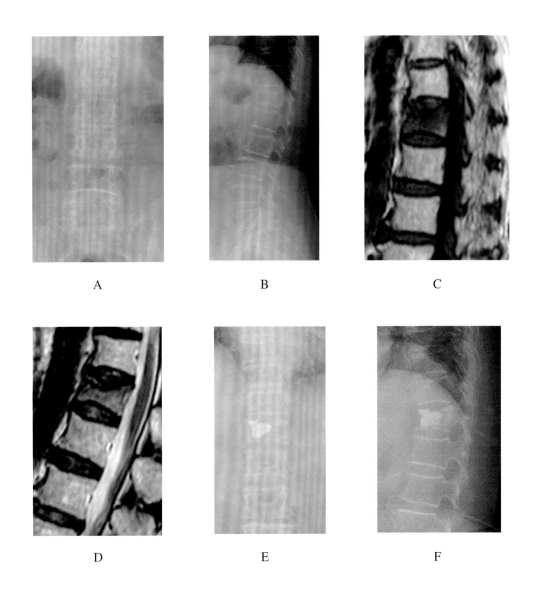

A　　　　　　　　B　　　　　　　　C

D　　　　　　　　E　　　　　　　　F

图 6-5-1-7-4　临床举例　例 4（A~F）
A、B. 术前正侧位 X 线片；C、D. 术前 MR 矢状位 T$_1$、T$_2$ 加权；E、F. 术后正侧位 X 线片（自李立钧）

例5　图 6-5-1-7-5　男 73 岁，T_9 椎体压缩性骨折行 KP 术（A~E）

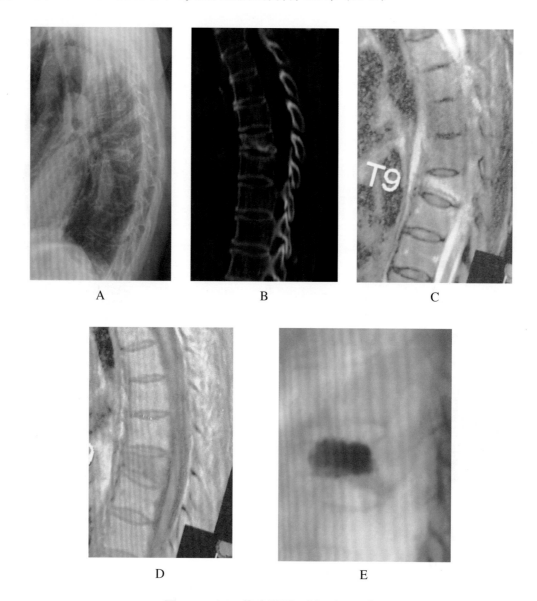

A

B

C

D

E

图 6-5-1-7-5　临床举例　例 5（A~E）
A. 术前 X 线侧位片；B. 术前矢状位 CT 扫描；C、D. 术前 MR T_2 及 T_1 加权像；E.PKP 术后侧位 X 线片（自李立钧）

例6 图6-5-1-7-6 骨质疏松症伴 L₁ 椎体压缩性骨折行经皮椎体球囊成形术（A~I）

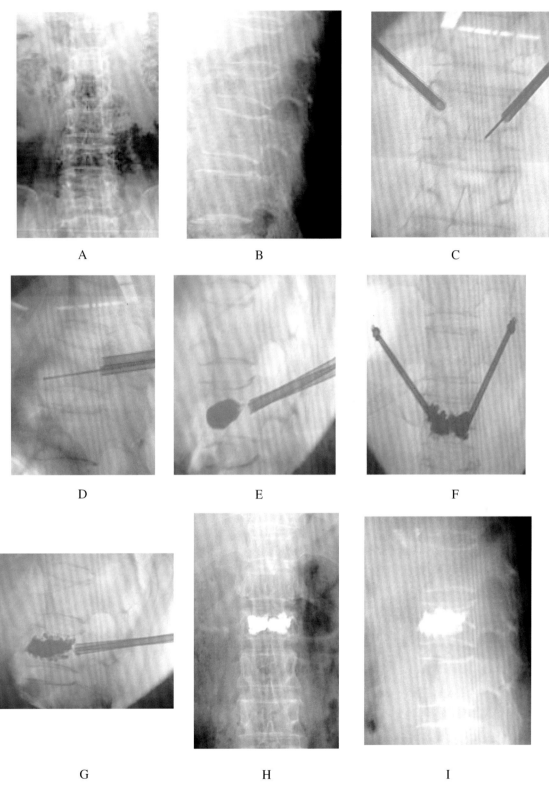

图 6-5-1-7-6 临床举例 例6（A~I)
A、B.术前正侧位 X 线片；C、D.术中正侧位 X 线片，穿刺；E.术中侧位 X 线片，球囊扩张；F.术中正位 X 线片骨水泥灌注；
G.术中侧位 X 线片骨水泥灌注；H、I.术后正侧位 X 线片

（李立钧 刘忠汉 于 彬）

参 考 文 献

1. Mermerci Baskan B, pekin Do gan Y, Sivas F, et al. The relation between osteoporosis and vitamin D levels and disease activity in akylosing Spondylitis. Rheamatol int. 2010, 30(3): 375–81.

2. Roux C. Vetebral fractures. Rev prat. 2012, 62(2): 181–5.

3. Legrand E, Hoppé E, Bouvard B, et al. osteoporosis in men. Rev Prat、62(2): 193–7.

4. Gaitanis IN, Hadjipavlou AG, Katonis PG, et al. Balloon kyphoplasty for the treatment of pathological vertebral compressive fractures. Eur Spine J, 2005, 14（3）: 250–60.

5. Hongo M, Miyakoshi N, Shimada Y, et al. Association of spinal curve deformity and back extensor strength in elderly women with osteoporosis in Japan and UnitedStates. Osteoporosis int. 2012, 23(3): 1029–34.

6. Wang L, Massie J, perry SR, et al. A rat osteoporotic Spine model for the evaluation of bioresorbable bone cements. Spine. 2007, 7(4): 466–74.

7. Yagim, King AB, Boachie–Adjeio, et al. Characecization of ostcopenia/osteoporosis in adult Scoliosis: does kont density affect surgical outcome. Characterization Spine. 2011, 36(20): 1652–7.

8. FurtoN, oakland RJ, wileoxRK, et al. A biomechamical investigation of vetebroplasty in osteoporotic compression fractures and in prophylatic vetebral reinforcement. Spine. 2007, 32(17): E480–7.

9. Chan PL, Reddy T, Milne D, In. et al cidental vetebral fractures on computed tomography. NI med J. 2012, 125(1350): 45–50.

10. Muijssp, Akkermans PA, Van Erkel AR, et al. The value of routinely performing a bone biopsy during percutaneous vetebraplasty in treatment of osteoporotic vetebral compression fractures, spine. 2009, 34(22): 2395–9.

11. 陈景泉，徐展望．骨质疏松性脊柱骨折不愈合继发椎体塌陷的诊断和治疗研究，甘肃中医学院学报 2013, 30(1):17–20.

12. 顾晓晖，杨惠林，唐天驷．后凸成形术治疗椎体后壁破裂的骨质疏松性脊柱骨折．中国脊柱脊髓杂志．2004. 14(11):649–52.

13. 李国献．老年性骨质疏松脊柱骨折与转移瘤性骨折的CT鉴别．中外健康文摘．2013, 4: 263.

14. 刘小勇，杨惠林，梁道臣，等．椎体前下方与椎弓根夹角的测量及临床意义．中国临床解剖学杂志，2004, 22(3):249–53.

15. 唐迎九，杨惠林，章洪喜，等．球囊扩张椎体后凸成形术体外实验研究．江苏大学学报（医学版），2004, 14(4):289–91.

16. 杨惠光，刘勇，张云庆，周枫，等．骨质疏松性椎体骨折后骨坏死的诊断和治疗策略．中国脊柱脊髓杂志．2012, 22(7):667–8.

17. 杨惠林，Hansen A，Yuan，陆俭，等．脊柱压缩骨折微创治疗的初步报告．中国微创外科杂志，2014, 4(6):516–8.

18. 杨惠林，HansenA.Yuan，陆剑等．球囊扩张椎体后凸成形术治疗骨质疏松性椎体压缩骨折．苏州大学学报（医学版），2002, 22(4):406–9.

19. 杨惠林，顾晓晖，陈亮，等．后凸成形术治疗骨质疏松性脊柱骨折的选择性与个体化．中国医学科学院学报．2005, 27(2):174–8.

20. 杨惠林，牛国旗，王根林，等．后凸成形术治疗中年患者椎体压缩骨折的探讨．中国骨科，2005:34–37.

21. 杨惠林，赵刘军，陆俭，等．单球囊双侧扩张椎体后凸成形术的探讨．中华骨科杂志 2004, 24(11):657–9.

22. 杨惠林，Hansen AY，陈亮等．椎体后凸成形术治疗老年骨质疏松脊柱压缩骨折．中华骨科杂志，2003, 23(5):262–5.

23. 杨惠林，牛国旗，梁道臣，等．单球囊与双球囊后凸成形术对椎体复位作用的研究．中华外科杂志．2004, 40(21):1299–302.

24. 余强，熊宏林．老年骨质疏松症的治疗，中国保健营养（上旬刊）．2013, 23(2):662.

25. 张晶，付勤．IL–17在绝经后骨质疏松方面的相关研究．中国骨质疏松杂志．2013,19(3):310–3.

26. 赵刘军，杨惠林，牛国旗，等．椎体后凸成形术后患者的肺功能变化及相关分析．苏州大学学报（医学版），2005, 25(2):268–71.

27. 赵刘军，杨惠林，唐天驷．球囊扩张椎体后凸成形术的现状及发展．实用骨科杂志．2004, 10(1):41–3.

28. 郑勤勇．脊柱骨质疏松性骨折的综合治疗体会，医药前沿．2012, 02(1): 299.

29. 钟炳刚．椎体后凸成形术治疗老年骨质疏松性脊柱骨折的临床疗效观察，中外医学研究．2013,13

30. 周兰岛．骨质疏松症的临床护理进展，右江民族医学院学报．2012, 34(6):803–4.

第二章　强直性脊柱炎

第一节　强直性脊柱炎基本概况

一、强直性脊柱炎概述

强直性脊柱炎（Ankylosing Spondylitis），简称AS，又名Marie-strümpell病、Von Bechterew病、类风湿性脊柱炎、类风湿中心型等，为一种主要侵犯脊柱，并累及骶髂关节和周围关节的慢性进行性炎性疾病。由于本病也可侵犯外周关节，并在临床、放射线和病理方面与RA相似，故长时间以来一直看成是类风湿性关节炎的一种变异型，称为类风湿性脊柱炎。

二、强直性脊柱炎流行病学

世界各国对本病均十分重视，但在不同地区不同种族本病的发病率由于调查时期及所用标准不同有很大差异。

AS的发病与HLA-B27密切相关。北美印第安人HLA-B27阳性率17%~50%，AS发病率2.7%~6.3%；而日本人和非洲黑人HLA-B27阳性率<1%，AS发病率分别为0.01%及0.2%。我国AS的发病率为0.3%。美国白人与黑人AS发病率之比为9.4∶1，说明AS发病有种族遗传差异性。

三、强直性脊柱炎发病机制与病理改变

到目前为止，AS的病因目前尚未完全阐明，大多认为与遗传、感染、免疫、环境因素等有关。

本病的病理改变主要表现在以下方面：

（一）韧带和关节病变

其病理特征是韧带附着端病（Enthesopathy），病变原发部位是韧带和关节囊的附着部，即肌腱端的炎症，导致韧带骨赘（Syndesmophyte）形成、椎体方形变、椎骨终板破坏、跟腱炎和其他改变。因为肌腱端至少在生长期是代谢活跃部位，从而成为幼年发生AS的一个重要区域，目前仍不明了为何好发于肌腱端。

最初从骶髂关节逐渐发展到骨突关节炎及肋椎关节炎，脊柱的其他关节由上而下相继受累。AS周围关节的滑膜改变为以肉芽肿为特征的滑膜炎。滑膜小血管周围有巨噬细胞、淋巴细胞和浆细胞浸润，滑膜增厚，经数月或数年后，受累滑膜有肉芽组织形成。关节面软骨糜烂，肉芽组织纤维化或骨化造成关节骨性强直，并有明显的骨质疏松。关节周围软组织有明显的钙化和骨化，韧带附着处均可形成韧带骨赘，不断向纵向延伸，成为两个直接相邻椎体的骨桥。椎旁韧带连同椎前韧带钙化，使脊椎呈"竹节状"。并随着病变的进展，关节和关节附近有较显著的骨化倾向。早期韧带、纤维环、椎间盘、骨膜和骨小梁为血管性和纤维性组织侵犯，被肉芽组织取代，导致整个关节破坏和附近骨质硬化，经过修复后，最终发生关节纤维性强直和骨性强直，椎骨骨质疏松，肌萎缩和脊椎后凸畸形；按其好发部位以图6-5-2-1-1表示。

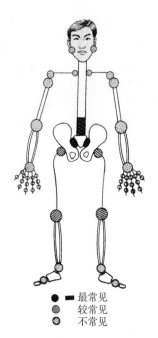

图 6-5-2-1-1　强直性脊柱炎常见受累关节分布示意图

（二）心肺病变

【心脏改变】

其主要特征是侵犯主动脉瓣，使瓣膜增厚，纤维化而缩短，但不融合，主动脉瓣环扩大，有时纤维化可达主动脉基底部下方，产生主动脉下纤维嵴。病变累及二尖瓣前叶，可引起二尖瓣关闭不全；三尖瓣受累较少见。偶见心包和心肌纤维化，组织学可见心外膜血管有慢性炎性细胞浸润和动脉内膜炎；主动脉壁中层弹力组织破坏，代之纤维组织，纤维化组织如侵犯房室束，则引起房室传导阻滞。

【肺部病变】

特征是肺组织呈斑片状炎症伴圆细胞和成纤维细胞浸润，发展至肺泡间纤维化伴玻璃样变。

四、强直性脊柱炎临床特点

（一）临床一般表现

多见于 16~30 岁青年人，男性明显为多，40岁以后首次发病者仅占 3.3%。起病隐袭、缓慢，全身症状较轻。早期常有下背痛和晨起僵硬，活动后减轻，并可伴有低热、乏力、食欲减退、消瘦等症状。开始时疼痛为间歇性，数月数年后发展为持续性，以后炎性疼痛消失，脊柱由下而上部分或全部强直，出现程度不同的驼背畸形（图6-5-2-1-2、3）。女性患者周围关节受侵犯较常见，进展较缓慢，脊柱畸形较轻。

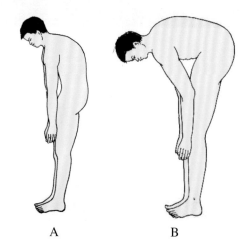

图 6-5-2-1-2　轻、中度驼背畸形示意图（A、B）

A. 强直性脊柱炎轻度畸形；B. 中度驼背畸形外观

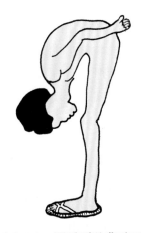

图 6-5-2-1-3　严重型驼背畸形外观

（二）脊柱病变表现

绝大多数首先侵犯骶髂关节，以后上行至颈椎。少数患者先由颈椎或几个脊柱段同时受侵犯，可侵犯周围关节（见图 6-5-2-1-1）。

【骶髂关节炎】

约 90%AS 患者最先表现为骶髂关节炎。以后上行发展至颈椎，表现为反复发作的腰痛，腰骶部僵硬感，间歇性或两侧交替出现腰痛和臀部疼痛，可放射至大腿，无阳性体征，但直接按压或伸展骶髂关节可引起疼痛。有些患者仅 X 线检查发现有异常改变。约 3%AS 颈椎最早受累，以后下行发展至骶髂部，7%AS 为几个脊柱段同时受累。

【腰椎病变】

多数表现为下背痛和腰部活动受限。腰部前屈、后伸、侧弯和转动均可受限。体检可发现腰椎棘突压痛，腰椎旁肌肉痉挛；后期可有腰肌萎缩。

【胸椎病变】

胸椎受累时，表现为背痛、前胸和侧胸痛，最后呈驼背畸形。如肋椎关节、胸骨柄体关节、胸锁关节及肋软骨间关节受累时，则呈束带状胸痛，胸廓扩张受限，吸气咳嗽或打喷嚏时胸痛加重。严重者胸廓保持在呼气状态，胸廓扩张度较正常人降低 50% 以上，因此只能靠腹式呼吸辅助。由于胸腹腔容量缩小，造成心肺功能和消化功能障碍。

【颈椎病变】

30% 患者首先表现为颈椎炎，先有颈椎部疼痛，沿颈部向头部臂部放射。颈部肌肉开始时痉挛，以后萎缩，病变进展可发展至颈胸椎后凸畸形。头部活动明显受限，常固定于前屈位，不能上仰、侧弯或转动。严重者仅能看到自己足尖前方的小块地面，不能抬头平视。

（三）周围关节病变

约半数 AS 患者有短暂的急性周围关节炎，约 25% 有永久性周围关节损害。一般多发生于大关节，下肢多于上肢。有人统计，周围关节受累率，髋和肩为 40%，膝 15%，踝 10%，足和腕各 5%，极少累及手。国内报道，髋关节发生强直（37%）是 AS 患者的主要致残原因；髋部症状出现在发病后五年内者占 94%，提示 AS 发病前 5 年内如未累及髋关节，则以后受累的可能性不大。

肩关节受累时，关节活动受限较疼痛更为明显，梳头、抬手等活动均受限。侵犯膝关节时则关节呈代偿性弯曲，使行走、坐立等日常生活更为困难。极少侵犯肘、腕和足部关节，侵犯手部关节者更为罕见。

此外，耻骨联合亦可受累，骨盆上缘、坐骨结节、股骨大粗隆及足跟部可有骨炎症状，早期表现为局部软组织肿、痛，晚期有骨性粗大。一般周围关节炎可发生在脊柱炎之前或以后，局部症状与类风湿性关节炎不易区别，但遗留畸形者较少。

（四）其他脏器及器官等表现

AS 的关节外病变，大多出现在脊柱炎后，偶有在骨骼肌肉症状之前数月或数年发生关节外症状。AS 可侵犯全身多个系统，并伴发多种疾病。

【心肺病变】

前面已阐述，以主动脉瓣病变较为常见，约 25%AS 病例有主动脉根部病变。临床可有不同程度主动脉瓣关闭不全及心脏传导阻滞，当病变累及冠状动脉口时可发生心绞痛。少数后期病人可并发上肺叶斑点状不规则的纤维化病变，表现为咳痰、气喘、甚至咯血，并可能伴有反复发作的肺炎或胸膜炎。

【眼部病变】

25% 患者有结膜炎、虹膜炎、眼色素层炎或葡萄膜炎，后者偶可并发自发性眼前房出血。虹膜炎易复发，病情越长发生率愈高，但与脊柱炎的严重程度无关，有周围关节病者较常见，少数可先于脊柱炎发生。

【耳部病变】

发生慢性中耳炎是正常人的四倍，在发生慢性中耳炎的患者中，其关节外表现明显多于无慢性中耳炎的患者。

【神经系统病变】

由于脊柱骨质疏松，易发生脊柱骨折，而引起脊髓压迫症；如发生椎间盘炎则引起剧烈疼痛；后期可侵犯马尾，发生马尾综合征，而导致下肢或臀部神经根性疼痛，骶神经分布区感觉丧失，跟腱反射减弱以及膀胱和直肠等运动功能障碍。

【其他】

1. 淀粉样变 为 AS 少见的并发症。常规直肠黏膜活检可发现有淀粉样蛋白的沉积，大多没有特殊临床表现。

2. 肾及前列腺病变 极少发生肾功能损害，但有发生 IgA 肾病的报告。AS 并发慢性前列腺炎较对照组增高，其意义不明。

第二节 强直性脊柱炎实验室检查、影像学特点、诊断及治疗原则

一、强直性脊柱炎实验室检查

缺乏特异性。在早期和活动期，80% 的患者血沉增快，在静止期或晚期血沉多降至正常。但是，即便在病变的活跃时期，也有约 1/5 的病例血沉不快。因此，决不能因血沉不快而否定本病的诊断。另一方面，当临床和 X 线片尚不足以确诊本病时，如血沉较快，则可增加诊断的依据。贫血和白细胞增多不常见，偶见血浆 α 和 r 球蛋白的增多和白蛋白降低，狼疮细胞多为阴性。脑脊液蛋白稍增加（0.45~0.60g/L），尤其多见于合并坐骨神经病的病例。90% 以上的患者其组织相容抗原（HLA-B27）为阳性，血清类风湿因子阴性。虽然 90%~95% 以上 AS 病人 HLA-B27 阳性，但一般不依靠 HLA-B27 来诊断 AS，HLA-B27 不作为常规检查。诊断主要依靠临床表现和放射线证据。

二、强直性脊柱炎影像学改变

（一）X 线检查

【骶髂关节改变】

这是诊断本病的主要依据。可以这样说，一张正常的骶髂关节 X 线片几乎可以排除本病的诊断。早期骶髂关节的 X 线片改变比腰椎更具有特点，更容易识别。一般地说，骶髂关节可有三期改变。

1. 早期 关节边缘模糊，并稍致密，关节间隙加宽；

2. 中期 关节间隙狭窄，关节边缘骨质腐蚀与致密增生交错，呈锯齿状；

3. 晚期 关节间隙消失，骨小梁通过，呈骨性融合。

【脊柱改变】

病变发展到中、晚期可见到：

1. 韧带骨赘 即椎间盘纤维环骨化的形成，甚至呈竹节状脊柱融合（图 6-5-2-2-3）；

2. 椎体形态 多呈方形椎外观；

3. 骨密度 普遍伴有骨质疏松；

4. 椎旁韧带骨化 以黄韧带、棘间韧带和椎间纤维环的骨化最常见，尤多见于晚期，属于"竹节样脊柱"之一；

5. 脊柱畸形 包括腰椎和颈椎前凸消失或后凸；胸椎生理性后凸加大，驼背畸形多发生在腰段和下胸段；但在发病过程中如能保持体形亦可维持其生理曲度状态（图 6-5-2-2-4），但此种病例较少见；

6. 易外伤 易同时伴发椎间盘突出，椎弓和椎体的疲劳性骨折以及寰枢椎半脱位。

【髋、膝关节改变】

髋关节受累常为双侧，早期骨质疏松，闭孔缩小和关节囊膨胀；中期可见关节间隙狭窄，关节边缘囊性改变，或髋臼外缘和股骨头边缘骨质增生（韧带骨赘型晚期），关节间隙消失，骨小梁通过，关节呈骨性强直。

【肌腱附着点的改变】

多为双侧性，早期骨质浸润致密和表面腐蚀，晚期可见韧带骨赘形成（骨质疏松、边缘不整）。

原发性 AS 和继发于炎性肠病、Reiter 综合征、银屑病关节炎等伴发的脊柱炎的 X 线表现类似，但后者为非对称性骶髂关节炎伴脊柱不规则的跳跃性病变表现，可资鉴别。

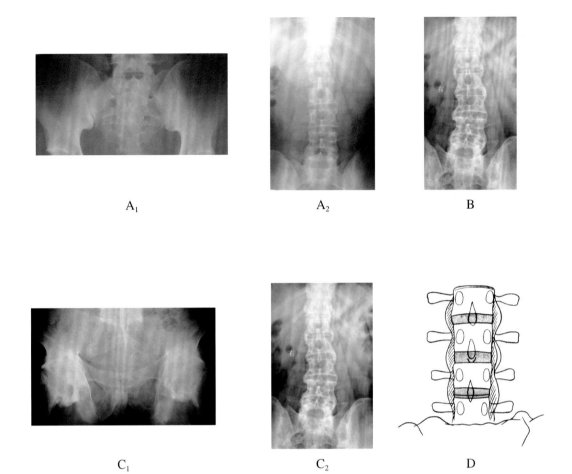

图 6-5-2-2-3 临床举例 椎节韧带骨化显示强直性脊柱炎竹节状融合正位 X 线片及示意图（A~D）
A. 早期（A₁、骶髂关节病变多先于脊椎；A₂、脊椎呈炎性反应）；
B. 中期；C. 晚期（C₁、双侧骶髂关节及双髋均呈强直状；C₂、脊柱已完全骨化及变形）；D. 示意图

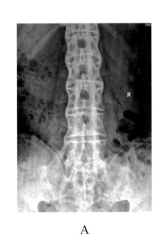

A

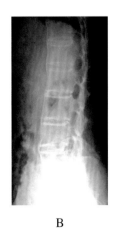

B

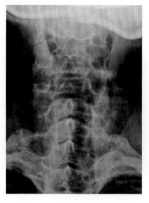

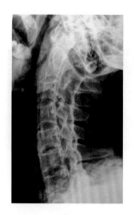

C   D

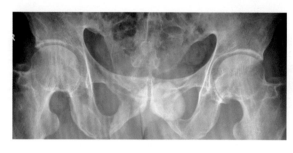

E

图 6-5-2-2-4　临床举例　男性，40 岁，强直性脊柱炎静止期患者，全脊柱从颈椎至骶髂关节均呈融合状及
竹节样改变，但无驼背畸形，双髋关节无明显韧带钙化征，可正常屈髋下蹲（A ～ E）
A、B. 胸腰段至骶髂关节正侧位 X 线片；C、D. 颈椎正侧位 X 线片；E. 双髋关节正位，周围韧带无明显钙化征

脊椎外关节 X 线其他表现有：骨质疏松，轻度侵蚀性破坏病变，关节间隙变窄，关节面破坏，最后呈骨性强直。在韧带、肌腱、滑囊附着处可出现骨炎和骨膜炎，最多见于跟骨、坐骨结节、髂骨嵴等。其他周围关节亦可发生类似的 X 线变化。

早期 X 线检查阴性时，可行放射线核素扫描、计算机断层和核磁共振检查，以发现早期对称性骶髂关节病变。但必须指出，一般简便的后前位 X 线片足可诊断本病。

（二）CT、MR 和造影

X 线平片对 2 级以上的典型骶髂关节炎诊断较易，但对 2 级和 2 级以下的早期骶髂关节炎，诊断比较困难，容易漏诊。骶髂关节 CT 扫描或磁共振成像（MR）可提高敏感性，早期发现骶髂关节病变。CT 能较满意显示骶髂关节间隙及关节面骨质，发现 X 线平片不能显示的轻微关节面骨侵蚀及软骨下囊性变等。尤其是对临床高度疑诊而 X 线表现正常或可疑者，MR 能直接显示关节软骨，对早期发现骶髂关节软骨改变以及骶髂关节炎病情估计和疗效判定较 CT 更优越。发射型计算机断层扫描（ECT）放射性核素扫描缺乏特异性，尤其是 ^{99m} 锝 - 亚甲基二磷酸盐（^{99m}Tc-MDP）骨扫描核素在骶髂关节附近非特异性浓集，易造成假阳性，因此对骶髂关节炎的诊断意义不大。但有学者认为，单光子发射计算机断层成像（SPECT）骨扫描可能对 AS 的诊断也有帮助。椎管造影对下肢有神经障碍的患者，有助于手术时进行彻底减压。

三、强直性脊柱炎诊断

（一）早期诊断

主要根据以下病史特点，有三个以上者即应考虑本病：

1. 腰背部不适隐袭性出现；

2. 年龄＜40岁；

3. 持续3个月以上；

4. 清晨时僵硬；

5. 活动后症状有所改善。

有上述病史，X光片有骶髂关节炎征象，即证实为脊柱病；进一步排除牛皮癣、炎性肠病或Reiter综合征关节炎，即可做出原发性AS的诊断，而不要等到脊柱明显强直时才明确诊断。

（二）临床标准

【一般临床指标】

1. 各方向的腰椎活动受限（包括：前屈、后伸、旋转及侧屈）；

2. 胸腰段或腰椎既往痛，目前仍痛；

3. 测量第四肋间胸廓扩张活动度，等于或小于2.5cm。

【确诊标准】

1. 如果3~4度双侧骶髂关节炎，加上至少上述一条临床指标；

2. 3~4度单侧或2度双侧骶髂关节炎加上第一或第二、第三个临床指标。

【疑诊标准】

指仅有3~4度双侧骶髂关节炎而无临床指标。

诊断标准都强调了腰痛、腰椎活动受限、胸痛、胸廓活动受限和骶髂关节炎诊断的重要性，掌握上述要点，本病是不难诊断的。

四、强直性脊柱炎鉴别诊断

（一）增生性骨关节炎

常发生于老年人，特征为骨骼及软骨退变，滑膜增厚，以负重的脊柱和膝关节等较常见。累及脊椎者常以慢性腰背痛为主要症状，与AS易混淆；但本病不发生关节强直及肌肉萎缩，无全身症状，X线表现为骨赘生成和椎间隙变窄。

（二）Forestier病（老年性关节强直性骨肥厚）

脊柱亦发生连续性骨赘，类似AS的脊椎竹节样变，但骶髂关节正常，椎间小关节不受侵犯。

（三）结核性脊柱炎

临床症状与AS相似，但X线检查可资鉴别。结核性脊柱炎时，脊椎边缘模糊不清，椎间隙变窄，前方楔形变，无韧带钙化，有时有脊椎旁结核脓肿阴影存在，骶髂关节为单侧受累。

（四）腰骶关节劳损

慢性腰骶关节劳损为持续性、弥漫性腰痛，以腰骶部最重，脊椎活动不受限，X线无特殊改变。急性腰骶关节劳损，疼痛因活动而加重，休息后可缓解。

（五）类风湿性关节炎

现已确认AS不是RA的一种特殊类型，两者有许多不同点可资鉴别。RA女性多见，通常先侵犯手足小关节，且呈双侧对称性，骶髂关节一般不受累，如侵犯脊柱，多只侵犯颈椎，且无椎旁韧带钙化，有类风湿皮下结节，血清RF常阳性，HLA-B27抗原常阴性。

五、强直性脊柱炎治疗原则

目前尚缺乏根治的方法，亦无阻止本病进展的有效疗法。许多患者骶髂关节炎发展至Ⅰ或Ⅲ级（度）后并不再继续发展，仅少数人可进展至完全性关节强直。AS治疗的目的在于控制炎症，减轻或缓解症状，维持正常姿势和最佳功能位置，防止畸形。要达到上述目的，关键在于早期诊断、早期治疗，采取综合措施进行治疗，包括对患者和家属的科普教育、体疗、理疗、药物和外科治疗等。

第三节　强直性脊柱炎的治疗

一、强直性脊柱炎科普教育

（一）了解本病特点

教育患者和家属，使其了解疾病的性质、病程，采用的措施，以及预后，取得他们的理解和配合。

（二）坚持正常体位及姿势

注意日常生活中要维持正常姿势和活动能力，如睡觉时不用枕或用薄枕，睡硬木板床，取仰卧位或俯卧位，每天早晚各俯卧半小时；坚持力所能及的劳动和体育活动；工作时注意姿势，防止脊柱弯曲畸形等。

（三）了解药物概况

了解药物作用及副作用，学会自行调整药物剂量及处理药物副作用，以利配合治疗。

二、强直性脊柱炎体疗

（一）基本要求

体育疗法可保持脊柱的生理弯曲，防止畸形；保持胸廓活动度，维持正常的呼吸功能；保持骨密度和强度，防止骨质疏松和肢体失用性肌肉萎缩等。

【深呼吸】

每天早晨及睡前常规做深呼吸运动。可以维持胸廓最大的活动度，保持良好呼吸功能。

【颈椎运动】

头颈部可做向前、向后、向左、向右转动，以及头部旋转运动，以保持颈椎的正常活动度。

【腰椎运动】

每天做腰部运动、前屈、后仰、侧弯和左右旋转躯体，使腰部脊柱保持正常的活动度。

【肢体运动】

游泳既有利于四肢运动，又有助于增加肺功能和使脊柱保持生理曲度，是最佳的全身运动。

（二）视病情而加以调整

根据个人情况采取适当的运动方式和运动量，开始时可出现肌肉关节酸痛或不适，但经短时间休息即可恢复。如新的疼痛持续 2h 以上不能恢复，则表明运动过度，应适当减少运动量或调整运动方式。

三、强直性脊柱炎物理治疗

主要为热疗，以求增加局部血液循环，使肌肉放松，减轻疼痛，有利于关节活动，保持正常功能。

四、强直性脊柱炎药物治疗

治疗本病的药物可分为三类：

（一）抑制病情活动、影响病程进展的药物

如柳氮磺胺吡啶，适用于病情活动的 AS，伴外周关节炎的 AS 和新近发现的 AS。

（二）非甾体抗炎药

适用于夜间严重疼痛及僵硬患者，可在睡前服用。

（三）镇痛药与肌松药

如喷他佐辛、布桂嗪及肌舒平，常用于长期应用非甾体类抗炎药无效者。

临床常用药物及用药方式方法等，主要由内科医师掌握为妥。

五、强直性脊柱炎手术治疗基本概念

用于病情稳定的晚期畸形及关节强直患者，包括脊柱、髋、膝等关节发生畸形及强直，严重影响功能者则需手术处理。常用的手术包括：脊柱截骨术、髋关节成形术、髋部截骨术、全髋或半髋关节置换术、膝关节截骨术及膝关节人工关节置换术等。

强直性脊柱炎引起的驼背畸形最为多见，一旦发生，手术矫形是唯一有效的治疗方法。

手术主要是通过脊柱楔形截骨达到矫形目的，手术本身并非病因治疗，所以术前必须对原发病加以治疗，待病情平稳后再行手术治疗。脊柱后凸矫正术，是一复杂而又精细的手术，若手术指征掌握准确，手术操作仔细，大多能收到良好效果。

（梁　伟　严力生　张玉发　赵定麟）

第四节　强直性脊柱炎手术疗法

一、强直性脊柱炎手术病例选择

（一）手术适应证与手术指征

【概述】

手术效果是否理想与手术指征的选择有直接关系，若手术指征选择不当，后凸畸形虽被矫正，但会造成工作和生活上新的不便或畸形复发。为取得良好手术效果和防止畸形复发，术前必须全面了解病人职业上和生活上的需要，以及髋和膝关节活动和原发病变是否静止等。

【具体手术指征】

可酌情掌握：

1. 驼背 Cobb's 角 >40°、有功能障碍、病情已稳定、血沉 20mm/h 以下者；

2. 对青年人后凸畸形患者，手术指征可适当放宽；

3. 脊柱后凸伴有椎管狭窄者，在做脊髓减压同时，可一次性行脊柱截骨矫形术；

4. 胸、腰椎后凸畸形已矫正，颈椎屈曲明显，关节、韧带已骨化者应慎行颈椎截骨术；

【合并腹主动脉钙化者】

不宜贸然手术，只有在完善术前预案，避免对脊柱的过度纵向牵拉，才有可能避免伤及主动脉及发生其他意外。

（二）手术禁忌症

1. 原发病尚在活动期，血沉 30mm/h 以上，且用药物不能控制者。

2. 年老体弱，脊柱严重骨质疏松者。

3. 全身状况不佳，主要脏器如心、肺、肝、肾等机能不全及伴有贫血、发热及严重疼痛者。

二、强直性脊柱炎术前准备

（一）告知患者施术概况

对患者充分说明手术要点，包括术中唤醒，以利合作；训练床上大、小便；术前 24h 开始应用抗生素，备同型全血 1000~2000ml。

（二）测量

术前准确测量后凸角度及确认 X 线片 Cobb's 角。

（三）影像学检查

术前除标准 X 线正侧位片外，应酌情予以 CT、MR 和造影等检查，全面了解椎管狭窄和脊髓受压情况。

（四）备矫形床等

专用的脊柱后凸矫正调节床及截骨用全套器械等均需备齐。

（五）准备术中诱发电位监测

术中诱发电位的监测，并结合唤醒试验基本可以比较准确地反映术中脊髓受牵拉或受压的情况及反应。

三、强直性脊柱炎麻醉选择

多选用全麻插管，亦可用硬膜外麻醉以及局部浸润麻醉。全麻插管效果好，肌肉松弛便于矫形，而且可以完全控制病人的呼吸循环功能，并在全麻下行体位控制性低血压，减少出血。对颈椎强直插管困难者，可选用软管，或儿童用气管插管技术，或选用硬膜外麻醉或局部浸润麻醉加静麻；但强直性脊柱炎驼背时韧带已钙化，穿刺针难以进入硬膜外腔，加之手术在硬膜外截骨也影响麻醉效果。

四、驼背的矫正手术种类

（一）五种基本术式

驼背畸形截骨术的种类较多，但均为楔形截骨，视截骨前方的支点不同可分为以下五大类：

【之一】

以椎节后缘为支点的楔形截骨术（图 6-5-2-4-1）；

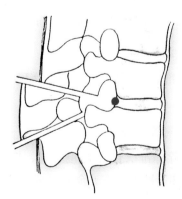

图 6-5-2-4-1　脊柱截骨术术式之一示意图
支点位于椎节后缘的楔形截骨术

【之二】

以椎节中部为支点的楔形截骨术（图 6-5-2-4-2）；

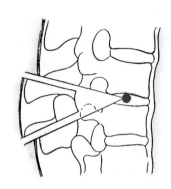

图 6-5-2-4-2　脊柱截骨术术式之二示意图
支点位于椎节中部的楔形截骨术

【之三】

以椎体前缘为支点的楔形截骨术（图 6-5-2-4-3）；

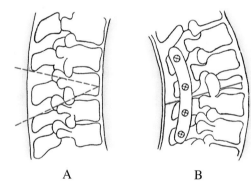

A　　　　　　　　　B

图 6-5-2-4-3　脊柱截骨术术式之三示意图（A、B）
支点位于椎体前缘的楔形截骨术及矫形后钛板内固定状态

【之四】

以椎节前缘为支点的楔形截骨术（图 6-5-2-4-4）；

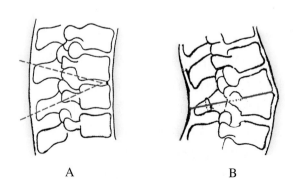

A　　　　　　　　　B

图 6-5-2-4-4　脊柱截骨术术式之四示意图（A、B）
支点位于椎节前缘的楔形截骨术及矫形后棘突钛镙结扎固定状态

【之五】

侧向弯曲的脊柱楔形截骨术（图6-5-2-4-5）；

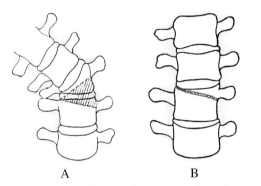

图6-5-2-4-5 脊柱截骨术术式之五示意图（A、B）
脊柱侧弯楔形截骨术

（二）组合术式

而多节段楔形截骨术是按照上述截骨方式用于二个节段以上者。对临床上常用的术式的操作程序将在下面分段加以阐述：

五、脊柱楔形截骨术

（一）概述

最早由 Smith-Petersen 设计，其原理是在脊柱后部结构截除一楔形骨块，当两截骨面对合时，该节段前方的椎间盘裂开，两相邻椎体间即形成一向前开口角状空隙，人为地增大腰椎前凸，以代偿脊柱上部的后凸畸形。术后外观上病人能直立，但脊柱上部原来的后凸弧度并无明显改变（图6-5-2-4-6）。因为脊髓圆锥在成人止于 L_1 下缘或 L_2 上缘水平，所在在 L_2 以下行截骨较为安全合理，L_{2-3} 平面截骨最理想，其次为 L_{3-4}。其操作步骤如下：

（二）切口与手术入路

以 L_{2-3} 棘突为中心，沿脊柱中线纵行切开，上达 L_1 棘突上缘，下至 L_3 棘突下缘。沿正中切开棘上韧带，剥开两侧椎旁肌，纱条充填压迫止血，显露范围达上下关节突的关节外缘，并能摸到横突。

（三）截骨

截骨深度自棘突至椎体后缘，切骨角度按术前测定。截骨的范围包括：第2腰椎棘突下方之大部，第3腰棘突上方之小部，椎板及骨化黄韧带之相应部分，第2腰椎下关节突之大部及第3腰椎上关节突之全部。用骨凿（刀）及三关节咬骨钳等先切除 L_2 棘突后缘上 4/5 与下 1/5 骨质，再斜向下方凿除（图6-5-2-4-7、8）；截骨部位主要在椎板及小关节突处（图6-5-2-4-9）。

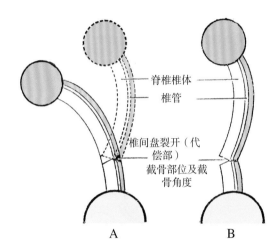

图6-5-2-4-6 脊柱截骨术原理示意图（A、B）
A. 腰椎后侧截骨，以增加腰前凸程度以代偿驼背畸形（用X线摄制描样测定截骨角之方法）；B. 椎体前缘分离，后侧截骨面挤紧

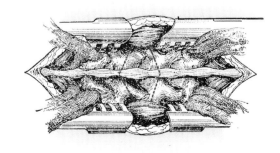

图 6-5-2-4-7 虚线显示截骨范围示意图

可用 CD、Dick、哈氏棒及椎弓根钉等（图 6-5-2-4-12）。要注意防止术后脊柱滑脱而压迫脊髓。之后在截骨面两端之椎板上用骨凿凿出新鲜骨面，包括 $L_{2~3}$ 椎板，两侧自关节突至棘突基底部，用凿下之棘突和截骨时的碎骨片植骨。

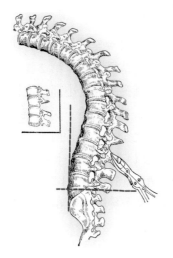

图 6-5-2-4-8　咬除棘突示意图
先用骨剪按照剪除骨质的范围，咬除棘突

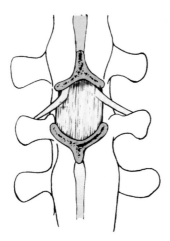

图 6-5-2-4-9　楔形截骨后方观示意图

（四）腰椎间盘纤维骨化时的处理

一般有两种方法，一是先行前方松解；二是截骨完毕后，如仍有椎间盘纤维环外层纤维骨化妨碍畸形矫正时，如仅一侧椎间盘纤维环外层有轻度骨化，可不必切断。如骨化较厚，估计只靠压力难以将其撕断，并可能发生危险时，则应切断较厚的一侧。骨化纤维切断后，以冰冷之生理盐水彻底冲洗伤口，清除残留骨屑及小血块，彻底止血，然后准备行后凸矫正。

（五）安放内固定

通过调节手术床使截骨面对合（图 6-5-2-4-10），再安放棘突固定板（图 6-5-2-4-11），也

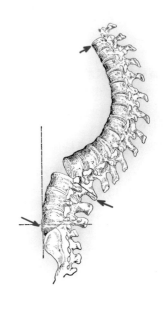

图 6-5-2-4-10　截骨面对合示意图
切除未骨化的棘突间韧带和黄韧带，使截骨面对合

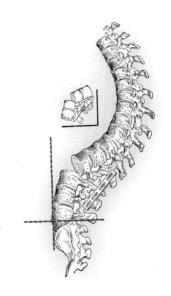

图 6-5-2-4-11　固定椎节示意图
脊柱畸形矫正后，用脊柱钛板和螺钉固定（或用粗钢丝连环结扎固定）逐层缝合切口

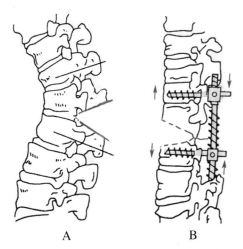

图 6-5-2-4-12 截骨 + 椎弓根钉固定技术示意图（A、B）
A. 对强直性脊柱炎后凸畸形先行楔形截骨；
B. 矫正后予以椎弓根钉固定

（六）术后处理

如畸形得到完全矫正，术后可平卧或俯卧。仰卧时，胸背、头颈后部及下腰部应垫起；俯卧时，腹下部宜垫起，垫的厚度以舒适、无痛为原则。2~3 周后上石膏背心，逐渐下床活动，6~8 周后更换支具制动 4~6 个月。亦可让患者卧于石膏床内。

（七）术中注意事项

【避免神经损伤】

由于截骨面小，当两截骨面对合时，犹如不稳定骨折易于松动而可造成椎体向前移位而伤及马尾神经。故在操作时务必严格掌握截骨要领，采用上下同时持骨技术（应由术者或第一助手一人完成）和稳妥的内固定技术。万一发生神经损伤，应立即使移位的椎体复位，同时更换长棘突固定板将多个棘突确实固定，或更换其他内固定器械。

【防止钙化的腹主动脉撕裂】

截骨后矫正畸形时，$L_{2、3}$ 椎体前方裂开，使椎体前方组织牵拉。正常腹主动脉富于弹性，稍受牵引不致被撕裂，但老年患者如动脉壁钙化则易被撕裂造成致命性大出血。

【畸形矫正不全】

多因术前未确切测出截骨角度大小，截骨角

度小于实际畸形角度。当脊柱炎病变尚未完全静止时更易引发。

六、多节段椎弓楔形截骨术

（一）概述

为近年来临床应用较多之术式，其生物力学原理是以后凸顶点为中心做脊柱后部多个平面楔形截骨术，此实际上是前种脊柱截骨术的多点（平面）截骨。当多处截骨面对合时，脊柱恢复生理弯曲或接近生理弯曲。其优点为：后凸顶点为中心截骨可直接矫正畸形，符合力学原则，与前者加大腰椎前凸来代偿脊柱后凸的间接矫正相比，可以用较小的矫正度获得明显的外观改善。同时也提高了矫正效果。多段分散矫正畸形，每节截骨面积小，较单处大幅度截骨更易完成，而且可分散应力，减少对脊柱稳定性的影响，且可以避免对椎体前方血管和内脏的过度牵拉。同时配合内固定技术，无需外固定，患者也可早期离床活动。

（二）切口与入路

俯卧位，消毒铺巾后，脊柱后正中切口。以后凸弧顶为中心暴露椎板和两侧关节突。

（三）截骨

根据后凸和脊柱僵硬程度决定截骨范围，以弧顶间隙为中心向下依次截骨，以达到满意矫正为度。各段截骨完成后，术者用手小心缓压畸形弧顶部使其渐渐矫正，一般不必使前方钙化韧带断裂就可合拢各截骨间隙，达到矫形目的。然后选用相应之内固定技术维持已矫正之曲度。

（四）术后

常规禁食，如无严重胃肠反应于第二天进流质，术后两周开始离床活动，给予石膏背心固定3~6 个月。

（五）术中注意要点

准备术中矫正床或支架或垫枕，术时将患者

置于其上。术中采用唤醒试验或诱发电位监护仪监护。术中切除多个椎弓、黄韧带时，易损伤脊髓、神经根，操作要细致。锤击胸段椎弓，力量要轻。

七、经椎间孔的楔形脊柱截骨术

（一）概述

该术式的原理是楔形截除脊柱的一部分。包括 L_{2-3} 大部棘突、椎板、关节突和椎弓根，以及其对应的椎间软骨和部分椎体。当两截骨面对合时，前方椎间盘不至于裂开，从而避免了单纯脊椎后部截骨所产生的前纵韧带断裂和椎间盘裂开的后果，防止了脊柱前方形成较大的裂隙及脊柱不稳定。

（二）切口与显露

【切口】

以 L_{2-3} 棘突为中心，取后正中切口，长约 10~15cm。

【显露椎板】

切开诸层，并分离两侧椎旁肌，干纱条压迫止血，上牵开器，清理椎板上残余软组织，显露范围达上下关节突的外缘，并能摸到横突。

（三）截骨

截除 L_2 棘突下方之大部，L_3 棘突上方小部、椎板及骨化黄韧带之相应部分，L_2 下关节突之大部及 L_3 上关节突之全部，再从后面暴露椎体，将对应的 L_{2-3} 椎间软骨和椎体作楔形切除，楔形底边向后，顶端向前，前方不超过椎体前缘。

（四）矫形和内固定

术者双手向下压迫脊柱隆起部，并逐渐撤掉腹下枕垫，至腹壁贴近手术台为止；上下相邻的棘突以钛板或钛镙等固定。

（五）植骨和缝合

在截骨面两端椎板上凿出新鲜骨面，冰盐水冲洗后彻底止血，植自身松质骨，逐层缝合伤口。

（六）术后处理

畸形完全矫正后可平卧，每2~3h翻身一次。

如局麻下手术，可在手术室包扎石膏背心，固定范围上至胸骨柄，下至髂前上棘，石膏凝固后将病人送回病房。包扎石膏过程中要托住腹部保护体位，防止躯干扭转或过伸。术后3~4个月即达骨性愈合，为了防止畸形复发，石膏背心制动需8个月至1年。

（七）术中注意要点

根据脊柱侧位 X 线片上畸形的程度确定截骨部位和切除范围。矫正畸形要缓慢，切忌暴力，采用边加压边依次撤掉腹下枕垫的方法。在畸形矫正过程中密切观察血压、呼吸、脉搏和下肢的知觉及运动情况，以及术野内硬膜囊和脊神经根情况。

八、经椎弓根的椎弓椎体楔形脊柱截骨术

（一）概述

其截骨平面是根据后凸部位及角度大小，一般底边长度 3.0cm 左右，可矫正 30° 左右。后凸 40° 以下，可做一处楔形截骨；40°~80° 者做两处截骨；80° 以上者做三处截骨。楔形截骨底边朝向背侧，尖端朝向椎体中心。

（二）体位、麻醉与显露

【体位与麻醉】

俯卧于可调式脊柱床架上。全麻或持续硬膜外麻醉。

【切口与显露椎板】

后正中切口，逐层切开，以后凸顶点为中心向上下两端暴露棘突、椎板及两侧关节突。

（三）截骨

以 L_2 脊椎楔形截骨为例，暴露 T_{12} 至 L_1 棘突、椎板、小关节及 L_2 横突后，先截除 L_{2-3} 棘上韧带，中心部对准 L_2 横突连线截除所设计楔形范围内的 L_2 棘突下部、L_3 棘突的上部。用宽骨刀按截骨宽度及倾斜角度，并在椎板上做出截除印痕，然后用电钻或骨刀继续凿入，每次进度不可太深；锤击力量不可过大，以免震动太大。一面凿一面取出碎骨片，保存好，备植骨用。当凿

到一定深度后，可见黄韧带深层组织，此时锤击力量更应轻柔，以免失手伤及脊髓。待黄韧带顶部发现有小裂孔或硬膜外脂肪时，可用刮匙扩大刮除，待神经剥离子能伸入小孔时，即行游离硬脊膜，逐步用椎板咬骨钳咬除椎板及黄韧带，显露硬膜外腔。在凿除椎弓、小关节突之前，用神经剥离子仔细分离硬膜外组织，以免损伤椎管内静脉丛。遇有出血可用双极电凝或棉片压迫止血，切忌电灼或盲目钳夹。两侧截骨应保持在同一平面，使截骨平面的宽度和深度一致。截除椎体后缘时，需用特制的"L"形骨凿，操作时应稳、准、轻，切勿伤及脊髓。

根据后凸严重程度，可在两处或三处截骨，如三平面截骨，多选择 T_{11}、L_1、L_3，截骨完毕，

缓慢放平矫形床，后凸畸形即自行缓慢伸直。如果截骨面对合不严，可持续轻轻按压后凸顶点处，使其尽量对合。

（四）内固定、植骨和缝合

各截骨面对合后，予以内固定；再检查纱布，清理术野，植入碎骨，逐层缝合。

（五）术后处理

术后搬动患者时应保持躯体轴线平稳，以防截骨处移位。全麻病人需注意保持呼吸道畅通，注意血压及呼吸情况。术后禁食，若无胃肠反应，可于第二、第三天进食。应用广谱抗生素，预防感染。术后两周拆线，四周上石膏背心，然后可下床活动，半年后拆除石膏。

第五节　近年来对截骨矫正术术式的改良

近年来脊柱截骨术的改良和不断提高，主要包括如下。

一、截骨程度改进

传统脊柱截骨术因并发症较多而逐渐少用。目前主要提出：脊柱全截骨术式和脊柱次全截骨术式两类。

（一）全脊柱截骨术

由 Mcmaster 二十年前提出（1988），其截骨范围包括整个椎弓和椎体，自前纵韧带切除楔形范围内的全部骨质，使脊柱完全截断，上下波及 1~3 个椎体，使脊髓神经根游离于截骨面。闭合截骨间隙矫正畸形及术后脊柱稳定均靠内固定器械维持。主要适用于脊柱角状后凸及后侧凸病例。强直性脊柱炎驼背手术后复发形成之脊柱后凸及后侧凸畸形亦适用。其优点是单段截骨范围广，矫正角度大；但手术创伤大，有潜在脊髓损伤可能。

（二）次全脊柱截骨术

即附件截骨加椎体后部截骨，是在脊柱后方进行底边向后楔形截骨；一般切除椎体后 1/2~2/3 部分骨质。此法增加了截骨后骨性接触面和脊柱的稳定性。Thomasen（1985 年）最早报道了通过椎弓根做椎体松质骨刮除使椎体后部骨质压缩的手术方法。以后一些学者报道了经椎弓根椎间隙周围椎弓椎体截骨术式，并改进为多节段截骨，使手术效果有较大程度的提高，并可以降低手术中可能的神经根、脊髓损伤概率。

二、截骨平面上移

强直性脊柱炎驼背后凸顶点，以胸腰段多见，偶可见于颈及上胸段。截骨部位一般以后凸顶点最好。以往认为脊柱 L_1 以上为截骨禁区，因截骨后易引起截瘫。近年术式经过改进后，已将原来腰段提高到胸段、颈段。对后凸顶点在 T_{10} 以下者均可采用椎弓椎体截骨术；后凸顶点在 T_{10} 以

上者，由于胸廓影响截骨面的闭合，因此在 T_{10} 以上采用多节段附件小截骨，而 T_{10} 以下采用椎弓椎体截骨。这样，手术创伤小，胸廓可保护上胸段脊柱不易产生滑脱等并发症。对于颈椎后凸，应考虑到椎动脉走向，多数学者主张选择 C_7 截骨比较安全。

三、多方向截骨

是指在矢状面和冠状面等两个以上平面进行截骨矫形，强直性脊柱炎驼背主要是后凸，部分患者伴有轻度侧凸畸形，椎体截骨时，将楔形底边向最凸方向，楔形尖指向凹侧，也保留少许骨质，保持脊柱连续性，防止脊柱移位。可以取得较好的效果。

四、颈椎截骨术

由于颈椎手术风险性巨大，既往少有施术者，但某些畸形病例是以颈胸段为主，此时则多选择"颈髓膨大"下方的 C_7~T_1 处截骨较为安全，操作时务必细心、耐心，尤其在折骨矫形时，应由术者双手同时持钳操作，以防椎管位移（图 6-5-2-5-1）。

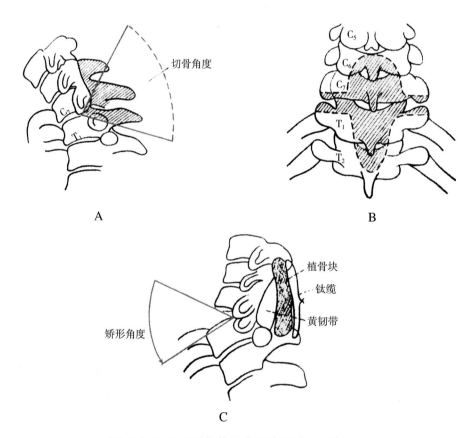

图 6-5-2-5-1　颈段截骨术示意图（A~C）
A、B. 术前拟楔形截骨范围；C. 截骨＋矫形＋内固定术后

五、脊柱截骨术内固定方法改进

驼背矫正术中必须内固定，稳定脊柱，提供持续矫形力。内固定器材的问世及发展为驼背矫正固定的多样性提供了可能。最初多用棘突钢丝和钢板，操作简易。但其副作用是对棘突根部产生纵向拉力来抵抗脊柱的前屈，而对脊柱侧弯及旋转则无固定作用，在附件截骨时抗滑脱能力差。经多年的尝试，目前多选用椎弓根钉技术，其既可以短节段固定而保留相邻节段之活动度，又可

以确实地固定手术部位，术后无需外固定，适应证广。但要求术前根据 X 线或 CT 扫描对椎弓根直径进行测量。且因强直性脊柱炎驼背者之椎板较厚，技术上有一定难度。

第六节　强直性脊柱炎临床举例

［例1］患者，男性，46岁，二十年前开始全身关节游走痛，渐而集中于腰骶部，并逐渐出现驼背畸形，逐年加重；至八年前开始颈腰及双髋呈强直状；于次年前先行双髋关节全髋关节置换术，功能部分改善，但仍无法直立行走。半年后又行腰段楔形截骨＋椎弓根钉内固定＋骨折复位术，见图6-5-2-6-1（A～T）。

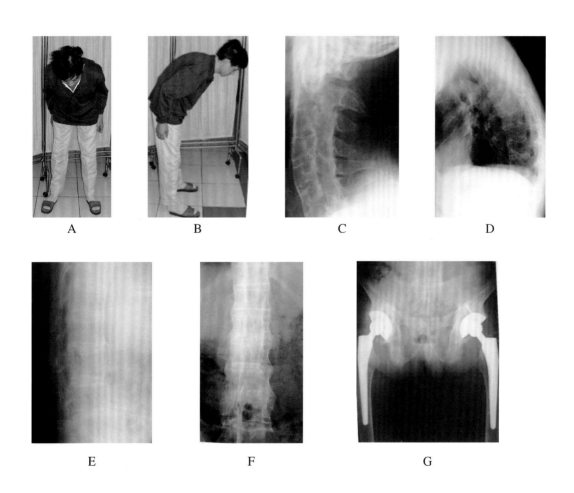

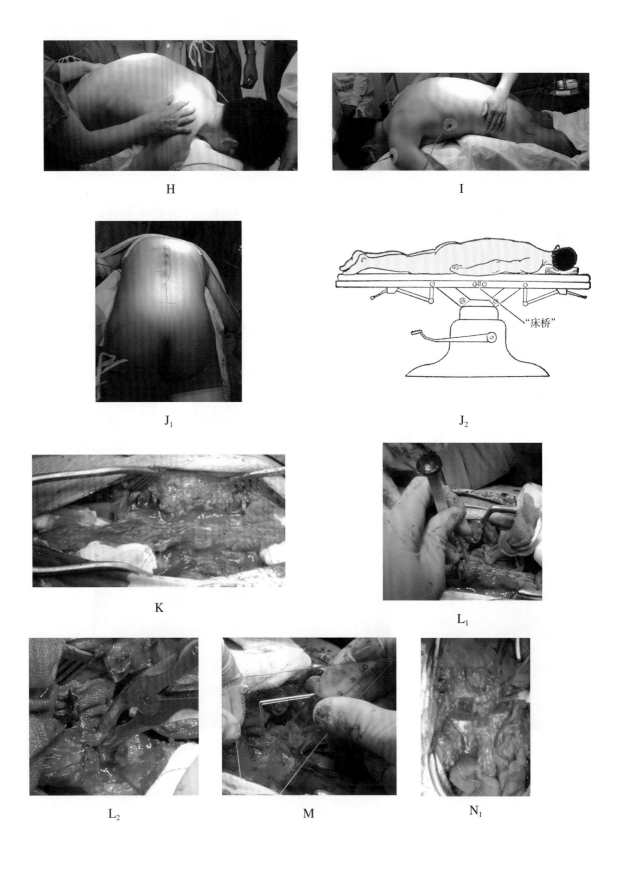

H

I

J₁

J₂

K

L₁

L₂

M

N₁

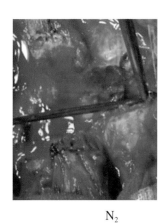

N_2

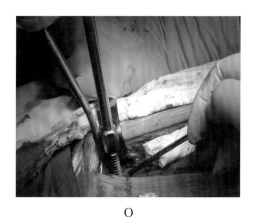

O

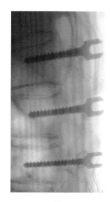

P

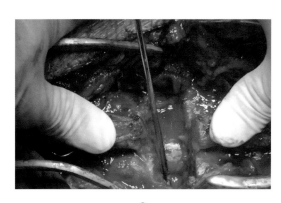

Q

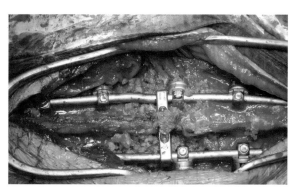

R

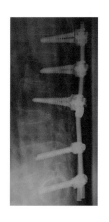

S

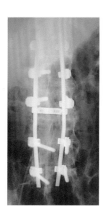

T

图 6-5-2-6-1　临床举例　例1（A~T）

A、B. 来院时人体像，正侧位观；C~F. 颈、胸、腰及双髋 X 线片均呈骨化强直状态；G. 双侧髋关节已行人工全髋关节置换术，术后正侧 X 线片；H、I. 手术体位；J. 切口中部位于床桥处；K. 显露腰椎施术段棘突；L. 楔形凿骨或用三关节咬骨钳切骨；M. 不断用角尺测量截除角度及范围；N. L_2 大部棘突、L_3 少部棘突及下方椎板、椎弓根呈楔形截除；O. 依序安装椎弓根钉；P、Q. 术者双手同时加压折骨复位；R. 椎弓根钉固定完毕；S、T. 正侧位 X 线片显示截骨术后复位满意，术后石膏背心固定，并开始拄拐行走。

［例 2］图 6-5-2-6-2　男性，42 岁，强直性脊柱炎伴 L_1 陈旧性骨折（A~I）。

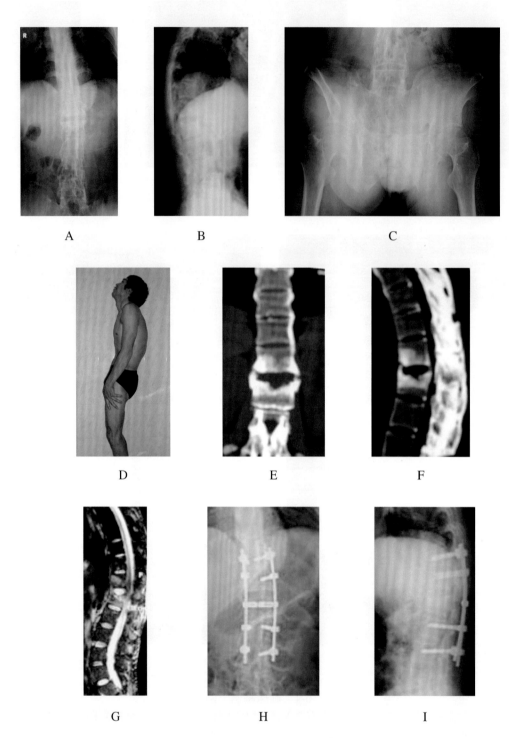

图 6-5-2-6-2　临床举例　例 2（A~I）

A、B.术前胸椎正侧位 X 线片；C.术前双髋及腰骶关节呈强直状；D.术前人体像；E、F.术前 CTM 正侧位观；
G.术前 MR 矢状位观；H、I.行 L_1 处截骨＋椎弓根内固定术后正侧位 X 线片，畸形已改善

［例3］图 6-5-2-6-3　男性，47 岁，强直性脊柱炎伴 T_{1-2} 骨折脱位，后路复位固定（A~F）。

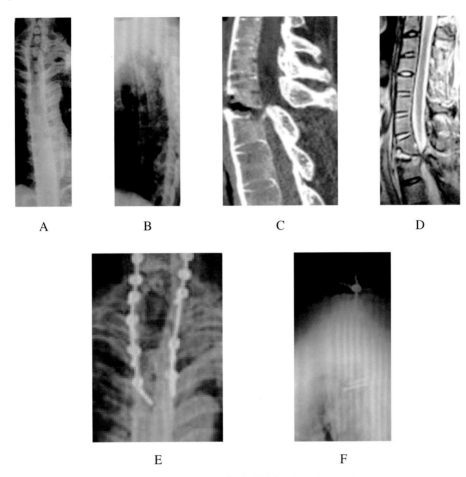

A　　　　　B　　　　　C　　　　　D

E　　　　　　　　　　F

图 6-5-2-6-3　临床举例　例3（A~F）

A、B.术前正侧位 X 线片；C、D.术前 CT 及 MR 矢状位观；E、F.后路开放复位、减压 + 椎弓根钉固定，
术后正侧位 X 线片

［例4］图 6-5-2-6-4　女性，48 岁，强直性脊柱炎合并 C_{6-7} 骨折，予以前后内固定术（A~E）。

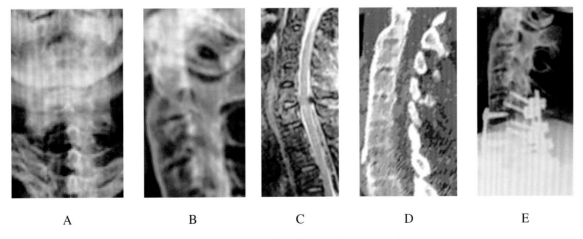

A　　　　　B　　　　　C　　　　　D　　　　　E

图 6-5-2-6-4　临床举例　例4（A~E）

A、B.术前正侧位 X 线片；C、D.术前 CT 及 MR 矢状位片，显示 C_{6-7} 骨折，轻度脱位；E.前后路内固定术后侧位 X 线片

［例5］图 6-5-2-6-5　强直性脊柱炎矫正手术前后（A~H）。

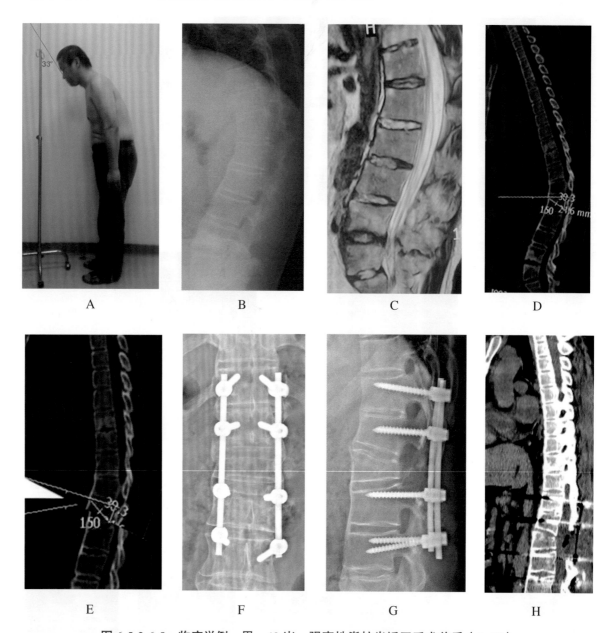

图 6-5-2-6-5　临床举例　男，42 岁，强直性脊柱炎矫正手术前后（A~H）

A. 术前人体侧位观，需矫正角度为 30°；B. 术前 X 线侧位片；C. 术前 MR 矢状位 T_2 加权；D、E. 截骨平面及角度设计图；
F、G. 截骨术后正侧位 X 线片；H. 术后 CT 矢状位扫描（自李立钧）

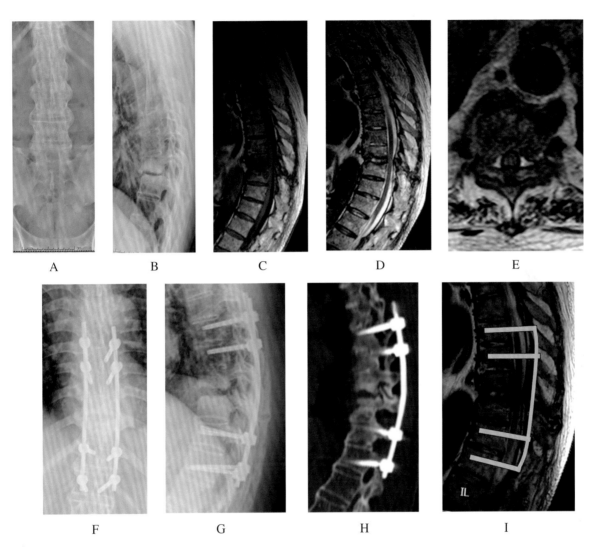

［例6］图 6-5-2-6-6　男性，63岁，背痛二周，强直性脊柱炎伴 T_9、$_{10}$ 结核行手术治疗（A~I）。

A B C D E

F G H I

图 5-2-6-6　临床举例　例 6（A~J）
A、B. 正侧位 X 线片；C、D.MR 矢状位 T_1、T_2 加权像；E.MR 水平位观；F、G. 后路侧前方减压及椎弓根固定术后正侧
位 X 线片；H. 术后 CT 矢状位扫描；I. 术后 MR 矢状位观（自李立钧）

（赵　杰　谢幼专　梁　伟　张玉发　赵定麟）

第三章　肥大性（增生性）脊椎炎及休门氏病

第一节　肥大性（增生性）脊椎炎的病因及特点

一、肥大性脊椎炎概述

临床上所谓的肥大性（增生性）脊椎炎，系指因脊椎退行性改变或以退行性变为主、引起椎节骨与关节广泛性增生性变，并继发一系列临床症状与体征者。其中伴有脊髓或根性症状者，大多列为其他疾患之中，包括伴有发育性椎管狭窄者等。因此，一般统称之肥大性（增生性）脊椎炎实质上属于脊椎退变所引起之骨关节炎，包括小关节及椎体间关节，而又不伴有明确之神经受压症状者。

二、肥大性脊椎炎病因学

本病为一全身性疾患，统称为肥大性关节炎、或称之骨关节病（Osteoarthrosis），又称骨关节炎、退化性关节炎，或增生性关节炎，其是由于关节退化、关节软骨被破坏所致的慢性关节炎。位于脊柱上的骨关节炎则称之为肥大性脊椎炎。本病之病因有原发性，或称特发性和继发性两类。在我国，则以继发性者较多见，原发性者较少。凡正常椎节无明显原因而逐渐发生退行性变，称为原发性脊椎骨关节病；若因某些已知原因导致软骨破坏或关节结构改变，以致关节内摩擦或压力不平衡等因素而造成退行性变者，称为继发性脊椎骨关节病。有人认为本病的实质是一种"脊椎椎节衰竭"，其与心

力衰竭相似。

年龄是发病的重要因素，60岁以上的人约有80%具有本病的影像学改变，但不一定都有症状。肥大性脊椎骨关节病的病变主要发生于椎间关节和椎间盘。引起原发病变的大多为创伤（包括直接或间接暴力所致的骨折、脱位或椎间关节软骨损伤等）；长期重体力劳动所致的慢性劳损；长期腰部过度运动，如体操、杂技、练功等所导致的骨骺损伤等。此外，椎体畸形、脊柱侧凸或后凸、姿势不正，以及脊椎骨骺炎或其他病变所致的后遗椎体楔形变等因素，导致椎间关节和椎间盘负荷不均匀，故在应力过大的部位产生骨关节病。肥胖将增加负荷，也是致病诱因之一。椎间盘突出或退化后，弹力减退，丧失吸收震荡应力的能力，也是导致本病日益加剧的动因。

椎间盘退化后，其纤维软骨为纤维组织所替代，失去抗震能力，使相对应的椎体面受到经常的过分压力和撞击，导致软骨板损伤和反应性骨质增生，产生不规则骨质硬化和边缘骨赘形成。椎间隙狭窄、椎体楔形变和脊椎畸形使后方的椎间关节突位置不正常，应力增大，负荷分布不匀，关节软骨因而被磨损，也产生关节间隙狭窄，软骨下骨质硬化、不规则，其顶端骨质增生变尖，由此而产生椎间关节半脱位，下脊椎的上关节突向上移位，或上椎体在下椎体上向前滑移，使椎间隙进一步狭窄，挤

压位于神经孔内的神经根，也可造成所谓退行性脊椎滑脱，或无脊椎峡部不连的脊椎滑脱。

三、肥大性脊椎炎临床特点

（一）年龄

本病虽可见于中壮年，但90%以上为超过60岁的老人。男多于女，重体力劳动者多于轻体力劳动者，活动量及负载大者多于活动量及负载小者，并与遗传因素有一定关系。

（二）主诉特点

此种病例主诉较多，其特点如下：

【晨起腰痛，活动后减轻】

约80%以上病例主诉早上起床后感到腰部疼痛，一般多可忍受，且伴活动受限，自觉腰部僵硬。但稍许活动后疼痛减轻，再步行数步、数十步或数百步不仅疼痛缓解或消失，腰部活动范围也逐渐恢复如常。此主要是由于腰椎诸关节囊及周围韧带同时僵化之故。

【多活动或多负重后痛，休息后减轻】

当此类患者腰部过多活动或负重后，即觉腰痛，并逐渐加重，伴活动受限。此时如稍许平卧或背靠沙发、躺椅上适当休息，症状即明显改善。此组症状大多在傍晚时，即活动了一天之后方出现，但病情严重者亦可发作于活动一二小时后。

【腰部僵硬及酸胀感尤为明显】

不像其他腰痛患者以"痛"为主。其更多主诉腰椎关节活动受限、不灵活及发酸、发僵、发胀等症状，并希望儿孙辈用拳头叩击之。

四、肥大性脊椎炎体征特点

主要表现为：

（一）多无明确压痛点

几乎90%以上病例无明确的固定压痛点，

其症状主因椎管内窦－椎神经反射所致。

（二）均匀性腰部活动受限

即腰部活动范围诸方向均受限；其受限范围差异较大，早期病例腰椎活动度可近于正常，但中、后期表现出程度不同的功能受限。

（三）叩之舒适感

检查者叩击下腰部时，患者多报之以满意的舒适感，并希望您再多叩几下。此主要由于诸小关节韧带僵化及血流减缓和静脉瘀血之故。

（四）多不伴有坐骨神经放射痛

单纯本病时并无根性症状，因此多不伴有坐骨神经放射痛，下肢直腿抬高试验、沿坐骨神经干压痛及下肢其他神经症状多属阴性。

五、肥大性脊椎炎影像学特点

无论是X线平片、断层摄影或核磁共振均显示典型的退行性变征象。并依据其退变所处的阶段不同，而呈现出相应的改变。

（一）X线所见

于X线平片上主要显示以下特点：

【椎节不稳】

属病变早期，或同一病例病变较轻的椎节在动力性摄片时（侧位）可显示出患节呈现松动与不稳征。一般是上一椎体的下缘在下一椎体上缘前后滑动，并出现梯形变。侧向松动与不稳则较少见，此主要由于腰椎的骨性结构特点及两侧肌群较强之故。

【椎间隙狭窄】

由于椎间盘退变，早期即可显示患节间隙变窄，并随着脱水加剧，以及软骨面受累而使椎间隙的垂直高度明显降低，甚至仅为正常椎节隙的1/3或1/4。

【椎节骨赘增生】

于椎体边缘可显示出大小不一、形态各异的骨质增生（图6-5-3-1-1、2）。

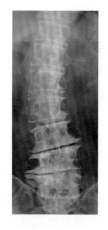 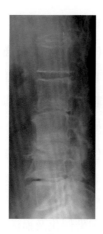

A   B

图 6-5-3-1-1 临床举例 肥大性脊椎炎 X 线片所见
（A、B）

A. 正位 X 线片；B. 侧位 X 线片

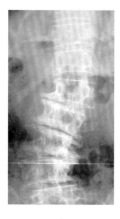 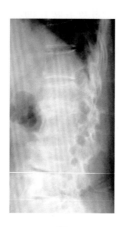

A   B

图 6-5-3-1-2 临床举例 另例肥大性脊椎炎 X 线片
（A、B）

A. 正位 X 线片；B. 侧位 X 线片

骨赘的实际大小较 X 线片所见略大，此主要由于骨性组织外方多有一软骨帽样组织包绕（但如果 X 线球管的投照距离过近，则出现相反结果）。小的骨赘或摄片角度不当，尤其是椎体后方近根管处骨刺不易显示。

【小关节骨质增生】

除椎体边缘骨刺外，小关节骨增生亦较多见，因该处骨组织重叠密集而难以判定。因此当怀疑该处骨质增生，且伴有根性受压症状需定位选择术式时，则需行断层摄片或 CT 扫描。

【其他改变】

除骨赘外，X 线片上尚可发现邻近椎节松动

与不稳征，此乃由于相邻椎节活动量增加之故。并注意第 5 腰椎椎弓根有无退变性断裂，其可伴发。同时酌情测量椎管及（或）根管的矢状径以判定有无继发性椎管狭窄症。

（二）CT 扫描

对下腰椎伤病的诊断意义较大，其阳性发现率明显高于普通 X 线平片，尤其是在对椎管及侧隐窝形态与大小判定上具有较高的临床价值。三维椎管形态重建更有助于对椎管及根管状态的判定，而且可作为手术选择的依据之一（图 6-5-3-1-3）。

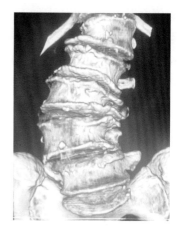

图 6-5-3-1-3 临床举例 肥大性脊椎炎 CTM 所见

（三）磁共振（MR）检查

此项检查主要用于对硬膜囊状态的判定，因此凡具有脊髓脊神经根症状者，应常规予以检查（图 6-5-3-1-4）。

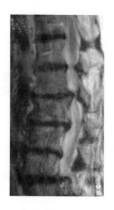

图 6-5-3-1-4 临床举例 肥大性脊柱炎 MR
矢状位所见

第二节　肥大性脊椎炎的诊断、鉴别诊断与治疗

一、肥大性脊椎炎诊断

本病的诊断主要依据：

（一）临床症状

一般均有前述临床症状特点中的大部或全部，其疗程均较长，可从中年发病（多为强体力劳动者）；

（二）临床检查

除腰部僵硬、活动受限及叩击有舒适感外，约半数病例可能并无其他特别症状；

（三）年龄

一般多在 55 岁以上，50 岁以下除强体力劳动或举重运动员（包括芭蕾舞男演员）外，其他甚为少见；

（四）影像学检查

X 线上呈典型的退行性改变。并可酌情行 CT 扫描或 MR 检查。

二、肥大性脊椎炎鉴别诊断

本病主要与下列疾患鉴别：

（一）腰肌劳损

临床上十分多见，应注意鉴别。本病之特点如下。

【发病年龄】

以青年，或青壮年居多；

【既往史】

多有腰部外伤或长期过劳史，或在潮湿环境工作过久；

【临床特点】

以腰骶或腰背部持续性钝痛为主，过劳后加剧，休息则减轻；

【压痛点】

多较固定；

【X 线平片】

多无明显所见。

（二）腰背部肌纤维组织炎

本病与前者相似，亦可见于任何年龄。但既往史除有慢性腰部劳损外，一般多有受潮及受寒病史，口服阿司匹林有显效，因此，不难以区别。

（三）腰椎间盘突（脱）出症

因本病多见，亦应特别注意鉴别，其要点主要是如下。

【发病年龄】

亦以青年、青壮年为多发，老年患者十分少见；

【根性症状】

均较明显，且有定位症状，呈发作性，卧床后则消失；

【腰部症状】

亦较明显，以致腰部前屈明显受限；

【MR 检查】

有典型脊神经根受压征象。

（四）风湿病

尤以腰背部症状为主者，但本病具有以下特点。

1. 游走性疼痛；

2. 红细胞沉降率增快；

3. 血清抗“O”试验多在 400 单位以上；

4. 对抗风湿性药物反应敏感；

5. 脊柱活动范围基本无影响；

6. 可见于任何年龄，以青少年尤多；

7. 骨质多无增生性改变等异常所见。

（五）类风湿性脊柱炎

本病后期易与退变性脊柱炎鉴别；但早期，当脊柱尚未引起明显改变时，则难以鉴别。本病特点如下：

1. 发病以四肢小关节为多见，如手、足、腕、膝等处可有明显之症状；

2. 在脊柱上腰骶部出现症状者少，而颈椎为多；

3. 对金制剂治疗反应敏感；

4. 类风湿因子化验多属阳性；

5. 年龄较退变性脊柱炎为轻；

6. X线片无退变性改变。

归纳以上五种疾患及肥大性脊椎炎列表6-5-3-2-1进行鉴别。

此外，本病尚应与以下多种疾患鉴别，主要有：

表6-5-3-2-1　各种常见疾患与肥大性脊椎炎鉴别诊断一览表

鉴别项目	腰肌劳损	腰背部肌纤维组织炎	腰椎间盘突出症	风湿性脊椎炎	类风湿性脊椎炎	肥大性脊椎炎
好发年龄	青壮年	任何年龄	青壮年为多见	儿童或青年	任何年龄，青年为多	老年
病史特点	外伤、慢性劳损等	受寒、潮湿	外伤、过劳	咽喉链球菌感染史	寒冷、潮湿	起病慢发展慢
疼痛特点	钝痛多见，劳动后加重，休息减轻	在一定范围内有疼痛，活动后减轻，劳动加重	腰痛，伴有下肢放射性痛，咳嗽加重，休息减轻	游走性痛，天气变化关节痛加重，平时酸、麻、胀	天气变化有明显改变及游走性痛	早晨或休息后再活动疼痛，活动后痛消失或减轻
压痛	腰部有明显压痛	压痛明显	$L_{4、5}$棘突旁、臀部及沿坐骨神经有压痛	压痛广泛而不固定	活动期明显	棘突旁压痛不明显
影像学特点	可无改变	无明显改变	有阳性所见	不明显	有改变，尤以后期	椎节呈增生性改变

（六）强直性脊柱炎

本病虽与类风湿性脊柱炎有许多相似之症状，但属另一疾患。可根据以下特点与退变性脊柱炎鉴别。

1. 多从骶髂关节开始发病；

2. 颈、胸、腰及骨盆均同时受累；

3. 血沉较快，尤以活动期；乳胶试验及HLA-B27检查多为阳性；

4. X线平片视不同病期而在脊柱上出现相应特点，早期为骨质疏松、脱钙，渐而显示关节突关节、胸肋关节及肋横突关节形态模糊不清，最后是韧带完全钙化而出现竹节状改变；

5. 年龄以青壮年多见，少有50岁以上发病者。

（七）脊柱结核

虽近年来已少见，但临床上仍可发现散发之病例。根据本病以下特点可加以鉴别：

1. 年龄多为青少年者；

2. 病变以胸腰段或胸段为多见；

3. 多伴有明显之椎骨后突畸形；

4. 拾物试验阳性；

5. X线片显示典型的椎骨破坏及椎旁脓肿征等；

6. 具有结核的全身症状。

（八）骶髂关节病变

以女性为多见，尤以产后，其特点如下：

1. 痛及压痛点多局限于单侧或双侧骶髂关节部；

2. 骶髂关节的各种试验多属阳性；

3. X 线平片（正、侧及左右斜位）显示骶髂关节可有致密性（致密性骶髂关节炎）、松动与增宽（产后性骶髂关节炎）或破坏（骶髂关节结核）等异常所见；

4. 视病因不同可有其他不同症状。

（九）其他疾患

此外尚应与腰椎管狭窄症、小关节损伤性关节炎及泌尿生殖等系统疾病相鉴别。

三、肥大性脊椎炎治疗目的与要求

（一）目的

治疗的主要目的是停止或减缓退行性变的发展，缓解各种症状和恢复患者的正常生活与工作能力。

（二）要求

强调以非手术疗法为主，一般无需手术，除非椎管内神经组织遭受压迫而无法缓解者。

（三）要领

增强腰背肌功能，并辅以有效之药物疗法；与此同时，尚应使患者克服和防止悲观情绪，积极配合治疗。

四、肥大性脊椎炎非手术疗法的选择与实施

临床上常用的非手术疗法措施主要有以下几类：

（一）卧木板床

可在木板上加用席梦思床垫，而不可选用钢丝、棕绷或尼龙丝床，因后者可招至腰部被迫性屈曲体位而加重病情。

（二）腰背肌锻炼

此对腰部功能的恢复至关重要，每日不少于 3 次，每次至少在 50 次以上。开始时应有专人辅导，以免不得要领而起不到应有作用。腰背肌的锻炼方式有多种（图 6-5-3-2-1），可选择其中的 1~2 种方法进行锻炼。

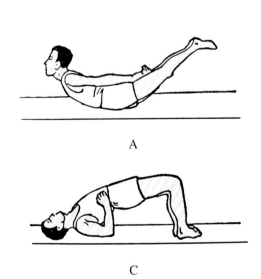

A

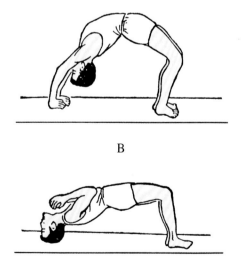

B

C

D

图 6-5-3-2-1　腰背肌锻炼方式示意图（A~D）
A. 飞燕式；B. 四点式；C. 五点式；D. 三点式

（三）腰围保护

以具有弹性的软腰围为理想，但发作期应改用较硬的皮腰围或是选用轻质的腰背支具。

（四）药物疗法

除市场上常用的各种药物外，尚可选用硫酸软骨素及丹参片口服，其对本病停止发展与逆转具有明显疗效。

（五）按摩疗法

按摩疗法可改善局部血循环而有利于本病的恢复。但推拿，尤其是粗暴的重手法推拿不仅不利于本病的恢复，且可加重病情，不宜选用。

（六）其他

可酌情选用理疗、局部封闭、体疗、中草药外敷、针灸、卧床行轻重量持续牵引及其他各种疗法。

五、肥大性脊椎炎手术疗法

（一）手术疗法目的

【消除疼痛】

对腰背部顽固的局限性痛点，一般多系末梢神经卡压所致，可选用筋膜切开松解之式式；对疼痛范围较广泛者亦可选用小刀式对纤维化之筋膜行多切口或筋膜切开松解术。

【解除压迫】

指对脊神经根或硬膜囊形成压迫者（实际上已进入继发性腰椎椎管狭窄症之诊断范围），则需通过腰椎后路进行椎管＋根管减压术。

【稳定椎节】

对脊柱退变早期或中期椎节已形成严重不稳影响正常生活工作者，则需行椎节融合术消除症状。

（二）各种术式简介

【筋膜切开松解术】

用于腰背部持续性疼痛无法缓解者，此多系腰背部伴有纤维织炎致使末梢神经受卡压之故。一般在局麻下施术，以便于术中根据患者痛点将该处筋膜组织切开松解之，视压痛点之范围可做单个或多个 1~1.5cm 大小之切口进行对筋膜痛点松解之。

【脊柱融合术】

对伴有椎节明显不稳，或伴有后方小关节损伤性关节炎者，可选择相应的脊柱融合术。单纯性椎节不稳定者，一般之腰后路棘突间融合术、椎板融合术或小关节融合术等均可获得满意之疗效，见本书第四卷第三篇第四章第二节相关图片。

【椎管或根管减压术】

指本病后期，因增生明显伴有严重根性或马尾症状者方可考虑本手术。一般以局麻或硬膜外麻醉下，显露椎板及棘突，视病情不同而行单侧根管减压术，或是单椎节减压术，或是全椎板切除减压术等。并依据椎节是否稳定而决定需否同时予以椎节融合固定术。

（席秉勇　刘忠汉　于　彬　亓东铎　赵定麟）

第三节　休门氏病概况

一、休门氏病（Scheuermann）概述

20 世纪 20 年代 Scheuermann（1921）描述了一种常见于青少年的胸椎或胸腰段的僵硬型脊柱后凸（驼背）畸形。此后，1930 年 Schmorl，1931 年 Beadle，1937 年 Cloward & Bucy，1939 年 Wretblad，1944 年 Mac Gowan，1954 年 Van Landingham 及 1961 年 Bradford & Garcia 等均对本病从不同角度进行了深入研究与探讨。因其病因不清楚，故一直沿用 Scheuermann 氏病的命名。本病是一种主要引起青少年结构性驼背的疾病，其人群发生率约 0.4% 左右。本病多见于男性，约占 70% 左右，男女之比为 2 ：1；当然，各家报道有所差异。本病有家族性发病倾向，其遗传方式尚不明确，可能为常染色体显性遗传。

对患儿在骨骼成熟以前诊断，大多可选用支具成功地进行矫正。但因该病常被混淆为姿势性驼背而不能及时发现，以致出现驼背畸形，并引起持续性背痛后才被发现或确诊而延误最佳防治时机。当畸形严重，特别是非手术疗法不能缓解疼痛时，则需要手术治疗。

二、休门氏病之自然史

在正常情况下，休门氏病属于良性发展，真正有严重畸形和临床症状者极少。在青少年生长期不经治疗的 Scheuermann 病可发展为进行性结构性后凸畸形，尤其是在成长过程中有外伤及过劳者。常见的背痛和疲劳感，在骨骼成熟后常会自然消失。如果最终后凸畸形不超过 75°，除了背痛外，患者一般不会有长期的不适，且背痛常为轻度，少有致残者。

未经治疗的 Scheuermann 病，成年时常因其畸形明显影响美观或慢性背痛就医。个别病人可因继发于严重畸形（超过 100°）而出现神经症状；此外，未经治疗的严重后凸畸形病人可致肺功能障碍而引起一系列问题。

Marray 及同事曾对 67 位 Scheuermann 病患者长期随访，平均达 31.7 年，结果发现：平均后凸仅 71°，这些病人的工作强度相对为轻，但畸形却较严重，且疼痛比那些畸形较轻的病人更严重，且更关心他们的外形；但疼痛并未明显地限制其日常生活。

总的看来，该病确切的自然病史进展不明，成人畸形严重者，未经治疗的后凸畸形可呈进行性发展。Travaglini 和 Conte 随访了 43 位病人达 25 年，发现成人中 80% 病变呈进行性发展，虽然导致严重畸形者并不多，成年期出现的疼痛常与脊柱退变性脊椎关节病有关，这是 Scheuermann 病未治的结果。且非手术治疗可能无效。后凸小于 75° 者少有这些表现。腰椎 Scheuermann 病者只要避免高强度工作，成年期并不会有生活不便。然而，最近观察到一组 20 多岁的病人，虽多年来一直避免高强度活动，但因椎间盘退变导致慢性下腰痛而致残。

三、休门氏病临床表现

（一）驼背（后凸）畸形

由于本病在青少年期开始，以致出现胸或胸腰段驼背。家人常认为是由不良姿势所引起，以致成为延误诊断和治疗的常见原因。此时，患者可出现明显的胸背部疼痛，可因站立及激烈的体力活动而加重。当生长停止后，本病亦停止发展，

疼痛大多会自动消失。但当畸形严重时，患者亦可同时出现下腰部疼痛（图6-5-3-3-1）。

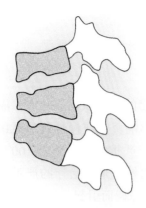

图 6-5-3-3-1　Scheuermann 氏病驼背畸形，椎体呈楔形变示意图

（二）腰椎前凸

除胸段后凸畸形外，病人还有不同程度的（代偿性）腰椎前凸，对胸段而言，头颈亦相对向前突出。腰椎过度前凸实际上是病人对胸椎严重后凸弯曲代偿之故。

（三）其他症状

【神经症状】

严重后凸畸形可引起脊髓受压，严重者下肢甚至可有轻瘫。

【腰痛】

当病变波及腰椎时，其病人常有下腰痛。常见于男性运动员和山区人群。表明本病的发展与恶化是反复创伤和激烈运动的结果。

四、休门氏病之X线影像学特征

Scheuermann病的X线影像学诊断标准包括：

（一）楔形椎体

椎体呈楔形外观，且病段椎节后凸顶椎至少三个以上，相邻的楔形椎体形成之角度一般应超过5°。

（二）Schmorl 结节

此是本病影像学另一特征，脊椎终板呈不规则或扁平状，椎间隙狭窄，髓核可突入上下椎体软骨板内，且顶椎前后径增长。个别病人影像学改变仅限于顶椎，其上下椎体的变化甚为轻微；对此类病例应注意除外其他疾患。

（三）颈腰段前凸

除了站立侧位片显示胸椎过度后凸畸形外，尚可同时发现腰椎的过度前凸和颈椎前凸加剧等异常。实质上，颈腰椎的畸形改变并非结构性，而是对后凸胸椎之代偿性改变，与维持椎体在矢状面上的平衡相关。

五、休门氏病诊断

本病之诊断主要依据：

1. 病史　自幼年缓慢发病，以胸背部不适及疼痛为主；

2. 畸形　主为圆背畸形，颈、腰段可向前隆凸；

3. 影像学所见　如前所述，多呈现典型改变。

第四节　休门氏病治疗

一、休门氏病非手术治疗

主要包括以下内容：

（一）随访观察、科普教育

对脊柱后凸小于50°的青少年需定期随访，包括X线摄片，直到骨骼发育成熟。在此期间应予以科普知识普及，使家长及患儿了解本病，注意预防畸形及配合治疗。

（二）功能锻炼

主要包括单独的姿势训练，其对本病的矫正具有一定作用；但姿势训练与支具治疗相结合可以使脊柱柔韧，矫正腰椎过度前凸，增强脊柱的伸肌。对后凸小于75°者，此种措施具有肯定的效果。

（三）支具治疗

在骨骼发育成熟之前进行支具治疗亦可得到满意的疗效，即使后凸已近80°者亦多有效。由于胸椎型Scheuermann病者顶椎大多位于胸6～8处，可选用具有三点支撑的Milkwaukee支具。因其具有动力性三点矫正功能，可以增加胸椎的伸展幅度，使腰椎前凸变浅（图6-5-3-4-1）。胸腰椎型Scheuermann病，顶椎大多在胸₁₂或更低，可用改良的腋下胸腰骶矫正器。在支具治疗过程中，应自始至终进行姿势性伸展运动和腘绳肌的牵张运动。支具治疗至少应坚持至骨骼成熟后2年。在支具治疗的最后一年，仅需晚上佩戴支具即可。虽然支具治疗后病人畸形可明显矫正，但随着时间的推移，有15%～30%的效果可能会丧失。因此，对要求高且能合作的患儿，仍以石膏背心为佳，并注意三点固定（见图1-4-4-2-3）。

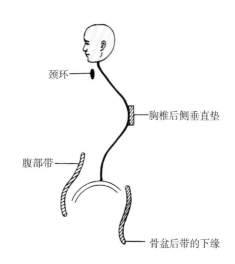

图6-5-3-4-1　支具原理示意图

胸椎Scheuermann病Milkwaukee支架胸椎矫正力

（图中标注：颈环、胸椎后侧垂直垫、腹部带、骨盆后带的下缘）

二、休门氏病手术治疗

（一）后凸畸形矫正术的生物力学原则

即从生物力学角度提出之治疗原则，主要包括以下三点：

1. 延长脊柱前柱　以求恢复胸椎的生理曲度与椎节高度；

2. 提供前柱支撑　与前者相同意义，且同时使椎节恢复正常之稳定；

3. 缩短脊柱后柱　亦为恢复椎节正常形态主要措施之一。

（二）病例选择与术式

【概述】

仅有为数甚少的Scheuermann病患者需行手术治疗，主要是在青少年期采用支具治疗无法控制畸形发展之病例方才考虑手术治疗。包括那些超过80°的后凸畸形而骨骼尚未发育成熟者。

成人后凸超过 75° 以上造成持久功能障碍性疼痛，至少经 6 个月以上非手术治疗无效和明确提出要求改变外形美观者亦可考虑手术治疗。Scheuermann 病的手术治疗的目的主要是稳定、平衡脊柱，而不引起神经损害。为此，矫正畸形、恢复椎节的长度是其重要目的。此外，尚应注意需手术的脊柱畸形段内是否合并有结构性脊柱侧凸，及侧凸的部位。单纯后路器械内固定融合成功率高，比前、后路联合手术的危险性要小，但其疗效欠佳，而前后路同时施术疗效则较为理想。

【前路椎间盘切除和前纵韧带松解术】

有利于脊柱前柱延长及前柱支撑。手术如果是在骨骼尚未成熟者前方施术，则可通过前方韧带松解术来促进椎骨的生长。对骨骼发育成熟者可通过椎体间融合或支撑物（多选用植骨块）植入。而缩短后柱则可通过后路沿畸形长度安装脊柱压缩器械。后路脊柱融合固定可以增加矫正的长期稳定性；

【单纯器械后路融合术】

效果不满意，因为此种方式并不符合矫正术的生物力学原则。不仅矫正力度不够，且器械固定易失败，假关节形成率亦高。其失败原因是此种沿张力侧的后柱融合固定时前柱不能分担负荷所致。以致易造成融合部位弯曲、器械固定失败和假关节形成，因此目前已较少选用；

【复合手术】

对伴有侧弯者，术式则较复杂，应全面设计后方可施术。

（三）术前检查和准备

【术前 X 线摄片检查】

所有患者均应摄站立前后位片、侧位片及以后凸顶椎为中心的仰卧过伸侧位 X 片（照片时后背垫一长枕）；如果有侧凸存在，还应摄仰卧前后位片；这些摄片有助于决定椎节前、后融合的节段；对进展迅速的后凸畸形，或非典型疼痛，特别是夜间痛，应常规行 MR 检查，

以排除椎管内病变；有下腰痛的患者，需注意斜位片有无腰椎滑脱；并酌情依据行 MR 检查排除退行性椎间盘病变引起的疾患；

【全面的物理和神经系统检查】

所有拟手术治疗的患者，尤其老年患者应经内科医师或肺科医师行全面的术前评价，术中应密切监测他们的全身状态及生命体征；

【备血】

在前后路联合手术前，通常准备适量的自体血及其他血源，而后路手术则备血量相对为少；

【抗生素应用】

在术前 30min 开始使用，一般用 48h，青霉素过敏者可改用先锋霉素或万古霉素。

（四）手术方式

大多数外科医师主张同时行前后路手术，这样对纠正畸形角度效果更好，且住院时间缩短。而另外某些医师则从安全角度考虑而倾向于分期手术，两期间隔 7~10d，这期间让患者活动，以改善肺功能。

（五）术中监护

前后路手术中都应行体感诱发电位（SEP）和运动诱发电位（MEP）监测脊髓功能。SEP 监测应视为常规。前路手术时，MEP 刺激电极亦可置于融合水平近端的两个相邻棘突。这些技术比经皮下方法监测更可靠，MEP 的记录电极总是置于腘窝。后路手术结束之前应行唤醒试验，并观察双下肢功能状态。

（六）其他准备

【术中膝下充气袜】

此技术有助于静脉回充。如此可明显减少脊柱术后血栓栓塞的发生率；

【中心静脉通路】

用于监测静脉压，这样可用控制性低血压麻醉来减少失血；

【血液过滤回输系统】

如血细胞回收器，也可常规使用；

【双腔或 Univent 气管内插管】

前路手术中使用此项技术可使手术侧肺萎陷而有利于暴露；

【使用呼吸机】

所有行前路手术的患者术后均需使用 1~2d，以确保术后肺部膨胀完全。

（七）常用之术式

【前路松解及融合术】

凡有前路融合术适应证者，均需先行前路手术。

1. 体位　将患者置于左（或右）侧卧位，在骨隆突处用软枕充分垫好，并在支撑手臂及胸廓之间放置腋垫以保护臂丛神经；有人主张取右侧卧位，因为腹主动脉横跨脊柱左侧，右侧位可避开大血管；但对同时合并侧凸应从侧凸的凸面进行；除非背柱后凸严重而又需要前路支撑植骨者，在此情况下，从凹面进行支撑植骨较易；

2. 切口　根据椎间盘切除及融合最近头侧的肋骨位置选择相应之切口；首先要切除融合部位最近段的肋骨，其前端分离至肋软骨关节，在后端分离距肋骨横突关节两指宽，把肋骨切成段以用作椎间融合的移植骨。沿着肋骨床切开胸膜，插入牵开器。然后，沿椎体正中纵向切开壁层胸膜，如果节段血管需结扎及分离，应尽可能从远离椎间孔的地方切断结扎，以免影响脊髓的血供，尤其是在 $T_{5~9}$ 分水岭区域，后侧的血管不要解剖游离，椎间孔区域不能用电灼，以免破坏脊髓动脉交通支。切记应保存所有的节段性血管；若需要暴露至 T_{12} 以下，则应行胸腹联合切口；

3. 显露施术椎节　首先应分离深层胸腹部组织，包括切除相应的肋骨（通常是 $T_{9~11}$），并沿肋骨床进入胸腔，直视下，离肋骨附着处 2~3cm 处横断膈肌，置入胸腔扩张器，同时需切断膈肌下部，小心保护内脏大神经，腰升静脉及交感神经干；

4. 切除椎间盘　首先使椎间盘充分暴露，切除前部椎间盘，并在每节椎间盘之间置入撑开器，再彻底切除余下之椎间盘至后纵韧带。

并切除椎体上下终板；

5. 植骨　先对每个间隙用吸收性明胶海绵填充，再将肋骨小碎片填入每个椎间隙或是另取长方形骨块植入椎节，完成椎体间融合术；

6. 闭合切口　放置胸腔引流管及肋骨合拢器，缝合胸膜及肋间肌，缝合各组肌层、皮下组织及皮肤。

【后路手术】

1. 体位　患者俯卧于手术台上，用软垫保护髂嵴中部及股外侧皮神经；

2. 切口　取后正中切口，暴露棘突、椎板及两侧横突，切除棘突、并将其切碎用作植骨材料；根据需手术的部位与范围，确定显露的部位与范围；

3. 后路器械置入的节段选择　主要根据术前站立前后位及侧位片确定后凸畸形器械置入及融合的范围；如果术前前后位 X 线片发现合并明显的结构性侧凸，则需超过后凸近或远端的范围，器械置入及融合范围取决于侧凸及仰卧弯曲位 X 线片。

内固定器械置入远端不但要包括测量的后凸远端终末椎，且要包括其下第一个前凸的椎体，这椎体刚好在后凸畸形下端第一个前凸畸形椎间盘（图 6-5-3-4-2），如果融合节段达不到这水平，则易发生融合节段以下出现后凸畸形。

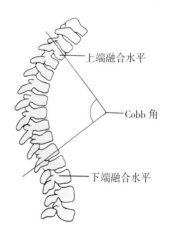

图 6-5-3-4-2　融合部位选择示意图

后凸畸形后路融合的范围，包括 Cobb 角的近侧椎和其远侧椎之上的第一个前凸的椎间盘；在胸、腰椎型 Scheuermann 病，融合范围应包括后凸畸形近侧椎以上的第一个前凸椎体

决定要融合节段的另一方法是从 L_5S_1 椎间盘的后缘画一条垂直线，即侧位垂直骶骨线。大多数类型的后凸畸形，融合的远端应在侧位垂直骶骨线之前，以免产生融合固定交界处后凸。但对于 Scheuermann 病后凸畸形，本人发现侧位垂直骶骨线意义不大，主要是因为患者处于负的矢状面平衡，对于正常矢状面平衡的患者，这种方法较好，可作为融合术下端终末椎的指示线。

如上讨论，在胸椎型后凸畸形，手术包括后凸远端椎第一个前凸椎间盘及近端终末椎（T_1 或 T_2），不会导致任何融合固定交界处后凸，前提是畸形没有被过度纠正（>50%）。胸腰椎型病人，融合术要包括第一个前凸节段以及已测量的 Cobb 角的上、下终末节段，以免产生融合固定交界处后凸；

4. 后路器械内置物　可用于后路融合术有多种。临床上多用的是 Harrington 棒，每根有 6 ~ 7 个钩，用于纠正后凸畸形。其次是 Luque 器械，亦可获得更好的平衡及矢状曲线，并通过椎板下钢丝进行更好的固定，且术后也勿需制动。此外，后路多节段钩系统，如 CD、TSRH 和 Isola 等亦可用于 Scheuermann 病后凸畸形的治疗；

5. 脊柱后凸的整复　常用的方法是：

（1）插入椎板爪钩（图 6-5-3-4-3 所示）在后凸顶椎以上双侧各挂三个椎弓根爪钩，之后再在下方插入各三套椎弓根爪钩；

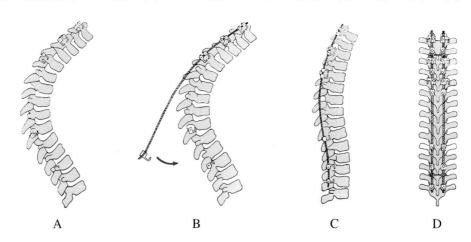

图 6-5-3-5-3　脊柱后凸整复常用方法示意图（A~D）
A. 钩的插入，注意后凸顶椎以上的三套六个椎弓根和一个横突爪钩；B. 棒通过近节段的钩的情况和棒的远端被压棒器压向下段脊椎的情况；C. 下端钩或螺钉固定于棒的情况；D. 远、近两端用横向连接器连接固定棒

（2）复位　即通过近节段的棒钩连结和固定，并向远端被压棒器压向下段脊椎。注意棒下段的预弯曲度，便于与远端钩插入；

（3）加强固定　即将远近两端用横向连结器连结固定棒。亦可选用椎弓根钉技术，或附加侧块螺钉等，以便矫正后凸畸形。

（八）术后处理

【早期活动】

所有的患者于术后第二天或第三天开始坐立和行走。一般无需使用支具，除非是老年患者，可使用伸展支具直至融合开始坚固，一般为 3 ~ 6 个月。

【功能锻炼】

所有患者术后及早开始行走，并逐渐增加时间。带支具的患者，六个月后允许轻度的耗氧运动。一年后才可行全量运动。而不带支具的三个月时可开始轻度耗氧运动，如举重器和骑车，六个月时可进行大部分运动。所有的患者三个月开始等张和等长背部锻炼。

（九）手术并发症

【一般并发症】

指常见的肺部并发症（肺部感染和肺不

张），胃肠道并发症肠麻痹，泌尿道并发症膀胱炎，血栓栓塞和伤口感染等，应采取相应之治疗措施；

【Scheuermann 病矫形术并发症】

视手术方式不同而出现各种内固定器械所特有之并发症，亦需按不同情况分别处理。

（沈海敏　朱炯　赵定麟）

参 考 文 献

1. Hirai T, Kato T, kawabata s, et al. Adhesive arachnoiditis with extensive syringomyelia and giant arachnoid cyst after spinal and epidural anesthesia: a case report；Spine. 2012, 37(3):195–8.

2. Bader D, Peeri M, Shifrin L. Tuberculosis of the spine in children (Pott's disease). Harefuah. 1985, 15; 109(10):276–9.

3. Chaus GW, Heare T.End–stage Posttraumatic Osteoarthritis Treated With THA in Osteogenesis Imperfecta.Orthopedics. 2012,35(6):950–3.

4. Cozzolino F, Costa L, Marasco E, Misasi M. Tubercular spondylodiskitis. Chirorqaini Mov. 1981, 67(5):497–503.

5. Damborg F, Engell V, Nielsen J, et,al.Genetic epidemiology of Scheuermann's disease.Acta Orthop. 2011,82(5):602–5,

6. Geck MJ,Maeagno A,Ponte A . The ponte procedureposterior only treatment of seheuermann's kyphosis using segmental posterior shortening and pediele screw instmmentation . J spinal Disord Tech. 2007, 20(8):586–93.

7. Kapetanos GA, Hantzidis PT, Anaqnostidisetal. TH,Kleovoulos SA . Thoracic cord compression caused by disk herniation in Scheuermann' s disease––A case report and review of the literature . Eor spine J. 2006, 15 suppl 5:553–8.

8. Glattes RC,Bridwell KH,Lenke LG . Proximal junctional kyphosis in adult spinal deformity following long instrumented posterior spinal fusion:incidence,outcomes,and risk factor analysis . Spine. 2005, 30(14):1643–9.

9. Al–Rahawan MM, Gray BM, Mitchellcs, etal .Thoracic vertebral osteomyelitis with paraspinous mass and intraspinal extension: an atypical presentation of cat–scratch disease；Pediatr Radiol. 2012, 42(1):116–9.

10. Shao J, Zhang W, Jiang Y, et al.Computer–navigated TKA for the Treatment of Osteoarthritis Associated With Extra–articular Femoral Deformity.Orthopedics. 2012,35(6): 794–9.

11. Tsirikos AI, Jain AK.Scheuermann's kyphosis; current controversies.J Bone Joint Surg Br. 2011,93(7):857–64.

12. Wood KB, Melikian R, Villamil F. Adult Scheuermann kyphosis: evaluation, management, and new developments.J Am Acad Orthop Surg. 2012,20(2):113–21.

13. 褚宝强 . 综合治疗腰椎肥大性脊椎炎的临床观察 . 中国民族民间医药 , 2011, 20(2):77–8.

14. 刘学光，邱勇 . 休门氏病矫形术后交界性后凸的危险因素及预防进展 . 中国脊柱脊髓杂志 , 2001, 21(4):338–41.

15. 张赢政，郝吉生，周黎明，等 . 腰椎休门氏病的诊断与微创介入治疗临床研究 . 中国疼痛医学杂志 . 2010, 16(5):309–11.

16. 张再建 解振林 辛恒兴 . 腰椎休门氏病的 CR 和 CT 诊断及鉴别诊断 . 实用放射学杂志 . 2012, 28(9):1438–40.

17. 赵军，汪宇，刘先银，等 .11 例非典型休门氏病致腰椎间盘突出症的手术治疗 . 中国伤残医学 , 2012, 20(4):5–7.

18. 朱泽章，邱勇，王斌，等 . 休门氏病后凸畸形下端椎、首个前凸椎与矢状面稳定椎的相互关系分析 , 中国脊柱脊髓杂志 , 2010, 20(3): 239–42.

第四章 骶髂关节疾病及臀部其他疾患

第一节 退变性骶髂关节炎

一、退变性骶髂关节炎概述及病因

在正常情况下，骶髂关节具有稳定的耳状关节面（图 6-5-4-1-1），在其周围又有坚强的韧带保护，一般外力不易发生损伤（图 6-5-4-1、2）。但随着人体的成熟与老化，如果患者处于不良位置和肌肉处于不平衡的情况下，则易引起或加速骶髂关节的劳损。因此，在中老年人，由于韧带的松弛、关节面的错位，使之更易发生退变，尤以多产的、中老年妇女最为多见。

在正常情况下，骶髂关节的关节面覆以透明软骨，有滑膜、关节间隙及滑液，活动相对较少。髂骨关节软骨面仅为骶骨关节软骨面 1/3 的

厚度，较小的一般性损伤即可引起骶髂关节炎。骶髂关节在 30 岁以前可保持其正常关节结构，以后由于重复的一般性外伤或超额负载而使透明软骨面变成纤维软骨面。此种退行性变过程可促使骶髂关节出现骨性关节炎样改变，严重者可发展至骨化强直。尤其是在老年人，其骶髂关节软骨下骨质可形成硬化性改变，并于关节下端骨质增生、甚至骨刺形成，有时尚可发现小的囊样变区域。

在盆腔内，由于骶丛的腰骶干跨越骶髂关节前方下 1/3 处，且其间只有关节囊相隔；因此，当骶髂关节骨质增生或有肿瘤及炎症时可刺激坐骨神经而引起下肢的放射痛。

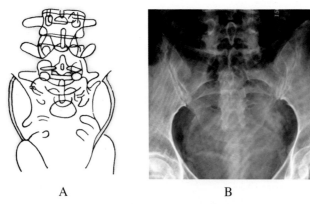

图 6-5-4-1-1 临床举例 耳状关节面（A、B）
A.示意图；B.骶髂关节正位 X 线片观

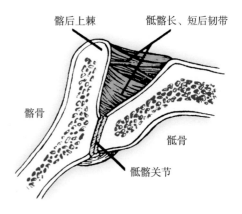

图 6-5-4-4-2 骶髂关节后方韧带示意图

二、退变性骶髂关节炎临床表现

（一）概述

本病多见于中老年人，尤以女性为多，主要表现为骶髂关节局部的疼痛及压痛，并随着神经末梢支的分布而向股骨大粗隆外侧及大腿上 1/3 方向传导。双足站立时，由于健肢负重，患侧可呈松弛状态，表现为屈曲姿势。步行时，由于患侧骶髂部疼痛而使臀部呈下垂状，且有跛行。坐位时，其疼痛程度及下肢受限程度比站立时为轻。

（二）特殊检查

1. Piedallu 征 患者取坐位，检查者自后方观察其髂后上棘是不是在同一水平线上，一般情况下，患侧偏低；腰前屈时，则患侧位置升高程度超过健侧；

2. 骶髂关节加压试验 嘱患者患腿负重站立，检查者在双肩部向下加压，诉患处疼痛者为阳性（图 6-5-4-1-3）；

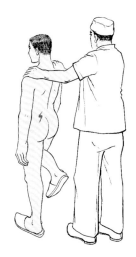

图 6-5-4-1-3 骶髂关节加压试验示意图

三、退变性骶髂关节炎诊断与鉴别诊断

（一）诊断

本病之诊断多无困难，主要依据以下要点：

1. 病史 中年后发病，以骶髂部疼痛为主，呈双侧性；患者可有轻重不一的外伤史；

2. 临床表现 如前所述，以中老年高发，女性尤为多见。局部可有明显之压痛与叩痛；

3. 影像学所见 主要是在 X 线平片上显示退变征，视病程不同而出现退行性变之各期表现，以增生及骨刺为主（图 6-5-4-1-4）。

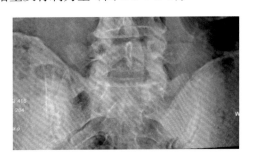

图 6-5-4-1-4 临床举例 X 线正位片提示右侧退变性骶髂关节炎

（二）退变性骶髂关节炎鉴别诊断

本病主要与各种引起骶髂及臀部疼痛的疾患进行鉴别。尤其是以下四种病变，应注意进行鉴别。

【强直性骶髂关节炎】

本病较为多见，尤以青年患者发生率较高，但本病具有以下特点：

1. 疼痛 自骶髂关节开始，逐步向上方椎节，多呈进行性侵犯发展；

2. 双侧性 骶髂关节病变多为双侧对称性，并侵及全关节，关节间隙从模糊到破坏，最后关节间隙消失（图 6-5-4-1-5）；

3. 脊柱同时受累 本病除骶髂关节外，脊柱椎体间关节亦受侵犯，后期椎节呈竹节样改变；

4. 其他 本病血沉快，且类风湿因子等化验指标多为阳性。

【骶髂关节结核】

临床上亦较多见，其特点如下：

1. 常为单侧性 其多侵犯单侧关节，病变主要位于关节下部；

2. 病变部位 结核病灶多发生在骶骨或髂骨之骨骼内，先为局部骨质破坏，之后波及关节，引起间隙增宽，并形成死骨；

3. 寒性脓肿 骶髂关节结核时，如脓液聚集在髂腰韧带下，可沿腰大肌流至大腿；亦可由坐

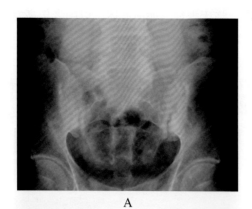

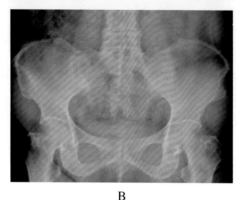

图 6-5-4-1-5　临床举例　强直性骶髂关节炎 X 线正位片所见（A、B）
A. 中期；B. 晚期

骨大孔穿出至臀大肌深处，由梨状肌下方沿坐骨神经下行至大腿后部或大转子处，少数情况下感染可蔓延至坐骨直肠窝。

【Reiter 病】

本病少见，临床上多有三联征，即骶髂关节、膝关节及足部关节炎、尿道炎及结膜炎。一般尿道炎先发作，关节炎常为不对称性。X 线片上显示关节面破坏，四周骨质明显硬化。

【布鲁菌性骶髂关节炎】

临床上有骶髂部及多发性关节痛、发热、肝脾淋巴结肿大及布鲁菌凝集试验阳性，X 线片多为不对称性双侧关节受累。开始时关节骨质疏松，以后软骨下骨质吸收，关节间隙狭窄以至硬化。

四、退变性骶髂关节炎的治疗

对退变性骶髂关节炎，一般采用保守治疗，通过卧床休息、弹性紧身三角裤、服消炎止痛药物、理疗、封闭等对症治疗，绝大多数可缓解。仅个别严重之病例可考虑行骶髂关节融合术。

第二节　髂骨致密性骨炎、腰骶部脂肪疝及髂骨炎

一、髂骨致密性骨炎

（一）概述

髂骨致密性髂骨炎（Osteitis Condensans Ilii）是指髂骨与骶骨之间的耳状关节部分之骨质密度增高。其多见于 20 ～ 40 岁的女性，常在分娩后、腰扭伤后或泌尿系统感染以后发生。可单侧或双侧发病，症状可于半年至数年后自行消失或缓解，此时髂骨的致密性改变也随之消失。

（二）髂骨致密性骨炎发病机理

病因不明，可能与妊娠、外伤、感染及劳损有关。女性分娩时骶髂关节的稳定性受到影响，周围韧带松弛，且髂骨本身及关节局部承受异常应力增加；再加上骶骨倾斜角增大，骨盆向前下倾斜，附着于髂骨上的韧带对髂骨的牵拉而影响髂骨血运，使局部血供减少而引起骨质出现致密性改变。

（三）髂骨致密性骨炎临床表现

主要表现为腰骶部或下腰部疼痛，偶尔在臀下部及大腿后侧出现向臀部的放射痛，但不属于向下肢放射的根性痛。患者多体型丰满，且腰骶角较大，骶棘肌多处于紧张状态，骨盆分离试验及"4"字试验阳性。患者血沉正常，且无细菌性炎症表现。

（四）髂骨致密性骨炎影像学检查

主要是在X线平片上在靠近关节面处之髂骨皮质出现硬化性改变，骨质呈致密状，位于骶髂关节下1/2处，且多呈三角形。骶髂关节间隙整齐、清晰，关节面及骨质无破坏征。以单侧多见，亦有双侧者（图6-5-4-2-1）。

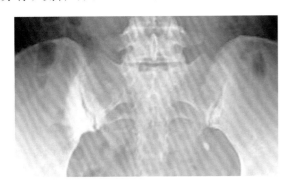

图6-5-4-2-1　临床举例　左侧致密性骶髂关节炎正位X线片观

本病一般无需CT扫描及MR检查，但需与肿瘤等病变鉴别诊断者除外。

（五）髂骨致密性骨炎诊断

一般多无困难，可依据病史、体征及影像学所见进行确诊。

本病应与早期强直性脊柱炎、骶髂关节结核及化脓性骶髂关节炎等鉴别。

强直性脊柱炎，多为双侧病变，多见男性青年，血沉快，关节间隙加宽，呈锯齿状，晚期关节间隙消失，骶髂关节骨性融合。

（六）髂骨致密性骨炎治疗

以非手术疗法为主。症状轻者，可适当卧床休息，下床后宜用弹性围腰保护，症状严重者可服用止痛剂，并用支架保护，待疼痛减轻后鼓励病人做腹肌锻炼，并继续用弹性腰围保护。对顽固性疼痛者，可考虑行骶髂关节融合手术（见前节）。

二、腰骶部脂肪疝

（一）骶髂部脂肪疝的概述及发病机理

本病多见于中年以后肥胖之妇女，绝大部分有生产史，另有部分患者可合并有下肢静脉曲张、子宫脱垂、股疝等疾病。本病之发生，主要由于骶髂关节后方及两侧的深筋膜有许多神经末梢支伴有血管穿出的孔道，其深部的脂肪可经此疝出，疝颈处由于卡压、缺血而引起局部炎症反应，并产生疼痛。

（二）骶髂部脂肪疝的临床表现

主要以患侧腰骶部疼痛为特点，多为胀痛、酸痛和隐痛，一般不严重，但影响步行；因骶髂关节后方有腰骶神经后支及臀上神经皮支，受刺激时可有大腿后方的感应痛，但不超过腘部。在骶髂部皮下扪诊可触到圆形肿物，多数为0.5～1.5cm大小，数量一个或几个，略有弹性，呈弹力性硬感，用力按压局部可引起疼痛及感应痛。局部封闭后疼痛明显减轻或消失。

（三）骶髂部脂肪疝的诊断

依据病史、主诉及体检，一般不难。但查体应仔细，尤对肥胖体型患者，触诊多不清楚者，应仔细触诊。并注意鉴别有无腰部其他疾病存在。硬结基底部封闭可使腰痛症状缓解，对鉴别诊断具有一定意义。

（四）骶髂部脂肪疝的治疗

以消除及缓解腰腿痛症状为主。对病程短、症状较轻、肿物较小的患者先行局部封闭等保守治疗大多有效，甚至症状完全消失。但对保守治疗失败者，或症状较重、反复发作或肿块数量多且体积较大者，可手术治疗。

局麻下、小切口，先将疝环切开，松解卡压的神经血管；或将穿出的神经皮支及血管束切断，并于切口两侧将浅筋膜和深筋膜间隙加以游离，如此可降低术后复发率。

三、耻骨炎

（一）概述

耻骨联合由两侧耻骨的耻骨联合面，包含有中间的纤维软骨盘，三者结合而成；在此联合的上方及下方均有韧带增强。软骨盘常有一矢状位的裂隙样腔，但没有滑膜；因此，耻骨联合具有一定的可动性。此对女性分娩时扩大盆腔有一定的意义。由于耻骨联合构造上的特点使其在暴力冲击时，常引起耻骨骨折，而不易发生耻骨联合分离。但在外力未能产生骨盆骨折的情况下，包括骶髂关节移位，则必然同时引起耻骨联合移位而易引起本病。

耻骨炎（Osteitis Pubis）是发生于耻骨联合区的非化脓性病变，表现为耻骨联合和耻骨支处疼痛；以女性多发。病情可延续数年，最终多可自愈。

（二）耻骨炎的病因

本症多与劳损有关。女性可发生于妊娠期或分娩时，因骨盆韧带松弛，耻骨联合处异常活动引起。此外，耻骨联合附近的手术（如前列腺切除术及女性盆腔内手术等），术后患者在数日或数周后可发生疼痛，并引起耻骨炎。

（三）耻骨炎的临床表现与诊断

患者多主诉耻骨联合处有程度不同的疼痛，并沿两侧腹直肌向外下方放射。由于大腿内侧疼痛而影响行走，以致步行缓慢，甚至出现跛行。股内收肌大多处于痉挛、紧张状，在肌肉起点处可有压痛。骨盆分离试验均为阳性。

（四）X线检查

X线早期多无改变；晚期可出现骨质脱钙或吸收，耻骨联合间隙变窄，后期融合。

（四）耻骨炎的治疗

【非手术疗法】

症状重者卧床休息，采用屈膝、屈髋位，内服活血化瘀类药物及止痛剂，局部可冷敷，必要时局部封闭，但应注意无菌操作，以防引起感染。

【手术疗法】

个别病情较重者，可酌情行耻骨联合融合手术。注意术中保留耻骨前侧的骨皮质和韧带，并植入松质骨。

（王新伟　顾庆国　梁　伟　赵定麟）

参 考 文 献

1. Akar S, Isik S, Birlik B, Solmaz D, Sari I, Onen F, Akkoc N.Baseline sacroiliac joint magnetic resonance imaging abnormalities and male sex predict the development of radiographic sacroiliitis.Clin Rheumatol.2013 Oct, 32(10):1511–7.

2. Althoff CE, Feist E, Burova E, Eshed I. Magnetic resonance imaging of active sacroiliitis: do we really need gadolinium? Eur J Radiol. 2009 Aug;71(2):232–6.

3. Bennett AN, McGonagle D, O'Connor P, Hensor EM. Severity of baseline magnetic resonance imaging–evident sacroiliitis and HLA–B27 status in early inflammatory back pain predict radiographically evident ankylosing spondylitis at eight years. Arthritis Rheum. 2008 Nov;58(11):3413–8.

4. Braun J, Sieper J, Bollow M. Imaging of sacroiliitis. Clin Rheumatol. 2000;19(1):51–7.

5. Guglielmi G, Scalzo G, Cascavilla A, Carotti M, Salaffi F, Grassi W. Imaging of the sacroiliac joint involvement in seronegative spondylarthropathies. Clin Rheumatol. 2009 Sep;28(9):1007–19.

第五章 继发性粘连性蛛网膜炎

第一节 继发性粘连性蛛网膜炎的基本概念

一、继发性粘连性蛛网膜炎概述

既往本病在临床上不仅较为多见，且后果严重。自 1977 年在荷兰的乌得勒支 (Utreeht) 召开了以腰骶部蛛网膜炎为中心议题的国际会议，并在 1978 年的 Spine 杂志上报道了大量临床与实验性研究后，已为各国学者所注意。20 年前作者在国内亦提出这一问题，并在骨科界引起各位同道们的重视。由于大家的重视，特别是近年来非离子碘造影剂的问世和广泛应用，并已取代了传统的碘剂（包括碘油，见图 6-5-5-1-1），目前本病之发生率日益降低。

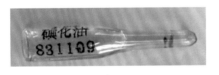
A

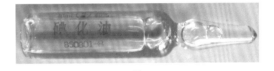
B

图 6-5-5-1-1　既往所用碘剂（A、B）
于 30 年前临床上脊髓造影所使用碘化油造影剂，极易引发粘连性蛛网膜炎
A. 1ml 包装；B. 5ml 包装

二、继发性粘连性蛛网膜炎的病因及病理学

蛛网膜系由胶质、弹性纤维和网状纤维所组成的一层薄膜，紧贴于硬膜内侧，两者之间构成狭窄的硬膜下腔。由蛛网膜形成许多小梁，连于脊髓外层的软膜之上。这些小梁间的孔隙连结而形成有脑脊液流通的、宽畅的蛛网膜下腔。蛛网膜属于浆膜类组织，当遇到各种机械、物理、化学和细菌等刺激因素，则出现浆膜组织类同的炎症反应与修复过程，从而形成蛛网膜炎。

（一）蛛网膜炎不同分期之病理特点

因蛛网膜本身缺乏血供，在初期，当因各种刺激引起蛛网膜下腔炎症时，病变最早起源于血管丰富的软脊膜，并随着纤维素的渗出及软脊膜上之水肿及充血等一系列病理生理改变而发展成以蛛网膜粘连为中心的病理过程，最后导致神经受累，并失去功能。在此过程中，一般可将其分为以下四期（图 6-5-5-1-2、3）。

【初期】

又称软脊膜炎期。本期病变主要表现为脊髓或神经根或马尾部外层的软脊膜肿胀、充血，并有少许成纤维细胞增生及纤维素析出、沉着。此期病变多属可逆性，处理得当，可恢复正常。

【中期】

本期又称粘连性蛛网膜炎期，由于纤维母

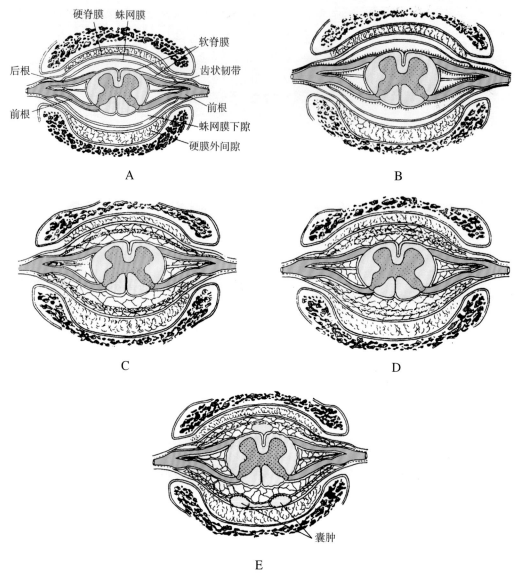

图 6-5-5-1-2　蛛网膜炎各期的病理特点示意图（A~E）
A. 正常状态；B. 软脊膜炎期；C. 蛛网膜炎期；D. 粘连性蛛网膜炎期；E. 神经变性期

细胞的增生加剧，纤维素沉着也增多，并形成薄膜状，致使蛛网膜与神经组织之间出现粘连。

【后期】

本期实质上为粘连性蛛网膜炎期，即在前者基础上，蛛网膜与软脊膜之间，甚至和硬膜之间大量胶原纤维沉着。除膜状粘连物外，间以条索状束带，并将蛛网膜下腔分隔成多囊状，以致完全或大部闭塞。此时神经组织及硬膜则可因束带的牵拉而变形。

【晚期】

为本病的终末阶段，又称神经变性期，由于束带晚期所形成的瘢痕对脊髓或马尾神经根的包绕和牵拉，以及囊性物的直接压迫而引起神经组织缺氧，加之机械性压迫及血供逐渐中断，最后致使神经组织呈现进行性萎缩性变。此期各种疗法，包括手术松解等措施均难以奏效，且手术风险较大。

本病虽有原发性与继发性之分，但前者并不多见，仅占发生率的 5% 左右，实际上此组病例也大多由于尚未发现的其他原因所致。

（二）继发性粘连性蛛网膜炎的病因学

造成本病的原因较多，包括物理性因素、

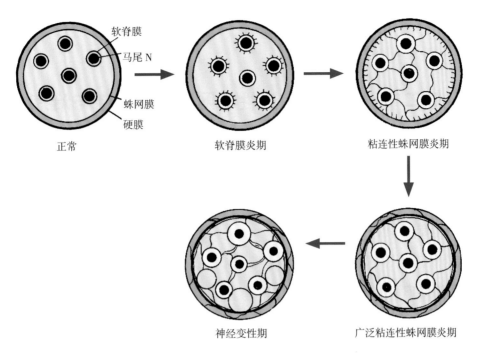

软脊膜
马尾 N
蛛网膜
硬膜

正常　　　　　软脊膜炎期　　　　　粘连性蛛网膜炎期

神经变性期　　　　　广泛粘连性蛛网膜炎期

图 6-5-5-1-3　粘连性蛛网膜炎之病理改变与分期示意图

化学刺激、生物毒素，以及许多不明原因，但在临床上最为多见的具体原因有以下几种。

【脊髓造影】

由于气体造影不够清晰和其对脑膜的刺激而引起剧烈头痛，临床上多选用化学类造影剂。但无论是水溶性或油剂类。均可引起蛛网膜炎。Haughton 曾用 80 只猕猴的实验中得出这一结论。因此，多年来一直在寻找一种对机体无毒、无害而又迅速排出人体的诊断性造影剂，但仍未达到目的。近年来国外大力推荐 Amipaque 及 Omnipaque 等，这种非碘性水溶液的刺激性虽小，但超过一定浓度时，同样产生炎性反应。因此，对于需要造影的患者，必须权衡其利弊关系，切忌滥用，以减少蛛网膜炎的发病率。特别是在目前 MR 技术已广泛开展应用，除非十分必要，一般可以放弃这一传统性诊断手段。

【脊柱损伤】

随着工、农业发展和交通运输工具的现代化与普及化，尤其是高速公路的高速发展，脊柱损伤势必相应地增多。在发达的资本主义国家，平均每 10 万居民中约有 60 人属于以脊髓伤为主的瘫痪病例。一般脊柱伤更数倍于此。加上腰椎穿刺（包括腰麻等）和脊柱手术的普及，均构成椎管的损伤因素。此外，由于软脊膜和硬膜的破裂、出血，甚至最轻微的损伤，也可以造成蛛网膜炎。对脊柱损伤病例，应尽量利用精确的 X 线片技术或是 CT、MR 检查等辅助诊断，以求尽可能地减少椎管内造影。

【压迫因素】

主要指椎间盘脱出和椎管狭窄症者，由于长期压迫神经根和脊髓，可因局部血循环和神经组织营养障碍而造成该处水肿、纤维渗出和粘连形成，尤以根管处之蛛网膜最易引起粘连。所以对病程长的这类病例，应该注意有无蛛网膜炎的并存。在有根据的情况下，可在减压术的同时切开蛛网膜下腔进行松解术。

【椎管或邻近部位的感染】

在椎管附近的炎性病变均较广泛和严重，预后差，但极为少见。因此，凡疑有椎管内感染者，尤其在脊柱手术后，必须早期大剂量地使用广谱抗生素。另一方面亦应注意亚急性或低度感染所引起之炎症，应及早处理。

第二节　继发性粘连性蛛网膜炎的诊断与治疗

一、继发性粘连性蛛网膜炎的诊断

本病之诊断主要依据以下内容：

（一）病史

指既往曾有椎管内造影、穿刺、麻醉、手术及外伤史者。同时，也应注意长期慢性椎管内致压性病变也是造成本病的常见因素。尤应注意椎管狭窄、椎间盘脱出症及椎节不稳症等。

（二）症状特点

【根性痛】

为早期出现的症状，主要是粘连物对脊神经根的牵拉之故。由于根袖部是蛛网膜炎最早出现的部位，因此根性痛也最早表现出来。

【感觉障碍】

多与根性痛同时或稍晚出现。包括蚁走感、过敏、感觉迟钝及麻木等，少有感觉完全丧失者。

【运动障碍】

主为肌力减弱，严重者可出现痉挛性瘫痪，多见于病程较长者。

【其他】

包括反射减弱、肌萎缩及步态不稳等均可在体检中发现。

（三）X线平片

一般平片多无阳性发现，但既往曾行碘油造影者，在X线平片上可有烛泪状或囊性阴影出现；有此征者，基本可以确诊。但对既往未行碘油造影者，不宜强调脊髓造影来确诊。

（四）核磁共振（MR）

蛛网膜下腔内之粘连性束带可于MR横断面扫描影像上显示出一条较淡之阴影，尤其病程较长者，其有助于诊断（图6-5-5-2-1）。

（五）腰椎穿刺

显示初压多较低，脑脊液多呈略带黄色或正常色泽，蛋白定量多增高，并伴有淋巴球增多。奎氏试验可呈现部分或完全性阻塞。

（六）术中硬膜囊切开探查判定

【概述】

根据以上检查，大多数病例均可诊断，对少

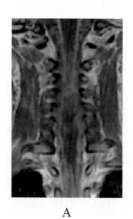 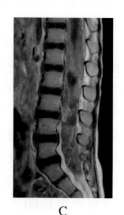

A　　　　　　　　B　　　　　　　　C

图6-5-5-2-1　临床举例（A~C）

A.颈段蛛网膜下腔粘连；B.胸段蛛网膜下腔粘连；C.腰段蛛网膜下腔粘连

数仍诊断不清而又无MR检查条件或影像欠清晰、无法做出判断者，可选择刺激性较小的造影剂进行造影检查。但该病例如因原发病需行手术，或具有手术探查适应证者，亦可在手术中切开硬膜，在蛛网膜外观察并确定诊断。其手术探查指征见后。

【术中硬膜囊切开探查指征】

1. 硬膜有明显的纤维性变、甚至挛缩者；
2. 椎板虽已广泛切除减压，脊髓搏动仍未恢复者；
3. 将硬膜外粘连松解后，硬膜囊仍变形者；
4. 有碘油存留拟行放出者；
5. 术中蛛网膜下腔穿刺证明有梗阻或抽出的脑脊液呈淡黄色、局部凹陷者；
6. 当切开硬膜，如发现蛛网膜混浊、增厚、并已形成粘连，或已与硬膜直接融合者，则即切开蛛网膜行松解术。

二、继发性粘连性蛛网膜炎的鉴别诊断

需与本病相鉴别的疾患较多，除引起本病的原发性疾患（因其治疗原则一致，术前不一定需要鉴别）外，尚应与脊髓肿瘤等相鉴别。

三、继发性粘连性蛛网膜炎的治疗

本病的治疗仍以保守疗法为主，当保守疗法无效或原发病需手术时，则应同时施术处理。

（一）非手术疗法

主要强调：

【药物疗法】

可选用缓解、软化或消除粘连物之类药物，如胎盘组织液，α-糜蛋白酶，胰蛋白酶等。

【椎管内氧气注入疗法】

对某些病例，包括早期或中期，检查后证明无其他并发症时，可通过腰椎穿刺进行脑脊液检查与奎氏试验（Quckenstedt's Test）的同时，向椎管内推注消毒之氧气40～60ml，亦有一定疗效，尤其是对下腰椎椎管术后粘连者更为适用。其不仅可缓解疼痛、肢体痉挛等症状，

亦有可能通过推气后在椎管内形成的暂时性高压而将较薄、细的粘连带冲断，但对较粗者则无效，仍需手术切断。

【对症处理】

主要采用解痉止痛类药物及其他对症性药物等。

【中草药疗法】

除局部外敷类药物外，尚可选用内服药物以缓解根性痛及其他症状。

（二）手术疗法

对非手术疗法无效，且症状较重、影响日常生活者，则需行手术治疗。其优点是：

【缓解或消除压力】

可以及早减轻与缓解粘连物对脊髓、脊神经根和其血管的牵拉与压迫。

【改善血供】

由于对血管的松解，改善了脊髓与神经根的血供，又促使脊膜本身的恢复。此不仅有利于神经功能的改善，也相应地阻断了本病的恶性循环，加上某些药物的应用，有可能减少粘连的再形成或不形成，从而获得治疗效果。

【根性减压】

对使病人最感痛苦的根性痛和肢体痉挛（多为下肢）的缓解尤为明显，即便是部分疗效，也深受病人欢迎。

根据以上认识，我们主张对使患者感到痛苦的蛛网膜炎，建议尽可能施行彻底的松解术，尤其是第二和第三期。第一期因病变轻，保守治疗大多可停止发展或消退而无需手术。第四期则由于神经组织已变性，手术不仅无效，反而有可能加重病情，不宜施术。

四、继发性粘连性蛛网膜炎的预后

1. 有明确原因所致者，如能及早消除病因，预后一般较好；
2. 炎症所致者预后欠佳，尤以化脓性感染者；
3. 已进入后期病例，多因全椎管内蛛网膜下腔广泛粘连所引起的截瘫及各种并发症而易死亡。

（张玉发　王新伟　梁　伟　赵定麟）

第六章 腰椎小关节炎性不稳症及小关节囊肿

第一节 腰椎小关节炎性不稳症概况

一、腰椎小关节炎性不稳症概述

腰椎小关节（Lumbar Facet Joint）炎性病变，多因外伤、退行性改变及发育性因素等造成腰椎小关节损伤性炎症，并伴腰椎不稳，可引起慢性腰痛、活动受限及其他一系列症状；此时亦可合并滑膜嵌顿。卧床休息多可改善症状，治愈后可无症状。

二、腰椎小关节炎性不稳症的病因学

腰椎小关节由上位椎体的下关节突与下位椎体的上关节突所组成。关节面被透明软骨覆盖，具有一小关节腔，其周围有关节囊包绕。关节囊松而薄，内层为滑膜，能分泌滑液，以利于关节的活动。

当腰椎受到垂直负荷应力或是腰椎过分旋转的剪力作用时，小关节容易发生损伤性滑膜炎，导致关节面软骨营养不良，软骨表面变薄，出现裂隙及关节面不平整。软骨下的松质骨也会发生退行性改变，骨质变硬。关节囊在承受负重和受到旋转应力后可以撕裂，并形成纤维瘢痕化。当椎间盘退变，椎间隙变窄，可致小关节囊松弛，直接造成小关节半脱位。

腰椎小关节的关节囊由纤维结构和滑膜两层组成。滑膜上有丰富的血管和神经。小关节突的神经为脊神经后支所支配，后支分为内、外侧支，两支均有小的分支，它是一种很丰富的神经结构，

即小关节感受器。当滑膜受到机械性或化学性刺激后，便产生明显的疼痛。腰段的关节面排列近似矢状面，前方有黄韧带加强，后方有部分棘间韧带加强，腰椎的旋转活动受到小关节突的限制。当腰椎小关节突遭到旋转暴力时，很容易发生损伤。脊柱屈曲 $50° \sim 60°$ 时，主要发生在腰段。腰前屈时，小关节分离。腰后伸时，小关节会聚。椎体发生扭转时，小关节一侧合拢，另一侧张开。人到成年后，椎间盘、韧带等组织均发生不同程度的退行性改变。如果在没有充分准备的情况下，突然做脊柱旋转活动如腰部扭转、弯腰取物、扫地等均会因椎体及椎间组织在不稳定状态下承受较大的力，而使小关节咬合不良或错位。L_5 的活动范围较大，容易发生小关节张开。当其张开时，小关节腔内的负压增加，关节囊滑膜被吸入、嵌夹，形成小关节滑膜嵌顿。

近来有人通过对腰椎后关节内"半月板样结构"的解剖和组织学研究，认为该结构可能是腰椎小关节滑膜嵌顿及小关节综合征的结构基础。该结构的神经末梢可能是一种伤害性感受器（Nociceptive Receptors），当半月板样结构本身受到卡压刺激，便会产生疼痛。

三、腰椎小关节炎性不稳症的临床症状与体征

（一）腰痛

患者多为青壮年。急性发作时，患者多数

在扭腰或弯腰变为伸腰的过程中立即产生单侧或双侧下腰部疼痛，活动腰部则疼痛加剧，甚至向臀部、大腿及骶尾部放射，一般不累及小腿。患者常处于强迫体位，惧怕被别人触摸或搬动。

（二）神经根刺激症状

早期可有神经根刺激症状，可发生下肢痛，一般牵涉的范围略小，并不按神经根分布区扩散。S_1 神经根受累可出现跟腱反射减弱或消失。

（三）体征

急性发作时，腰部生理弯曲消失，棘突排列不规则，病变的小关节部有明显的叩击痛及压痛，用普鲁卡因或利多卡因行患椎小关节局部封闭可减轻疼痛。下肢肌力、感觉无异常。

四、腰椎小关节炎性不稳症的影像学检查

X线平片检查可见腰椎生理弯曲发生改变，一般不易发现小关节位移。但动力性侧位片可显示松动征，并可发现两侧小关节突呈不对称状。左右斜位有时可见关节突嵌于峡部。CT扫描及 MR 可显示受累椎节骨质与周围软组织概况。

第二节　腰椎小关节炎性不稳症的诊断与治疗

一、腰椎小关节炎性不稳症的诊断

（一）临床症状与体征

见于青壮年，多发生在突然扭腰或由弯腰变为伸腰的过程中而发生的剧烈疼痛。腰部活动明显受限，骶棘肌明显紧张，腰部僵硬，腰骶部有压痛及叩击痛。

（二）封闭疗法

用 1% Novocain 5~10ml 注射到病变的小关节处，数分钟后症状缓解或消失，有助于本病的诊断。

（三）影像学所见

如前所述。

二、腰椎小关节炎性不稳症的治疗

（一）非手术疗法

【手法操作】

手法复位是治疗腰椎小关节错位的有效措施，常用的手法有斜扳法、背法、旋转复位法等。在手法复位前，宜在腰背患处先行按摩。

斜扳法：患者侧卧位，下侧髋关节伸直，上侧屈髋、屈膝，在上位的肩部后仰。术者站在病人的前面，一手扶患者上位的肩部，另一手按扶上位的髂嵴。让患者全身放松后，术者双手同时作相反方向斜扳，使肩向后扭转，臀部向前旋转，此时可听到腰部发生"咯吱"声。斜扳可使关节突关节张开，利于被嵌顿的滑膜及错位的关节复位。让患者按相反的方向侧卧，用同法操作。斜扳后，如果错位的小关节复位与嵌顿的滑膜被还纳，患者顿时可感到腰痛减轻，翻身自如。如效果欠佳，还可重复斜扳 2~3 次（图 6-5-6-2-1）。

手法操作需由有经验的临床医师操作，且诊断明确无器质性病变者。因推拿不当引起瘫痪者时有报告，应注意。

【卧床休息】

急性发作或手法复位后的患者，应适当卧床休息，以消除骶棘肌痉挛，促使关节水肿消退并减轻疼痛。

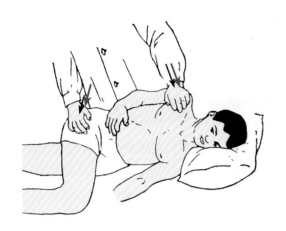

图 6-5-6-2-1　斜扳手法示意图

【骨盆牵引】

腰肌痉挛严重而拒绝手法复位者，可先进行患椎小关节封闭，待疼痛缓解后再行骨盆牵引。牵引重量为患者体重的 1/8~1/10。一般牵引 3~5 天后，症状可消失或明显减轻。

【理疗】

可应用热敷、超短波、频谱等物理治疗，以使肌肉放松，水肿消退，改善局部血循环。

【药物】

腰痛明显时，可口服消炎止痛、解痉的药物，如布洛芬、散利痛、吲哚美辛（消炎痛）等。也可服用复方四物汤等，以活血化瘀。（复方四物汤的处方：生地 12g，白芍 9g，当归 9g，川芎 6g，丹参 9g，川牛膝 6g，延胡索 9g，乌药 6g）

【小关节封闭】

小关节突关节囊封闭具有解痉镇痛的作用。可用 1% 普鲁卡因或 2% 利多卡因 5ml，加入确炎舒松 A 混悬液 1ml 或醋酸泼尼松龙（强的松龙）25mg 的混悬液，用 7 号腰椎穿刺针或心内注射针，在棘突旁 1.5cm 的小关节压痛点处，浸润小关节周围。一般选择 L_{4-5} 以及 L_5~S_1 小关节处做多部位的注射。

（二）手术疗法

由于病变较轻，手术疗法甚为少用，仅对反复发作、影响生活工作者可考虑行小关节融合术，或对支配区皮神经松解，合并筋膜纤维织炎者可酌情行深筋膜切开松解术。

第三节　腰骶部小关节囊肿

一、腰骶部小关节囊肿概述

小关节囊肿并非十分罕见，而是混淆于小关节退变之中，加之影像学检查大多局限于正侧位腰椎 X 线片，难以发现。其临床症状主为腰椎同侧小关节疼痛、压痛及叩痛，亦可影响腰部活动。

二、腰骶部小关节囊肿的诊断

除腰部一般性症状及体征外，对其确诊主要依据 MR 检查。

三、腰骶部小关节囊肿的治疗

一般病例选用非手术疗法即可；对症状严重、已影响生活工作，或是伴有其他病变需手术治疗者，可将其切除。

四、腰骶部小关节囊肿手术要领

俯卧位麻醉后行后路正中切口，直达小关节处，并依据 CT 水平位扫描情况切开小关节及囊肿，酌情置入椎间融合器及椎弓根钉，以确保术后椎节的稳定（图 6-5-6-3-1）。

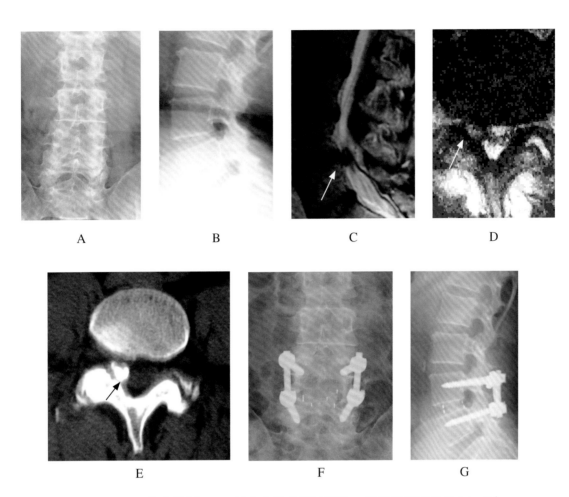

图 6-5-6-3-1　临床举例　L$_{4-5}$ 后方小关节囊肿切除 + 椎弓根钉固定术（A~G）

A、B. 腰椎正侧位 X 线片；C、D. MR 矢状位及水平位，显示 L$_{4-5}$ 有囊肿性变（左侧）；

E. CT 水平位扫描所见；F、G. 后路切除囊肿 + 椎弓根固定术后正侧位 X 线片

（李国栋　严力生）

第七章 慢性劳损性肩颈胸背部筋膜纤维织炎

第一节 慢性劳损性肩颈胸背部筋膜纤维炎基本概况

一、慢性劳损性肩颈胸背部筋膜纤维炎概述

除慢性外伤性因素外，凡因某种原因（寒冷、潮湿、慢性劳损等）致颈背部筋膜及肌组织出现水肿、渗出及纤维性变，并伴有一系列临床症状者称为颈背筋膜纤维织炎。此种不易被重视的疾患在我国东北、西北及华北等寒冷及沿海气候潮湿的地区较为多见，尤其是长期在野外作业的各类人员，其发病率随着滞留时间的延长和慢性劳损等而成倍增长，因此必须加以重视，尤其是如何预防本病的发生，不仅减少发病率，对稳定群体工作情绪，提高工作质量与效率具有更为重要的意义。

二、慢性劳损性肩颈胸背部筋膜纤维炎之发病机理

引起本病的发病机理较为复杂，与多种因素有关，现选择其中常见的列述如下。

（一）寒冷

为诸原因中最为多见的。患者曾于寒冷地面、风口等处睡眠后，或是在某一寒冷地区停留较久，而又无足够防寒衣物后发病。尤以深秋、冬季及早春为多。由于寒冷，特别是在睡眠时，如果颈肩部长时间暴露在外，或受寒风吹袭，则首先引起颈肩部血循环改变，包括血管收缩、缺血、瘀血及水肿等，以致局部纤维渗出形成纤维织炎。因这种原因发病者，其对气候改变十分敏感，尤以季节变换时。

（二）潮湿

为本病另一多见之原因，尤其与前者并存时更易发病。在空气潮湿的环境中，不仅精神情绪受到影响，且由于皮肤代谢功能失调（尤其是排汗功能），以致皮下及筋膜处血循环易因血流减缓而引起微血管的充血、瘀血、渗出增加，并形成纤维织炎的又一机制。当然与大气压的高低亦有关系。

（三）慢性损伤及不良体位

除各种较严重的损伤引起颈背部筋膜、肌肉等纤维化改变致使末梢神经受卡压出现症状外，临床上多见的是由于各种慢性劳损性因素，尤其是屈颈位时（包括高枕），不仅引起椎间隙内压升高，且可引起颈背部软组织的高张力状态，渐而出现微小的撕裂样损伤。这种"内源性损伤"最终将因纤维样组织增多，并随着其后期的收缩作用，致使局部的毛细血管及末梢神经受挤压而出现症状。这种损伤与职业关系较大，多见于颈背部呈前屈位工作者，如机关办公人员、制图、设计、会计、流水线操作工人及纺织工人等。

（四）其他因素

包括某些病毒的感染，风湿病的变态反应对

颈背筋膜的影响等，均表明颈背筋膜可受多种因素影响而出现无菌性炎症状态。更进一步的病因学尚有待今后继续探索。

三、慢性劳损性肩颈胸背部筋膜纤维炎的病理解剖特点

除有明显外伤史显示创伤反应外，以风湿为主要发病原因者，早期在形态学上可无任何改变，但当病程进入一定阶段，则可以显示颈背部筋膜及肌肉组织内经历充血、肿胀及渗出性改变；其结缔组织中的白色纤维出现挛缩及瘢痕化，并逐渐形成细小的结节，其中较大者可以用手指触及。这种位于筋膜及肌肉中的小结节，实际上是散布于颈背部软组织中的弥漫性小病灶，其不断向四周散发异常冲动，并刺激末梢神经的轴突，再通过反射而产生一系列症状。

散在的结节亦可连接成块状。如果细小的神经分支被包绕其中，由于白色纤维组织的收缩可出现末梢神经卡压征，并构成持续性疼痛等症状的解剖学基础。临床上的压痛点即在该处，有时亦可在远隔部位出现效应点。

在白色纤维集结成结节或块状的同时，其间可有裂隙出现，尤其是在深筋膜表面处，因而易使其下方张力较大的脂肪组织疝出，有人称谓"筋膜脂肪疝"。这种现象尤多见于腰背部，且多为中年女性。

在一般情况下，肌肉形态学多无明显改变，但在后期，在白色纤维粘连、结节密集部位下方的肌肉于显微镜下观，可出现横纹消失征。附近的小血管支多显示管壁增厚或厚薄不均等特点。

除颈背部外，纤维织炎可见于全身各个部位，腰背部亦多发；并可引起附近神经干的卡压症候群而造成一系列不良后果，严重者则需手术治疗。

四、慢性劳损性肩颈胸背部筋膜纤维炎的临床特点

（一）弥漫性疼痛

患者多主诉颈背部（有时包括胸背部）弥漫性疼痛，以双肩内侧及颈胸交界处为明显。其特点是晨起时痛剧，活动数分钟或半小时后即缓解，但至傍晚时似乎因活动过多疼痛又复现。休息后又好转，此与肥大性脊柱炎相似。

（二）多有诱发因素

患者发病多有明确的诱发因素，其中以受凉、受潮及过累为多见，且于既往病史中多有类似情况。

（三）点状压痛及皮下结节

患者多能用手指明确指出其痛点（一点或数点）；压之除局部疼痛外，尚可沿该痛点处所分布的神经纤维末梢传导，反射性出现该处邻近部位痛感。皮肤较薄者，尚可在痛点处深部触及结节样硬块，大小多在 5mm×5mm 以下，有时亦可触及直径 1cm 左右的"脂肪瘤"样结节（多伴有放射痛）。

（四）双上肢活动受牵感

由于筋膜纤维织炎致使深部的肌肉舒缩活动亦受限制，当向上或向前抬举上肢时，患者有受牵拉之僵硬感，尤以寒冷季节为明显。

第二节　慢性劳损性肩颈胸背部筋膜炎的诊断与治疗

一、慢性劳损性肩颈胸背部筋膜纤维炎的诊断

主要依据：

（一）病史

多有风寒、潮湿或慢性劳损史。

（二）症状和体征

一般均有前述之典型症状与体征。

（三）X 线平片

可显示颈椎生理曲线消失，尤其是发作期，但无其他特异性所见。

（四）实验室检查

临床上主要检测红细胞沉降率、抗溶血性链球菌素"O"及类风湿性因子等；阳性结果者表明其病因属风湿性或类风湿病变，阴性者则用于其他类型的诊断或鉴别诊断。

（五）其他

一般无需磁共振等复杂检查。

二、慢性劳损性肩颈胸背部筋膜纤维炎的鉴别诊断

根据本病之特点，一般易与颈部其他疾患相鉴别，但其常和颈型颈椎病相混淆，后者起病较快，对颈部制动及牵引疗法反应佳。有时两者亦可并存，因其治疗原则一致，对鉴别困难者不妨在治疗中观察判定。

三、慢性劳损性肩颈胸背部筋膜纤维炎的治疗基本原则

1. 以非手术疗法为主；

2. 针对病因采取有效措施，防治结合；

3. 加强科普教育，使其认识本病的规律，以配合治疗。

四、慢性劳损性肩颈胸背部筋膜纤维炎的非手术疗法

主要强调：

（一）消除病因

即设法改善生活、工作及学习的基本条件，注意防潮保温，避免引起颈背部慢性劳损的体位。对野外工作者应给予医学保健指导。

（二）理疗

可根据病情选用各种物理疗法，以促进局部的纤维性炎症逆转或消退。

（三）胎盘组织液注射

对消除纤维粘连及软化瘢痕组织疗效较佳。一般每日一支，肌肉注射，30 d 为一疗程；其中以未提取过丙球蛋白等原液为佳。

（四）封闭疗法

用于痛点封闭，以 0.5%~1% Novocain 5~10ml 局封，亦可加入氢化可的松（Hydrocortisone）0.5ml，每 5~7d 注射一次，四次为一疗程。

（五）中药外敷

以风寒砂（加醋）敷患处，每包连用三天，每天外敷二次，4~6 包一疗程。使用过程中防止烫伤。

（六）针灸疗法

除阿是穴外，可加用曲池、合谷、肾俞等。耳针不宜选用，因一旦感染，后果严重。

五、慢性劳损性肩颈胸背部筋膜纤维炎的手术疗法

1. 对有明确压痛点，疑末梢神经卡压者，可行局部（小刀口）松解术，一般选择双肩背部，手触有条索状物部位（图 6-5-7-2-1）。

2. 局部脂肪脱垂症者可行手术探查及脂肪摘除或筋膜松解术。

3. 中医手术割治疗法亦有疗效，但切割范围不宜过广，并注意外科无菌技术。

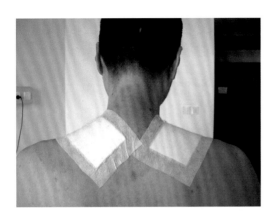

A

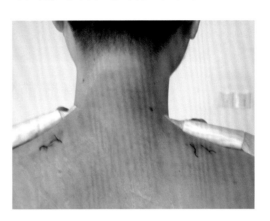

B

图 6-5-7-2-1　临床举例　双侧肩背部筋膜纤维织炎，非手术疗法三个月后症状局限双肩背部，压痛明显，局麻下行筋膜切开松解术，术后症状消失，观察四年无复发（A、B）

A. 术后；B. 拆线前

（王新伟　张玉发　梁　伟　赵定麟）

第八章　脊髓前角灰质炎后遗症

第一节　脊髓前角灰质炎之临床特点

一、脊髓前角灰质炎概述

20 世纪中叶多发的脊髓灰质炎是一种由病毒所引起、传播广泛且对儿童健康危害很大的急性传染病。但近二三十年来由于预防措施的积极推广已十分少见，尤其是在城市及居民点集中部。但在边远及不发达地区仍可发现，包括既往患者残留的后遗症等均需治疗。本病的病理改变部位主要位于脊髓灰质前角，少数病例可波及脑干及脑实质。病毒侵袭的结果主要是不显性的亚临床感染，大约只有百分之一的人受感染后有临床表现。其临床特点出现不规则、不对称、无感觉障碍及无大小便失禁的弛缓性瘫痪；此时，腱反射减弱或消失。由于本病多发生在小儿群体中，故又称"小儿麻痹症"，但其并非小儿所专有。

二、脊髓前角灰质炎的病因学

脊髓灰质炎之病原体是一种滤过性病毒，在电子显微镜下观察其直径为 8~17μm，称脊髓灰质炎病毒。此病毒分为Ⅰ、Ⅱ、Ⅲ三种不同类型，其中Ⅰ型最多见，Ⅲ型次之，Ⅱ型少见。

除脊髓灰质炎病毒外，其他某些病毒，例如个别肠道病毒，包括克萨奇病毒（Coxsackie）、孤儿病毒（ECHO）等亦可使中枢神经系统产生损害，并引起麻痹型脊髓灰质炎，在临床上难以与灰质炎病毒引起之麻痹进行鉴别。

此种病毒的生活力很强，能耐寒冷，在冷冻条件下能生存数月之久，对干燥抵抗力也较强。病毒在室温下可生存数日；在污水中可生存数周至数月；在水和牛奶中可生存百余日；在粪便中可维持 3~6 周或更久。经紫外线照射、煮沸或漂白粉及高锰酸钾等消毒均能迅速将其杀死。

传染源为本病的瘫痪型、非瘫痪型患者，隐性感染和健康之带病毒者亦可传播。病毒主要从粪便及鼻咽部分泌物中排出，其传染途径主要为污染饮食、脏手及各种用具等直接通过消化道或空气飞沫经呼吸道而发生传染。

本病遍及世界各地，尤以贫困国家多见，在国内由于预防得力，当前主要为偶发性。以 6~9 月之夏秋季发病最多。

三、脊髓前角灰质炎的病理特点

本病之典型病理变化在神经系统，主要在神经细胞内，而以脊髓的腰膨大和颈膨大处最易受损。因此，以上、下肢瘫痪多见，尤以下肢更为多发；其次为脑干处病变，居第二位。其主要病理变化如下。

（一）脑脊膜

呈现明显充血，有炎症细胞浸润，其中以淋巴细胞及单核细胞为主，病理改变一般与神经组织变化相平行。但有的病例脊髓变化更为严重，而脑脊髓膜却很轻。本病早期可有枕颈部疼痛及僵硬感，此主要是由于脑脊髓膜遭受炎性刺激出现反应性改变所致。

（二）脊髓组织

【神经细胞】

脊髓前角运动神经细胞病变最严重，与此同时，后角及侧角神经细胞亦可受累，但甚轻微。此时，神经细胞显示不同程度退行性变。从病变早期的神经细胞肿胀，尼氏小体减少到以后尼氏小体溶解消失及胞核浓缩等，呈现为延续性进程。此时如病变停止发展，上述病理改变则可逐渐恢复。反之，如病变继续发展，神经细胞结构则变得模糊，胞核消失，此时嗜中性多形核白细胞及大单核细胞侵入，神经细胞被逐渐吞噬，病变发展到此时，已呈不可逆转性状态。由于病毒的直接作用，可致使神经细胞较快死亡。

【血管】

此时脊髓处之血管多呈扩张充血状，并可发生出血，尤以脊软膜上之血管网最为明显。于血管周围有细胞浸润，其中以淋巴细胞为主。血管内皮细胞有显著肿胀。血管变化与神经细胞病变的严重程度并非一定平行发展；有时血管病变显著，而神经细胞变化却较轻微。

【间质细胞】

在脊髓神经间质中可见灶性细胞浸润，以嗜中性多形核白细胞及小胶质细胞为主。此种变化多见于急性期；病灶最后则形成瘢痕，这显然是胶质细胞增生的结果。

以上为急性期变化。后期则为脊髓萎缩，神经细胞消失，并为星形胶质细胞及胶质瘢痕所代替。亦可因神经组织的软化而残留大小不等之囊腔。

神经细胞受损害的程度并非均等，其间尚可有正常之神经细胞，病灶的散在多发性为本病的特点。由于这种缘故，在临床上可以发现若干肌群虽受同一脊神经支的支配，而其受侵犯的程度却不相同，麻痹的分布区亦不一致。事实上，病理变化程度远比临床症状表现的范围要大。此乃由于破坏分散的神经元并不一定都显示功能丧失，只有当病变集中在所支配的一组肌肉神经处时，才显示临床症状。一般认为，至少 50% 以上的神经元受侵犯时才出现瘫痪。

（三）肌肉

受累神经支配区的肌肉显示萎缩，肌纤维细小，失去弹性。与此同时，脂肪和结缔组织表现出增生征，以致肌组织的生理功能受损。

（四）其他变化

全身其他组织及器官亦可出现相应之改变，包括：心脏的局限性心肌炎，心肌变性及间质水肿，并可有细胞浸润。肝脏亦可有肝细胞的混浊与肿胀，并有局灶性坏死。此外，亦可发现全身淋巴结增生等改变。

视脊髓前角运动神经细胞受侵袭的部位、范围及程度不同，造成支配区肌肉组织的麻痹程度及范围亦不相等，表现为暂时性或持久性功能障碍，以致肌力减退、肌肉萎缩，并继发关节畸形。这些变化并非本病的必然结局，如治疗及时，大多可以防止其发展；或是通过有效之治疗措施，使其痊愈或好转。

四、脊髓前角灰质炎的临床表现

视病变的程度与范围不同，本病临床表现及症状的轻重程度与范围悬殊甚大；轻者可无症状，重者则可引起严重瘫痪，甚至危及生命。

临床上一般将其分为以下四期。

（一）潜伏期

平均为 7~14d，短者 2~3d，长者可达 3~5 周不等。在此期间一般并无明显症状，属隐性病例，但本期末有传染性。

（二）病变发展期

有以下三个发展阶段：

【第一阶段 – 前驱期】

此时患者出现低热或中等热度、常伴有头痛、困倦、多汗及全身疲乏不适等症状，并可出现食欲不振、呕吐、腹泻或便秘等胃肠道症状，甚至有咽痛、咽红及轻咳等呼吸道症状。此期一般持续 1~4 d。大多数病例发展到此期为止，属顿挫型，又称之幸运型。

【第二阶段－瘫痪前期】

在前者基础上，患儿体温恢复正常，一般性症状消失，经 1~3 d 后体温又上升，并且体温较高，常在 38℃~39℃ 之间，个别患儿可高达 40℃。此时，其一般症状亦随之加重。患儿烦躁不安，头痛、呕吐、嗜睡、肢体疼痛及感觉过敏。项背部可有肌强直征，且可见婴幼儿囟门紧张饱满，并可出现"脊髓征"，对诊断有意义。此期一般持续 3~5d，但也可短至几小时或长达 2~3 周者。在这一阶段仍可有部分病例不出现肢体瘫痪而逐渐康复，称为无瘫痪型病例，亦属幸运型。另一部分病儿病情继续发展，并进入瘫痪期。

【第三阶段－瘫痪期】

一般在瘫痪前期的第 3~4 d 时进入本期，大约有 5% 病例可不经过瘫痪前期而直接进入本期。瘫痪症状多在热度下降时出现，也有在退热后发生者。开始常伴有肢体疼痛及肌肉压痛，之后突然发生瘫痪。瘫痪可见于任何部位，但以肢体瘫痪最为多见。

视病理改变的部位不同，瘫痪可分为以下四种类型，其后果相差甚大。

1. 脊髓型　最常见，主要引起四肢及躯干肌麻痹，其中以下肢麻痹者尤多；上肢与下肢之比约为 1∶19。此型麻痹具有下列特点：

（1）弛缓　呈弛缓性麻痹，并伴有肌肉萎缩及受累肌肉的腱反射减弱或消失。

（2）仅运动受累　只有运动麻痹而无感觉障碍。

（3）差别大　肌肉麻痹的程度不一，自仅可察觉的肢体软弱至全瘫可在同一病例，甚至同一肢体存在。

（4）无关连性　麻痹肌肉的分布无解剖学上的关联性，可仅涉及某一肌组，亦可遍及四肢，且不对称，但以股四头肌、胫前肌及上肢的三角肌最易受累。

（5）二便正常　一般不伴有大小便失禁。

（6）其他　随着病程的进展，麻痹局部出现营养不良性改变，皮温降低，尤以肢体远端明显。

上述特点均与神经系统病变密切相关。此外，在幼儿期发生麻痹时，可引起同侧肢体骨骼发育障碍，以致两侧肢体长短不等。

2. 脑干型　本型又称球型，其病变包括中脑、脑桥和延髓。此型最为严重，病死率较高。在流行期中约占麻痹型病例的 15% 左右。根据受累部位不同，可出现眼球运动障碍、面肌瘫痪、声音嘶哑、咀嚼障碍及吞咽困难等。当延髓受累时，可出现脉搏频弱、血压下降、呼吸浅表加速、叹息样呼吸及间有呼吸暂停等，如处理不及时或抢救不力，则终致死亡。

3. 脑型　十分少见。但本型病情十分严重，主要表现为高热、昏迷、谵妄、惊厥，甚至强直性瘫痪等症状。在处理上，对本型应高度重视，并向家属详细交代病情。

4. 混合型　上述各型同时出现在一个患儿身上时，称之混合型。其中以脊髓型和脑干型伴发者为多。

（三）恢复期

本期一般症状消失，热度已降至正常，麻痹征不再进展。此期多从麻痹症状出现 1~2 周后开始。在初期 6 个月内恢复较快，以后逐渐减慢，2 年以后再恢复的可能性越来越小。

（四）后遗症期

凡病程在两年以上者称为后遗症期。此期中各种畸形逐渐出现，并日益加重，且趋于固定；同时各种骨、关节发生继发性改变，从而又加重了功能障碍的程度，常给治疗带来困难。因此，早期采取积极有效的措施是防止畸形发生和减轻畸形严重程度的重要环节。畸形的成因主要是由于以下诸因素。

【肌力不平衡】

这是引起畸形最为重要的因素，当某一组肌肉麻痹而对抗肌组正常或肌力相对较强时，这可能将肢体拉向肌力较强一侧，并逐渐发生畸形。例如当足部内翻肌群麻痹，外翻肌力则显得较强而使踝关节处于外翻状态，久而久之即形成足外翻畸形，并随着小儿的发育及步行而日益严重。

【肌肉痉挛】

在麻痹发生之初期（发病后一月左右），可发生肌肉痉挛性收缩，渐而形成畸形。亦可因痉挛肌肉的缩短而致畸形继续存在，例如麻痹早期小腿腓肠肌痉挛，渐而短缩，以致引起足跟不着地的下垂足。

【重力作用】

由于身体各部的重量及某些习惯姿态而诱发各种畸形，均与重力作用有关。如常见的足下垂畸形，就是在肌肉痉挛后麻痹及短缩的基础上，再加上重力作用而产生的。

【其他因素】

此种因素较多，包括外伤、诊治延误以及治疗不当等均可引起或加重畸形的形成。

五、脊髓前角灰质炎诊断

脊髓灰质炎早期及顿挫型病例因无特殊症状，诊断多较困难。只有参考流行病学资料加以推断；对有条件者可做病毒分离及血清学检查来确诊。在本地区流行过后，当有典型的麻痹发生时，诊断往往比较容易。只要注意不对称、无感觉障碍、有腱反射减弱或消失，且不伴有大小便失禁的弛缓性麻痹，一般就可以确诊。

要明确确认某一组肌肉发生麻痹，必须进行详细的检查，在幼儿往往需重复检查多次才能确定；必要时可做肌肉及神经的电生理检查。

第二节　脊髓前角灰质炎临床处理

一、脊髓前角灰质炎应以预防为主

脊髓灰质炎的治疗方法虽然很多，但是由于临床缺乏控制感染有效药物，对疾病的发展不能及时控制，治疗效果尚不理想。因此，本病之关键是预防，当前国家已采取有效之口服疫苗丸措施获得满意的效果，使发生率几乎降至零。

二、脊髓前角灰质炎各期处理原则

对本病各期的处理其基本原则如下。

（一）急性期

应常规按急性传染病进行隔离、卧床休息、加强护理，减少刺激，增强机体抵抗力。

（二）恢复期

以促进神经细胞及麻痹肌肉的恢复，防止或减轻畸形发生及加强功能锻炼为原则。除一般之神经组织滋养剂外，目前尚无可以有效促进已损神经组织恢复之药物。

（三）后遗症期

在早期，主要是减少后遗症的发生。后遗症形成期的治疗，则以改善功能、纠正畸形和增加肌力为主。一旦形成固定之后遗症，则应争取代偿，加强功能锻炼及手术纠正为原则。

三、对脊髓前角灰质炎后遗症的治疗

对脊髓灰质炎后遗症的某些畸形，外科手术治疗是一种最为有效的措施；对某些病例，也可能是唯一有效的措施。

（一）手术目的

其目的主要是：

1.矫正畸形；

2.改进肌肉的平衡与关节的稳定；

3.恢复患肢功能。

（二）常用的手术

可分为以下几种：

1.肌腱、筋膜切断及延长术；

2.关节固定（含髋关节加盖）术；

3.截骨术；

4.骨阻挡（滞）术；

5.肌或肌腱移植术。

（三）对各种病例在手术治疗时的注意要点

【对长期卧床患者】

在没有进行有效之康复，其全身健康状况恢复之前，尤其是全身状态较虚弱者，不应施行手术治疗。

【对有手或足麻痹之患者】

不应在病后两年以内施术，因其仍处于恢复期中；此外，对施术病例在术前应详细检查肌肉之麻痹情况，并综合加以判定，再决定术式。

【对因被过度牵张而失去功能的肌肉】

应先进行功能锻炼，务必在明确其恢复情况之后，再决定是否需要施行手术治疗。在治疗期间患肢可用支架保护，配合功能锻炼，以求防止失用性肌萎缩及畸形发生。

【手术应有计划】

必须同时兼顾静力和动力功能之恢复，并有详细的计划，按程序和步骤施术。

【肢体并发挛缩畸形时】

应先消除静力功能障碍，再矫正动力功能障碍。

【软组织手术】

一般多在 10 岁以后施行，以争取患儿之配合。而骨手术则应于 12~15 岁以后施行为妥。

【附一】　脊髓前角灰质炎后遗症常用之术式

临床上用于小儿麻痹后遗症的术式有数百种之多，但归纳起来不外乎以下五大类。现分述于后：

一、肌腱、筋膜切断及延长术

（一）概述

此类手术在脊髓灰质炎后遗症治疗中应用较广，其可使挛缩的关节放松，但其不能维持关节的平衡及防止畸形的复发。因此，对畸形不严重的关节，仅采用肌腱延长或切断术即可获得矫正；而对严重的关节畸形，尚需同时采用关节切开术、关节囊剥离或截骨术等才能达到矫正畸形及改进患肢功能之目的。术后尚需支架保护和积极的功能锻炼加以配合。

肌腱延长术和肌腱切断术一样，都是为了矫正由于某一束或某一组肌肉挛缩引起的关节畸形。

（二）常用的术式

临床上常用肌腱延长术的方式有以下三种：

1."Z"字形切断肌腱延长术，为最常用的方法（图 6-5-8-2-1）。

2.舌状肌瓣延长术，多用于较宽的肌腱，如肱三头肌腱、股直肌腱（下端）和跟腱等（图 6-5-8-2-2）。

3.用肌腱、阔筋膜移植或缝线代替的肌腱延长术（图 6-5-8-2-3）。

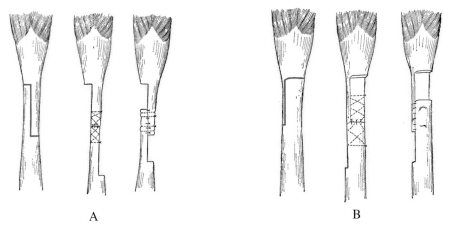

图 6-5-8-2-1　Z 形肌腱延长术示意图（A、B）

A. 方式一：易操作；B. 方式二：稍有难度

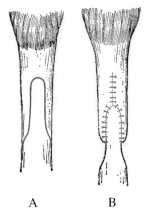

图 6-5-8-2-2　舌状肌瓣延长术示意图（A、B）

A. 延长前；B. 延长后

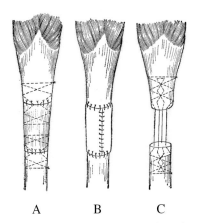

图 6-5-8-2-3　组织替代延长术示意图

A.B. 自体组织；C. 人工肌腱缝线等

（三）按不同解剖部位而区分的延长术

【肱二头肌腱延长术】

1. 适应证　肘关节屈曲挛缩。

2. 麻醉　臂丛麻醉或全麻。

3. 手术步骤

（1）切口与显露　仰卧位，在肘部掌侧沿肱二头肌肌腱方向作"S"形切口。切开皮肤、皮下组织和深筋膜，显露肱二头肌肌腱和肱动、静脉及正中神经，并妥加保护（图 6-5-8-2-4）。

（2）延长后缝合　根据肘关节挛缩程度，确定肌腱延长的长度，肌腱延长前要充分游离，肱二头肌肌腱一般用"Z"字形切断，但不要损坏腱膜。在肌腱端对端缝合后，缝合腱膜、皮下组织和皮肤。用上肢石膏托将肘关节固定大于 90°位（图 6-5-8-2-5）。

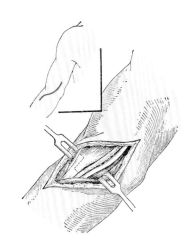

图 6-5-8-2-4　切口与显露示意图

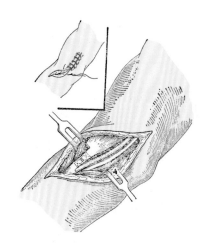

图 6-5-8-2-5　延长后缝合示意图

4. 术后处理　术后 3 周拆除石膏,进行功能锻炼,并辅以理疗。

【股直肌腱延长术】

1. 适应证　膝关节因长期伸直固定或股四头肌挛缩引起的屈曲功能障碍。

2. 麻醉　硬膜外麻醉。

3. 手术步骤

(1)切口、显露与舌瓣切开　仰卧位。大腿下 1/3 前面正中纵切口,到髌骨内侧缘,切开皮肤、皮下组织和深筋膜,显露股直肌腱和股内、外侧肌。将股直肌腱切制成一个蒂在下端的舌状腱瓣,向下翻转,并切开股内、外侧肌的附着部(图 6-5-8-2-6)。

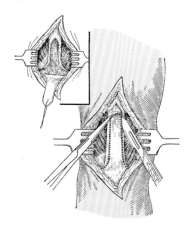

图 6-5-8-2-6　显露股直肌后行瓣状切开示意图

(2)松解粘连　反复做膝关节屈伸活动,检查和分离妨碍屈膝的粘连(或关节囊挛缩)部位,使膝关节能够完全屈曲(图 6-5-8-2-7)。

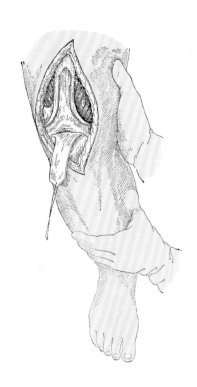

图 6-5-8-2-7　松解粘连示意图

(3)缝合　将膝关节屈曲 90°,将股直肌腱延长缝合。逐层缝合切口。用下肢石膏托将膝关节固定在 120°~130° 的位置(图 6-5-8-2-8)。

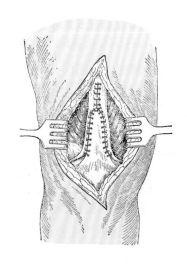

图 6-5-8-2-8　屈膝 90 度状缝合示意图

4. 术后处理　术后两周拆除石膏,进行膝关节功能锻炼,并辅以理疗和按摩。

【跟腱延长术】

1. 适应证　跟腱挛缩引起的足下垂,而大腿后侧肌肉(股二头肌、半腱肌和半膜肌)完全健

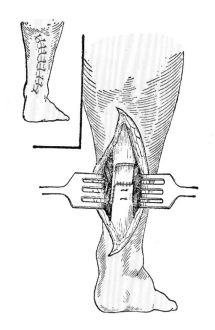

康时，可用本手术治疗。但如果大腿后侧肌肉同时麻痹，则不适宜做跟腱延长术，因为延长后极易导致膝关节不稳定，反而造成行走困难。

2.麻醉 腰麻或硬膜外麻醉。

3.手术步骤

（1）切口与延长 侧卧位或俯卧位。做跟腱外侧长弧形切口，长约10cm。切开皮肤、皮下组织和深筋膜，显露跟腱，并将跟腱近侧的肌腹和远侧的跟骨附着处充分游离。注意不要损伤跟骨外侧的腓肠神经（图6-5-8-2-9）。

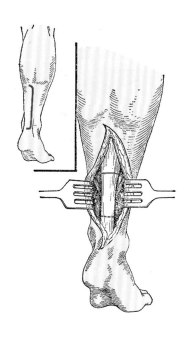

图6-5-8-2-9 切口与切开跟腱示意图

（2）延长状缝合 跟腱游离后，作侧方"Z"字形剖开并切断跟腱，使下垂足得以放平（踝关节90°位）。切断的跟腱在张力不大的情况下，

图6-5-8-2-10 延长后缝合示意图

将两端重叠缝合，并缝合腱膜。缝合切口后，用下肢石膏或小腿石膏将踝关节固定于90°位（图6-5-8-2-10）。

4.术后处理 术后3~4周拆除石膏，进行功能锻炼。

【足跖腱膜切断延长术】

1.适应证 足跖腱膜挛缩引起的弓形足或马蹄内翻足。

2.麻醉 腰麻或硬膜外麻醉。

3.手术步骤

（1）切口与显露 仰卧位。大腿扎气囊止血带。跟部内侧缘切口。从跟骨内侧突到第一楔状骨，切开皮肤、皮下组织和深筋膜，分离并切断跖腱膜（图6-5-8-2-11）。

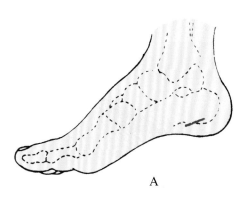
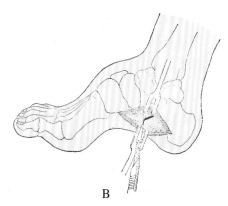

图6-5-8-2-11 切口与显露示意图（A、B）
A.切口；B.显露筋膜

注意 切断腱膜时，不可切到足底的深部肌肉内，以防伤及足底血管或神经。

（2）剥离、切断 再用骨膜剥离器，从跟骨的肌肉附着处剥离肌肉。将跖侧肌肉与跟骨完全分离，再用手法矫正弓形足或马蹄内翻足的畸形。放松止血带，仔细止血后，逐层缝合切口（图 6-5-8-2-12）。术后在足踝部功能位用小腿石膏固定，并塑出足的纵弓和横弓。

4.术后处理 术后 4~6 周拆除石膏，进行患足功能锻炼。

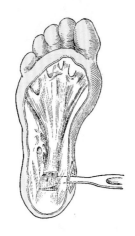

图 6-5-8-2-12 剥离、切断示意图

二、肌或肌腱移植术

（一）概述

肌腱移植术是矫正功能障碍之主要方法，可以使残留的肌力获得较好平衡，以期改善和预防肢体因部分肌肉瘫痪而产生的畸形。如能掌握适应证及治疗原则，多能获得较满意的疗效。本组术式种类较多，现选择临床较为多用及成熟的肌腱转移技术加以阐述。

（二）常用术式

【胸大肌转移术】

1.适应证 外伤或疾病引起的肱二头肌损伤或麻痹，已失去功能者。

2.麻醉 全麻。

3.手术步骤

（1）切口 仰卧位，患侧肩部垫高并使患肢略外展。从肱骨小结节沿腋前缘到第八肋下缘作斜切口。切开皮肤、皮下组织和深筋膜，显露胸大肌。另在肘关节掌侧作一"S"形切口（图 6-5-8-2-13）。

（2）分离胸大肌 将胸大肌下 1/3 部分按肌纤维方向分开，并将附着于第 5~7 肋的胸大肌部分剥离，将肌纤维在腹直肌筋膜的附着点处切断。注意不要损伤肌肉的血管神经束。

在肘部掌侧切开皮肤、皮下组织和深筋膜，显露肱二头肌腱、肱动静脉和正中神经（图 6-5-8-2-14）。

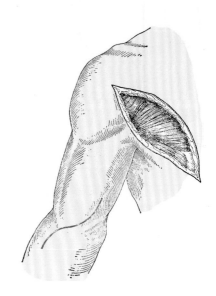

图 6-5-8-2-13 切口示意图

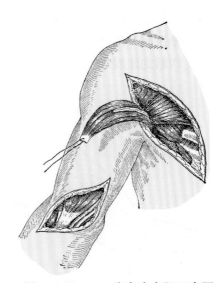

图 6-5-8-2-14 分离胸大肌示意图

（3）转位、缝合 用止血钳从肘部切口到胸部切口间，沿皮下做一隧道。并将分离下来的部分胸大肌穿过隧道。屈曲肘关节，将胸大肌肌膜缝合固定在肱二头肌腱内。依次缝合两个切口。用上肢石膏托将上肢固定在屈肘45°和肩关节内收位（图6-5-8-2-15）。

4. 术后处理 术后3~4周拆除石膏和皮肤缝线，进行功能锻炼，并辅以理疗。

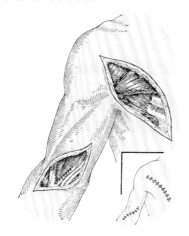

图 6-5-8-2-15 转位缝合示意图

【肱二头肌长头腱转移术】

1. 适应证 肱二头肌长头腱完全断裂。

2. 麻醉 全麻。

3. 手术步骤

（1）切口、显露供端 仰卧位，患侧肩下垫高。取肩关节前显露途径，切开皮肤、皮下组织和深筋膜，从三角肌内侧缘将三角肌和胸大肌分离，牵开后，显露喙突、肱二头肌短头与喙肱肌的联合肌腱。将上臂内旋，即可见到肱二头肌长头腱的断裂情况（图6-5-8-2-16）。

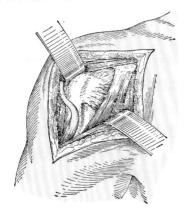

图 6-5-8-2-16 切口与显露供端示意图

（2）转位、缝合 将断裂移位的肱二头肌长头腱，穿过用尖刀劈开的肱二头肌短头腱后，缝合固定于肩胛骨的喙突上。逐层缝合切口。用上肢石膏托将肩关节固定于屈曲内收位（图6-5-8-2-17）。

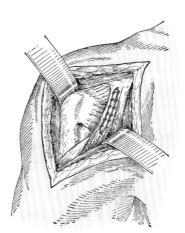

图 6-5-8-2-17 移（转）位缝合示意图

4. 术后处理 术后3周解除固定，逐步进行功能锻炼，并辅以理疗。

【尺侧腕屈肌腱转移术】

1. 适应证 旋后肌瘫痪引起的前臂旋后功能丧失。

2. 麻醉 臂丛麻醉。

3. 手术步骤

（1）切口 仰卧位。上臂扎气囊止血带。在腕部掌面尺侧做纵切口，显露尺侧腕屈肌腱附着处，并分离出肌腱。再于前臂掌面尺侧中1/3处做纵切口，长约10cm，显露尺侧腕屈肌的下部肌腹（图6-5-8-2-18）。

（2）切取尺侧腕屈肌 在腕部从附着处切断尺侧腕屈肌腱，连同部分肌腹从近侧切口拉出。肌腱末端贯穿缝合一条牵引线。注意切勿损伤肌肉的血管和神经（图6-5-8-2-19）。

（3）转移至桡骨远端钻孔缝合 在桡骨远端背侧作一纵切口，分离肌腱显露桡骨。用长止血钳从这一切口经前臂的背面到尺侧切口做一皮下隧道。将尺侧腕屈肌腱，经过皮下隧道引到桡骨远端背侧部。注意肌腱不能扭转。再在桡骨远端钻一骨孔，将尺侧腕屈肌腱穿过骨孔，并使末端返回缝合固定（图6-5-8-2-20）。

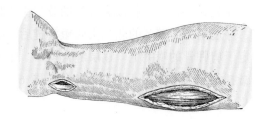

图 6-5-8-2-18　切口示意图

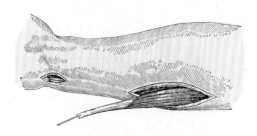

图 6-5-8-2-19　切取尺侧腕屈肌腱示意图

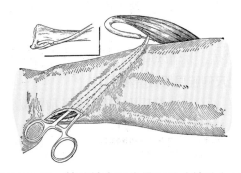

图 6-5-8-2-20　转移缝合至桡骨远端（钻孔）示意图

反复进行前臂的旋后活动，以松解旋前圆肌和骨间膜的挛缩。放松止血带，彻底止血。按层缝合各个切口。用上肢石膏托将前臂固定于旋后位。

4. 术后处理　术后三周拆除石膏和皮肤缝线，逐步进行前臂旋转（旋后）功能锻炼，并辅以理疗。

【尺、桡侧腕屈肌腱转移术】

1. 适应证　桡神经损伤经手术治疗未能恢复功能，或前臂伸肌群麻痹导致的腕关节下垂。

2. 麻醉　臂丛麻醉或全麻。

3. 手术步骤

（1）切口及确认供区肌腱　仰卧位，上臂扎气囊止血带，在前臂近腕部掌侧做纵切口，长约8cm。切口皮肤、皮下组织和深筋膜，显露、游离并从腕部附着处切断掌长肌腱、桡侧腕屈肌腱

和尺侧腕屈肌腱。暂用盐水纱布保护（图 6-5-8-2-21）。

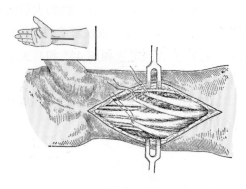

图 6-5-8-2-21　切口与确认供区肌腱示意图

（2）转移肌腱缝合　再在腕背部作纵切口，长 6~7cm，显露指总伸肌腱、拇长、短伸肌腱和拇长展肌腱。从腕背侧切口上方分别向尺、桡两侧前臂掌侧切口皮下做隧道，将尺侧腕屈肌腱穿过尺侧皮下隧道，引到背侧，桡侧腕屈肌腱和掌长肌腱穿过桡侧皮下隧道，引到背侧（图 6-5-8-2-22）。

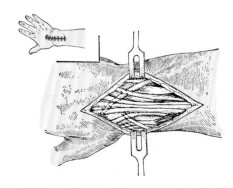

图 6-5-8-2-22　将肌腱从掌侧转至背侧缝合示意图

注意　转移的肌腱通过隧道时角度不宜过大，也不能扭转，以免影响治疗效果。

在腕关节充分伸展的位置，将尺侧腕屈肌腱穿入指总伸肌腱缝合固定，桡侧腕屈肌腱穿入拇长伸肌腱缝合固定，掌长肌腱穿入拇长展肌腱和拇短伸肌腱缝合固定。在缝合固定时，不仅腕关节要保持充分伸展，还要使转移肌腱具有一定张力，以保证转移肌腱有较好的治疗效果。

放松止血带，彻底止血。逐层缝合切口。用前臂石膏托将手指和腕关节固定于伸展位。

4. 术后处理　术后三周拆除石膏和皮肤缝线，进行功能锻炼，并辅以理疗。

【无名指指浅屈肌腱转移术】

（代替拇展肌和拇对掌肌）

1. 适应证　拇展肌和拇对掌肌瘫痪，或因外伤造成肌肉的严重破坏。

2. 麻醉　同前。

3. 手术步骤

（1）切口与确认供区肌腱　仰卧位，上臂扎气囊止血带。做三个切口：前臂掌面近腕部靠尺侧做纵切口，切口近腕部处略向尺侧偏斜；无名指掌侧中部做小"S"形切口；第一掌骨桡侧做纵切口。分别切开皮肤、皮下组织和深筋膜。在前臂掌侧切口内显露出尺侧腕屈肌腱和无名指指浅屈肌腱。无名指掌侧切口显露指浅屈肌腱，并在其分叉处切断。由前臂掌侧切口将切断的无名指指浅屈肌腱拉出（图6-5-8-2-23）。

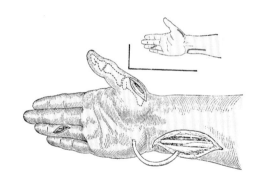

图 6-5-8-2-23　切口与确认供区肌腱示意图

（2）将肌腱潜式转移　切开并剥离第一掌骨桡侧的骨膜，显露该骨的远侧端。从前臂掌侧切口上方到第一掌骨桡侧切口经过皮下做一隧道，并在第一掌骨远端钻一骨孔。将无名指指浅屈肌腱从尺侧腕屈肌深面绕过，再穿过皮下隧道和第一掌骨远端骨孔，返回末端缝合固定，使拇指呈对掌位，放松止血带，按层缝合各个切口。用前臂石膏将拇指固定于对掌位（图6-5-8-2-24）。

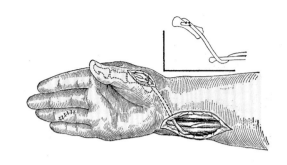

图 6-5-8-2-24　潜式转移示意图

（3）腱环式转移　另一方法是利用尺侧腕屈肌腱的一部分做一个腱环（滑车），使无名指指浅屈肌腱通过腱环，穿过皮下隧道和第一掌骨远端骨孔，返回后缝合固定，使拇指呈对掌位（图6-5-8-2-25）。

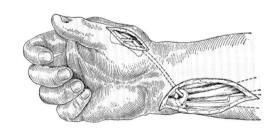

图 6-5-8-2-25　腱环式转移术示意图

4. 术后处理　术后三周拆除石膏和皮肤缝线，进行功能锻炼，并辅以理疗。

【阔筋膜移植修复（替代）指深屈肌腱术】

1. 适应证　指深屈肌瘫痪或正中神经损伤造成的指屈功能丧失，但肱二头肌功能正常者。

2. 麻醉　全身麻醉或持续硬膜外麻醉均可。

3. 手术步骤

（1）切口与显露　仰卧位。上臂扎气囊止血带。分别做肘关节掌侧"S"形切口和腕部掌侧纵切口。切开皮肤、皮下组织和深筋膜。在肘部显露并切断肱二头肌腱，再从腕部切口切除指浅屈肌腱和掌长肌腱。显露、游离和切断第2~5指深屈肌腱。并在两切口之间做一皮下隧道（图6-5-8-2-26）。

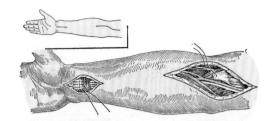

图 6-5-8-2-26　切口与显露指深屈肌腱示意图

（2）取阔筋膜修复　从大腿外侧按照所需要的长度和宽度取下阔筋膜（可用管状切取刀潜式切取，宽 × 长度一般为 4×20cm 左右），将其两边缘缝合制成管状，通过上肢两切口之间的皮下隧道，使两端分别包绕、缝合在肱二头肌腱的近端和指深屈肌腱的远端，使两个断端连接起来。缝合时应使手指和腕部屈曲，并使肘关节呈 130° 半屈位（图 6-5-8-2-27）。放松止血带，仔细止血。按层缝合两切口。用上肢石膏托将肘、腕关节固定于屈曲位。

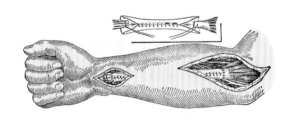

图 6-5-8-2-27　用阔筋膜取代指深屈肌吻合示意图

4. 术后处理　术后 3~4 周拆除石膏，进行功能锻炼，并辅以理疗。

【股二头肌腱和半腱肌腱转移术】

1. 适应证　股四头肌瘫痪，影响伸膝和行走者。

2. 麻醉　硬膜外麻醉，亦可选用腰麻或全麻。

3. 手术步骤

（1）切取股二头肌和半腱肌　侧卧位，患肢在上。在大腿后侧下 1/3，近腘窝处，外侧沿股二头肌，内侧沿半腱肌各做一个纵切口。切开皮肤、皮下组织和深筋膜，分离并在附着处切断股二头肌腱和半腱肌腱（图 6-5-8-2-28）。

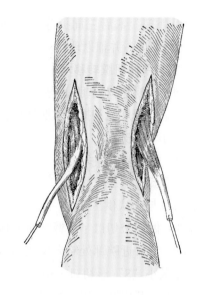

图 6-5-8-2-28　切取肌腱示意图
分别从腘窝处切除股二头肌与半腱肌

（2）移位缝合　改为仰卧位。在髌上正中做一纵形或 S 形切口，显露股直肌腱和髌骨。向外后侧到股二头肌处和内后侧到半腱肌处各做一皮下隧道。分别将股二头肌腱和半腱肌腱穿过皮下隧道，拉到髌前，将髌骨钻一横孔，使股二头肌腱与半腱肌腱通过骨孔到达对侧，相互缝合固定。如因肌腱太短，也可直接缝在股直肌腱上。用下肢石膏将膝关节固定于伸直位（图 6-5-8-2-29）。

4. 术后处理　术后 3 周拆除石膏，进行功能锻炼，并辅以理疗。

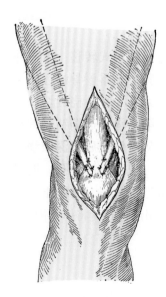

图 6-5-8-2-29　移（异）位缝合示意图

【胫后肌腱转移术】

1. 适应证　腓骨长、短肌瘫痪引起的马蹄内翻足者。

2. 麻醉　同前。

3. 手术步骤

（1）切取胫后肌腱　仰卧位。大腿扎气囊止血带。在内踝下方、足内侧缘做纵切口，长4~6cm。切开皮肤、皮下组织和深筋膜，分离并在足舟状骨附着处切断胫后肌腱。用盐水纱布予以保护（图6-5-8-2-30）。

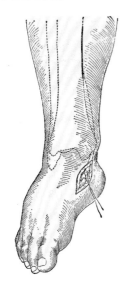

图 6-5-8-2-30　抽出肌腱示意图

（2）抽出肌腱　在胫骨下1/3内后侧做8cm左右的纵切口。显露和分离出胫后肌，并由此切口中抽出胫后肌腱。缝合足内侧处的切口（图6-5-8-2-31）。

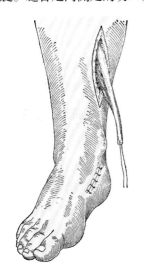

图 6-5-8-2-31　移位缝合示意图

（3）移位缝合　在足背中线跗骨处做纵切口，长4~6cm。切开皮肤、皮下组织和深筋膜。向小腿内后侧切口处做一斜行皮下隧道，将胫后肌腱穿过隧道，引到足背切口内。在第二楔骨或第三跖骨部切开骨膜，用骨钻钻出一个骨孔，将胫后肌腱缝合固定在骨孔内（图6-5-8-2-32）。

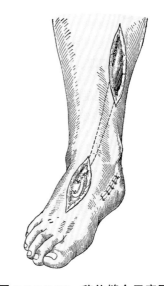

图 6-5-8-2-32　移位缝合示意图

放松止血带，仔细止血，缝合各个切口。用小腿石膏将足、踝关节固定于稍呈外翻的功能位。

4. 术后处理　术后3~4周拆除石膏，逐渐开展功能锻炼，并辅以理疗。

【胫前肌腱转移术】

1. 适应证　腓骨长、短肌瘫痪引起的足内翻。

2. 麻醉　同前。

3. 手术步骤

（1）切取胫前肌　仰卧位。大腿扎气囊止血带。先在跖部足内侧缘做纵切口，长约5cm。切开皮肤、皮下组织和深筋膜。分离并在第一跖骨附着处切断胫前肌腱。再做踝关节上方中线纵切口，长7cm左右，分离并将胫前肌腱抽出，用盐水纱布保护（图6-5-8-2-33）。

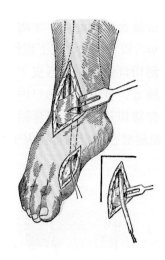

图 6-5-8-2-33　切取、抽出胫前肌示意图

（2）钻孔缝合　在足的外侧缘中部做纵切口，长约 5cm。显露骰骨或第三楔骨，并予钻孔。将胫前肌腱通过皮下隧道，固定于骰骨或第三楔骨的骨孔内（图 6-5-8-2-34）。

放松止血带，仔细止血。缝合各个切口。用小腿石膏将踝关节固定于稍呈外翻的功能位。

4. 术后处理　术后 3~4 周拆除石膏，进行功能锻炼，并辅以理疗。

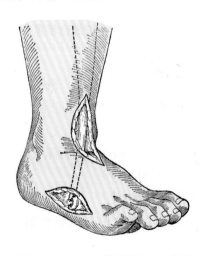

图 6-5-8-2-34　钻孔缝合示意图

【腓骨长肌腱转移术】

1. 适应证　胫后肌或胫前肌瘫痪引起的足外翻畸形。

2. 麻醉　同前。

3. 手术步骤

（1）抽取腓骨长肌腱　仰卧位。大腿扎气囊止血带。在足外侧缘外踝下作一纵切口。切开皮肤、

皮下组织和深筋膜。显露并分离腓骨长肌腱，在附着处切断。再在小腿外侧腓骨下 1/3 处做纵切口，长 8cm 左右，分离出腓骨长肌腱（图 6-5-8-2-35）。

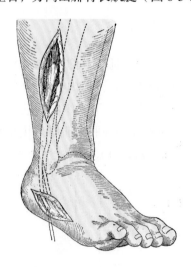

图 6-5-8-2-35　抽取腓骨长肌腱示意图

（2）从足背部抽出腓骨长肌腱　在踝关节前方中线部做纵切口，向腓骨下 1/3 做一皮下隧道，将腓骨长肌腱从腓骨下 1/3 切口中抽出，再拉向踝关节前方切口（图 6-5-8-2-36）。

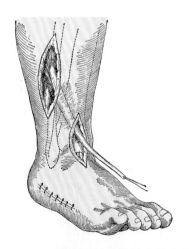

图 6-5-8-2-36　将腓长肌腱从足背抽出示意图

（3）固定至足内侧底部　在足内侧缘中 1/3 处做纵切口，显露第一楔状骨和第一跖骨基底部，向中线切口再做一皮下隧道，将腓骨长肌腱拉到足内侧缘的切口内，将踝关节放在 90°的稍内侧位，在第一楔状骨上钻孔，将腓骨长肌腱缝合于楔状骨骨孔内（图 6-5-8-2-37）。

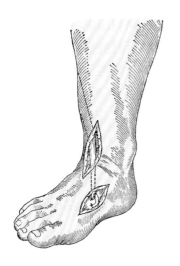

图 6-5-8-2-37　固定缝合示意图
将腓骨长肌腱穿至足底缝合固定

　　放松止血带，仔细止血。按层缝合各切口。用小腿石膏将踝关节固定于稍呈内翻的功能位。

　　4. 术后处理　术后 3~4 周拆除石膏，进行功能锻炼，并辅以理疗。

【胫后肌腱和腓骨长肌腱转移术】

　　1. 适应证　腓肠肌和比目鱼肌瘫痪引起跷脚畸形，行走时踝关节不稳定。

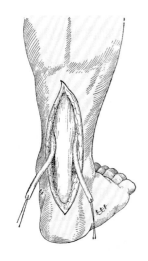

图 6-5-8-2-38　牵出肌腱示意图
将胫后肌腱及腓骨长肌腱从跟腱两侧拉出

　　4. 术后处理　术后 3 周拆除石膏，进行功能锻炼。

【踝关节稳（固）定术】

　　1. 适应证　腓肠肌和比目鱼肌瘫痪引起跷脚的儿童，既不能用肌腱转移代替，又不能固定踝

　　2. 麻醉　同前。

　　3. 手术步骤

　　（1）切口与抽取肌腱　仰卧位。大腿扎气囊止血带。在足的内侧缘做纵切口，长 5cm 左右，从舟状骨附着处切断胫后肌腱，再于胫骨下 1/3 内后侧做纵切口，分离并抽出胫后肌腱（见胫后肌腱转移术之图）。然后从足的外侧缘做纵形切口，长约 5cm，切断腓骨长肌腱，并从腓骨下 1/3 切口内分离及抽出腓骨长肌腱（见腓骨长肌腱转移术之图）。

　　再在小腿后侧下 1/3 处跟腱外侧做 12cm 左右的长弧形切口，分别将胫后肌腱和腓骨长肌腱拉向此切口内（图 6-5-8-2-38）。

　　（2）固定缝合　使踝关节略呈跖屈，将胫后肌腱从跟腱内侧穿到后侧，再将腓骨长肌腱从跟腱外侧穿到后侧，在一定的张力下，将两个肌腱的远端缝合固定在跟腱内，稳定踝关节，矫正跷脚。肌腱转移缝合后，放松止血带，仔细止血，按层缝合各个切口。用小腿石膏将踝关节固定于功能位（图 6-5-8-2-39）。

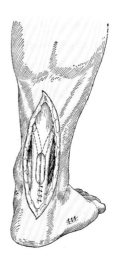

图 6-5-8-2-39　将两肌腱与跟腱缝合示意图

关节时，可用踝关节稳定术治疗。

　　2. 麻醉　同前。

　　3. 手术步骤　仰卧位。大腿扎气囊止血带，在跟腱外侧做 10cm 左右的长弧形切口，切开皮肤和深筋膜，显露并游离跟腱。将踝关节略做跖

屈,使跟腱放松,并将其向内侧拉开,显露胫骨(图6-5-8-2-40);并酌情行关节融合术。

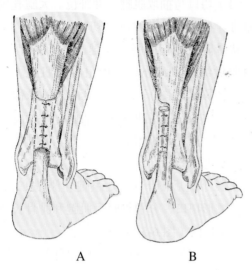

A   B

图 6-5-8-2-40　踝关节稳定术示意图(A、B)

4.术后处理　术后四周拆除石膏,进行功能锻炼。

三、关节固定术

(一)概述

在小儿麻痹后遗症的治疗中,关节固定术应用很广,其既可矫正畸形,又能稳定关节,并加强其功能。在肩部和足部关节常采用此种术式而获得满意的疗效。

(二)临床上常用的关节固定术术式

【三关节融合固定术】

此术式一方面矫正足部的畸形,另一方面可稳定足踝关节的运动,从而可以改善患者的站立和步行功能。此手术的范围包括距跟、距舟和跟骰三个关节。由于踝关节未被固定,踝部仍有一定的活动范围。本手术在操作上,首先截去距骨前方关节面,从而减少胫距关节活动范围,增进踝关节的稳定性,制止足下垂或仰趾的出现。第二是切除并固定跟距关节、距舟关节和跟骰关节,以便矫正下垂仰趾、内翻或外翻畸形,并制止其复发。第三,将胫距关节向前推进 1~1.5cm,当体重向足背传达时,使重心集中在足背的顶部。

同时,应将足的跖侧面成一扁平状态,以保持患者站立时患足持重时的平衡。本手术主要适用于因胫前肌、腓骨长短肌、伸踇或伸趾长肌瘫痪所引起的足下垂。在年龄上虽无一致的意见,但8~10岁手术符合手术指征(图6-5-8-2-41)。

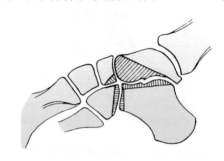

图 6-5-8-2-41　三关节融合固定术切骨范围示意图

【足踝四关节固定术】

即在足三关节再加上踝关节之固定术。仅适用于个别足下垂或仰趾足病例,因踝部有严重的侧向不稳定,仅采用三关节固定难以达到稳定踝关节者。其手术操作方法是先行三关节固定术,6~8 周后再行踝关节固定术。亦有人主张一次做完踝关节固定术。

【肩关节固定术】

当肩关节周围肌肉瘫痪后,对采用肌移植改进肩关节功能效果不佳者,多主张行肩关节固定术。手术操作较为简单,效果亦多较满意。其中以三角肌瘫痪后,如斜方肌、前锯肌仍有相当力量者,肩关节固定术效果较好。患者可自然地运用患肢洗脸、梳头等日常生活必要的动作。亦有学者认为:在三角肌、斜方肌和前锯肌完全瘫痪之下,如果肘关节和前臂的功能完整,亦可做肩关节固定术,其可消除连枷式、不稳定的肩关节,从而促进肘关节和前臂的功能。肩关节固定的手术方法很多,而常用的为蛙嘴式固定法和关节内外固定法三种。

1.蛙嘴式　适用于 15 岁以下的患者,术前先做一预制石膏,将肩关节外展 50°~60°、前屈 30°~45°,肘关节屈曲 90°,前臂与地平面向上倾 25°~30°。

(1)皮肤切口　位于肩关节的正中,起于肩峰基部,向下延长至三角肌的止点。

（2）暴露肩峰 将三角肌纤维向前后拉开即可显露肩峰、肩锁关节和肱骨头；如三角肌下遇到的旋肱前动静脉，可将其结扎切断。

（3）切开关节囊 将关节囊切开后，可向两侧剥离，游离肱骨头和颈，长度约 4~4.5cm。

（4）截骨 在骨膜下剥离肩峰和肩锁关节，在肩峰基部做柳枝骨折式的截骨术，以使肩峰向下倾斜。

（5）劈开肱骨头、嵌合之 劈开肱骨头，将新鲜粗糙面的肩峰插至劈开的肱骨头二瓣骨块之中，并使其能够夹住，呈相对稳定状（图 6-5-8-2-42）。

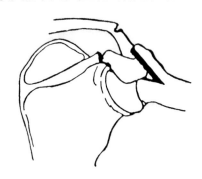

图 6-5-8-2-42 蛙嘴式肩关节固定术示意图

（6）固定 用钛钢丝穿过肩峰基部和肱骨外科颈做一紧扣，以防肱骨头骨瓣滑脱。之后，再凿去肩峰关节。

（7）缝合创口 依序缝合切开诸层，穿上预制好的石膏夹固定三个月。

2. 植骨＋内固定术式 为近年来开展较多之术式，即按前述之手术入路显露肩关节后，切除软骨面以自体髂骨植入＋螺钉内固定融合之（图 6-5-8-2-43）。

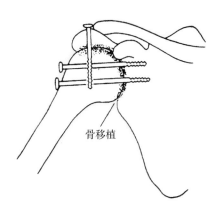

骨移植

图 6-5-8-2-43 肩关节植骨＋内固定融合术示意图

3. 关节内外固定法 即从肩关节内侧与外侧抵达肱骨头及关节盂，切除肱骨头，并将其纳入盂内和肩峰下，再用长螺钉固定。对肱骨和肩峰间的空隙，可用移植骨填塞（移植骨多取自髂骨嵴）。术毕用肩人字形石膏固定。三个月后解除石膏，功能练习。此法在临床上应用较少。

四、截骨术

可用于许多病例，其中最为有效之典型病例是对膝关节外翻、外旋及膝前弓的畸形，可行股骨下端或胫骨上端截骨矫正畸形（严重的病例可同时做髂胫束、股二头肌腱切断延长及半腱、半膜肌缩短或后关节囊切开松解，以恢复膝关节解剖关系）。一般均满意疗效，在增强膝部肌力与稳定性之同时，亦可将患侧手部从行走时必须扶膝中解放出来。

此外，对于儿麻后髋关节不稳定之病例（多因臀肌瘫痪所致），亦可选用股骨粗隆下截骨术＋髋臼加盖术治疗。不仅可改善患肢的负重力线及调节肢体长度，且可增加髋关节之稳定性（图 6-5-8-2-44~47）。

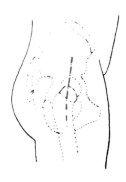

图 6-5-8-2-44 切口示意图
粗隆下截骨＋髋臼加盖手术切口

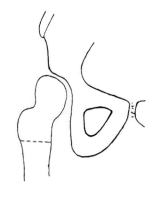

图 6-5-8-2-45 粗隆下截骨线示意图

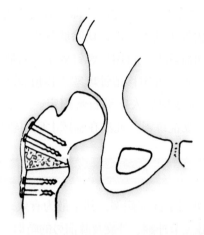

图 6-5-8-2-46　粗隆下截骨＋内固定示意图

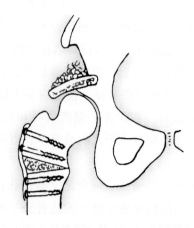

图 6-5-8-2-47　髋臼加盖术示意图

五、骨阻挡（滞）术

临床上常用的鹰嘴突后骨性阻挡术（Bone Block Operation）主要抵制肘过伸，髌骨骨阻挡术抵制膝反张，踝关节前侧骨阻挡术抵制仰趾足，对关节局部不稳定有一定疗效，可以增加关节之稳定性。但如植骨块太小，或放置位置不当，或骨块吸收，则影响疗效，因此，有人持反对意见。

注意　手术之同时，对此组患者尚需不间断地进行功能锻炼，并需配合支架的应用与理疗等，以求尽一切能力使失去神经支配的肌群获得最大的康复。

（金舜瑢　沈　强　卢旭华　丁　浩　朱宗昊　赵定麟）

【附二】 脊髓灰质炎后遗症术后康复

一、概述

（一）一般概况

脊髓灰质炎（Poliomyelitis）又称小儿麻痹症，主要损害脊髓前角的运动细胞，造成弛缓性瘫痪的肢体运动障碍，但感觉并不受损，脊髓损害以腰段为多见，90% 左右的功能障碍发生于下肢。脊髓灰质炎发病二年以后，瘫痪的肌肉不再有恢复可能，形成了瘫痪后遗症，进入后遗症期。由于肌力均衡被破坏以及继发的病理改变，软组织挛缩，骨与关节变形，患肢短缩，负重力线异常等，导致肢体功能不同程度的障碍，甚至丧失站立行走能力。

1955 年以前，儿麻在各个年代均是流行剧烈的麻痹性瘫痪性疾病，自推广使用 Salke 灭活疫苗后这种局面很快改变，1963 年 Sabin 减毒疫苗使用后很多国家急性小儿麻痹的发病基本消失。据中国残疾人康复协会小儿麻痹研究会统计，我国 20 世纪 80 年代初原有小儿麻痹后遗症约 300万，其中 60 万人得到了矫治，有效率达 98.5%，为此畸形矫治手术已成为脊髓灰质炎后遗症康复的重要手段和重要的组成部分。手术常常不能一次完成而需分期多次进行，方能达预计效果，因此是一个系统工程。手术前要做好周密设计，并在设计时还要从整体功能出发，如上肢则以手的功能为主，手术应先重建远端功能，后做近端，下肢以负重行走为主，手术顺序应从髋关节开始，由近及远。先矫正畸形，次之调整肌力，最后稳定关节。

（二）手术种类

儿麻矫治手术种类繁多，但基本上可归纳为三大类。

【骨与关节畸形矫正】

包括：严重骨盆倾斜，麻痹性髋脱位、屈髋畸形、屈膝畸形、足畸形矫治等；

【肌力重建】

主指背阔肌或胸大肌移位代三角肌，背阔肌下斜部与髂腰肌联合移位代臀肌，双腹肌移位重建屈髋伸膝功能，骶棘肌移位代腘绳肌，骶棘肌移位代臀肌，半膜肌、股二头肌移位代股四头肌，腹肌远隔移位代股四头肌等；

【肢体延长】

常见的有：髂耻骨截骨延长术，股骨延长术，骨骺牵开延长术，胫骨上、下端骨骺牵开延长术，胫骨干骺端截骨延长术等。

二、儿麻矫治的术后康复

（一）运动疗法

术后在石膏、支架等外固定条件下，即开始增强肌力的训练，以减轻肌萎缩，训练瘫痪肌肉的协同肌，以发挥代偿、协调作用，可根据肌肉现有不同肌力状态，调整体位，选择等长肌肉收缩，不抗地心引力运动（如股四头肌肌力 2 级，不能抗重力，训练时，可让患儿侧卧位进行训练），辅助运动，抗阻运动等，进行肌力维持和增强训练。解除外固定后在支架保护下行关节活动训练，预防肌腱韧带的挛缩和关节僵硬。对关节挛缩者可行被动关节活动度训练和牵引治疗，配合适当的理疗、热敷、水疗和按摩，疗效会更佳。对用矫形器矫正畸形者，可在下肢矫形器、夹板、支架、肢体延长器、矫形鞋等保护下进行行走及步态的练习。运动疗法有利于发挥残存脊髓神经细胞的代偿功能，有益于维持患儿正常生长发育，减轻肢体废用的病理变化。

（二）作业疗法

尤其对上肢瘫痪的患儿更为重要，训练上肢和手的功能，以获得最大限度的功能恢复或代偿，重点在于手的灵活性、协调性，根据手的不同功能的要求，训练钉木板、拧螺丝、编织、打字、木工、陶泥等。还应设计训练日常生活活动动作，必要时，制作并应用生活辅助具，如握力差者可加粗匙柄等。

（三）矫形器应用

对下肢瘫痪者，下肢矫形器的应用可增加肢体的稳定性，有利于负重和行走，补充短缩肢体的长度，平衡肌力的失调，控制关节活动方向和范围，保护瘫痪肌肉免受过度牵拉，预防并纠正畸形。如常用的下肢矫正鞋，即可矫正因肌力不均衡造成的足畸形，又可加高鞋底以补偿 3cm 以内的肢体短缩，改善步态，获得治疗效果。

三、儿麻后期综合征的康复问题概况

20 世纪 50 年代美国儿麻大流行，约有 64 万经过治疗及矫治手术的儿麻患者，于 1980 年儿麻高峰过后三十年，早期恢复良好的患者中出现了新的肌力下降，疲劳，疼痛，身体衰弱，怕冷等症状，年龄在 35~85 岁之间，平均年龄为 50 岁，最短发病年限为 8 年，最长发病年限为 71 年。由于功能障碍，ADL 能力及移动能力下降等而丧失工作能力致残，必须再度使用拐杖、支具、轮椅等，上述情况统称"儿麻后期综合征"（Post Polio Syndrome，PPS）。据统计，美国儿麻患者中 25%~71% 患有此综合征。我国 20 世纪 80 年代的儿麻患者于其患病 30~40 年之后亦即将进入儿麻后期综合征的年代，值得我们给予重视。

四、儿麻后期综合征的临床表现

（一）疲倦

疲倦成为最为普遍的症状，高达 80%。不寻常的全身疲倦如同患一场感冒，全身疲倦和肌肉性疲劳如不休息会变得更加严重，注意力不集中和记忆力差亦是疲倦的前兆。往往需休息 1~2 d 才能恢复过来。疲劳通常是使用过度的征兆，亦不舒服的感觉从原来被感染而受累的肌肉开始，进而扩散。最好能在一天里安排几个休息时段，活动中间多休息，睡午觉对控制疲劳是很有效的。即使最严重的个案，当患者停止过分使用和休息后，症状不再恶化。

（二）肌肉酸痛及渐进性肌无力

患病后受到儿麻病毒侵犯之脊髓前角运动细胞一部分恢复，另一部分破坏死亡后由邻近正常之运动神经细胞长出的轴突接管其肌肉纤维，使肌肉连成一块形成巨大运动单位，这些肌纤维过度群化，而增加了活动机会，故儿麻后肌肉较正常变小而力弱，儿麻后期的肌力下降与活动过多有关。Bennet 称此为"过劳致肌力下降"，即慢性过度使用致肌肉受损系后期肌力下降的主要原因。这些过度负荷之运动神经元因长期超载负荷，随着年龄的增加，出现代谢与营养不足而提前老化。正常老化是多种功能逐渐退化，而儿麻则是单一迅速的神经肌肉退化，此与正常老化不同。儿麻患者年轻时，为了求独立，甚至丢弃支具，使肌肉过度伸展，关节负荷过度提早退变而使他们较一般正常人老化的更早。

特别是当时标准的康复治疗方法一直是借助强制而激烈的运动来刺激神经的活力，用进废退是当时康复治疗人员用来激励半个世纪以来罹患小儿麻痹患者的警语。肌肉越来越衰弱的特征是：肌肉疼痛，抽搐，行动减退，行动距离越来越短，爬楼梯越来越困难，越来越难站立，肌肉萎缩致举手困难，穿衣困难，运动重复次数变少且越来越累，这些都是肌肉越来越衰弱的征兆。对疼痛的肌肉，休息是最好的治疗，对关节疼痛接受适当的辅助性支具，以避免继续的伤害，并可形成恶性循环。Aspirin 是很好的止痛药，治疗性功能电刺激（TES）一般在夜间使用，可长期用于废用而衰弱的肌肉，在美国甚为流行。

（三）骨骼问题

小儿麻痹所产生的肌肉无力或伸展肌的肌力不平衡等，常会引起关节附近韧带的松弛，关节变形、磨损或提前老化，引起疼痛。最常见的疼痛发生在膝关节，股四头肌及膝屈肌无力致膝关节过度后屈（膝反张），如患者不穿支架加以固定保护，退化就会更早发生。关节痛是长期持续的慢性痛，有时是间歇性的，每当活动就会增加。髋关节发育欠佳或脱位，足部畸形等步行时的疼痛更为普遍。由于背肌或髋部肌肉无力或两腿肢体不等长致行走时上下左右摇摆而导致脊柱侧弯，骨盆倾斜而使关节退变加重及疼痛。肌肉无力会造成骨骼发育不良及骨质疏松，轻微外力或跌倒易导致骨折，包括四肢及脊柱。

（四）血管问题

小儿麻痹患者对冷天的耐受很差，难以对抗寒冷，甚至在稳定的气候下也常感到四肢冰冷，稍一遇到寒冷或处于低温环境不仅手足发凉变紫，更会感到无力，这是由于脊髓交感神经细胞受损而降低血管收缩的作用，遇到低温无法立刻有效收缩血管，肌无力使血液循环变差，静脉瘀血使肢体温度降低，并导致神经传导变慢，肌梭启动收缩时间延长，肌纤维细胞膜的不反应期亦更长，因此感到肌无力，这些症状随着年龄而增加，儿麻后期综合征者 22% 患有高血压。冷是肌肉无力的第二大杀手，当室温从 30℃ 降到 20℃ 时，患者肌肉的力量会丧失 75%，因此在穿衣方面要比实际温度低 5℃ ~6℃ 的衣服，要注意保温。

（五）呼吸问题

儿麻患者如在急性期曾出现过延髓呼吸中枢麻痹，侵犯第 9、第 10 及第 12 对脑神经造成咽、喉、舌功能障碍或四肢麻痹，曾用过呼吸机的人，即使后来恢复了，亦很容易在后期重新出现呼吸功能衰退，部分患者肋间肌无力或并有脊柱侧弯严重者，亦常会出现呼吸量不足。常见的症状包括失眠、睡不安稳、噩梦、惊醒、打鼾、幽闭恐惧症（总是觉得空气污浊），或晨起头痛、焦虑、昏沉、注意力无法集中、智力减退，甚而日间打

瞌睡及睡觉等，均因晚上睡眠时呼吸量不够引起缺氧及血中二氧化碳过高所致。日间工作或活动时感到呼吸急促、气喘、咳嗽无力、讲话易累、两次呼吸之间说不出话来，这些都是呼吸量不足的早期讯号，应及早做肺功能检查。可训练患者学习青蛙呼吸即用舌、咽吞气或呼吸。必要时可在夜间使用各种呼吸辅助器，以免脑缺氧。乘坐飞机或到高山地域要小心预防突发性缺氧，需自备呼吸辅助器。上呼吸道感染要及早治疗，以免并发肺炎、气管炎等并发症，并学会采取体位引流将痰排出。解决睡眠呼吸问题可使用夜间型非侵袭性呼吸器（经口、经鼻间歇性正压呼吸器）。二氧化碳过高时不要直接使用氧气治疗而应以呼吸器来帮助呼吸，如氧气治疗过量，血氧值很高时大脑无法侦测血中二氧化碳而无法下达呼吸命令可导致呼吸衰竭。

（六）肥胖问题

儿麻患者之所以大都肥胖主要是因为缺乏运动及行动不便而宜采取静态生活方式以及饮食摄取偏多不加以控制，使体重很易呈直线上升。肥胖不仅造成行动不便，影响活动能力，也是造成高血压、心脏病及糖尿病等的危险因素。因此，除营养平衡，维生素、纤维素及钙质摄取量要足够外，每日热量摄取要以工作消耗及体重做指标，以免肥胖。体重应维持在标准体重以下10%~20% 较为理想，因儿麻患者肌肉及骨骼重量均较正常人为低。标准体重简便算法：体重的标准约为身高（cm）减去 110，所得之数换算为 kg，在此范围内以增减 10% 为宜。避免体重增加应每周测一次体重，并加以记录。据统计，儿麻后期综合征患者中平均发胖年龄在 45 岁，且在患儿麻后 30~40 年后发生，多是当初罹患儿麻严重而使用拐杖或轮椅者。

五、儿麻后期综合征的康复计划与措施

儿麻后期综合征的康复计划应依患者身体功能现状及其功能上的需求而定，应由以下 3 个方面来组成：改变生活方式、改变训练方法及功能

性辅助用具的使用。

（一）改变生活方式

改变生活方式为儿麻后期综合征康复治疗的基本。应避免长时间反复进行重劳动（包括家庭劳动），要根据患者的耐力而减少，将工作分成几份来做或充分休息后再做。生活方式改变的第一步，患者必须理解本病加重的病理机制，指出工作/休息的比率（A/R），既使患者从心理上难以接受，也要面对并坚持。

工作与休息的生活平衡，可由一流运动员最大强度的反复训练的研究中得到证实，Duchateau与Harinaut提出运动间距为休息时间的二倍时（A/R = 2 : 1），30s后强度加速减弱，1min内即产生明显的急剧疲劳，与此相反，即休息为运动的二倍时（A/R = 1 : 2），耐力增加，即可避免疲劳。Monad报道反复运动中运动与休息的关系为二次方程的关系，能耐受运动的持续时间随强度（对最大强度的百分比）的增加而加速度减少。如运动强度为22%则耐受一个周期中的80%（A/R比为4 : 1），若运动强度为60%，仅能耐受一个周期中的30%，A/R比为1 : 2，故基本上应指导患者A/R比应为1 : 2的活动，有意识地增加延长休息的时间是极其重要的。调整作息时间，改善睡眠质量，充足的睡眠不仅可消除疲劳，更给次日带来充足的精力。午睡很是必要，只要能睡10~20min即能消除疲劳。要注意倾听患者自己身体的声音，凡做的事情或活动让其感到疲劳、无力、疼痛等就要立刻停止，要掌握休息是工作或活动的二倍时间，节省体力，过慢步调生活，分配好自己的时间，最重要的是不要疲劳，将耗费精力的事分散不同时段去做，要简单化、制式化，如每天做饭一次分成三餐。规律的生活及充足的睡眠，定期健康检查，保持心理健康，只要患者能倾听自己身体的声音，立刻停止那些让你疲劳、疼痛、衰弱的事，儿麻后期综合征只能好转不会恶化。

（二）改变训练方法

【运动与否】

这是被争论的问题，人总是要运动的，因为人是动物，要靠活动来促进身体健康，维持活动需要体力，因而适当的运动是不可偏废的。但对儿麻后期综合征患者又不能像谚语所说的"尽可能的运动"，而是要"节省有限的体力"，在固定的时间内做些适宜的轻松柔软的运动。对患者来说，最困难的是找到合适的运动和防止身体肥胖。运动可燃烧多余热量。不要期望以增加运动或ADL以增加肌力，如果这样做则会更加加重肌肉的萎缩，有些人必须完全避免运动或改变运动内容，不要运动到关节、肌肉疼痛及疲劳，避免过分使用肌肉，活动适可而止，多做休息，一次不要做太多运动，如感到身体衰弱必须再度使用支架、拐杖等辅助用具帮助。

【怎样运动才对】

患者可借助运动来增加肌肉的力量和心脏血管系统的健康，但运动到什么程度和怎样掌握运动量，则必须学会认识疲劳，任何痛楚都表示肌肉工作过度，要把痛楚和疲劳作为信号。必须放弃以前在患儿麻刚刚恢复时所受剧烈训练时"没有痛苦就没有收获"的观念，要与当时"用进废退"的作法相反，要知道自己身体的极限和耐力，必须节省体力，过多的运动会使原本衰弱的肌肉进一步受损，但肌肉不运动也会失去力量。渐进的抗阻运动又称为"不疲倦的加强体力运动"，采取逐渐增加运动量，诸如四肢的伸展运动，以保持肢体的柔软和关节的活动范围，并能增加一些体力。运动以有氧运动为主，最好的项目就是游泳，运动的目标应放在耐力的增加而非肌力的增加。"有氧运动"即有氧代谢运动，指机体主要以氧代谢方式提供能量的运动。即运动中需要增加氧的供应，而机体又可满足这一需求，因而实现了氧气的供与需的平衡。有氧运动面向活动的生活方式中的应力，以活动四肢肌肉而达到提高心肺功能的办法。有氧运动项目中包括：步行、跑、跳、骑自行车等的旋转运动、游泳等，这些运动可以用简单的减轻负荷的运动来代替。当大范围肌力下降时，不适合以肌肉作为提高心肺功能的训练时，可进行2~4min短低负荷运动，休息1min后多次反复的方式以最大肌力的5%左右中等负荷，成为肌力低下患者提高氧摄取量的一种方法。运动不是唯一可以使衰弱的肌肉变强的方法，肌力强化运动在儿麻后期综合征患者的作用是有限的，肌痛为禁忌，说明已有损伤。在无肌力低下及疲劳主诉时可允许进行训练，没有疲劳的运动可使肌肉的损伤限于最低程度，在康复治疗师指导下使用正规康复设备训练效果会更好。患者在进行运动时如感觉良好可指导其继续进行训练，如症状加重则负荷减半，如症状持续则中止训练，不能耐受训练说明没有强化的必要。长期的肌肉、关节活动度的保持运动十分重要，但要避免过分牵拉及运动过量所造成的肌肉酸痛及损伤。训练后以无任何痛楚及疲劳感最为适宜。无持续功能低下的患者，由训练而使功能增强的肌肉，下肢比上肢多，训练的另一个效果是了解患者的功能界限，由此判断患者改变生活方式的必要性，有训练效果的患者中91%有必要减轻生活方式的负担。其他肌肉耐力训练在康复治疗士指导下，以肌力20%~50%做重复抗阻运动，小量多次渐进，任何重复性的运动包括健身自行车在内，以及各种简易精神松弛的技巧均是适宜的，深呼吸如腹式呼吸运动可增进膈肌及胸腹肌力，有助于呼吸功能的维持。活动性更强的绝佳项目是骑固定式自行车，而举重属于无氧代谢运动，对儿麻后期综合征是不适宜的。

【游泳是轻松而快乐的全身运动】

由于水有浮力，残障部位在水中也能活动自如，在水中不仅是一种自动运动，也是一种良好的抗重力的运动，使全身关节的可动性增加，除能使肌肉关节放松外，还有能强化呼吸、循环系统的作用，如不能游泳，可作涉水、水中走动或打水等动作亦甚有益。在30℃的温水中游泳可增进肌肉的耐力，是儿麻后期综合征理想的运动方式，亦适合于重症的后期综合征患者，其优越性如下：

1. 在水中体重被减轻，借助水的浮力可随心所欲地活动；

2. 可不用任何辅助支具等进行缓慢的活动；

3. 可减少陆上活动时的疼痛及不适感；

4. 可帮助生理功能的平衡。

（三）功能性辅助性用具的使用

弥补功能丧失的用具有矫形器、步行辅助器、拐杖、各种支架、轮椅、电动轮椅及上肢辅助用具等，这些用具的正确使用可减轻身体的负担并且亦是保持移动所必需的手段。

患者可根据功能上的需求及对外观上的有关平衡来选择具体的辅助用具，以减轻关节疼痛并获得身体负重时的稳定性。

儿麻后期综合征的肌力下降与疼痛在小腿三头肌及股四头肌最为多见，这些肌群与立足期的膝稳定有很大相关，故易陷于使用过度。小腿三头肌肌力下降，则股四头肌收缩强度增大，收缩期间延长。相反，股四头肌肌力弱化时，小腿三头肌的活动性必然增强，腘绳肌与臀大肌的活动亦增强。

正常下肢伸肌控制始于腘绳肌、臀大肌与股四头肌收缩后，继之小腿三头肌收缩。髋关节伸肌与股四头肌的活动期间较短（一个步行周期约20%），收缩强度为中等度（徒手肌力评定最大强度为25%），更强的负荷加于小腿三头肌上，因该肌使胫骨稳定，身体的力矩在膝伸肌的股四头肌周围。小腿三头肌与股四头肌功能上的相互依赖性，决定使用支具的必要性，这是很重要的。

支具可控制膝、踝关节及足部，可以预防肌肉的过度使用，支具的重量轻，外形美观，但支具仍负有残疾的标志，对大部分儿麻患者重新回到使用支具的状态，心理上难以接受，因为他们最初的胜利之一就是在恢复期不再使用支具。但为了防止病情进一步恶化，此时要把辅助用具接纳成为自己身体的一部分。

腰及膝关节疼痛是因为没有使用支具和股四头肌无力，腰痛多因跛行及脊柱侧弯所致，应使用矫形器、矫形鞋、支具及拐杖等以改善两下肢不等长的差距，减少身体的畸形。

生活方式的改变及适当使用功能性辅助用具可令患者获得满意的活动而增加了生活的自立并能预防老化的加快到来。日常生活及活动应以省力为出发点，多利用各种设施如手推车、辅助器具、支架、拐杖、轮椅、电动轮椅等，以减少超载，而期待身体得到适当的保养而延缓老化。

（周天健）

第九章　痉挛性脑瘫

第一节　痉挛性脑瘫的基本概况

一、痉挛性脑瘫概述

大脑瘫痪（以下简称脑瘫）是指未成熟大脑在各种原因下所致大脑发育不全而致的非进行性损伤所引起的运动和姿势紊乱。有些损伤发生于锥体交叉以下的上颈髓病变不符合此病定义，但仍可按脑瘫来治疗。在美国脑瘫总数是患有神经肌肉紊乱的儿科病人中最多的人群。不同的国家和地区脑瘫的发病率可为每1000例新生儿中占0.6~5.9例。其发病率随着产前护理、社会经济条件、环境，以及母亲和婴儿所接受的产科和儿科的护理提高而增长，在美国每年新增加约25000例脑瘫病人。可以推测，新生儿广泛的护理机构正在挽救比以往更多的产伤或产前有缺陷的儿童，因而脑瘫病人逐年上升。

二、痉挛性脑瘫病因

（一）概况

脑瘫可由产前、产时和产后各种原因引起。产前从妊娠到分娩开始，产时从分娩开始到分娩，产后从分娩后到产后2.5~3年，有的婴儿脑部发育完全，髓鞘形成可达8岁。某些作者认为产时从分娩开始到诞生后7天，在此阶段婴儿机体已和外环境取得平衡。绝大多数脑瘫发生于产中。近来资料表明产前发病比想象要多。Perlstein认

为产前原因占30%，产时60%，产后10%。1981年O'Reilly等资料表明从1947~1980年有脑瘫1503病人，其中产前占38.5%，产时46.3%，产后15.2%。在1970年，Holm发现42例脑瘫儿童有产前病损50%，产中33%，产后10%，混合型7%。近年来瑞士已发现脑瘫在产前有较高的发生率。O'Reilly报道一组痉挛性病人，其百分率稳步增长，尤为偏瘫和四肢瘫。他们同时发现在1939~1949年间手足徐动症发病率从10.8%明显地下降到3.6%，其原因可能与明显减少的胎儿核红细胞增多症和减少产中缺氧的发生率有关。

（二）分娩前后之病因

【产前】

脑部先天性缺陷，常见于母亲在妊娠早期、怀孕三个月时曾患风疹或其他病毒性感染所致。这些儿童往往同时有其他的先天性异常，如白内障、先天性心脏缺陷（室间隔缺损）、耳聋和精神迟钝。胎儿核红细胞增多症以往是一个常见的产前原因。胎儿产前期缺氧主要来源于胎盘破裂、胎盘梗塞、母亲的肺炎或心肺疾病。母亲饮酒和药物可使脑瘫发病率明显增加。母亲患糖尿病、甲状腺异常同样是引起脑瘫的产前原因。长子女若有脑瘫，表明可能为先天性，如脑积水和小头畸形所致，这就不属产前因素。

【产时】

产时最常见的原因为早产。当诞生时体重低

于 2268g，脑瘫发生机会较多。其他原因通常由于不正确应用产钳，难产或产程延长而产生分娩时创伤或缺氧所致。当分娩时胎儿颈部做牵引，可以使 Galen 大静脉断裂，导致偏瘫或四肢瘫。局部创伤可致痉挛性偏瘫，如难产时胎儿头部撞击于骶骨岬。母源性惊厥过程中胎儿可发生偏瘫。

【产后】

产后时期脑瘫最常见的原因是脑炎、脑膜炎、创伤、血管意外和缺氧。在脑炎急性阶段运动功能缺陷随着病变增加而进展。在急性阶段后期，因脑组织有疤痕病变而增加。目前因感染而发生脑瘫病例数明显下降，头部创伤主要是车祸和虐待儿童，是产后脑瘫疾病中发病较多的因素，儿童因溺水而缺氧，纤维细胞性疾病等产生运动紊乱，如舞蹈病和手足徐动症。创伤所致的脑瘫或伴有出血通常是痉挛性的，因缺氧和创伤而产生神经紊乱随着时间延长而不断改善，多数病例为损伤后一年左右。Brink 和 Hoffer 对脑部外伤儿童研究表明，其恢复直接和最初损伤后昏迷的平面与时间长短有关。若深昏迷一周以上，其恢复率较差。

三、痉挛性脑瘫临床类型

脑部病损的位置决定脑瘫临床类型，如大脑皮质损伤一般可引起痉挛或缺乏运动的随意起始，多数损害并不限于脑部支配的一块肌肉的区域，受患范围比较广，大脑所支配的整个身体部分都会受累，这就是为何整个肢体都有不同程度的受患，不像脊髓灰质炎是影响一块肌肉，若有一块肌肉明显受累，要考虑到这区域内其他肌肉也会有程度不同的痉挛。

（一）按临床表现脑瘫可分为：

【痉挛型脑瘫】

最常见，约占 55%。脑部的 Brodman IV 区与 VI 区是锥体束起始的部位，此区的病统通称为锥体束疾病，通常引起痉挛。痉挛状态是当肌肉被动地牵伸时，肌肉内张力增加的一种状态。这是由于正常肌肉牵张反射加强而引起的，在加

强牵张的反射中，当肌肉突然被动活动时可感到阻力，随后到某一程度时肌肉松弛。当牵伸肌肉时，痉挛状态的增加将引起肌肉的过度收缩。痉挛肌肉的深腱反射亢进，可出现肌阵挛，这提示对牵伸的反应增加。

【手足徐动型脑瘫】

手足徐动症约占脑瘫病人中的 25%，是运动障碍脑瘫的最常见形式。其引起运动障碍病损是在大脑基底或在中脑，常累及整个身体，极少看到一个肌体的运动紊乱。病人经常伴有面肌和控制语言肌肉病变，表现为持续痛苦的面部表情，流口水，说话困难，导致人们误认为这些人有精神上反应迟钝，事实上很多病人具有正常智力。

【僵硬型脑瘫】

僵硬型脑瘫约占 3%~5%，是广泛脑部损伤的一种表现，脑瘫僵硬型的临床表现为肌肉弹性丧失。企图牵伸肌肉时，检查者从关节被动活动开始到结束发觉肌肉僵硬，被动关节活动可加重牵张反射。在脑瘫的僵硬型中，其肌肉的强直可以是间断或持续存在。由于脑部组织弥散性损害，精神障碍发生率相当高。

【共济失调型脑瘫】

共济失调型约占 5%，是小脑损伤的一种临床表现。小脑病变所致损害多数为先天性，偶尔亦可因分娩时出血所致。因运动觉、空间定位觉损害不能辨别传入冲动而致共济失调。共济运动失调主要是位置觉、姿势和平衡觉丧失，儿童可引起习惯用手一侧不完全固定。典型共济失调病人较其他类型脑瘫病人预后要好，随着时间延长，其症状自发改善趋势。

【混合型脑瘫】

混合型约占 10%，它来源于大脑几个区域的损害同时存在，但不是弥散性损害。几种类型症状相互混合，如痉挛型和共济失调型相混合等。

（二）按发病部位脑瘫可分为

【单瘫】

无论上肢或下肢，仅一个肢体受到影响，是少见的类型（图 6-5-9-1-1）。在做出诊断前，检查者必须仔细评定其他肢体的情况。

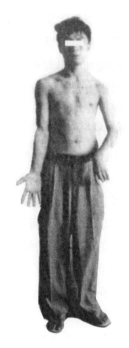

图 6-5-9-1-1　临床举例　单瘫

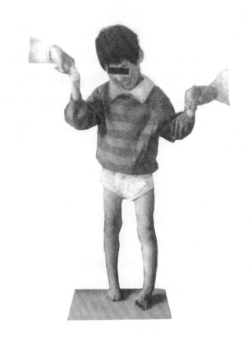

图 6-5-9-1-3　临床举例　偏瘫

【偏瘫】

同侧肢体受累。这些病人通常是痉挛性的，上肢通常比下肢严重（图 6-5-9-1-2、3）。

【截瘫】

常伴有早产。截瘫多发痉挛型，表现为剪刀步态或称交叉步态（图 6-5-9-1-4）。

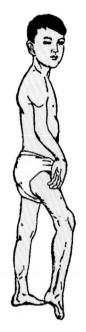

图 6-5-9-1-2　偏瘫示意图

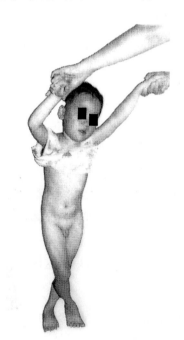

图 6-5-9-1-4　临床举例　截瘫

【三肢瘫】

四个肢体中三个受累。最常见为痉挛性瘫痪，是较为少见的运动障碍。在确定三个肢体瘫痪之前，需仔细地评估不受累的一个肢体。

【四肢瘫】

脑部损害侵及四肢。肢体可呈现痉挛状态，运动障碍，或混合型（图6-5-9-1-5）。

（三）按肌张力高低及其严重程度分类

脑瘫可根据其肌肉张力和损害严重程度分类。肌肉张力可呈现高张力、低张力或正常。肌张力是可以变化的，可随着时间而改变。有手足徐动症的脑瘫儿童诞生时低张力，但随着年龄增长，逐渐变为高张力。另一方面共济失调儿童诞生时低张力，并保持不变。损害的严重性可以是轻度、中度或重度。轻度受影响病人能够起床行走，并能独立进行日常活动，约25%不需任何手术治疗，保守治疗如精细动作训练、职业训练、特殊教育和说话训练等是必要的。中等度损害占50%，起床行走和日常生活均需要给予帮助。严重损害患者是完全没有生活能力，通常卧床不起或依赖轮椅。由于不可能改善患者活动能力，所以治疗目的是改善其活动功能，而不是起床行走。

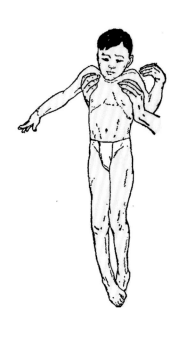

图6-5-9-1-5　四肢瘫示意图

第二节　痉挛性脑瘫选择性脊神经后根切断术

一、手术原理

（一）概述

脑瘫是不能完全治愈的。新生儿脑部最初损害可以在某些范围内得到愈合，残留的缺陷将终生保留。脑瘫治疗目的是尽可能多地增加病人的技能，减少其缺陷，着重于增加情绪上稳定，生理上独立，辨别、说话或相互间交谈能力的提高，创建一个能在社会经济上有独立性的个体。

早在100年前，Sherrington（1896）就通过实验证明：横断动物中脑能产生伸直型的痉挛与僵直，而这种痉挛与僵直则可通过切断脊神经后根得到解除。自Fasano（1978）首先报道选择性脊神经后根切断术（Selective Posterior Rhizotomy SPR) 解除脑瘫痉挛以来，对SPR解痉机理一直沿用阻断脊髓反射 γ-环路理论来解释。目前已知，肌张力增高和痉挛是牵张反射过强的一种表现，其感受器都是肌梭。肌梭是感受机械牵拉刺激的特殊装置，形态如梭（图6-5-9-2-1）。

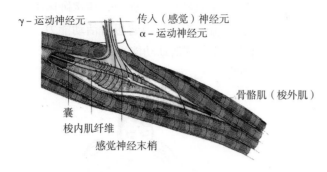

图 6-5-9-2-1　肌梭示意图

（二）肌梭的传入纤维

有两类，即快传与慢传纤维。

【快传纤维】

直径较粗，属于 Ia 类纤维。Ia 类纤维进入脊髓后直接与支配本肌肉或协同肌的 α 神经元发生兴奋性突触联系。

【慢传纤维】

直径较细，属于 II 类纤维，一般认为与本体觉有关。

脊髓前角的 γ- 运动神经元发出的纤维支配梭内肌纤维，调节梭内肌的长度，使感受器经常处于敏感状态。这种 γ 神经元的活动，通过肌梭传入联系，引起 α 神经元活动和肌肉收缩的反射过程，称为 γ- 环路（图 6-5-9-2-2、3）。SPR 手术的目的在于选择性切断进入肌梭的 Ia 类纤维，阻断脊髓反射中的 γ- 环路，从而解除肢体的痉挛。然而许多作者发现，在腰 SPR 术后，出现眼斜视、流涎、语言较术前好转，相当部分病例术后上肢肌张力较术前降低，以及手与上肢功能有所改善等，这用 γ- 环路理论已不能解释。为此，徐林（1993）采用诱发电位研究对这些现象进一步探索并有所进展。研究表明：术后上传神经至大脑皮层的传导冲动速度较术前减慢，即单位时间内上传冲动减少。神经解剖已知，脊神经后根中的 Ia 类纤维也有一部分通过固定的神经传导束到达脑干网状结构，而后分布整个大脑皮层，对大脑皮层具有调节作用。单位时间内上传冲动减少，从细胞生理学角度上讲，大脑皮层神经细胞体获得叠加阈下刺激在单位时间内减少，相对地降低了大脑皮层细胞的兴奋性，术后

脑皮层波形振幅较前降低也说明了这一点。脑皮层兴奋性下降进一步导致脑皮层发出向 α 运动神经元的冲动也相对减少，而 α 神经元在肌张力形成中起着决定性作用，即所谓最后通路。徐林等认为这是一种外周—皮层—外周的大环路作用，不能单纯用 γ- 环路理论解释上述现象。

（三）推理

在 SPR 解痉机理方面有三种推理：

1. γ- 环路理论；

2. 外周—皮层—外周理论；

3. γ- 环路理论（又可称小环路）和外周—皮层—外周（又可称大环路）理论两者的结合。

作者认为，后者应当是 SPR 解痉机理恰当解释，但仍需做进一步深入研究。

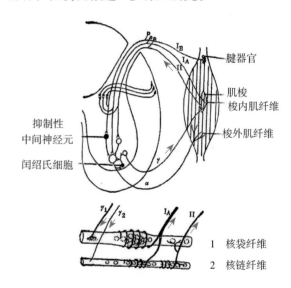

图 6-5-9-2-2　γ 环路示意图

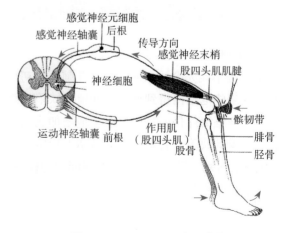

图 6-5-9-2-3　γ 环路示意图

二、选择性后根切断术手术适应证与禁忌症

（一）手术适应证

SPR 手术是针对痉挛的治疗，并非对所有的脑瘫都适用。据估计，差不多 1/3 的脑瘫患者可行此手术。手术适应证为：

1. 单纯痉挛，肌张力在 3 级以上者；

2. 无明显的固定挛缩畸形或仅有轻度畸形；

3. 术前脊柱、四肢有一定的运动能力；

4. 智力正常或接近正常，以利配合术后康复训练；

5. 严重痉挛与僵直，影响日常生活、护理和康复训练者。

【手术禁忌症（应注意下述情况不宜施术）】

1. 智力低下，不能配合术后康复训练者；

2. 肌力弱，肌张力低下；

3. 手足徐动、共济失调与扭转痉挛；

4. 肢体严重固定挛缩畸形；

5. 脊柱严重畸形和脊柱不稳定者。

三、选择性后根切断术手术要点

（一）麻醉与切口

全麻，采用气管内插管气体麻醉，术中不用肌松剂，便于神经阈值电刺激时观察肌肉运动情况。术中采取俯卧头低位，腹部用矫形架垫高，以减少脑脊液丢失过多，采用屈髋 60°、屈膝 45° 位。双下肢放置于器械台下，便于观察（图 6-5-9-2-4）。切口处两侧椎板外注射含肾上腺素盐水，以免术中切口内渗血。按术前手术计划，通常 L_5、L_2 下部及 L_3 上部，椎板中央做 1cm 宽纵行骨槽的方法，跳跃式椎板切除，保留小关节，进入椎管后，在切开硬膜前先抽出 15ml 脑脊液做储备，待术毕关闭硬膜后再注回硬膜腔内（图 6-5-9-2-5）。

（二）脊神经后根标记

切开硬膜，以椎间硬膜孔为线索，神经根

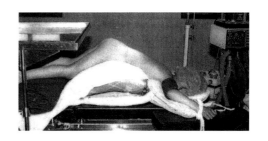

图 6-5-9-2-4　临床举例　术中体位

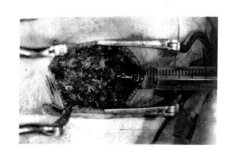

图 6-5-9-2-5　临床举例　术中脑脊液贮备

在其椎板下出椎间孔，一般 L_5 神经根在 L_5 椎板下出椎间孔，且较粗大。而后找 S_1，向上能找到 L_4 神经根，必要时做 L_4 椎板下部分切除。在 L_2、L_3 切开棘上、棘间韧带，去除部分上下椎板开窗，切开硬膜，也可找到 L_2、L_3 神经根，L_3 神经有时可根据牵拉来判断是否 L_3 或 L_4 神经根（图 6-5-9-2-6）。脊神经后根直径较粗，表面血管少，

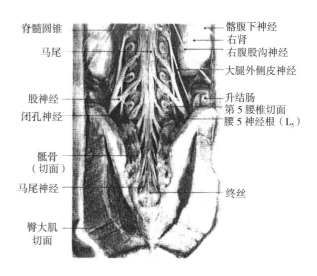

脊髓圆锥　　　　　　　　　　　　　　髂腹下神经
　　　　　　　　　　　　　　　　　　右肾
马尾　　　　　　　　　　　　　　　　右腹股沟神经
　　　　　　　　　　　　　　　　　　大腿外侧皮神经
股神经　　　　　　　　　　　　　　　升结肠
闭孔神经　　　　　　　　　　　　　　第 5 腰椎切面
　　　　　　　　　　　　　　　　　　腰 5 神经切根（L_5）
骶骨（切面）
马尾神经　　　　　　　　　　　　　　终丝
臀大肌切面

图 6-5-9-2-6　腰骶部脊神经垂直切面后面观

靠近背侧，后根与前根尚有自然束膜，能顺利分离。当神经根出现变异或无法区别时，可在钩出的神经束做弹拨试验，观察支配肌肉收缩活动情况。以防误伤神经前根，后根分别用细橡皮条标记。颈部脊神经后根排列清晰，但牵拉度小，易损伤，需在术中特别小心（图6-5-9-2-7、8）。

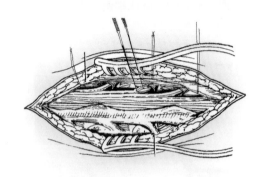

图6-5-9-2-7　分离脊神经后根示意图

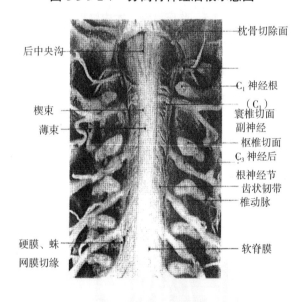

枕骨切除面
后中央沟
楔束
薄束
C_1神经根
（C_2）
寰椎切面
副神经
枢椎切面
C_3神经后
根神经节
齿状韧带
椎动脉
硬膜、蛛网膜切缘
软脊膜

图6-5-9-2-8　颈脊神经垂直切面后方观

（三）电刺激方法与脊神经后根切断量

将标记之神经后根用细手术分离钩分成3~5束后，选用神经阈值电刺激仪，分别用电刺激钩刺激各小束，观察其神经支配之肌肉的活动情况，刺激后肌肉活动按刺激频率活动幅度大小判定，扩展范围广，阈值小的兴奋性高，将该神经小束切除约0.5~1.0cm。各后根切除的比例：一般肌张力Ⅲ级以上切断50%，有病理反射的切断50%，肌张力Ⅱ级左右的切除30%，L_3、L_4切断30%左右，以保证股四头肌肌力。

（四）术中、术后处理

脊神经后根切断后，仔细整理神经束在椎管内排列，清除血凝块。用5/0无损伤线连续锁边关闭硬膜，硬膜内回注储备的脑脊液。硬膜外注以透明质酸钠或将周围有血供之脂肪盖上，以防粘连。另外一侧做引流管切口，置负压引流管1根引流1d。术后给予激素及抗生素预防性给药3d。雾化吸入3d，2次/d，以防喉头水肿。术后第三天起行各种床上被动、主动功能训练，包括股四头肌、内收肌、小腿肌群的训练。两周拆线，三周坐起，四周下地。

四、选择性后根切断术手术并发症

手术应当采用显微外科技术，精细的手法与操作会减少各种副损伤，避免粗暴手法，过分牵拉亦可引起不必要的损伤。术中认真仔细控制出血是十分重要的，特别注意保证相对无血的术野，出血量应控制在50~100ml以内，尽量避免血液流入硬膜内，这样可减少术后马尾神经粘连发生。应注意掌握后根纤维切断的比例，避免因切除过多致肌张力降低出现肢体无力而过软，同时应慎重鉴别前、后根，避免切断前根而引起软瘫。尿潴留与尿失禁虽大都为暂时性的，但应极力避免，多因牵拉S_2神经根所致。应注意在椎板切除中保留小关节，维护脊柱的稳定性。儿童插管全麻后需特别注意并发喉头水肿，有哮喘病的患儿注意手术后防治哮喘发病而窒息。

五、选择性后根切断术出院后的康复训练

SPR手术只解除部分增高的肌张力。术后肢体乏力，需要进行肌力锻炼。脑瘫病人长期以来已形成的不良步态需要逐渐纠正。轻度挛缩的肌腱可用手法被动锻炼结合主动练习使之改善。术后有条件者仍宜行针刺、推拿等治疗，以进一步提高治疗效果。手术后病人要每半年至一年门诊随访，以便给予康复指导。

（章祖成　王秋根）

【附】　脑瘫的术后康复

近年来随着围产医学、新生儿医学的进步，特别是在脊髓灰质炎被控制以后，脑瘫的患病率呈上升趋势，推算我国脑瘫患儿约有 40 万，目前已成为骨科和康复治疗中的一大新的课题，而脑瘫的手术治疗已成为脑瘫康复治疗中的重要组成部分。

一、脑瘫患儿手术前康复

儿童的运动发育与脑的发育是同步的，脑和神经系统发育主要是在 6 岁前，90% 新生儿脑的重量是 300~400g，而 6 个月可达 800g，越早期其改变性越大，因此目前发达国家强调超早期发现并早期干预。我国民间谚语把婴儿运动发育年龄（按月龄计算）归纳为"二抬（头）、三抓、四翻（身）、六坐、七滚、八爬、十二站"。新生儿的大脑皮层发育尚不成熟，传导路及神经纤维髓鞘还没有完全形成，随着年龄增长，大脑皮层的功能逐渐健全，条件反射也日益增多，小儿逐渐掌握各种新的运动和技巧，如先抬头而后会坐、站、走。但脑瘫患儿的运动发育迟缓，常常较正常儿童的发育落后几个月或几年。因此，一旦确诊为脑瘫就应立即开始早期干预和训练，以争取时间找回其运动发育与脑发育的年龄差距，特别是占脑瘫儿童 60%~70% 的痉挛型脑瘫，因内收肌痉挛或马蹄内翻足而不能站立及行走时，应及时采取最为有效措施解除其痉挛，如能在 2 岁时解除痉挛开始训练站立与行走，则比 10 岁时解除痉挛再训练站立与行走要早 8 年。儿童运动发育过程为渐进式而非跳跃式，即或 10 岁时解除痉挛亦要重新从头开始学习坐、站、走等动作，不可能突然跃进到同龄儿童正常的运动发育状态。因此强调早期干预的必要性和重要性，在首

次医疗手术干预时，亦应采取一次性多部位手术的办法，缩短分次手术之间所拉长的时间距离，如解除内收肌痉挛同时亦解除其马蹄内翻足，则患儿术后站立和行走可同步进行，如此即能加速患儿康复与生活自理过程，亦减少了患儿分次手术的痛苦与经济负担，早期一次性多部位手术特别适用于我国广大城乡脑瘫儿童的治疗。

二、脑瘫类型与手术方法的评估

由于脑瘫有多种类型，并非所有的脑瘫均需手术治疗。手术的对象是以痉挛性脑瘫为主，即痉挛性的双瘫及痉挛性偏瘫（特别是合并髋脱位者），但痉挛性四肢瘫合并痉挛的手足徐动性脑瘫亦属手术的对象。手术的目的是消除痉挛及挛缩，矫正畸形，复位关节脱位，但上述变化往往同时存在为手术的设计增加了难度，但必须遵循先解除痉挛，而后再手术矫形的原则。

（一）对髋、膝、足部屈曲挛缩畸形手术顺序的评估

对痉挛性双瘫同时伴有髋、膝关节屈曲挛缩及马蹄足畸形的患者，Reimes 则强调矫正挛缩的顺序则是髋、膝、踝，这个顺序决不能颠倒（图 6-5-9-2-9）。如先做膝关节屈曲肌群的松解术则会出现骨盆倾斜（图 6-5-9-2-9），腰椎前弯加重（图 6-5-9-2-9）及图 6-5-9-2-9D 所示的屈曲姿势，使运动功能进一步变坏，难以恢复正常状态（图 6-5-9-2-9E）。此后，即使再松解延长髋关节屈曲挛缩肌群，亦因腘绳肌的愈加松弛变弱而使臀肌无力，出现如图 6-5-9-2-9F 所示的形态，患者在行走或站立时需要屈曲髋、膝关节。同样，对伴有髋、膝关节复合屈曲挛缩或膝关节屈曲挛缩的

病例，如想改善马蹄内翻足的步行而先做跟腱延长术时，则蹲伏姿势（Crouching Posture）将会更加严重，使步行能力更低下，为避免这种错误，在没有很好评估髋屈曲畸形以前，绝不能随便对膝屈曲畸形进行手术治疗，应当考虑到大腿后侧肌力的不足可能是蹲伏姿势的致病因素。

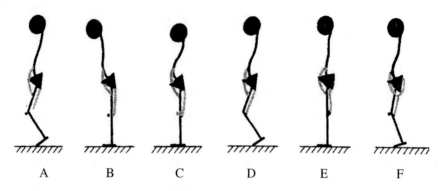

图 6-5-9-2-9　髋、膝关节挛缩治疗的图解（Reimers）示意图（A~F）

A~F 注解已在文中阐述

（二）对选择性脊神经后根切断术（SPR）的评估

SPR 手术是近年来发展起来的一种新的神经显微外科技术，已被公认为解除脑瘫痉挛和改善功能的有效手段。SPR 手术是针对痉挛的治疗，并非对所有的脑瘫都适用，应摆正 SPR 与矫形手术的关系，SPR 不能完全代替矫形手术，应先做解除痉挛的 SPR 手术，而后再做矫形手术，这个顺序不宜颠倒。

腰骶部 SPR 手术主要针对下肢痉挛的治疗，肌张力测定达 Ashworth 3 级以上，无明显固定挛缩畸形，术前四肢有一定运动能力者。颈段 SPR 手术主要用于上肢严重痉挛和肌张力过高的患者。上述手术均需在全麻下，切开椎板、硬膜及蛛网膜，要求在显微外科技术和电刺激条件下选择性后根切断，手术创伤较大，需输血，可用于痉挛严重年龄较大的患者，不宜用于年龄小及痉挛较轻的患儿。

（三）对骨盆内闭孔神经切断术的评估（图 6-5-9-2-10）

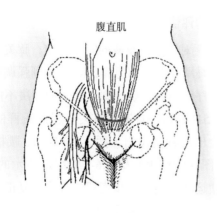

腹直肌

A

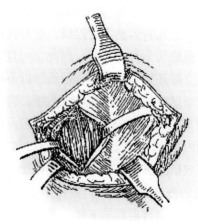

B

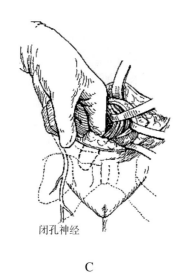
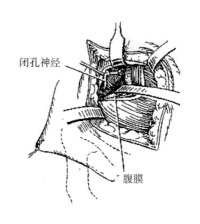

C

D

图 6-5-9-2-10　骨盆内闭孔神经切断术示意图（A~D）
A.切口；B.分离腹直肌外侧缘进入骨盆内侧；C.牵开肌组织显露闭孔内壁；D.挑出闭孔神经切断

骨盆内闭孔神经切断术适合于下肢内收肌痉挛在中等程度及其以下且年龄较为幼小者，年龄最小者 2 岁，术后内收肌痉挛可全部解除。此术式较 SPR 简单，手术时间短，不需输血。骨盆内闭孔神经切断术系将前支（支配内收长、短肌）、后支（支配内收大肌）同时切断，由于闭孔神经系由 $L_{2、3}$ 脊神经所组成，骨盆内切断的疗效与 SPR 相近。本手术的最大优点为特别适合 2~3 岁的年幼小儿，术后即能直腿坐位，疗效极为显著。骨盆内闭孔神经切断解除脑瘫内收肌痉挛，使痉挛性脑瘫儿童可早期手术、早期康复，以促进运动功能的发育，达到能够站立及行走的能力。对痉挛性偏瘫者，亦适用单侧骨盆内闭孔神经切断术，要特别注意检查有否患侧髋脱位及半脱位，以避免漏诊，对合并髋脱位时，先单侧闭孔神经手术再行髋脱位复位手术。

（四）对上肢与手功能重建的评估

【手术种类】

Goldner 提出作为脑瘫上肢具有代表性的手术有以下 16 种：

1. 拇指 MP 关节固定术；

2. 拇指 IP 关节固定术；

3. 腕关节固定术；

4. 拇长伸肌走行改变或动力附加术；

5. 拇指内收挛缩矫正术；

6. 桡侧腕伸肌向指伸总肌的移行术；

7. 尺侧腕屈肌向手指或腕伸肌的移行术；

8. 旋前圆肌或肌腱切断术；

9. 对 IP 关节过伸的矫正术；

10. 尺侧腕伸肌移行术；

11. 拇长展肌及拇短伸肌当作滑车使用；

12. 拇长展肌及拇短伸肌短缩术或强化术；

13. 拇长展肌及拇短伸肌的桡骨末端，环状韧带近端的短缩术；

14. 指浅屈肌移行术；

15. 腕关节屈肌腱或屈指肌腱延长术；

16. 屈肘肌松解术。

【其他手术】

另加肩关节内收、内旋挛缩时的胸大肌、背阔肌、大圆肌松解术。上肢与手的功能重建可依情采取下列措施，效果满意。

1. 尺侧屈腕肌移向长短桡侧腕伸肌，解决腕下垂及尺侧偏斜；

2. 旋前圆肌止点自桡骨背侧移位于尺侧解决前臂旋前而改善其旋后功能；

3. 拇内收肌起点及第 1 背侧骨间肌附着部切

断，第1、第2掌骨间植骨以改善对掌、对指功能。

（五）手足徐动型脑瘫脊髓型颈椎手术评估

手足徐动型脑瘫因其头颈不自主运动，颈椎变形及不稳定等因素而早期发生脊髓型颈椎病，致上肢肌肉萎缩，严重影响 ADL 及步行、排尿障碍，甚而发生截瘫或四肢不全瘫。治疗需排除静态压迫及动态不自主运动两种因素，首先行手足徐动肌的减张技术，术后进行颈部肌肉强化训练之后，确认肌松解术后安静时不随意运动减少至 20%~40%，而随意运动获得 80% 左右时，说明已达到了肌松解术的效果，此时即可进行脊髓减压椎管扩大术及脊柱稳定的手术。

【手术原理】

肌松解术的原理是根据人体肌肉大部分为长的多关节肌与短的单关节肌，其中单关节肌为支撑体重的抗重力肌，多关节肌是与抗重力肌无关的动力推进肌。故将痉挛重的多关节肌松解可减轻痉挛，而保留单关节肌以保持身体的稳定性，在不失去稳定性的前提下采取选择性的肌松解术，以减轻痉挛，将其用于颈部肌紧张地控制（图 6-5-9-2-11、12）。

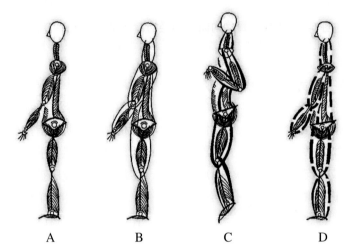

图 6-5-9-2-11　人体单关节肌与多关节肌动态示意图（A~D）
A. 单关节肌是抗重力肌，保持身体立位；B. 人体单关节肌与多关节肌并存；
C. 脑瘫多关节肌亢进、痉挛、变形；D. 多关节肌选择性松解使痉挛减弱

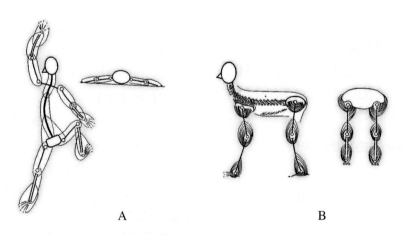

图 6-5-9-2-12　单关节肌与多关节肌的差异示意图（A、B）
A. 多关节性动力推动肌；B. 单关节性抗重力肌

【手术方法】

1. 上项线上方与左右乳突冠状线相连处切皮，剥离两侧乳突附着诸肌；

2. 乳突切皮，向前剥离头夹肌，切断胸锁乳突肌起始部，切断头最长肌，颈最长肌、头夹肌及肩胛举肌等（图 6-5-9-2-13）；

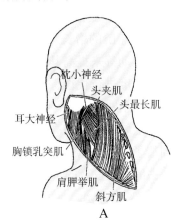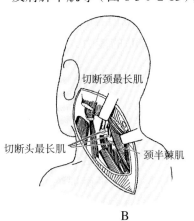

A   B

图 6-5-9-2-13　选择性肌松解术示意图（A、B）

A. 显露胸锁乳突肌、斜方肌、头夹肌、头最长肌与肩胛举肌展开；B. 将头最长肌及颈最长肌横形切断

3. 松解两侧胸锁乳突肌下方，于椎管扩大时将两侧斜方肌、头半棘肌由枕骨，头夹肌由棘突松解，原位松弛缝合。

4. 先延长两侧胸锁乳突肌下方，椎管扩大时将两侧斜方肌、头半棘肌由枕骨松解，将头夹肌由棘突松解，游离放置。

颈部选择性手足徐动肌松解术、椎管扩大成形加脊椎稳定术是目前治疗手足徐动型脑瘫脊髓型颈椎病最为安全有效的方法。

三、脑瘫术后康复

（一）支具疗法

【目的】

支具疗法亦是脑瘫有效的治疗手段之一，特别是术后，支具的使用可达到：

1. 保持肢体的功能位改善运动功能，即功能训练的手段之一；

2. 支持体重与功能辅助；

3. 预防畸形及挛缩。

【种类】

作为下肢支具，常用的有短下肢支具、长下肢支具、附有骨盆带的下肢支具；作为上肢支具，常用的有前臂、手指夹板（弹簧）；夜间用矫正支具、训练用辅助支具，这些都适用于术后的康复训练，并在以后作为实用性支具使用。

【禁忌病例】

对痉挛性脑瘫如穿戴不适合的支具，常引起持续性肌牵张性疼痛，反而会增强痉挛和连合反应，因此在支具疗法期间要定期对支具进行检查和运动功能的评定。

【特殊支具】

包括髋关节内旋步态的扭转（Twister）支具，利用以足跟步行为目的的下肢支具，以及手足徐动症型脑瘫所利用的铅加重式短下肢支具，对伴有震颤的手足徐动型脑瘫，通过安装在腕关节部位 0.5~1.5kg 的加重带，可以改善手指功能。辅助支具包括：保持坐位椅子，起立维持支具，稳定器、步行器、手杖、轮椅、残疾人用汽车、打字机，日常生活各种动作的自助具等。自助具即伤残人员自立时的必需物品，不只局限于日常生活用具及家庭环境改善的用具，还要向社会活动方面发展，以便在改善其运动功能的同时进一步提高其社会的行动能力。

（二）术后康复训练

【概述】

应当认识到，手术只是为康复训练创造了条

件，而康复训练是保证手术疗效的关键，SPR、骨盆内闭孔神经切断、肌肉松解、上肢与手功能重建、足畸形矫正等术后，只有通过康复训练才能达到良好的功能效果。训练内容的重点上肢为手的功能训练，以提高 ADL 的能力，下肢则以行走及身体的稳定性为主。

【运动疗法】

包括体力恢复训练：关节活动度训练；肌力和肌力功能恢复训练；姿势矫正训练；协调性恢复训练；功能综合训练（如翻身、起床、坐位及爬行基本动作的保持与变更）；平衡训练；站立行走及步行训练（应用步行如双杠步行、步行器步行、手杖步行）；上下阶梯和过障碍训练。

【作业疗法】

中枢神经系统的成熟与感觉刺激（浅感觉、深感觉、前庭觉、视觉与听觉等）有密切关系，因此对作用于伴有感觉综合障碍的脑瘫儿的作业疗法必须加入适当的感觉刺激。依 Ayres 的理论对脑瘫儿要进行感觉的综合训练，通过感觉~运动模式的学习，再加上日常生活各种动作（会话、吃饭、排泄、更衣、洗脸、写字等）、游戏、体育运动，能够提高身体功能和精神功能。脑瘫儿由于动作的意识过强，引起精神紧张，增加了痉挛和不随意运动，会妨碍感觉 - 运动模式的学习。因此，有必要通过无意识的游戏和行动，使之掌握功能的运动模式。特别是对于偏瘫型脑瘫，通过健肢的使用，使患肢发生连合反应而逐渐提高其运动功能的水平。

随着年龄的增长，通过手工艺、娱乐、绘画及体育运动等来提高其生活自理能力，根据功能障碍的程度进行代偿、辅助手段的训练，如练习吃饭时使用匙和食具，使用电脑打字，练习穿衣、洗澡、上厕所等，提高其行动能力。手术已为康复创造了条件，术后通过康复训练来弥补与找回已失去的运动发育的年龄段。

（三）教育康复

脑瘫患儿在上小学期间应尽可能与健康儿童一起进行非分离原则的普通教育，对脑瘫儿最好不要采取"隔离养护教育"，美国残疾儿童教育法（1975）记载，"原则上，残疾儿童、健康儿童都要尽可能地一起进行教育"。

对脑瘫儿童在上学前以医学疗育为主，但在上学以后则以教育疗育为主，要从儿童成长的观点去看问题。对伴有步行障碍、精细运动障碍及语言障碍的脑瘫儿，最好是到社区内的学校去上学，通过普通班的综合教育使脑瘫儿达到了一般人对事物的理解能力，并增进他们的社会能力。

（周天健）

参 考 文 献

1. 赵定麟.临床骨科学——诊断分析与治疗要领,北京:人民军医出版社出版.2003年
2. 赵定麟.现代骨科学.北京:科学出版社,2004
3. Jacob T, Shapira A. Quality of life and health conditions reported from two post-polio clinics in Israel. J Rehabil Med. 2010 Apr; 42（4）:377-9.
4. Kim DS, Choi JU, Yang KH, Park CI, Park ES. Selective posterior rhizotomy for lower extremity spasticity: how much and which of the posterior rootlets should be cut? Surg Neurol. 2002 Feb; 57（2）:87-93.
5. Klejman S, Andrysek J, Dupuis A, Wright V. Test-retest reliability of discrete gait parameters in children with cerebral palsy. Arch Phys Med Rehabil. 2010 May; 91（5）:781-
6. Laguna R, Barrientos J. Total hip arthroplasty in paralytic dislocation from poliomyelitis. Orthopedics. 2008 Feb; 31（2）:179.
7. Lin H, Hou C, Chen A, Xu Z. Long-term outcome of division of the C8 nerve root for spasticity of the hand in cerebral palsy. J Hand Surg Eur Vol. 2010 Mar 26.
8. Morota N. Functional posterior rhizotomy: the Tokyo experience Childs Nerv Syst. 2007 Sep; 23（9）:1007-14.
9. Nollet F. Postpolio syndrome: unanswered questions regarding cause, course, risk factors, and therapies. Lancet Neurol. 2010 Jun; 9（6）:561-3.
10. Root L. Surgical treatment for hip pain in the adult cerebral palsy patient. Dev Med Child Neurol. 2009 Oct; 51 Suppl 4:84-91.
11. Stolwijk-Swüste JM, Tersteeg I. The impact of age and comorbidity on the progression of disability in late-onset sequelae of poliomyelitis. Arch Phys Med Rehabil. 2010 Apr; 91（4）:523-8.
12. Weindling AM, Cunningham CC, Glenn SM, Edwards RT, Reeves DJ. Additional therapy for young children with spastic cerebral palsy: a randomised controlled trial. Health Technol Assess. 2007 May; 11（16）:iii-iv, ix-x, 1-71.

第十章　氟骨症、石骨症、骨斑点症及甲状旁腺功能亢进（HPT）性骨质疏松症

第一节　氟骨症

一、氟骨症病因学

近数十年来临床上已十分罕见的氟骨症（Fluorosis）是摄入过多氟化物所致的病变，根据摄入剂量、时间长短、年龄及摄入钙量高低不同，可引起不同病理改变。氟化物刺激成骨细胞，促进骨基质形成，需要较多钙盐以成骨。如未能补充足够的钙，将使过多的钙从骨释放而加重骨吸收。长期钙平衡紊乱还可以引起继发性甲状旁腺功能亢进。

我国一些边远地区居民，维生素 D 和钙质缺乏也较普遍，加之营养不良，可同时伴骨软化。肾功能不全时，因尿氟排出减少而血氟增加，氟骨症可进一步加重；同时 25-(OH)D$_3$ 进一步羟化转变为 1,25-(OH)$_2$D$_3$ 的过程受到障碍，肠钙吸收减少，血钙降低，PTH 分泌增加，促进骨钙释出，也可出现骨质疏松和骨软化。

二、氟骨症形成机制

氟骨症基本上属地方（区）性疾患，系因长期摄入过量氟化物引起，是我国目前仍然存在的地方病，我国高氟地区分布主要在乡村，多因饮用井水所致，无论在平原或山区都有流行。氟骨症是一种全身性慢性隐袭性疾病，对人类健康造成严重危害，甚至造成终身残疾。我国多年来对此病已做了大量研究，已在防治上取得很大的成绩，发病人数日益减少。

正常人体各组织中均含有一定量的氟化物，每日摄入小量氟化物可以促进骨骼和牙齿的发育和生长，一些正常酶系统的活动和神经传导也需要有氟的参与，氟化物可通过胃肠道、呼吸道和皮肤吸收，离子氟可以从毛细管壁渗透进入全身各组织，主要贮存于骨骼及牙齿中。

过量的氟化物对细胞、酶系统、不同器官、系统及生长均有损害，氟可以影响细胞膜的通透性，使血液中肌酸磷酸激酶活性升高，导致肌纤维病理性钙化及肌萎缩。氟过量还可以间接干扰需要钙、镁离子的酶系统活性。

氟在机体内的贮存和排泄由肾脏调节，尿氟的排泄通过肾小球滤过，正常情况下，每日经尿液排出的氟可达 2.10~5.26mmol/L，长期过量的氟可引起肾小球和肾小管功能的损害，此时尿排氟量减少，氟在体内蓄积而引起氟骨症。肝组织损害程度与接受氟化物剂量与时间长短呈正比关系，慢性氟中毒动物显示肝细胞局限性坏死及脂肪性变，并随时间而加重，肝坏死后释放的氟磷灰石可在坏死灶处形成局部钙化斑。

过量的氟化物对各内分泌腺的影响，甲状旁腺较为明显。一部分氟与血循环中的钙结合，形成不易溶解的氟化钙，同时羟磷灰石中的羟基（OH⁻）被氟替代，形成氟磷灰石，由于其溶解度较小，致使骨吸收降低，进一步减少血中 Ca^{2+} 浓度，难以维持正常钙磷乘积，低钙血可以刺激甲

状旁腺分泌过多 PTH，出现继发性甲状旁腺功能亢进，必然引起骨骼改变。

三、氟骨症临床表现及血氟测定

（一）一般症状

氟骨症是一种慢性全身性疾病，主要表现有腰腿痛及关节痛，严重者可造成关节变形、僵硬及强直，甚至可造成椎间孔和椎管狭窄，引起神经根病或脊髓病。

患者常主诉腰腿痛及四肢关节痛，多为持续性酸痛，晨起发僵，活动后可多少缓解，静止后加重，随病程加长，疼痛逐渐加重，以致生活不能自理。与此同时，患者还有全身无力、疲乏、头痛、头晕及消化道症状。

（二）氟牙

患者如自幼生活在高氟地区可同时有氟斑牙，过量的氟对发育中牙齿的成釉细胞有直接损害，妨碍釉质发育，钙化缺陷，失去正常釉质所特有的光泽，牙面粗糙，呈粉笔样，出现白垩样斑点、斑纹或斑块，称为白垩型氟斑牙。由于血源性或食物中色素沉着于釉柱间隙中，牙面有色素沉着，可呈黄色、褐色或棕褐色斑点或斑纹，随釉柱消失明显，牙质变脆，可出现雀喙样陷窝或不同程度缺损，凸凹不平，甚至磨损、折断或脱落。

（三）血氟测定

血氟正常范围是 0.5~10.5 μ mol/l，尿氟正常范围是 10~58 μ mol/L 或 1.0~3.0mg/24h。但由于人体含氟量受饮水和食物含氟量（如茶叶、海产品等）、多种金属离子（如 Ca^{2+}、Mg^{2+}、Al^{3+} 等）以及肾功能状态等因素影响，因此各地区血、尿氟正常值不尽相同。

四、氟骨症X线表现

氟骨症的主要 X 线改变为骨疏松、骨硬化和骨软化。骨周骨增生、韧带钙化或骨化，关节退变和骨发育障碍亦是常见改变（图 6-5-10-1-1~3）。

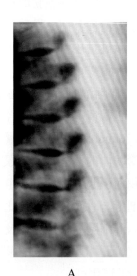 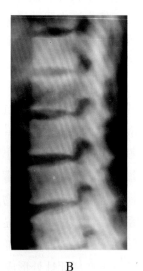

A　　　　　　　　B

图 6-5-10-1-1　临床举例　X 线平片所见（之一）
胸腰椎侧位 X 线片示氟骨症韧带钙化（A、B）
A.胸椎侧位片；B.腰椎侧位片

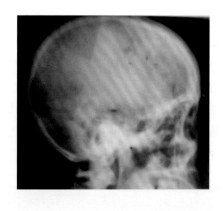

图 6-5-10-1-2　临床举例　X 线平片所见（之二）
颅骨侧位 X 线片示骨质硬化

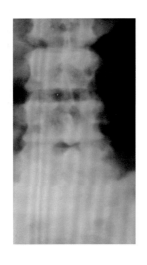 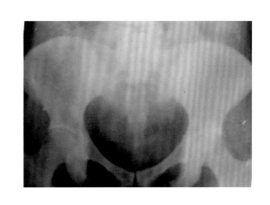

A   B

图6-5-10-1-3　临床举例　X线平片所见（之三）骶髂关节及骨盆X线示骨质增生、硬化（A、B）

A.骶髂关节正位；B.骨盆正位

在地方性氟骨症，骨质疏松可能是唯一表现。年轻患者早期可表现骨纹理增粗稀疏。骨硬化常呈粗布样骨纹或呈沙砾状。多发生在中轴骨，四肢骨少见，常见脊柱骨硬化与四肢骨端骨粗疏同时存在，其原因可能是中轴骨富含松质骨，代谢转换率快，氟沉积较多，当出现继发性甲状旁腺功能亢进时，含氟量较多的中轴骨对骨吸收发生抵抗，而四肢骨发生明显的骨吸收，骨硬化多为广泛性，结构模糊，但很少呈均匀一致的象牙骨样。骨软化亦多见于脊柱和骨盆，可与骨硬化同时存在，骨软化表现为骨密度降低，骨纹模糊，椎体呈双凹形，骨盆可出现假性骨折及狭窄变形。

脊椎骨尤其是老年人常合并骨质增生及退变改变，并无特殊意义，四肢骨旁可见局限性新骨形成，可呈梭形或花边形，腓骨上段尤为多见。骨周围的血管壁和淋巴结也可钙化，在肋骨下缘，肋间膜可钙化，密度较低，呈波纹状而肋骨加宽，闭孔膜亦可钙化，呈胡须状或花边状。在前臂桡尺骨之间以及小腿胫腓骨之间特别是上段，骨间膜可钙化，最初呈丛状突出，继而如玫瑰刺，最后融合为一片，密度亦逐渐增加，是氟骨症典型症状之一。椎旁韧带钙化可呈竹节状，不要误认为强直性脊柱炎。在关节突前上方黄韧带钙化可呈纵行分节状。

尽管氟骨症在病程不同阶段可表现为骨疏松，骨硬化或骨软化，还可有骨周骨增生及韧带和骨间膜钙化，但除骨疏松可单独在年轻型患者出现，常以不同形式合并存在。

五、氟骨症诊断

（一）一般诊断标准

氟骨症诊断的主要依据是：

【流行病史】

生活在高氟流行区二年以上并患有氟斑牙者；

【临床特点】

临床表现符合典型氟骨症症状和体征者；

【放射学检查】

于X线平片上有氟骨症特异性表现者；

【实验室检查】

应注意有一定意义的实验室检查参数者。

（二）非典型病例诊断

典型氟骨症诊断并不困难，问题是应做到早期诊断，并对不典型者能及时做出正确诊断。典型氟骨症的基本病理改变是骨硬化和软组织钙化，主要表现在脊柱、骨盆及四肢骨。因氟磷灰石形成较慢，在氟骨症早期或轻型患者，不表现为骨硬化。一旦发生继发性甲状旁腺功能亢进，

PTH 增加，四肢长骨可首先引起脱钙，在贫困边远地区营养条件较差，缺乏足够的蛋白质和维生素 D，能更多发现骨软化，骨量减少或骨质疏松。X 线片仅在骨量丢失相当程度后才能被发现，因此放射学检查不能作为早期诊断唯一手段，应结合血、尿检查指标，患者营养情况和环境因素综合进行分析。

患者摄入的氟量与尿氟有一定消长关系，但高氟尿不一定与疾病有关，在一些有骨改变的氟骨症患者也可有低氟尿，暂时停止摄氟时，尿氟含量有时超过摄入氟量，骨氟含量诊断意义较大，但受客观条件限制不易采取标本，对大多数病人也不需要。

早期诊断氟骨症在于详细询问流行病史，仔细检查，正确分析各有关化验数据及 X 线片。在高氟区，应定期对居民普查，及早发现早期病人，使氟骨症的防治取得更好效果。

（三）除外相似病变

氟骨症患者关节病变突出者应与类风湿性关节炎、骨性关节炎、大骨节症相鉴别；有神经根或脊髓压迫症状者应与颈椎病、椎间盘突出、椎管狭窄等相鉴别；有韧带钙化者应与黄韧带钙化或骨化及后纵韧带骨化等相鉴别。一般多无困难。

六、氟骨症鉴别诊断

对氟骨症骨软化型或骨质疏松型应根据各项生化指标及放射学表现与单纯骨软化或骨质疏松相鉴别。氟骨症多表现为骨硬化（图 6-5-10-1-4、5），一般在脊柱表现最为突出，还伴有前臂及小腿骨间膜钙化，容易辨认，特殊情况下，需与石骨症鉴别，石骨症的突出 X 线改变亦为广泛性骨硬化，可累及全身或大部骨骼，亦包括四肢长骨骨干，常双侧对称，好发于骨端，严重者可使皮质与髓腔的界限消失；另外可见髂骨翼出现浓淡交替的同心环影。肾性骨硬化和骨髓硬化症与氟骨症 X 线表现有些相似，需通过其他实验室指标鉴别。

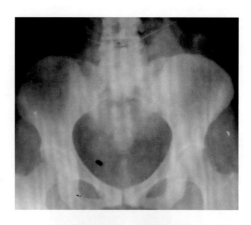

图 6-5-10-1-4　临床举例　腰椎及骶髂关节正位 X 线片示骨硬化明显

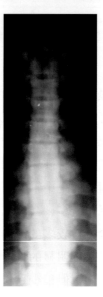

图 6-5-10-1-5　临床举例　胸椎正位 X 线片示骨质硬化征

实验性氟中毒大鼠股骨远端骨计量学研究显示低剂量 NaF（5ppm）所致骨硬化较高剂量 NaF（25ppm）严重，所测各项参数包括骨小梁相对骨体积，平均骨小梁宽度，平均骨皮质厚度及单位体积矿化骨含骨细胞数等均随 NaF 剂量增加而增加，超过阈值时，对硬化的作用可能发生逆转，氟不仅减少破骨细胞数目，降低其活性，且对成骨细胞也有影响，在阈值以上，成骨细胞的活性受抑制，数目减少。

对地方性氟骨症患者经四环素标记后，髂骨活检和骨计量检测显示骨皮质和骨小梁类骨质体积显著增加；骨小梁类骨质表面明显增加，而骨小梁静止表面明显减少。骨小梁吸收表面增加，但不如类骨质表面增加显著。实验说明氟骨症骨重建活性增加，但伴有一定程度矿化障碍。

饮食钙对氟骨症的发病有一定作用，大鼠在不同饮食钙情况下饮含氟水 50ppm 和 150ppm 均出现慢性氟中毒现象，低钙饮食者比正常钙和高钙饮食引起者要严重，高钙组最轻，因此在高氟区，无论从预防和治疗角度，增加饮食钙都有重要意义。

七、氟骨症预防

地方性氟骨症重在预防，重点在于改换饮用低氟水，一是改用深井水，收集雨、雪天然水，在居民区附近寻找低氟水源，对现有水源而又含氟超标者，可应用药物除氟法，如硫酸铝、活性氟化铝及碱性氧化铝等，应当注意，摄入过多的铝有可能导致骨软化，需要对居民经常检查，以免造成新的损害。

八、氟骨症内科治疗

（一）一般治疗

氟骨症的治疗应对以下各方面采取措施：

【避免摄入】

平日应尽量减少对氟化物摄入及吸收；

【设法排出】

即采用多种方法促进氟化物的排泄；

【更换居住地】

尽早脱离高氟环境；

【其他】

包括加强营养、注意休息及各种对症处理。

（二）药物疗法

减少氟化物吸收有多种药物，补充钙、镁、铝、硼均可以与氟离子结合，形成不易溶解的化合物，从粪便中排出，以减少氟的吸收，常用药物有蛇纹石，系天然矿合混合物，属水合硅酸镁盐，也可用三硅酸镁，蛇纹石所含镁能与氟结合，水解时产生碱性溶液，使氟化物在骨骼中的沉积大为降低。

九、氟骨症外科手术治疗

重型氟骨症常合并椎管狭窄及脊髓和马尾神经压迫症，病史多在 20 年以上，发生于颈胸椎者多有不完全性痉挛性瘫痪，主诉有四肢麻木、疼痛及行走困难，临床检查有触痛觉不同程度减退，但感觉常存在，患者有肌力减退，肌张力增高，腱反射亢进，出现病理反射及不同程度括约肌功能障碍。椎板切除减压术目的在于切除增厚的椎板及韧带，扩大椎管，消除对脊髓或马尾神经的压迫。术中发现棘上、棘间韧带钙化，椎板间隙变窄，椎板普遍增厚，尤以中间部为甚，可厚达 1.0~1.5cm，椎板骨质坚硬、粗糙，有的致密呈象牙样改变。关节突关节呈球样增生，可向椎管内突出，黄韧带增厚，达 0.5~1.0cm，其深部可出现厚约 2~3mm 的骨化层。硬脊膜外脂肪变薄或消失，硬脊膜增厚钙化，增厚的蛛网膜与软脊膜紧密粘连，致使蛛网膜下腔堵塞，马尾神经可被挤向一侧，部分有粘连及变性。

氟骨症病变广泛，常累及多个椎骨，所造成的椎管狭窄并非一处，术前需根据临床水平及影像学检查，定位必须准确，如病变范围较大，亦可分期手术。氟骨症患者骨质坚硬增厚，宜用气动钻磨成缝隙进行掀盖。咬骨钳咬除及凿除法应避免使用。减压应广泛彻底，同一患者有不同部位椎管狭窄时，一处减压后，经过一定时期观察，如症状未得到改善，可再次在其他部位施行减压术。颈椎管狭窄，经前路手术宜慎重，同时切除骨化的后纵韧带不仅操作困难，而且危险性大，也很难做到彻底切除，患者术后神经症状多能获得不同程度改善，部分患者恢复行走及日常生活和工作。

（黄宇峰　刘忠汉　林　研）

第二节　石骨症

一、石骨症概述

少见的石骨症（osteopetrosis）最早于1904年由Albers Schonberg报道，因此又称之Albers Schonberg病。亦有人称之大理石骨病（Marble Bone Disease）、粉笔样骨（Chalky Bone）、广泛性脆性骨质硬化症（Osteosclerosis Generalisata Fragilis）、亦可称为：先天性骨硬化症（Congenital Osteosclerosis）等。

二、石骨症病因

本病是一种少见的骨发育障碍性之原发性脆性骨硬化疾病。该病大多为家族隐性遗传，病理机制为正常破骨吸收活动减弱，使钙化的软骨和骨样组织不能被正常骨组织所代替而发生蓄积，致骨质明显硬化变脆。钙化的软骨可持久存在，引起广泛的骨质硬化而出现多发骨折、贫血、视听障碍、肝脾肿大等各种临床症状。

三、石骨症临床表现

根据石骨症临床症状和发病迟早可分为良性型（成人型）和恶性型（幼儿型）。

（一）成人型

其为常染色体显性遗传，临床无特殊表现，除并发骨折外平常无任何不适，故较难发现。

（二）幼儿型

多为常染色体隐性遗传，发病早，发生于婴幼儿及儿童，进展快，病情重，且预后欠佳。入院时表现为面色苍白，营养差，贫血貌，生长发育迟缓，易患呼吸道感染，多汗易惊，腹胀，肝脾区有包块等。

四、石骨症实验室检查

幼儿型异常明显，血红蛋白30~95g/L，红细胞（2.0~2.75×10^{12}/L），白细胞（13.4~34.2×10^9/L），血小板（38~115×10^9/L），末梢血中可见到中、晚幼粒细胞和有核红细胞。而青少年和成人型病例其化验检查可无特殊表现。

五、石骨症放射线表现

（一）基本表现

全身骨质密度普遍增高，呈对称性，以颅底骨尤为明显，骨纹理粗糙或消失，骨皮质增厚，骨松质致密，骨髓腔变窄、模糊或闭塞。如合并佝偻病、骨折或其他疾病会有相应的骨质改变。

（二）特征性表现

【夹心椎征象】

即椎体上下部呈带状致密增白，而中央部密度相对较低而形成的状如"夹心蛋糕"样改变，这是由于椎体上下缘软骨板富含血管，在钙吸收不良的情况下，该部位适于类骨质沉着。

【髂骨翼同心环状征】

在髂骨翼伴浓淡相间横纹状阴影，同心圆征尚可见于跟骨、骶骨，有人认为此征与骨的生长方式有关。

【长骨端异常】

长骨端呈杵状膨大或干骺端张开、增宽，部分伴边缘不规则或锯齿样改变，常见于股骨下端、肱骨及胫腓骨两端，乃因骨生长过程中骨质吸收和塑形障碍所致。

【其他】

1. 骨中骨征象，分布广泛，多见于长管状骨及前肋，也可见于短管状骨等处；

2. 骨折亦是石骨症典型表现之一，在成人型石骨症病例中，高达 78% 的患者有多发性骨折，而婴儿石骨症病理性骨折亦不少见；

3. 骨膜新生骨的形成，此为非钙化的类骨组织靠近骨膜下积蓄、抬高骨膜而形成。

六、石骨症诊断与鉴别诊断

（一）石骨症诊断

主要依据影像学所见。

（二）石骨症鉴别诊断

本病需与以下疾病进行鉴别：

【致密性骨发育不全】

全身骨骼均匀性硬化，干骺端无致密带，末端指（趾）远端部分缺如，颅缝增宽，前囟不闭，下颌角消失。

【氟骨症】

骨质普遍硬化及软组织钙化骨化，骨盆骶棘、骶结节韧带及髂腰韧带钙化、骨化对诊断具有特殊意义，而石骨症没有软组织改变。

【肾性骨营养不良】

该病硬化型与石骨症在 X 线表现上甚为相似，前者临床大多有慢性肾盂肾炎病史和侏儒症表现，结合相应的生化检查并不难确诊。

【烛泪样骨病】

典型 X 线表现为沿长骨长轴出现条状及斑块状骨质增生，边缘不规则，高低不平，状如烛泪。

多为一侧肢体，且上肢多见。

【骨髓硬化症】

骨质密度呈磨玻璃样，正常骨结构不清，其内伴有散在的斑点状密度减低区，部分表现为粗网眼状或条纹状致密影。与石骨症不同，前者肘膝以下骨骼很少受侵。

【成骨型转移瘤】

多发生于骨盆和脊椎。晚期多发病灶互相融合，有时 X 线表现亦为弥漫性骨质硬化，硬化呈斑点状及块状，边缘不整，多可见放射状针样骨膜反应，一般有原发病灶的临床表现。

七、石骨症治疗

婴幼儿患者常早期死亡。到目前为止，本病尚无有效之治疗措施，仍以防止外伤意外为主。

八、石骨症典型病例

蒋某，女，36 岁，因右髋部疼痛就医，自带 X 线片属典型"石骨症"影像，显示头颅骨（图 6-5-10-2-1）、颈椎（图 6-5-10-2-2）、胸部和胸椎（图 6-5-10-2-3、4）、腰椎（图 6-5-10-2-5）、骨盆及骶髂关节（图 6-5-10-2-6、7）、肱骨和膝关节处（图 6-5-10-2-8）均呈典型之石骨症特征，全身骨骼广泛性骨硬化，显示无结构的密度增高，骨小梁影像消失，双侧对称性分布。髂骨常最先受累，长骨次之；指骨和颅骨受累较轻，下颌骨无受累。椎体呈"夹心面包"改变，髂骨翼为同心圆高低相间弧形线，有时尚可见与髂骨嵴垂直走行的密度增高条纹。此外，曾做各部位骨密度检测，显示骨密度平均值较正常人升高 2 倍（图 6-5-10-2-9）。

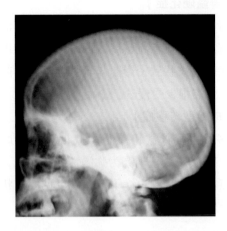

图 6-5-10-2-1　临床举例　颅骨侧位 X 线平片

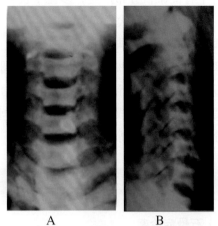

图 6-5-10-2-2　临床举例　颈椎正侧位 X 线平片
（A、B）

A.正位片；B.侧位片

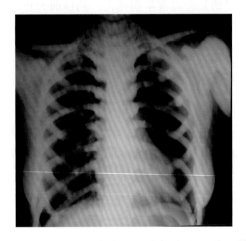

图 6-5-10-2-3　临床举例　胸部正位 X 线平片

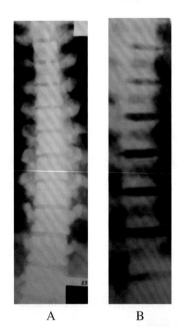

图 6-5-10-2-4　临床举例　胸椎正侧位 X 线平片
（A、B）

A．正位片；B．侧位片

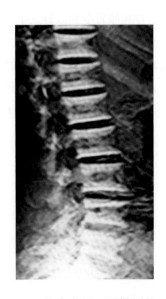

图 6-5-10-2-5　临床举例　腰椎侧位 X 线平片

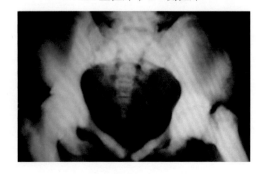

图 6-5-10-2-6　临床举例　骨盆正位 X 线平片

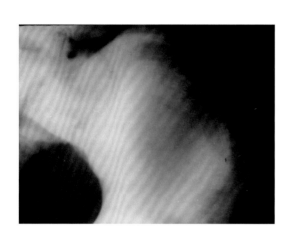

图 6-5-10-2-7　临床举例　右侧骶髂关节 X 线正位片

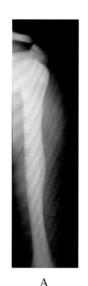　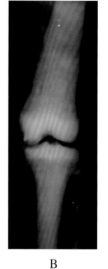

A　　　　　　　　B

图 6-5-10-2-8　临床举例　肱骨及膝关节 X 线表现（A、B）

A. 肱骨正位；B. 膝关节正位

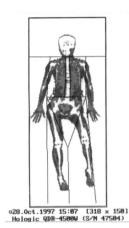

```
J1028970G   Tue 28.Oct.1997 14:46
Name:         JIANG YEN XIANG
Comment:
I.D.:       97102805    Sex:    F
S.S.#:      - -        Ethnic:  0
ZIPCode:    Height: 156.00 cm
Operator:   Weight:  50.00 kg
BirthDate: 19.Nov.60  Age:    36
Physician:
Image not for diagnostic use

TOTAL BMC and BMD CV is < 1.0%
C.F.    1.030   0.993   1.000

Region   Area    BMC     BMD
        (cm2)  (grams) (gms/cm2)

L Arm    146.08  151.04   1.034
R Arm    157.41  170.08   1.081
L Ribs   123.82  214.03   1.729
R Ribs   147.25  250.03   1.698
T Spine   77.73  261.52   3.365
L Spine   64.84  227.48   3.508
Pelvis   293.72  981.27   3.341
L Leg    303.87  760.51   2.503
R Leg    348.01  857.33   2.464
SubTot  1662.72 3873.29   2.329
Head     240.99  893.27   3.707
TOTAL   1903.71 4766.56   2.504

o28.Oct.1997 15:07 [318 × 150]
Hologic QDR-4500W (S/M 47504)
```

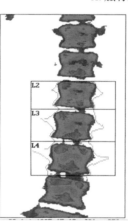

```
HENAN ELECTRIC HOSPITAL

J1028970H   Tue 28.Oct.1997 14:56
Name:         JIANG YEN XIANG
Comment:
I.D.:       97102805    Sex:    F
S.S.#:      - -        Ethnic:  0
ZIPCode:    Height: 156.00 cm
Operator:   Weight:  50.00 kg
BirthDate: 19.Nov.60  Age:    36
Physician:
Image not for diagnostic use

TOTAL BMD CV FOR L1 - L4  1.0%

C.F.    1.030   0.993   1.000

Region Est.Area  Est.BMC   BMD
        (cm2)   (grams) (gms/cm2)

L2      11.85    30.99    2.614
L3      14.76    34.79    2.356
L4      17.51    40.55    2.315
TOTAL   44.13   106.34    2.409
```

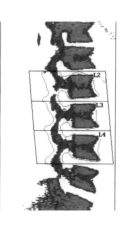

```
J1028970J   Tue 28.Oct.1997 15:03
Name:         JIANG YEN XIANG
Comment:
I.D.:       97102805    Sex:    F
S.S.#:      - -        Ethnic:  0
ZIPCode:    Height: 156.00 cm
Operator:   Weight:  50.00 kg
BirthDate: 19.Nov.60  Age:    36
Physician:
Image not for diagnostic use

TOTAL BMD CV FOR L1 - L4  1.0%

C.F.    1.030   0.993   1.000

Region Est.Area  Est.BMC   BMD
        (cm2)   (grams) (gms/cm2)

L2      16.19    29.23    1.805
L3      14.43    27.14    1.881
L4      16.10    31.27    1.942
TOTAL   46.73    87.64    1.876
```

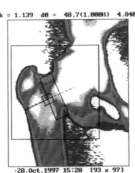

```
k = 1.139  d0 = 48.7(1.000H)  4.040

J1028970I   Tue 28.Oct.1997 14:59
Name:         JIANG YEN XIANG
Comment:
I.D.:       97102805    Sex:    F
S.S.#:      - -        Ethnic:  0
ZIPCode:    Height: 156.00 cm
Operator:   Weight:  50.00 kg
BirthDate: 19.Nov.60  Age:    36
Physician:
Image not for diagnostic use
TOTAL BMD CV  1.0%
C.F.    1.030   0.993   1.000

Region Est.Area  Est.BMC   BMD
        (cm2)   (grams) (gms/cm2)

Neck     6.39    12.74    1.993
Troch   10.67    22.94    2.150
Inter   11.97    27.10    2.263
TOTAL   29.03    62.78    2.162
Ward's   1.08     2.66    2.460
Midline ( 78, 82)-( 26, 60)
Neck    47 × 15 at [-23, 14]
Troch    2 × 28 at [  0,  0]
Ward's  11 × 11 at [ -5,  5]

·28.Oct.1997 15:28 [93 × 97]
Hologic QDR-4500W (S/M 47504)
Right Hip V0.16a:5

HOLOGIC
```

图 6-5-10-2-9　骨密度测量结果

（刘志诚　亓东铎　刘忠汉）

参 考 文 献

1. 李群伟等. 地理流行病学. 中国医药科技出版社, 北京: 2006.

2. 刘嘉利, 王晓方, 史俊南. 遗传性石骨症. 国外医学遗传学分册, 2003, 26 (1), 46-48.

3. 王成林, 王立振, 吴政光, 等. 石骨症的临床及 X 线表现－着重分析. 中国医学影像技术 [J], 2004, 20 (5), 763－765.

4. 杨东奎, 徐海江. 石骨症的 X 线分析. 医疗卫生装备, 2009, 30 (9): 75-78.

5. 赵定麟, 王义生. 疑难骨科学. 北京: 科学技术文献出版社, 2008

6. Gennari C. Calcium and vitamin D nutrition and bone disease of the elderly. Public Health Nutr. 2001 Apr; 4 (2B): 547-59.

7. Harinarayan CV, Kochupillai N, Madhu SV, Gupta N, Meunier PJ. Fluorotoxic metabolic bone disease: an osteo-renal syndrome caused by excess fluoride ingestion in the tropics. Bone. 2006 Oct; 39 (4): 907-14. Epub 2006 Jun 15.

8. Khandare AL, Harikumar R, Sivakumar B. Severe bone deformities in young children from vitamin D deficiency and fluorosis in Bihar-India. Calcif Tissue Int. 2005 Jun; 76 (6): 412-8. Epub 2005 May 19.

9. Teotia M, Teotia SP, Singh KP. Endemic chronic fluoride toxicity and dietary calcium deficiency interaction syndromes of metabolic bone disease and deformities in India: year 2000. Indian J Pediatr. 1998 May-Jun; 65 (3): 371-81.

第三节　骨斑点症

一、骨斑点症概述

骨斑点症又称播散性凝集性骨病，局限性骨质增生症，点状骨病，周身性致密性骨炎，弥漫性浓缩性骨病，斑驳状脆骨病，脆弱性骨硬化等。是一种罕见而无害的疾病，其病因尚不明，部分病例报告有家族遗传倾向，本症可与蜡油样骨病相并发，因而推测两者为同一病因，其发病率不足人群的 1/1000 万，迄今国内报道不足 100 例，病变同时发生在脊柱节段者更为罕见。

二、骨斑点症病理与临床特点

（一）病理改变

本病的病理改变为在松质骨内具有多数灰白圆形或椭圆形致密骨块，边缘不整，似骨瘤。主要分布于干骺端和骨骺等软骨内化骨生长活跃的部位，故文献报道与软骨化骨的先天性成骨紊乱有关。表现为松质骨内局限性多个灰白色圆形或椭圆形致密小骨块，少见于管状骨骨干部，与骨皮质和骨骺无关。镜下观察斑点状骨硬化为厚度不等排列紧密的骨小板，大多数与骨的长轴平行，少数呈斜行排列。多个小骨块可融合成一个较大的骨块。斑点可随年龄增大而增大，生长停止后则趋于稳定，病变不再变化，但有时可消失或出现新病灶。这说明在生长发育期斑点骨并非静止，而是参与正常骨代谢，是一种轻度的成骨紊乱。

（二）临床特点

本病可见于任何年龄，性别差异不大。病变多见于管状骨的骨骺、干骺端等处的松质骨内，还可见于某些扁骨和不规则骨内，以骨盆、手足小骨、肋骨、脊柱等处多见，而膜内化骨和混合化骨的部位无异常改变。大多在体检或因其他伤患 X 线检查时发现。

三、骨斑点症诊断

诊断主要依靠 X 线检查，其 X 线可见由数 mm 至 20mm 的大小不等的圆形、椭圆形斑点状致密影，边缘光滑锐利，对称分布于骨盆、腕骨、跗骨、指（趾）骨及长管状骨的骨端及骨骺部。肩胛骨、锁骨、胸骨、肋骨、髌骨较少见，颅骨、长管状骨骨干更少见。病变于骨内的分布不均匀，较多集聚于邻近皮质的部位，少数病灶与骨皮质相连，或位于骨皮质内及其内外表面。曾有腕关节骨外骨斑点症的报道。除圆形病灶外，尚有条形骨硬化，宽 1~2mm，长度可达 15mm，见于长管状骨与骨盆的髂翼处。

典型者表现圆形或椭圆形的致密斑点，大小基本一致，边缘清楚，密度均匀，多发性、对称性分布为本病特征。关节附近的病灶可选择 CT 扫描或 MR 检查。

四、骨斑点症鉴别诊断

骨斑点症应与以下疾病鉴别。

（一）蜡油样骨病

蜡油样骨病在骨骺及短管骨的改变与骨斑点症相似，但在长骨骨干，可见皮质增厚似"熔化"之蜡油状，骨外形不规则，软组织中可见肿块，该病病程进程缓慢，预后良好，能自愈，本病一旦发生畸形则不可恢复。

（二）成骨性转移瘤

后者常见于躯干骨及四肢骨近侧，很少累及手足骨。其分布不如骨斑点症对称、广泛和密集，也无好发于骨骺及干骺端的倾向。临床上疼痛明显，而骨斑点症则无任何症状。

（三）石骨症

石骨症主要特点为广泛性骨质硬化。X 线变化有特征性：管状骨骨皮质增生，髓腔狭窄，干骺端有深浅交替的横纹；骨盆可见同心性致密波纹；脊椎呈"夹心蛋糕状"改变，均与本症不同。此外，颅骨、肋骨等骨密度亦显著增加。

（四）骨减压病

病变好发于长管状骨两端，很少发生于四肢短骨，成条索状硬化斑，并有囊状透光区。患者有潜水作业史。

（五）纹状骨病

本病累及骨骺时可类似骨斑点症，但本病好发于 10~15 岁男孩，其主要特征为两侧对称性出现纵行条纹状骨质密度增加，骨皮质不受累，以四肢长骨干骺端为多见。

五、骨斑点症治疗

本病一般无需治疗，预后大多良好，但应尽量避免外伤，以防骨折。一旦发生骨折，按骨折处理原则治疗，固定时间稍长。

六、骨斑点症预后

骨斑点症随年龄的增长可完全消失，或在大小和数目上增加。病变的自然动态改变，少儿较成人更显著，儿童时期病变大多随年龄的增长而增多、增大和密度增高，少数病例可自行消退。成人变化缓慢或无变化，病变趋于稳定。本病属良性改变，无恶变，不影响患者的生理机能。

七、骨斑点症并发症

（一）皮肤病

据文献报道骨斑点症最常见的并发症为皮肤病，约占 25%，称为 Buschke-Ollendorff 综合征，呈孤立性高起的稍带白色的胶原纤维浸润，伴疤痕形成体质和硬皮样损害。

（二）其他

约 15%~20% 的患者有程度不同的关节疼痛，可有或无关节积液。还有患者合并重复肾、并指、上颚裂、椎管狭窄、家族性多发性息肉综合征。有的患者可并发糖尿病、额骨内板增生等。亦有报道合并骨肉瘤、骨巨细胞瘤、蜡泪样骨病的病例。

八、骨斑点症临床举例

女性，30 岁，因右侧下腰部疼痛就诊，骨盆平片示右侧第 5 腰椎横突肥大，本院曾以"L$_5$ 横突综合征"而局部行封闭治疗。进一步 X 片及 CT 示双侧髂骨、骶骨均有大小不等斑点状致密阴影（图 6-5-10-3-1~4）。再行全身 X 线检查显示颅骨、手足短骨、右足跟骨、趾骨均有类似表现（图 6-5-10-3-5~8）。

最后诊断为：骨斑点症。

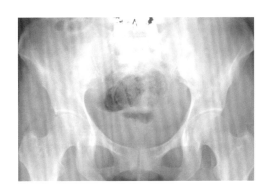

图 6-5-10-3-1　临床举例　骨盆 X 线平片
显示双侧髂骨有多个骨斑点

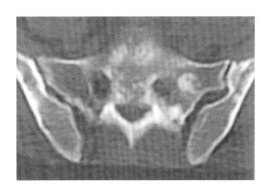

图 6-5-10-3-2　临床举例　骶髂部 CT 水平位扫描
显示髂骨内有多个骨斑点

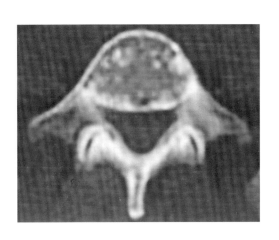

图 6-5-10-3-3　临床举例　CT 水平位扫描
显示第五腰椎椎体和椎板有骨斑点阴影

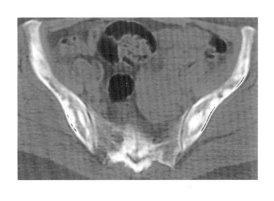

图 6-5-10-3-4　临床举例　骨片水平位 CT 扫描
显示髂骨骨斑点多邻近骨皮质，部分病灶与骨皮质相连

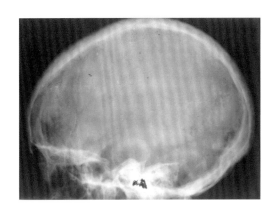

图 6-5-10-3-5　临床举例　颅骨侧位 X 线片
显示有多个骨斑点阴影征

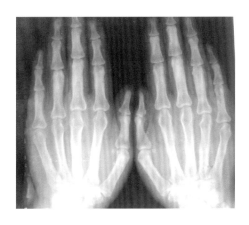

图 6-5-10-3-6　临床举例　双手正位 X 线片
显示掌骨和近节指骨、中节指骨有多个骨斑点

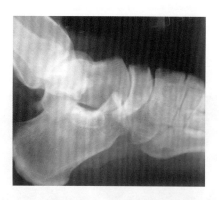

图 6-5-10-3-7　临床举例　右跟骨和距骨侧位 X 线片
显示该处骨内有骨斑点状阴影

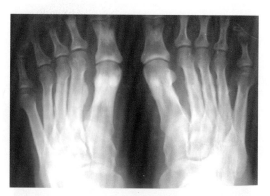

图 6-5-10-3-8　临床举例　双足正位 X 线片
显示跖骨和近节趾骨内有多个骨斑点

（刘志诚　亓东铎　刘忠汉）

第四节　甲状旁腺功能亢进(HPT)性骨质疏松症

一、甲状旁腺功能亢进性骨质疏松症概述

临床上时可遇到的甲状旁腺功能亢进（HPT），包括原发性（PHPT）者，常与骨科多种病变相关；实际上其是甲状旁腺一种过度分泌，并引发骨骼形态变异。病因目前还不十分清楚，个别病例可能与以前颈部照射病史有关，也可能是基因突变，曾在甲状旁腺功能亢进病人切除腺瘤及因家族性多发性内分泌肿瘤Ⅰ型（MEN Ⅰ）发生的增生组织中发现基因重新排列及缺失，累及染色体 11 的 q13 区，有趣的是，MEN Ⅰ是一种与甲状旁腺增殖有关的遗传性综合征，与染色体 11 相同区相关，它与甲状旁腺腺瘤同为单克隆性。

二、甲状旁腺功能亢进性骨质疏松症患病率

随着体检人群增多和检查项目增加，血清钙的普查已对本病有所认识，原发性甲状旁腺功能亢进的发病率有所增加，约为 1∶1000，为早年报告的 10 倍，但并不意味均需要治疗。单纯高钙血也包括无症状性及家庭性低钙尿性高钙血症（FHH），后者不是甲状旁腺切除术的适应证，应从原发性甲状旁腺功能亢进区分出来。

在甲状旁腺功能亢进病例中，甲状旁腺腺瘤约占 80% 以上，只有少数为增生，所有家族性甲状旁腺功能亢进包括 FHH 及 HEN 综合征均属增生，约 2% 有两个腺体增大，如活检显示其他腺体正常，无家族史，术后无复发，可诊断为腺瘤。其中甲状旁腺癌多数报告占 3%，半数在颈部可触及，术中发现，腺体坚实，紧密与局部组织粘连，病理检查显示有包囊及血管侵袭，细胞机化为小梁，为厚的纤维带隔开，几乎总能看到有丝分裂，多有局部侵袭，区域淋巴结扩散及远处转移，依次为肺、肝及骨，高血钙可 >3.6mmol/L（14.5mg/dl），血 HPT 水平也明显升高。

三、甲状旁腺功能亢进性骨质疏松症临床表现

（一）一般症状

原发性甲状旁腺功能亢进可有不同程度表

现，轻度者可无任何症状及体征，仅通过常规血清钙检查始被发现，有的患者发病不知不觉可延缓长至数年，或开始以肾绞痛出现，还有的患者发病较快，除有全身症状如无力、疲乏、头痛、抑郁、贫血外，患者可有骨痛，甚至病理骨折，血沉加快，可疑为恶性肿瘤，患者因有高钙血，还可出现烦渴、多尿、厌食、恶心、呕吐及瘙痒等症状。

（二）肾绞痛

肾绞痛常为主要症状，可出现肾钙质沉着及代谢性酸中毒，结石多为草酸钙，也可为磷酸钙，肾结石常与血浆 1,25-（OH）$_2$D$_3$ 水平相关。骨骺可出现囊肿，局部肿胀，颌骨可出现齿龈瘤或"棕色瘤"，有破骨细胞、成骨细胞及纤维组织聚集。

（三）纤维性囊性骨炎 (Osteitis Fibrosa Cystica)

原发性或继发性甲状旁腺功能亢进特征性骨异常，表现为普遍性骨量减少。骨吸收特别是骨膜下表面增加及囊肿或囊肿样区域（棕色瘤）形成。颅骨、锁骨远端及指骨易被累及，严重者长骨、髋骨及肋骨亦可被累及，指骨远端丛可被吸收，长骨及指骨的棕色瘤可表现为局部肿胀，皮质骨膨胀及扭曲变形，患者有骨痛，甚至出现骨折。

纤维性囊性骨炎镜下可见多核破骨细胞，成骨细胞数目增加，还可见骨吸收区域，骨小梁吸收表面及成纤维细胞增殖均增加，由于骨细胞性骨溶解，骨细胞周围陷窝增加。在髓腔中也有破骨细胞及成纤维细胞增殖。可发现未矿化的类骨质、棕色瘤是多核破骨细胞在梭形细胞间质内的聚集。骨吸收及骨形成均增加，后者表现为骨硬化，生化检查示血浆 ALP 水平升高，由于破骨细胞活性超过成骨细胞活性，结果是净吸收增加。尽管如此，骨的结构仍保持正常，与 Paget 病结构破坏的镶嵌表现不同，其脱矿化与骨质疏松也不同。后者无论是破骨细胞或成骨细胞活性均不增加。

（四）关节痛

关节部位可出现痛风或假性痛风。软骨钙质沉着倾向较一般人群更易出现假性痛风发作，手的关节（特别是近侧指间关节）可出现非特异性关节痛，一旦有关疾病纠正后即消失。

（五）消化性溃疡

在原发性甲状旁腺功能亢进，消化性溃疡的发病率增加，高钙血可使血清胃泌素及胃酸分泌增加，在 MENI 综合征中，原发性甲状旁腺功能亢进可作为首发症状出现，可早于 Zollinger-Ellison 综合征，后者胰岛瘤可分泌大量胃泌素，使胃酸产生极度增加，胃泌素可超过 600 μg/L，病人还可伴发慢性胰腺炎，尤其在甲状旁腺功能亢进加重及甲状旁腺切除术后出现。

（六）其他

【神经症状】

神经异常可表现为情绪易变，思维迟钝，记忆减退，抑郁及神经肌肉异常，患者易于疲倦，肌肉无力，特别是肢体近侧肌群；还可有听觉减退，言语困难，嗅觉缺失及感觉迟钝等，舌肌可发生自发性收缩或萎缩，反射可活跃。少见情况下，患者足部振动觉减退，手足手套或袜套样感觉丧失。

【肌力改变】

近侧肌肉软弱可限制活动，患者主诉肌痛、沉重感，上下楼梯及从座椅站立走出感觉困难，下肢重于上肢，肌肉活检示 II 型肌纤维萎缩，肌电图示多相电位与去神经电位相适应，实际上是神经病变。

四、甲状旁腺功能亢进性骨质疏松症实验室检查

（一）主要检查项目

【总血清钙】

几乎均增加，可为间歇性，也可为同时存在的维生素 D 缺乏所掩盖，可同时存在低白蛋白血症。

【PTH 免疫试验】

在 HPT 一般正常，有明显高钙血时增加，与甲状旁腺无关的高钙血则降低。

【尿 cAMP】

包括总尿 cAMP（UcAMP/dl GF）及肾源性 cAMP（NcAMP/dl GF），UcAMP 以 nmol/dl GF 表示，正常范围为 1.83~4.55nmol/dl GF，NcAMP=cAMP/dl GF- 血浆 cAMP，正常范围为 0.29~2.81nmol/dl GH。两者均增高时，如能除外恶性肿瘤，可诊断为 HPT；如均降低，但肾功能正常时，可排除 HPT。

【其他】

1. 尿钙排泄 可以 mmol/24h 或以钙 / 肌酐清除率比例表示，在 HPT 一般增加，在 FHH 降低，在与甲状旁腺无关的高钙血最高。

2. 碱性磷酸酶（ALP） BALP 增加指示有明显骨病，如纤维性囊性骨炎。

（二）次要检查项目

【泼尼松激发试验】

对 HPT 无作用或作用很小，如钙降至正常，可考虑维生素 D 中毒、结节病、骨髓瘤（有时）及乳—碱综合征等。

【其他项目】

蛋白电泳、骨髓及本周蛋白等，有助于排除恶性病变所致高钙血。

（三）辅助检查项目

【血清胃泌素】

同时存在 Zollinger-Ellison 综合征时增加。

【TRP/ 磷酸盐清除率】

50%~60% 病例不正常。

【血液学检查】

HPT 时，血沉升高，25% 患者有贫血。

【生物化学】

有些病例血清氯化物升高，CO_2 降低，血清磷酸盐一般降低，但同时有肾疾患时，可正常或增加，如升高或正常，疑有非甲状旁腺性高钙血，$1,25-(OH)_2D_3$ 在 HPT 一般升高，特别在肾结石时更是如此，离子钙升高，血清镁一般正常或降低，但在 FHH 时可升高。

五、甲状旁腺功能亢进性骨质疏松症X线表现

在指骨及锁骨远端有骨膜下吸收，颅骨有普遍性骨量减少及骨质疏松，呈黑白相间椒盐状。骨囊肿及棕色瘤特别在长骨部位呈射线透射性，偶尔呈斑状或弥散性骨密度增加而为骨硬化，耻骨联合及骶髂关节可加宽，在肾区可见肾钙质沉着或肾结石。常规 X 线片未能看到的肾钙质沉着可经断层造影发现。牙脱矿化可见硬板消失，约 10% 患者可见软骨钙质沉着，严重患者还可见远端指丛吸收及拐状指。

偶尔 X 线片可见食管偏位，食管造影证实系由甲状旁腺腺瘤挤压所致。侧位胸片可见纵隔有较大异常肿块，超声、CT 及 MR 能帮助术前定位。

影像学检查还可见异位钙化。肺钙化可因高钙血同时有病毒性肺感染所致，胆结石的出现率并不较一般人群为高，胃肠造影可显示慢性胰腺炎，表现有胰腺钙化，在上胃肠道还可见 Zollinger-Ellison 综合征合并存在的消化性溃疡及增生的胃皱褶。曾经接收磷酸盐治疗者可见小动脉包括指动脉钙化。

甲状旁腺扫描应在动、静脉造影之前进行，可作为放射性铊（Radio Thallium Scan Tl）扫描的一部分。选择性动脉造影及静脉插管可在手术失败病例再次手术前定位。

六、甲状旁腺功能亢进性骨质疏松症诊断

主要依据临床症状，实验室检查及 X 线所见等大多可以确诊。

七、甲状旁腺功能亢进性骨质疏松症治疗

（一）非手术疗法

【概述】

不少无症状性 HPT 患者仅是通过血清钙检查始被发现，他们可以长期正常存活而不出现症

状，也有的发展为低钙尿性高钙血症。Mayo 医院对 134 例无症状或轻度 HPT 患者，经过 5 年随访，20% 施行了手术，58% 无临床变化，4% 死亡，原因不明，18% 失去随访，有 12 例原有诊断可能不正确。无症状患者以后有多少发展为肾或骨疾患仍不清楚。

【全面考虑】

在进行治疗前，应从以下几方面考虑：

1. 详细了解病史及家族史，除外 FHH、MEN 1 型或 2A 型，这类病人常伴有多腺体增生，如无症状，可能会失去手术机会。

2. 通过 X 线及骨密度及化验，检查评估肾功能、尿钙排泄及骨骼情况，如果均正常，可以推迟手术，但应每 6~12 个月重复检查，如有发现，应进行手术（图 6-5-10-4-1）。

3. 患者已明确有肾及骨异常，即使无症状，也应进行手术。

4. 一般不需要紧急手术，但需进行监控。

【激素疗法】

对有症状者，目前尚无有效药物治疗。轻度骨质疏松妇女应用雌激素治疗，可以改善高血钙，但对 PTH 分泌无作用。口服磷酸盐，开始 2~3d，给予磷 2g/d，以后需减少至 1~1.5g/d。通过这种治疗可以降低血浆钙水平、尿钙排泄及血浆 1,25-(OH)$_2$D$_3$，但又可刺激 PTH 分泌及尿 cAMP 排泄。甲状旁腺功能亢进状态又可进一步引起骨脱矿化。新的一代双磷酸盐对此可能有些帮助，如果不适当应用磷酸盐或无效，也可在紧急状态下谨慎应用 Plicamycin，重复应用此药，可对骨髓有毒性，降钙素对原发性 HPT 不能控制高钙血症。高血钙危象可引起无力、脱水、精神错乱、昏迷、尿毒症，甚至死亡。紧急情况下可输注液体及呋塞米（呋喃苯胺酸），也可应用 Plicamycin，可使病情稳定。

（二）手术疗法

决定手术前，采用多种方法如 CT、超声、放射性铊扫描（放射铊 - 锝减影闪烁扫描）等。约 60% ~ 90% 可发现腺瘤，对手术失败或复发病例，可采用选择性动脉造影或通过静脉插管进行 PTH 免疫试验，甲状旁腺可存在异位，位于气管、食管或胸骨后，个别情况下甚至需要劈开胸骨，在纵隔内探查。

如能成功切除甲状旁腺腺瘤，HPT 的大多数生化异常将会迅速纠正，PTH 迅速降低，半衰期 ≌ 10min，尿 cAMP 在 30~90min 降低 50%，血清钙可在术后 4 ~ 12h 降至正常范围，在术后 4~7d 降至最低点。

八、甲状旁腺功能亢进性骨质疏松症临床举例

图 6-5-10-4-1 典型病例介绍；患者，男，38 岁，因全身疼痛无力、不适半年入院，入院检查血钙、血碱性磷酸酶明显升高，X 线片示全身多处骨质疏松，B 超检查示甲状旁腺腺瘤。行甲状旁腺腺瘤切除术后患者全身症状消失（A~C）。

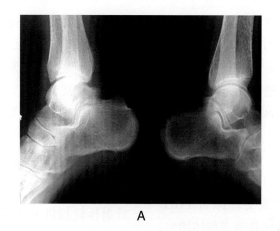

A

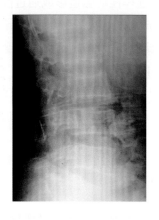

B

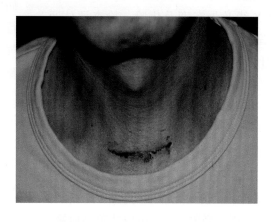

C

图 6-5-10-4-1　临床举例

A. 双侧跟骨 X 线侧位片示骨质疏松；B. 腰椎 X 线侧位片示骨质疏松明显；C. 患者行甲状旁腺腺瘤切除术后切口状态

（陈　宇　王良意　杨立利　何志敏　杨海松　陈德玉）

索　引

Index